Acupuntura Constitucional dos Cinco Elementos

CB036933

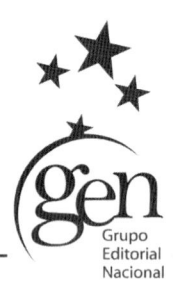

Grupo
Editorial
Nacional

O GEN | Grupo Editorial Nacional – maior plataforma editorial brasileira no segmento científico, técnico e profissional – publica conteúdos nas áreas de ciências da saúde, exatas, humanas, jurídicas e sociais aplicadas, além de prover serviços direcionados à educação continuada e à preparação para concursos.

As editoras que integram o GEN, das mais respeitadas no mercado editorial, construíram catálogos inigualáveis, com obras decisivas para a formação acadêmica e o aperfeiçoamento de várias gerações de profissionais e estudantes, tendo se tornado sinônimo de qualidade e seriedade.

A missão do GEN e dos núcleos de conteúdo que o compõem é prover a melhor informação científica e distribuí-la de maneira flexível e conveniente, a preços justos, gerando benefícios e servindo a autores, docentes, livreiros, funcionários, colaboradores e acionistas.

Nosso comportamento ético incondicional e nossa responsabilidade social e ambiental são reforçados pela natureza educacional de nossa atividade e dão sustentabilidade ao crescimento contínuo e à rentabilidade do grupo.

Acupuntura Constitucional dos Cinco Elementos

Segunda edição

Angela Hicks MAc, DIP CHM, MBAcC, MRCHM
Joint Principal of the College of Integrated Chinese Medicine,
Reading, Berkshire, UK

John Hicks PhD, DR Ac DIP CHM, MBAcC, MRCHM
Joint Principal of the College of Integrated Chinese Medicine,
Reading, Berkshire, UK

Peter Mole MA (OXON), MAc, MBAcC
Dean, College of Integrated Chinese Medicine,
Reading, Berkshire, UK

Tradução
Maria Inês Garbino Rodrigues

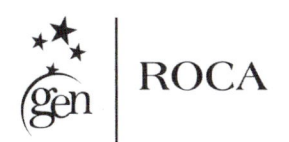

- Os autores deste livro e a Editora Roca empenharam seus melhores esforços para assegurar que as informações e os procedimentos apresentados no texto estejam em acordo com os padrões aceitos à época da publicação, *e todos os dados foram atualizados pelos autores até a data da entrega dos originais à editora.* Entretanto, tendo em conta a evolução das ciências da saúde, as mudanças regulamentares governamentais e o constante fluxo de novas informações sobre terapêutica medicamentosa e reações adversas a fármacos, recomendamos enfaticamente que os leitores consultem sempre outras fontes fidedignas, de modo a se certificarem de que as informações contidas neste livro estão corretas e de que não houve alterações nas dosagens recomendadas ou na legislação regulamentadora.

- Os autores e a editora se empenharam para citar adequadamente e dar o devido crédito a todos os detentores de direitos autorais de qualquer material utilizado neste livro, dispondo-se a possíveis acertos posteriores caso, inadvertida e involuntariamente, a identificação de algum deles tenha sido omitida.

- **Atendimento ao cliente: (11) 5080-0751 | faleconosco@grupogen.com.br**

- Traduzido de:
  FIVE ELEMENT CONSTITUTIONAL ACUPUNCTURE, SECOND EDITION
  Copyright © 2011 Elsevier Ltd.
  All rights reserved.
  This edition of *Five Element Constitutional Acupuncture*, 2nd edition by Angela Hicks, John Hicks and Peter Mole is published by arrangement with Elsevier Limited.

- ISBN do original: 978-0-7020-3175-5

- Esta edição de *Acupuntura Constitucional dos Cinco Elementos*, 2ª edição, de Angela Hicks, John Hicks e Peter Mole é publicada por acordo com a Elsevier Limited.

- Direitos exclusivos para a língua portuguesa
  Copyright © 2014 by
  EDITORA GUANABARA KOOGAN LTDA.
  Publicado pela Editora Roca, um selo integrante do GEN | Grupo Editorial Nacional
  Travessa do Ouvidor, 11
  Rio de Janeiro – RJ – CEP 20040-040
  www.grupogen.com.br

- Reservados todos os direitos. É proibida a duplicação ou reprodução deste volume, no todo ou em parte, em quaisquer formas ou por quaisquer meios (eletrônico, mecânico, gravação, fotocópia, distribuição pela Internet ou outros), sem permissão, por escrito, da EDITORA GUANABARA KOOGAN LTDA.

- Designer: Stewart Larking

- Editoração eletrônica: 2 estúdio gráfico

- Ficha catalográfica

H536a

    Hicks, Angela
       Acupuntura Constitucional dos Cinco Elementos / Angela Hicks, John Hicks, Peter Mole ; tradução Maria Inês Garbino Rodrigues. - 2. ed. - [Reimpr.]. - São Paulo : Guanabara Koogan, 2021.
       496 p. : il. ; 24 cm.

       Tradução de: Five Element Constitutional Acupuncture
       Apêndice
       Inclui bibliografia e índice
       ISBN 978-85-277-2551-4

       1. Acupuntura. I. Hicks, John. II. Mole, Peter. III. Título.

14-13082

                                                         CDD: 615.892
                                                         CDU: 615.814.1

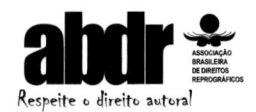

ASSOCIAÇÃO BRASILEIRA DE DIREITOS REPROGRÁFICOS

Respeite o direito autoral

Agradecimentos

Este livro é respeitosamente dedicado a J. R. Worsley. Gostaríamos de agradecer também a todos os amigos e colegas que trabalharam conosco na Oxford Acupuncture Clinic em Farmoor, incluindo Judy Becker-Worsley, Meriel Darby, Julia Measures e Allegra Wint. Aprendemos muito com vocês ao longo desses anos! Assim como fomos inspirados pela extraordinária sabedoria de Claude Larre e Elisabeth Rochat de La Vallée. Agradecemos sinceramente às pessoas relacionadas a seguir pela ajuda na publicação deste livro.

Em primeiro lugar, gostaríamos de agradecer Allegra Wint, Peter Eckman, Ben Wint, Carey Morgan e Rebecca Avern, que leram e fizeram muitos comentários valiosos sobre o livro em vários estágios. Somos gratos também àqueles que forneceram cópias para as imagens e os diagramas: Eric Goodchild, que forneceu todos os diagramas; Liong Sen Liew, que nos dedicou muito tempo, nos deu conselhos e nos forneceu os ideogramas chineses para o livro; David Hatfull, por pacientemente tirar as fotos; e Sharon Ashton, pelas fotos tiradas de suas diversas expressões faciais.

Agradecemos a James Rodriguez, por encontrar as referências de Weiger e por nos ajudar com as traduções em Wade-Giles *versus pinyin*. E a Viv Lo, por sua ajuda com as citações, e a Sara Hicks, por nos fornecer as traduções dos nomes dos pontos.

Agradecemos a Giovanni Maciocia, por todo seu apoio; a Inta Ozols, pelo investimento da primeira edição deste livro; e a Karen Morley e Kerry McGechie, por seu trabalho na primeira edição. E estendemos nossos agradecimentos à equipe da Elsevier pelo trabalho nesta nova edição.

Finalmente, gostaríamos de agradecer a todos os pacientes e acupunturistas que gentilmente ofereceram suas percepções, experiências e casos clínicos a este livro: Rebecca Avern, Gill Black, Sally Blades, Janice Booth, Charlotte Bryden-Smith, Sarah Collison, Di Cook, Ian Dixon, Clare Dobie, Susan East, Janice Falinska, Janet Hargreaves, Gaby Hock, Mary Kaspar, Chris Kear, Sandra King, Magda Koc, Sylvie Martin, Carey Morgan, Keith Murray, Barbara Pickett, Jo Rochford, Marcus Senior, James Unsworth, Julie Wisbey e Helen Vlasto.

> Oh, a medicina é tão sutil que ninguém parece ser capaz de saber todos os seus segredos. O caminho da medicina é tão amplo que sua abrangência é tão imensurável quanto o Céu e a Terra, e sua profundidade é tão imensurável quanto os quatro mares.
>
> (*Su Wen*, Capítulo 78; Lu, 1972)

Os autores

Prefácio da Primeira Edição

Quem deve falar sobre Acupuntura dos Cinco Elementos? Quando J. R. Worsley estava vivo, ele era reconhecido universalmente como o Mestre vivo nesse assunto. Com seu falecimento, entretanto, a geração seguinte tem a chance de demonstrar que absorveu muito bem seus ensinamentos – não apenas o sistema formal que ele promulgava, mas também os métodos pelos quais ele chegou lá: estudo intensivo com qualquer um que possa contribuir com ideias e práticas que conduzem à cura, uma propensão para integrar tradições diversas, um compromisso para manter a visão dos antigos de que o espírito é o fator determinante fundamental de saúde, e anos de experiência clínica com a acupuntura –, mantendo aquilo que funciona e descartando o que não funciona.

Ao longo dos anos, acompanhei a carreira dos autores à medida que lutavam com os desafios inerentes à prática da Acupuntura Constitucional dos Cinco Elementos. Este livro representa o fruto de seus esforços. Em princípio, essa prática é surpreendentemente simples: basta observar uma cor, um som, um odor, uma emoção! Sem dúvida, mais tarde, de modo geral, precisamos passar anos tentando desenvolver nossas faculdades sensoriais para fazer isso com precisão. Os autores idealizaram uma série de exercícios que ajudam a acelerar esse processo de autodesenvolvimento, os quais são apresentados no Capítulo 25. No Capítulo 24, somos apresentados à técnica de "se igualar" para facilitar a relação terapeuta-paciente. O Capítulo 26 fornece uma análise elemental da linguagem do corpo (posturas e gestos) capaz de ajudar a deduzir o diagnóstico. Em suma, o processo de aprendizagem é muito facilitado. O texto é salpicado com citações dos clássicos, algumas das quais serão novas até para o leitor mais erudito, documentando mais uma vez que os ensinamentos fundamentais da Acupuntura Constitucional dos Cinco Elementos são tão autênticos quanto qualquer outro estilo de prática. Finalmente, os autores mostraram como seu método pode ser integrado com os achados da Medicina Tradicional Chinesa (MTC), a fim de tratar pacientes da forma mais completa e rápida. Como ilustram os casos clínicos, a Acupuntura Constitucional dos Cinco Elementos é um estilo de prática sem igual e este livro inovador é um excelente recurso para aprendê-la.

Peter Eckman, MD, PhD, MAc (UK)
San Francisco

Introdução

História recente

A prática da Acupuntura Constitucional dos Cinco Elementos, na forma como é descrita neste livro, tem origem relativamente recente. Ela é baseada no estilo desenvolvido entre as décadas de 1960 e 1970 pelo inglês J. R. Worsley (1923-2003). Ele se baseou em passagens do *Nei Jing* e do *Nan Jing*, bem como no que aprendeu com vários professores no Oriente e no Ocidente na década de 1960 (Eckman, 1996). J. R. Worsley e alguns de seus alunos ensinaram mais tarde esse estilo de tratamento para milhares de estudantes de acupuntura e acupunturistas do Reino Unido e dos EUA, assim como de outros países como Noruega, Holanda, Canadá, Suíça e Alemanha. Um levantamento realizado em 1995 no Reino Unido, com membros do British Acupuncture Council, revelou que 38% dos profissionais usavam esse estilo "regularmente" em comparação com 66% que utilizavam a Medicina Tradicional Chinesa (MTC) e 8% que usavam a japonesa Terapia de Meridiano (Dale, 1996). (Note que, neste livro, a abreviação MTC é empregada para designar o estilo de medicina chinesa que é exercida na China hoje em dia.)

Diversidade na medicina chinesa

A história da medicina chinesa tem sido caracterizada pela diversidade e inovação. Seus princípios foram estabelecidos na Antiguidade e seu estilo de prática variou de acordo com o lugar e o período em que foi exercida. O conhecimento recente nos deu alguns lampejos de quanto a prática da acupuntura é variada e inovadora (Unschuld, 1992; Hsu, 2001; e Scheid, 2002).

É inevitável que os profissionais ocidentais, imbuídos das tradições filosóficas e intelectuais do Ocidente, continuem a desenvolver novos modos de exercer a acupuntura que honrem os conceitos tradicionais chineses e introduzam ideias e práticas das tradições ocidentais.

Atualmente, existe uma série de estilos de acupuntura sendo exercida nos países ocidentais. Alguns têm pouca ou nenhuma base na medicina chinesa clássica. Todos esses estilos foram formulados essencialmente no final do século 20. Alguns foram desenvolvidos em países com uma longa tradição na acupuntura tradicional; outros surgiram no Ocidente. Os estilos derivados dos conceitos tradicionais incluem (os países entre parênteses indicam o país de origem): a MTC (China), o estilo da família Tong (Taiwan [Ilha Formosa]), as Oito Constituições (Coreia), a Terapia de Meridiano (Japão), os Seis Níveis Energéticos (França), Troncos e Ramos (China) e a Acupuntura Constitucional dos Cinco Elementos (Reino Unido). Mesmo dentro desses estilos, os acupunturistas e os professores exercem o método de maneiras muito diferentes uns dos outros.

Ainda não há uma pesquisa adequada que estabeleça a eficácia relativa desses vários estilos de diagnóstico e de tratamento. A MTC, com o apoio do governo chinês, é atualmente o estilo praticado pela maioria dos acupunturistas. Esse método contribuiu de modo significativo para a propagação e aceitação da acupuntura em todo o mundo. Os outros estilos, entretanto, com sua ênfase voltada para outros conceitos tradicionais, têm muito a oferecer tanto para os pacientes quanto para os terapeutas.

A medicina chinesa sempre teve uma "tendência contínua para um sincretismo de todas as ideias que existem (dentro de limites aceitos). De algum modo, sempre foi encontrado um caminho para reconciliar pontos de vista opostos e para construir pontes" (Unschuld, 1992, p. 51). Espera-se que as faculdades de acupuntura, as associações profissionais e órgãos estatuários continuem a respeitar a diversidade da acupuntura tradicional, de modo que esses estilos continuem a florescer.

História recente da Acupuntura dos Cinco Elementos no Reino Unido

Na década de 1960, houve um grupo de terapeutas de várias áreas da medicina que mostrou um forte interesse pela acupuntura. J. R. Worsley, formado em fisioterapia e medicina natural, fazia parte desse grupo, ele participou de seminários no Reino Unido, ministrados por vários professores de acupuntura (Worsley, 1987). Na ausência de professores da China, em decorrência da situação política da época, ele e outros terapeutas aprenderam com acupunturistas do Japão, Coreia, Taiwan, Vietnã, Hong Kong e Cingapura, assim como da Europa. J. R. Worsley também visitou o Extremo Oriente várias vezes.

A teoria dos Cinco Elementos era a principal influência filosófica do grupo. Isso porque, naquela época, Japão e Taiwan eram as principais fontes de inspiração. Mais tarde, três membros desse grupo escreveram livros basicamente voltados para os Cinco Elementos (Austin, 1983; e Lawson-Wood e Lawson-Wood, 1965).

No Japão, os Cinco Elementos sempre foram o princípio de base dominante, e o *Nan Jing*, o principal clássico da medicina chinesa. O *Nan Jing* é baseado quase exclusivamente na teoria dos Cinco Elementos. Taiwan, local visitado por J. R. Worsley, havia sido governado pelo Japão durante grande parte do século 20 e seu estilo de acupuntura foi muito influenciado pelo pensamento japonês inspirado nos Cinco Elementos. No Japão, era costume a acupuntura ser usada juntamente com a massagem, exercidas com frequência por terapeutas cegos, em vez de utilizada com a medicina herbácea, como era costume na China. (Um dos principais professores de J. R. Worsley, Bunkei Ono, tinha recebido formação em uma das escolas de acupuntura para cegos, que, naturalmente, enfatizavam a importância do toque para o diagnóstico.) Os terapeutas japoneses também não tinham adotado as mudanças na ênfase ocorridas na China durante a dinastia Qing (1644-1911).[1]

Também é importante lembrar que era praticamente impossível entrar na China até certo tempo depois da visita do presidente Nixon, em 1972. Os poucos livros chineses disponíveis não explicavam a MTC de forma coerente. Por exemplo, o *Academy of Traditional Chinese Medicine* (1975) era o único texto chinês oficial disponível em inglês. O livro praticamente não continha nenhuma discussão teórica, limitando-se à localização dos pontos, às técnicas práticas e aos tratamentos puramente sintomáticos para vários transtornos. O livro um pouco mais completo *Essentials of Chinese Acupuncture*, da mesma editora, de 1980, incluía exatamente o mesmo material com o acréscimo de um breve resumo da base teórica da MTC.

Foi somente em 1979 que Ted Kaptchuk deu uma série de palestras sobre MTC em Londres, tendo como base a formação recebida em Macau. Essa foi a primeira apresentação que a maioria dos profissionais britânicos teve desse estilo. O conhecimento da MTC chegou aos EUA aproximadamente no mesmo período. Acupunturistas da British Acupuncture Association and Register visitaram a China em 1976 e voltaram com certa noção do estilo exercido lá. Mann (1963) incluiu uma tradução do livro *A General Survey of Common Diseases and their Treatment by Acupuncture*, compilado pela Escola de Medicina Chinesa de Pequim, em 1960. Esse livro apresentava uma versão simples da diferenciação de doenças segundo a MTC, mas não apresentava nenhuma discussão teórica. Fica evidente que o livro teve pouco efeito sobre o desenvolvimento geral da acupuntura no Reino Unido.

No final da década de 1960, J. R. Worsley rompeu com a maioria de seus colegas e começou a ensinar seu ponto de vista da acupuntura baseada nos Cinco Elementos em Leamington Spa, região central da Inglaterra. Parou de lecionar por algum tempo, mas foi persuadido a voltar para ensinar uma turma de americanos em 1972. Nos anos subsequentes, ele lecionou para várias turmas de americanos com alguns alunos britânicos, no Centro Budista de Farmoor, próximo a Oxford.

---

[1] Embora os conceitos tenham sido estabelecidos nos primeiros clássicos, essa era viu o desenvolvimento dos Oito Princípios (*ba gang bian zheng*), das síndromes dos *zang-fu* e do diagnóstico pela língua elevado ao seu atual nível de importância na acupuntura chinesa contemporânea.

De 1972 a 1993, foi diretor da College of Traditional Chinese Acupuncture, Leamington Spa, e ensinou centenas de alunos. Observando as anotações dos alunos de 1972, fica evidente que seus ensinamentos dessa época eram fundamentalmente idênticos aos seus ensinamentos do final do século.[2] Por algum tempo durante a década de 1980, esse estilo foi provavelmente o mais usado no Reino Unido. Sua ênfase no diagnóstico do desequilíbrio constitucional de um indivíduo significa que os acupunturistas devem contar em grande parte com suas habilidades sensoriais e intuitivas. Depois que a MTC foi introduzida no Reino Unido, alguns acupunturistas abandonaram o estilo mais esotérico dos Cinco Elementos a favor da fisiologia energética do organismo e do método diagnóstico mais analítico da MTC. Outros acupunturistas incorporaram a MTC em suas práticas e desenvolveram uma integração dos dois estilos. Outros optaram por continuar a exercer somente a Acupuntura dos Cinco Elementos.

Bob Duggan e Dianne Connelly, juntamente com outros alunos americanos de J. R. Worsley, deixaram o Reino Unido em 1974 para formar o Traditional Acupuncture Institute na Columbia, Maryland, EUA. No momento em que este livro estava sendo escrito, havia várias faculdades nos EUA e no Reino Unido que ensinavam a Acupuntura Constitucional dos Cinco Elementos como modelo principal e havia várias outras que incorporavam esse estilo em seu currículo. Por exemplo, na College of Integrated Chinese Medicine, em Reading, Reino Unido, onde os autores deste livro lecionam, esse estilo é ensinado junto com a MTC, a fim de propiciar um estilo integrado da prática.

O que é Acupuntura Constitucional dos Cinco Elementos?

J. R. Worsley não inventou o termo Acupuntura Constitucional dos Cinco Elementos, que usamos neste livro. Ele usava principalmente o termo Acupuntura Clássica dos Cinco Elementos. Existem muitos estilos de acupuntura que têm os Cinco Elementos como base principal. O estilo no qual ele foi pioneiro é diferente dos outros em vários aspectos, mas, principalmente, no fato de enfatizar o diagnóstico e o tratamento do desequilíbrio primário. Os acupunturistas que adotam esse estilo de tratamento se empenham em diagnosticar e tratar cada desequilíbrio constitucional fundamental dos Cinco Elementos do paciente. O Capítulo 64 do *Ling shu* estabelece o conceito dos tipos dos Cinco Elementos, incluindo o de que cada Elemento tem os outros Cinco Elementos representados internamente. Dessa forma, foi possível diagnosticar 25 tipos constitucionais. As associações dos Cinco Elementos estabelecidas no *Nei Jing* e no *Nan Jing* formaram o ponto crucial de seu método diagnóstico. Do início da década de 1970 em diante, o conceito de J. R. Worsley do "Fator Causativo" (FC) ou desequilíbrio constitucional se tornou o foco dominante do seu método de trabalho.

Esse estilo de tratamento é notável em vários sentidos. O diagnóstico do FC é baseado totalmente na acuidade sensorial do acupunturista. O método dá prioridade especial à saúde do corpo, da mente e do espírito da pessoa. Reconhece quatro "bloqueios" particulares para o tratamento e também enfatiza o tratamento preventivo.

A Acupuntura Constitucional dos Cinco Elementos é um estilo de acupuntura desenvolvido por ocidentais e é uma parte do processo geral de adaptação e transformação da medicina chinesa, a fim de torná-la mais adequada aos pacientes e acupunturistas ocidentais. Na China, a acupuntura é com frequência exercida em ambulatórios hospitalares, sendo voltada principalmente para problemas

---

[2] Connelly (1994) dá uma exposição do ensinamento de J. R. Worsley no início da década de 1970. Existe, entretanto, uma única referência àquilo que rapidamente se tornou uma característica notável da Acupuntura Clássica dos Cinco Elementos, que é o desequilíbrio constitucional ou FC. Seus alunos da década de 1960 não estavam familiarizados com o conceito. Houve algumas pequenas diferenças desde a metade da década de 1970 até os dias de hoje, de forma que os alunos do estilo de diferentes períodos tendem a ter ênfases variadas em seus trabalhos.

de saúde agudos e recentes. No Ocidente, temos uma alta proporção de pacientes com problemas crônicos e de longa data com uma mistura de questões físicas e psicológicas. No ambulatório do College of Integrated Chinese Medicine (CICM), que tem uma base de pacientes relativamente jovens, 50% dos pacientes sofrem de suas queixas principais por mais de 5 anos. Isso significa que os terapeutas ocidentais precisam buscar diagnósticos e protocolos de tratamentos diferentes dos usados atualmente na China. Conforme Ted Kaptchuk escreveu:

> Como terapeutas ocidentais, devemos ter acesso a informações precisas vindas de fontes originais. Ao mesmo tempo, precisamos nos tornar bastante cientes de como a cultura e a história nos exigem respostas diferentes daquelas atualmente fixadas na tradição, conforme ela é compreendida de diferentes maneiras em diferentes países asiáticos.
>
> (Introdução para Wiseman *et al.*, 1985)

Já foi corretamente dito que "para justificarmos e legitimarmos a nós mesmos, nós perpetuamente inventamos uma história da medicina chinesa" (V. Scheid, Congresso de Rothenberg, 2001); e isso é verdade em relação aos autores, tanto ou quanto a qualquer outro. Embora haja algumas poucas inovações significativas, pretendemos mostrar que a Acupuntura Constitucional dos Cinco Elementos está firmemente baseada nos clássicos da medicina chinesa do período da dinastia Han (202 a.C a 220 d.C). Na verdade, é o estilo de acupuntura que de certa forma mais se mantém fiel a muitos dos valores expressos no *Nei Jing* e em outros clássicos. Não adotou nenhum aspecto da tendência de diagnosticar pelas classificações biomédicas de doença (*bianbing*). Também permaneceu fiel aos valores tradicionais de fundamentar o tratamento no "espírito" (*shen*) do paciente, nas doenças que com frequência são causadas pelas sete emoções (*qi qing zhi bing*) e na necessidade de um tratamento preventivo e de mínima intervenção terapêutica.

Sobre este livro e seus autores

Este é o primeiro livro geral que explica os conceitos da Acupuntura Constitucional dos Cinco Elementos e como usá-la no diagnóstico e no tratamento. Existem várias influências sobre o material que apresentamos neste livro. A primeira é o que os autores aprenderam de J. R. Worsley como alunos e depois como professores em sua faculdade. Isso inclui o trabalho com ele durante um longo tempo supervisionando a formação clínica dos alunos. Outra fonte importante é a experiência dos autores usando a Acupuntura Constitucional dos Cinco Elementos desde o início da década de 1970. Neste livro, eles tentaram ser verdadeiros tanto com o que aprenderam de J. R. Worsley quanto com as próprias experiências. Outras áreas que os influenciaram incluem a leitura de clássicos da medicina chinesa, bem como as percepções de vários escritores e colegas. Na época em que este trabalho foi escrito, os autores já exerciam esse estilo de prática por 30 a 35 anos e já lecionavam sobre esse método por mais de 25 anos.

Este livro é diferente de outros escritos sobre esse estilo de acupuntura. A ênfase está em capacitar o acupunturista em reconhecer como as pessoas revelam seu desequilíbrio constitucional. Também se concentra na prática clínica.

Para aqueles que são acupunturistas ou alunos de MTC, ou de qualquer outro estilo de acupuntura, esse estilo de tratamento oferece um enorme acréscimo. Assim como todos os sistemas de medicina têm seus pontos fortes e fracos, também cada estilo de acupuntura tem sua força e fraqueza. Os pontos fortes da Acupuntura Constitucional dos Cinco Elementos complementam os fracos da MTC, e os fortes da MTC complementam os fracos da Acupuntura Constitucional dos Cinco Elementos. Os dois estilos caminham juntos de maneira tão harmônica que os autores acreditam que uma integração dos dois métodos oferece um excelente paradigma para os acupunturistas. É eficaz para o tratamento de doenças físicas e também capacita os acupunturistas a exercerem um estilo de acupuntura voltado para o indivíduo, sustentando a ideia de que a saúde do espírito é essencial para o bem-estar da pessoa.

Notas à edição

Os autores pressupõem que os leitores deste livro estejam familiarizados com os conceitos básicos da medicina chinesa, como *qi*, *yin/yang*, Cinco Elementos, *jing*, *xue*, *shen* etc. Em nossa opinião, o livro *Os Fundamentos da Medicina Chinesa* de Giovanni Maciocia (2005) é uma exposição lúcida e completa desses conceitos, além de ser recomendado para qualquer leitor que não esteja familiarizado com o assunto. Além disso, não incluímos a localização de pontos neste livro. Para a localização de pontos, o livro *Manual de Acupuntura* de Peter Deadman, Mazin Al-Khafaji e Kevin Baker (1998) é um excelente trabalho e quase impossível de se oferecer algo melhor.

Os autores usaram *pinyin* em todo o texto, com exceção de certos casos específicos. Por exemplo, as referências para os ideogramas chineses extraídos do livro *Chinese Characters* de L. Weiger (1965) são escritas em Wade-Giles; assim como Confúcio e o *I Ching*. Essas transliterações são tão bem conhecidas que traduzi-las para o *pinyin* seria confuso. As palavras chinesas foram escritas, de modo geral, em itálico.

Sempre que se designar um órgão como um dos *zang fu*, é escrito com a primeira letra em maiúsculo. Quando são escritos com a primeira letra em minúsculo, denota que a palavra está sendo utilizada no contexto da medicina ocidental.

Sumário

Seção 1

Fundamentos

Fundamentos Filosóficos da Acupuntura Constitucional dos Cinco Elementos

1

Introdução

Os fundamentos da Acupuntura Constitucional dos Cinco Elementos foram estabelecidos há mais de 2.000 anos. Os valores e as crenças dos médicos da época continuam a moldar a prática do sistema de medicina nos dias de hoje.

Basicamente dois textos constituem as principais bases teóricas da Acupuntura Constitucional dos Cinco Elementos. O primeiro é o *Nei Jing* (de aproximadamente 200 a.C.), que compreende o *Su wen* (Questões Simples) e o *Ling Shu* (Pivô Espiritual). Esse livro aplica os conceitos de *yin/yang* e dos Cinco Elementos na medicina. O segundo texto é o *Nan Jing* (Clássico das Dificuldades, de aproximadamente 200 d.C.). Esse livro desenvolve com mais detalhes a aplicação das ideias apresentadas no *Nei Jing*.

Esses textos foram escritos durante a dinastia Han (202 a.C. a 220 d.C.). Ao longo desse período, foi desenvolvido um complexo sistema de medicina a partir de uma ampla variedade de ideias sobre saúde, doença, tratamento e causas de doença (ver Unschuld, 1992, para uma discussão da transformação na medicina chinesa durante a dinastia Han). Naquele tempo, fazia-se pouca distinção entre religião, filosofia, ciência e medicina, e os clássicos da medicina chinesa eram permeados por ideias provenientes do Taoísmo, Naturalismo, Confucionismo e outros ramos do pensamento religioso e filosófico (uma boa introdução a essas ideias e sua influência na ciência chinesa pode ser encontrada em Ronan e Needham, 1993, pp. 78-84, 85-113 e 127-90).

Naturalismo e Taoísmo

O Naturalismo e o Taoísmo afirmam que os seres humanos são uma parte integral da Natureza e do *Tao*, e não a criação de um ser divino sobrenatural. As duas escolas de pensamento dão ênfase à unidade de todos os fenômenos no universo. O que une tudo é o *qi*. O *qi* é a matéria não substancial que está por trás de tudo que se manifesta.

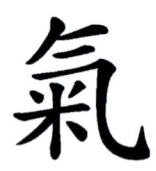

O ideograma para *qi* (Weiger, 1965, lição 98A) mostra o "vapor" ou "gás" que sai durante o cozimento do arroz. Esse ideograma não tem uma tradução adequada, mas normalmente é traduzido como "energia" (p. ex., Porkert, 1982), "influências" (Unschuld, 1992) ou "alentos" (Larre e Rochat de la Vallée, 1995). Nos pensamentos chinês e taoísta, *qi* tem muitos contextos e significados. Entretanto, há sempre a ideia de que, em qualquer situação, o que é significativo, em última instância, é a natureza do *qi* presente. Por exemplo, uma doença pode se manifestar, mas o modo de compreendê-la e transformá-la é entender o desequilíbrio de base no *qi*.

O *qi* permeia todo o universo. Os naturalistas e os taoístas consideravam que todos os fenômenos na natureza estavam "imersos" no *qi*, independentemente de serem objetos inanimados ou de serem vivos, e, mais obviamente, cheios de força vital. Em aproximadamente 400 a.C., Wen Tian Xiang cantou:

> O Céu e a Terra possuem o *qi* correto. Sua forma é flexível e fluida. Nas partes inferiores, está nos rios e montanhas da terra. Nas partes superiores, está no sol e nas estrelas do céu. Diz-se que nele os seres humanos estão irresistível e universalmente imersos.
>
> (Manaka *et al.*, 1995, p. 5)

Natureza como inspiração

O Taoísmo e o Naturalismo buscavam a melhor maneira de os seres humanos estarem em conformidade com as leis da natureza. De fato, a natureza determinou as metáforas essenciais para os conceitos mais fundamentais da filosofia chinesa. *Tao* (o caminho), *de* (virtude), *wu wei* (não ação), *xin* (mente/coração), *qi*, *yin/yang*, *wu xing* (Cinco Elementos) e outras ideias foram todas designadas como referência a diferentes aspectos do mundo natural (Allan, 1977). O *Tao* era considerado "o modo como o universo age" (Waley, 1965, p. 30) ou "a Ordem da Natureza" (Ronan e Needham, 1993, p. 85). Os taoístas da dinastia Han deduziam suas observações da natureza para melhor compreender o *Tao*. Lao Tse afirmou que "o *Tao* segue o caminho da natureza" (Zhang e Rose, 2000, Capítulo 25).

Conforme afirmou Joseph Needham, o historiador da ciência chinesa:

> Se havia uma ideia que os taoístas enfatizavam mais que qualquer outra era a unidade da Natureza e a natureza não criada e eterna do *Tao*. O sábio abraça a Unidade (do Universo), fazendo dela seu instrumento de teste para tudo abaixo do Céu.
>
> (Ronan e Needham, 1993)

Contudo, o *Su Wen* afirma: "O Supremo *Tao* é imperceptível; suas mudanças e transformações são infinitas" (Larre *et al.*, 1986). O estudo dessas "mudanças e transformações" levou à percepção de que a unidade do *Tao* era dividida em *yin/yang* (dualidade) e nos Cinco

Elementos. O *Huainanzi*, texto taoísta da época da dinastia Han escrito aproximadamente na mesma época do *Nei Jing*, descreve a relação entre o *Tao*, *yin/yang* e os Cinco Elementos:

> Ele [o *Tao*] atenua o Céu e a Terra e harmoniza o *yin* e o *yang*. Regula as quatro estações e harmoniza os Cinco Elementos.
>
> (Chan, 1963)

Essa ênfase na observação da natureza levou a um extraordinário crescimento na curiosidade intelectual e científica durante a dinastia Han e dinastias subsequentes. Essa curiosidade conduziu ao rápido desenvolvimento em todos os ramos da ciência e da tecnologia, incluindo a medicina. (Muitos desses desenvolvimentos, como a fundição do ferro, a invenção do papel, o desenvolvimento de trabalhos em porcelana e em bronze só ocorreram na civilização ocidental muitos séculos depois.)

O *Tao*, conforme revelado pelos padrões da natureza, também estabelece o "caminho" ou "modo" pelo qual a humanidade deve viver. A água, por exemplo, simboliza a quietude, o poder e a capacidade de adaptação, características que os seres humanos devem se empenhar em buscar. Árvores que se curvam ao vento e não se quebram foram propostas como modelos de como as pessoas devem reagir às várias mudanças da vida (p. ex., *Tao Te Ching*, Capítulos 8 e 22).

> O sábio deduz o distante do próximo e conclui que as miríades de coisas baseiam-se em um único princípio.
>
> (*Huainanzi*; Needham, 1956, p. 66)

A unidade do microcosmo da vida humana e do macrocosmo da natureza era um princípio guia para os pensadores taoístas em seus esforços para compreender como as pessoas deveriam conduzir suas vidas. O clássico taoísta *Huainanzi* afirma:

> Eu olhei atentamente para cima para estudar o Céu e examinei a Terra abaixo e ao redor de mim e procurei a compreensão dos princípios da humanidade.
>
> (De Bary *et al.*, 1960, p. 185)

Os seres humanos estão entre o Céu e a Terra

O Céu surgiu do acúmulo do *yang qi*, a Terra surgiu do acúmulo do *yin qi*.

(*Taisu*; Unschuld, 1992, p. 283)

Considerava-se que a humanidade formava uma ponte entre o Céu e a Terra. Essa ideia é normalmente expressa na frase "Céu (*tian*), Terra (*di*) e Ser Humano (*ren*)". Considerava-se que as mesmas leis imutáveis uniam tudo na natureza, desde o movimento das estrelas até as pequenas mudanças cíclicas no mundo vegetal e animal. Cada pessoa era considerada um microcosmo do universo, com seu *qi* em ressonância com o *qi* do Céu e da Terra (o Capítulo 71 do *Ling Shu* é amplamente dedicado a este tema). Needham (1956, p. 300) cita Wang Kubei como autor da frase: "O corpo humano imita o Céu e a Terra de modo muito nítido e exato".

Chuang Tse, o grande sábio taoísta, também enfatizou a ressonância entre a humanidade e o mundo externo. Alterações na estação ou no clima eram consideradas responsáveis por induzir mudanças no *qi* da pessoa: "O Céu existe dentro, o Ser Humano existe fora" (Merton, 1970, Capítulo 17). Esse conceito de microcosmo e macrocosmo também é encontrado no Capítulo 7 do *Huainanzi*. O lugar de uma pessoa na ordem natural, portanto, é formar a ponte entre o *yang* do Céu e o *yin* da Terra. Conforme dito no *Huainanzi*:

O espírito vital pertence ao Céu, o corpo físico pertence à Terra; quando o espírito vital vai para casa e o corpo físico retorna à sua origem, onde fica o eu?

(Cleary, 2000, p. 29)

Os Três Tesouros

Considerava-se que a humanidade tinha um lugar especial entre todas as criaturas viventes. Somente os seres humanos são dotados com os Três Tesouros (*san bao*), *jing*, *qi* e *shen* (ver o Glossário para uma descrição destes termos). Este é um conceito bastante antigo no pensamento chinês, sendo que a primeira referência escrita encontra-se no *Guanzi*, um antigo clássico taoísta que antecede o *Nei Jing*. A condição desses "tesouros" determina a saúde do indivíduo.

Jing, ou essência – nossa energia constitucional e "física" –, é o que herdamos de nossos pais. Sabe-se agora que compartilhamos 99,4% de nossos genes com nossos parentes mais próximos, os primatas superiores. Já na Antiguidade, os chineses sabiam muito bem que nossos elos com os animais são extremamente próximos. (É curioso que uma das histórias chinesas mais populares, *Wu Ch'eng-en* [Macaco], tenha um macaco não só como principal personagem, como também a personagem mais inteligente.) O *jing* carrega nosso elo biológico com o mundo animal. Grande parte do comportamento de todos os animais, incluindo os seres humanos, é guiada por instintos biológicos básicos. O instinto de sobrevivência, a necessidade de se ligar a outros, a agressividade e o desejo sexual são comuns à humanidade e a todos os primatas superiores. Esses instintos primitivos encontram-se em grande parte intrínsecos no nosso *jing*. Eles desempenham um importante papel no modo como vivemos nossas vidas. Uma parte significativa do sofrimento humano e da doença resulta dos desequilíbrios desses instintos.

Compartilhamos o *qi* com toda matéria do universo ou com as "dez mil coisas" (*wan wu*). O *qi* literalmente nos dá nossa vida e nossa vitalidade.

Shen, ou espírito, é o tesouro que não compartilhamos com os animais. Os animais possuem *jing* e *qi*, mas não possuem *shen*. O *shen* nos é concedido pelo Céu e dá à humanidade sua glória e a consciência humana. Essa é a razão pela qual a humanidade é "a coisa mais preciosa no universo" (*Xunzi*, Larre *et al.*, 1986, p. 59).

No *Huainanzi* encontramos: "O *qi* grosseiro se torna animal, o *qi* sutil se torna Ser Humano" (Major, 1993). Os Três Tesouros, portanto, refletem o conceito de Céu, Humanidade e Terra. O *jing*, que nos dá o elo biológico com os outros animais, está ligado com a Terra. O *qi* é o que compartilhamos com as "dez mil coisas", e o *shen* é a dádiva única da humanidade proveniente do Céu. A relação entre esses "tesouros" com *yin* e *yang* é mostrada na Tabela 1.1.

O grande médico Zhang Jiebin expressou resumidamente a relação entre o *Tao*, a natureza e a humanidade.

Tabela 1.1 Os Três Tesouros em relação ao Céu, à Terra e à Humanidade.		
Céu	*Yang*	*Shen*
Humanidade	*Yin/yang*	*Qi*
Terra	*Yin*	*Jing*

> O *Tao* produz e completa os 10.000 seres. Não é nada além da troca entre o *yin* e o *yang* e, portanto, a luminosa radiação dos espíritos (*sheng ming*). Para estar viva, a humanidade precisa da combinação do *qi yin* e *yang*, a união das essências (*jing*) do pai e da mãe. Duas essências se combinam, a forma física e os espíritos são, assim, completados, unindo o *qi* do Céu e da Terra e dando início à humanidade.
>
> (Larre e Rochat de la Vallée, 1995)

Por um lado, as pessoas têm um corpo físico que precisa ser alimentado com os frutos da Terra, assim como todos os outros animais. Por outro lado, elas têm uma conexão com o Céu, que requer um tipo diferente de nutrição. Isso lhes dá o milagre da consciência humana e do espírito humano. Além do cuidado com o corpo, os autores do *Nei Jing* enfatizaram a ideia de que a saúde do espírito humano é essencial à passagem das pessoas pela vida. As pessoas devem se esforçar para cultivar sua conexão com o Céu, a fim de cumprir seus destinos (*ming*). O *Huainanzi* resumiu o ponto de vista taoísta da dinastia Han:

> O Céu é calmo e claro, a Terra é estável e pacífica. Os seres que perdem essas qualidades morrem, ao passo que aqueles que as imitam vivem.
>
> (Cleary, 2000, p. 24)

Resumo

- Durante a dinastia Han (202 a.C. a 220 d. C.), a medicina chinesa passou a se basear no estudo dos processos da natureza e de como esses processos se manifestavam nos seres humanos
- *Qi* é a matéria não substancial que está por trás de tudo que se manifesta
- Para os antigos taoístas, quase não havia distinção entre o *qi* do Céu, o da Terra e o da humanidade
- A humanidade forma uma ponte entre o Céu e a Terra
- Só a humanidade tem os Três Tesouros. Os animais têm *jing* e *qi*, mas somente os seres humanos têm a dádiva do Céu, o *shen*.

Teoria dos Cinco Elementos

2

Os Cinco Elementos

A ideia de que toda a natureza é governada por *yin/yang* e pelos Cinco Elementos (Figura 2.1) está na essência da medicina chinesa. Zhu Yen (alguma época entre 350 a.C. e 270 a.C.) escreveu extensamente sobre o assunto, e os Cinco Elementos são mencionados nos livros *Book of History* e *Book of Rites* (as datas desses trabalhos são incertas). O *Ling Shu* afirma que: "Não há nada na Terra ou no universo que não esteja relacionado com os Cinco Elementos, e o Ser Humano não é exceção" (*Ling Shu*, Capítulo 64; citado em Liu, 1988, p. 48).

Os Cinco Elementos, que são Madeira, Fogo, Terra, Metal e Água, representam as qualidades fundamentais de toda matéria no universo. *Xing* é o termo chinês para elemento. *Xing* significa andar ou mover e, portanto, a palavra "elemento" é, de certa maneira, mal usada porque ela dá a ideia de algo mais parecido com um constituinte básico da matéria. Por essa razão, a tradução "As Cinco Fases" é com frequência usada. Entretanto, pelo fato de o termo "elemento" estar tão bem estabelecido, continuamos a utilizá-lo aqui, mas o leitor deve entender que um elemento é um processo, movimento ou uma qualidade do *qi*, e não um "bloco de construção" (Rochat, 2009, p. 13; Kaptchuk, 2000, p. 437; Maciocia, 1989, p. 15; Needham, 1956, p. 244).

Cada elemento tem sua própria qualidade particular do *qi*: "Assim que os Cinco Elementos são formados, cada um tem sua natureza específica" (Chou Tun-I; citado em Needham, 1956, p. 461). Um dos textos mais antigos que descrevem os Cinco Elementos citou esta ênfase sobre as diferentes qualidades dos elementos.

> Água é a qualidade da Natureza que descrevemos como saturada e descendente. Fogo é a qualidade que descrevemos como ardente e ascendente. Madeira é a qualidade que possibilita superfícies curvas ou margens retas. Metal é a qualidade que consegue seguir a forma de um molde e, então, se torna dura. Terra é a qualidade que possibilita o plantio, o crescimento e a colheita.
>
> (Shu Ching, século 4 a.C.; citado em Needham, 1956, p. 243)

Acima de tudo, os Cinco Elementos servem como modelo para compreender a inexorável sucessão das estações. Para muitos taoístas e naturalistas, não havia distinção entre a natureza das estações, a ressonância climática com cada estação e as alterações cíclicas que ocorrem nos mundos humano, animal e vegetal. Nas plantas, o ciclo interminável de crescimento, florescimento, colheita, declínio e armazenagem informava as diferentes qualidades de cada estação. O comportamento dos animais e dos seres humanos em cada estação também parecia governado pelas mesmas leis.

> Os homens não têm escolha senão seguirem essa sucessão; os oficiais não têm escolha senão agirem de acordo com esses poderes. Assim são os cálculos do Céu.
>
> (Tung Chung-shu, 135 a.C.; citado em Needham, 1956, p. 249)

Ao longo do curso da história, houve vários modelos diferentes da teoria dos Cinco Elementos, alguns originados da sua aplicação na

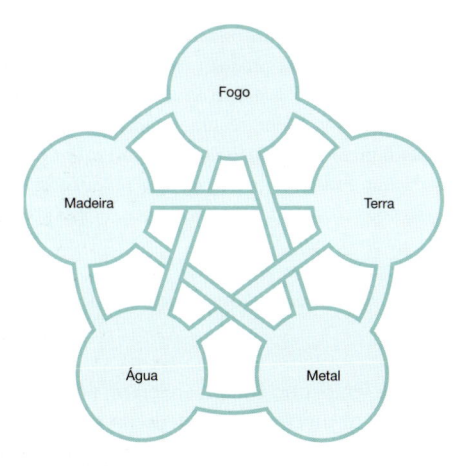

Figura 2.1 Os Cinco Elementos.

agricultura ou na política (p. ex., Cheng, 1987, pp. 18-22; Maciocia, 1989, pp. 15-35; Matsumoto e Birch, 1983, pp. 1-8). A Acupuntura Constitucional dos Cinco Elementos é baseada no modelo dos Cinco Elementos estabelecido no *Nei Jing* e no *Nan Jing*. Esse modelo, o qual considera os Cinco Elementos dentro de um ciclo criativo cíclico, tem sido o modelo dominante usado pelos acupunturistas.

A medicina chinesa, como qualquer outro sistema de medicina, está interessada principalmente em compreender e aliviar o sofrimento físico e psicológico. Os escritores dos clássicos médicos se empenharam para entender como os Cinco Elementos afetavam as pessoas e como os médicos poderiam observar isso. As "ressonâncias" associadas a cada elemento significam a maneira pela qual a condição do elemento dentro da pessoa é revelada ao médico. As palavras com frequência utilizadas nesse contexto são "associações" ou "correspondências", mas estas palavras implicam uma relação entre entidades separadas. Escolhemos usar a palavra "ressonância", uma vez que ela implica uma uniformidade subjacente.

Ressonâncias dos Cinco Elementos

Quando o *qi* das pessoas se torna deficiente (*xu*) ou excessivo (*shi*) dentro de um elemento, ocorrem mudanças em vários aspectos do corpo físico, bem como na mente e no espírito. (Essa ideia está presente tanto no *Nei Jing* quanto no *Nan Jing*, mas é mais sucinta no *Nan Jing*, Capítulo 16.)

O terapeuta diagnostica a disfunção percebendo a desarmonia no odor, no tom de voz e na cor facial do paciente, bem como na expressão externa do seu estado interno. Não significa que o *qi* desequilibrado "faça" as alterações ocorrerem, mas sim que o odor, a cor, o tom e a emoção "ressoem" (*ying*) em harmonia com a condição do *qi* do elemento (ver Birch e Felt, 1998, p. 93, para uma descrição de como a "ressonância" é um conceito mais compreensível para os chineses do que para os ocidentais).

O *Ling Shu* afirma: "Entre o Céu e a Terra, o número cinco é indispensável. O ser humano também ressoa com ele" (Yang e Chace, 1994, p. 54). Esse conceito de "ressonância", exemplificado pelas vibrações irradiadas dos gongos através da parede de um templo, foi vital para as primeiras ideias chinesas a respeito de ciência e medicina (Needham, 1956, pp. 282-3). De fato, "A ideia fundamental do *Livro das Mutações* (*I Ching*) pode ser expressa em uma palavra – ressonância" (Shih Shuo Hsu Yu, citado em Needham, 1956, p. 304).

A qualidade do *qi* ressonante com o elemento Madeira no Céu se manifesta como a estação primavera, o *qi* climático do vento e, em uma pessoa, como a emoção da raiva. A humanidade fica entre o Céu e a Terra e os Cinco Elementos estão presentes dentro de nós, assim como estão presentes em todas as manifestações do *Tao*.

> De acordo com o Su Wen, existem Cinco Elementos no Céu e Cinco Elementos na Terra. O *qi* da Terra, quando no Céu, é umidade... o *qi* da Madeira, quando no Céu, é vento.
>
> (Shen Kua; citado em Needham, 1956, p. 267)

Já houve muitas ressonâncias atribuídas aos elementos ao longo dos séculos, muitas não incluídas no contexto médico. A Tabela 2.1 estabelece as ressonâncias comumente usadas pelos terapeutas da Acupuntura Constitucional dos Cinco Elementos (essas ressonâncias são com frequência referidas nos clássicos, mas o Capítulo 34 do *Nan Jing* dedica-se a esse tópico).

As ressonâncias dão uma compreensão mais clara de como os Cinco Elementos se manifestam nas pessoas. É fácil dizer que o elemento Madeira desempenha o papel no caráter de uma pessoa da mesma maneira que a primavera o faz no ciclo anual das estações. Entretanto, é necessária uma considerável experiência e grande profundidade de entendimento para ser capaz de fazer um diagnóstico preciso com base na observação de como essas ressonâncias se manifestam nas pessoas. Por exemplo, quando o elemento Água está desequilibrado, também surgem um odor pútrido, um desequilíbrio na capacidade da pessoa em lidar de modo eficaz com o medo, um gemido no tom de voz e uma cor facial azulada. O cultivo da capacidade de diagnosticar por esses sinais é um dos principais desafios para o terapeuta da Acupuntura Tradicional dos Cinco Elementos.

As emoções humanas em particular são vistas como equivalentes aos diferentes tipos do *qi* presente em toda a natureza. É comum serem as manifestações mais claras do elemento que podem ser discernidas na pessoa.

> Assim como há vento e chuva no Céu, também há alegria e raiva no ser humano.
>
> (*Ling Shu*, Capítulo 71; Lu, 1972)

O Céu tem quatro estações e Cinco Elementos ou fases para produzir (*sheng*), fazer crescer (*zhang*), reunir (*shou*) e armazenar (*cang*), para produzir frio, calor, secura, umidade e vento. O ser humano tem cinco *zang* (órgãos) e, por meio da transformação, cinco *qi* para produzir entusiasmo (*xi*), raiva (*nu*), tristeza (*bei*), mágoa (*you*) e medo (*kong*).

> (*Su Wen*, Capítulo 5; Larre e Rochat de la Vallée, 1996, p. 27)

Se os terapeutas compreenderem, por exemplo, como o inverno é o período da armazenagem (*cang*) e de manter reservas durante uma fase de pouca atividade discernível, eles podem obter um alto grau de compreensão sobre o papel do elemento Água em uma pessoa. A observação e a compreensão das diferentes qualidades do *qi* em cada pessoa capacitam o acupunturista a diagnosticar os pacientes de acordo com o equilíbrio dos Cinco Elementos dentro deles. A compreensão da diferença entre o *qi* da primavera e o *qi* do verão, ou como o *qi* da umidade é diferente do *qi* do frio, informa o acupunturista a respeito da diferença entre os elementos em uma pessoa.

Tabela 2.1 Ressonâncias dos Cinco Elementos.

	Madeira	Fogo	Terra	Metal	Água
Cor	Verde	Vermelho	Amarelo	Branco	Azul
Som	Grito	Riso	Canto	Choro	Gemido
Emoção	Raiva	Alegria	Solidariedade/preocupação	Mágoa/pesar	Medo
Odor	Rançoso	Queimado	Aromático	Podre/em decomposição	Pútrido/em putrefação
Estação	Primavera	Verão	Fim do verão	Outono	Inverno
Clima	Vento	Calor	Umidade	Seco	Frio
Sabor	Azedo	Amargo	Doce	Picante	Salgado
Poder	Crescimento	Maturidade	Colheita	Declínio	Armazenamento

Inter-relações dos Cinco Elementos

Outro conceito essencial na teoria dos Cinco Elementos e na prática da Acupuntura Constitucional dos Cinco Elementos são as inter-relações entre os elementos, um conceito apresentado em particular no *Nan Jing*. Esse grande clássico da medicina chinesa foi o texto mais influente no desenvolvimento da acupuntura japonesa e da acupuntura dos Cinco Elementos (Unschuld, 1986, p. 3). O foco nas questões das inter-relações e na interdependência é um modo tipicamente oriental de ver as coisas. Muitos alunos e terapeutas ocidentais de acupuntura acreditam que essa maneira é menos fácil. Estão mais propensos a se voltar para as "coisas" que se relacionam em vez de se atentar para as relações propriamente ditas. A tradução de "elemento" em vez de "fase" ou "processo" pode ter estimulado essa maneira de pensar.

Os conceitos orientais de jardinagem, *feng shui*, culinária e muitos outros aspectos da vida direcionam-se em grande parte para as relações entre os objetos em vez do objeto propriamente dito. O Confucionismo enfatiza a importância de manter uma relação "adequada" entre os indivíduos em uma família ou em uma sociedade. Considera essas relações como essenciais para o funcionamento adequado da sociedade e para o próprio bem-estar da pessoa. Nas comunidades chinesas, os problemas psicológicos de um indivíduo são, em geral, vistos como problemas em relação a outros indivíduos, em especial a outros membros da família. Os conceitos de *yin/yang* e Cinco Elementos são fundamentados em uma exploração e compreensão das relações.

Essa ênfase nas relações significa que o estabelecimento de um equilíbrio e de harmonia entre os Cinco Elementos é crucialmente importante nesse estilo de acupuntura. O objetivo do terapeuta é obter equilíbrio entre todos os elementos. No *Ling Shu*, está dito: "Os princípios da inserção de agulhas ditam que se deve suspender a inserção de agulhas assim que o *qi* ficar em harmonia" (Lu, 1972, Capítulo 9).

É importante reforçar ou reduzir o *qi* de um elemento se isso proporcionar mais harmonia entre aquele elemento e os demais. Se uma pessoa tiver deficiência de *qi*, mas os elementos estiverem em relativa harmonia, pode haver falta de bem-estar, porém é improvável que isso cause um distúrbio grave. Se, por outro lado, houver uma grande discrepância entre o *qi* de diferentes elementos, então isso pode ocasionar sintomas psicológicos ou físicos mais graves. Esse ponto de vista está resumido no *Nei Jing*.

> É necessário promover o fluxo do *qi* e do sangue de acordo com as leis das vitórias mútuas entre os Cinco Elementos para ocorrer um equilíbrio entre eles e trazer paz.
>
> (*Su Wen*, Capítulo 74; Lu, 1972)

As relações mais importantes entre os Cinco Elementos são aquelas controladas pelos ciclos *sheng* e *ke*.

Ciclo *sheng*

A transição das estações propicia o modelo mais óbvio para esse ciclo dos elementos. Assim como o verão se segue à primavera e o inverno se segue ao outono, também as estações "dão início" uma à outra de acordo com o ciclo *sheng*, conforme ilustrado na Figura 2.2. O ideograma para *sheng* (Weiger, 1965, lição 79F) é mostrado a seguir.

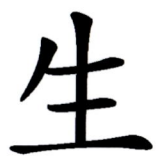

O taoísta Liu I Ming descreveu o ciclo *sheng* da seguinte maneira:

> Quando *yin* e *yang* se dividem, os Cinco Elementos se tornam desordenados (*luan*). Os Cinco Elementos, Metal, Água, Madeira, Fogo e Terra, representam os cinco *qi*. Os Cinco Elementos do Céu primitivo criam-se um ao outro seguindo o ciclo *sheng*. Esses Cinco Elementos se fundem para formar um *qi* unificado.
>
> (Tradução de Jarret, 1998; fundamentado em Cleary, 1986b, p. 66)

Assim como os *qi* do Céu sob forma de estações parecem seguir um ao outro, o *qi* da Terra também parece seguir o mesmo ciclo. Isso é descrito pelos profissionais da medicina chinesa da seguinte maneira:

- Madeira cria Fogo pela queima
- Fogo cria Terra pelas cinzas
- Terra cria Metal pelo endurecimento (nesse contexto, Metal é sinônimo de rocha ou minério encontrado dentro da Terra)
- Metal cria Água pelo refreamento[1]
- Água cria Madeira pela nutrição.

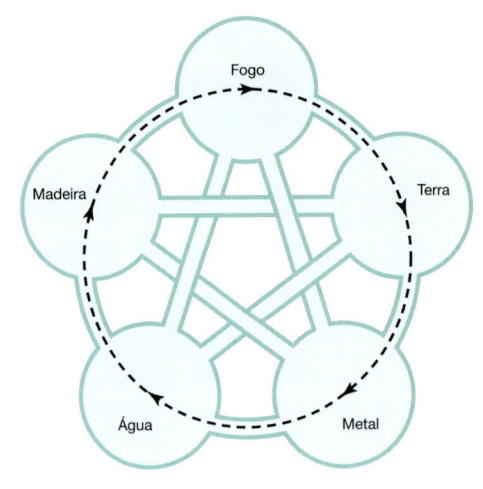

Figura 2.2 O ciclo *sheng*.

Relação mãe-filho

O ciclo *sheng* é de máxima importância na Acupuntura Constitucional dos Cinco Elementos, uma vez que é fundamental para a ideia de que o terapeuta pode provocar uma alteração nos órgãos de um elemento pelo tratamento de outro elemento. O Capítulo 69 do *Nan Jing* discute o ciclo *sheng* em termos de relação entre uma mãe e seu filho. Se o elemento "filho" está deficiente,

pode ser que não esteja recebendo *qi* suficiente de sua "mãe". Pode ser mais eficaz tratar a "mãe" para que ela provoque mais *qi* no elemento "filho" do que tratar o filho propriamente dito. Por exemplo, se o elemento Fogo estiver deficiente, o terapeuta pode reforçar o elemento Madeira para fornecer *qi* ao elemento Fogo (por analogia, jogando mais lenha na fogueira para causar mais chamas). Esse tipo de conexão se ajustava ao pensamento contemporâneo durante a dinastia Han.

> Há uma dependência invariável dos filhos em relação aos pais e uma direção dos pais para os filhos. Assim é o *Tao* do Céu.
>
> (Tung Chung-shu, 135 a.C.; citado em Needham, 1956, p. 249)

A teoria dos Cinco Elementos também menciona que se um elemento "filho" se torna excessivo (*shi*), ele pode prejudicar o elemento "mãe". Por exemplo, se o elemento Madeira estiver muito cheio, pode "roubar" o elemento Água, o qual se torna enfraquecido. Essa relação é conhecida como "*zi dao mu qi*" ou "o filho rouba o *qi* da mãe".

Ciclo *ke*

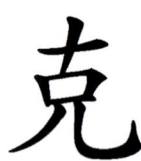

O ideograma chinês para *ke* demonstrado aqui foi tirado de Weiger (1965), lições 29A e 75K. O ciclo *ke* ou de "controle" descreve a relação entre os elementos que é menos evidente na natureza do que a do ciclo *sheng*. Tendo as inter-relações como base, os escritores do *Nei Jing* e do *Nan Jing* observaram efeitos patológicos sobre o elemento por dois estágios ao longo do ciclo *sheng*.

> No mistério da Natureza, nem a promoção de crescimento (*sheng*) nem de controle (*ke*) são dispensáveis. Sem promoção de crescimento, não haveria desenvolvimento; sem controle, o crescimento excessivo resultaria em prejuízo.
>
> (*Ling Shu*; Liu, 1988, p. 53)

O ciclo *ke* é ilustrado na Figura 2.3. Ele pode ser descrito da seguinte maneira:

---

[1] Joseph Needham cita o rito da utilização de espelhos de metal como receptáculos para acumular água por meio da condensação como sendo a provável origem do modelo "Metal cria Água". Para nós, é muito mais provável que essa conexão seja a presença de rocha impermeável no solo toda a qual toda a água seria absorvida para dentro da terra. Elisabeth Hsu reconta uma história de ter ouvido um monge taoísta dizer a frase enquanto entrava em uma caverna de granito no Monte Hua e observava gotículas de água sobre a rocha (Hsu, 1999, p. 211).

- Fogo controla Metal porque o derrete
- Metal controla Madeira porque a corta
- Madeira controla Terra, cobrindo-a[2]
- Terra controla Água, represando-a[3]
- Água controla Fogo porque o extingue.

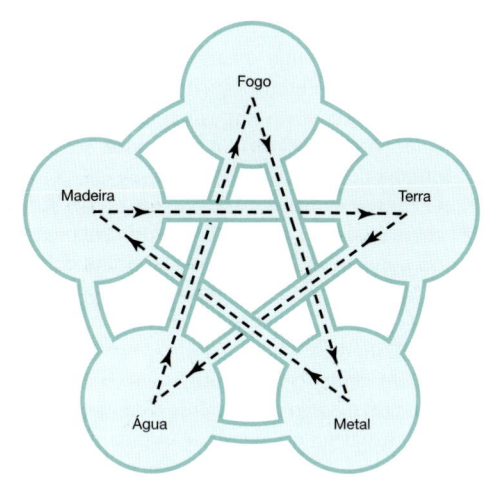

Figura 2.3 O ciclo *ke*.

O ciclo de controle mantém a unidade dentro dos Cinco Elementos. Conforme o *Ling Shu* afirma, "sem controle, o crescimento excessivo resultaria em prejuízo". Entretanto, se um elemento começa a se tornar disfuncional, pode facilmente perder o "controle" ou pode "atuar excessivamente" sobre o elemento que controla por meio do ciclo *ke*. (Quando o ciclo *ke* se torna patológico, é chamado de ciclo de "desobediência".) Por exemplo, se os órgãos do elemento Madeira lutam, os órgãos do elemento Terra começam a mostrar sinais de sofrimento.

Os elementos "insultando-se" mutuamente

O ciclo *sheng* é a relação mais importante dos elementos, de modo que a deficiência de um elemento facilmente leva a uma deficiência secundária ou ao excesso no elemento "filho". O ciclo *ke*, entretanto, tende a produzir inter-relações mais complexas.

> Uma vez excessivo, o *qi* não apenas age sobre o que deve agir, mas também se contrapõe àquilo que não deveria. Sendo insuficiente, o *qi* não só é neutralizado por aquilo que age sobre ele, mas também é neutralizado por aquilo sobre o qual ele deveria agir.
>
> (Tratado sobre as Cinco Fases de Circuito no *Su Wen*; Liu, 1988, p. 56)

Isso significa que, se os órgãos de um elemento estão desequilibrados, eles podem "insultar" os órgãos do elemento que os deveria estar controlando (Figura 2.4). Por exemplo, se o fígado estiver sofrendo, pode produzir desequilíbrio nos pulmões.

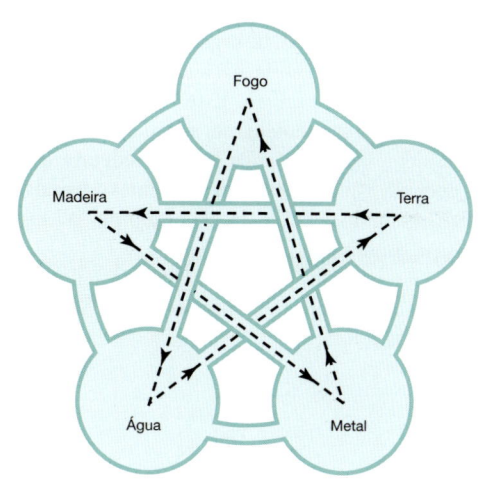

Figura 2.4 Os Cinco Elementos insultando-se mutuamente.

Tratamento do desequilíbrio constitucional

Qualquer elemento pode ser afetado de maneira negativa ao longo dos ciclos *sheng* e/ou *ke* pelo desequilíbrio de qualquer outro elemento (Scheid, 1988, para uma discussão dessas relações). Na prática clínica, os acupunturistas observam imagens complexas do desequilíbrio que dificultam saber com certeza por qual rota um

---

[2] A Terra pode se tornar rapidamente erodida quando fica sem vegetação. Um exemplo são as regiões expostas a tempestades de areia.

[3] Uma analogia vinda facilmente aos chineses pela extensiva utilização de campos alagados para o cultivo de arroz.

elemento foi afetado por outro. O segredo está em compreender qual elemento foi o primeiro a se desequilibrar. O acupunturista volta-se para o tratamento desse elemento para, desse modo, afetar outros elementos que se tornaram desequilibrados. Isso possibilita ao acupunturista melhorar o *qi* da pessoa porque trata a raiz da desarmonia dela.

Órgãos ou "oficiais"

Os 12 órgãos têm sido associados a determinados elementos desde a época do *Nei Jing* (ver Figura 2.5). Além de ensinar as funções mais comumente aceitas dos órgãos, a Acupuntura Constitucional dos Cinco Elementos dá uma maior ênfase no Capítulo 8 do *Su Wen* (para um comentário detalhado e instigante sobre esse capítulo, ver Larre e Rochat de la Vallée, 1992). Esse capítulo descreve os 12 órgãos como se fossem "oficiais" em uma corte, cada um com um papel ou ministério específico. Esse modo de pensar sobre os órgãos é semelhante ao conceito taoísta, prevalente naquela época, que considerava que as pessoas são compostas de diferentes "divindades" residindo dentro delas. Por exemplo, o *Ling Hsien*, escrito por Chang Heng (7 a 139 d.C.), descreve os vários deuses sentados ao redor do céu, cada um ocupando a posição de um oficial em uma corte.

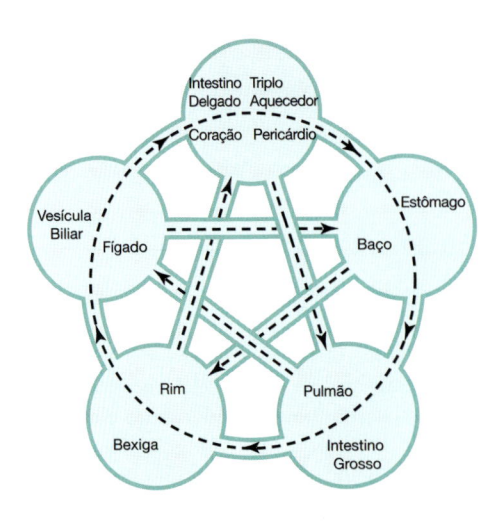

Figura 2.5 Os Cinco Elementos com seus órgãos associados.

O Capítulo 8 do *Su Wen* retrata os órgãos mais em termos de suas funções na mente e no espírito de uma pessoa do que de suas funções na fisiologia do corpo.

Os oficiais e seus "ministérios" são os seguintes (Larre e Rochat de la Vallée, 1992, pp. 151-2):

- O *Coração* ocupa o cargo de senhor e soberano. O brilho do espírito se origina dele
- O *Pulmão* ocupa o cargo de ministro e chanceler. A regulação da rede que dá vida se origina dele
- O *Fígado* ocupa o cargo de general das forças armadas. A avaliação das circunstâncias e a concepção dos planos se originam dele
- A *Vesícula Biliar* é responsável pelo que é justo e exato. A determinação e a decisão se originam dela
- O *Tan zhong* (nome antigo para o *Pericárdio*) tem o cargo de residente e de emissário. O entusiasmo e a alegria se originam dele
- O *Estômago* e o *Baço* são responsáveis pela armazenagem e pelos celeiros. Os cinco sabores se originam deles
- O *Intestino Grosso* é responsável pelo trânsito. Os resíduos da transformação se originam dele
- O *Intestino Delgado* é responsável por receber e fazer as coisas prosperarem. As substâncias transformadas se originam dele
- Os *Rins* são responsáveis pela criação de poder. A perícia e a habilidade se originam dele
- O *Triplo Aquecedor* é responsável pela abertura das passagens e pela irrigação. A regulação dos fluidos se origina dele
- A *Bexiga* é responsável pelas regiões e pelas cidades. Armazena os líquidos corporais. As transformações do *qi*, então, distribuem seu poder.

A importância a essas funções para fins de diagnóstico é uma característica exclusiva da prática contemporânea (até onde os autores saibam) da Acupuntura Constitucional dos Cinco Elementos. A percepção dos "oficiais" leva o acupunturista a enfatizar os modos de comportamento e de pensamento ao diagnosticar os pacientes. Esse foco substitui quaisquer indicações que surgem dos sintomas físicos (ver Capítulos 3, 4 e aqueles sobre os elementos para a discussão da prioridade dada ao diagnóstico fundamentado nas características psicológicas da pessoa).

Lei de meio-dia – meia-noite

Cada oficial tem um período de 2 h do dia em que seu *qi* se encontra mais forte (Figura 2.6). Esse conceito é bem antigo. Originou-se da escola da metodologia biorrítmica conhecida como *zi wu liu zhu fa* e remonta pelo menos à época da dinastia Tang (618 a 906 d.C.) (Soulié de Morant, 1994, p. 121, afirma que remonta à época de 104 a.C., na dinastia Han, mas não fornece nenhuma referência). Também há um período do dia (aproximadamente 12 h depois do período mais forte) em que o órgão se encontra em seu nível mais fraco.

Na prática, isso pode fornecer informações diagnósticas úteis sobre a condição de um órgão. Os pacientes, por exemplo, com frequência relatam que sentem dificuldade de dormir durante o período mais forte do fígado (1 às 3 h) e sentem uma dificuldade especial de ficarem acordados depois do almoço (13 às 15 h).

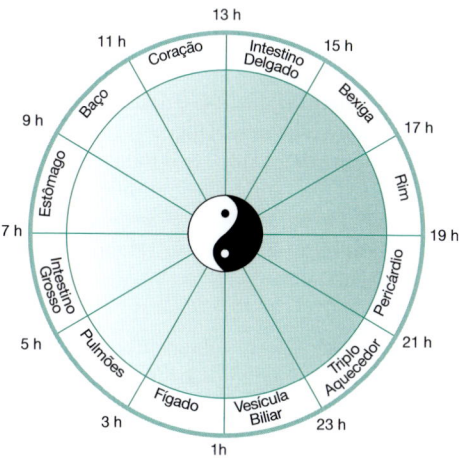

Figura 2.6 Relógio Chinês.

No tratamento, os pontos horários podem ser usados para tonificar um órgão em seu período mais forte (ver Seção 6). A relevância da hora do dia e de como isso é usado no diagnóstico são discutidos para cada órgão na Seção 2.

Resumo

- O *qi* de cada elemento é diferente na sua natureza. Estação, fatores climáticos e emoções humanas são variações dos elementos
- Quando um dos Cinco Elementos de uma pessoa se torna desequilibrado, as "ressonâncias" daquele elemento se manifestam
- Do ponto de vista diagnóstico, as ressonâncias mais importantes são a cor da face, o tom da voz, a emoção e o odor
- Os Cinco Elementos são ligados por um complexo sistema de inter-relações. Isso significa que cada elemento é afetado por alterações que ocorrem em outro elemento
- O equilíbrio e a harmonia entre os elementos são da máxima importância
- A ênfase é colocada nas descrições dos órgãos como "oficiais" encontradas no Capítulo 8 do *Su Wen*
- Cada "oficial" tem um período de 2 h do dia em que seu *qi* é mais forte

Importância do Espírito

3

Primazia do espírito

A Acupuntura Constitucional dos Cinco Elementos é um estilo próprio de tratamento "voltado para a pessoa". Quando um paciente procura esse tratamento, o terapeuta provavelmente vai considerar "como essa *pessoa* pode ser tratada" em vez de "como o *sintoma* dessa pessoa pode ser tratado". Isso ocorre porque um dos valores essenciais do terapeuta é o fato de que o diagnóstico e o tratamento devem ser voltados para a saúde do indivíduo, e não para os sintomas físicos apresentados.

Os sintomas físicos crônicos são vistos como a manifestação da doença (*biao*), que se origina da raiz (*ben*). A raiz normalmente está na mente ou no espírito. Isso não é verdade para todos os sintomas, logicamente. Por exemplo, os sintomas provocados por um traumatismo físico ou por infecções agudas provavelmente têm seu *ben* derivado de uma causa externa ao invés de uma causa interna mais profunda.

Embora o desequilíbrio básico principal de uma pessoa possa surgir do corpo, da mente ou do espírito, a maioria dos pacientes que chegam para tratamento no Ocidente sofre basicamente de um desequilíbrio do espírito. Cerca de um quarto de todas as medicações prescritas pelo National Health Service (Serviço Nacional de Saúde) do Reino Unido destina-se a problemas mentais de saúde (The Stationery Office, 1996). Existe também um enorme número de pacientes que se apresentam com sintomas que possuem um componente psicossomático. Além disso, há um grande número de substâncias que são tomadas por conta de seus efeitos para o alívio de sintomas, como café, álcool e substâncias "recreativas". A ausência no trabalho relacionada com o estresse é responsável por metade de todas as doenças de trabalho (Patel e Knapp, 1998). Um estudo recente com 22.000 pessoas no Reino Unido revelou que:

- 58% das pessoas sofrem de mudanças de humor
- 52% sentem-se apáticas e desmotivadas
- 50% sofrem de ansiedade
- 47% têm dificuldade em dormir
- 43% têm memória fraca ou dificuldade de concentração
- 42% sofrem de depressão (Holford, 2003, pp. 2-3).

Conforme Cícero observou muito antes do advento dos modernos estilos de vida e das neuroses contemporâneas, "as doenças da alma são mais perigosas e mais numerosas que as do corpo". É justo dizer que, hoje em dia, muitos ocidentais sofrem daquilo que parece ser um mal-estar espiritual com grande parte de disfunção mental concomitante.

Diagnóstico e tratamento da pessoa como um todo

Um terapeuta da Acupuntura Constitucional dos Cinco Elementos diagnostica os pacientes avaliando qual é o elemento primário em desequilíbrio. Esse diagnóstico baseia-se em vários sinais sensoriais, em especial no equilíbrio emocional do paciente, na cor facial, no odor e no tom de voz. A personalidade do paciente também é de máxima importância. O objetivo é diagnosticar o equilíbrio dos Cinco Elementos dentro da pessoa, e não fazer um diagnóstico diferencial dos sintomas apresentados por ela. Conforme o grande médico Xu Dachun descreveu, "as doenças podem ser idênticas, mas as pessoas que estão sofrendo essas doenças são diferentes" (Unschuld, 1990, p. 17). Essa ideia também se reflete na expressão chinesa *yin ren zhi yi*, traduzida como "diferentes pacientes requerem tratamentos diferentes".

O tratamento só é considerado totalmente bem-sucedido se os pacientes relatarem uma melhora a respeito de como se sentem "consigo mesmos", além da melhora nos sinais e sintomas. Às vezes, os pacientes ficam surpresos em perceber diferenças positivas de como se sentem, mesmo que antes não percebessem que havia algo "errado" com eles. A Acupuntura Constitucional dos Cinco Elementos tem a habilidade de direcionar o tratamento para qualquer nível da mente e do espírito do paciente, se isso for o necessário, para ajudar o paciente a retornar à boa saúde.

Significado de mente e espírito

O que significa "espírito"?

Muitas pessoas já têm uma opinião, embora indistinta, do que a palavra "espírito" significa. Outros não aceitam de modo algum que os seres humanos sejam dotados de um espírito. A palavra "espírito" também tem muitos significados diferentes na língua inglesa. Por essas razões, esse tópico pode ser difícil de ser discutido.

O dicionário Oxford de inglês relaciona 34 significados distintos da palavra "espírito".[1] O significado que mais se aproxima ao da medicina chinesa é "o princípio vital ou que anima o ser humano". Cícero o chamou de "o verdadeiro

eu, não a figura física que pode ser apontada pelo seu dedo". Em chinês, as palavras *shen* e *jing-shen* são as que descrevem mais precisamente o espírito, embora também abranjam alguns aspectos da mente. O sinólogo Claude Larre descreveu *shen* da seguinte maneira:

> O *shen* é aquilo que faz com que um determinado ser seja diferente de qualquer outro; aquilo que transforma alguém em um indivíduo e mais do que uma pessoa.
>
> (Larre *et al.*, 1986, p. 164)

As pessoas com frequência associam o "espírito" com os aspectos espirituais e religiosos da pessoa. A palavra "espírito", entretanto, abrange muitos outros aspectos do ser. Religião, misticismo e percepção espiritual emanam do espírito humano, como também emanam a vontade de ver um pôr do sol radiante, ouvir uma boa música ou alcançar o próprio potencial como ser humano. Quando as pessoas acordam e experimentam a alegria de ver um lindo amanhecer, é seu espírito que é tocado por essa experiência. O amor e a compaixão são expressões do espírito.

Pessoas que têm problemas com o próprio espírito lutam quando submetidas a uma situação de estresse e têm dificuldades em lidar com suas vidas. Isso pode se manifestar em determinadas áreas como, por exemplo, nos seus relacionamentos, na comunicação, na postura, no uso da linguagem ou em seus olhares (para mais detalhes, ver Capítulo 27). Resignação, angústia, desespero, depressão, desapontamento, tristeza, ansiedade e muitos outros estados estão presentes até certo ponto em quase todos os nossos pacientes. Conforme Thoreau disse em *Walden*: "A massa dos homens leva vidas de desespero oculto".

O que significa mente?

A mente é a faculdade cognitiva que dá às pessoas a capacidade de pensar. Isso inclui ser capaz de concentrar-se, lembrar-se, planejar e tomar decisões. A expressão "mentalmente doente" é usada na medicina ocidental para descrever problemas da percepção dos sentidos, de personalidade, das

---

[1] N. T.: no *Dicionário Houaiss da Língua Portuguesa*, um dos significados de espírito é "princípio vital, superior à matéria; sopro"

emoções ou do comportamento. Esse uso da palavra vai além do significado essencial da palavra "mental". Muitas pessoas que estão em hospitais psiquiátricos têm mentes extremamente astutas e capazes. É o espírito dessas pessoas que se encontra em desequilíbrio.

No contexto da medicina chinesa, os sintomas no nível mental incluem ser obsessivo, esquecido, indeciso, incapaz de se concentrar, desorganizado, confuso, vago, que fala mal, disléxico etc. Na medicina chinesa, a mente e o espírito são considerados um aspecto do *qi* da pessoa. Assim como o *qi* está presente em todas as células do corpo, o mesmo ocorre com a mente e o espírito da pessoa (Pert, 1999).

O *shen* na medicina chinesa

Várias palavras diferentes são usadas nos textos médicos chineses para descrever a mente e o espírito. *Shen* é a palavra mais comumente usada e possui diferentes significados de acordo com o contexto em que é empregada. Alguns escritores traduzem *shen* como "mente" (Maciocia, 2005, p. 109), outros como "espírito" (Kaptchuk, 2000, p. 58) e outros como "espíritos" (Larre e Rochat de la Vallée, 1995, p. 4). Este último é utilizado para enfatizar que o *shen* é mais do que simplesmente o espírito do coração (ver adiante), mas também descreve "toda a esfera dos aspectos emocional, mental e espiritual de um ser humano" (Maciocia, 2005, p. 109). Nesse sentido, a palavra *shen* inclui os aspectos mental e espiritual de todos os órgãos.

É o *shen* que dá às pessoas sua consciência humana, como as seguintes citações ilustram:

> Ter os espíritos (*de shen*) é o esplendor da vida. Perder os espíritos (*shi shen*) é aniquilação.
>
> (*Su Wen*, Capítulo 13; Larre e Rochat de la Vallée, 1995)

> Deixe-me discutir o *shen*, o espírito. O que é o espírito? O espírito não pode ser escutado com o ouvido. O olho deve ser brilhante de percepção e o coração deve ser aberto e atento e, então, o espírito é subitamente revelado pela própria consciência da pessoa. Não pode ser expresso pela boca; apenas o coração pode expressar tudo aquilo que

pode ser considerado. Se uma pessoa prestar muita atenção, ela pode, de maneira inesperada, saber aquilo, mas também pode perder muito rápido esse conhecimento. Mas o *shen*, o espírito, torna-se claro ao ser humano como se o vento tivesse levado a nuvem para longe. Portanto, a pessoa fala sobre o assunto como o espírito.

> (*Su Wen*, Capítulo 26; Veith, 1972)

A capacidade de perceber a natureza dos desequilíbrios na mente e no espírito de uma pessoa é importante e uma das habilidades essenciais que o terapeuta da Acupuntura Constitucional dos Cinco Elementos se empenha em desenvolver.

Enfoque da medicina chinesa sobre espírito e saúde

A ênfase para melhorar a saúde do espírito da pessoa acima de qualquer coisa é citada de maneira consistente nos antigos clássicos. Por exemplo:

> Quando os espíritos são oprimidos, eles partem; quando deixados em paz, eles permanecem. Portanto, a coisa mais importante na conduta e no tratamento de um ser é a manutenção dos espíritos e, em seguida, vem a manutenção do corpo.
>
> (Zhang Jiebin; citado em Larre e Rochat de la Vallée, 1995)

> Quando o espírito é o mestre, o corpo acompanha e o ser humano prospera. Quando o corpo é o mestre, o espírito acompanha e o ser humano se degrada.
>
> (*Huainanzi*, Capítulo 1; Larre *et al.*, 1986)

Essas passagens enfatizam que a saúde do espírito e da mente é considerada de máxima importância. A maioria das pessoas se defronta com a doença em alguma época de suas vidas. O prognóstico com frequência depende da condição da sua vontade e do espírito. Sabe-se bem que quando uma pessoa desiste e "volta o rosto para a parede", o fim não está muito longe.[2]

---

[2] Muitos livros chineses modernos sobre medicina chinesa não fazem referência ao espírito e, com frequência, não enfatizam que ele é a causa básica de muitas doenças físicas. Isso está em total contraste com as prioridades do *Nei Jing*.

O ponto essencial no tratamento de uma doença é basear-se nos cinco espíritos da pessoa: para saber se eles ali habitam ou se perderam, se a pessoa os possui ou os perdeu, para saber se o intento é para morte ou para a vida.

(Taisu; Larre e Rochat de la Vallée, 1995)

Como uma doença pode ser curada se não há nenhuma energia espiritual no corpo?

(Su Wen, Capítulo 14; Veith, 1972)

Quando se aplica um tratamento médico, deve-se ter em mente, em primeiro lugar, o espírito do paciente.

(Ling Shu, Capítulo 8; Sunu, 1985)

Para fazer com que a acupuntura seja perfeita e eficaz, deve-se primeiro curar o espírito.

(Su Wen, Capítulo 25; Veith, 1972)

Utilização da acupuntura para tratar o espírito

Na época do *Nei Jing* e do *Nan Jing*, período em que a influência do Taoísmo sobre a medicina chinesa encontrava-se no seu ápice, a acupuntura era a terapia mais discutida. O *Ling Shu* dedica-se exclusivamente à acupuntura. Com sua habilidade para influenciar o *qi* da pessoa nos canais, a acupuntura era considerada como modalidade terapêutica principal para iniciar uma mudança no espírito e na mente de um indivíduo.

Se o corpo estiver saudável e o *xin* (mente do coração abrigando o espírito) sofrer, a doença surge nos meridianos (canais). Moxa e agulhas são o tratamento adequado.

(Su Wen, Capítulo 24; Unschuld, 1992, p. 293; tradução adicional de xin por Claude Larre)

A Acupuntura Constitucional dos Cinco Elementos continua a tradição de considerar a saúde da mente e do espírito de vital importân-

cia. A acupuntura e a moxabustão são terapias profundamente eficazes para tratar esses níveis em uma pessoa.

Os cinco *shen*

A palavra *shen* é utilizada de duas maneiras. Conforme discutido na seção anterior, um dos usos abrange "toda a esfera dos aspectos emocional, mental e espiritual de um ser humano". Embora o espírito de uma pessoa seja indivisível em última instância, os chineses também o discutiram em termos dos cinco diferentes "espíritos" que interagem entre si. Cada um dos espíritos é responsável por um aspecto diferente da pessoa e está também associado a um dos órgãos *yin*. Nesse contexto, *shen* designa o "espírito" do coração de modo específico. É usado junto com *hun, po, zhi* e *yi*, que são os espíritos dos outros órgãos *yin* (Tabela 3.1).

Em muitas maneiras, os cinco *shen* estão intimamente ligados aos "oficiais" descritos no *Su Wen*, Capítulo 8 (ver Capítulo 2 deste livro). Ambos descrevem aspectos importantes do espírito. Alguns dos *shen*, em especial o *hun* e o *po*, também designam o espírito em relação à vida e à morte. Isso é de interesse, embora de menos uso diagnóstico, para um acupunturista.

Uma visão global dos cinco *shen*

A seguir uma visão geral de cada um dos cinco *shen*. Eles são descritos com mais detalhes na Seção 2.

Tabela 3.1 Os cinco *shen*.

Órgão	Espírito	Tradução
Coração	Shen	Mente/espírito
Baço	Yi	Intelecto/intenção
Pulmões	Po	Alma corpórea
Rins	Zhi	Vontade/impulso
Fígado	Hun	Alma etérea

Hun

O *hun* do Fígado ou alma etérea está mais relacionado com o que, no Ocidente, chama-se a "alma" da pessoa. Considera-se que o *hun* entra no corpo da pessoa no momento do nascimento e que o deixa e continua a existir quando a pessoa morre. Quando as pessoas relatam que se separaram do corpo, por exemplo, durante as "experiências fora do corpo" ou "experiências no momento da morte" (Moody, 1973), ou se as pessoas andam durante o sono ou ficam em transe, essas experiências envolvem o *hun*. O fortalecimento do espírito do Fígado pode ajudar a manter o *hun* no corpo caso ele se encontre patológico. Em casos menos extremos, as pessoas se tornam mais vagas e sonhadoras.

Outro fato útil do ponto de vista diagnóstico é que o *hun* está associado à capacidade das pessoas em realizar os planos de suas vidas, bem como com a capacidade de ter visão ou discernimento espiritual. Se uma pessoa tem sonhos de maneira constante, seja dormindo ou acordada, ou simplesmente é um tanto vaga ou "aérea", isso pode ser decorrente de um desequilíbrio no Fígado que afeta o *hun*. Isso costuma ser evidente em pessoas que já tomaram quantidades significativas de substâncias recreativas.

Po

O *po* do Pulmão ou alma corpórea é um conceito exclusivamente chinês. É um aspecto do espírito associado ao corpo físico e que morre quando o corpo para de funcionar. O *po* possibilita que as pessoas tenham reações instintivas, por exemplo, a capacidade de estender a mão para apanhar uma coisa ainda no ar. Também capacita as pessoas a se tornarem animadas. Por exemplo, quando uma pessoa fica "animada" ou excitada, os chineses usam o termo "*po li*". Esse termo designa alguém que está envolvido em uma atividade de modo vigoroso (Yang, 1997, p. 293).

O *po* está intimamente alinhado com a respiração da pessoa, que é chamada de "pulsação" do *po*. Uma boa respiração fixa o *po* no corpo e possibilita que as pessoas se sintam mais animadas ou vivas. O *po* também dá às pessoas a capacidade da sensação corpórea. Pulmões fracos tornam as pessoas menos capazes de registrar as sensações físicas que surgem de coisas como sentir, ver e ouvir. Como consequência, elas podem começar a ficar distantes, inertes ou desvinculadas dos outros quando os Pulmões estão em desequilíbrio.

Shen

O *shen* do Coração ou a mente/espírito alinha a consciência de uma pessoa com o mundo e possibilita que ela se comunique com os outros. É o mais visível dos espíritos, uma vez que torna possível que as pessoas pensem com clareza, ajam de maneira apropriada nas relações sociais e se tornem sossegadas e calmas para relaxar e dormir. O estado do espírito de uma pessoa, em especial do Coração propriamente dito, geralmente se reflete no brilho dos olhos e na capacidade que ela tem de fazer um contato visual com os outros.

Zhi

O *zhi* do Rim é com frequência traduzido como vontade ou impulso. Já foi chamado de "vontade que não pode ser controlada" porque possibilita que as pessoas sigam adiante em suas vidas sem que, conscientemente, forcem ou impulsionem a si mesmas. A pessoa com Rins fortes refletirá um forte espírito do Rim ao apresentar um "impulso para estar animada". Ao contrário, pessoas com Rins menos fortes podem apresentar uma falta de incentivo (energia, impulso) ou podem agir de modo compensatório em função dessa carência, sendo rigorosas consigo mesmas e parecendo ter uma energia extrema ou um forte poder de vontade.

Yi

Finalmente, o *yi* do Baço é, às vezes, traduzido como o intelecto ou "intenção". O *yi* possibilita materializar pensamentos e ideias e manifestá-los no mundo. Quando o Baço está fraco, a pessoa fica incapaz de realizar coisas e pode se sentir insatisfeita com o que faz. A incapacidade de transformar as coisas em fruição tem sido chamada de ser "incapaz de ceifar uma colheita". Esse é um termo frequentemente usado por J. R. Worsley ao diagnosticar pacientes com fator constitucional (FC) Terra.

Espírito e as emoções

O espírito é afetado pelas emoções intensas e prolongadas de uma pessoa. Embora o efeito seja sobre *shen*, *hun*, *po*, *zhi* ou *yi* do paciente, o terapeuta costuma afirmar isso em termos da necessidade de se tratar o "nível do espírito" do elemento. Por exemplo, o terapeuta que pensar que o espírito do paciente foi prejudicado por uma mágoa intensa vai voltar sua atenção para o nível do espírito do elemento Metal. O terapeuta está sempre se empenhando em promover o equilíbrio entre as emoções ressonantes com cada um dos elementos. O texto da época da dinastia Han, o *Zhong Yang*, contém a seguinte passagem:

> O estado no qual as emoções são despertadas e relaxadas, cada uma alcançando sua medida, articulação e limite apropriados, é chamado de harmonia.

(Davis, 1996)

Resumo

- O objetivo em diagnosticar e tratar a saúde da mente e do espírito é o princípio fundamental da Acupuntura Constitucional dos Cinco Elementos
- A palavra chinesa *shen* designa tanto a mente quanto o espírito de uma pessoa. É o que dá às pessoas a consciência humana
- Cada Órgão tem um aspecto espiritual. Os nomes desses aspectos são *shen* (mente/espírito), *hun* (alma etérea), *po* (alma corpórea), *zhi* (vontade/impulso) e *yi* (pensamento/intenção).

Fator Constitucional

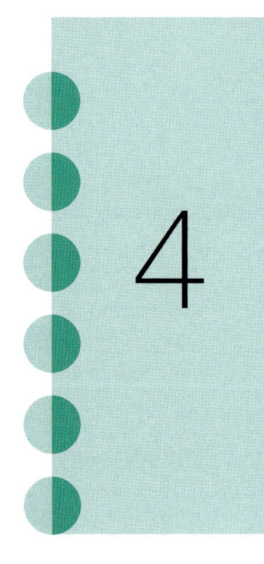

4

Conceito do desequilíbrio constitucional na medicina chinesa

A noção de que as pessoas têm um determinado desequilíbrio constitucional é muito antiga e bem difundida na medicina chinesa. O Capítulo 64 do *Ling Shu* dedica-se a uma exploração dos tipos constitucionais dos Cinco Elementos, com base principalmente na forma física e nos aspectos do caráter de uma pessoa. Outro sistema que o Capítulo 72 do *Ling Shu* apresenta é um que divide as pessoas em quatro tipos *yin/yang*, a saber, *taiyang*, *shaoyang*, *taiyin* e *shaoyin* (Flaws e Lake, 2000, p. 27). No Japão, há uma forte tradição de tratar as pessoas de acordo com o tipo constitucional. Por exemplo, há um estilo fundamentado no sistema de seis divisões apresentado no clássico da época da dinastia Han, o *Shang-han Lun*. Usando critérios um tanto quanto diferentes, esse sistema divide as pessoas em seis tipos, a saber, *taiyang*, *shaoyang*, *taiyin*, *shaoyin*, *yangming* e *jueyin* (Schmidt, 1990). Acupunturistas mestres, como Fukushima e Honma (Eckman, 1996), também desenvolveram estilos que diagnosticam e tratam os tipos constitucionais. Na Coreia, Kuon Dowon ensina ainda outro estilo constitucional (Eckman, 1996, p. 209).

A expressão atualmente utilizada na medicina chinesa para designar a constituição de uma pessoa é *chang ti*, que significa "tipo corpóreo". É uma expressão apropriada para descrever o diagnóstico que é fundamentado sobretudo na forma física da pessoa (Maciocia, 2005, pp. 292-8

ou Requena, 1989, pp. 81-93, para discussão desses sistemas). J. R. Worsley, entretanto, desenvolveu seu estilo com base em critérios completamente diferentes, estabelecidos no *Nei Jing* e no *Nan Jing*. O foco do acupunturista se volta para certos sinais que surgem à medida que o *qi* do paciente se desequilibra.

O que significa Fator Constitucional?

O Fator Constitucional, conhecido como FC, é um dos conceitos mais importantes na Acupuntura Constitucional dos Cinco Elementos. J. R. Worsley usava a expressão "fator causativo" porque, já que é o desequilíbrio primário, é a "causa" de os outros elementos se tornarem desequilibrados. Embora isso seja verdade, também existem outras causas. Assim como muitos outros acupunturistas desse estilo, preferimos, para fins de clareza, o termo Fator Constitucional. A palavra fator é usada, em parte, porque é a palavra utilizada por J. R. Worsley e, em parte, porque é comumente usada na medicina chinesa, como em "fator patogênico". É o principal foco do diagnóstico do acupunturista e grande parte do tratamento do paciente é centrada nesse aspecto. Pelo fato de ser o desequilíbrio mais essencial do paciente, ele cria grande parte do desequilíbrio que pode ser detectado nos outros elementos. Por essa razão, à medida que ele retorna para um estado melhor de saúde por meio do tratamento, possibilita que muitos outros desequilíbrios respondam e melhorem.

Muitas das mudanças mais dramáticas e profundas que os pacientes experimentam por meio do tratamento com acupuntura são obtidas quando o foco do tratamento é o Fator Constitucional.

A palavra "constituição" é definida pelo dicionário Oxford da língua inglesa da seguinte maneira: "Característica do corpo em relação à saúde, força, vitalidade etc. Condição da mente; disposição; temperamento".[1] O conceito de constituição de uma pessoa abrange tanto o corpo físico quanto a mente e o temperamento. A palavra dá um sentido de que a constituição de uma pessoa fornece características vitalícias que podem se manifestar em sua saúde física ou no seu perfil psicológico.

Existe uma discussão entre os acupunturistas da Acupuntura Constitucional dos Cinco Elementos a respeito de o FC ser sempre hereditário ou se pode ser adquirido no início da infância. A ocorrência do mesmo FC em vários membros de diferentes gerações em uma família sugere que muitos desequilíbrios constitucionais são transmitidos pelos genes. As respostas da pessoa às situações traumáticas subsequentes da vida desequilibram ainda mais aquele elemento. Outros elementos também são afetados com o tempo, mas o FC é o ponto mais vulnerável da pessoa.

Assim como as pessoas podem herdar doenças ou fraquezas em órgãos específicos, também podem herdar desequilíbrios no seu temperamento ou na sua disposição, dependendo do equilíbrio dos Cinco Elementos. O debate "natureza *versus* nutrição" provavelmente é insolúvel e prevalecerá sempre que as pessoas estudarem a humanidade, independentemente de serem psicólogos, educadores, acupunturistas ou qualquer um interessado na formação do caráter. A principal tarefa do acupunturista é diagnosticar o padrão dos desequilíbrios da pessoa e ajudá-la a obter um melhor estado de saúde.

De acordo com a teoria da medicina chinesa, o *jing* é o principal veículo pelo qual os desequilíbrios são transmitidos de geração a geração. O *jing* é governado pelos rins e determina a força ou a fraqueza constitucional das pessoas. É diferente do FC. É óbvio que nem todos os desequilíbrios congênitos são provenientes dos rins das pessoas. Assim como os problemas cardíacos ou os problemas de pele podem ser herdados, também podem ser herdados os desequilíbrios em qualquer um dos elementos ou órgãos.

Como um acupunturista diagnostica o FC?

Os quatro sinais diagnósticos

Os quatro sinais diagnósticos são:

- A *emoção*, que tem a expressão mais inapropriada na pessoa
- A *cor*, que é observada na face, em particular na parte inferior das têmporas, ao lado do olho
- O *odor* emitido pelo corpo
- O *som* presente na voz, em especial um tom que não é congruente com a emoção sendo expressa.

Além de se concentrar nesses quatro sinais, o acupunturista também procura avaliar a natureza do temperamento da pessoa à luz dos Cinco Elementos e dos 12 Oficiais (ver Capítulos 8 a 22, para uma discussão sobre os elementos). A ideia de que o desequilíbrio de um órgão ou de um elemento produz esses sinais energéticos é encontrada no *Nei Jing* e no *Nan Jing*. O Capítulo 34 do *Nan Jing*, os Capítulos 4 e 5 do *Su Wen* e o Capítulo 49 do *Ling Shu*, entre outros, apresentam a emoção, a cor, o som e o odor que "ressoam" com cada órgão. O odor, a cor, a estação e o clima também são mencionados no *Huainanzi*, um texto não médico da dinastia Han.

O Capítulo 16 do *Nan Jing* diz que, quando um órgão de uma pessoa se torna desequilibrado, a emoção e a cor associadas àquele elemento se manifestam. O *Ling Shu* estabeleceu a ideia básica afirmando: "Examine as ressonâncias externas do corpo para conhecer a víscera interna do corpo" (Wu, 1993, Capítulo 47). Esses quatro sinais capacitam os profissionais a utilizar seus sentidos e sua intuição para discernir quais elementos se tornaram disfuncionais.

---

[1] N. T.: no *Dicionário Houaiss da Língua Portuguesa*, constituição é definida como "conjunto das características corporais de um ser, compleição, físico".

Importância do diagnóstico pelos sinais

Essa ênfase no diagnóstico com base puramente nos sinais é uma característica distinta desse estilo. (O uso do diagnóstico pelo pulso e da palpação do corpo para revelar sinais é discutido no Capítulo 28.) Os sintomas físicos crônicos são em geral considerados como mera manifestação (*biao*) do desequilíbrio primário básico (*ben*), e não devem desviar a atenção do terapeuta. Mesmo que um paciente apresente sinais ou sintomas óbvios de um desequilíbrio constitucional ou congênito em um determinado órgão, por exemplo, uma anormalidade cardíaca, ou ter nascido com apenas um rim, isso não propicia nenhuma pista do FC da pessoa. O diagnóstico pelos sinais sempre tem precedência sobre os sintomas físicos quando se diagnostica o FC. Na prática, é comum que uma disfunção física significativa esteja no elemento do FC, mas *não pode* ser base para o diagnóstico.

O Capítulo 54 do *Su Wen* e o Capítulo 3 do *Ling Shu* enfatizam que o acupunturista não deve se basear somente nos sintomas para fazer um diagnóstico. Na verdade, esperar obter um diagnóstico do FC perguntando aos pacientes a respeito de seus sintomas físicos ou mesmo sobre as próprias percepções de suas tendências emocionais significa que o terapeuta errou o alvo. Conforme citado no Capítulo 61 do *Nan Jing*:

> Ser capaz de fazer um diagnóstico apenas pela observação é possuir poder divino. Ser capaz de fazer um diagnóstico apenas pela audição é ser um sábio. Ser capaz de fazer um diagnóstico apenas pelo interrogatório é ser um médico hábil.
>
> (Lu, 1972)

Dito isso, não há dúvida de que fundamentar quase todo o diagnóstico nos sinais, e praticamente em nenhum dos sintomas, é um caminho dificílimo de ser seguido. Os profissionais que exercem a Acupuntura Constitucional dos Cinco Elementos sem integrar esse método a outro estilo dão pouca atenção às informações obtidas pela interrogação do paciente. Esse processo coloca imensas demandas sobre o acupunturista.

Dependendo da inclinação dos terapeutas, esse estilo se ajusta mais a determinados profissionais do que a outros.

Os terapeutas da Acupuntura Constitucional dos Cinco Elementos precisam aguçar seus sentidos a fim de tornarem-se peritos em diagnosticar usando apenas os sinais. Liu I Ming escreve sobre a "incrustação dos sentidos" (Cleary, 2001, p. 66). É o entorpecimento da nossa percepção sensorial que deve ser transcendido. Grande parte da formação de um acupunturista, ainda como aluno e durante toda sua carreira profissional, é dedicada ao refinamento das faculdades sensoriais e intuitivas.

Diagnóstico pela avaliação da emoção

Dos quatro sinais diagnósticos, a emoção é provavelmente o indicador mais confiável do FC. A capacidade em usar a intuição (*zhiguan*) para obter discernimento sobre a vida emocional do paciente é, portanto, uma das habilidades mais importantes que o acupunturista precisa desenvolver. Conforme o *Huainanzi* afirma: "O externo é manifesto, o interno é oculto" (Major, 1993, Capítulo 7).

Os acupunturistas precisam desenvolver a capacidade de compreender o equilíbrio do *qi* dos Cinco Elementos. Para tal, eles interagem com as emoções do paciente. À medida que as emoções surgem, elas criam movimentos no *qi* do paciente (ver Capítulo 5). É comum os pacientes tentarem esconder suas emoções, em especial quando elas são intensas ou dolorosas. Na Grã-Bretanha, por exemplo, aquele que consegue "manter a pose" é muito admirado. A arte do acupunturista está em discernir esses movimentos do *qi*, não importa o quanto a pessoa tente escondê-los. Os movimentos que surgem no *qi* inevitavelmente também produzem alterações sutis no tom da voz, nos olhos, na face e na linguagem corporal da pessoa (ver também Capítulo 26). Isso capacita o acupunturista a decidir quais emoções estão produzindo os maiores distúrbios no *qi* da pessoa e o quão apropriada ou inapropriada é a maneira como essas emoções estão sendo expressas.

Conceito de emoções "inapropriadas"

O sábio fica alegre porque, de acordo com a natureza das coisas diante dele, ele deve ficar alegre e fica com raiva porque, de acordo com a natureza das coisas diante dele, ele deve ficar com raiva.

(Ch'eng Hao, citado em Chan, 1963, p. 526)

Quando uma relação amorosa é abruptamente interrompida, o acupunturista espera que o paciente se sinta triste e ferido. É "inapropriado" se outra emoção, como raiva, necessidade de comiseração ou medo, for a emoção *mais* forte ou prolongada que o paciente mostra. Isso provavelmente significa que:

1. A pessoa tem dificuldade de vivenciar sentimentos de dor e rejeição e acredita ser mais fácil expressar outra emoção em vez daquelas. Por exemplo, às vezes, é menos doloroso para as pessoas expressarem raiva do que vivenciarem de modo integral um profundo sentimento de abandono. Isso significa que o elemento Fogo da pessoa não está saudável e pode ser o FC dela.

ou

2. Fogo não é o FC e a emoção inapropriada dá uma valiosa pista diagnóstica para o FC.

Nessa situação, é imperativo que o acupunturista determine a variação da resposta emocional que uma pessoa pode apresentar. Em muitas situações, fica muito menos óbvio e pode haver uma ampla variação de emoções que devem ser consideradas como apropriadas. Estar ciente da "estrutura" das emoções facilita ao acupunturista avaliar a conveniência de uma emoção (ver Capítulo 25 para mais detalhes). Entretanto, não existem critérios objetivos fáceis nesse modo de diagnóstico.

É essencial que o profissional respeite a individualidade do paciente ao mesmo tempo que tira conclusões sobre quais emoções estão sendo expressas de maneira inapropriada. Quais emoções enfraquecem a pessoa e quais a ajudam a se expressar no mundo? Para uma determinada pessoa, ficar irritada e impaciente é outro passo contra a boa saúde. Para outra pessoa, tornar-se capaz de fazer valer seus direitos e se impor diante de um chefe ou de um companheiro tirano a fortalece sobremaneira. Será que as lágrimas que uma pessoa verte são um sinal de força ou de fraqueza? Será que a expressão de uma emoção aumenta ou diminui a vitalidade e a vida da pessoa?

A resposta também está, em parte, na capacidade do profissional em desenvolver a ideia de como uma pessoa seria se voltasse a um estado mais próximo da sua "verdadeira natureza". Muitas pessoas, por exemplo, temerosas das consequências de seus temperamentos coléricos na infância, reprimem sua raiva a tal ponto que se tornam diminuídas e muito inibidas. Embora o fato de serem exaltadas possa dificultar a vida delas em muitos aspectos, apenas retornando a um estado mais próximo da sua "verdadeira natureza" é que elas podem recuperar a força e a vibração internas.

Contudo, o diagnóstico apenas pelos sinais nem sempre é difícil. Uma vez que o acupunturista ou mesmo um aluno se torne familiarizado com as ressonâncias essenciais, é possível diagnosticar algumas pessoas quase imediatamente. Alguns pacientes usam seus FC em suas mangas. Quando têm vozes que soam como risos e facilmente trazem alegria e entusiasmo em um ambiente, é muito provável que o FC dessas pessoas esteja no elemento Fogo. Para que os acupunturistas fiquem certos do diagnóstico, eles também precisam investigar o odor e a cor, porém apresentar dois dos quatro critérios diagnósticos é suficiente para fazer uma tentativa de diagnóstico.

Confirmação do diagnóstico do Fator Constitucional

Um terapeuta da Acupuntura Constitucional dos Cinco Elementos confirma o diagnóstico por meio do tratamento. Isso é feito de duas maneiras principais:

- Observando a melhora nos sinais do paciente
- Observando a melhora na saúde geral e no bem-estar do paciente.

Melhora nos sinais do paciente

Durante o curso do tratamento, a ênfase está em detectar as mudanças nos sinais do paciente. Por exemplo, o acupunturista procura por uma diminuição na intensidade da cor, do som, da emoção e do odor do paciente durante a sessão de tratamento. Se isso ocorre, é uma excelente indicação que o tratamento está no FC. Durante o curso do tratamento, o terapeuta monitora constantemente esses sinais essenciais. As alterações do pulso também são muito importantes e a melhora geral na qualidade dos pulsos da pessoa é uma indicação de que o elemento tratado é provavelmente o FC.

Melhora na saúde geral e no bem-estar do paciente

Durante o curso do tratamento, a melhora dos sintomas é obviamente vital. Ao confirmar o FC, é bastante significativo quando os sintomas estão ligados a Órgãos não associados ao FC; por exemplo, uma melhora que se inicia nos Pulmões durante o tratamento do paciente no elemento Fogo.

Uma mudança positiva no modo como os pacientes se sentem "consigo mesmos" pode se manifestar como aumento da vitalidade, maior alegria de viver, maior sensação de relaxamento, maior tolerância, mais segurança, maior flexibilidade emocional ou de outras maneiras que são difíceis de serem descritas, mas que são, todavia, muito reais para o paciente. As mudanças em como as pessoas se sentem consigo mesmas são, em geral, cruciais para a cura de seus sintomas crônicos. As emoções afetam basicamente o espírito. As doenças produzidas pelo estresse e por emoções não resolvidas não podem ser curadas sem que haja uma mudança na pessoa nesse nível (ver Capítulo 5 para discussão das causas de doença).

Uma mudança positiva na sensação de bem-estar de uma pessoa não é, portanto, apenas um bônus no topo do alívio dos sintomas, mas uma parte essencial do retorno para um estado de saúde melhor e duradouro.

Elementos dentro de elementos

Uma vez que o FC do paciente tenha sido identificado, os acupunturistas tentam refinar seu diagnóstico para que seja possível discernir com maior precisão a natureza do desequilíbrio. Uma maneira de fazer isso é diagnosticando o elemento dentro do elemento. O Capítulo 64 do *Ling Shu* também estabelece a ideia de que cada elemento é representado dentro de cada elemento. Qi Bo diz:

> Primeiro estabeleça as cinco apresentações de Metal, Madeira, Água, Fogo e Terra. Separe-as nas cinco cores. Diferencie-as nos cinco tipos corporais do homem e depois nos 25 tipos dos homens como um todo.
>
> (Lu, 1972)

Isso se reflete na atribuição de um ponto em cada canal que corresponde a cada elemento. O ponto Terra no canal do Coração, por exemplo, é *shen men* ou Coração 7; o ponto Água é *shao hai* ou Coração 3 etc.

Um FC Terra, por exemplo, pode estar deficiente na Água dentro da Terra. Isso pode levar ao esgotamento dos líquidos corpóreos e a uma personalidade mais agitada e insegura. Os pacientes também podem ter excesso de Água dentro da Terra. Nesse caso, podem apresentar um excesso de líquidos corpóreos e também mente e caráter pesados. Esse diagnóstico só pode ser feito percebendo-se, por exemplo, que o amarelo na face é um tipo azulado de amarelo, que o tom de voz semelhante a um canto é um tipo de canto com gemido, que o odor é um tipo pútrido de aromático e um desejo por compaixão permeado com medo. Esse é, obviamente, um diagnóstico difícil de ser feito. É dificílimo estabelecer a diferença entre alguém cujo FC é Terra e cuja Água dentro da Terra também está desequilibrada, e alguém cujo FC é Terra, e que tem o elemento Água propriamente dito desequilibrado.[2]

---

[2] Os profissionais da Medicina Tradicional Chinesa (MTC) podem reconhecer uma correlação de uma pessoa que sofre de deficiência do *qi* do baço com umidade. Independentemente do seu ponto de vista, o ponto BP-9, o ponto Água no canal do baço, é um ponto que vem à mente.

O diagnóstico e o tratamento do paciente a esse nível requerem uma considerável experiência e aptidão, que estão além do alcance deste livro. Entretanto, é apresentada uma breve introdução no Apêndice H.

Essa dificuldade de diagnosticar e tratar o elemento dentro do elemento foi observada por Po-Kao quando falava com o Imperador Amarelo:

> Imperador Amarelo: "... eu quero ouvir sobre as formas físicas das 25 categorias das pessoas; como o *qi* e o sangue dessas pessoas são governados, como distingui-las das suas aparências, como inferir suas condições internas de seus aspectos externos; você poderia me falar sobre essas coisas?".

> Po-Kao replicou: "Essa é, de fato, uma questão complexa. Mas é o segredo dos antigos mestres, e mesmo eu sou incapaz de compreendê-la".

> (*Ling Shu*, Capítulo 64; Lu, 1972)

Como nosso Fator Constitucional nos afeta?

Efeito do Fator Constitucional sobre as emoções

O FC inevitavelmente molda as respostas do paciente às circunstâncias de sua vida. Ele pode afetar sua forma física ou sua função, a maneira como sua mente funciona e a natureza do seu caráter. Por definição, a emoção que ressoa com o elemento do FC também está fora de equilíbrio.

As situações provocam respostas emocionais. Como essas manifestações são afetadas pelo FC de uma pessoa? Certas situações obviamente predispõem a suscitar determinadas emoções. Por exemplo, se uma pessoa que amamos morre, é normal sentirmos pesar. É provável que os FC do tipo Metal tenham reações mais disfuncionais a essa situação em particular do que as outras pessoas. As pessoas com FC Metal podem ser inundadas com sentimentos de perda a tal ponto que seu espírito nunca se recupere por completo. Elas podem provocar sintomas físicos e ser incapazes de retornar ao estado anterior

de equilíbrio relativo. Alguns FC Metal vão ao outro extremo e ficam incapazes de acessar completamente os sentimentos de perda. Isso também pode ter um impacto duradouro no estado de saúde do elemento Metal da pessoa. Conforme Proust disse: "Somos curados do nosso sofrimento apenas vivenciando-o totalmente" (*A la Recherche du Temps Perdu*).

Um profundo sentimento de pesar pode obviamente afetar de maneira séria as pessoas que não têm FC do tipo Metal. O quanto o elemento Metal dessas pessoas é afetado depende do estado do seu elemento Metal e do estado geral de seu *qi*. Pacientes com FC do tipo Metal, entretanto, são particularmente propensos a ter dificuldade em lidar com o pesar.

Também é comum ocorrer o caso em que uma determinada situação evoca uma mistura complexa de emoções em uma pessoa. Por exemplo, emoções muito diferentes podem ser sentidas quando as pessoas perdem o emprego. Podem surgir sentimentos como raiva em relação à empresa, sentimento de perda, ansiedade sobre o futuro, necessidade de apoio e compaixão ou sentimento de vazio emocional. A natureza específica da situação determina, em parte, quais sentimentos predominam, mas esses sentimentos são moldados essencialmente pelo temperamento da pessoa. Por exemplo, um FC Madeira, cuja tendência é ficar com raiva excessiva, ficará inclinado a lutar em especial com os sentimentos de raiva que surgem pela demissão. Um FC Água, que é propenso a ter medo, pode muito bem ser afetado em particular pela ansiedade inerente à situação. O FC da pessoa, bem como o estado do *qi* dos outros elementos, explica por que diferentes pessoas reagem de modo diferente ao mesmo evento.

Características positivas que surgem do Fator Constitucional

É compreensível que os terapeutas em geral se concentrem em como o FC impede que os pacientes tenham uma vida espontânea, alegre e realizada. Os FC das pessoas, entretanto, também lhes conferem pontos fortes. Os terapeutas podem diagnosticar o excesso de alegria em um

FC Fogo como um sinal patológico. Essa alegria excessiva, porém, significa também que a pessoa tem uma extraordinária capacidade de trazer alegria na vida de outras pessoas. As "lágrimas do palhaço" podem ser excruciantes para ele próprio, mas ele ganha vida assim que a banda toca e os holofotes se voltam para ele. Apenas certas pessoas têm essa habilidade de trazer alegria a uma multidão (os pontos fortes que os diferentes FC podem manifestar são discutidos em mais detalhes nos Capítulos 8 a 22).

Tratamento do Fator Constitucional

Nutrir a raiz (*yangben*)

Um dos pontos fortes da medicina chinesa é sua compreensão de como os desequilíbrios no *qi* de uma pessoa se manifestam em sinais, como o pulso, a cor da face, o tom de voz, o odor etc. Isso capacita o terapeuta a concentrar o tratamento nos elementos que emanam esses sinais, às vezes antes que os sintomas surjam. Isso inicia uma mudança na raiz da desarmonia do paciente. O Capítulo 77 do *Su Wen* cita a ênfase que muitos profissionais da Antiguidade davam ao rastreamento da doença até sua origem: "Os sábios... conheciam a raiz e o início da doença" (*Su Wen*, Capítulo 77; Unschuld, 1992).

A seguinte citação também reconhece isso:

> A base para o tratamento da doença é que se deve buscar a raiz... uma vez que não se sabe como buscar a raiz, então o tratamento fica tão vago como alguém que olha a amplidão do oceano e não sabe como pedir água.
>
> (Yu Chang)

Cada elemento se relaciona com os outros elementos por meio dos ciclos *sheng* e *ke*. Isso é essencial para que o terapeuta compreenda que, pelo tratamento do FC, cria-se uma mudança em qualquer elemento. Conforme discutido no Capítulo 2, os elementos não são entidades distintas, mas fases de um ciclo. Qualquer mudança na condição de um elemento inevitavelmente tem um efeito, até certo grau, sobre os outros elementos. Um dos principais aspectos do tratamento fundamentado no FC, o elo mais fraco da corrente, é a extensão das mudanças evocadas em outros elementos. Os pulsos, em geral, se tornam mais equilibrados e mais fortes.

Quando um paciente se encontra em uma situação de risco de morte, não é apropriado concentrar o tratamento exclusivamente na raiz. Existem também certas situações nas quais o terapeuta considera inapropriado tratar a constituição básica como ao tratar determinados distúrbios musculoesqueléticos ou infecções agudas.

As doenças crônicas, no entanto, formam uma grande porcentagem de condições que são apresentadas aos médicos ocidentais. Tais condições respondem bem ao tratamento do FC.

Importância da intervenção mínima

Uma das vantagens de basear o tratamento no FC é que o terapeuta precisa utilizar apenas um pequeno número de pontos durante o tratamento. Alguns pacientes precisam de tratamento em vários canais diferentes para responder de maneira satisfatória. Muitos pacientes, porém, mesmo aqueles com condições graves e complexas, melhoram muito com o uso de apenas alguns pontos.

O *ethos* da intervenção mínima tem sido muito apreciado por muitos acupunturistas ao longo da história. O grande médico Hua To (110 a 207 d.C.), por exemplo, foi admirado por usar apenas um ou dois pontos em seus tratamentos.

> Quanto à moxa, ele a aplicava em não mais que dois locais e não mais que sete ou oito vezes em um local. Quanto à inserção de agulhas, dois locais eram suficientes e, com frequência, apenas um.
>
> (Li Chan: Soulié de Morant, 1994, p. 10)

Uma ode do século XIII, que descrevia alguns dos grandes terapeutas do passado, declarou:

> O que esses doutores (que costumavam usar o que é conhecido como cura espiritual), em toda sinceridade, pensavam de maneira mais elevada era uma única agulha inserida em um ponto, a doença respondendo à mão e à retirada. Recentemente, essa classe de doutores quase não mantém a tradição.
>
> (*Da Cheng*; Bertschinger, 1991, p. 17)

Esse tipo de "cura espiritual" só é possível porque as mudanças no *qi* de um elemento afetam o *qi* de outros elementos por meio das complexas relações dos ciclos *sheng* e *ke*. Os terapeutas que não dão uma chance para que esses processos ajam perdem a chance de descobrir se o paciente consegue melhorar nutrindo apenas a raiz.

Tratamento preventivo

Os terapeutas da Acupuntura Constitucional dos Cinco Elementos valorizam muito o tratamento preventivo. Uma vez que os Cinco Elementos tenham retornado a um estado de maior equilíbrio entre si, os pacientes podem esperar desfrutar de uma melhora na saúde física e psicológica. Eles, então, podem querer continuar o tratamento a fim de permanecerem saudáveis. A ideia de o médico utilizar o tratamento para ajudar os pacientes a evitar a doença é frequentemente referida nos clássicos da medicina chinesa. Entretanto, a história de que, na Antiguidade, os pacientes pagavam seus médicos quando estavam bem e não pagavam quando estavam doentes, uma narrativa tocante, parece não ter nenhuma base de verdade.

> Quando a terapia medicinal é iniciada só depois que alguém caiu doente, quando há uma tentativa de restaurar a ordem só depois que a agitação surgiu, é como se alguém tivesse esperado para cavar um poço quando já está fraco de sede ou como se alguém começasse a forjar uma lança quando a batalha já está a caminho. Será que não é tarde demais?
>
> (*Su Wen*, Capítulo 1; Unschuld, 1992, p. 283)

O terapeuta realmente excelente controla a doença antes que qualquer enfermidade tenha se declarado, o profissional de arte mediana exerce a acupuntura antes que a doença chegue a uma crise, e o terapeuta inferior faz isso quando o paciente está declinando e morrendo.

> (*Nan Jing*, Capítulo 61; citado em Yang e Chace, 1994)

O tratamento fundamentado nos sintomas não previne a ocorrência das doenças. Isso acontece porque a prevenção da doença envolve a harmonização do desequilíbrio básico que ocorreu antes dos sintomas surgirem. A ênfase no diagnóstico pelos sinais capacita o terapeuta a diagnosticar antes que os sintomas se desenvolvam. O tratamento baseado no FC, ou raiz, diminui a predisposição do paciente a sofrer problemas futuros. Esse conceito do "ponto fraco", que pode levar à doença física e/ou psicológica, é fundamental para o conceito do FC.

No ano de 500 d.C., T'ao Hung-Ching escreveu no clássico sobre fitoterapia *Shen Nong Ben Cao*:

> Quem, exceto um terapeuta brilhante, pode reconhecer uma doença que ainda não é uma doença pela audição dos tons da voz do paciente, pelo exame das cores da face ou sentindo o pulso?
>
> (*Chung*, 1982)

Alcançando nosso potencial

Algumas pessoas podem pensar que o objetivo do diagnóstico é encaixar os indivíduos em uma das cinco caixinhas, porém fazer isso é equivocar-se seriamente quanto ao método desse estilo de acupuntura. Cada pessoa é única. A responsabilidade do terapeuta é respeitar essa singularidade. Um dos objetivos do tratamento é ajudar as pessoas a alcançar o potencial que têm, para obter seu "contrato com o céu" ou cumprir seu destino.[3] Não significa que os terapeutas desejem que os pacientes fiquem "equilibrados" de uma maneira que lhes roube a individualidade. Ao contrário, é a desarmonia no *qi* (às vezes no corpo, mas em geral na mente e no espírito) que impede as pessoas de alcançarem seus potenciais. O espírito dos escritores, artistas ou músicos frequentemente brilha com mais intensidade na criatividade dos seus trabalhos se forem fortalecidos por meio de um tratamento eficaz com

---

[3] Ver Jarret (1998, pp. 28-32), por exemplo, para uma discussão do conceito chinês de cada pessoa tendo um "contrato com o céu", *ming*, uma obrigação individual de chegar ao seu próprio destino. Os seguidores de Confúcio eram inclinados a pensar que esse objetivo era alcançado cumprindo-se os seus deveres com a sociedade e com a família e cultivando as clássicas virtudes do pensamento confuciano. Os taoístas eram tipicamente inclinados a ter uma visão menos estruturada e mais mística de qual a melhor maneira de "acalentar seu destino".

acupuntura. (Os autores já trataram vários artistas e escritores que atribuíram o fim de um período infrutífero ao tratamento com acupuntura.) Ver as pessoas mudarem porque a profundidade do seu espírito foi tocada pelo tratamento é uma das maiores alegrias que a prática traz.

Harmonizando nosso *qi*

Na dinastia Han, o objetivo do tratamento com acupuntura era harmonizar o *qi* do paciente com o *qi* do Céu e da Terra: "Una esses dois para fazer uma pessoa inteira. Quando estão em harmonia, há vitalidade. Quando não estão em harmonia, não há vitalidade" (*Nei Yeh*; Roth, 1986, p. 619).

Os profissionais da Acupuntura Constitucional dos Cinco Elementos também se empenham para fazer isso, e o método para tal é concentrar-se em engrandecer e harmonizar os Cinco Elementos. Isso é obtido em grande parte pelo tratamento do FC. À medida que os Cinco Elementos do paciente se tornam mais equilibrados, a mente e o espírito se tornam mais assentados e as emoções se tornam menos inapropriadas. Os pacientes costumam relatar que se sentem tão bem quanto se sentiam antes. O objetivo é obter elementos equilibrados e, assim, emoções apropriadas. O texto da dinastia Han, o *Zhong Yang*, descreve isso da seguinte forma: "O estado em que as emoções surgem e relaxam, cada uma ficando na medida, limite e articulação apropriados, é chamado de harmonia" (Davis, 1996).

Confúcio descreve isso de outro modo:

Antes que os sentimentos de prazer, raiva, mágoa e alegria surjam, isso se chama equilíbrio (*chung*). Quando esses sentimentos surgem e cada um e todos ficam na medida e no grau devidos, chama-se harmonia. O equilíbrio é a grande base do mundo e a harmonia é seu caminho universal. Quando o equilíbrio e a harmonia são realizados no mais elevado grau, o Céu e a Terra alcançam sua ordem apropriada e todas as coisas florescem.

(Chan, 1963, p. 98)

Resumo

- O Fator Constitucional (FC) é o desequilíbrio primário no *qi* da pessoa. Está presente no nascimento, certamente no final da infância e permanece constante durante toda a vida
- O diagnóstico é feito principalmente pelos sinais em vez de sintomas. São predominantes a emoção inapropriada, a cor da face, o som da voz e o odor
- A ênfase é colocada na melhora dos sinais e na sensação de bem-estar da pessoa em vez de no alívio dos sintomas
- O FC tem um profundo efeito sobre como as pessoas respondem, de maneira positiva ou negativa, às diferentes situações da vida
- Valoriza-se muito o menor número possível de agulhas usadas
- O uso da acupuntura para tratar os pacientes de maneira preventiva, a fim de melhorar seu estado de saúde e reduzir a probabilidade de futuras doenças, é considerado igualmente importante.

Causas de Doença

5

História das causas de doença

Os taoístas, principais criadores da ciência chinesa, eram fascinados pela natureza. Sua influência e a influência dos naturalistas durante a dinastia Han garantiram que a medicina chinesa começasse a desenvolver um ponto de vista sistemático da etiologia baseada em um estudo da natureza. De fato, "encontrar as causas" tornou-se o lema dos cientistas taoístas (Ronan e Needham, 1993, p. 93). Por exemplo, em 239 a.C., Shi Chun Jiu, escreveu:

> Todos os fenômenos têm suas causas. Se não conhecermos essas causas, embora possamos estar certos sobre os fatos, é como se não soubéssemos nada e, no final, ficaremos desnorteados.
>
> (Needham, 1956, p. 55)

Antes dessa época, os médicos da medicina chinesa consideravam a doença como uma entidade hostil externa ao corpo. A partir da dinastia Han, a ênfase se distanciou desse ponto de vista, adotando o conceito de que a doença seria a "interrupção de um estado de harmonia dentro do corpo" (Lo, 2000). O *Nei Jing* citou as emoções, a invasão de fatores climáticos e o estilo de vida inadequado como as principais causas de doença. O *San-yin Fang*, escrito por Chen Yen em 1174, é o grande clássico a respeito das causas de doença, e foi nesse livro que as categorias foram estabelecidas da maneira como ainda são ensinadas na China atualmente. Chen dividiu as causas em internas (*nei yin*), externas (*wai yin*) e "mistas" (*bu wai bu nei yin* – nem internas nem externas).

Causas de doença

Os terapeutas da Acupuntura Constitucional dos Cinco Elementos dão grande ênfase às causas internas de doença. Essas causas surgem no interior das pessoas e afetam diretamente os órgãos e os elementos. São elas a raiva, a alegria, a tristeza, o excesso de pensamentos, o pesar, o medo e o choque. As causas externas de doença são decorrentes de condições climáticas. São elas vento, frio, umidade, secura, calor do verão e fogo. As causas mistas estão predominantemente ligadas ao estilo de vida da pessoa. São elas constituição fraca, excesso de trabalho e fadiga, muitos ou poucos exercícios físicos, dieta, sexo (muito ou pouco), traumatismo, parasitas e venenos (intoxicações) e tratamento incorreto. As causas externas e as mistas são discutidas no Apêndice B. As causas internas de doença são discutidas com maior profundidade neste capítulo e também nos capítulos sobre os elementos (Seção 2).

Causas internas de doença

O *San-yin Fang* e o *Su Wen* são enfáticos ao afirmar que os espíritos das pessoas são afetados principalmente pelas causas internas em vez de causas externas ou mistas. O *San-yin Fang* afirma:

> No interior (do corpo) reside o *jing* e o *shen*, o *hun* e o *po*, a mente (*chih*) e os sentimentos (*I*), o luto (*yu*) e os pensamentos. Eles tendem a ser injuriados pelas sete emoções.
>
> (Unschuld, 1988, p. 102)

O Capítulo 5 do *Su Wen* é igualmente claro sobre o papel das emoções:

> As emoções de alegria e raiva são danosas para o espírito (*shen*). O frio e o calor são danosos para o corpo.
>
> (Veith, 1972)

Embora fosse percebido que emoções em excesso eram danosas para o espírito em primeiro lugar, nunca houve nenhuma dúvida de que, uma vez o espírito estando perturbado, provavelmente a doença se seguiria.

> O *shen* é o governador de todo o corpo. Ele controla os sete afetos. O dano ao *shen* resultará em doença.
>
> (Dong Yi Bao Jian)

> A apreensão e a ansiedade, as aflições e as preocupações causam dano ao *shen*... os espíritos injuriados sob o efeito do medo levam à perda do autocontrole; formas arredondadas se tornam emaciadas e o tecido muscular é destruído.
>
> (*Ling Shu*, Capítulo 8; Larre e Rochat de la Vallée, 1995)

Considerando a ênfase que a Acupuntura Constitucional dos Cinco Elementos dá à saúde do espírito, é natural que esse estilo de acupuntura valorize mais as causas internas do que as causas externas e as mistas. Nas culturas ocidentais relativamente abastadas, é a angústia nos espíritos das pessoas a causa de tanta doença e sofrimento. Isso também ocorria entre os abastados mesmo na China antiga.

> A razão pela qual a nobreza fica doente é que eles não harmonizam suas alegrias e paixões... A razão pela qual as pessoas humildes se tornam doentes é a exaustão decorrente da labuta, da fome e da sede.
>
> (*Yinshu*; Lo, 2003)

A Medicina Tradicional Chinesa (MTC), ao contrário, está inclinada a prestar mais atenção nas causas externas e mistas. Ela reconhece, entretanto, a importância das causas internas, mas em um menor grau (ver Mole, 1998, para uma discussão das mudanças de atitudes em relação às causas internas na história chinesa recente).

Emoções como uma causa de doença

É normal que as pessoas sintam uma variedade de emoções em diferentes circunstâncias. Por exemplo, é normal que sintam pesar quando perdem alguém ou algo. A raiva ajuda as pessoas a fazer valer seus direitos, e o medo as protege do perigo. A resposta emocional apropriada é o objetivo. Quando as emoções são prolongadas, intensas, reprimidas ou não admitidas, elas se tornam uma causa de desequilíbrio no *qi* de uma pessoa. A emoção prolongada ou intensa cria um movimento excessivo ou desarmônico no *qi*. As emoções que são consistentemente suprimidas tendem a inibir o movimento normal do *qi*. No texto da dinastia Han, o *Li Ji*, está escrito: "Os movimentos do Coração são causados pelas coisas; as coisas afetam-no, assim há movimento" (Davis, 1996).

Durante a dinastia Qing, Shen Jin-ao esclareceu que emoção excessiva era prejudicial: "Em decorrência de muito medo, muita alegria, muita ansiedade, muito susto, o resultado é o sofrimento da perda do espírito" (citado em Flaws e Lake, 2000, p. 18). Esse é um ponto de vista tipicamente confuciano, o qual defende a necessidade de evitar estados emocionais intensos.

Muitos pacientes já tiveram traumas e situações que suscitaram emoções intensas. Ao falar sobre os aspectos de seu passado, o terapeuta consegue detectar movimento na face do paciente, alterações em sua linguagem corporal ou um tom diferente na voz. O *qi* dessas pessoas foi incapaz de retornar ao nível anterior de equilíbrio. As emoções que surgem permeiam seus espíritos e corpos. Sua vida emocional e a função física são afetadas de maneira inevitável.

Uma criança talvez seja o melhor modelo de equilíbrio emocional e de saúde. Embora infelizmente alguns bebês nasçam com problemas graves, a maioria nasce com apenas desequilíbrios brandos no *qi*. Um dos aspectos admiráveis e cativantes das crianças é sua extraordinária vitalidade em relação ao corpo, à mente e ao espírito, e a espontaneidade e a fluência de suas emoções. Quando as crianças se machucam, em geral correm para suas mães pedindo consolo, mas apenas pelo tempo necessário. Em seguida, de maneira inespera-da, já estão correndo e gritando novamente. Um acesso de raiva pode ser violento, mas raras vezes dura mais que alguns minutos. A emoção, embora possa ser passional, não fica presa. Raiva, alegria, medo e mágoa podem ser sentidos com intensidade por uma criança, mas apenas raramente se tornam prolongados ou habituais.

Esse equilíbrio emocional infelizmente não dura muito. Conforme Wordsworth disse em sua ode, *Intimations of Immortality* (Intimações da Imortalidade).

> O céu está em torno de nós na nossa infância! Sombras da casa-prisão começam a se fechar ao redor do menino em crescimento.

À medida que as crianças crescem, come-çam a perder aquele maravilhoso sentimento de liberdade e alegria, aquele estado em que todas as emoções estão disponíveis e nenhuma ainda se tornou um hábito ou entrincheirada. Mesmo em uma criança pequena, comumente se per-cebe que certas emoções são mais poderosas e intensas do que outras. Pode haver muitas razões para isso, mas os fatos da vida e as idiossincra-sias emocionais e mentais de outros membros da família normalmente começam a cobrar seu tributo. Por exemplo, Ernest Becker propôs que as crianças nunca se recuperam por completo da descoberta, no início da infância, de que suas vidas e as vidas das pessoas que amam e das quais dependem terminarão inevitavelmente na morte (Becker, 1975). Onde antes o *qi* dos Cinco Ele-mentos fluía livremente e os ciclos *sheng* e *ke* estavam em harmonia, agora o equilíbrio dos elementos no ciclo torna-se perturbado.

> Quando os Cinco Elementos estão unidos, as cinco virtudes estão presentes e o *yin* e o *yang* compõem uma unidade caótica. Assim que os Cinco Elemen-tos se dividem, o espírito discriminativo (*shishen*) gradualmente surge, e a incrustação dos sentidos ocorre de modo gradual; a verdade foge e o falso se estabelece. Então, até o estado da criança é perdido.
>
> (Liu I Ming, citado em Cleary, 2005, p. 66)

Com o tempo, os efeitos sobre o corpo e o espírito podem se tornar crônicos. A doença física se desenvolve e o espírito é diminuído. Todos os pacientes têm sua própria história pessoal que formou sua personalidade única e criou dese-quilíbrios nos Cinco Elementos.

Movimento das emoções

A palavra inglesa *emotion* (emoção) tem ineren-te à sua composição a ideia de movimento. Os chineses também compreenderam que as emo-ções criam movimento e perturbação no *qi* de uma pessoa. O ideograma chinês para emoção é *qing* (Weiger, 1965, lição 79F). Elisabeth Ro-chat de la Vallée descreve o ideograma:

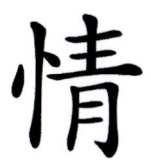

É feito com duas partes, o coração no lado esquer-do e a cor azul-esverdeada da vida à direita. O lado direito expressa o profundo poder da vida, a rique-za da seiva fluindo ou circulando dentro da vege-tação. É feito com o próprio ideograma para vida (*sheng*), que é a imagem de uma planta crescendo da terra, e com cinábrio (*dan*). A primeira impres-são desse ideograma é que há um tipo de manifes-tação do poder da vida no nível do coração.

(Larre e Rochat de la Vallée, 1996, p. 21)

O *Su Wen* descreve como as diferentes emoções afetam o *qi* de uma pessoa. Emoções mais *yang* de alegria e raiva criam movimen-to de ascendência e expansão. Emoções mais *yin*, como de tristeza e ansiedade, provocam movimento de descendência e de contração. Isso pode ser claramente observado em uma situação aguda. O choque ou o susto afetam o Coração e os Rins intensamente. Esses efeitos têm natureza tanto *yin* quanto *yang*. Se, por exemplo, as pessoas se tornam muito assustadas ou em estado de choque, seus corpos imedia-tamente produzem uma imensa onda de adre-nalina. Os efeitos do aumento da produção de adrenalina foram extensivamente estudados por fisiologistas. Há um aumento na transpiração, na frequência cardíaca, na micção, na circula-ção de sangue nos músculos etc. Em resumo, esse aumento da produção de adrenalina prepara o corpo para uma ação física. Os aspectos do movimento descendente do *qi* podem afetar a bexiga e os intestinos. O movimento mais ascendente pode afetar o coração. Embora a onda de adrenalina tenha efeitos amplamente similares, cada um reage de maneira única. O coração de uma pessoa pode se tornar errático, ao passo que outra pessoa fica mais ciente da necessidade de urinar. Uma pessoa paralisa, enquanto outra se torna agitada. As diferentes respostas são determinadas em grande parte pelo equilíbrio de *yin/yang* e pelos Cinco Elementos.

> Assim como o clima, os sábios são numerosos e diferentes... Sendo assim, os terapeutas de alta hierarquia consideram cuidadosamente os movimentos do *qi*, observam a disposição do paciente e tomam essas características como a raiz da doença.
>
> (*I Hsien*; traduzido por Wang, 1990)

Todas as emoções têm efeitos profundos sobre o corpo, os quais as pessoas podem vivenciar se a emoção for sentida com intensidade suficiente. Os médicos que trabalham na sociedade ocidental costumam encontrar pacientes cujas vidas emocionais foram as causas das doenças que sentem. Dificuldades constantes na vida de uma pessoa desequilibram o *qi* cronicamente. A saúde das pessoas se deteriora como resultado da incapacidade de solucionar situações de tensão em suas vidas, como divórcio, demissão, solidão, desapontamento ou conflito não resolvido com alguém próximo. Em casos extremos, como de morte de um cônjuge, as emoções podem ser tão intensas que fazem a pessoa perder a vontade de viver. Isso é uma completa negação daquilo que é essencial para o ideograma *qing*; *sheng*, a raiz para a vida propriamente dita.

As sete causas internas de doença

No *San-yin Fang*, Chen Yen apresenta sete causas internas de doença. São elas: raiva (*nu*), alegria (*xi le*), tristeza (*bei*), pesar (*you*), excesso de pensamentos (*si*), medo (*kong*) e choque (*jing*).

Os leitores devem notar que os livros chineses contemporâneos e a maioria dos livros escritos por acupunturistas ocidentais mudaram a classificação das causas internas daquela proposta por Chen Yen. Onde ele listou *bei*, normalmente traduzido como tristeza e associado aos elementos Fogo e Metal, e *you*, traduzido com frequência como pesar e associado ao elemento Metal, muitos escritores amalgamaram essas duas emoções em tristeza e deram dois significados à palavra *si*. Preocupação é a tradução comum de um aspecto de *si* e excesso de pensamentos ou melancolia de outro aspecto. Na classificação alterada, esses dois significados estão incluídos para completar o número sete.

Raiva – *nu*

A raiva tem natureza predominantemente *yang*. Ela se apresenta de muitos modos diferentes e é uma causa muito comum de doença. É mais exato dizer, conforme escrito no *Su Wen*, que quando "há raiva, o *qi* ascende (*shang*)", já que a relação entre uma emoção e o *qi* é vista na realidade mais como um padrão do que como uma relação causal.

A raiva é a emoção que as pessoas sentem quando querem realizar mudanças em suas circunstâncias externas ou em suas limitações pessoais. Quando as pessoas são incapazes de provocar a mudança desejada, a frustração e a exasperação geralmente surgem. A palavra chinesa para frustração é *cuozhegan*, que literalmente significa "sentimentos de derrota". As pessoas podem sentir frustração em muitas situações diferentes. Por exemplo, ser incapaz de criar uma sociedade melhor, estar em circunstâncias difíceis no trabalho ou na vida pessoal, ou considerar suas relações íntimas e sexuais limitantes. As frustrações afetam o *qi* dessas pessoas de maneira adversa. Isso ocorre em especial quando elas são incapazes de encontrar uma maneira de expressar ou resolver a emoção, de modo que seu *qi* falha em retornar ao movimento normal. Em vez de a raiva ser uma força *yang* criativa, produtiva, de movimento ascendente, ela estagna. (A estagnação é a palavra comumente usada para descrever o efeito no *qi* quando o fígado se torna desequilibrado.) Em geral, os pacientes não percebem de maneira consciente o quanto esses sentimentos de frustração, exasperação, ressentimento e amargura estão profundamente enraizados em seus espíritos.

Algumas pessoas expressam raiva explodindo em fúria, embora ela frequentemente se manifeste como irritabilidade, ressentimento e culpa. A raiva pode estar direcionada a outras pessoas, como membros da família, colegas do trabalho, motoristas de carros, políticos etc., mas a causa de base da emoção está nas circunstâncias pessoais e na história do indivíduo. Outras pessoas encontram dificuldade em ter raiva e precisam de ajuda para se impor. As duas situações são desequilíbrios prejudiciais ao elemento Madeira. A acupuntura pode ajudar a acalmar a raiva das pessoas ou capacitá-las a expressar raiva e fazer valer seus direitos. Isso é especialmente verdadeiro se as pessoas também perceberem que elas precisam mudar esse aspecto do seu comportamento.

Alegria – *xi le*

Enquanto *xi* pode ser traduzido como júbilo ou entusiasmo, *le* está mais próximo do aspecto do contentamento e da alegria. Como causa de doença, os clássicos enfocam sobretudo os efeitos nocivos do excesso de alegria, *xi* excessivo. *Xi* é descrito no *Su Wen* como o fator que faz o *qi* ficar "solto" (*huan*), o que implica agitação e perda do controle. Conforme está no *Guanzi*:

> Não acelere seu coração como um cavalo ou esgotará sua energia. Não faça seu coração voar como um pássaro ou machucará suas asas.
>
> (Fruehauf, 1998, p. 17)

Uma história famosa na França conta que, quando alguns veteranos muito antigos da Primeira Guerra Mundial souberam que receberiam uma pensão especial, vários morreram horas depois de ouvir a notícia. Há um ditado chinês que diz: "Quando alguém passa por um momento alegre, o *jing-shen* enfraquece". No entanto, a vida não é uma série interminável de fatos alegres.

> A tristeza e a alegria se seguem uma à outra e originam uma à outra. O espírito vital se move de modo desordenado, sem conhecer um momento de pausa.
>
> (*Huainanzi*, Capítulo 1, citado em Larre *et al.*, 1986, p. 96)

Embora os terapeutas algumas vezes encontrem pacientes que são maníacos e com alegria excessiva, o mais comum é verem pacientes com ausência de alegria (*bu le*) ou com movimentos "desordenados" entre os dois estados.

Há uma verdade inerente ao clichê "Nenhum ser humano é uma ilha", e para se ter um elemento Fogo saudável, as pessoas devem ter um contato satisfatório umas com as outras. Como causa de doença, a falta de alegria (*bu le*) em geral resulta de a pessoa não ter divertimento, entusiasmo e riso na vida. Embora as pessoas possam sentir alegria sozinhas, esta é predominantemente uma emoção nutrida pela interação social. Os sentimentos de solidão e isolamento são epidêmicos na sociedade moderna e costumam levar à falta de alegria e, por sua vez, as pessoas propensas a não terem alegria com frequência têm dificuldade de manter relações íntimas.

Tristeza – *bei*

O ideograma tem o radical do coração na parte inferior e, na parte superior, tem o ideograma *fei*, que significa negação. O que está implícito é um tipo de supressão do coração e, portanto, o "brilho dos espíritos" (*shenming*). O *Su Wen* diz que quando há tristeza o *qi* "desaparece". A tristeza afeta basicamente os órgãos dos elementos Metal e Fogo. A palavra pesar (*you*) é usada para designar a emoção associada ao elemento Metal, mas não descreve a expressão ativa de pesar, conforme as pessoas às vezes pensam. *Ai* é a palavra chinesa que transmite os lamentos e os gemidos que fazem parte do comportamento normal durante o período de luto na China ou o lamento fúnebre (gemer e se lamentar dolorosamente) às vezes expresso por pessoas diante da morte de alguém próximo a elas. *Bei* é mais bem descrito como tristeza ou melancolia.

Muitos pacientes trazem uma terrível tristeza dentro de si e podem ser descritos como tendo "um coração partido". Seus espíritos ficam esmagados à medida que são assaltados por sentimentos de resignação em virtude de desapontamentos por relações passadas, ambições não conquistadas ou pela incapacidade de viver de acordo com seus sonhos e ideais da juventude. Esse estado costuma decorrer de uma combinação de frustração, afetando basicamente o elemento Madeira, e de *bei* suprimindo a vitalidade dos elementos Fogo e Metal. A semelhança entre *bei*, tristeza e *bu le*, falta de alegria, é notável e, em geral, difícil para os terapeutas diagnosticarem se a tristeza de uma pessoa está centrada principalmente nos elementos Fogo ou Metal. É necessário buscar outros critérios diagnósticos como cor, som e odor.

O antídoto para a tristeza e para os sentimentos de resignação é reacender um sentido de desejo pela vida, de maneira que, independentemente de quantos desapontamentos os pacientes possam ter sofrido no passado, possam perceber que a vida é preciosa. As pessoas precisam manter a esperança de que vão novamente viver a vida com intensidade e realização.

Pesar – *you*

Pesar é a palavra que o *Nei Jing* e o *Nan Jing* utilizam para descrever a emoção do elemento Metal. Esse sentimento é vivenciado profunda e intensamente, ao passo que a tristeza (*bei*) se evidencia geralmente no comportamento da pessoa, em especial nos olhos. O pesar (*you*) costuma ser reprimido a tal ponto que é muito difícil ser percebido, a não ser que haja uma boa relação entre o terapeuta e o paciente, e o terapeuta seja hábil em detectar esse sentimento.

O pesar, como a raiva, é uma emoção que as pessoas sentem quando as experiências da vida não acontecem da maneira como elas gostariam que ocorressem. As pessoas vivenciam um sentimento de perda, arrependimento ou desapontamento quando as circunstâncias externas ou a percepção que têm de si mesmas não correspondem às suas expectativas. Em algumas situações, é possível que as pessoas evoluam suficientemente e não se sintam mais desapontadas consigo mesmas e com suas fraquezas. O mais comum, entretanto, é as pessoas transcenderem os sentimentos dolorosos de pesar, arrependimento e desapontamento quando reavaliam suas vidas e passam a aceitar a si mesmas e às suas circunstâncias.

Excesso de pensamentos – *si*

Si já foi traduzido de diferentes maneiras ao longo dos anos. Nenhuma palavra em inglês transmite com exatidão os conceitos implícitos no ideograma (para mais detalhes sobre o ideograma, ver Capítulo 14). Alguns tradutores para o inglês usaram palavras como *pensiveness* (disposição a pensar, especialmente de modo sério ou profundo) ou *ponderousness* (propriedade de algo pesado, em que falta fluência ou graça) na tentativa de transmitir o sentido de ficar preocupado ou, em um modo extremo, obsessivo. A preocupação pode se tornar um componente importante da corrente de consciência de uma pessoa. Raramente é benéfica à pessoa. Conforme o comentário de um dos hexagramas do *I Ching*: "Os pensamentos de um homem devem se restringir à situação imediata. Todo pensamento que vai além disso apenas serve para trazer dor ao coração" (Hexagrama 52R, Wilhelm, 1951).

Si também pode significar pensar muito no sentido de "esforçar o próprio cérebro" por meio do estudo excessivo ou da atividade mental/intelectual excessiva. Pelo fato de *si* não ser uma emoção verdadeira, não provoca os mesmos movimentos poderosos do *qi*, como, por exemplo, a raiva e o medo. Seu efeito é "amarrar" o *qi* e, portanto, não tem a natureza nem muito *yang* nem muito *yin*. O efeito do "nó" no *qi* é que interrompe sua circulação, dificultando a transformação dos pensamentos em ação efetiva: "Quando há *si*, o *qi* fica amarrado (*jie*)... o *qi* correto permanece no local e não circula" (*Su Wen*, Capítulo 39; Larre e Rochat de la Vallée, 1996).

Medo – *kong*

O medo basicamente ressoa com o elemento Água, mas o coração e os outros órgãos do elemento Fogo também sofrem quando o medo domina uma pessoa. O medo, como causa de doença, pode variar entre uma ansiedade branda até o terror abjeto. O medo é predominantemente um estado de agitação sobre o futuro. As pessoas temem a perspectiva do sofrimento e esse medo leva algumas delas a pensarem de maneira compulsiva em situações perturbadoras que podem ou não surgir. É em geral uma tentativa de "pensar em tudo" e, assim, estar preparado para todos os cenários possíveis. A verdade é que "Aqueles que temem o sofrimento já estão sofrendo por aquilo que temem" (Montaigne, Ensaios, 3) e que "A liberdade está em ser corajoso" (Robert Frost).

Quando as pessoas têm medo, na maior parte das vezes tentam se tranquilizar dizendo a si mesmas que não há motivo para estarem com medo. Por exemplo, elas dizem a si mesmas que as estatísticas mostram que a viagem de avião é relativamente segura ou que, se a Terceira Guerra Mundial começasse agora, não poderiam fazer muita coisa sobre isso etc. É a força do *zhi* da pessoa, sua vontade, aliada à "virtude" associada ao elemento Água, a sabedoria, que determinam em grande parte se o medo se torna excessivo ou não. Conforme diz um provérbio japonês: "Cada pequena concessão à ansiedade é um passo fora do coração natural do ser humano".

Choque – *jing*

> Quando há sobressalto com *jing*, o Coração não tem mais lugar para se apoiar. O *shen* não tem mais lugar para se ancorar, o pensamento planejado não tem mais lugar para se estabelecer. É assim que o *qi* fica em desordem (*luan*).
>
> (*Su Wen*, Capítulo 39; Larre e Rochat de la Vallée, 1996)

Charles Dickens descreveu os efeitos do choque intenso que vivenciou em um terrível acidente de trem. "Por várias semanas, não havia essa coisa de 'eu' em meu entendimento. Eu não era eu" (citado em um documentário da BBC sobre Dickens, mostrado em 25 de fevereiro de 2002). Parece que seu *shen* realmente "ficou sem um lugar de referência".

O choque algumas vezes é traduzido como susto e afeta o coração e os rins. Zhang Jiebin descreveu-o do seguinte modo: "Com medo e pavor (*jing*), os espíritos ficam assustados e se dispersam... O coração e os rins recebem o ataque" (Larre e Rochat de la Vallée, 1995, p. 127). O choque afeta algumas pessoas tornando-as agitadas, enquanto outras são paralisadas. Pode resultar de trauma emocional ou físico. Não importa se as pessoas receberam notícias profundamente aflitivas ou apenas se escaparam ilesas de um acidente grave de carro; os efeitos são os mesmos.

No curto prazo, as pessoas ficam desorientadas, emocionalmente voláteis, agitadas ou fatigadas e experimentam sensações desagradáveis no coração. As pessoas que tiveram choques intensos na infância, por meio de violência, abuso, melodramas excessivos etc., em geral, têm um desequilíbrio nos elementos Fogo e Água. Podem não chegar a restabelecer um equilíbrio adequado entre o coração e os rins. A curto prazo, o coração é o mais afetado, mas choques repetidos esgotam os rins de modo significativo.

Movimentos do *qi* que ressoam com as emoções

O Capítulo 39 do *Su Wen* descreve o movimento do *qi* que ocorre quando uma pessoa sente uma emoção em particular. O terapeuta tenta discernir esses movimentos porque o movimento patológico denuncia o desequilíbrio do elemento. Esses movimentos podem ser observados nas alterações da linguagem do corpo, no tom da voz, na expressão dos olhos, na cor facial e em muitos outros aspectos de um paciente (discutido com mais detalhes no Capítulo 26). O movimento excessivo, como exemplo no caso de um paciente que se torna facilmente agressivo, é patológico. A falta de movimento também é um sinal de desequilíbrio. Por exemplo, o paciente pode não responder de maneira significativa ao entusiasmo e à alegria. O movimento errático também é um sinal de desequilíbrio, como no paciente que parece prestes a chorar, mas nega que esteja sentindo qualquer sofrimento e genuinamente não percebe nenhuma emoção forte que esteja sentindo no momento. Os movimentos do *qi* esboçados no Capítulo 39 do *Su Wen* são fornecidos na Tabela 5.1.

As cinco emoções e o papel da "compaixão"

Embora haja sete *causas* internas ou emocionais de doença, o estado interno de uma pessoa é em geral *diagnosticado* por meio de cinco emoções. Essas emoções são descritas no Capítulo 5 do *Su Wen*, sendo que cada emoção está ligada a um

Tabela 5.1 Como as emoções movem o *qi*.

Emoção	Elementos principalmente afetados	Movimento do *qi*
Raiva (*nu*)	Madeira	Sobe (*shang*)
Alegria (*xi, li*)	Fogo	Fica solto (*huan*)
Tristeza (*bei*)	Fogo e Metal	Desaparece (*xiao*)
Medo (*kong*)	Água	Desce (*xia*)
Excesso de pensamentos (*si*)	Terra	Ata (*xie*)
Choque (*jing*)	Fogo e Água	Fica desordenado (*luan*)

Traduções extraídas de Larre e Rochat de la Vallée, 1996. Não foi atribuído nenhum movimento do *qi* para pesar (*you*), mas é muito similar à tristeza (*bei*) e o movimento é de descendência.

dos Cinco Elementos. Essas emoções são: alegria, raiva, medo, excesso de pensamentos e pesar. Às vezes, são chamadas de as "cinco mentes" ou os "cinco afetos", e a ênfase sempre foi dada a essas cinco emoções no Japão e em outros países onde os Cinco Elementos são valorizados.

J. R. Worsley fez uma inovação nesse sistema. O excesso de pensamento ou pensamentos melancólicos é diferente dos outros na lista, já que não é uma emoção e mais um estado da mente. Esse estado "ata" o *qi* e não produz movimentos fortes do *qi*. É interessante notar que Confúcio, na passagem citada no Capítulo 4, refere-se à alegria, à raiva, à mágoa e ao medo, mas não concede um lugar ao excesso de pensamentos. A percepção de J. R. Worsley, tendo como base a observação de muitos pacientes, foi que quando o elemento Terra se torna disfuncional, a compaixão ou a necessidade de ser cuidado ou de ser compreendido é a *emoção* que se torna desequilibrada.

Todo mundo precisa de apoio às vezes na vida. As pessoas que não se sentiram suficientemente apoiadas na infância tendem a ansiar e a exigir uma quantidade excepcional e inapropriada de apoio e cuidado mais tarde na vida. Ou então podem encontrar dificuldade em aceitar o cuidado e o apoio dos outros. Quando recebem compaixão ou apoio, surgem senti-

mentos de inquietação em vez dos sentimentos de conforto pretendidos (ver Capítulo 16, para mais detalhes sobre esse tópico).

Os acupunturistas da Acupuntura Constitucional dos Cinco Elementos, portanto, dão uma ênfase maior nas emoções relacionadas na Tabela 5.2 ao fazer um diagnóstico, de modo que estão mais interessados em encontrar quais dessas emoções estão cronicamente desequilibrando o espírito do paciente.

Tabela 5.2 As emoções mais usadas no diagnóstico.

Emoção	Elemento	*Yin/yang*
Raiva	Madeira	*Yang*
Alegria	Fogo	*Yang*
Compaixão	Terra	*Yin/yang*
Pesar	Metal	*Yin*
Medo	Água	*Yin*

Diagnóstico das emoções

As causas internas e externas das doenças são diagnosticadas de maneira similar. Um terapeuta da medicina chinesa diagnostica a presença de um fator patogênico externo observando os sinais e os sintomas do paciente.

Calor, frio, umidade, vento e secura podem, às vezes, ser sentidos diretamente ou mesmo vistos, em especial quando estão alojados nos canais causando problemas articulares. Além disso, o diagnóstico pelo pulso e pela língua e a interrogação ao paciente devem revelar se as causas externas da doença ainda estão presentes no paciente. Para isso, existe um antigo ditado chinês que afirma que o médico deve "examinar o padrão para buscar a causa". Ted Kaptchuk também descreve esse processo quando diz:

> A umidade é reconhecida pelo que está acontecendo internamente, não pelo conhecimento da exposição externa. A condição não é provocada pela umidade; a condição é umidade. A causa é o efeito; a linha é um círculo.

(Kaptchuk, 2000, p. 117)

Como ocidentais, entretanto, estamos condicionados a olhar a causa de modo mais linear. Uma maneira mais "ocidental" de expressar o mesmo conceito é: "O presente não contém nada mais do que o passado, e o que é encontrado no efeito já estava na causa" (Bergson, 1988).

À semelhança das causas externas da doença, as emoções podem ser diagnosticadas pela observação da sua presença ou ausência. O processo é o mesmo. Se o terapeuta detecta uma emoção em particular a um grau anormal, então o diagnóstico é feito. Um terapeuta pode diagnosticar que a raiva do paciente, por exemplo, é extremamente inapropriada. Isso não significa de maneira inevitável que o estado de raiva foi provocado puramente por uma causa interna. Uma causa "mista", como álcool e drogas ilícitas, também pode ser um fator importante. No entanto, a raiva ainda é um reflexo do estado do espírito de uma pessoa. Algumas pessoas respondem aos estímulos, como os do álcool, com intensa mudança de emoção. Outras pagam o preço mais no nível físico. Isso é semelhante ao modo como algumas pessoas são mais suscetíveis à invasão de causas externas do que outras, dependendo da força do "*qi* correto" de certos órgãos.

Outras causas de doença

O significado das palavras utilizadas na tradução das causas internas não deve ser tomado de modo muito rígido. Já foi dito anteriormente que existem muitas palavras que estão incluídas em cada uma das sete emoções. São certos estados emocionais, entretanto, que podem destruir a saúde de uma pessoa, mas que não se encaixam com facilidade no sistema de sete categorias de Chen Yen. É comum esses estados serem considerados uma combinação dos sete "males", porém nem isso descreve esses estados emocionais de maneira adequada. Sentimentos de ciúme, vergonha e culpa, por exemplo, podem dominar certas pessoas. Os médicos devem ser particularmente cuidadosos ao fazer um diagnóstico, uma vez que esses estados emocionais podem afetar vários elementos diferentes. Independentemente disso, se o elemento do FC for tratado, haverá um impacto mais profundo sobre o estado emocional do paciente do que o tratamento de outros elementos.

Não viver em harmonia com a natureza

Do mesmo modo que as classificações tradicionais de causas internas, externas e mistas, os clássicos também comentam sobre outros fatores que podem ser nocivos à saúde de uma pessoa. Por exemplo, no primeiro capítulo do *Su Wen*, o Imperador Amarelo pergunta por que a saúde das pessoas era pior do que tinha sido na "antiguidade". Qi Bo lhe diz que as pessoas são "escravizadas por suas emoções e preocupações". Descrevendo as pessoas da "antiguidade", ele continua:

> Internamente, suas emoções eram calmas e pacíficas e não tinham desejos excessivos. Externamente não tinham a tensão de hoje em dia. Viviam sem cobiça ou desejo, próximas da natureza. Mantinham a paz interna e a concentração do espírito. Isso impedia a invasão de patógenos.
>
> (Ni, 1995, p. 50)

Não existe lugar nos livros contemporâneos para a consideração da possibilidade das doenças serem causadas por "desejos excessivos", "cobiça" ou "não viver próximo à natureza". Entretanto, viver em harmonia com a energia das estações é um tema recorrente no *Su Wen*. O Capítulo 2, por exemplo, é amplamente dedicado à importância de se viver em harmonia com as estações. Uma saúde precária e um período de vida encurtado são vistos como consequências inevitáveis da violação das leis da natureza e de não se viver em harmonia com o tempo. O *Su Wen* é inequívoco quando diz:

> Ir contra o *qi* da primavera... O *qi* do fígado é prejudicado internamente. Ir contra o *qi* do verão... o *qi* do coração fica vazio internamente.

E assim por diante para todas as estações (Larre, 1996, p. 130).

O que será que os escritores do *Nei Jing* queriam dizer por "ir contra" uma estação? A primavera e o verão têm natureza predominantemente *yang*. Isso significa que essas estações eram percebidas como um período no qual as pessoas deveriam estar mais ativas e dinâmicas. Ao contrário, a natureza predominantemente *yin* do outono e do inverno fazia dessas estações um período apropriado para descansar e refletir. Um texto escrito tempos depois declara:

> Na primavera e no verão, a energia *yang* está no seu máximo – a energia humana também está no seu máximo. No outono e no inverno, a energia *yang* está no seu ponto mais baixo – a energia humana também está no seu ponto mais baixo.
>
> (*Da Cheng*, 1601; citado em Soulié de Morant, 1994, p. 48)

Para os médicos do período da dinastia Han, a estação da primavera era sinônimo de vento e da emoção da raiva. "Ressoavam" juntos (ver Capítulo 2, para uma discussão do conceito de "ressonância" entre as estações, climas e emoções). Se as pessoas não usarem a primavera como um período de atividade, mudança e transformação, pode ser nocivo à saúde física e psicológica das pessoas. Do mesmo modo, ser açoitado pelo vento ou sentir muita raiva também pode ter um efeito nocivo.

"Ir contra" uma estação também significa falhar em se ajustar às mudanças que são inerentes nas transformações de *yin/yang* e dos Cinco Elementos. Um conceito central do pensamento chinês na dinastia Han era a inevitabilidade da mudança: *yin* deve sempre se transformar em *yang*; os Cinco Elementos e as estações sempre irão mudar no seu sucessor no ciclo *sheng*, o ciclo da criação. Nada é permanente. É a incapacidade das pessoas em permanecer em harmonia com essas mudanças que leva à doença física e psicológica. Conforme Kuo Hsiang escreveu no século III:

> Alegria e mágoa são os resultados de ganhos e perdas.
>
> Um cavalheiro que penetra profundamente em todas as coisas e que está em harmonia com suas transformações ficará contente com qualquer coisa que o tempo traga. Ele segue o curso da natureza em qualquer situação possível. Ele estará unido intuitivamente com a criação. Ele será ele mesmo onde quer que esteja. De onde surgem o ganho ou a perda, a vida ou a morte? Portanto, se deixarmos o que recebemos da natureza tomar seu próprio curso, não haverá lugar para a alegria ou para a mágoa.
>
> (Chan, 1960, p. 245)

Vida não realizada como causa de doença

A medicina chinesa também via a saúde das pessoas sob outros pontos de vista. Embora não seja mencionado no *San-yin Fang*, os chineses consideravam prejudicial à saúde das pessoas a incapacidade de alcançar seu potencial como seres humanos. Um dos princípios tanto do Confucionismo quanto do Taoísmo era que cada pessoa tem um *ming*, um contrato com o Céu. A incapacidade de cumprir a sua parte do contrato, em "obter-se a si mesmo" (*zi de*) e de alcançar o próprio potencial está fadada a criar frustração e desapontamento.

A respeito da doença mental, o médico Yu Tuan, da dinastia Ming, pensava que: "*Dian Kuang* (doenças mentais) afetam em especial as pessoas que têm objetivos sublimes que não são alcançados" (Dey, 1999, p. 6). Li Chan disse: "As pessoas que têm projetos não realizados, que ficam deprimidas porque não satisfizeram suas vontades, com frequência contraem essa doença (*dian-kuang*)" (Dey, 1999, p. 6).

A perda da autoestima pode ser incapacitante. O grande médico Sun Si-miao (581 a 682 d.C.) escreveu em sua última declaração sobre cura que as pessoas têm doenças "porque não têm amor em suas vidas e não são tratadas com afeto" (citado em MacPherson e Kaptchuk, 1997). Na nossa sociedade, o trabalho e o amor são os principais focos das vidas da maioria das pessoas. Os médicos constantemente encontram pacientes cujas doenças, psicológicas e/ou físicas, derivam de sua incapacidade em extrair satisfação e contentamento desses aspectos das suas vidas.

Os pensadores e os filósofos chineses, desde a Antiguidade até os dias de hoje, tentaram fornecer orientação às pessoas sobre a melhor maneira de alcançarem a realização em suas vidas, nutrir seu espírito e manter a saúde. O *Ling Shu* declara: "Quando os sábios cultivam a saúde... eles harmonizam a alegria e a raiva e residem na quietude" (Dey, 1999, p. 95).

A capacidade das pessoas em cultivar seus corações é fundamental para sua capacidade de suportar os efeitos nocivos das emoções sobre sua saúde.

> A arte do coração consiste em fazer dele um centro capaz de receber todos os estímulos e ainda assim permanecer de acordo com a natureza (*xing*).
>
> (Larre e Rochat de la Vallée, 1995, p. 47)

A maneira de as pessoas cultivarem a própria "arte do coração" é uma escolha individual, amplamente determinada pela natureza e pelo ambiente cultural da pessoa. Depende de cada indivíduo cuidar do próprio espírito e, portanto, da própria saúde, se quiser evitar as doenças: "Se o *jing shen* (espírito) de uma pessoa estiver firmemente estabelecido, nenhum mal fora do corpo se aventurará em invadi-lo" (*Xu ling tai yi shu quan ji*; citado em Unschuld, 1992, p. 337).

O grande filósofo Chuang Tzu escreveu:

> Em todas as coisas, o Caminho (*Tao*) não quer ser obstruído, pois, se houver obstrução, há bloqueio; se o bloqueio não acabar, há desordem; e a desordem danifica a vida de todas as criaturas. Todas as coisas que têm consciência dependem do *qi*. Mas se elas não tiverem seu preenchimento de *qi*, não é culpa do Céu. O Céu abre os caminhos e supre-os dia e noite sem cessar. Mas o ser humano, ao contrário, bloqueia as aberturas.
>
> (Watson, 1964, p. 138)

Discussão da etiologia com os pacientes

É presunçoso da parte de um terapeuta dar conselhos sobre as emoções e sobre o mundo interior de alguém, do mesmo modo que fazem ao dar sugestões a respeito de sua dieta. É outra coisa, entretanto, ajudar os pacientes a se voltarem para as origens da sua doença e explorar com eles o que poderiam fazer para responder de modo diferente às dificuldades emocionais. Às vezes, os pacientes precisam de um estímulo para fazer mudanças que há muito sabem que devem fazer, as quais sabem que seriam benéficas a eles. Isso pode, então, reduzir o impacto das emoções sobre sua futura saúde. O trabalho do terapeuta é ajudar os pacientes a serem responsáveis pelos seus corpos e espíritos e viverem uma vida mais próxima do *Tao*.

Resumo

- Os terapeutas da Acupuntura Constitucional dos Cinco Elementos dão ênfase às emoções como causas de doença, uma vez que afetam basicamente o espírito da pessoa
- O *San-yin Fang* descreve sete causas internas ou emocionais da doença. São elas: raiva, alegria, tristeza, excesso de pensamentos, pesar, medo e choque
- Embora essas sete emoções sejam consideradas *causas* importantes de doença, os terapeutas da Acupuntura Constitucional dos Cinco Elementos priorizam as cinco emoções associadas a cada elemento *ao fazerem um diagnóstico*. A exceção é o elemento Terra, para o qual, em uma inovação, a compaixão é a principal emoção associada
- O Capítulo 39 do *Su Wen* descreve os diferentes movimentos do *qi* provocados por cada emoção
- Não viver em harmonia com a natureza e levar uma vida sem realizações podem ser causas importantes de doença.

Desenvolvimento Interno do Acupunturista

6

Introdução

Durante toda a história da medicina chinesa, compreendeu-se que a individualidade do terapeuta tem um efeito enorme sobre a eficácia do tratamento com a acupuntura. Com a ênfase do tratamento nos níveis mais sutis do *qi* da pessoa, é natural que muitos terapeutas da Acupuntura Constitucional dos Cinco Elementos deem um enorme grau de importância ao seu próprio estado interno.

Wu era o antigo ideograma para designar terapeuta ou médico. Esse ideograma retrata uma mulher xamã abaixo de um coldre com uma seta e uma lança (Weiger, 1965, lição 82a).

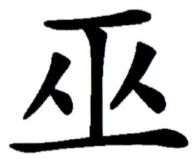

Na dinastia Shang, era que precedeu o período do *Nei Jing*, a medicina era amplamente exercida pelos xamãs que viviam na comunidade. Nessa época, acreditava-se que certas pessoas tinham o dom de ser xamãs ou médicos e que esse talento não estava ao alcance de todos. O *Nei Jing*, entretanto, marcou o início de uma era em que o diagnóstico era fundamentado em critérios mais sistemáticos, como *yin/yang* e os Cinco Elementos. Contudo, os dons e a habilidade da pessoa que realizava o diagnóstico e o tratamento ainda eram considerados de essencial importância. O significado dessa habilidade é enfatizado na seguinte citação:

Se alguém diz que uma doença que persiste por um longo tempo não pode ser removida, essa declaração está errada. Quando alguém que é perito em utilizar as agulhas remove uma doença assim, é como se ele tivesse arrancado um espinho, como se tivesse limpado uma mancha, como se tivesse desamarrado um nó e como se tivesse aberto o que estava bloqueado. Mesmo que uma doença tenha persistido por um longo tempo, ela pode ter fim. Aqueles que afirmam que uma doença assim não pode ser curada ainda não adquiriram as respectivas habilidades.

(Ling Shu, Capítulo 1)

Sheng ren é a expressão usada no *Nei Jing* para designar os terapeutas mais competentes. Weiger traduziu essa expressão como um "sábio" ou "homem inteligente" que "ouviu e compreendeu os conselhos dados por um sábio e, assim, tornou-se sábio também" (Weiger, 1965, p. 211). Richard Wilhelm diz que um *sheng ren*, "por meio do seu poder, desperta e desenvolve a natureza mais elevada das pessoas" (Wilhelm, 1951, p. 3).

Inevitavelmente, existem diferenças de como as qualidades individuais de cada terapeuta são percebidas (ver Hsu, 1999, pp. 94-104). No mundo competitivo da medicina chinesa atual, dizem que os terapeutas que têm uma grande clientela e uma boa reputação têm *jingyan*. Embora frequentemente traduzida como "experiência", a palavra significa muito mais que isso. Um terapeuta experiente, mas que não é popular, não tem *jingyan*. O "virtuosismo" (*linghuo*), que pode ser encontrado nos terapeutas excelentes de qualquer sistema, é uma parte do que é transmitido por *jingyan*. Adquirir *jingyan* é um objetivo realista para os terapeutas e um objetivo necessário caso eles aspirem obter pelo menos alguns dos atributos de um *sheng ren*.

> Independentemente de um homem continuar vivendo com saúde ou de surgir uma doença; se está no poder humano controlar a doença e se o paciente pode ser curado; se a pessoa está iniciando o estudo da acupuntura (e moxabustão), ou se já concluiu totalmente este estudo – tudo depende (da compreensão das funções) do sistema de rede dos 12 tratos dos canais *yang* e *yin*. Para o profissional negligente ou para o novato, tudo parece muito fácil; apenas o grande terapeuta sabe como realmente é difícil.
>
> (*Ling Shu*, Capítulo 11; Lu e Needham, 1980, p. 28)

Por que o desenvolvimento interno é importante?

Os terapeutas cultivam seu virtuosismo (*linghuo*) porque, desse modo, tornam-se mais capazes de fazerem diagnósticos mais precisos e aplicarem tratamentos mais eficazes.

Diagnóstico

Sinais *versus* sintomas

Ao realizar um diagnóstico, o acupunturista precisa compreender os sinais e os sintomas do paciente. É muito mais difícil aprender o diagnóstico com base em sinais do que o fundamentado em sintomas. Um diagnóstico com base em sintomas pode ser feito pela transcrição da história clínica do paciente, mas não vai ajudar o terapeuta a compreender aspectos mais sutis do paciente. O diagnóstico do Fator Constitucional (FC) é feito por meio de sinais observáveis e apenas pode ser realizado pelo uso de uma combinação da acuidade sensorial e da intuição (*zhiguan*). Isso possibilita que os terapeutas percebam o equilíbrio emocional e o temperamento do paciente.

Isso foi descrito por Chuang Tzu da seguinte maneira:

> O ouvir que está apenas nos ouvidos é uma coisa. O ouvir da compreensão é outra coisa. Mas o ouvir do espírito não se limita a nenhuma faculdade, ao ouvido ou à mente. Portanto, exige o vazio de todas as faculdades. E, quando as faculdades são esvaziadas, então todo o ser ouve. Há, então, uma compreensão direta do que está logo ali diante de você que nunca pode ser ouvido com o ouvido ou compreendido com a mente.
>
> (Tradução de Merton, 1970, Capítulo 4)

A ênfase em diagnosticar o desequilíbrio relativo das emoções do paciente requer que os terapeutas façam uma relação da vida emocional do paciente. Os terapeutas devem ser capazes de induzir os pacientes a revelarem seus aspectos mais profundos no intuito de avaliar o equilíbrio das cinco emoções básicas. Para isso, devem ter uma excelente relação com seus pacientes.

> Se um homem é brusco nos movimentos, os outros não vão cooperar. Se for agitado com as palavras, estas não vão ecoar nos outros. Se ele pede algo sem primeiro ter estabelecido relações, aquilo não lhe será dado.
>
> (Confúcio, Os Analetos)

O estado interno do terapeuta

Os terapeutas também precisam estar cientes de suas próprias emoções. Em razão de seus próprios desequilíbrios constitucionais e predisposições emocionais, eles podem ter mais dificuldade de sentir algumas emoções do que outras pessoas. É isso que acontece caso tenham emoções intensas. Alguns terapeutas, por exemplo, negam a própria mágoa ou tristeza, de modo que não se sentem confortáveis explorando essas áreas em outra pessoa. Isso pode levá-los a ter pouca ideia do que realmente atormenta a pessoa. Alguns terapeutas têm dificuldade em ser compassivos ou não conseguem reconhecer a extensão do medo na outra pessoa. Se essas limitações forem superadas, as habilidades diagnósticas do terapeuta alcançarão seu máximo potencial.

Cultivar a percepção

Ao usar esse estilo de acupuntura, é necessário cultivar uma atitude de percepção altamente concentrada para fazer um diagnóstico.

A prática da Acupuntura Constitucional dos Cinco Elementos se torna estéril e inadequada a não ser que os profissionais estejam sempre vigilantes. Os terapeutas precisam ouvir as nuances na voz, observar a cor facial, tentar discernir um odor e perceber emoções que surgem no paciente. A vigilância e a percepção do terapeuta são os fatores que tornam o diagnóstico um processo estimulante e progressivo.

> Se o paciente foi separado de seus parentes por muito tempo e, como resultado disso, tornou-se preocupado, então as emoções de preocupação, medo, alegria e raiva podem passar por mudanças irregulares que provocam uma deficiência por esvaziamento das cinco vísceras, com o sangue e o *qi* saindo das suas posições normais de guarda. O terapeuta não pode ser considerado bom se não detectar essas coisas em seu diagnóstico.
>
> (*Su Wen*, Capítulo 76; Lu, 1972)

Obter e manter esse nível de percepção depende da condição interna do terapeuta.

Presença

Outro importante aspecto do diagnóstico é a qualidade da atenção que o terapeuta dá ao paciente. Quando os terapeutas estão completamente presentes para seus pacientes, eles conseguem ouvir e aceitar o que os pacientes dizem sem sentir a necessidade de fazê-los mudar. Essa qualidade especial faz os pacientes sentirem-se aceitos e compreendidos, de modo que conseguem se aceitar com mais facilidade. Com o tempo, isso possibilita que eles construam uma relação de confiança com o terapeuta, conseguindo se abrir e revelar características de si mesmos antes mantidas ocultas. A revelação dessas questões faz o terapeuta compreender e ter acesso a aspectos mais profundos da mente e do espírito do paciente. (Para mais detalhes sobre como construir a relação terapeuta-paciente, ver Capítulo 24.)

Para desenvolver a presença, é necessário que o terapeuta cultive um estado de percepção concentrada, associada à qualidade de autoaceitação. Os terapeutas que se esforçam para se autoaceitarem têm mais probabilidade de aceitarem o que venha a surgir dos pacientes. A qualidade da atenção prestada ao paciente pelo terapeuta ajuda a desenvolver um nível profundo de compreensão e confiança que é de vital importância não apenas para o diagnóstico, como também para o tratamento.

Tratamento

Na prática da medicina, uma boa relação médico-paciente em geral significa que o médico e o paciente estão se dando bem e que foi estabelecida uma relação terapêutica. Os terapeutas da Acupuntura Constitucional dos Cinco Elementos sabem que a relação terapeuta-paciente precisa ser muito mais que isso. O contato entre o terapeuta e o paciente potencializa o próprio tratamento. Isso, por sua vez, evoca mudanças na mente e no espírito do paciente. O grau com que o *qi* do terapeuta se harmoniza com o *qi* do paciente influencia na eficácia de cada ato de inserção de agulhas.

> Se dois são similares, eles se unem. Se as notas corresponderem, elas vão ressoar.
>
> (Chun Qiu Fa Lu, aproximadamente 200 a.C., citado em Needham, 1956, p. 281)

O ideal é que, no momento da inserção da agulha, o paciente se sinta relaxado e seguro com o acupunturista. Isso o torna receptivo à mudança que está sendo iniciada pela inserção de agulha naquele determinado acuponto.

> Na mente do terapeuta não deve haver desejos, apenas uma atitude receptiva e de aceitação, para, assim, a mente poder se tornar *shen*. A mente do terapeuta e a mente do paciente devem estar em sintonia, em harmonia, seguindo os movimentos da agulha.
>
> (*Da Cheng*, Zhen, 1996)

O desenvolvimento interno dos acupunturistas os capacita a alcançar os níveis de percepção e profundidade da relação terapeuta-paciente necessários no ambiente de tratamento.

Maximizar a relação terapeuta-paciente e aumentar a eficácia do tratamento

Os acupunturistas acumulam *jingyan* por meio de suas próprias experiências de vida. Não é possível para um terapeuta levar uma vida "não analisada" sem nenhuma consideração à moralidade ou ao autodesenvolvimento e esperar obter graus significativos de *jingyan*. Sun Si-miao resumiu isso da seguinte maneira: "O terapeuta superior se esforça para ter um espírito puro e olha para seu interior".

Wu wei – não ação

O Taoísmo tem um conceito de *wu wei* que, muitas vezes, é traduzido erroneamente como "não ação". O que os taoístas da dinastia Han quiseram dizer por *wu wei*, entretanto, era garantir que toda ação estava de acordo com a natureza do momento em particular. Uma das principais ênfases do *I Ching* é ajudar uma pessoa a compreender o momento específico ou a situação presente. *Wu wei* é a ação dirigida pelas necessidades da situação, e não pelas necessidades ou desejos da pessoa. Para os taoístas da dinastia Han, viver em harmonia com a natureza significava viver e agir em harmonia com as necessidades do momento e da situação. Conforme está escrito no *Huainanzi*: "Os sábios, em todos os seus métodos de ação, seguem a natureza das coisas" (Morgan, 1877).

A transição das estações e as lições delas aprendidas sobre humanidade e sobre o *Tao* do Céu e da Terra são eternas.

Viver em harmonia com a natureza

O *Nei Jing* exorta repetidas vezes que as pessoas deveriam viver de acordo com os princípios que servem de base para o sistema da medicina.

Antigamente, as pessoas viviam com simplicidade. Caçavam, pescavam e estavam com a natureza o tempo todo. No tempo frio, tornavam-se ativas para rechaçá-lo. No calor do verão, retiravam-se para lugares mais frescos. Internamente, suas emoções eram calmas e pacíficas, e não tinham desejos excessivos. Externamente, não tinham o estresse de hoje. Viviam sem avidez ou desejos, próximas da natureza. Mantinham a paz interior e a concentração do espírito... isso evitava a invasão de patógenos.

(Ni, 1995, Capítulo 13)

Passar um tempo ao ar livre em contato direto com o céu e a terra e observar as diferentes qualidades energéticas das estações e das horas do dia têm sido uma fonte de inspiração para muitos acupunturistas. Além de ajudá-los a manter uma boa saúde, esse hábito também os ajuda a criar e manter a concentração e o objetivo. Isso é necessário para que consigam dar tratamentos de acupuntura de alta qualidade, bem como aprofundar sua compreensão dos Cinco Elementos e do conceito de *yin/yang*.

Aquietar a mente e o espírito

O *Nei Jing* deixa claro que um dos principais atributos de um *sheng ren* (sábio) é a capacidade de se concentrar e aquietar a mente e o espírito. Se os terapeuta não conseguirem deixar de lado as preocupações e o sofrimento das próprias vidas ao entrarem na sala de tratamento, será impossível comprometerem-se totalmente com o paciente.

O *Su Wen* diz que "o *jingshen* do *sheng ren* não deve se dispersar" (Larre e Rochat de la Vallée, 1995, p. 34). Isso não será possível se os acupunturistas não buscarem ativamente um modo de harmonizar o tumulto de suas vidas emocionais e aquietar as divagações da mente.

A razão pela qual um terapeuta falha em fazer um diagnóstico completo decorre da ausência de concentração mental e do estado irregular da sua vontade e dos sentimentos, que provocam inconsistência entre o interno e o externo e trazem o estado de dúvida.

(*Su Wen*, Capítulo 78; Lu, 1972, p. 634)

Todas as práticas para o desenvolvimento do *qi*, como *qi gong*, *tai chi* e meditação, são maneiras de cultivar uma mente e um espírito mais tranquilos. Sob o ponto de vista histórico, essas técnicas têm sido utilizadas como instrumentos de autodesenvolvimento pelos médicos de todas as áreas da medicina chinesa. Contudo, elas são especialmente benéficas aos acupunturistas porque eles agem diretamente com o *qi* do paciente.

A prática dessas artes dá aos acupunturistas uma maior percepção do seu estado interno durante o tratamento. A prática regular capacita-os a terem maior controle sobre o próprio *qi* e a ficarem relaxados e concentrados antes de começarem o tratamento. As práticas com o *qi* também possibilitam que o acupunturista desenvolva uma maior sensibilidade ao *qi* dos seus pacientes e que focalize o próprio *qi* no paciente durante a condução do tratamento.

Concentrar a atenção

Pelo fato de a Acupuntura Constitucional dos Cinco Elementos dar ênfase ao diagnóstico feito pelos sinais, o desenvolvimento da acuidade sensorial e da intuição também é parte do caminho em direção a espírito e mente mais concentrados. É necessário "transcender o embotamento dos sentidos" para desenvolver as tradicionais habilidades diagnósticas de ver, ouvir, cheirar e tocar até alcançar o nível necessário para esse estilo de acupuntura.

Assim como os artistas ou músicos desenvolvem sua sensibilidade para serem capazes de expressar sua natureza de modo mais completo, o cultivo dessas delicadas e sublimes partes da nossa humanidade pode levar a um espírito mais estável e refinado no acupunturista. Para se fazer um bom diagnóstico pelo pulso, é necessário estar com a mente tranquila. É algo semelhante às práticas de meditação, como a meditação *Vipassana* dos budistas de Mianmar, as quais requerem que as pessoas concentrem a atenção nas sensações sutis que são percebidas em partes específicas do corpo. Os praticantes de *Qigong*, que tendem a se preocupar mais com seu desenvolvimento interno do que a maioria dos acupunturistas, em geral acreditam que o trabalho feito na meditação e nos exercícios de *Qigong* é essencial para reabastecerem suas próprias reservas de *yuan qi* (Hsu, 1999, p. 74).

O acupunturista japonês Yanagiya deixou claro o que considerava a condição essencial interna para se realizar o diagnóstico pelo pulso: "Concentre a atenção nas pontas dos dedos das mãos. Não fale, não olhe, não ouça, não cheire e não pense. Esse é o princípio essencial do diagnóstico pelo pulso" (Matsumoto e Birch, 1993).

Tranquilidade interna ao agulhar

Ao coletar as informações diagnósticas essenciais do paciente, é de fundamental importância que o acupunturista esteja em um estado interno harmônico. No século I, Guo Yu deixou claro que o acupunturista precisava ser perfeito e experiente para exercer a acupuntura adequadamente.

> O menor desvio, mesmo sendo do tamanho do fio de um cabelo, ao inserir a agulha de acupuntura, é um erro profissional imperdoável. A prática habilidosa da acupuntura depende da perfeita coordenação do *shen* e das mãos. Pode ser aprendida, mas não descrita em palavras.
>
> (Chuang, 1991, p. 27)

Os acupunturistas devem aquietar as mentes e estar preparados para deixar as preocupações de suas vidas fora da sala de tratamento.

> Não tendo nada mais para se ver – suas mãos
> [como se agarrassem um tigre,
> Sem nenhuma necessidade interna – sua atenção
> [em um nobre companheiro.
>
> (Bertschinger, 1991, p. 43)

O terapeuta se esforça para exercer a acupuntura "sem nenhuma necessidade interna", de acordo com o conceito de *wu wei*. Quanto mais próximos estiverem do estado ideal, mais capazes serão de concentrar a "atenção em um nobre companheiro".

Intenção

A palavra chinesa *yi* pode ser traduzida de vários modos diferentes, dependendo do contexto. Em um texto da época da dinastia Han, a palavra refere-se "àquilo que o terapeuta deseja e conscientemente concebe, aquilo que quer, mas também aquilo que acontece por meio de um tipo de concentração da consciência" (ver Scheid e Bensky, 1998). Essa visão da importância do estado interno do terapeuta é bem sintetizada pelo acupunturista Guo Yu, famoso pelas suas habilidades em inserção de agulhas.

> Agora, ao tratar nobres, eles me olham de cima, das alturas de suas posições distintas, e eu sou tomado pela apreensão de que possa não os agradar. Embora as agulhas de acupuntura exijam a medida precisa, com eles, erro frequentemente. Fico com um coração sobrecarregado de temor, limitado por uma força de vontade reduzida. Portanto, a intenção (*yi*) não está completamente presente. Considere que influência isso tem no tratamento do distúrbio. Essa é a razão pela qual não consigo realizar a cura.
>
> (Zhou, 1983)

A maioria dos terapeutas da Acupuntura Constitucional dos Cinco Elementos valoriza muito a intenção do acupunturista e concorda com Sun Si-miao quando ele afirma: "Medicina é intenção (*yi*). Aqueles que são hábeis em usar a intenção são bons médicos" (citado em Scheid e Bensky, 1998).

Existe uma enorme diferença entre ser tratado por um acupunturista "hábil em usar a intenção" e outro que não seja. É semelhante ao efeito que uma linda sonata tem no espírito quando é tocada por um músico sensível e talentoso, em comparação com a mesma peça de música utilizada como toque de um celular. No primeiro caso, o pianista usou seu *yi* e imbuiu a música com seu próprio espírito. No segundo caso, as notas podem ser as mesmas, mas o efeito no espírito da pessoa é similar ao de ser agulhado por um robô.

O *Su Wen* sugere o tipo de estado interno e de sensibilidade necessários no acupunturista no momento da inserção de agulhas: "O terapeuta deve ser como um arqueiro que solta a flecha no momento exato, nem um instante antes, nem um instante depois – como se agarrasse um tigre – e a mente esquecida de todas as outras coisas".[1]

Interagir com o paciente

Na sala de tratamento, os fatores cruciais são a relação terapeuta-paciente e o estado da mente e do espírito do acupunturista no momento da inserção das agulhas. Além de estarem presentes aos pacientes, os terapeutas também devem encontrar modos de interagir que satisfaçam as necessidades do paciente.

O diagnóstico fundamentado nos Cinco Elementos também pode ser útil. Por exemplo, alguns pacientes que têm FC Fogo precisam sentir cordialidade do terapeuta para permanecerem realmente relaxados e receptivos no momento da inserção de agulhas. Uma pessoa que tenha FC Madeira precisa sentir que o terapeuta é assertivo e que tem o controle da situação. Qualquer insegurança ou indecisão do terapeuta pode desencadear um grau de ansiedade, comprometendo o nível de confiança necessário. Carinho e gentileza são outras qualidades que fazem o paciente se sentir suficientemente seguro e assistido, tornando-se, assim, completamente receptivo ao tratamento. Para construir uma boa relação terapeuta-paciente, é necessário que o terapeuta irradie seu espírito de modo que toque o espírito do paciente.

Compreender o diagnóstico dos Cinco Elementos do paciente pode ajudar o acupunturista a entender qual o melhor tipo de relação que pode ter com ele. Terapeutas com excelente *jingyan*, independentemente do sistema de medicina que usam, sempre foram capazes de construir uma relação terapeuta-paciente adequada. O essencial é que os médicos estejam preparados para lançarem mão de todos os seus recursos internos e ficarem felizes por tentar muitos métodos diferentes a fim de induzir o melhor nível de relaxamento e confiança no paciente.

Compaixão

Além de aquietar a mente e o espírito e tornar-se "hábil em usar a intenção", outro atributo essencial é o cultivo do coração. Muitos dos mais respeitados acupunturistas da China vieram das linhagens dos "cavalheiros" (*ruyi*)

---

[1] Ver, por exemplo, traduções em Merton, 1970, do Capítulo 19 do Chuang Tzu, "O Xilógrafo", do Capítulo 13, "Duque Hwan e o Consertador de Rodas", ou do Capítulo 3, "Cortando um Boi em Pedaços", para o tipo de qualidades necessárias a um especialista na execução de seu trabalho. Ver também Lu e Needhan, 1980, p. 91.

confucianos. Uma das principais qualidades que tradicionalmente cultivavam era *ren*, palavra traduzida como "uma sensível preocupação pelos outros" (Elvin, M., em Carrithers, 1985, pp. 156-89) ou "humanidade/compassividade" (Allan, 1997). O eminente terapeuta chinês Dr. John Shen disse que um terapeuta deve ter um "bom coração" (palestra organizada pelo *Journal of Chinese Medicine*, ministrada em Londres em 1978). A aceitação do terapeuta e o cuidado com o paciente são partes integrantes do processo de cura.

Como um terapeuta pode cultivar *ren*? Perceber sua importância e criar um meio de desenvolver essa qualidade é obviamente um começo. No entanto, para se identificarem por completo com a dor e o sofrimento do outro, os terapeutas se beneficiam quando já vivenciaram e são conscientes do sofrimento deles próprios. Conforme diz um provérbio árabe: "Não é bom médico aquele que nunca esteve doente". Citando outro ditado: "A verdadeira bondade pressupõe a faculdade de imaginar que seja seu o sofrimento e a alegria dos outros" (André Gide).

Para os terapeutas que têm a felicidade de não viverem com dor física crônica, é uma experiência valiosa suportar a dor física em certas ocasiões, uma vez que isso promove discernimento sobre como muitos pacientes sofrem. Isso também é verdade com relação à mente e ao espírito. Muitas vezes, por meio da nossa própria experiência pessoal de infelicidade e sofrimento é que desenvolvemos nosso espírito e nossa compaixão. O budismo, a terceira religião mais importante da China, ensina que a causa do sofrimento nas vidas das pessoas é o desejo. A incapacidade de satisfazer os desejos leva as pessoas a experimentarem muitos estados internos dolorosos. As pessoas que negam seu próprio sofrimento não chegam a vivenciar completamente sua humanidade.

A combinação do desequilíbrio constitucional e seu efeito sobre os outros elementos torna inevitável que certas emoções sejam mais difíceis de serem completamente vivenciadas do que outras. O conceito do "terapeuta ferido" se tornou bastante aceito ultimamente. Essa ideia admite que é por meio da experiência de feridas psicológicas que os terapeutas aprofundam sua compaixão e compreensão do paciente. Como dito antes, a não ser que os terapeutas estejam preparados para explorar áreas desconfortáveis da própria personalidade, eles têm pouca esperança de reconhecer aspectos similares nas personalidades de seus pacientes.

Empatia

De modo semelhante, os terapeutas têm pouca chance de desenvolver por completo sua compaixão ao sofrimento do paciente se esse sofrimento não ressoar com suas próprias experiências. Por exemplo, muitas pessoas acham que, de certo modo, é fácil se solidarizar com os sentimentos de sofrimento profundo e de perda que as pessoas sentem quando uma relação amorosa se rompe. No entanto, costuma ser difícil para os terapeutas terem o mesmo nível de compaixão se o paciente apresenta sentimentos de ciúme, ressentimento, insegurança e aversão a si mesmo. Esses sentimentos são considerados como emoções menos aceitáveis e podem suscitar a desaprovação dos terapeutas, em especial se eles reprimiram esses sentimentos em si próprios. Sun Si-miao escreveu:

> Sempre que um grande terapeuta trata uma doença, ele precisa estar mentalmente calmo e com a disposição firme. Ele não deve ser influenciado por seus desejos e vontades, mas deve, antes de tudo, desenvolver uma notável atitude de compaixão. Ele deve se comprometer firmemente com a disposição de fazer todos os esforços para salvar um ser vivo.

A exasperação com os pacientes por conta de fraqueza pessoal, da recusa em aceitar um conselho sensato, a excessiva necessidade de compaixão ou qualquer outro atributo ou comportamento que seja mais irritante para o terapeuta nunca devem ser empecilhos para se estabelecer uma relação terapêutica carinhosa. Conforme Bob Dylan cantou com muita propriedade: "E lembre-se, quando estiver lá tentando curar os doentes, de que deve sempre perdoá-los em primeiro lugar" (Bob Dylan, em "Open the Door, Homer", Basement Tapes, CBS Records, 1975).

O perdão só é possível se os terapeutas mantiverem uma atitude de humildade em relação ao paciente e ao sistema de medicina que estiverem tentando exercer. Independentemente do que os terapeutas pensam que sabem sobre medicina chinesa e acupuntura, eles iludem a si mesmos caso não percebam que, na verdade, compreendem apenas uma pequena parte a respeito de *yin/yang*, Cinco Elementos e *qi*.

Ah! A medicina é tão sutil que parece que ninguém é capaz de saber todos os seus segredos. O caminho da medicina é tão amplo que sua abrangência é tão imensurável quanto os quatro mares.

(*Su Wen*, Capítulo 74; Lu, 1972, p. 635)

Cultivar o virtuosismo (*linghuo*)

Em cada sessão de tratamento, há uma ordem natural de atividade. O virtuosismo do terapeuta afeta a qualidade do diagnóstico e a eficácia do tratamento. Os acupunturistas precisam:

- Cultivar uma excelente relação com o paciente. Isso só é possível se o terapeuta for capaz de expressar compaixão (*ren*) suficiente. Uma boa relação terapeuta-paciente possibilita que os pacientes revelem a natureza das suas emoções e de seu sofrimento. O ideal é que esse nível de relação seja mantido durante todo o encontro
- Empregar um alto grau da acuidade sensorial e da percepção para discernir a cor, o odor e o tom de voz
- Usar as próprias emoções para evocar emoções no paciente
- Desenvolver a intuição (*zhiguan*) para diagnosticar os desequilíbrios emocionais do paciente
- Aquietar a mente e o espírito e usar a acuidade sensorial para interpretar os pulsos
- Considerar o tratamento apropriado
- Concentrar a intenção (*yi*) e o *qi* para agulhar o paciente.

Para alcançar uma medida de *jingyan* ou de virtuosismo (*linghuo*) nesse estilo de acupuntura, essas são as principais qualidades que precisam ser desenvolvidas. O caminho de cada pessoa para esse desenvolvimento é absolutamente individual. Muitos praticantes da acupuntura tradicional costumam utilizar várias práticas espirituais, incluindo meditação, *Qigong* e *tai chi*. Alguns descobriram que a comunhão com a natureza os ajuda, ao passo que outros perceberam que são ajudados aumentando o nível do autoconhecimento.

O objetivo do desenvolvimento interno é basicamente aumentar a capacidade do acupunturista em atender as necessidades de seus pacientes. No entanto, há outro objetivo: fazer da experiência de trabalhar com os pacientes uma fonte de prazer em si e um veículo para o próprio desenvolvimento do acupunturista como ser humano. Existe uma enorme diferença entre ver os pacientes quando o "coração do terapeuta não está presente" e quando o acupunturista está estimulado e excitado pelo desafio de tratar pessoas doentes. O segundo caso é consideravelmente mais terapêutico para o paciente e uma fonte de vitalidade e crescimento para o terapeuta.

Alguns acupunturistas contam que se sentem "sugados" quando tratam os pacientes. A questão é saber se isso tem a ver com "esgotar" o próprio *qi* ou com outros fatores comuns a todos os terapeutas, como a sensação de opressão pelos sentimentos de responsabilidade e insegurança. O intercâmbio de *qi* no momento da inserção de agulhas não tem que ser de via única, mas sim mútua. Muitos acupunturistas experientes sabem que entraram em contato com o *qi* do paciente pela sensação do *qi* que sentem em seus corpos. Isso só pode ser possível se o *qi* for transmitido para e a partir do terapeuta. Para ser um acupunturista durante muito tempo, é essencial que os profissionais não permitam que a troca mútua do *qi* e as dificuldades da situação reduzam seus próprios *qi*.

O estado que o acupunturista espera manter pela maior parte do tempo é o de sentir-se energizado pela experiência de tratar pacientes. Sem isso, é difícil manter o nível de percepção necessária para o diagnóstico ou a intenção requerida para o tratamento. Conforme disse o eminente médico americano John Lettsom: "A medicina não é uma profissão lucrativa. É uma profissão divina". Ou, conforme dito no *Tao Te Ching*:

> O sábio não acumula.
> Tendo trabalhado para seus companheiros,
> Mais ele possui.
> Tendo se doado para seus companheiros,
> mais abundante se torna.
>
> (Chen, 1989)

Resumo

- Os acupunturistas precisam desenvolver seu virtuosismo (*linghuo*) para acumular *jingyan* ou experiência

- Se os acupunturistas querem se tornar excelentes no diagnóstico constitucional dos Cinco Elementos, uma importante habilidade a ser desenvolvida é a percepção

- O grau da harmonização do *qi* do acupunturista com o *qi* do paciente influencia a eficácia de cada ato de inserção de agulha. Isso é obtido pela formação de um nível profundo de troca e confiança entre o terapeuta e o paciente

- Para evoluir como acupunturista, é necessário aquietar a mente e o espírito, concentrar a intenção e desenvolver uma atitude sincera de compaixão

- Cultivar a acuidade sensorial e a intuição em relação às emoções das pessoas é um meio de o acupunturista obter um maior grau de sensibilidade e refinamento.

Seção 2

Os Elementos e os Órgãos

Introdução aos Cinco Elementos

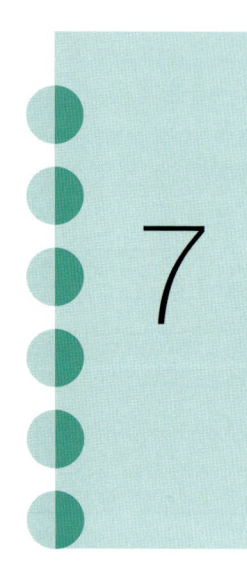

7

Introdução

Os Cinco Elementos são a base de um diagnóstico fundamentado na Acupuntura Constitucional dos Cinco Elementos. Este capítulo dá uma visão geral dos Capítulos 8 a 23, os quais descrevem os elementos de maneira detalhada. Cada elemento é descrito em três capítulos:

- O primeiro apresenta o ideograma chinês para o elemento em questão e as "ressonâncias" dele. Em muitas partes, nos referimos ao ideograma chinês e, ao mesmo tempo, a um texto no qual o ideograma pode ser consultado. Essas referências capacitam os alunos a ter acesso a alguma discussão dos vários ideogramas e, assim, ampliar seu conhecimento
- O segundo explica as funções dos órgãos associados ao elemento
- O terceiro descreve alguns aspectos do comportamento típico dos Fatores Constitucionais (FC) de cada elemento.

Juntos, os três capítulos a respeito de cada elemento propiciam a base para o diagnóstico do FC de um paciente.

Primeiro capítulo – O elemento e as ressonâncias

Os elementos

Cada capítulo começa com uma discussão sobre o elemento propriamente dito. Terra, Água, Fogo, Metal e Madeira evocam, todos, imagens poderosas. A compreensão dos elementos permite que os terapeutas obtenham um discernimento mais profundo dos pacientes que têm aquele elemento como sua fraqueza constitucional. O ideograma chinês é analisado e se discute sua conexão com a vida de uma pessoa. Há outros comentários sobre como o elemento aparece na natureza e a relação de um elemento com outro por meio dos ciclos *sheng* e *ke*.

Ressonâncias

Na maioria das traduções dos textos a respeito dos Cinco Elementos, as áreas conectadas por um elemento são chamadas de "associações" ou "correspondências". Associação sugere que a conexão pode ser empírica ou arbitrária. Correspondência, por outro lado, transmite algo mais parecido com uma relação, mas não sugere que a conexão seja energética. Embora o termo "ressonância" tenha se originado do uso de muitos escritores, preferimos utilizar esse termo porque ele sugere que há uma ligação energética. Por exemplo, Madeira, verde, raiva, vento e primavera ressoam juntos. O *qi* de todos tem a mesma natureza (Capítulo 2).

Nos capítulos seguintes, descrevemos dois tipos de ressonâncias:

- As ressonâncias "principais" ou primárias
- As ressonâncias "secundárias".

Ressonâncias principais ou primárias

As ressonâncias principais ou primárias usadas por um profissional da Acupuntura Constitucional dos Cinco Elementos são: cor, som, emoção e odor. Elas propiciam a base do diagnóstico do FC. Conforme dito no *Ling Shu*, Capítulo 47: "Examine as ressonâncias externas do corpo para conhecer a víscera interna do corpo" (Wu, 1993). Essas ressonâncias só podem ser utilizadas no diagnóstico se os acupunturistas usarem sua acuidade sensorial e sua intuição. O ideal é que o profissional distinga as quatro ressonâncias para fazer um diagnóstico do FC de um paciente. A Tabela 7.1 lista as ressonâncias principais.

Avaliação das ressonâncias

Cada ressonância expressa o desequilíbrio de maneira um pouco diferente. A cor, por exemplo, está presente na face. Para avaliar a emoção, por outro lado, é necessário um contexto no qual um tópico é discutido e a "adequabilidade" dessa emoção é avaliada. A seguir, alguns comentários sobre como as diferentes ressonâncias expressam o equilíbrio e o desequilíbrio (Capítulo 26 para mais detalhes sobre o diagnóstico por meio das ressonâncias principais).

Cor

Quando um elemento está equilibrado, a face não manifesta a cor do elemento. Quando uma cor está aparente, o elemento associado encontra-se desequilibrado. A cor ressonante com o elemento surge na face, ao lado ou abaixo dos olhos, nas linhas do sorriso ou ao redor da boca. Ao contrário da emoção ou do som da voz, a cor é relativamente constante.

A cor pode mudar com o tempo, por exemplo, à medida que o equilíbrio de um elemento melhora. Também pode mudar muito rápido depois de um choque, durante uma doença aguda ou quando uma emoção é sentida de maneira intensa. De um modo geral, entretanto, a cor é a mais constante das quatro ressonâncias principais.

Som

A voz de uma pessoa normalmente manifesta tons diferentes e apropriados. Os tons diferentes da voz ocorrem porque a pessoa tem uma variedade de emoções. Quando a emoção é sentida, o *qi* se move e isso afeta o tom da voz. Por exemplo, uma pessoa grita porque a raiva faz o *qi* ascender e isso promove uma força extra à voz. O terapeuta deve estar atento ao som que se sobressai como inapropriado ou incoerente.

Conforme o paciente e o terapeuta conversam, o conteúdo da conversação e a expressão do paciente determinam a adequabilidade. Por exemplo, se os pacientes falam sobre eventos que lhes propiciaram grande prazer, a emoção que deveriam expressar seria, naturalmente, de alegria. Portanto, é normal que o tom de voz seja de riso, o som ressonante com o elemento Fogo. Se os pacientes estiverem falando a respeito de uma mágoa pela morte de uma pessoa querida, então o som apropriado deve ser o de choro, o som ressonante com o elemento Metal. Um som que não seja apropriado ao contexto, por exemplo, rir quando o contexto da conversa é doloroso, é um sinal de desequilíbrio de um elemento.

O tom de voz é revelado durante a conversa entre o paciente e o terapeuta, de modo que o terapeuta deve ter habilidade e determinação para garantir que vários contextos e emoções diferentes surjam na conversação.

Tabela 7.1 Ressonâncias principais.

	Madeira	Fogo	Terra	Metal	Água
Cor	Verde	Vermelho	Amarelo	Branco	Azul/preto
Som	Grito	Riso	Canto	Choro	Gemido
Emoção	Raiva	Alegria	Compaixão ou preocupação	Mágoa/pesar	Medo
Odor	Rançoso	Queimado	Aromático	Podre	Pútrido

Note que as traduções do chinês variam um pouco de um tradutor para outro.

Odor

O ideal é que os pacientes não possuam um odor em particular. Quando têm, o elemento ressonante com o odor está desequilibrado. O odor é menos constante que a cor, porém mais constante que o som. Os odores podem mudar durante um tratamento, tornando-se menos ou mais intensos. São, também, mais frágeis do que a cor. O terapeuta pode deixar a cor para depois, porque ela ainda estará presente, inalterada; mas, por outro lado, ele facilmente se habitua ou se torna dessensibilizado a um odor. Pacientes idosos ou com doenças agudas tendem a emitir um ou outro odor mais intensamente.

Emoção

Uma emoção demonstrada de maneira apropriada se encaixa no contexto no qual está sendo expressa. Durante a interação entre o terapeuta e o paciente, o "contexto" surge principalmente a partir do conteúdo da conversação. O terapeuta deve decidir qual das cinco emoções está sendo expressa de maneira menos apropriada. À semelhança do tom da voz, a adequabilidade da emoção é medida avaliando se a emoção é apropriada ao contexto no qual está sendo usada e se o movimento do *qi* é livre e de intensidade apropriada. As emoções não têm uma definição clara na psicologia moderna. Os Reber dizem: "Historicamente, esse termo provou ser totalmente refratário aos esforços de definição; é provável que nenhum outro termo na psicologia compartilhe sua combinação de não definibilidade e frequência do uso" (Reber e Reber, 1985, pp. 236-7). Diríamos que uma emoção em geral envolve três coisas:

1. Sensações físicas (às quais as pessoas se tornam habituadas e quase não sentem)

2. Certo elemento cognitivo, por exemplo, percepção interpretativa baseada na memória e

3. Propriedades motivacionais em que a emoção tende a ter um papel na atividade motivadora.

O terapeuta percebe qual emoção é a menos fluente e menos apropriada das cinco. Usando o exemplo anterior, se um paciente relata dor, mas ri ao falar do fato e parece sentir alegria, ele está expressando uma emoção inapropriada. Ao contrário, uma pessoa que

descreve uma situação de ameaça iminente e genuína, é de se esperar que mostre sinais de medo, porém brandos.

A observação de uma emoção é um pouco diferente da observação de uma cor. Do ponto de vista do terapeuta, as emoções são percebidas como padrões que podem ser discernidos a partir daquilo que o paciente diz, do tom da voz, da expressão facial, dos gestos e da postura corporal. A emoção não é simples como uma cor, mas é mais complexa e muda de um momento para o outro. De acordo com Ekman e Friesen (2003, p. 7): "Nossos estudos do corpo, publicados nos jornais profissionais, exploraram as diferenças daquilo que a face e o corpo nos dizem. As emoções são mostradas particularmente na face, não no corpo. O corpo, entretanto, mostra como as pessoas estão *lidando* com as emoções".

A Tabela 7.1 sugere que há apenas cinco emoções. Na linguagem do dia a dia, isso não é verdade. O conceito instituído no *Nei Jing* de cinco emoções principais estabelece que existem cinco áreas emocionais, cada uma ressoando com um elemento. A tabela das ressonâncias classifica a emoção principal, porém essa emoção é, na verdade, parte de um todo que tem vários extremos. Por exemplo, a alegria é uma emoção natural e normal, mas aqui seu uso abarca tanto a completa ausência de alegria, ou sofrimento intenso, quanto a euforia, no extremo oposto. Ambas são expressões extremas e normalmente "inapropriadas".

Outra questão sobre a emoção é a linguagem que os pacientes utilizam para expressar o que sentem. Os terapeutas não podem confiar necessariamente na própria percepção do paciente sobre suas emoções porque a linguagem emocional não foi, de certa modo, designada para *descrever* os sentimentos. Por exemplo, muitos pacientes que são obviamente ansiosos e temerosos de temperamento não percebem que são assim. As descrições verbais têm seu uso, mas até mesmo os romancistas, ao tentar transmitir emoções, contam menos com a linguagem das emoções e mais com o contexto, com os pensamentos e com os sinais não verbais, mas reveladores, das emoções.

O primeiro capítulo sobre cada elemento apresenta as emoções associadas a cada FC, e o Capítulo 26 resume como os terapeutas podem obter uma compreensão mais profunda da expressão *não* verbal que seus pacientes fazem sobre suas emoções. A capacidade do terapeuta em sentir o que o paciente está sentindo e formar uma relação terapeuta-paciente íntima é essencial se ele quiser identificar as emoções mais ocultas do paciente. A capacidade em obter discernimento dessas emoções faz o terapeuta compreender como seus pacientes *realmente* sentem, muito mais do que simplesmente ouvirem uma *descrição* dos seus sentimentos.

As emoções associadas a um elemento não são simples ou uniformes. Esse é especialmente o caso em que o paciente muda de uma emoção mais esperada ou apropriada para a expressão de emoções que são mais patológicas. A inadequação de uma emoção é o principal fator para decidir se ela é patológica. Os terapeutas precisam fazer a si mesmos as seguintes perguntas sobre as emoções dos seus pacientes:

- Essa emoção é muito intensa ou muito prolongada para a situação?
- A pessoa é inclinada a sempre ter a mesma resposta emocional a muitas situações diferentes?
- Quais emoções criam movimentos particularmente desarmônicos do *qi* resultando em mudanças na voz, na expressão facial ou na linguagem corporal?

É o julgamento subjetivo do terapeuta em responder a esses tipos de perguntas que faz o diagnóstico.

Ressonâncias secundárias

Assim como as ressonâncias primárias, também existem outras categorias diagnósticas que são descritas como ressonâncias "secundárias" nos capítulos seguintes. Essas ressonâncias ajudam o terapeuta a compreender melhor o elemento e também podem confirmar as ressonâncias primárias ao se fazer um diagnóstico do FC. Quando o terapeuta está avaliando o equilíbrio de um elemento, as ressonâncias secundárias podem indicar a disfunção, mas *não* indicam se o elemento é o FC. São consideravelmente menos confiáveis do que as ressonâncias principais e propiciam evidência de confirmação para o FC, ao contrário das primárias.

Por exemplo, o vento é a ressonância climática para o elemento Madeira. O vento é invisível, vem e vai e faz os ramos das árvores balançarem e se agitarem. A compreensão da natureza do vento ajuda os terapeutas a compreenderem a natureza do *qi* da Madeira.

O vento também pode afetar as pessoas que têm um desequilíbrio em seu elemento Madeira. Essas pessoas costumam ficar perturbadas com a presença do vento, mesmo quando estão protegidas dele. Elas podem dizer que o vento as incomoda ou mesmo que *odeiam* o vento e que ficam irritadas se expostas a ele. Entretanto, a frequência com que isso ocorre não é consistente. A maioria dos FC Madeira não relata esse sintoma. Por outro lado, os pacientes que *relatam* esse fenômeno definitivamente têm um desequilíbrio do elemento Madeira e podem ser FC Madeira.

Outro exemplo é a linguagem ou o discurso, que se origina da língua, o órgão do sentido associado ao elemento Fogo. "Linguagem" significa muitas coisas, desde o ato de falar até o desejo de se comunicar. A maioria dos FC Fogo não apresenta nenhuma anormalidade notável na linguagem. Entretanto, as pessoas que falam de modo estranho, gaguejam ou misturam as palavras provavelmente têm problemas com o elemento Fogo e podem ser FC Fogo.

Se a ressonância secundária de um elemento está presente em um paciente de um modo desequilibrado, então ela aponta fortemente para aquele elemento que está desequilibrado. As ressonâncias secundárias são apresentadas na Tabela 7.2.

Tabela 7.2 Ressonâncias secundárias.

	Madeira	Fogo	Terra	Metal	Água
Estação	Primavera	Verão	Fim do verão	Outono	Inverno
Estágio de desenvolvimento ou poder	Nascimento	Maturidade	Coleta	Diminuição	Armazenamento
Clima	Vento	Calor	Umidade	Secura	Frio
Órgão do sentido ou orifício	Olhos, visão e lágrimas	Fala e língua	Boca e paladar	Nariz e olfato	Ouvidos e audição
Tecidos e partes do corpo	Tendões e ligamentos	Sangue e vasos sanguíneos	Tecido muscular	Pele e nariz	Ossos, medula óssea e cabelos
O que gera	Unhas, a partir dos tendões	Cabelo, a partir do sangue	Gordura, a partir do tecido muscular	Pelos do corpo, a partir da pele	Dentes, a partir dos ossos
Paladar	Azedo	Amargo	Doce	Picante	Salgado

Diferença entre as ressonâncias principais e as secundárias

Do ponto de vista do terapeuta, há uma grande diferença entre as ressonâncias principais e as secundárias. Cor, som, odor e emoção são todos diagnosticados por meio das percepções do terapeuta. As ressonâncias secundárias dependem predominantemente das descrições do paciente. São as percepções sensoriais do terapeuta que devem formar a base do diagnóstico.

Segundo capítulo – As funções dos Órgãos

Os segundos capítulos apresentam as funções dos Órgãos para cada elemento. Na medicina chinesa, as funções dos Órgãos são predominantemente extraídas dos textos clássicos. A Acupuntura Constitucional dos Cinco Elementos dá especial ênfase às descrições apresentadas no Capítulo 8 do *Su Wen*.

Com exceção do Fogo, cada elemento tem dois Órgãos. Por exemplo, o elemento Madeira inclui o Fígado e a Vesícula Biliar e o elemento Terra, o Estômago e o Baço. O elemento Fogo tem dois Órgãos "verdadeiros" – o Coração e o Intestino Delgado – e duas funções – o Protetor do coração (também chamado Pericárdio) e o Triplo Aquecedor. Note que a convenção de iniciar o nome de um órgão em letra maiúscula foi adotada quando nos referimos ao Órgão do ponto de vista da medicina chinesa. Os Órgãos estão relacionados na Tabela 7.3.

Os capítulos que seguem discutem as funções dos Órgãos, na seguinte ordem:

- as funções do Órgão *yin*
- as funções do Órgão *yang*
- a hora do dia em que os Órgãos estão mais ativos
- uma comparação de como os Órgãos acoplados se relacionam.

Os profissionais da Acupuntura Constitucional dos Cinco Elementos discutem as funções de cada Órgão em relação a como essas funções afetam o corpo, a mente e o espírito do paciente. Por exemplo, uma das funções dos Pulmões é "receber o *qi* dos Céus". Os terapeutas da Acupuntura Constitucional dos

Tabela 7.3 Órgãos *yin* e *yang*.

	Madeira	Fogo	Terra	Metal	Água
Órgão *yin*	Fígado	Coração e Pericárdio	Baço	Pulmão	Rim
Órgão *yang*	Vesícula Biliar	Intestino Delgado e Triplo Aquecedor	Estômago	Intestino Grosso	Bexiga

Cinco Elementos interpretam isso não apenas como uma maneira de descrever a respiração, mas também literalmente como recebendo o *qi* do domínio espiritual do céu. O aspecto espiritual do Órgão *yin* (no caso do Metal, o *po*) também é discutido.

As funções dos Órgãos *yang* parecem ser menos importantes do que as dos Órgãos *yin* em muitos textos clássicos. Os terapeutas da Acupuntura Constitucional dos Cinco Elementos, entretanto, consideram-nas igualmente importantes e também consideram que essas funções têm um impacto sobre o corpo, a mente e o espírito. Portanto, por exemplo, a função do intestino delgado de separar o puro do impuro tem um importante efeito sobre a mente e o espírito, bem como sobre o corpo. Esse ponto de vista é útil porque, muitas vezes, um dos Órgãos *yang* é essencial no tratamento e a crença de que os Órgãos *yin* sempre são os mais importantes pode levar o terapeuta a não perceber o caso.

Terceiro capítulo – Comportamento típico de cada Fator Constitucional

Padrões comportamentais

O terceiro dos três capítulos sobre cada elemento fala dos padrões comportamentais típicos de cada Fator Constitucional (FC). São, na verdade, "ressonâncias" modernas adicionais baseadas nas observações que o terapeuta faz do paciente. Essas associações não se originam diretamente dos textos clássicos. São, em grande parte, descrições de como as emoções desequilibradas dirigem o comportamento das pessoas. Em alguns casos, são extensões do que está estabelecido nas descrições dos órgãos ou oficiais no Capítulo 8 do *Su Wen*.

Embora o diagnóstico fundamentado na cor, no som, no odor e na emoção seja superior, a compreensão da motivação por trás de um determinado comportamento também pode ser uma fonte importante quando se faz um

diagnóstico e quando a evolução do caso está sendo avaliada. Esse método é descrito com mais detalhes na seção "Chaves de Ouro" no Capítulo 27. A compreensão dos impulsos e das necessidades subjacentes das pessoas também pode capacitar o terapeuta a formar uma relação mais profunda com o paciente. Para descrever esses comportamentos, é importante fornecer alguma noção sobre essas áreas e discutir as seguintes questões:

- O que significa comportamento?
- Como um desequilíbrio em um elemento se manifesta em comportamentos que são parte da personalidade de uma pessoa?
- Quais comportamentos se manifestam como resultado do desequilíbrio de um elemento?

O que se quer dizer com comportamento?

No dia a dia, as pessoas utilizam com frequência a palavra "comportamento". Ao tentar definir essa palavra, entretanto, podem surgir dificuldades. Nesse contexto, comportamento é aquilo que o terapeuta pode observar de fora. Por exemplo, ele pode perceber que um paciente é tímido, fechado e que se recusa a dar opiniões. Outro paciente pode ser mais assertivo, acessível e mais que pronto para opinar. O comportamento, nesse sentido, é algo que a própria descrição do paciente pode corroborar. O paciente pode dizer, por exemplo: "Ah, eu não gosto de chamar atenção" ou "Eu sempre digo o que penso". Nesse sentido, o terapeuta pode perceber tanto ocasiões únicas de comportamento quanto padrões de comportamento que são descobertos em parte pelas próprias descrições do paciente. Os terapeutas devem ficar atentos na sala de consulta para exemplos específicos de comportamento, mas com frequência também utilizarão os relatos dos pacientes de outros eventos para determinar se o que observaram é um comportamento *típico* do paciente.

Para isso, é essencial que os terapeutas discutam uma ampla variedade de assuntos com os pacientes, além das "10 perguntas" tradicionais sobre sua saúde física. Os pacientes precisam ser sondados em áreas como família, trabalho e infância para se conhecer como interagem com outros e como se comportam em situações difíceis (ver Capítulo 25 para mais detalhes sobre essas áreas de diagnóstico). Na sala de consulta, o terapeuta precisa estar extremamente atento, observar os mínimos detalhes e, de modo ideal, ouvir a confirmação do paciente sobre um padrão.

A autopercepção do paciente pode, contudo, contradizer completamente a percepção do terapeuta. Isso é comum em especial se a pessoa nega certos aspectos do próprio comportamento ou se seu comportamento transmite a impressão de "uma pessoa ruim". Muitas pessoas, por exemplo, não se descrevem como sem alegria, excessivamente carentes ou irritáveis, mas o terapeuta pode muito bem percebê-las dessa maneira.

Exemplos de comportamentos que um terapeuta pode observar e que são da pessoa:

- ser palhaça e contar muitas piadas
- ser muito organizada ou muito desorganizada
- ser excessivamente preocupada com os outros
- ser distante e evitar envolvimento emocional
- tomar parte em ocupações perigosas, mas com pouca percepção do perigo.

O comportamento do paciente é, até certo grau, oposto ao que está em seu mundo interno. Comportamentos semelhantes podem ter fatores causais completamente diferentes. Por exemplo, duas pessoas podem ser fechadas para se protegerem, mas fazem isso por motivos diferentes. Uma pode ser fechada por conta de um desequilíbrio no Coração ou no Pericárdio, que a faz se sentir vulnerável. A outra pode ser fechada pela fragilidade dos Pulmões e sentimentos de excessiva sensibilidade.

Como o desequilíbrio de um elemento se manifesta no comportamento?

Ao considerar o elo entre o comportamento de uma pessoa e seu FC, é importante considerar a razão pela qual a fraqueza constitucional de um elemento tem esse impacto todo no comportamento de uma pessoa. Foi dito anteriormente no capítulo que um desequilíbrio no elemento se manifesta em diferenças pequenas, porém detectáveis, do estado emocional de uma pessoa (bem como da cor, do som e do odor).

Esse desequilíbrio emocional faz as pessoas reagirem a situações de maneiras muito diferentes e determina como elas reagem aos fatos durante diferentes fases de desenvolvimento de suas vidas. Por exemplo, desde o nascimento até a idade pré-escolar, as crianças são muito dependentes das pessoas que cuidam delas. A separação precoce da mãe tem um impacto sobre um FC Fogo diferente do impacto sofrido por um FC Madeira. Mais tarde, quando entram na escola, deixam a dependência quase completa de seus cuidadores e entram no mundo de professores e grupos sociais. Um FC Metal vai responder a uma ameaça ou intimidação (*bullying*) de modo diferente de um FC Terra. O FC de uma pessoa e o equilíbrio dos outros elementos determinam em grande parte essa resposta porque o FC influencia as respostas emocionais, os valores essenciais e as crenças. O padrão geral é mostrado no Quadro 7.1, enquanto o Quadro 7.2 mostra como isso pode ser manifestado em um FC Fogo. Os padrões mostrados nos Quadros 7.1 e 7.2 podem ser atribuídos a cada FC e são descritos no terceiro capítulo.

O efeito das emoções debilitadas ou instáveis atribuível ao FC de uma pessoa combina-se com o efeito de seu ambiente. Pessoas FC Fogo que têm uma família amorosa provavelmente serão mais estáveis e saudáveis do que aquelas que não foram amadas e que tiveram pais indiferentes. Nos dois casos, o FC molda a natureza do mundo interno da pessoa e influencia muitos valores essenciais e crenças fundamentais. Os valores essenciais e as crenças, por sua vez, ajudam a criar a experiência com o mundo.

Quadro 7.1

Como o comportamento se manifesta a partir do desequilíbrio constitucional.

Fraqueza constitucional de um elemento
↓
Comprometimento ou instabilidade das emoções associadas
↓
Padrão de estados emocionais repetidos
↓
Valores essenciais e crenças se desenvolvem, em parte como resposta a esses estados desequilibrados.

Quadro 7.2

Como o comportamento se manifesta a partir do desequilíbrio constitucional de um Fator Constitucional Fogo.

O elemento Fogo dá a capacidade de receber amor e cordialidade com os graus apropriados de abertura e intimidade
↓
Um desequilíbrio do elemento Fogo predispõe a sentimentos como mágoa, abandono e de não ser amado. Há uma forte tendência dos FC Fogo de duvidar da possibilidade de serem amados. Eles têm questões (temas) sobre sua capacidade de atraírem ou merecerem ser amados em um nível que nenhum outro FC tem
↓
Esses estados se tornam habituais. Eles alteram a percepção, de modo que a necessidade de amor, cordialidade, alegria e intimidade aumenta
↓
Crenças são formadas, como: "Eu devo ser feliz para ser amado" ou "Eu me sinto melhor se não ficar muito tempo sozinho".

Quais comportamentos vão se manifestar como resultado do desequilíbrio de um elemento?

Duas pessoas que observam uma mulher falando alto em público podem descrevê-la de maneira diferente. Elas podem discutir sobre o que a mulher disse ou fez e não concordarem, por exemplo, com relação às palavras que ela usou ou se ela bateu com a mão na mesa. O registro de um vídeo, entretanto, logo poderia mostrar os fatos verdadeiros.

Isso se torna mais difícil, contudo, ao descrever o que é importante para ela ou quais suas motivações mais profundas. As pessoas podem pensar que a mulher "está querendo aparecer", "quer chamar atenção", "quer ser reconhecida" ou "que está sendo autoritária". Se duas pessoas não concordarem com esse tipo de descrição, um vídeo não vai ajudar e elas não podem utilizar a experiência interior do narrador como um ponto de referência. Elas podem ser persuadidas por outra pessoa a revisar sua descrição, mas sempre haverá lugar para a dúvida. Nós não temos um vocabulário direto para descrever esses fatos.

O processo do elemento mais fraco que surge nos comportamentos observáveis é confirmado por pesquisas científicas recentes. No Capítulo 1 de Eckman (2007), há o resumo de uma pesquisa que prova a universalidade da expressão facial para revelar a emoção. Também é apresentado (Eckman, 2007, Capítulo 4) o que se chama de "programas do afeto", isto é, o programa em que uma emoção fica expressa no comportamento. Por exemplo, durante a emoção da raiva, uma quantidade maior de sangue vai para as mãos e a pessoa fica predisposta a se mover em direção ao objeto da raiva. Durante a emoção do medo, uma quantidade maior de sangue vai para as pernas e a pessoa fica predisposta a se mover na direção oposta à ameaça. Os "programas do afeto" são conceituados de modo que uma parte do programa é preestabelecida e outra parte resulta do aprendizado. Então, parte dele será universal, como a expressão facial, e parte será aprendida.

Compreendendo os diferentes elementos e suas "ressonâncias" comportamentais, os terapeutas podem começar a compreender, de maneira mais profunda e mais acurada, as razões pelos diferentes comportamentos das pessoas. Em vez de apenas especular sobre a motivação da pessoa, o comportamento pode ser colocado no contexto e o terapeuta pode começar a compreender os padrões de base a partir dos quais o comportamento da pessoa pode ter resultado. Essa compreensão é aprendida pelo terapeuta e reforçada depois de um tempo. A Tabela 7.4 apresenta os principais padrões comportamentais de cada FC. Eles são descritos com mais detalhes nos terceiros capítulos sobre os comportamentos de cada elemento.

A Tabela 7.4 descreve como o comportamento do paciente surge a partir do desequilíbrio constitucional. O desequilíbrio do elemento leva a pessoa a ter certas respostas emocionais. Isso, por sua vez, conduz ao surgimento de questões de grande interesse. Essas "questões principais" são as áreas que os terapeutas vão conseguir descobrir se perguntarem a si mesmos "com o que essa pessoa parece estar mais interessada no seu dia a dia?". Cada FC responde a esses interesses com determinadas respostas comportamentais. Embora não haja nenhum tipo de comportamento que defina cada FC, os padrões de comportamento descritos são as opções naturais que as pessoas provavelmente irão apresentar, de acordo com seu estado interno.

Esses comportamentos tendem a existir dentro de um *continuum* que vai de um extremo a outro. Por exemplo, os FC Terra, em resposta às suas "questões", tendem a variar entre serem excessivamente dependentes e excessivamente independentes. Os FC Água tendem a ser imprudentes ou inconsequentes ou extremamente cautelosos. Entretanto, o comportamento das pessoas não fica restrito a uma ou a outra extremidade do espectro. Alguns FC Terra podem ser muito dependentes em algumas situações e independentes em outras. Alguns

Tabela 7.4 Padrões comportamentais de cada Fator Constitucional (FC).

	Madeira	Fogo	Terra	Metal	Água
Um elemento equilibrado dá à pessoa a capacidade de:	Ser assertivo e produzir apropriadamente para crescer e se desenvolver	Dar e receber amor com graus apropriados de intimidade emocional	Dar e receber apoio emocional e cuidado apropriados	Sentir a perda e seguir em frente Assimilar as riquezas da vida para se sentir satisfeito	Avaliar os riscos e saber o grau apropriado da "ameaça"
Quando essa capacidade está comprometida, os extremos e o equilíbrio da emoção são:	Docilidade – Assertividade – Fúria/ irascibilidade	Infortúnio – Alegria – Euforia	Rejeita o cuidado dos outros – Equilibrado, centrado – Necessidade de ser cuidado pelos outros	Melancólico – Satisfeito – Ausência de pesar/inerte	Aterrorizado – Seguro – Destemido
Como consequência, as principais áreas de interesse serão sobre:	Limites Poder Ser correto Crescimento Desenvolvimento	Felicidade Volatilidade emocional Proximidade e intimidade Amor e ser afetuoso Clareza e confusão	Sentir-se apoiado Ser nutrido Ser centrado e firme Clareza mental Ser compreendido	Reconhecimento Aprovação Sentir-se completo Sentir-se adequado no mundo Encontrar significado	Necessidade de se sentir seguro Ser tranquilizado Confiar Ímpeto Excitação no perigo
O espectro de respostas comportamentais a essas questões pode ser:	Assertivo/direto – Passivo/indireto – Buscar justiça – Apático Rígido – Excessivamente flexível Excessivamente organizado – Desorganizado Frustrado e desafiador – Excessivamente obediente e complacente	Compulsivamente alegre – Miserável Aberto e sociável em excesso – Fechado e isolado Palhaçadas – Sério Vulnerável – Superprotegido Instável – Sem oscilações	Sufocante/cuidados maternais – Incapaz de dar apoio Carente – Reprime as necessidades Independência excessiva – Dependência excessiva Desfocado e disperso – Pesado e emperrado Superdependente da segurança do lar – Incapacidade de fincar raízes	Frágil – Inflexível Isolado – Busca conexão Resignado ou inerte – Trabalha em excesso – Destaca-se no que faz Almeja qualidade e pureza – Bagunçado e poluído Profundamente motivado – Indiferente	Assume riscos – Medo que o pior aconteça/excesso de cautela Desconfia – Confia Intimida – Tranquiliza Impetuoso – Desmotivado Agitação – Paralisia

FC Água são imprudentes em alguns aspectos e cautelosos em outros. O terapeuta observa quais desses aspectos não estão equilibrados ou apropriados na pessoa.

Também é importante lembrar que todas as pessoas têm todos os cinco elementos dentro de si e podem mostrar certas características de qualquer um deles. Os elementos, além do elemento do FC, quase certamente estarão desequilibrados em certo grau.

É comum os padrões de comportamento de uma pessoa se manifestarem como resultado direto do seu FC. Às vezes, porém, o comportamento da pessoa pode parecer ser guiado pelas questões de um elemento, ao passo que é motivado por outros impulsos e necessidades. Por exemplo, uma pessoa pode ser fechada e isolada (característica comumente associada ao FC Metal), mas o comportamento na verdade pode ser guiado por uma tentativa de esconder seu medo (ressonante com o elemento Água). A percepção dessas respostas comportamentais, portanto, é útil, mas não substitui cor, som, emoção e odor como indicadores diagnósticos primários do Fator Constitucional.

Os capítulos sobre os padrões comportamentais típicos dos diferentes FC apresentam as questões que surgem quando esse elemento em particular é o desequilíbrio constitucional. Essas questões estão ligadas a incertezas fundamentais e questões que se encontram profundamente no caráter da pessoa. As respostas a essas questões são tão variadas quanto o número de pessoas, mas o capítulo mostra algumas das maneiras mais comuns como essas questões se manifestam. Essas descrições não são definitivas. À medida que um maior número de terapeutas adquire experiência com esse estilo de tratamento, espera-se que mais padrões de comportamento fiquem aparentes.

Madeira – Ressonâncias Principais

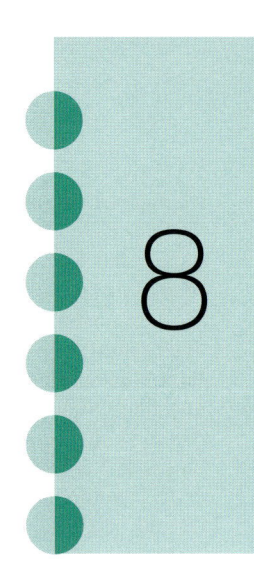

8

Madeira como símbolo

Ideograma de Madeira

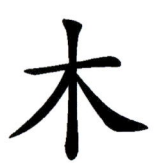

O ideograma de Madeira é *mu*. Esse ideograma representa uma árvore (Weiger, 1965, lição 119A). A linha vertical é como a espinha dorsal da árvore, o tronco e a raiz. A parte superior da linha representa os ramos. A linha horizontal é a terra, nos lembrando que grande parte da árvore está abaixo do solo.

Elemento Madeira na vida

Ciclo da natureza

O conceito da Madeira inclui todas as formas de vegetação, incluindo árvores, flores e a grama, mas a árvore é a representação arquetípica. Considere um carvalho e seu fruto, a bolota. No outono, as folhas e as bolotas caem na terra e algumas bolotas ficam enterradas. Durante o inverno, a bolota, ou seja, a semente, fica adormecida no solo. Em resposta ao crescente *yang* do calor e à luz da primavera, a bolota começa a germinar. A semente também precisa de umidade, solo suficiente e minerais para alcançar todo o potencial de seu crescimento.

Nesse estágio, a bolota tem um plano dentro de si. Está destinada a ser um carvalho ou absolutamente mais nada. A jovem planta cresce e encontra impedimentos, como rochas ou árvores próximas, que a frustram. Ela não retrocede nem considera desistir. Segue em direção ascendente, mas também está preparada para mudar sua forma para maximizar seu crescimento. Durante todo o tempo, está se formando, passo a passo, em um carvalho – o melhor, dadas as circunstâncias, que a bolota poderia ter criado.

Madeira dentro da pessoa

As pessoas também começam a vida com um mapa ou plano interno quanto às suas capacidades e direção. Elas se empenham para se tornar sua própria forma de árvore e encontram obstáculos e frustrações ao longo do caminho. Dependendo da natureza do elemento Madeira que têm, podem mostrar flexibilidade diante desses obstáculos, continuando a crescer e a se desenvolver. Ou, então, podem ter dificuldades em se adaptar e, consequentemente, ficam emperradas. Como as árvores, as pessoas também precisam de certos recursos para alcançar seu potencial e também necessitam de flexibilidade para se adaptar às circunstâncias mutantes.

Para as pessoas, os obstáculos costumam ser ambientes hostis ao seu crescimento. Por exemplo, uma criança com facilidade para matemática pode frequentar uma escola que estimula as artes e os esportes, mas que não tenha um professor de matemática muito comprometido com os alunos. Assim como o carvalho precisa de recursos, as pessoas precisam de situações em que suas capacidades e direções sejam aceitas, nutridas e respeitadas. Nós sabemos de modo geral quando não estamos no ambiente certo, como na escola certa ou no trabalho certo. Como a árvore em processo de crescimento, nosso crescimento é frustrado e precisamos prosseguir com muito mais empenho ou buscar outro contexto no qual nos sentiríamos mais aptos a ter sucesso. O carvalho em crescimento não consegue tirar suas raízes do solo e mudar para outro terreno ou outra campina. Os seres humanos, entretanto, quase sempre buscam ambientes em que as estruturas e os recursos disponíveis apoiam seu desejo de crescer e se desenvolver.

Manifestações da Madeira

Embora as árvores sejam os representantes mais óbvios, qualquer membro do mundo vegetal representa a Madeira. Existem mais de 200 espécies de árvores. Algas, liquens, musgos, samambaias, flores e fungos, todos têm um ciclo de crescimento no qual a maturidade tem uma forma reconhecida no final do estágio. Muitas plantas (embora não todas) são verdes. Normalmente, têm raízes no solo e respondem às mudanças cíclicas das estações. Quando a acupuntura estava em processo de desenvolvimento, a China era uma sociedade agrária e os médicos sabiam muito bem sobre o ciclo de crescimento das plantas e o que era necessário para que elas florescessem. A vida das plantas propiciou muitas metáforas para os antigos pensadores chineses ao tentarem compreender a condição humana (Allan, 1997).

Elemento Madeira em relação aos outros elementos

O elemento Madeira interage com os outros elementos por meio dos ciclos *sheng* e *ke* (Capítulo 2).

Madeira é mãe do Fogo

O fogo precisa de combustível para queimar. Antigamente, esse combustível era, em geral, a madeira recolhida das florestas próximas. Dizer que a Madeira é mãe do Fogo significa que os sintomas de Fogo, por exemplo, dores cardíacas, podem ser provocados por um dos órgãos do elemento Madeira. Quando um sintoma se manifesta do órgão de um elemento, é sempre prudente verificar o estado do *qi* do elemento anterior. É o elemento "mãe" ao longo do ciclo *sheng*. Um exemplo desse caso é o fato de os Fatores Constitucionais (FC) Madeira poderem facilmente ter problemas cardíacos provenientes da raiva.

Água é mãe da Madeira

A Água é a "mãe" da Madeira no ciclo *sheng*. É fácil compreender como a Água pode criar Madeira, uma vez que as plantas não sobrevivem sem que haja umidade suficiente. Às vezes, quando os pacientes manifestam sintomas que parecem estar conectados com o elemento Madeira, esses sintomas são causados por um desequilíbrio no elemento Água, a mãe. O tratamento da mãe propicia a melhora dos sintomas.

Madeira controla Terra

A Madeira controla a Terra por meio do ciclo *ke*. Se essa relação se tornar disfuncional, ela pode facilmente criar uma ampla variedade de sintomas. Sob o ponto de vista físico, pode haver uma tendência a sintomas digestivos, mas também pode, com a mesma facilidade, produzir problemas nas mentes e espíritos dos pacientes, especialmente na relação entre suas necessidades de compaixão e sua raiva. Por exemplo, um paciente pode parecer estar frustrado e com raiva, mas, na verdade, está desesperado para receber apoio e compaixão. Assim que a pessoa se sente apoiada, a raiva diminui.

Metal controla Madeira

O elemento Metal controla o elemento Madeira. Essa situação é bastante descrita metaforicamente com o exemplo de uma serra de metal cortando uma árvore. Se o elemento Metal de uma pessoa se torna fraco, pode perder o controle sobre o elemento Madeira. O elemento Madeira, por sua vez, pode ficar muito forte, surgindo sintomas de excesso, como raiva extrema e hostilidade.

Ressonâncias principais da Madeira

As ressonâncias diagnósticas essenciais para Madeira são a cor verde, o tom de voz gritante, o odor rançoso e a emoção da raiva. Essas são as principais indicações do FC de uma pessoa. (Tabela 8.1).

A cor da Madeira é verde

Ideograma da cor verde

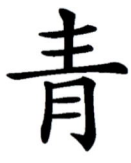

O ideograma da cor verde é *qing*. Esse ideograma representa a tonalidade das plantas germinando (Weiger, 1965, lição 79F).

A cor na natureza
É fácil compreender por que a cor que ressoa com o elemento Madeira é o verde, já que é a cor vista em abundância na natureza, nas folhas da maioria das plantas e árvores. O verde ressoa especialmente com a primavera, época em que os ramos verdes surgem da terra e as folhas verdes surgem nos galhos secos das árvores.

Tabela 8.1 As ressonâncias principais da Madeira.

Cor	Verde
Som	Grito
Emoção	Raiva
Odor	Rançoso

Cor facial
O verde se manifesta na face quando os órgãos Madeira estão cronicamente desequilibrados. Essa cor fica em geral ao lado ou abaixo dos olhos ou ao redor da boca. Existem muitos tons de verde, mas o mais frequente é um verde-azulado, verde-amarelado ou verde-garrafa.

Além de ser a cor da Madeira, a cor verde é um indicador de estagnação do *qi*, grande parte da qual ocorre pela incapacidade do Fígado em manter o livre fluxo do *qi*. O verde ao redor da boca é comumente visto quando o fígado de uma pessoa está temporariamente se esforçando muito, como exemplo, quando a pessoa bebeu muito e está com ressaca. Também é comum quando uma mulher tem estagnação do *qi* antes de menstruar. Esses não são indicadores do FC da pessoa.

O som da Madeira é o grito

Ideograma de grito

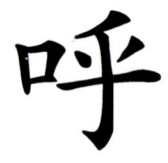

O ideograma de grito é *hu* (Weiger, 1965, lição 72L).

Voz gritante

Grito é o som que ressoa com o elemento Madeira. É um som naturalmente associado à raiva, a emoção que ressoa com a Madeira. A raiva faz o *qi* "subir" e esse movimento ascendente do *qi* dá potência à voz.

Uma voz gritante é um indicador de asserção. A pessoa que grita quer ser escutada e, em geral, está pedindo, explicitamente ou não, que mudanças sejam feitas. Esse tom de voz costuma se tornar mais alto em determinados momentos, geralmente naqueles em que a pessoa não está realmente precisando ser assertiva. Os terapeutas podem sentir que estão diante de uma pessoa que fala sem parar, e não com uma pessoa com a qual mantêm um diálogo. Há também momentos em que o terapeuta e o paciente começam a falar ao mesmo tempo e é revelador perceber se o paciente utiliza a asserção e o grito na voz para conseguir expor seu ponto de vista primeiro.

Como muitas pessoas reprimem grande parte da raiva, muitas vezes a voz não reflete seu verdadeiro grau de asserção. Nesse caso, o som é geralmente entrecortado e abrupto. Duas pequenas experiências podem transmitir uma ideia dessa situação. Na primeira, diga as palavras "precisamente inarticulado" com ênfase abrupta no "cisa" do "precisamente" e no "ti" de "inarticulado". Termine as palavras de maneira abrupta. Na segunda, pense em alguém que te deixa furioso e imagine você lhe dizendo exatamente o que pensa. Você deve ouvir uma ênfase similar ou brusquidão na sua voz.

Grito em um contexto

Como esse som se conecta com a totalidade ou com o desequilíbrio? O tom da voz gritante se origina de graus variados de frustração ou raiva. Exprime uma asserção do eu interior. Se o paciente está expressando raiva ou asserção, esse som é normal. O desequilíbrio é indicado quando a voz da pessoa fica entrecortada ou forte em um momento que não é coerente com a emoção que está sendo expressa. Também é anormal um paciente estar sempre expressando raiva sem que haja uma boa razão. A voz gritante ou entrecortada muitas vezes pode ser inadequada tendo como base a frequência com a qual o tom está presente.

Falta de grito

Uma diferente indicação do desequilíbrio é quando há uma boa razão para haver asserção na voz e, ainda assim, ela está ausente. Isso é denominado "falta de grito". O *qi* não consegue subir o suficiente. O som parece sair da boca da pessoa com força insuficiente para chegar ao ouvinte. É como se o terapeuta precisasse diminuir a distância entre ele e o paciente para poder ouvi-lo confortavelmente.

O odor da Madeira é rançoso

Ideograma de rançoso

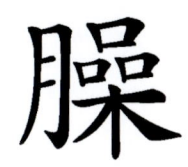

O ideograma de rançoso é *sao*. Esse ideograma é feito de dois radicais (um radical é um ideograma frequentemente usado como parte de outro ideograma). O primeiro, *jou*, representa carne ou pedaços de carne seca reunidos em um feixe. O segundo radical, *tsao*, representa pássaros cantando nas árvores. Juntos, formando o *sao*, significam o odor de animais ou de urina (Weiger, 1965, lição 72A).

O odor que ressoa com a Madeira é o rançoso. Em inglês, *rancid* se aplica à gordura que não está mais fresca, por exemplo, a manteiga rançosa. Rançoso também é o cheiro de grama recém-cortada, mas não tão agradável. Outra descrição é "suavemente azedo", como cebolinha seca. O efeito no nariz é de formigamento e faz as pessoas enrugarem o nariz.

A emoção da Madeira é a raiva

Ideograma de raiva

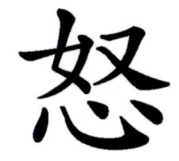

O ideograma de raiva é *nu* (Weiger, 1965, lição 67C). O ideograma representa uma escrava sob a mão de um mestre. A mulher naturalmente sentiria raiva, mas, nesse caso, a raiva seria mantida no interior. Rochat de la Vallée afirma que:

> Um dos significados da raiva (*nu*) pode ser o esforço feito para erguer algo contra a gravidade da terra. Por exemplo, o início do Capítulo 1 do *Chuang Tzu* tem a descrição de um grande peixe no oceano do norte, do abismo do norte, que

é a origem da vida, dos rins e assim por diante. Esse grande peixe se torna um grande pássaro. No exato momento da passagem da água para o ar, o ideograma que representa o esforço de ascender, para a transformação do peixe em pássaro, é *nu*. Não há nada patológico nesse nível. Aqui, *nu* não é raiva, mas o tipo de violência adequada para todos os começos.

(Larre e Rochat de la Vallée, 1996, p. 64)

Importância da raiva

A raiva é comumente considerada uma emoção "negativa" em razão de suas consequências às vezes dolorosas e destrutivas. Entretanto, é uma emoção crucial, encontrada em todos os primatas superiores. Também é a emoção necessária para iniciar mudanças. A raiva faz o *qi* "subir" (*shang*), uma poderosa expressão do *yang*. Sem esses sentimentos, haveria pouco ou mesmo nenhum crescimento, seja pessoal ou culturalmente.

Para os FC Madeira, entretanto, a raiva está no âmago do seu sofrimento. Os sentimentos de frustração, ressentimento, amargura e ódio são crônicos e produzem movimentos desarmônicos do *qi*. Muitos FC Madeira consideram esses sentimentos tão dolorosos que fazem tudo que podem para evitar senti-los. A ocupação constante, o isolamento, a atividade física excessiva, o uso de álcool e de drogas ilícitas são alguns dos meios que as pessoas usam para diminuir a intensidade desses sentimentos. "Deus, eu preciso de um trago" parece ser o mantra da pessoa que recorre ao álcool para conseguir o relaxamento depois das tensões do dia. Poucas pessoas controlam a raiva de modo realmente eficaz em suas vidas. Como Aristóteles escreveu:

> É fácil explodir de raiva – qualquer um pode fazer isso –, mas ficar com raiva da pessoa certa, na medida certa, no momento certo, com o objeto certo e da maneira certa não é fácil, e não é todo mundo que consegue fazê-lo.

Variação da emoção da raiva

O uso de um termo simples como "raiva" para representar a abrangência das emoções que ressoam com a Madeira é conveniente, mas também dá margem a equívocos por duas razões. Em primeiro lugar, a raiva é um sentimento essencial, mas também abrange uma ampla variedade de outros sentimentos associados e alguns, pelo menos para o observador de fora, são sutilmente diferentes uns dos outros. Em segundo lugar, os profissionais da Acupuntura Constitucional dos Cinco Elementos avaliam as emoções para determinar se há equilíbrio ou desequilíbrio. A raiva pode ser apropriada ou inapropriada, dependendo do contexto e da intensidade do sentimento. Portanto, é necessário considerar as emoções da Madeira dentro de um contexto bastante abrangente.

Frustração

A frustração é uma emoção essencial para a Madeira (Felt e Zmiewski, 1993; ao contrário do que ocorre em quase todos os outros textos em inglês, esses autores incluem "descontente" como a emoção da Madeira). A palavra frustração (*cuozhegan*) descreve um sentimento de descontentamento que surge quando uma pessoa não satisfaz desejos ou expectativas. Todo mundo fica frustrado às vezes e, em cada caso, isso conduz a uma resposta e/ou a outra emoção. Existem três respostas básicas à frustração. Uma delas é uma resposta normal ou apropriada. As outras duas são patológicas – a raiva pode evoluir para fúria ou, no extremo oposto, tornar-se apatia ou depressão. Essas três respostas são discutidas a seguir.

Resposta normal à frustração

Quando uma pessoa sente frustração, há duas respostas normais que podem ocorrer. Uma é criar um "plano B", que é outra maneira de obter o que se deseja. Para utilizar um exemplo bastante simples, uma família planejou um piquenique e, no exato momento, começa a chover. Eles mudam de plano e usam o salão da igreja para comer e brincar com as crianças. Eles mantêm o piquenique realizando-o em local fechado.

A segunda opção é reavaliar o que era desejado. Por exemplo, as pessoas podem reavaliar qual era o objetivo do piquenique: aproximar as crianças dos avós, ter uma tarde tranquila, observar como a nova babá interage com as crianças etc. A flexibilidade é a qualidade essencial necessária.

De um modo geral, a flexibilidade envolve pessoas que pensam em um "plano B" ou que têm a capacidade de realizar um novo planejamento tendo como base o propósito subjacente ao que se desejava (o real objetivo do piquenique). As pessoas continuam se esforçando de maneira efetiva para obter o que querem, mas a frustração fica reduzida e a mente e o espírito ficam focalizados. São sinais de Madeira em equilíbrio. Conforme Bernard Shaw registrou em *Man and Superman*:

> O homem sensato adapta-se ao mundo: o homem insensato persiste tentando adaptar o mundo a si mesmo. Portanto, todo progresso depende do homem insensato.

A patologia da raiva – fúria

Uma resposta à frustração é a raiva excessiva ou fúria. Os chineses, seguindo o pensamento confuciano sobre a expressão das emoções intensas, tendem a considerar o fato de explodir de raiva prejudicial ao elemento Madeira. Por exemplo:

> Entre as sete emoções humanas, apenas a raiva é de natureza intensa. Ela seca o sangue e dissipa o *hun*. A pessoa que compreende a forma de nutrir o Fígado, portanto, nunca tem explosões de raiva.

> (Zhang Huang, citado em Fruehauf, 1998, p. 4)

Quando o *qi* ascende (*shang*), as pessoas lutam para conter sua força. Isso pode fazer com que adotem um ponto de vista rígido e inflexível. As pessoas consumidas pela fúria não estão mais se esforçando efetivamente para obter o que querem. A frustração se tornou excessiva e a mente e o espírito não estão mais focados. Sun Tzu, autor de *A Arte da Guerra*, tinha consciência disso (Cleary, 1998, pp. 8 e 19). Ele recomendava que deixassem o general do inimigo raivoso, dispersando, desse modo, sua mente, tornando-o incapaz de ver com clareza e, assim, levando-o a conceber planos equivocados. No Ocidente, estamos apenas começando a documentar o dano que pode ser provocado pela raiva crônica. Goleman (2005, Capítulo 11) apresenta pesquisas especialmente associadas aos efeitos adversos de várias emoções, embora

uma fonte mais prolífica seja Martin (1997, pp. 195-6, 207-9 e 211-3). A seguinte citação é extraída de Martin (1997):

> A hostilidade e a raiva estão consistentemente relacionadas com doença cardíaca, deterioração geral da saúde e aumento da mortalidade. Isso se mostrou verdadeiro em quase todo estudo no qual essas emoções foram avaliadas. Um estudo de acompanhamento publicado em 1995 avaliou a saúde de médicas de meia-idade que haviam se formado na Faculdade de Medicina da Universidade da Califórnia (University of California School of Medicine), em São Francisco, na década de 1960. As mulheres caracterizadas na avaliação inicial como tendo baixos níveis de hostilidade encontravam-se com a saúde melhor na meia-idade do que suas companheiras mais hostis.

Resignação e apatia

A outra direção que surge pela frustração leva à resignação, à apatia e à depressão. A pessoa abre mão do desejo original, embora este seja importante. A pessoa mostra pouca ou nenhuma criatividade para superar a obstrução. O *qi* não ascende e a pessoa não se esforça para superar o desafio de atingir seu potencial. Quando essa atitude se torna crônica, o *qi* no Fígado começa a estagnar. Isso pode se manifestar como tensão muscular e uma ampla variedade de outros sintomas no corpo. A mente e o espírito não ficam mais concentrados em um objetivo claro. As atitudes variam em indiferença, apatia, indolência ou tédio. "Não quero brigar" poderia ser o lema da pessoa. Existem sinais reveladores que ajudam a distinguir entre uma benevolência (*ren*) e aceitação genuínas e o escape da frustração para a resignação. A aceitação genuína deixa o espírito e a vitalidade da pessoa inalterados, ao passo que a resignação provoca depressão e supressão da vitalidade.

Essas duas direções são simples tendências e as duas podem se manifestar na mesma pessoa. As pessoas podem sentir resignação e fúria em diferentes ocasiões. A Madeira equilibrada, entretanto, em geral se manifesta com a capacidade de expressar frustração, reafirmar as próprias necessidades, considerar planos alternativos, alcançar objetivos mais elevados e não se mover muito fortemente em direção à raiva ou à apatia. Se uma das duas direções se estabelecer como padrão em longo prazo, é uma condição patológica. Os dois extremos foram bem sintetizados por Confúcio.

> Se você se associar àqueles que não são centrados em suas ações, você se tornará muito desinibido ou muito inibido. Aqueles que são muito desinibidos são muito agressivos, ao passo que aqueles que são muito inibidos são muito passivos.
>
> (Clearly, 1998, Os Analectos 13.21)

Os dois extremos propiciam evidências de que o FC da pessoa é Madeira (Tabela 8.2).

Tabela 8.2 Exemplos da variedade de emoções associadas ao elemento Madeira.

Raiva	Frustração, depressão, ressentimento, irritação, amargura, ódio, cólera, ira, fúria, insulto, mau humor, indignação
Falta de raiva	Falta de assertividade, timidez, docilidade, hesitação, depressão

Ressonâncias de confirmação da Madeira

Essas ressonâncias são consideravelmente menos importantes do que as ressonâncias principais antes fornecidas. Elas podem ser usadas com frequência para indicar que o elemento Madeira da pessoa encontra-se desequilibrado, mas não apontam necessariamente para o FC da pessoa (Tabela 8.3).

Tabela 8.3 Ressonâncias de confirmação da Madeira.

Estação	Primavera
Poder	Nascimento
Clima	Vento
Órgão do sentido/Orifício	Olho
Tecidos e partes do corpo	Ligamentos e tendões
O que gera	Unhas
Paladar	Azedo

A estação da Madeira é a primavera

Ideograma de primavera

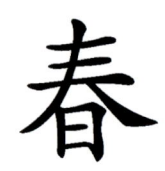

O ideograma de primavera é *chun* (Weiger, 1965, lições 79A, 47P e lição 143A – sol). Esse ideograma representa a germinação das plantas pelo efeito do sol.

Primavera

Depois da hibernação no inverno, o calor *yang* da primavera estimula o crescimento e o desenvolvimento das plantas. A seiva da árvore flui para cima (exatamente como a raiva faz o *qi* "subir"; *Su Wen*, Capítulo 39) e as folhas verdes começam a brotar. Começa, assim, outro ano de crescimento. Muitos FC Madeira são bastante conscientes do *qi* da primavera. Eles ressoam com esse *qi* e normalmente se beneficiam do aumento do *qi* da Madeira na natureza.

Claude Larre, ao falar sobre o ideograma para primavera, disse:

> Então, a primavera é uma época em que a vida está brotando... Essa é a maneira, nos ideogramas chineses, de representar a condição do universo, quando a vida está pronta para se revelar, lançar-se e florescer. Há tensão nesse movimento como em um arco retesado.
>
> (Larre e Rochat de la Vallée, 1999, p. 12)

Elisabeth Rochat de la Vallée continua:

> O Fígado é uma manifestação de força e do grande e visível impulso da vida, e, no mundo natural ou no universo, esse é o poder da primavera e da vegetação na primavera quando flores e ervas simplesmente brotam da terra.
>
> (Larre e Rochat de la Vallée, 1999, p. 14)

O elemento Madeira cria o poder que se manifesta no *qi* da primavera. É o mesmo *qi* que impulsiona as mudas no movimento ascendente. É o *qi* que nos dá uma visão do nosso potencial, para iniciarmos o crescimento e as mudanças e a determinação para alcançar esse desenvolvimento.

O terapeuta que permanece em contato com a natureza na época da primavera e sente o *qi* característico dessa estação experimenta diretamente o elemento Madeira. Se o terapeuta puder compreender como essa expressão do *qi* se manifesta em um paciente, então o diagnóstico do elemento pode ser feito.

O poder da Madeira é o nascimento

Ideograma de nascimento

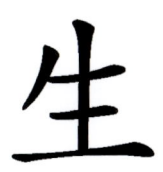

O ideograma de nascimento é *sheng* (Weiger, 1965, lição 79F). Corresponde à estação da primavera no sentido de que as plantas "nascem" na primavera. As mudas emergem do solo e começam seu processo de transformação de bolota (fruto do carvalho) em árvore. A noção de nascimento ressoa com a primavera, com o crescimento e com o desenvolvimento. Por exemplo, quando consideramos as qualidades de pessoas FC Madeira, podemos perceber que elas provavelmente não são criativas ou, ao contrário, são bastante inovadoras e criativas. É necessário o *qi* com capacidade de movimento ascendente para dar origem a novos projetos, ideias e eventos. Alguns FC Madeira têm essa característica em abundância. Pode ser uma condição patológica, mas com certeza essa característica torna relativamente fácil para esses indivíduos serem criativos e iniciarem mudanças. Em outros, o *qi* com capacidade de ascensão estagnou ou perdeu a força para iniciar mudanças e inovação.

O clima da Madeira é o vento

Ideograma de vento

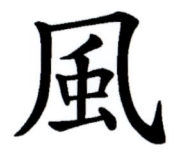

O ideograma de vento é *feng* (Weiger, 1965, lição 21B). Uma parte desse ideograma representa uma respiração. Dentro há um inseto. Os insetos têm um poder oculto para provocar dano, assim como o vento.

Vento

O vento tem natureza *yang* e é dinâmico. Ele "induz um alcance excessivo na ascensão e nos movimentos circulares, que são os do Fígado" (Larre e Rochat de la Vallée, 1999, p. 101). Portanto, não é de se surpreender que os FC Madeira geralmente considerem desconfortável um vento forte. Muitas pessoas se tornam irritadas quando expostas ao vento e, para algumas, o vento provoca sintomas como tensão dos músculos do pescoço e dores de cabeça. Muitos FC Madeira são afetados por ventos fortes, mesmo quando estão em local fechado e aparentemente protegidos. Há algo em ver o balanço das copas das árvores e sentir o distúrbio no *qi* que, em geral, provoca malestar e inquietação nas pessoas. Por outro lado, alguns FC Madeira têm um prazer especial pelo vento. Eles consideram o vento "estimulante" e sentem alegria quando está ventando.

Estudo de caso

Um paciente com FC Madeira evoluía bem, quando relatou que 3 dias antes havia sentido como se estivesse totalmente bloqueado. Disse que não vislumbrava mais nenhum futuro e ficava sentado à toa, sem saber o que fazer. O elemento Madeira ressoa com olhos, visão, planejar e ter um futuro. O terapeuta quis saber a razão pela qual essa capacidade em acreditar e em criar um futuro havia desaparecido. A investigação revelou que o paciente havia acordado nesse estado na noite anterior. Na ocasião, houve uma grande tempestade com ventos intensos. O paciente acordou assustado e, depois, quase não conseguiu dormir. Após o terapeuta ter realizado o tratamento em seu fígado, o paciente voltou ao normal.

Órgão do sentido/orifício da Madeira

O órgão do sentido do elemento Madeira é a visão, os orifícios são os olhos e a secreção é a lágrima.

Ideograma de olhos

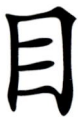

O ideograma de olhos é *mu* (Weiger, 1965, lições 158A e 26L). Esse ideograma mostra os olhos humanos com a órbita ocular, duas pálpebras e a pupila.

Olhos e visão

Os problemas dos olhos costumam ser atribuídos ao Fígado e os FC Madeira às vezes apresentam diminuição da visão. A visão diminuída pode ser mental, por exemplo, no caso do paciente descrito anteriormente, que ficou incapaz de ver a direção que tomaria na vida. A visão diminuída também pode ser física, por exemplo, miopia, imagens flutuantes no campo visual, dificuldade de visão noturna ou visão que diminui à medida que o dia acaba.

Os profissionais da Acupuntura Constitucional dos Cinco Elementos costumam observar uma carência mental de visão em seus pacientes de FC Madeira. O trabalho de um general (o fígado é descrito como um general) é planejar e olhar em frente, para ver as várias opções disponíveis e escolher entre elas. Isso pode se manifestar na vida de um FC Madeira de várias maneiras. Por exemplo, alguns FC Madeira podem falhar em enxergar oportunidades, não perceberem a pessoa diante deles ou não terem nenhuma visão sobre para onde estão indo na vida. No outro extremo, alguns FC Madeira têm visão bastante nítida e quase se aproximam de ser visionários em algumas áreas de suas vidas, mas também podem carecer de visão ou de habilidade de ver à frente em outras áreas.

O julgamento de que uma pessoa não consegue ver dessa maneira na maior parte das vezes é resultado de muitas observações feitas pelo terapeuta. Culturalmente, relutamos em fazer julgamentos sobre patologia no contexto do desempenho mental de uma pessoa, mas é difícil exercer bem esse estilo de acupuntura sem a aceitação de fazer isso.

Lágrimas

A secreção da Madeira é a lágrima. O choro pode resultar de diferentes emoções, por exemplo, mágoa, tristeza ou até alegria. Entretanto, as lágrimas também podem ser o extravasamento de uma frustração contida. Quando um paciente tem acessos frequentes de choro, o terapeuta deve considerar se a razão disso é uma raiva não expressa.

Tecido e partes do corpo da Madeira – ligamentos e tendões

Ideograma de ligamentos e tendões

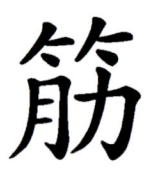

O ideograma de ligamentos e tendões é *jin* (Weiger, 1965, lições 77B, 65A e 53A). Três radicais formam esse ideograma. Juntos, podem ser traduzidos como partes elásticas do corpo que fornecem força à pessoa.

Ligamentos e tendões

O Sangue nutre os ligamentos e os tendões, e quando eles estão funcionando bem, os pacientes têm elegância de movimentos e desempenho físico ágil. Está escrito no *Su Wen*:

> Quando o Sangue nutre o Fígado, a pessoa pode ver. Quando o Sangue nutre os pés, a pessoa pode andar. Quando o Sangue nutre as mãos, a pessoa pode segurar. Quando o Sangue nutre os dedos das mãos, a pessoa pode carregar coisas.
>
> (Ni, 1995, p. 43)

Se o elemento Madeira está desequilibrado, os ligamentos tendem a ficar muito rígidos ou muito flácidos e, em consequência, se tornam menos funcionais. Os movimentos ficam menos precisos e as articulações podem se tornar doloridas e menos estáveis. Muitas mulheres sofrem de problemas de coordenação e se tornam desajeitadas quando o elemento Madeira está desequilibrado antes da menstruação.

O Fígado "armazena o Sangue". Se o Fígado está funcionando bem, significa que, quando o corpo precisa se mover, o Fígado poderá liberar Sangue para mover e nutrir os ligamentos, os tendões e as articulações. Nas partes em que os ligamentos e tendões estão retesados e o Sangue chega com lentidão, o movimento do corpo fica mais difícil. Essa falta de fluxo pode muitas vezes ser observada pelo modo como a pessoa se movimenta.

A disfunção dos ligamentos e dos tendões não é um bom indicador do FC de alguém, embora possa sugerir que o elemento Madeira está desequilibrado. É visível, entretanto, que os tendões dos pés de muitos FC Madeira são bastante proeminentes e rígidos. O retesamento na musculatura do pescoço e da parte superior do dorso também é comum.

Madeira gera unhas

Considera-se que as unhas são geradas a partir dos tendões. Unhas sulcadas, secas, moles ou quebradiças sugerem que o elemento Madeira está desequilibrado. O estado das unhas depende da capacidade do Fígado em armazenar o Sangue e da capacidade do Sangue em nutrir e umedecer. Não são todos os FC Madeira que têm unhas de má qualidade, mas se uma pessoa tiver, ela provavelmente tem um Fígado desequilibrado, mesmo que não seja um FC Madeira.

O sabor da Madeira é azedo

Ideograma de azedo

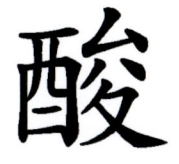

O ideograma de azedo é *suan* (Weiger, 1965, lições 41G (*yu*) e 29E (*tsun*)). Representa uma garrafa para manter o líquido fermentado.

Azedo

Na fitoterapia chinesa, o gosto azedo tem ação adstringente. Limões, maçãs verdes, groselha e vinagre têm sabor azedo.

Um forte desejo ou aversão a alimentos azedos indica desequilíbrio do elemento Madeira, mas não indica necessariamente que o paciente seja um FC Madeira.

Estudo de caso

Um paciente polonês com FC Madeira disse, certa vez, durante a consulta, que gostava muito de sopa de beterraba. Não era nenhuma surpresa. Depois, ao ser perguntado se gostava de vinagre, sorriu e disse: "Lógico, eu coloco uma xícara cheia de vinagre na minha sopa de beterraba".

Resumo

- Ao longo do ciclo *sheng*, Madeira é mãe do Fogo, e Água é mãe da Madeira. No ciclo *ke*, Madeira controla Terra, e Metal controla Madeira
- O diagnóstico de um FC Madeira é feito basicamente pela observação da cor facial verde, pelo tom de voz gritado ou pela falta de grito, pelo odor rançoso e pelo desequilíbrio da emoção da raiva
- Os FC Madeira tendem a ter sentimentos de frustração com facilidade
- As expressões emocionais comuns que surgem de um elemento Madeira desequilibrado são fúria e assertividade excessiva, como também sentimentos de resignação e apatia
- Outras ressonâncias incluem a estação da primavera, o vento, o poder do nascimento, os olhos, os tendões e os ligamentos e o sabor azedo.

Madeira – Órgãos

9

Introdução

Os dois Órgãos que ressoam com a Madeira são o Fígado, o Órgão *yin* e a Vesícula Biliar, Órgão *yang*. Embora suas funções sejam diferentes, os dois Órgãos estão muito próximos e têm algumas funções em comum (Tabela 9.1).

Fígado – Planejador

Ideograma de Fígado

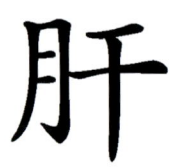

O ideograma para Fígado é *gan*. Tem o radical de carne à esquerda e um pilão à direita. O radical de carne significa que o ideograma geral refere-se a um órgão ou parte do corpo. O pilão indica o poder de um instrumento rombudo para triturar e fazer alterações naquilo que está dentro da cuia. O ideograma também é interpretado como o caule de uma planta e o poder manifestado da planta em se impulsionar para cima (Weiger, 1965, lições 65A e 102A). Vale lembrar do poder da bolota (fruto do carvalho) em crescer e se desenvolver em um carvalho.

Su Wen, Capítulo 8

O Capítulo 8 do *Su Wen* diz:

> O Fígado tem o cargo de general das forças armadas. A avaliação das circunstâncias e a concepção dos planos se originam dele.
>
> (Larre e Rochat de la Vallée, 1992b, p. 53)

Como comandante das forças armadas, o general deve:

- Estar ciente dos objetivos finais, em conjunto com as consequências pertinentes de qualquer situação
- Ser forte e capaz de ser contundente quando necessário, assim como a planta que brota sendo obstruída por uma rocha ou em qualquer momento quando novos eventos começam (nascimento)
- Ser capaz de planejar e conceber estratégias e então criar alternativas no caso de dificuldades ou de uma emergência.

Um general tem consciência dos objetivos finais

A consciência dos objetivos finais é uma parte importante do processo de planejamento. Todos os planos têm resultados pretendidos, mas idealmente esses resultados têm objetivos mais elevados. Por exemplo, as crianças gostam de brincar e se divertir. Essas brincadeiras desenvolvem habilidades motoras e sociais. Esse desenvolvimento possibilita o crescimento delas e as torna adultos produtivos, e assim por diante.

Tabela 9.1 Órgãos/Oficiais do elemento Madeira

Órgão/Oficial	Nome coloquial	Descrição do Capítulo 8 do *Su Wen*
Fígado	Planejador	O Fígado tem o cargo de general das forças armadas. A avaliação das circunstâncias e a concepção de planos se originam dele
Vesícula Biliar	Decisor, aquele que decide	A Vesícula Biliar é responsável pelo que é justo e exato. A determinação e a decisão se originam dela

É essencial que as pessoas tenham esses objetivos mais elevados. Um objetivo que não consegue ser negociado torna-se um fardo e qualquer frustração a respeito disso é um beco sem saída. Na vida diária, as pessoas não consideram seus objetivos mais elevados com muita frequência, mas o Fígado mantém um sentido desses objetivos mais elevados.

Um general tem força e firmeza, quando necessário

É fácil fazer uma conexão entre força e um general. O arquétipo de um comandante militar não é o de um indivíduo frágil e sem capacidade de liderança. Essa força é a mesma que o broto da árvore tem quando é impedido por uma pedra ou por outra árvore que compete pelo mesmo espaço. O broto tenta abrir caminho ou, se isso for impossível, encontra um caminho ao redor da obstrução. Nas pessoas, essa energia está voltada e associada à obtenção de objetivos importantes.

Um general é capaz de planejar e estabelecer estratégias

As pessoas são propensas a pensar no planejamento como um processo mental e consciente, mas ele também existe no nível inconsciente. Por exemplo, quando o sangue menstrual é armazenado no corpo e finalmente, no momento certo, começa a fluir e ser expelido, é o resultado final de um plano bastante organizado. O planejamento que ocorre na mente é uma noção mais

típica de planejamento. Isso pode incluir, por exemplo, pensar a respeito do que fazer e como fazer, e talvez também em escrever ou, no caso de um arquiteto, desenvolver projetos.

O planejamento ocorre o tempo todo e em todos os níveis do corpo, da mente e do espírito. Na verdade, é mais fácil perceber a função de planejamento do Fígado quando ela falha. Por exemplo, quando o ciclo menstrual começa a ficar irregular, quando a mente fica desorganizada e incapaz de considerar o que precisa ser feito ou quando o paciente acorda às 2 h da manhã e faz planos que não dão em nada durante o dia.

O Fígado, portanto, permite-nos superar os desafios da vida com vigor e flexibilidade.

Espírito do Fígado – *Hun*

Todos os Órgãos *yin* armazenam um "espírito". O Fígado aloja o *hun* que normalmente é traduzido como "Alma Etérea".

Ideograma de *hun*

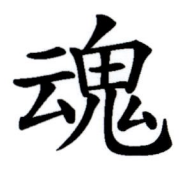

O ideograma de *hun* tem duas partes (Weiger, 1965, lições 93A e 40C). Uma delas denota nuvens e a outra mostra um espírito ou fantasma. O ideograma indica a natureza não substancial do *hun* e sua capacidade de se separar do corpo. O ideograma de espírito ou fantasma é ainda fragmentado em um movimento de rodamoinho e uma cabeça sem corpo (Maciocia, 2008, pp. 248-64, fornece um excelente relato do espírito do Fígado e dos Pulmões).

A "Alma Etérea" é algo próximo ao que as pessoas no Ocidente chamam de alma. Consideram que entra no corpo logo depois do nascimento e que sobrevive à morte, deixando o corpo para retornar onde quer que haja uma congregação de *qi* sutil ou de seres.

Funções do *hun*

As funções do *hun* se sobrepõem às do Fígado. Como espírito, entretanto, trata-se de um nível mais refinado. Assim como o *qi* é mais refinado e sutil do que o *jing*, o *shen* é mais refinado e sutil do que o *qi*. As funções mentais afetadas pelo *hun* são pensamento, sono, consciência e concentração mental, por um lado, e raciocínio e capacidade de estratégia com discernimento e sabedoria, por outro.

Raciocínio, sono e consciência

Diz-se que o *hun* está enraizado no Sangue do Fígado. Quando o Sangue do Fígado não está saudável, as pessoas podem apresentar uma sensação de flutuação ao tentar dormir. Também podem apresentar sonambulismo, ter experiências fora do corpo, experiências involuntárias de "viagens astrais" e sonhar tanto que fica difícil distinguir entre os sonhos e a realidade. O *hun* é facilmente perturbado pelo álcool e por drogas. Quando o Fígado se encontra relativamente equilibrado, o *hun* permanece enraizado e as pessoas conseguem distinguir a realidade dos sonhos. Quando o Fígado está desequilibrado, os sintomas que surgem podem variar entre uma leve distração e a completa distorção das percepções.

Estudo de caso

Um FC Madeira de 32 anos de idade mencionou que acordava à noite e via outras pessoas sentadas em seu quarto. Nas primeiras vezes, ficou confuso, mas acabou conhecendo-as e tendo longas conversas com elas. Disse que sabia mais ou menos que não eram pessoas "reais", mas, em sua presença, elas respondiam como se fossem visitas. Por exemplo, elas tinham os próprios pontos de vista, expressavam-se e argumentavam. Com o tempo, simplesmente aceitou o fato de que poderia acordar e se deparar com elas. O Sangue do Fígado do paciente estava deficiente, permitindo que o *hun* se separasse do corpo.

Raciocínio, capacidade de planejar estratégias com discernimento e sabedoria

Essa função coincide com o que foi dito antes sobre o Oficial Fígado e o planejamento. O "general" não só funciona no nível diário desenvolvendo planos e arquitetando meios de

realizá-los, mas também no nível mais espiritual ou psíquico. "Discernimento" sugere que o raciocínio das pessoas é rápido e os passos dos processos de raciocínio são promulgados rapidamente. "Sabedoria" sugere que a experiência das pessoas as ajuda a compreender e a ter a capacidade de acessar e dar sentido aos padrões dos eventos que ocorrem em suas vidas. Como um técnico que estudou seus jogadores, os times rivais e a ampla variedade de padrões que o futebol apresenta, o *hun* pode responder de maneira efetiva às questões essenciais da vida.

Essas questões apresentam vários graus de importância e surgem com frequência também variada. Podem ser questões relacionadas a com quem a pessoa deve ter amizade, se deve escolher um companheiro e qual companheiro escolher, se deve seguir um professor, quais assuntos deve estudar, se deve aceitar um emprego, onde morar, e assim por diante. As pessoas com o *hun* bem enraizado são capazes de tomar boas decisões e fazer bons planos, utilizando discernimento e sabedoria. Elas também podem avaliar com precisão o que o mundo pode lhes propiciar. Mais importante ainda, elas combinam as escolhas que fazem com suas necessidades de longo prazo e suas aptidões. Os desafios servem para encontrar caminhos que sejam apropriados para si mesmas e que lhes permitam alcançar o potencial que têm. Se as pessoas falham em formular esses planos, as consequências prováveis são a frustração e o desapontamento.

Em um livro editado por Thomas Cleary, intitulado *A Course in Resorceful Thinking*, há muitas citações dos clássicos chineses comentadas pelo editor. Uma dessas citações diz: "As ações impulsivas que resultam no fracasso são imperfeitas". O comentário nos lembra da função do *hun*.

> Os esforços bem-sucedidos resultam do planejamento estratégico, do planejamento adequado e do tempo apropriado. Uma flecha lançada antes de o arco estar retesado por completo provavelmente não vai atingir o alvo; uma flecha lançada sem que o alvo esteja bem estabelecido certamente voará para bem longe da marca. Quando as coisas não vão bem, é fácil culpar outras pessoas ou as condições externas; mas, quando o fracasso é

decorrente da impulsividade da própria pessoa, a responsabilidade pertence somente a ela.

(Cleary, 1996, p. 86)

Podemos avaliar o *hun* do paciente com uma pergunta simples: "A que grau a pessoa está crescendo e se desenvolvendo em direção ao seu propósito mais elevado ou destino?". Esta costuma ser uma pergunta difícil de ser respondida, porém ela traz muitos aspectos ou níveis do Fígado. Como diz a velha piada "A vida vale a pena? Tudo depende do Fígado".[1]

Vesícula Biliar – Responsável pela tomada de decisões

Ideograma de Vesícula Biliar

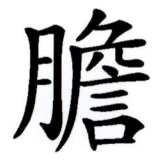

O ideograma de Vesícula Biliar é *dan* (Weiger, 1965, lições 1, 143B e 65A).

Su Wen, Capítulo 8

O Oficial da Vesícula Biliar foi descrito de várias maneiras.

A Vesícula Biliar é responsável por aquilo que é justo e exato. A determinação e a decisão se originam dela.

(Larre e Rochat de la Vallée, 1999, p. 8)

ou

Oficial do julgamento sensato e da tomada de decisões.

(Felt e Zmiewski, 1993, p. 19)

As capacidades essenciais da Vesícula Biliar são discernimento, julgamento e capacidade de tomar decisões. Assim como o Fígado, essas funções estão presentes no corpo, na mente e no espírito, e elas precisam ser compreendidas em todos os níveis do funcionamento humano.

Existem escolhas em tudo o que fazemos, e é por meio desse Oficial que somos capazes de escolher... Alguém precisa decidir quando ativar o processo de coagulação do sangue, liberar hormônios e secretar bile... Todo movimento físico do nosso corpo é uma coleção de decisões tomadas em frações de segundos que nos mantêm em equilíbrio e com nossos braços, pernas e peso corporal no local correto.

(Worsley, 1998, pp. 10-1)

O responsável pelas decisões age em nome de outros Órgãos. No Capítulo 9 do *Su Wen* (Ni, 1995) está escrito que os outros Oficiais dirigem-se até a Vesícula Biliar para que ela possa tomar decisões. Os chineses se concentram em como as coisas interagem entre si, mas essa afirmação é notável. Os outros Oficiais não conseguem decidir. Portanto, a escolha espontânea de desviar para um ou outro lado quando encontramos alguém em um corredor estreito, a decisão de atravessar uma rua cheia sem que o sinal esteja verde, a decisão do momento de sair de uma festa ou quando escrever uma carta de resignação estão todas dentro do domínio da Vesícula Biliar.

Estudo de caso

Durante todo o interrogatório, um paciente descreveu uma série de acidentes para os quais ele dava a exata localização, a hora do dia e a data. Depois de seis relatos, o terapeuta ponderou se esses "acidentes" não seriam mais uma evidência da falta de discernimento e da incapacidade de tomar decisões. Existe uma linha divisória entre falta de sorte e julgamento equivocado. O paciente era professor e sua queixa – dor decorrente de uma trombose venosa profunda – tinha ocorrido sob condições de raiva extrema e de vento externo. Ele lecionava História e estava planejando sua aula com grandes detalhes quando, na última hora, precisou lecionar de acordo com um plano diferente. Ele era um FC Madeira.

Muitas das funções dos pontos da Vesícula Biliar referem-se à regulação. Quando as pessoas estão reguladas, tendem a ter ações que

---

[1] Um bom exemplo de trocadilho que funciona em dois idiomas. Em francês, a resposta é: "*Question de foie*" ("Depende do fígado") ou "*Question de foi*" ("É uma questão de fé").

as impedem de ir a extremos. A Vesícula Biliar regula de modo semelhante aos ajustes que o capitão de um grande navio faz antecipadamente durante seu curso. Os pontos da Vesícula Biliar também exercem um efeito semelhante e frequentemente capacitam as pessoas a alcançar um caminho intermediário mais direto, o qual as conduz a um equilíbrio saudável. Por exemplo, o nome de um ponto da Vesícula Biliar, "Sol e Lua", sugere os dois extremos e a possibilidade de equilíbrio (Capítulo 43).

Uma doença comum da Vesícula Biliar é a extrema timidez, uma definitiva falta de autoasserção e uma falta de equilíbrio, regulação e boa capacidade de tomar decisões. Como escrito no Capítulo 8 do *Su Wen*, a "determinação" se origina da Vesícula Biliar, e a ausência dessa convicção ou firmeza equivale à "falta de raiva," que é uma indicação crucial para alguns FC Madeira. Na China, a expressão *ta ganzi da* (que significa "ele tem uma grande Vesícula Biliar") é utilizada para descrever alguém que é corajoso ou bem-sucedido.

Período do dia para os Órgãos

Cada um dos Órgãos, segundo a medicina chinesa, tem um período do dia em que se encontra em sua capacidade máxima. O período do dia para a Vesícula Biliar é das 23 h à 1 h, e o do Fígado é entre 1 e 3 h. É muito comum pessoas cujo Fígado e/ou Vesícula Biliar estejam sob tensão acordarem nas primeiras horas da manhã. Essas pessoas na maior parte das vezes contam que, nesse período, ficam muito despertas e suas mentes, muito ativas. Essa situação em geral fica exacerbada se a pessoa teve uma refeição pesada tarde da noite ou se bebeu álcool, uma vez que as duas atividades sobrecarregam o fígado. As pessoas que ingerem drogas recreativas costumam ficar acordadas até o período de pico do Fígado ter passado. Se as pessoas sofrem de insônia nesse período da noite, elas geralmente voltam a dormir e muito mais rápido se fizerem algo, como "contar carneirinhos" ou observar a respiração. Isso faz suas mentes pararem de planejar e de organizar, uma atividade que estimula ainda mais a atividade do Fígado.

No outro extremo do dia, ou seja, no início da tarde, o Fígado encontra-se no período de menor atividade. Algumas pessoas se sentem especialmente cansadas nesse período caso seu Fígado esteja fraco. Muitos sentem uma depressão do espírito, que se exacerba caso a pessoa tenha comido muito no almoço, em especial se ingeriu alimentos pesados ou gordurosos. A diferença da reação das pessoas ao consumo de álcool na hora do almoço em comparação com a noite é muito acentuada. Beber álcool quando o Fígado se encontra em seu ponto mais fraco em geral afeta a pessoa muito mais do que se tivesse bebido mais tarde.

Como o Fígado e a Vesícula Biliar se relacionam

O Fígado planeja e a Vesícula Biliar decide. Dizem:

> O Fígado analisa ou avalia as circunstâncias e decide o plano de ação. A Vesícula Biliar, sendo um aspecto *yang* do Fígado, terá a firmeza para tomar uma decisão clara e forçar, por meio da situação, para que a decisão possa ser realizada, espalhando as ordens do general por toda a parte.
>
> (Larre e Rochat de la Vallée, 1992b, pp. 71-2)

Essas funções são semelhantes, porém diferentes. O general tem visão e é capaz de fazer planos adequados, mas os planos sem o desempenho são inúteis. Os planos podem incluir os "e se...". Na guerra, por exemplo, um general pode ter muitas estratégias. Ele pode pensar a respeito dos planos do general inimigo. Ele considerará a diferença entre enviar suas tropas por um desfiladeiro e esperar nas laterais dos morros. No momento da batalha, o general deve decidir as táticas reais a serem usadas. Os planos que realizou anteriormente são a base do que faz, mas seus julgamentos são feitos no aqui e agora. Outras decisões, como quantos soldados ele deve enviar, o efeito do tempo e a quantidade de alimentos que deve carregar também são cruciais. Portanto, há uma forte conexão entre esses dois Oficiais.

Na prática, o trabalho com FC Madeira refina a percepção do terapeuta dos Cinco Elementos sobre como os planos e as decisões interagem. Pelo fato de os Órgãos serem acoplados e, em geral, tratados juntos, é raro o terapeuta ter uma demonstração clara da função de um dos Oficiais de maneira isolada.

Resumo

- O Capítulo 8 do *Su Wen* diz o seguinte: "O Fígado tem o cargo de general das forças armadas. A avaliação das circunstâncias e a concepção dos planos se originam dele"

- O *hun*, o espírito do Fígado, é responsável pelos seguintes aspectos:
  - Pensamento
  - Sono
  - Consciência
  - Planejamento com discernimento e sabedoria
- O Capítulo 8 do *Su Wen* descreve a Vesícula Biliar como "responsável por aquilo que é justo e exato. A determinação e a decisão se originam dela"
- O período do dia associado à Vesícula Biliar é das 23 à 1 h, e o período para o Fígado é de 1 às 3 h.

Padrões de Comportamento dos Fatores Constitucionais Madeira

10

Introdução

Este capítulo tenta responder à pergunta: "O que é um comportamento de um Fator Constitucional (FC) Madeira?" ou "Como eu reconheço um FC Madeira?". Para isso, apresenta algumas das características mais importantes de comportamento que são típicas dos FC Madeira. O comportamento pode ser um indicador do diagnóstico de um paciente, mas, no final, só pode ser usado para confirmar o FC. Deve sempre ser utilizado em conjunto com a cor, o som, a emoção e o odor, que são os quatro métodos básicos do diagnóstico, de modo que, depois que o FC é confirmado, os padrões de comportamento podem confirmar o diagnóstico do terapeuta.

A origem dos comportamentos foi descrita anteriormente no Capítulo 7. O desequilíbrio do elemento do FC cria instabilidade ou perturbação da emoção associada. Portanto, experiências emocionais específicas são mais prováveis de ocorrerem a um FC, e não a outro. Os traços comportamentais descritos neste capítulo geralmente são as respostas a essas experiências negativas. No caso da Madeira, a pessoa tem sentimentos de frustração e responde a isso.

Padrões de Comportamento de um Fator Constitucional Madeira

Elemento equilibrado

O elemento Madeira saudável capacita as pessoas a ter visão clara de seu próprio e único caminho na vida, bem como confere a paciência para esperar esse caminho se desdobrar. Esse é um processo natural que permite às pessoas perceberem seu potencial. Todo crescimento tem períodos de atividade seguidos por períodos de repouso. As pessoas com o elemento Madeira saudável sabem julgar o momento em que devem esperar e o momento certo para as mudanças acontecerem. Elas sabem que não há necessidade de forçar uma mudança ou tentar impacientemente acelerar as coisas.

Para crescer e se desenvolver, uma pessoa faz planos e toma decisões, tanto no nível consciente quanto no inconsciente. O elemento Madeira permite que as pessoas considerem suas várias opções e "reflitam" sobre as consequências que podem advir dos planos postos em ação.

Elas, então, fazem a sintonia fina do plano para que ele se ajuste às suas próprias necessidades e às necessidades das outras pessoas que estão envolvidas. Alguns planos, em especial planos de curto prazo, podem ser decididos em segundos. Os planos de longo prazo levam mais tempo.

No caso de um plano não dar certo, a pessoa que tem o elemento Madeira saudável consegue refletir a respeito do que deu errado e, se necessário, iniciar um plano alternativo. A forma como as pessoas fazem valer seus direitos e fazem planos e decisões é "moldada" bem no começo da vida.

Eventos formativos para um Fator Constitucional Madeira

Da mesma maneira que os primeiros brotos germinam da bolota, os bebês começam a mudar e a se desenvolver logo que nascem. Eles tentam alcançar as coisas e exploram. Reconhecem a mãe e o pai e pegam seus objetos favoritos. As crianças pequenas são famosas por dizerem o que querem, mas inevitavelmente não podem ter tudo. As famílias lidam com isso estabelecendo regras e estruturas, que incluem quem é o dono dos brinquedos, onde se sentar, quem recebe ajuda primeiro, quando ir dormir, como os irmãos são tratados e quase tudo que é importante para uma criança. Alguns comportamentos são premiados e outros são punidos. Pode haver brigas e negociações em relação às regras, mas ninguém duvida que todos nós agimos dentro de contextos nos quais existem regras.

Quando os pais impõem essas regras, garantem que as crianças aprendam até onde vão seus limites. Como consequência, as crianças descobrem como reivindicar e avançar para obter o que querem, como e quando concordar com uma situação quando isso não é possível. Os FC Madeira geralmente têm dificuldade em lidar com as frustrações que ocorrem quando são obstruídos ao tentarem alcançar seus objetivos. Isso afeta seu crescimento e desenvolvimento como seres humanos. Por outro lado, em um mundo com poucas regras e limites, eles podem ter dificuldade em aprender como serem eficazes e como realizar seus planos para que deem frutos.

Embora seja provável que as pessoas nasçam com o próprio FC, muitas dessas experiências, em especial as experiências emocionais vividas na infância, tendem a reforçar o desequilíbrio. Os FC Madeira têm menos capacidade que os outros de fazer planos saudáveis e tomar decisões. Eles também podem ser incapazes de reconhecer seus objetivos internos. Como resultado, muitos FC Madeira sentem que suas tentativas de chegar onde querem são frustradas.

As pessoas com outros FC costumam ter menos dificuldades de lidar com essas questões. Seus Fígados e Vesículas Biliares relativamente saudáveis permitem que façam bons planos e tomem decisões com mais facilidade. Isso permite que se ajustem melhor às frustrações da vida. A raiva dessas pessoas é menos disfuncional e vivenciam um menor conflito quando encontram obstáculos.

Principais questões de um Fator Constitucional Madeira

Para o FC Madeira, certas necessidades permanecem não preenchidas. Essa situação cria temas em torno das seguintes áreas:

- limites
- poder
- ser correto
- crescimento pessoal
- desenvolvimento.

O grau em que uma pessoa é afetada nessas áreas varia de acordo com sua saúde física, mental e espiritual. Pessoas com FC Madeira relativamente saudáveis são menos afetadas por esses aspectos da vida, ao passo que a personalidade daquelas que têm maiores problemas é influenciada de maneira mais intensa. Em razão dessas questões, elas podem, conscientemente ou não, fazer a si mesmas várias perguntas, como:

- Por que não posso ter o que quero?
- Por que não tenho o poder?

- Por que consigo organizar algumas coisas e não outras?
- Por que fui obstruído ou interrompido dessa maneira?
- O que realmente quero?

Respostas às questões

Até agora descrevemos como uma fraqueza no elemento Madeira pode levar a uma menor capacidade de ser assertivo e de produzir de forma apropriada. Isso atrasa o crescimento e o desenvolvimento. As questões que surgem subsequentemente levam a um espectro de maneiras típicas de responder ao mundo. Essas questões afetam todos os FC Madeira, mas não são exclusivas deles. Se outros FC apresentam padrões de comportamento semelhantes, pode ser uma indicação que há um diferente conjunto de questões por trás deles ou que o elemento Madeira da pessoa está desequilibrado, mas não é o FC necessariamente. A percepção dessas respostas é, portanto, útil, porém não substitui a cor, o som, a emoção e o odor como principais formas de diagnosticar o Fator Constitucional.

Os padrões comportamentais de um FC Madeira fazem parte de um espectro e podem variar entre vários extremos:

1. Assertivo e direto ——— Passivo e indireto
2. Busca por justiça ——— Apático
3. Rígido ——— Excessivamente flexível
4. Excessivamente organizado ——— Desorganizado
5. Frustrado e rebelde ——— Excessivamente obediente e condescendente

Assertivo e direto – passivo e indireto

Quando o elemento Madeira se encontra desequilibrado, a capacidade de uma pessoa em crescer e se desenvolver é afetada. Os FC Madeira podem estar continuamente fazendo valer seus direitos e causando mudanças ou, no outro extremo, podem ser extremamente passivos, não conseguindo criar mudanças. Às vezes, um FC Madeira pode ser bastante assertivo, mas fundamentalmente ineficaz por causa de uma incapacidade de manter um propósito firme e objetivo.

Todas as pessoas são levadas a iniciar mudanças algumas vezes, mas esse impulso em geral é equilibrado pelo contentamento com o *status quo* (estado atual das coisas). Esse equilíbrio indica um elemento Madeira saudável.

Comportamento contundente

Os FC Madeira geralmente têm consciência de que são pessoas muito contundentes. O modo como usam esse poder depende do papel que executam. Se tiverem um papel de liderança, tendem a se sentir confortáveis e costumam utilizar esse poder de maneira positiva e até benevolente. Por exemplo, uma mulher com FC Madeira que tinha habilidade para treinamento ajudava as pessoas sempre que podia. Ela disse: "Para quem me procura, eu visto a camisa e ajudo. Consigo lhes transmitir uma visão geral e mostrar-lhes como conseguir apoio. Eu sei que é possível, já que minha força facilita as mudanças, e pra mim é fácil transmitir essa habilidade aos outros".

De modo geral, é difícil para os FC Madeira permanecerem em uma situação na qual se sintam tolhidos. Nesse caso, uma das primeiras coisas que fazem é avaliar "quais são as regras, as estruturas e os limites?" e "quem manda ali?" Isso os faz saberem quem dita as regras, quem os julga e quem interfere em seu bem-estar. Essas informações são especialmente importantes quando os FC Madeira estão em situações nas quais não têm controle. Muitos acham mais fácil ser professor do que aluno, chefe do que funcionário. Os limites sutis definidos pelo terapeuta na situação do tratamento também podem ser contestados.

Às vezes, a convivência com FC Madeira fortes pode vir a ser uma constante luta, sobretudo se forem pessoas excessivamente contundentes. Podem ser tão assertivos e seguros que perdem a paciência com os outros porque, para eles, é difícil entender os que não são tão assertivos, organizados ou rápidos para reagir como eles são. Eles não toleram "gente burra".

Provocar mudanças

O espírito aventureiro é um aspecto positivo desse impulso. O progresso da raça humana ao longo de milênios foi impulsionado por essa energia expansiva, inovadora e assertiva. Em alguns FC Madeira, ela se expressa como discernimento e criatividade para iniciar mudanças em todos os tipos de situações estagnadas.

Muitos FC Madeira naturalmente fazem valer seus direitos para provocar mudanças e têm dificuldade de se conterem para não estar sempre tentando fazer algo novo acontecer. As práticas profissionais, os métodos aceitos para realizar determinadas tarefas, a observação de regras sociais, as convenções adotadas pela maioria das pessoas tornam-se, todos, "ameaçados" pelo impulso e pela asserção do FC Madeira. Esse impulso inquieto é, com certeza, em grande parte inconsciente. Assim que a pessoa é contrariada, podem surgir sentimentos dolorosos que introduzem essa questão na consciência.

Frustração por não haver mudança

As pessoas que têm essa tendência estão, entretanto, destinadas a lutar com sentimentos de frustração e exasperação. É comum não ser possível transformar uma situação da maneira como essas pessoas desejam. Uma situação pode estar inalterada porque ainda não é a hora de evoluir ou porque vai de encontro aos desejos de outras pessoas. Algumas situações, por exemplo, políticas ou institucionais, não estão dentro do âmbito de poder da pessoa para mudar. Tudo muda em algum momento, mas não necessariamente quando ou como uma pessoa quer. A não ser que a pessoa verdadeiramente aceite esse fato, seguem-se sentimentos de frustração ou de resignação. A insatisfação com as limitações da vida, de um modo geral, e com a vida da pessoa, em particular, pode se tornar crônica. Nessa situação, o FC Madeira pode começar a culpar e se queixar. Algumas vezes, esse comportamento fica arraigado e pode se tornar o componente principal da conversa da pessoa. O contentamento é fugaz.

Essa frustração crônica pode se revelar nos temas que os pacientes escolhem para conversar com os terapeutas. Eles podem falar sobre os fatos do mundo, trabalho, chefe, companheiro, filhos ou amigos. Expressam sua frustração com menos inibição se sentirem que detêm uma elevada posição moral sobre uma questão ou conflito. Isso permite que expressem sua frustração com menos inibição do que quando duvidam se a raiva que sentem é justificada ou apropriada.

Estudo de caso

Alguns FC Madeira podem ser vistos por outras pessoas como fortes e poderosos, porém eles se sentem inseguros e fracos. Eles têm uma falta de conexão com a própria força. Uma mulher com FC Madeira ficou surpresa quando soube que a impressão que dava aos outros era de uma pessoa irascível e dominadora. Ao lhe dizerem isso, replicou em voz clara e alta: "Mas você não entende. Eu não estou com raiva. Eu só quero mostrar meu ponto de vista com clareza".

Em alguns casos, a pessoa sofre a dor constante da amargura, do ressentimento, da depressão e da desesperança. Sem visão ou plano de como realizar as mudanças das situações, seu *hun* se torna anuviado e o *qi* do elemento Madeira não flui mais harmoniosamente.

Modo indireto, passividade, agressão passiva

Todo mundo já passou por situações nas quais ficou com raiva, mas teve o cuidado de não expressá-la. Muitos FC Madeira fazem isso continuamente. Eles podem ser cautelosos para não expressarem raiva, porém se sentem frustrados e irados internamente. Podem não ter consciência de que estão com raiva, apenas que se sentem deprimidos, culpados, contrariados ou com vontade de chorar. Ou então podem saber que estão com raiva, mas se expressam de modo encantador e agradável, escolhendo lidar com a situação de conflito de maneira indireta.

Modo indireto

Alguns FC Madeira que são indiretos não conseguem reivindicar o que querem, então, insinuam ou tramam. Esse comportamento não revela seus desejos verdadeiros. Esse padrão em geral começa no início da vida. Por exemplo, uma criança sente fome e dirige-se ao pote de biscoito. A mãe grita "não" e a criança volta atrás. A criança estava sendo direta, mas essa estratégia não funcionou. Pelo fato de o desejo ainda existir, a criança, então, decide roubar um biscoito. Ela aprende a ser indireta para obter o que quer.

O comportamento indireto pode ter muitas maneiras. Por exemplo, as pessoas podem parecer muito agradáveis externamente. Se ficarem com raiva, podem ser incapazes de expressar essa emoção. Consequentemente, continuam a ser amáveis na aparência, mas fazem comentários maldosos e falam por trás das pessoas. Ou então a pessoa pode decidir colocar o próprio ponto de vista por meio de outras pessoas. Ela pode sugerir que seus amigos ou colegas se confrontem com uma pessoa com a qual está irritada, mas que não é capaz de enfrentar. Isso pode provocar problemas em um grupo, com o FC Madeira atiçando os outros a se rebelarem e aparentando não ter nada a ver com a situação.

Estudo de caso

Uma mulher com FC Madeira estava passando por uma situação difícil no casamento, porém não conseguia mudá-la. Passou por um período especialmente difícil na primavera e disse ao terapeuta que odiava a primavera "porque o mundo todo está mudando e eu, não".

Depressão

As pessoas que não expressaram a raiva durante um período em geral se tornam um pouco deprimidas. A raiva implode e permanece presa internamente e, como consequência disso, a vida da pessoa parece sem esperança e sem propósito. Essas pessoas podem não ter consciência do sentimento de raiva. Parece difícil demais mudar e elas reprimem todo desejo intenso para que não se sintam frustradas pela falta de satisfação. Nessa situação, a raiva torna-se passividade e elas se sentem deprimidas, frustradas, não criativas e resignadas ao fato de que nunca vão conseguir o que querem.

De modo geral, os FC Madeira enclausurados nesse tipo de depressão sentem-se melhores praticando atividade física. Isso ocorre porque o *qi* estagnado se move temporariamente quando

estão ativos. Alguns FC Madeira percebem que, se fizerem exercícios de modo regular, conseguem debelar a depressão por um tempo. Se interromperem a atividade física, entretanto, voltam a ter depressão porque a causa básica do problema, o qual está na estagnação do Fígado e da Vesícula Biliar, não foi resolvida.

Estudo de caso

Um FC Madeira contou ao terapeuta que, quando era adolescente, tinha muitos ataques de ira e um dia percebeu que sua raiva "não funcionava". Ele decidiu, então, somente ficar com raiva de si próprio e nunca mais dos outros. Ele conseguiu fazer isso e terminou, ainda jovem, como diretor de um grande estabelecimento comercial. Independentemente do que os funcionários fizessem, ele nunca se irritava com eles. Entretanto, desenvolveu um problema no pescoço e nos ombros, sofrendo continuamente de dor. Depois do tratamento, ele percebeu que a dor no pescoço e nos ombros melhorava quando expressava raiva e, durante o curso do tratamento, aprendeu a se impor de maneira mais equilibrada.

Algumas vezes, os FC Madeira oscilam entre dois extremos – podem ser assertivos, mas, se perceberem que seus esforços estão sendo frustrados ou que uma ideia diferente da sua está prevalecendo, podem optar por resistir a ela de maneira obstinada. Nesse caso, podem culpar os outros por não deixarem que ocorram as mudanças que querem. O caminho intermediário dessa questão é bem descrito por Lao Tsé. Ao descrever o "ser humano sensível", Lao Tsé diz: "Ele tem seus olhos, ele tem seu não" (tradução de Bynner, 1962, Capítulo 12).

Estudo de caso

Muitos FC Madeira dizem que são apaixonados por árvores e jardins e sentem que, quando comungam com esse aspecto da natureza, conseguem crescer e mudar. É comum terem dificuldade de meditar ou relaxar, mas obtêm conforto espiritual do mundo externo. Alguns FC Madeira se sentem profundamente tocados pelo verde da natureza em situações muito simples. Um FC Madeira disse ao seu terapeuta: "Quando a vida estava difícil, eu costumava dizer: 'Vamos olhar as árvores'. Eu procurava a árvore mais alta e me sentava sob ela. As raízes me estruturavam e as folhas filtravam toda minha raiva e frustração, e isso dissipava esses sentimentos fortes".

Busca por justiça – apatia

Lidar com a injustiça

Outra característica dos FC Madeira assertivos é que, com frequência, eles são os primeiros a agir diante de uma injustiça. Seu sentido de justiça é muito forte e alimentado por uma grande necessidade de fazer as mudanças acontecerem. Mesmo que sintam dificuldade de reivindicar suas próprias necessidades, é bem fácil para eles lutarem pelos direitos dos outros e por uma chance de tornar o mundo um lugar melhor. De maneira inconsciente ou não, seus valores podem ser aqueles expressos por Henry Ward Beecher, o pregador do século 19: "Um ser humano que não sabe como ficar com raiva não sabe como ser bom. De vez em quando, todo ser humano deve ser sacudido em seu âmago com indignação a respeito das coisas erradas" (*Proverbs from the Plymouth Pulpit*, 1887).

Do ponto de vista histórico, muitas reformas importantes foram realizadas por FC Madeira que lutavam por justiça para a humanidade. Podemos especular que muitas pessoas envolvidas em movimentos de reforma, como o movimento dos direitos civis, por exemplo, Martin Luther King, o antigo movimento dos sindicatos e também o movimento anti-*Apartheid* da África do Sul, eram FC Madeira. A mudança ocorre pela contestação da autoridade, e muitos FC Madeira se sentem compelidos a contestar. Isso não significa que todos os ativistas sejam FC Madeira. Pessoas com todos os tipos de FC sabem da importância de fazer melhorias nas vidas das pessoas, mas os FC Madeira costumam ser a vanguarda dessas organizações e movimentos filantrópicos e anseiam por oferecer seu tempo e esforço na "batalha" por justiça.

A luta por justiça se expressa, na maioria das vezes, por políticos que defendem os interesses dos outros, em marchas de protestos ou nos discursos em comícios e encontros. Na década de 1960, a canção de protesto surgiu com Bob Dylan e com outros que cantaram músicas como *Masters of War, The Times They Are A-Changin'* e *Blowin' in the Wind*. Os FC Madeira sempre encontraram maneiras inovadoras e interessantes de lutar contra a injustiça. Atualmente, a internet tornou o protesto mais global e existem muitas páginas que refletem a raiva e a indignação correta no movimento por justiça.

Questões pelas quais lutar

Nos últimos anos, diferentes temas como "acabe com as bombas", direito das mulheres, direito dos animais, direitos iguais para homens e mulheres ou temas ambientais têm sido muito importantes. Embora as questões tenham mudado, o *qi* Madeira que tem sido canalizado para essas questões é o mesmo.

Não são todos os FC Madeira que se unem a grupos para lutar por justiça. Muitos seguem silenciosamente na busca por justiça para os enfermos, necessitados ou oprimidos por meio do contato direto. Eles visitam pessoas em hospitais ou prisões, apoiam aqueles que consideram marginalizados, oprimidos ou que são vítimas da injustiça de outras maneiras. Outros se ocupam com diferentes empreendimentos, mas estão sempre prontos a interferir quando se deparam com algo injusto. Eles podem contestar o chefe, tornarem-se ativos em seus sindicatos ou tomar o partido de um membro familiar se houver algum indício de um tratamento injusto. Qualquer que seja o tema envolvido, sempre que houver uma luta em grande escala por justiça, é muito provável que um FC Madeira esteja envolvido.

Às vezes, um FC Madeira que está brigando por justiça pode ser mal interpretado por um FC Terra que tem o desejo de apoiar os outros. Os dois podem ter um comportamento externo semelhante, mas a motivação de cada um é diferente.

Estudo de caso

Uma paciente com FC Madeira veio para o tratamento sentindo muita raiva. Ela vivia em uma república e uma das pessoas não estava fazendo a sua parte. "Nós temos uma pessoa nova que está fazendo todo o trabalho de limpeza, e meu companheiro de república fica sentado deixando que ela faça tudo sozinha. Quando vejo que ele não arruma nada na casa, realmente fico com raiva por causa da injustiça. Não é uma coisa que esteja me afetando pessoalmente, mas quando vejo a nova pessoa fazendo o trabalho dele, fico nervosa. Eu sei que tenho que contestá-lo. Não vou conseguir deixar que isso continue assim".

Apatia

No extremo oposto, alguns FC Madeira pensam ser quase impossível lutar para si mesmos ou para os outros. Pessoas politicamente ativas costumam se desesperar e não conseguem compreender por que os outros ficam tão apáticos em relação a causas que lhes parecem tão importantes e corretas. Enquanto alguns FC Madeira têm opiniões claras e acreditam que estão certos, outros lutam para encontrar alguma certeza em suas vidas. Mesmo quando pensam que têm uma opinião definida sobre um assunto, eles rapidamente começam a duvidar de si mesmos quando confrontados com uma opinião oposta. A filosofia "Melhor viver um dia como um tigre do que uma vida inteira como um cordeiro", expressa por Tippo Sahib, o governante guerreiro do Mysore, definitivamente não é a deles. A mentalidade de "tudo por uma vida tranquila" significa que vão atrás de qualquer um que seja mais determinado, positivo ou assertivo.

Essa atitude inevitavelmente leva a uma mentalidade de "dizer amém a tudo e a todos"; são pessoas que evitam conflitos por medo dos sentimentos dolorosos. A relutância que sentem em dar apoio pode ser confundida com medo ou vulnerabilidade, mas, no caso dos FC Madeira, é predominantemente em razão de sua incapacidade ou relutância em se impor no mundo.

Outros FC Madeira podem parecer apáticos porque seu *hun* pode ser incapaz de visualizar uma estratégia viável para iniciar o crescimento. Ou então o *hun* pode ter uma visão ou um sentido de propósito, porém falta-lhe determinação ou habilidade de ser flexível para realizar a mudança para si mesmo ou para os outros. No ponto extremo, parecem "procurar um buraco para se enfiar" em que se sentem à vontade. Na linguagem do *I Ching*, eles consideram mais fácil ser receptivos (*yin*) do que criativos (*yang*). O contentamento pode ser menos difícil para esses FC Madeira, mas suas vidas podem carecer de dinamismo. Como resultado, podem ter uma vida monótona, apática e sem graça.

Rígido – excessivamente flexível

Lao Tsé escreveu: "Ceda e você não precisa se quebrar" (Bynner, 1962, Capítulo 22). Uma árvore deve se curvar quando fustigada por um vento mais forte do que ela própria. Uma árvore seca e frágil é rígida e pode facilmente se quebrar durante um vendaval. De forma semelhante, as pessoas precisam permanecer flexíveis e complacentes diante dos vendavais da vida e, ainda assim, serem firmes. Uma árvore que está à mercê de todo vento que sopra vai lutar para ter resiliência suficiente que lhe permita crescer ao máximo de seu potencial. Da mesma maneira, as pessoas que são flexíveis demais não terão estrutura e os limites necessários para crescer e se desenvolver no intuito de satisfazer a si mesmas.

Estudo de caso

Uma mulher de FC Madeira tinha muita dificuldade em lidar com pessoas que se atrasavam. Se as pessoas se atrasavam, ela era rude e passava a não gostar delas. Ela brigou com uma amiga que, em decorrência de circunstâncias externas, chegou quatro horas atrasada em um encontro. A amiga até mesmo lhe telefonou avisando e pedindo desculpas. Nesse período, entretanto, ela vinha trabalhando para se tornar mais flexível e disse: "Em uma situação na qual estou batendo contra a parede, vou me lembrar de que existem muitas outras formas de obter o que quero. Se ficar flexível, meu corpo vai se sentir melhor. Preciso lembrar a mim mesma que a flexibilidade é uma opção".

Rigidez

A rigidez física pode ser diagnosticada com mais facilidade pelo exame dos músculos, tendões e ligamentos, verificando se existe tensão. Os FC Madeira podem desenvolver torcicolo, rigidez nos ombros, dores lombares e/ou nos quadris, além de ligamentos retesados nos pés. Em geral, sentem dificuldade de relaxar fisicamente. Às vezes, podem desenvolver tiques ou tremores. O efeito sobre os Órgãos costuma ser mais grave, mas isso é menos fácil de perceber por um exame superficial.

Rigidez da mente e do espírito

O efeito da rigidez excessiva pode ser reconhecido mais facilmente ao nível da mente e do espírito. Afeta o comportamento, as atitudes e os valores de uma pessoa. Por exemplo, o mundo de alguns FC Madeira é muito branco e preto. Eles podem não perceber muitas nuances do colorido das situações. Sua rigidez interna significa que têm opiniões inflexíveis a respeito de certo ou errado ou sobre como as outras pessoas devem se comportar. Podem estar convencidos de que estão certos. Isso pode dificultar suas relações, de modo que tendem a "tomar uma posição" sobre algo em vez de procurar um terreno comum ou fazer um acordo. Os FC Madeira podem estar tão convencidos de que estão certos que é um desafio ser tolerantes com os outros. Geralmente, são tão duros consigo como são com os outros, quando sentem que não corresponderam às suas próprias expectativas.

Eles têm também uma grande tendência a serem excessivamente rígidos em relação aos detalhes, em especial com relação ao tempo. A pontualidade é considerada algo de extrema importância. Na maioria das vezes, os FC Madeira ficam irritados com as pessoas que se atrasam para um compromisso. O medo de eles mesmos não cumprirem um horário também pode ser uma fonte significativa de ansiedade. Em geral, são muito precisos para lembrar datas e horas dos eventos. Essa tendência em dar muita atenção aos detalhes também pode se manifestar de outros modos, como chegar à consulta com uma lista detalhada dos medicamentos em uso e da sua história de saúde. Como o Fígado é responsável pelo planejamento e pela organização, a precisão e a ordem se tornam um meio de manter o caos do dia a dia sob certo controle.

Caso as pessoas sejam excessivamente rígidas, seus espíritos podem se tornar limitados e empobrecidos. Por exemplo, se a vida não transcorre conforme o planejado, alguns FC Madeira encontram dificuldade de reconsiderar e adaptar seus planos à realidade da situação. Isso também pode ser um problema quando os FC Madeira ficam velhos. Há um determinado momento no qual é apropriado e necessário aceitar com humildade as limitações da mente e do corpo. Muitos FC Madeira continuam a se comportar de maneira obstinada como se fossem ainda jovens e, consequentemente, tornam-se deprimidos, frustrados, além de ficarem enfurecidos com a própria capacidade reduzida. Não significa que devem se tornar velhos antes do tempo, mas sim que tenham a flexibilidade para ajustar suas expectativas quando necessário. O planejamento rígido fica particularmente evidente nos idosos, porém pode muitas vezes ser visto em uma pessoa mais jovem cuja necessidade de planejamento se tornou excessiva.

A rigidez afeta muito as relações das pessoas. Por exemplo, os casamentos e relacionamentos de longa data podem acabar em decorrência da rigidez de um ou de ambos os companheiros. A inflexibilidade por parte dos pais em relação aos filhos também pode exercer um efeito prejudicial e levar a conflitos e desavenças. As informações que o paciente fornece a respeito de sua relação com colegas de trabalho ou familiares muitas vezes revelam a rigidez do espírito da pessoa.

Excessivamente flexível

No extremo oposto, uma pessoa pode ser excessivamente flexível. Sob o aspecto físico, isso pode se manifestar como músculos flácidos, tendões e ligamentos frouxos e articulações muito instáveis.

No nível da mente e do espírito, essa característica ressoa com o conceito de "falta de raiva" ou comportamento não assertivo. Nesse caso, as pessoas podem ser incapazes de tomar uma posição firme. Em grupo, esses FC Madeira podem ir atrás do que as pessoas sugerem em vez de expor suas preferências. É muito comum nem terem uma preferência. No casamento, fazem concessões em favor do companheiro ou dos filhos. Podem não ter a determinação de fazer valer seus direitos se imaginarem que isso conduz a algum tipo de conflito, além de poderem perceber qualquer conflito que possa surgir.

A flexibilidade desse tipo geralmente é uma característica atraente no início, uma vez que o FC Madeira cede às exigências das outras pessoas. Contudo, há inconvenientes. A natureza excessivamente dócil desse comportamento significa que eles não conseguem assegurar a própria personalidade, ou seja, muitas vezes parecem afáveis, mas, curiosamente, a relação com eles pode ser insatisfatória.

Agressão passiva

Com o tempo, a pessoa pode adotar um comportamento passivo-agressivo na tentativa de evitar ter que ceder aos desejos das outras pessoas. Superficialmente, parecem flexíveis e dóceis. Internamente, entretanto, podem estar fincando os pés de modo rígido para que nada mude. A agressão passiva pode torná-los falsos, de modo que concordam na frente da pessoa, mas secretamente seguem outro caminho.

Excessivamente organizado – desorganizado

Fazer planos de longo e de curto prazos

Se o elemento Madeira está saudável, o Fígado consegue fazer planos e a Vesícula Biliar consegue tomar decisões. A pessoa consegue organizar e estruturar sua vida no dia a dia com eficácia, além de criar uma visão geral mais ampla ou um "plano de vida". Os planos diários podem envolver decidir o que comer, o que usar, quando dormir, quando se exercitar ou como estabelecer muitas tarefas diárias, como fazer compras, viajar ou relaxar. A organização e a estruturação são atividades realizadas com relativa facilidade pela maioria das pessoas e normalmente costumam passar despercebidas.

Uma visão geral mais ampla está mais relacionada com a direção da vida da pessoa. Envolve questões como a escolha dos relacionamentos, decisão de ter filhos ou quais opções de carreiras buscar.

Os planos do dia a dia devem se encaixar no plano de vida geral da pessoa. Por exemplo, se a pessoa decide que quer mudar de carreira, precisa adotar certas medidas para que isso aconteça. Isso pode envolver buscar outras carreiras em potencial, decidir se essas carreiras são realmente a opção correta, descobrir como obter nova instrução e, se necessário, voltar à faculdade e se qualificar. Pode haver muitas outras medidas a serem tomadas, porém o plano maior de mudar de carreira não pode ser realizado sem que pequenos planos sejam efetivados.

Sem dúvida, nem todos os planos tornam-se realidade. Se o elemento Madeira estiver razoavelmente saudável e algum plano não se concretizar, a pessoa tem a flexibilidade de se voltar para outra opção.

Necessidade de estrutura

Para alguns FC Madeira, a organização pode ser mais problemática. O Fígado fraco os faz ter menos sentido de estrutura ou de um padrão básico em suas vidas, além de menos capacidade de planejar. A Vesícula Biliar torna-se incapaz de realizar julgamentos justos, tomar decisões apropriadas ou dar a determinação de iniciar uma mudança. Os FC Madeira podem compensar isso passando muito tempo criando estruturas e fazendo muitos planos na esperança de que isso compense sua carência e cubra todas as eventualidades. Ou então sentem-se caóticos e incapazes de se organizarem. Nesse caso, se um plano não dá certo, eles podem sentir que não têm outras opções, tornando-se frustrados e confusos. Muitos FC Madeira alternam entre esses dois estados.

Planejamento excessivo

Se um FC Madeira fizer planos excessivos, isso pode se manifestar de várias maneiras. Por exemplo, os FC Madeira que são assertivos em excesso podem tentar dominar seu ambiente controlando e estruturando tudo e todos ao seu redor. Isso significa que muitos FC Madeira se tornam brilhantes organizadores à medida que dedicam tempo produzindo regras, estruturas e limites para os outros seguirem.

Muitos desse tipo de FC Madeira podem ser encontrados em papéis administrativos e empresariais, podendo se tornar bons líderes. Um FC Madeira que é um bom organizador sabe que uma organização bem estruturada parece funcionar por si mesma. Tudo corre com harmonia e eficiência, do mesmo jeito que o *qi* do Fígado flui livremente sem causar nenhuma estagnação. Quando uma organização é mal dirigida, vai cambalear entre uma e outra crise. Nesse caso, em geral há uma estrutura interna deficiente que não a mantém coesa. Estar em uma situação sem estrutura pode ser bastante inquietante para muitos FC Madeira, os quais gostam de seguir "as regras" e realizar coisas "de acordo com o regulamento". Essas pessoas podem ficar inseguras, frustradas e iradas nessas situações e tentar eliminar o caos.

Em uma situação de trabalho, pode ser especialmente oneroso se o chefe não estiver controlando uma situação difícil na empresa. O FC Madeira pode, então, tomar a frente e tentar organizar o chefe – normalmente criando atrito e mais frustração. Ou então os que têm FC Madeira podem ficar resignados e deprimidos pela falta de responsabilidade do chefe. Todas as pessoas têm suas próprias necessidades exclusivas de estrutura, e algumas pessoas necessitam dela menos do que outras. A falta de estrutura dos outros pode ser de difícil tolerância para alguns FC Madeira. Uma mãe com FC Madeira cujo filho é desorganizado, um professor cujos alunos não entregam um trabalho no tempo certo ou um colega de trabalho desorganizado podem criar muita frustração e ressentimento.

Estudo de caso

Uma mulher com FC Madeira contou ao terapeuta que se deitava normalmente às 23 h e não conseguia pegar no sono. Ficava planejando e esquematizando e, em geral, pensando sobre tudo que queria realizar. Dormia, finalmente, por volta das 3 h. O terapeuta esclareceu que o período do dia (Capítulo 9) da Vesícula Biliar era entre 23 h e 1 h, e o do Fígado entre 1h e 3 h. Nesse período, o Fígado e a Vesícula Biliar recebiam um aumento do *qi*, deixando sua mente mais ativa. O terapeuta, então, sugeriu que a paciente se deitasse mais cedo, às 22 h. Caso ela acordasse entre 23 e 3 h, era para pensar em qualquer outra coisa que não fossem planos para o futuro. Em conjunto com o tratamento de acupuntura em seu elemento Madeira, essa sugestão foi resolvendo seus problemas de modo gradual.

Em vez de organizar tudo para que as coisas corram sem problemas, alguns FC Madeira tendem a impor sua vontade nas situações. Nesses casos, parecem ser insensíveis às necessidades dos outros dentro da estrutura. Se isso acontecer, as regras e as estruturas parecem ser mais importantes do que as pessoas envolvidas. Isso pode levar os outros na organização a se rebelarem contra as medidas draconianas e contra o FC Madeira que está priorizando as medidas em detrimento dos valores humanos. Sem a percepção de como se comportam em relação aos outros, os FC Madeira podem se considerar "vítimas" e pensar que os outros os estão perseguindo. Isso pode ser em especial angustiante para o FC Madeira que sabe que as estruturas foram feitas para o "bem" e para garantir a produtividade das outras pessoas.

Desorganizado

No outro extremo, muitos FC Madeira não têm visão da própria vida e sentem dificuldade de organizar suas atividades diárias. A vida fica sem direção, e eles vivem aos tropeços da melhor maneira que podem. Fumar maconha piora esse estado porque tende a afetar em particular esses aspectos do Fígado e da Vesícula Biliar. "Seguir o fluxo" parece uma admirável maneira taoísta de viver, mas, nesse caso, é só um modo de mascarar a incapacidade da pessoa em organizar a própria vida de maneira significativa e saudável. O elemento Madeira pode falhar em causar dinamismo suficiente para que essas pessoas sigam adiante. Resignação, desesperança e depressão tornam-se sentimentos familiares a elas. Muitas pessoas assim "vivem vidas de desespero silencioso", e a restauração do elemento Madeira a um estado melhor de saúde é um passo essencial para que fiquem mais felizes.

Estratégias para lidar com a desorganização

Alguns FC Madeira lidam com a própria desorganização interna unindo-se a um grupo que organize e forneça regras a eles. Por exemplo, podem ingressar em uma das forças armadas ou serviço civil ou em qualquer organização que propicie às pessoas uma forte estrutura e disciplina rígida. Ou então, podem obter essa estrutura seguindo uma organização religiosa. Isso pode lhes dar regras fortes e regulamentos, além do bônus de também fornecer um objetivo de vida. Algumas pessoas escolhem companheiros que são decididos e organizados para compensar a própria falta de capacidade em planejar ou tomar decisões.

É importante lembrar que não é o comportamento externo que forma o FC da pessoa, mas a razão básica desse comportamento. Por exemplo, pessoas de todos os FC podem se afiliar a uma comunidade religiosa, porém por diferentes razões. Um FC Metal pode querer se conectar com uma fonte mais elevada, um FC Terra para se sentir parte da comunidade, um FC Água para se sentir seguro e um FC Fogo para se associar a outras pessoas. O comportamento externo é o mesmo para todos, mas os motivos individuais são diferentes.

Às vezes, adotar a forma externa de um grupo pode ser suficiente para propiciar estrutura e apoio para o FC Madeira. Em outras ocasiões, a própria falta de organização interna da pessoa dificulta sua capacidade de se sentir adaptada no ambiente escolhido. Embora apreciem a estrutura, também podem se sentir frustradas, oscilando entre amar e odiar o ambiente.

Alternância entre extremos

Muitos FC Madeira alternam entre os dois extremos de serem organizados ou desorganizados. Podem, por exemplo, ser extremamente organizados no trabalho, mas em casa são "relaxados" e não fazem nada. Deixam por conta do companheiro todas as decisões e planejamentos envolvidos nas tarefas domésticas, no que fazer nos feriados e no pagamento de contas.

Outros FC Madeira podem ser capazes de planejar e organizar até certo grau, mas não ser capazes de seguir os planos até o final. Por exemplo, no início deste capítulo, foram descritos os vários passos que devem ser tomados quando uma pessoa quer mudar a carreira profissional. Alguns FC Madeira podem, por exemplo, realizar toda a pesquisa a respeito da carreira escolhida, mas pensar ser impossível tomar o impulso final para começar uma nova formação. Nesse caso, podem ficar habituados à procrastinação. Outros podem gostar de planejar e pensar sobre o que podem fazer, mas não serem capazes de colocar as ideias em prática. Essa habilidade de iniciar é uma função essencial do elemento Madeira.

Estudo de caso

Um acupunturista com FC Madeira havia sido bombeiro antes de aprender acupuntura. Durante o curso, ele contou aos colegas sobre como era estar no corpo de bombeiros. "Eu gostava da vida no trabalho porque as coisas eram muito organizadas e disciplinadas, mas, no início, as restrições, regras e regulamentos me eram intoleráveis. Por exemplo, você tinha que colocar um traje para um determinado treinamento e depois trocar o traje para outra coisa diferente. Quando fiquei com uma posição de maior hierarquia, entretanto, eu estabelecia as regras. Aí, acabei percebendo que, afinal de contas, as regras eram boas! Eu adorava estar no comando. As pessoas ficavam à minha volta esperando que eu tomasse as decisões. Quando as pessoas ficavam desorientadas, eu chegava e tomava uma decisão, e tudo acabava bem. Eu adorava aquele poder."

Frustrado e desafiante (rebelde) – excessivamente obediente e condescendente

Alguns FC Madeira se tornam cronicamente desafiantes quando seus esforços para se imporem ou criarem mudanças são frustrados. No outro extremo, podem se tornar excessivamente obedientes e incapazes de criar mudanças.

Rebeldia

Há situações em que é apropriado se rebelar. Por exemplo, qualquer pessoa que tenha sido oprimida durante algum tempo precisa se rebelar. As "forças rebeldes" de um país podem vencer um regime ditatorial a fim de obter liberdade. As pessoas que foram oprimidas no trabalho, na vida pessoal ou em outras relações podem resolver se impor e se libertar contra o opressor.

Crianças e adolescentes costumam ser rebeldes. É um estágio necessário para que a pessoa adquira a própria independência e cresça. Muitos FC Madeira, entretanto, não conseguem sair daquele período de rebeldia e tendem a contestar qualquer tipo de autoridade durante muitos anos. No início deste capítulo, descrevemos os FC Madeira lutando por justiça e pelos direitos das pessoas quando se deparam com alguma situação injusta. Os FC Madeira que são compulsivamente desafiadores, todavia, contestam qualquer impedimento que encontram no caminho com o intuito de se impor. Parece que contestam as pessoas pelo simples prazer de contestar e porque não conhecem outra maneira de reagir.

Estudo de caso

Uma terapeuta descreveu que sua paciente parecia brigar continuamente com as situações que surgiam em sua vida, sendo sempre do contra. Ela lhe perguntou o que aconteceria se não houvesse nada para ela contestar. Essa pergunta interrompeu a sequência de pensamentos da paciente. Ela percebeu que se não tivesse nada para contestar se sentiria "bastante assustada" e disse "não sei quem eu sou se não tiver o que contestar". Ela ainda explicou que ser do contra, lutar, brigar e ser ríspida era um modo de utilizar sua força. Era como flexionar os músculos e testar quem ela era.

Os FC Madeira que são desafiantes geralmente enfrentam um dilema. Por um lado, os limites lhes dão um maior sentido de quem realmente são e uma melhor percepção de sua estrutura interna, algo de que carecem com frequência. Por outro lado, eles podem achar difícil se encaixar nas estruturas de outras pessoas, de modo que contestam e brigam com elas sempre que possível. Isso também lhes fornece um melhor sentido dos próprios limites. Uma mulher com FC Madeira admitiu que sempre pensava: "Eu não preciso fazer nada que não queira" e, de modo compulsivo, fazia uma coisa um pouco diferente quando estava com seus amigos. "Eu pulo uma cerca ou não pago a passagem do trem, a não ser que me peçam. Para mim, é uma maneira de ter aventura e satisfazer um desejo de ser livre."

O desejo de contestar a autoridade costuma ser sutilmente testado na relação terapeuta-paciente. Não é uma relação de igualdade e, às vezes, o paciente é forçado a desafiar o terapeuta ou começar uma luta pelo poder. Para algumas pessoas, essa dinâmica é tão poderosa que raramente buscam ajuda de uma autoridade de qualquer tipo, de modo que os terapeutas poucas vezes se deparam com esse tipo de paciente. Em casos menos extremos, o paciente é muitas vezes compelido a testar os limites da situação, por exemplo, sobre conselhos a respeito do estilo de vida. Na maioria dos casos, o terapeuta somente consegue obter a confiança e o respeito do paciente caso consiga se impor e ser firme o suficiente e, mesmo assim, com flexibilidade bastante para evitar um total triunfo ou humilhação de qualquer um dos lados. Isso é de algum modo semelhante à maneira como os "valentões" da escola desprezam a fraqueza dos outros e respeitam aqueles que percebem ter força.

Para se livrar da rebeldia, um FC Madeira precisa aprender a cultivar a "virtude" da Madeira, *ren*, a benevolência ou perdão. O hábito de contestar as autoridades em geral surge em uma idade precoce, quando o adulto encarregado da criança coloca muitas limitações no jovem FC Madeira. O perdão é um importante passo em direção à libertação da raiva e da rebeldia que nutriram esse comportamento. Isso, por sua vez, pode permitir que os FC Madeira se tornem mais flexíveis em suas reações e tenham mais opções além de se rebelarem.

Excessivamente obediente

Alguns FC Madeira são, por outro lado, excessivamente complacentes. Podem ser atormentados com dúvidas a respeito de si mesmos e serem inseguros quanto às próprias opiniões. Em razão disso, podem ter dificuldade em tomar decisões, tornando-se vulneráveis à influência e ao domínio dos outros. Essa passividade os impede de dizer "não", pois têm medo de aborrecer a outra pessoa. Para evitar que a raiva venha à tona, podem ceder às exigências dos outros, evitando, assim, qualquer confronto. A medicina chinesa algumas vezes descreve essas pessoas como tendo uma "Vesícula Biliar deficiente". De fato, a expressão "ter uma pequena Vesícula Biliar", em chinês, significa uma pessoa que não tem coragem, iniciativa ou que é tímida.

Em geral, a principal dificuldade para essas pessoas é arcar com responsabilidades. Isso ameaça diretamente o sentido de si mesmas, uma vez que envolve a tomada de decisões e a execução de planejamentos pelos quais são responsáveis. A ideia de serem criticadas por alguma estratégia errada ou por um julgamento injusto é abominável para elas. Seria preferível ganhar menos em uma posição menos estimulante do que correr esse risco.

Os FC Madeira excessivamente obedientes podem ter um sentido tão forte da importância das regras, estruturas e limites que não gostam de se aventurar além de qualquer estrutura que esteja ao seu redor. Podem ser pessoas que nunca quebraram as regras na escola e, como adultos, respeitam as leis de modo compulsivo. Zombar das convenções e dos costumes da sociedade ou da própria subcultura em particular é um anátema. Pelo fato de terem dificuldade em reivindicar e se imporem, podem acabar passando a maior parte da vida fazendo o que os outros querem. Às vezes, em decorrência da fraqueza do "responsável pelas decisões", podem nem saber o que querem realmente. Em vez disso, seguem a vontade dos outros. Por exemplo, podem permanecer em um emprego do qual não gostam, continuar nos negócios da família em vez de seguirem uma carreira da qual gostam mais ou apenas aceitarem um trabalho que envolva pouca ou nenhuma responsabilidade.

Estudo de caso

Uma mulher de FC Madeira fazia tratamento para dor de cabeça. Tinha um filho, mas sua sogra queria que ela tivesse mais filhos e a pressionava de maneira contínua. A paciente não sabia como se impor. Estava feliz com apenas um filho, mas fingia concordar que ela e seu marido teriam mais filhos, apenas para acalmar a sogra. A paciente trabalhava em uma biblioteca e adorava seu trabalho porque lhe dava paz e tranquilidade. Considerava qualquer tipo de confronto extremamente angustiante e, quando ouvia as notícias na televisão, ficava muito angustiada pelo teor violento. Ficou surpresa quando o terapeuta sugeriu que desligasse a televisão, pois essa ideia não lhe havia ocorrido!

Resumo

- O diagnóstico de um FC Madeira é feito basicamente pela observação de um tom facial esverdeado, voz em tom gritado ou falta de grito na voz, odor rançoso e desequilíbrio da emoção da raiva

- FC Madeira tendem a ter questões e dificuldades com:
  - limites
  - poder
  - ser correto
  - crescimento pessoal
  - desenvolvimento
- Em razão dessas questões, o comportamento e as respostas do FC Madeira às situações tendem a ser inapropriados em relação a:
  - Ser assertivo e direto ———— Ser passivo e indireto
  - Buscar justiça ———— Ser apático
  - Ser rígido ———— Ser extremamente flexível
  - Ser excessivamente organizado ———— Ser desorganizado
  - Sentir frustração ———— Ser excessivamente obediente e complacente.

Fogo – Ressonâncias Principais

Fogo como símbolo

Ideograma de Fogo

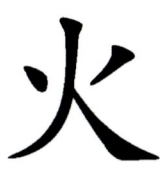

O ideograma chinês de Fogo, *huo*, representa chamas se expandindo (Weiger, 1965, lição 126A). É uma representação simples de um fogo, que pode ser usada para o termo cozimento. Quando esse ideograma foi escolhido para representar o elemento, o fogo era utilizado para cozinhar e, sem dúvida, também para aquecer. As pessoas se reuniam ao redor de fogueiras, as quais serviam como fonte de calor, resultando em contatos sociais. A lareira é um símbolo do coração da casa em todas as culturas.

Elemento Fogo na vida

Fogo no mundo

O sol é definitivamente o elemento Fogo da natureza. Como referência central do nosso sistema solar, é o Fogo final. Queima e fornece luz e calor para quase todos os animais e plantas. As pessoas são totalmente dependentes do sol para obterem calor. Mesmo pequenas variações na temperatura podem ter efeitos catastróficos.

Um período de muito sol (e pouca chuva) pode destruir colheitas, resultando em escassez de víveres e fome. As calotas polares podem derreter, provocando inundações. Espécies estabelecidas que estejam acostumadas com uma determinada variação de temperatura ficam subitamente vulneráveis e mal adaptadas.

Fogo dentro da pessoa

O elemento Fogo se manifesta no nível físico por meio da sensibilidade ao calor e ao frio. Uma das principais variáveis essenciais para que a capacidade das pessoas esteja ativa é estar na temperatura correta. Todos têm uma variação aceitável e, à medida que ultrapassam essa variação, o desempenho enfraquece. A variação pessoal da temperatura é muitas vezes mais ampla quando as pessoas são jovens. É porque internamente elas têm uma fonte equilibrada de Fogo e de Água para controlar o Fogo. Conforme as pessoas envelhecem, a Água diminui e o Fogo fica menos estável. As pessoas percebem que a variação ideal da temperatura ficou reduzida.

Sob o ponto de vista emocional, o Fogo se manifesta como alegria. Existem muitos fatores que contribuem para a alegria das pessoas, mas a alegria associada ao Fogo é significativa. Estar com os outros, compartilhar e se comunicar são os elementos que provocam e mantêm o Fogo dentro de nós. A satisfação de ter um contato humano prazeroso nutre o elemento Fogo, possibilitando que ele se mantenha equilibrado.

Ocorre um ciclo ascendente ou descendente de acordo com a saúde do elemento Fogo. O

Fogo equilibrado torna as pessoas capazes de procurar e receber nutrição por meio do contato humano. O contato humano, por sua vez, ajuda a manter o Fogo nutrido e em equilíbrio. O Fogo diminuído pode desestimular as pessoas a buscarem mais contato humano e a falta de nutrição do Fogo enfraquece ainda mais o elemento.

O fortalecimento do elemento Fogo com acupuntura pode causar profundas mudanças em uma pessoa, melhorando a capacidade de fazer contato com os outros. Desse contato, tornam-se mais capazes de nutrir o próprio Fogo. A solidão crônica não melhora a vida. As pessoas precisam permitir que os raios emocionais do sol lhes toquem. As pessoas com o elemento Fogo enfraquecido começam a ansiar que os raios de sol penetrem, aqueçam e até se fundam em seu âmago. Estas são as questões associadas ao Fogo.

Elemento Fogo em relação aos outros elementos

O elemento Fogo interage com os outros elementos por meio dos ciclos *sheng* e *ke* (Capítulo 2).

Fogo é mãe da Terra

No ciclo *sheng*, Fogo cria Terra. Essa relação não é tão óbvia quanto à da Madeira, que cria Fogo, mas, quando o Fogo queima, deixa cinzas, que se tornam Terra. Isso significa que ao tratar pacientes que tenham sintomas óbvios do elemento Terra, como queixas digestivas, a origem pode estar no elemento Mãe, o Fogo. O terapeuta pode tratar a mãe para ajudar o filho.

Madeira é mãe do Fogo

No ciclo *sheng*, Madeira é mãe e criadora do Fogo. Aqueles que já fizeram uma fogueira com gravetos compreendem bem como a Madeira cria o Fogo.

Dizer que Madeira é mãe do Fogo significa que um sintoma, por exemplo, dor cardíaca que aparentemente surge do elemento Fogo, pode ser o efeito do elemento Madeira sobre o ele-

mento Fogo. Portanto, quando um sintoma se manifesta no órgão de um elemento, é sempre prudente verificar o estado do elemento anterior (para mais detalhes sobre esse assunto, ver Capítulo 2). É o elemento Mãe no ciclo *sheng*.

Água controla Fogo

Uma mangueira ilustra como a água pode ser usada para controlar o fogo. De um modo geral, existem muitas funções do corpo e da mente as quais envolvem calor e podem ser prejudicadas pelo fogo excessivo. O controle da inflamação, o ressecamento das articulações e a explosão de alegria e excitação excessivas são exemplos. Nesses casos, a Água contém, controla e regula os excessos de Fogo.

Fogo controla Metal

O Fogo controla Metal. Ele amolece e ajuda a dar forma ao Metal. Para confeccionar lindos objetos em ouro, este precisa ser aquecido para ser moldado na forma desejada. Se o elemento Fogo ficar deficiente, o equilíbrio do elemento Metal torna-se mais difícil de ser mantido. Nesse caso, o próprio Pulmão tende a enfraquecer, não consegue distribuir o *qi* protetor e não consegue receber o *qi* do Céu.

Ressonâncias principais do Fogo (Tabela 11.1)

A cor do Fogo é o vermelho

Ideograma de vermelho

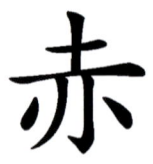

O ideograma de vermelho é *chi* (Weiger, 1965, lições 60N e 126B). Além de ser um termo simples para cor, esse ideograma também é usado como termo técnico para a vermelhidão facial que acompanha o calor excessivo no Coração. "Fogo do Coração" é um padrão patológico em que o Coração acumulou calor em excesso.

Tabela 11.1 Ressonâncias principais do Fogo.

Cor	Vermelho
Som	Riso
Emoção	Alegria
Odor	Queimado

Cor na natureza

Se um artista divino pintasse o mundo, ele usaria a cor vermelha moderadamente. Às vezes, o céu manifesta lindos tons de rosa e vermelho. Nas flores, o vermelho e suas várias tonalidades surgem com frequência. A associação mais comum com a cor vermelha é provavelmente o sangue. Adiante será descrito como o sangue está claramente conectado com o elemento Fogo.

No nível emocional, o vermelho está associado à paixão e em especial ao Coração. Ninguém oferece um cartão no Dia dos Namorados com um coração pintado de azul ou verde. O Coração e a cor vermelha estão associados ao amor e aos relacionamentos em muitas culturas. Não é à toa que as chinesas tradicionalmente não se casam vestidas de branco, e sim de vermelho, a cor do amor. No Ocidente, é um costume dar rosas vermelhas no Dia dos Namorados ou cartões com corações vermelhos às pessoas amadas.

Cor facial

O Fogo se manifesta como vermelhidão excessiva na face ou com a face pouco corada. Essa cor facial apresenta-se abaixo e ao lado dos olhos, nas linhas do sorriso ou ao redor da boca. Quando a cor vermelha surge na face em outras áreas, pode indicar calor em excesso e pode não estar relacionada com um desequilíbrio do elemento Fogo. Por essa razão, em qualquer situação em que há presença da cor vermelha, a observação do terapeuta precisa se ater estritamente às áreas

faciais relevantes. Entretanto, os terapeutas raras vezes observam o tom vermelho abaixo e ao lado dos olhos, nas linhas do sorriso ou ao redor da boca. É mais comum os pacientes manifestarem "falta de vermelho".

O que é falta de vermelho? Os terapeutas esperam que haja um grau normal de um tom róseo ou avermelhado na face. Às vezes, por exemplo, quando alguém desmaia, as pessoas dizem que o sangue sumiu da face da pessoa e que ela ficou pálida ou cérea. O terapeuta percebe uma ausência do rosado normal da pele, uma cor pálida e sem viço. Quando há um desequilíbrio grave e mais prolongado do Fogo, essa palidez se torna acinzentada. Essa é a cor que em geral os terapeutas observam quando examinam a face. Ao lado dos olhos, há uma mancha na qual o rosado normal parece ter se exaurido. Em alguns pacientes, a falta do vermelho é detectada pelo embotamento geral do tom da pele e pela falta de vitalidade geral da face.

O som do Fogo é o riso

Ideograma de riso

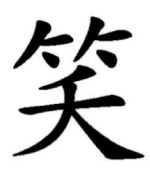

O ideograma chinês de riso é *xiao*. Na parte superior do ideograma fica o radical de bambu. Abaixo, fica o ideograma de um homem que se curva para a frente, possivelmente como alguém que dá uma gargalhada (Weiger, 1965, lições 77B e 61B).

Riso na vida

O riso é o som que naturalmente emana do Coração. Os chineses têm muitas expressões sobre a alegria e o riso. Por exemplo, um provérbio diz que "uma pessoa deve rir 3 vezes/dia para viver mais". Outro diz: "Uma boa risada rejuvenesce 10 anos, ao passo que a preocupação deixa os cabelos brancos". Isso sugere que o riso acalma o Coração, aumenta o relaxamento e restaura o equilíbrio.

Esse princípio é utilizado nos exercícios chineses de *qi gong*. Por exemplo, "o sorriso interno" é um simples exercício de sorrir e então deixar a sensação do sorriso descer pelo corpo e relaxar os Órgãos. O riso é uma extensão desse sentimento. Uma boa gargalhada pode massagear e relaxar nossos órgãos e elevar nossos espíritos. Um famoso professor de *qi gong* ri de propósito nas suas aulas para aumentar o relaxamento do grupo.

Contexto do riso

Rimos quando expressamos prazer ou alegria. Pode ser pela troca de cordialidade durante uma interação pessoal ou quando relembramos experiências agradáveis. Os contextos inapropriados seriam quando há perda, medo ou sentimentos de raiva ou compaixão.

Tom da voz em riso

Quando uma pessoa tem voz de riso, não há necessariamente riso real presente, como no caso de uma gargalhada. O som em riso é quase uma "pré-risada" sem haver um riso real (embora possa haver). O Fogo é um elemento muito *yang*, de modo que, assim como o riso real parece ascender e se expandir, o mesmo pode ocorrer com o som em riso. É uma coisa bem próxima de um riso e quem ouve sente que, se fizesse cócegas na pessoa, o som se desenvolveria em uma risada, porém isso não precisa acontecer necessariamente porque o riso já está implícito no som da voz.

A maneira mais rápida para apreciar esse tom de voz é ouvir pessoas que estão falando sobre eventos agradáveis ou contando histórias engraçadas. Normalmente, há um som de riso em suas vozes. Se esse som não estiver presente em suas vozes, o caso se torna menos engraçado. Outra maneira de detectar um tom de voz em riso é falar com bastante ênfase, como se contasse para alguém com entusiasmo um momento prazeroso que teve. Você vai sentir sua voz ficando mais alta e sentir que surge um sorriso na face.

Os terapeutas dos Cinco Elementos ouvem e observam se o tom de voz e seu conteúdo são coerentes entre si. Por exemplo, deve haver riso quando uma pessoa fala sobre coisas engraçadas. É inapropriado que a pessoa ria fora do contexto com muita frequência. Por exemplo, uma pessoa pode rir ao mesmo tempo que fala de experiências dolorosas ou não rir quando fala de um caso agradável ou prazeroso. Nesse caso, o som da voz pode indicar que a pessoa é um Fator Constitucional (FC) Fogo. Existe uma tendência de as pessoas rirem para esconder o nervosismo. Os terapeutas precisam estar conscientes disso e não sucumbirem ao pensamento de que toda risada nervosa indica que a pessoa tem FC Fogo.

Falta de riso

Alguns FC Fogo, em especial os que são propensos a não sentirem alegria, possuem vozes completamente sem alegria ou vivacidade. O tom é monótono e pode ser facilmente confundido com o gemido do FC Água. Tende a ser rouca e monocórdica.

O odor do Fogo é de queimado

Ideograma de queimado

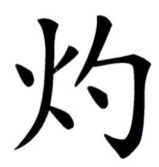

O ideograma de queimado é *zhuo*. Do lado esquerdo fica o ideograma de fogo e, do lado direito, o de um "tipo de colher" (Weiger, 1965, lições 54H e 126A). Exceto pela inclusão do ideograma de fogo, o ideograma não parece especialmente significativo.

O odor de queimado é provavelmente o mais fácil de descrever entre todos os odores dos Cinco Elementos, uma vez que se parece com o odor normal de queimado sentido na vida diária. Alguns odores de queimado a serem considerados são:

- pão queimado
- roupas recém-saídas da secadora
- um tecido que acabou de ser queimado pelo ferro de passar roupa
- legumes no vapor que ficaram queimados por falta de água.

O cheiro de queimado varia de acordo com o que está queimando. Do mesmo modo, o queimado também varia de pessoa para pessoa de acordo com o *qi* de base (para mais detalhes sobre o diagnóstico pelo odor, ver Capítulo 25). O queimado de uma pessoa idosa ou qualquer outro cheiro é diferente do de uma criança.

Esse odor pode ser detectado com frequência em uma pessoa febril. O calor da febre provoca tensão em especial no Pericárdio e no Triplo Aquecedor, e esse desequilíbrio temporário produz um cheiro de queimado. Esse odor de queimado originado de um estado febril não indica que a pessoa seja necessariamente um FC Fogo.

A emoção do Fogo é a alegria

Ideogramas de alegria

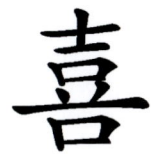 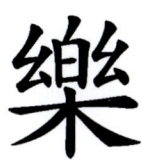

A emoção correspondente ao Fogo é a alegria. Existem dois ideogramas principais para essa emoção. Um deles é *xi* e o outro é *le*.

Xi (Weiger, 1965, lição 165B) é traduzido como entusiasmo e *le* (lições 88C, 119K e 119), como alegria (ver também Larre e Rochat de la Vallée, 1996, p. 106). Existe outro termo que também é utilizado – *bu le* (Weiger, 1965, lição 133A para *bu*), que significa ausência de alegria. Elisabeth Rochat de la Vallée observa a natureza atípica dessa expressão. A patologia de uma emoção geralmente está em seu excesso, não em sua ausência (Larre e Rochat de la Vallée, 1996, pp. 106-108 e 118-120). Ela coloca as duas juntas da seguinte maneira: quando o *xi* está desequilibrado, as pessoas tendem a ficar entusiasmadas demais. Quando o *le* se torna desequilibrado, as pessoas tendem a sentir falta de alegria (*bu le*).

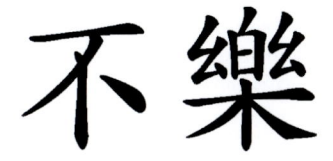

A descrição desses ideogramas é útil e permite que o terapeuta compreenda melhor a alegria. *Xi* descreve a mão direita batendo na pele de um antigo tambor. Na parte de baixo do ideograma está a representação de uma boca cantando. O ideograma todo descreve o canto e a composição da música – a capacidade das pessoas de apreciarem a si mesmas e se divertirem. Tendo o tambor como base, a natureza da ocasião é informal. *Le* também está relacionado com música e mostra um grande tambor com sinos de cada lado. São tambores usados em rituais e cerimônias, as quais são ocasiões mais formais. Têm um som mais grave do que o tambor do *xi* e fazem contato com o espírito. Esse ideograma representa uma harmonia e unidade dentro da pessoa (Larre e Rochat de la Vallée, 1996, pp. 107-8).

Alegria apropriada

Os terapeutas da Acupuntura Constitucional dos Cinco Elementos observam a capacidade da pessoa em sentir alegria normalmente. As situações de alegria podem ocorrer em um encontro social durante interação com amigos, contando um evento agradável do passado, apreciando um alimento, comemorando um gol do seu time favorito ou estando junto com a pessoa amada. Essas situações variam muito quanto à natureza e à intensidade e são julgadas em especial pelo modo como são vivenciadas. Elas "fazem bem", despertam um sorriso na face e aceleram o coração.

Os profissionais da Acupuntura Constitucional dos Cinco Elementos avaliam a capacidade dos pacientes de sentir alegria e se eles são capazes de entrar e sair da alegria de maneira livre e apropriada.

O que são movimentos patológicos de alegria?

O Capítulo 8 do *Ling Shu* nos dá uma pista:

> O Coração controla os vasos sanguíneos e o espírito reside nos vasos sanguíneos. Uma falta da energia no Coração provoca a emoção de tristeza; uma solidez da energia no Coração provoca riso incessante.

(Lu, 1972, p. 101)

Quanto mais firme funcionar o *qi* do Fogo de um paciente, maior a facilidade e a capacidade dele de expressar alegria de maneira adequada.

O desequilíbrio do *qi* do Fogo pode ter duas consequências. Uma delas é que o Coração fica fraco demais para possibilitar que o *qi* do Fogo se mova por intermédio dele e expresse todos os estágios da alegria. Esses estágios compreendem iniciar o sentimento de alegria, atingir o ápice do sentimento e depois sair da alegria chegando ao nível basal. Uma pessoa incapaz de se mover por todos esses estágios tem *bu le*, uma ausência de alegria. Por exemplo, a alegria está no ar; outras pessoas no grupo riem, mas um indivíduo parece incapaz de se integrar, parece triste e pode ter a angústia adicional de se sentir preterido. O Coração é responsável pela "irradiação dos espíritos". Às vezes, as pessoas tentam se integrar e rir com os outros, porém estão apenas passando pelos movimentos. A alegria que demonstram não tem convicção ou irradiação. Não transmite alegria genuína ou calor humano.

Outra consequência do *qi* do Fogo patológico é um movimento excessivo ou errático de expressar alegria. Isso pode ser descrito como plenitude, porém pode ser mais bem descrito como instabilidade. O *qi* do Fogo não flui de maneira estável e explode em euforia como riso ligeiramente incontrolável ou excitação. Também pode ser acompanhado de agitação interna. Essa alegria pode explodir e se tornar excessiva, mas também pode explodir e desaparecer com a mesma rapidez. A observação essencial é que a alegria, portanto o *qi* do Fogo, não flui livremente. Externamente, há a aparência de alegria, mas internamente a pessoa não tem a experiência de estar tendo prazer.

Estudo de caso

Uma mulher com FC Fogo descreveu que quando estava particularmente desanimada, ela podia estar com pessoas de que gostava, mas não conseguia participar do grupo. "Todos podem parecer estar se divertindo, mas eu não me sinto feliz, embora queira isso desesperadamente. Piora quando há pessoas estranhas ao redor. Falta-me aquela vivacidade e me sinto desesperadamente infeliz."

Quais emoções agridem o elemento Fogo? (Tabela 11.2)

O elemento Fogo é facilmente agredido por várias emoções. Alegria excessiva, *xi le*, prejudica o *qi* porque o deixa "solto" (*Su Wen*, Capítulo 39). Isso cria instabilidade no *shen* e tende a tornar muitos FC Fogo particularmente voláteis do ponto de vista emocional. A falta de alegria, *bu le*, também é nociva para o elemento Fogo. É muito difícil uma pessoa manter o prazer de viver sem alegria, cordialidade e estímulo dos outros. Todos precisam do contato e de intimidade com os outros para a vida ser completa e terem consciência de seu potencial. Quando uma pessoa permanece isolada e sem companhia durante muito tempo, o elemento Fogo fica sem uma fonte essencial de nutrição. É como uma planta que precisa suportar muita sombra. Em geral sobrevive, mas não floresce.

A tristeza, *bei*, é provavelmente a emoção que mais afeta o elemento Fogo de um paciente. *Bei* faz o *qi* "desaparecer". Tristeza é uma tradução inadequada da ampla variedade de sentimentos dolorosos que as pessoas sentem em seus Corações. Na infância, a dor de não se sentir amado pelos pais, irmãos ou colegas pode ser devastadora para o elemento Fogo da pessoa.

Na vida adulta, o elemento Fogo pode ser devastado pelo sofrimento associado ao declínio e ao final de relações íntimas e, nesse caso, pode ser a fonte principal de doença física e psicológica. A tendência atual de "monogamia em série" pode criar um ciclo de se apaixonar e desapaixonar que força gravemente o elemento Fogo. O ato de "apaixonar-se" geralmente é acompanhado de alegria excessiva e excitação, além de sentimento de vulnerabilidade. Esses sentimentos normalmente são seguidos de dor intensa quando a relação não corresponde às expectativas irreais que são colocadas sobre ela. A literatura, as canções populares, óperas e grande parte das conversas são dominadas por esse tema. Esse assunto também faz parte da conversa entre pacientes e terapeutas. A investigação da vida emocional do paciente é essencial se o terapeuta pretende diagnosticar a saúde de qualquer um dos elementos do paciente.

Tabela 11.2 Exemplos da variação das emoções associadas ao elemento Fogo.

Alegria	Excitação, entusiasmo, euforia, hilaridade, entusiasmo excessivo, mania
Tristeza	Angústia, infelicidade, desespero, pessimismo, pesar, insipidez, melancolia, desânimo

O elemento Fogo também fica facilmente desequilibrado em razão de choques (*jing*). Trauma, maus-tratos e transtornos emocionais não deixam o Coração permanecer assentado. O choque ataca sobretudo os órgãos do elemento Fogo, mas também esgota os Rins. Essa é uma causa comum de colapso na relação entre os elementos Água e Fogo.

Ressonâncias de confirmação do Fogo

Essas ressonâncias são consideravelmente menos importantes do que as ressonâncias principais mencionadas na Tabela 11.1. Podem ser utilizadas para indicar que o elemento Fogo de uma pessoa está desequilibrado, mas não apontam necessariamente para o FC da pessoa (Tabela 11.3).

A estação do Fogo é o verão

Ideograma de verão

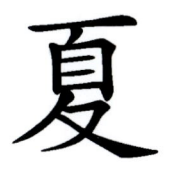

O ideograma é *xia* (Weiger, 1965, lição 160D). *Xia* indica um camponês andando com as mãos para baixo e seu trabalho feito. Ele está deixando as plantas crescerem sozinhas.

Verão

O verão é a época do ano mais *yang* e expansiva. As plantas estão no auge do desenvolvimento e a vida animal em geral está no ápice da atividade. Em climas temperados, o verão tipicamente faz as pessoas saírem de casa. É uma época propícia para usar menos roupas, tomar banho de sol, sentar em cafés, conversar com amigos ou passear no litoral. As pessoas falam mais e têm muitas oportunidades para o prazer e para a alegria. Essa época do ano claramente está associada ao elemento Fogo.

Tabela 11.3 Ressonâncias de confirmação do Fogo.

Estação	Verão
Poder	Maturidade
Clima	Calor
Órgão do sentido/Orifício	Língua
Tecidos e partes do corpo	Vasos sanguíneos
O que gera	Cabelo
Sabor	Amargo

Pelo fato de o verão ser em geral mais quente, perguntar para as pessoas qual a estação que preferem não traz informações consistentes e, portanto, úteis. É difícil fazer a distinção entre preferência por certa temperatura e preferência pela energia da estação. Muitos FC Fogo, entretanto, têm necessidade do calor e da luz do verão mais que os outros FC.

Além disso, a medicina chinesa afirma que o Coração odeia calor. Na prática, muitos FC Fogo têm uma experiência dúbia com o verão. Muitos anseiam pelo sol e adoram o calor, mas, à medida que o calor aumenta, os vasos sanguíneos se dilatam para refrescar o corpo. Isso coloca uma carga extra sobre o Coração e, dependendo da saúde da pessoa, pode provocar dificuldades. Todas as pessoas, incluindo os FC Fogo, podem ter questões com o calor e, portanto, com o verão.

O poder do Fogo é a maturidade

Ideograma de maturidade

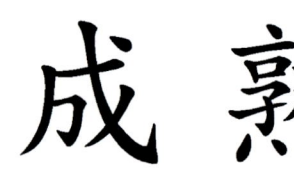

Cheng é o ideograma de maturidade, o poder do Fogo (Weiger, 1965, lições 50H [*cheng*] e 75 [*shu*]).

Maturidade

A maturidade está no ápice do ciclo que vai do nascimento até o armazenamento. Enquanto o camponês solta os braços e permite que as plantas cresçam, tudo mais na natureza também está se desenvolvendo e alcançando a maturidade. As frutas absorvem os raios de sol e amadurecem. Comparado ao ciclo de um dia, o verão equivale ao momento em que o sol atinge seu apogeu. Desde que haja umidade, solo adequado, minerais e em especial calor, a planta evolui. Não é necessário nenhum esforço – tudo anda por si mesmo.

O clima do Fogo é o calor

Ideograma de calor

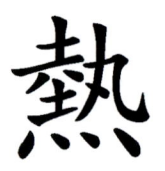

Re é o ideograma para o calor do verão. A parte de cima do ideograma retrata o sol, ao passo que a parte inferior é um termo gramatical que significa um documento, expressão ou discurso (Weiger, 1965, lição 79K).

Calor do verão

A época do verão é quando o calor do sol está no auge. As plantas precisam dessa aplicação final de calor para completar seu crescimento.

De modo similar ao camponês com os braços soltos, não há nada a fazer a não ser deixar o calor do sol desempenhar seu trabalho. Isso pode ser comparado a banhistas nas praias que não fazem nada além de se exporem ao sol e sentirem prazer nisso.

Embora a conexão entre o verão e o calor seja óbvia, o que os FC Fogo fazem do calor é menos óbvio. Alguns amam o calor e outros o odeiam. Muitos FC Fogo anseiam pelo verão e adoram o calor. Outros manifestam o conceito de que "o Coração odeia o calor" e evitam se sentar ao sol, feriados ensolarados e até aquecimento central.

Existem duas noções de calor que os terapeutas da Acupuntura dos Cinco Elementos consideram. Uma é aquela que tipicamente vem do sol e pode ser medida por um termômetro. A outra se refere ao calor interno que vem do contato humano e da comunicação. Os terapeutas da Acupuntura Constitucional dos Cinco Elementos prestam mais atenção ao segundo tipo de calor (ver discussão sobre Órgãos Fogo no Capítulo 12).

A primeira noção de calor (temperatura real) afeta as pessoas de todos os FC. O Fogo é controlado pela Água e nossa umidade diminui lentamente à medida que envelhecemos. Portanto, as pessoas mais velhas, que podem ter apreciado o sol em outra época, começam a preferir lugares com sombra.

A segunda noção de calor ou calor humano está mais relacionada com os FC Fogo. Isso já foi descrito antes neste capítulo e relaciona-se à capacidade dos FC Fogo de receber amor e calor humano dos outros. Com frequência, os FC Fogo apresentam mais dificuldade com isso do que as pessoas com outros FC. Infelizmente, não há um instrumento de medida fácil (como o termômetro) para esse tipo de calor humano e os terapeutas precisam contar com a própria sensibilidade para sentir esse aspecto da pessoa. O terapeuta precisa ser caloroso com o paciente e perceber o efeito que isso exerce sobre o elemento Fogo da pessoa. Isso gerou uma intensa mudança no paciente em virtude de ele ter entrado em contato com uma necessidade profunda? O paciente se mostrou relutante em acabar com aquele momento, uma vez que foi tão bom? Será que foi encontrada uma lacuna no *shen* do paciente, impossibilitando-o de apreciar de modo integral o calor humano do outro? Por esses meios, mais do que fazendo perguntas sobre a reação do paciente à temperatura, o terapeuta pode determinar o FC (para mais informações sobre o aquecimento do corpo, ver Capítulo 12).

Órgão/orifício do sentido para o Fogo

O órgão do sentido do Fogo é o discurso (linguagem) e o orifício é a língua. Literalmente, em inglês (e em português), discurso não é um órgão do sentido e a língua não é um orifício. A ressonância que os dois têm com o Fogo, entretanto, é clara.

Ideograma de língua

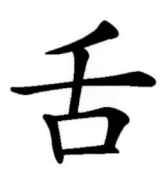

She é o ideograma de língua. Apresenta uma boca aberta na parte inferior e a parte superior é uma língua estirada (Weiger, 1965, lição 102C).

Língua e discurso

O terapeuta pode avaliar duas conexões entre a língua e o discurso. A primeira conexão é a capacidade de falar usando a língua. Essa conexão é óbvia. O discurso significa a capacidade de se exprimir em palavras e a capacidade física de criar palavras, que especificamente envolve a língua.

A segunda conexão é entre discurso-língua e o Coração. O Coração, que é o Órgão essencial do elemento Fogo, tem um forte papel em provocar alegria por meio do contato com os outros para se comunicar e compartilhar amor e calor humano (compare com a descrição anterior do ideograma para alegria, *xi*, com uma boca aberta no centro). Podemos nos comunicar por meio do toque e do olhar, mas o discurso é a maneira mais comum de as pessoas revelarem seu mundo interior mais profundo e, assim, fundirem-se com o outro em um nível mais elevado. Nesse contexto, o discurso é um instrumento crucial do Coração.

Se o elemento Fogo está deficiente e, como consequência disso, menos estável, os terapeutas costumam observar irregularidades do discurso. Por exemplo, a pessoa gagueja ou fica com a língua presa, balbucia, vacila, mistura as palavras (como no malapropismo) ou com frequência esquece as palavras e os nomes.

Nosso método ocidental é perguntar "o que exatamente está errado aqui?" O método chinês é dizer que o discurso e a língua ressoam com o elemento Fogo (e com o Coração especificamente) e, se houver outras indicações de um desequilíbrio do Fogo, então esse elemento deve ser tratado. Fazendo isso, o problema do discurso será resolvido.

O terapeuta pode se indagar se todos os impedimentos do discurso são encontrados em pacientes com FC Fogo. A resposta é não, porém eles podem indicar que uma pessoa tem um desequilíbrio no Coração. Os problemas do discurso são apenas evidências que confirmam o FC Fogo quando cor, som, emoção e odor, as ressonâncias principais, estão presentes.

Os tecidos e as partes do corpo para o Fogo são o sangue e os vasos sanguíneos

Os tecidos e as partes do corpo que ressoam com o Fogo são o sangue e os vasos sanguíneos. Existem várias referências para essa ressonância. Em alguns casos, mencionam apenas o sangue, e em outros, o sangue e os vasos sanguíneos, como exemplo, os Capítulos 10 e 44 do *Su Wen*.

O ideograma de vasos sanguíneos

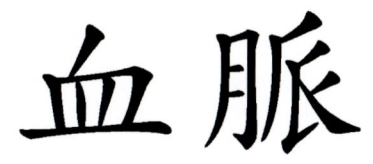

O ideograma completo de vasos sanguíneos é composto do ideograma para Sangue, *xue* (Weiger, 1965, lição 157D; note que a ortografia moderna em *pin yin* de sangue é *xue* e não *hsueh*) e os dois ideogramas para vasos, *mai* (Weiger, 1965, lições 65A e 125E). O ideograma para Sangue é uma imagem de um vaso cheio com um líquido vermelho sagrado. O ideograma é semelhante ao símbolo ocidental do Santo Graal. O ideograma de vasos é semelhante ao da água (Capítulo 20), mas também apresenta o radical de "carne" inserido, indicando que é uma parte do corpo.

Sangue e vasos sanguíneos

Considera-se que o Coração governa o sangue e os vasos sanguíneos, propiciando, assim, o elo entre Órgão, tecidos e partes do corpo. É útil pensar no Coração, no sangue e nos vasos sanguíneos como um só sistema. O Coração bombeia o sangue por meio dos vasos sanguíneos, permitindo que o fluxo do *qi* do Coração se manifeste como alegria equilibrada. A função do Coração de governar o sangue também enfatiza seu papel de criar e bombear o sangue para todos os tecidos do corpo a fim de nutri-los e hidratá-los. O *shen* fica "alojado" no Sangue (*Ling Shu*, Capítulo 32; Wu, 1993), tornando-se facilmente perturbado quando o Sangue não está saudável. O Sangue e os vasos sanguíneos são uma parte íntima do elemento Fogo.

Outros elementos têm importantes influências sobre o sangue e os vasos sanguíneos, de forma que qualquer doença específica não necessariamente indica que o FC da pessoa seja Fogo. Há, entretanto, um importante elo conceitual entre o Coração, o sangue e os vasos sanguíneos, conforme descrito anteriormente, e os problemas com o sangue e com os vasos sanguíneos podem fornecer evidências que confirmam que o FC de uma pessoa seja Fogo.

Fogo gera cabelo

Cabelo, sangue e Cabelo de Fogo também são descritos como o excedente do sangue (Wiseman, 1993, p. 76). A conexão entre cabelos e Fogo se dá por meio do sangue. A função do

sangue é nutrir e hidratar. Portanto, a qualidade dos cabelos de uma pessoa reflete a qualidade do seu sangue. Por sua vez, o sangue reflete o elemento Fogo. Às vezes, essa conexão será por pouco tempo e óbvia. Por exemplo, os cabelos de uma mulher podem se tornar mais secos e mais frágeis antes da menstruação. Depois, mais adiante no ciclo, quando o sangue já foi renovado, a qualidade dos cabelos melhora. A conexão é menos óbvia quando o Fogo e o Sangue de uma pessoa são deficientes e a secura dos cabelos é constante, presumindo-se, assim, que seja normal.

O sabor do Fogo é amargo

Ideograma de amargo

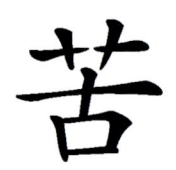

Ku é o ideograma de amargo (Weiger, 1965, lições 78B e 24F). A parte superior do ideograma completo significa "plantas" e a parte inferior indica "aquilo que já passou por 10 bocas, ou seja, uma tradição que remonta há 10 gerações". A referência aqui são provavelmente plantas antigas ou processadas que com frequência têm gosto amargo.

Amargo

Na fitoterapia chinesa, o gosto amargo tem duas funções. Drena ou seca a umidade ou pode dispersar ou remover o calor excessivo. Exemplos de alimentos comuns com gosto amargo são café, torrada queimada, sementes de abóbora, ruibarbo e agrião. O exemplo mais claro é o licor de Angostura (licor aromático preparado com quinina, raízes de genciana e ervas aromáticas com sabor amargo). Essa bebida pode ser encontrada na maioria dos bares, além de poder ser acrescentada ao uísque. (A genciana também está incluída na matéria médica herbácea chinesa com o nome de *long dan cao*, erva utilizada para eliminar umidade e calor causados pelo Fígado.) A cerveja também é amarga, mas a bebida querida de alguns FC Fogo é o Campari, de cor vermelha e sabor bem amargo.

Alguns FC Fogo apreciam o gosto amargo, mas outros não. Por isso, não é um indicador seguro para se dizer que o FC de uma pessoa seja Fogo, mas pode ser usado como evidência de confirmação.

Resumo

- Ao longo do ciclo *sheng*, Fogo é a mãe da Terra e Terra é a mãe do Metal. No ciclo *ke*, Fogo controla Metal e Água controla Fogo

- O diagnóstico do FC Fogo é feito basicamente pela observação da cor facial vermelha ou pela falta do tom avermelhado na face, pelo tom de riso na voz ou pela falta de riso, pelo cheiro de queimado e pelo desequilíbrio da emoção da alegria
- Os FC Fogo tendem a oscilar com facilidade entre estar muito alegres e muito tristes
- O elemento Fogo é facilmente desequilibrado pela alegria excessiva (*xi*), pelo choque (*jing*) e pela tristeza (*bei*)
- Outras ressonâncias incluem a estação do verão, o calor, o poder da maturidade, a língua, sangue e vasos sanguíneos, cabelos e o gosto amargo.

Fogo – Órgãos

Introdução

O Fogo é diferente dos outros elementos. Possui dois Órgãos *yin* e dois Órgãos *yang*. Dois deles não são órgãos comuns e são muitas vezes chamados de funções. Os dois Órgãos são o Coração e o Intestino Delgado e os dois Órgãos/funções são o Protetor do Coração e o Triplo Aquecedor.

O Protetor do Coração também é conhecido como Pericárdio, que é o saco ao redor do coração e uma parte física do corpo, não um órgão. O Triplo Aquecedor tem esse nome por causa da divisão do tronco em três "espaços de aquecimento". O Aquecedor Superior vai do plexo solar para cima, o Aquecedor Médio vai do plexo solar até o umbigo e o Aquecedor Inferior vai do umbigo para baixo (Figura 12.1).

Os quatro Órgãos são divididos em pares, cada um com um Órgão *yin* e um Órgão *yang* (Tabela 12.1). O par de um "lado" do elemento Fogo é composto por Coração e Intestino Delgado e do outro, por Protetor do Coração e Triplo Aquecedor. De um modo geral, os Fatores Constitucionais (FC) Fogo são tratados com um dos pares *yin/yang*, ou Coração e Intestino Delgado ou Protetor do Coração e Triplo Aquecedor. Não é uma regra rígida e há pacientes nos quais outras combinações são mais eficazes do ponto de vista clínico.

A discussão que se segue apresenta inicialmente os dois Órgãos/funções *yin* e depois os dois Órgãos/funções *yang* (Tabela 12.2).

Coração – Controlador Supremo

Ideograma de Coração

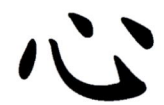

Os ideogramas chineses da maioria dos Órgãos contêm o radical "carne", indicando que fazem parte do corpo físico. O ideograma de Coração, *xin*, é diferente (Weiger, 1965, lição 107A). Não tem o radical "carne" e, em vez disso, mostra um espaço. Isso denota que o Coração não é um mero músculo que bombeia o sangue, mas sim um espaço pelo qual nosso *shen* ou espírito-mente brilha. O Coração tem mais a ver com "ser" do que com "fazer".

Su Wen, Capítulo 8

O Capítulo 8 do *Su Wen* diz: "O Coração tem o cargo de senhor e soberano. A irradiação dos espíritos se origina dele" (Larre e Rochat de la Vallée, 1992, p. 33). Portanto, o Coração tem uma relação especial com todos os outros Órgãos. O bem-estar de todos os outros Órgãos depende do soberano. O Capítulo 8 do *Su Wen* continua:

> Se, então, o soberano irradia (virtude), os que estão sob seu comando ficarão em paz. A partir disso, a nutrição da vida dará longevidade, de geração a geração, e o império irradiará grande luz.

Mas se o soberano não irradiar (virtude), os 12 cargos estarão em perigo, provocando fechamento e bloqueios dos caminhos e, por fim, interrompendo a comunicação, de modo que o corpo ficará gravemente lesado. A partir disso, a nutrição da vida afundará em um desastre. Tudo que vive sob o Céu ficará ameaçado na sua linha ancestral com o maior dos perigos.

(Larre e Rochat de la Vallée, 1992, p. 34)

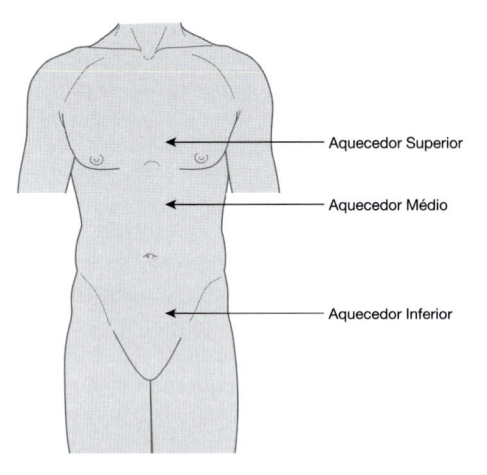

Figura 12.1 O triplo aquecedor.

Tabela 12.1 Órgãos Fogo.

	Órgãos	Órgãos/funções
Yin	Coração	Protetor do Coração
Yang	Intestino Delgado	Triplo Aquecedor

O Coração é importante porque governa todos os outros Órgãos. Os Órgãos são como os oficiais de uma corte. Se o imperador está centrado e bem, os oficiais podem cumprir seus trabalhos. Se o imperador estiver fraco ou perturbado, os oficiais ficam incapazes de agir de maneira satisfatória.

Historicamente, o imperador da China era considerado o intermediário entre o humano e o divino. Era por intermédio do imperador, em especial de seu *ling* (Apêndice A), que as pessoas tinham conexão com os Céus e com os espíritos. O imperador tinha total autoridade sobre seu povo, mesmo que seu papel não fosse outra coisa além de refletir a vontade dos Céus. Um coração

saudável sem obstrução não faz nada além de possibilitar que nosso espírito descanse pacificamente dentro dele.

Tabela 12.2 Órgãos/oficiais do elemento Fogo.

Órgão/ oficial	Nome coloquial	Descrição extraída do Capítulo 8 do *Su Wen*
Coração	Controlador supremo	O Coração tem o cargo de senhor e soberano. A irradiação dos espíritos se origina dele
Pericárdio	Protetor do Coração	O invólucro do Coração (Pericárdio) representa os empregados civis; deles podem vir alegria e prazer
Intestino Delgado	Separador do puro do impuro	O Intestino Delgado é responsável por receber e fazer as coisas se desenvolverem. As substâncias transformadas se originam dele
Triplo Aquecedor	O Oficial da Harmonia e do Equilíbrio	O Triplo Aquecedor é responsável pela abertura das passagens e pela irrigação. A regulação dos líquidos se origina dele

Espírito do Coração – *Shen*

Todos os Órgãos *yin* alojam um "espírito". O Coração aloja o *shen*.

Ideograma de *shen*

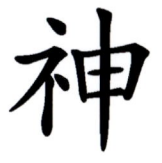

O ideograma de *shen* é composto de dois ideogramas. À esquerda, *shih*, sugere um "influxo vindo do Céu" (Weiger, 1965, lição 3D). À direita, *shen*, que dá a noção de "duas mãos esticando uma corda; a ideia de extensão ou expansão" (Weiger, 1965, lição 50C). Os dois ideogramas juntos nos ajudam a compreender algo sobre o poder do *shen*. Ele emana do Céu e é capaz de se abrir com infinito poder expansivo a partir do nosso interior.

Funções do *shen*

Shen

O *shen* torna as pessoas capazes de emitir um brilho externo proveniente do espírito. *Shen* dá à pessoa brilho nos olhos, vitalidade interna, alegria de viver e prontidão da mente. Esse brilho e vibração chamam-se *shen ming* nos textos chineses. *Shen ming* é o fulgor e a irradiação do Fogo. Os terapeutas com frequência percebem que o *shen ming* do paciente se realçou após um tratamento nos Órgãos Fogo. Os olhos brilham mais, a mente fica mais assentada e o pulso melhora. A mudança lembra a descrição do Coração. É como um espaço vazio, apenas sendo, não precisando fazer nada e influenciando simplesmente por estar ali.

> Quando o brilho luminoso do *shen ming* do Espírito está armazenado dentro do Sem Forma e quando o *jing shen* das essências/espíritos retorna à Autenticidade Suprema, então o olho fica brilhante e não mais orientado para a visão, o ouvido fica aguçado e não mais só ouvindo, o coração se expande, se propaga amplamente e não mais manifesta preocupação e ansiedade.
>
> (*Huainanzi*, Capítulo 8; Larre e Rochat de la Vallée, 1995, p. 88)

Relação com os outros espíritos

Cada Órgão *yin* tem um "espírito" associado. Portanto, além de ser o espírito do Coração, o *shen* também é o espírito do elemento todo. Os outros espíritos são os seguintes:

- Madeira: *hun* ou alma espiritual
- Terra: *yi* ou intelecto
- Metal: *po* ou alma corpórea
- Água: *zhi* ou vontade.

Uma das funções do *shen* é ser o supervisor ou líder dos outros espíritos. Isso significa que para cada espírito evoluir depende, até certo ponto, do estado de saúde do *shen*. Se o próprio *shen* está saudável, os outros espíritos podem, então, realizar seus papéis perfeitamente.

Outras funções

O *shen* que o Coração abriga tem outras funções mais específicas. À semelhança de muitas funções de Órgãos da medicina chinesa, elas não são exclusivas do Coração. São basicamente funções do *shen*, mas os espíritos dos outros Órgãos também as influenciam.

O *shen* afeta nossa capacidade de dormir, em especial a capacidade de pegar no sono. O *shen* sai durante o dia e se ocupa com o mundo. À noite, quando é hora de descansar, retorna ao Coração. O *shen* descansa no Sangue do Coração. Quando o Sangue do Coração não está saudável, o *shen* não fica "enraizado" e se torna agitado. É como um cachorro que fica dando voltas ao redor da sua coberta e não consegue se aquietar. Pegar no sono depende de um *shen* assentado. Se o *shen* não está assentado, o inconsciente pode ficar suficientemente perturbado por sonhos que atingem o nível consciente e acordam a pessoa.

O *shen* afeta nossa memória recente. Quando o *shen* está perturbado ou deficiente, é comum, por exemplo, não sabermos por que entramos no quarto, não lembrarmos o nome de alguém que acabamos de conhecer ou esquecermos onde colocamos a caneta ou as chaves do carro. Os termos habituais que descrevem esse estado mental são disperso, vago e distraído. Esse estado em geral piora com a idade ou quando a pessoa fica nervosa ou preocupada.

O *shen* também governa nossa capacidade de pensar claramente e de ter uma consciência clara. Pensar com clareza significa que há um propósito do pensamento e que uma pessoa pode se concentrar sem divagar. Quando o *shen* está fraco ou agitado, a mente facilmente divaga. A consciência clara é semelhante à função de pensar claramente. Todo aquele que já meditou sabe a tendência que a mente tem de divagar, desaparecer em lacunas indistintas e ressurgir. A consciência também é afetada ou perdida quando uma pessoa tem um ataque ou entra em coma. O *shen* fica sem "residência". Ao mesmo tempo, a pessoa em geral fica extremamente com "falta de cor", indicando que o elemento Fogo está sem equilíbrio.

Desequilíbrio do Coração

O diagnóstico feito por um profissional da Acupuntura Constitucional dos Cinco Elementos é realizado em grande parte pela observação dos "sinais", como cor, som, emoção e odor. Esses sinais podem revelar o FC da pessoa, mas não qual Órgão está basicamente em sofrimento. Isso é importante em especial no caso do elemento Fogo, já que existem quatro Órgãos e não dois. O diagnóstico pelo pulso é essencial, mas a natureza dos sintomas também pode ser reveladora.

A característica da disfunção do Coração é a falta de controle interno, especialmente quando o *shen* está afetado. Dificuldade de pegar no sono e ter o sono perturbado por sonhos também é comum. Ver alguém em um estado agudo de choque pode dar uma imagem do distúrbio do *shen* do Coração de uma maneira extrema. As emoções muito voláteis, choro incontrolável e desespero interno são comuns. A falta de estabilidade das emoções é o indicador diagnóstico essencial. A pessoa na maior parte das vezes acha difícil estabilizar os intensos movimentos do *qi* induzidos por choques moderados e por aborrecimentos. Isso é especialmente verdadeiro quando o fator desencadeante são dificuldades em relação a outras pessoas, mas pode surgir em outras situações. O choro costuma ser transitório, surgindo e acabando em um piscar de olhos. Os sentimentos de rejeição são, em geral, extremamente intensos. A pessoa também pode entrar em pânico e ter intensas sensações no peito.

Pericárdio – Protetor do Coração

Ideograma de Pericárdio

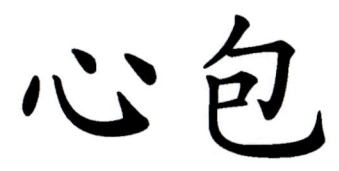

O ideograma para o Pericárdio é *xin bao*. O ideograma à esquerda é o do coração, *xin*, e já foi descrito anteriormente. O ideograma à direita, *bao*, indica envoltório e refreamento (Weiger, 1965, lição 54B). Portanto, temos a base para o nome, o Protetor do Coração.

Su Wen, Capítulo 8

A descrição do Pericárdio encontrada no Capítulo 8 do *Su Wen* é a seguinte:

> O Invólucro do Coração (Pericárdio) representa os empregados civis; deles podem vir alegria e prazer.
>
> (Anônimo, 1979b, p. 24)

(Os chineses da dinastia Han obviamente tinham uma imagem mais positiva dos empregados civis do que temos hoje!)

O conceito de "representando os empregados civis" sugere que o Pericárdio é um empregado do Coração, e que o Pericárdio tem a função de cuidar e proteger o Coração. Essa declaração reforça o nome Protetor do Coração. A pergunta que surge é como o Protetor do Coração evoca alegria ou prazer. (Observar que, no *Su Wen*, a função que mais tarde veio a ser conhecida como *xin bao*, Pericárdio, ainda era chamada de *tan zhong*, um centro de *qi* no tórax.)

Função do Protetor do Coração

Proteger o Coração

O Protetor do Coração pode ser descrito como o guardião do Controlador Supremo. O Controlador Supremo é como um imperador que não faz nada além de servir como elo espiritual, semi-humano e semideus, entre a Terra e os Céus. Esse delicado papel requer proteção. Os súditos do imperador não podem simplesmente entrar para fazer queixas. O Protetor do Coração protege o Coração e decide quem deve entrar e quem não deve.[1] Quando o Coração está protegido de maneira adequada, a alegria e o prazer podem surgir.

---

[1] Muitos livros contemporâneos de medicina chinesa sugerem que as funções do Coração e do Pericárdio são idênticas. Por outro lado, de acordo com a experiência de praticantes da Acupuntura dos Cinco Elementos, tratar o Pericárdio ou o Coração de um FC Fogo pode acarretar resultados diferentes. De fato, quando o profissional está certo de que o paciente é um FC Fogo, é essencial determinar qual desses Órgãos é mais importante. Essa experiência indica que é possível haver uma diferença de funções entre os dois (Capítulo 45).

Como o Protetor do Coração age?

O trabalho do Protetor do Coração requer flexibilidade. Os amigos íntimos, os conselheiros e os confidentes precisam ser admitidos. Estranhos e peticionários hostis precisam ser excluídos. O Protetor do Coração age como um par de portas, abrindo para permitir que as pessoas apropriadas entrem e fechando para manter as pessoas inapropriadas fora. Por exemplo, em um dia, uma mãe pode pagar uma conta apresentada pelo entregador, falar com o professor de seu filho na escola, almoçar com um velho amigo, tratar de um problema relacionado com o animal de estimação de um vizinho hostil, falar com os filhos a respeito da escola e sussurrar palavras doces ao marido depois que as crianças forem para cama. Ela precisa de uma sutil diferença em se abrir ou se fechar em cada caso. Ela definitivamente consegue falar certos assuntos com velhos amigos que não falaria com o entregador. Um Protetor do Coração saudável controla as variações de abertura e, assim, produz o que podemos chamar de "comportamento adequado".[2] Quando o Protetor do Coração está fraco, a pessoa muitas vezes demonstra uma falta de percepção do contexto.

Uma simples metáfora para a função do Protetor do Coração é que as portas mantidas por ele podem se emperrar abertas ou fechadas. Quando emperram abertas, as pessoas podem ter a propensão de se magoarem facilmente e se comportarem de maneira inadequada. Por exemplo, se apaixonar e querer casar em uma noite – muito romântico, mas um pouco rápido demais. O Coração fica exposto, quando deveria estar protegido. As emoções excessivas, conforme discutidas no capítulo anterior, em geral, são as consequências.

Por outro lado, quando o Protetor do Coração emperra fechado, a pessoa pode permanecer incapaz de deixar os outros se aproximarem e de manter um contato profundo e sincero. O resultado é a dificuldade em fazer amigos, construir relações e ficar disponível para receber amor e calor humano dos outros. Às vezes, isso parece um compromisso aparentemente estranho de fazer apenas contatos superficiais. Isso também pode produzir o que foi descrito no capítulo anterior como "falta de alegria".

Relação do Pericárdio com o *ming men*

Na acupuntura dos Cinco Elementos, considera-se que a fonte do calor físico se origina do elemento Fogo. Os acupunturistas que adotam a prática baseada na teoria do *yin/yang* têm um ponto de vista contrário. Dizem que a fonte de calor é o portão de vitalidade do Rim ou *ming men*.

O Protetor do Coração também age como súdito do Coração e como intermediário entre o Coração e o *ming men* dos Rins. É interessante notar que o *ming men* também é chamado, às vezes, de "Fogo Ministro". Sob esse ponto de vista, tanto o Protetor do Coração quanto o *ming men* agem intimamente em conjunto. O Protetor do Coração trabalha para conectar o *qi* do *ming men* ao Coração e transformar e harmonizar o *qi* hereditário, o *qi* adquirido e a essência. A harmonia entre o Coração e os Rins é muito importante para que a pessoa fique tranquila mental e espiritualmente (Larre *et al.*, 1986, pp. 170-17; esse texto fornece uma discussão da relação entre Coração, Pericárdio, *ming men* e Rins). Para mais detalhes sobre o *ming men*, ver a seção sobre o Triplo Aquecedor, adiante.

Desequilíbrio do Protetor do Coração

O papel do Protetor do Coração é tão semelhante ao do Coração que, em geral, é difícil fazer uma distinção. Teoricamente, enquanto o Protetor do Coração se mantiver saudável, o Coração não sofre. Na prática, algumas pessoas nascem com desequilíbrios constitucionais no Coração e o tratamento precisa ser voltado para o Coração.

A manifestação mais óbvia de que o Pericárdio é o Órgão principal a ser tratado ocorre quando o paciente encontra-se incapaz de proteger seu Coração de sentimentos de rejeição. A tendência de ser "excessivamente sensível" e magoar-se com muita facilidade é uma indicação comum. A pessoa pode viver a vida com o

---

[2] Alguns autores listam uma virtude para cada elemento. Kaptchuk (2000, p. 439) lista "adequação" como uma virtude para Fogo. Observa-se que "aptidão" e "justiça" são provenientes de esforços combinados do Coração e do Protetor do Coração, como descrito anteriormente.

"coração na mão", tendo frequentemente sentimentos de rejeição. A despeito da dor, a necessidade de se sentirem amados é tão forte que são compelidos a tentar obter intimidade sempre que houver uma remota possibilidade.

Outros podem considerar que os sentimentos que tiveram foram tão excruciantes no passado que, no momento, garantem que não passarão pelos mesmos sentimentos novamente. Não estão preparados para correr o risco de embarcar em uma relação íntima, preferindo uma vida empobrecida a uma que possa trazer sofrimento. Nesses casos, os animais de estimação costumam fornecer uma fonte bem-vinda de intimidade segura.

Intestino Delgado – Separador de puro do impuro

Ideograma de Intestino Delgado

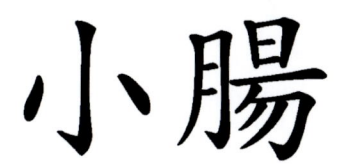

O ideograma do Intestino Delgado é *xiao chang*. A primeira parte desse ideograma, *xiao*, significa pequeno. A segunda parte, *chang*, contém duas partes. A primeira é o radical de "carne", indicando que faz parte do corpo. Próximo a esse radical está o ideograma para *yang*. Indica que é um Órgão onde ocorre muito movimento e atividade (Weiger, 1965: *xiao*, lição 18H; *chang* é feito de *jou* (carne), lição 65A e *yang*, lição 101B).

Su Wen, Capítulo 8

O Capítulo 8 do *Su Wen* diz:

> O Intestino Delgado é responsável por receber e fazer as coisas se desenvolverem. As substâncias transformadas se originam dele.

> (Larre e Rochat de la Vallée, 1992, p. 107)

Essa citação sugere a ideia de receber material de outro Órgão e transformá-lo e, por meio do processo de separação, escolher o que fica e o que será eliminado. Esta poderia facilmente ser uma breve descrição da função do intestino delgado sob o ponto de vista da medicina ocidental.

Funções do Intestino Delgado

Físicas

O Estômago transporta alimentos decompostos e elaborados e líquidos para o Intestino Delgado, que separa o material puro do impuro. Todos os alimentos e os líquidos ingeridos precisam ser transformados e separados durante o processo de digestão. O líquido relativamente puro é levado para a Bexiga para ser reabsorvido, ao passo que o impuro vai para o Intestino Grosso para ser eliminado (note que essas são funções dos Órgãos, e não a rota real do líquido). Os nutrientes são absorvidos pelo sangue e os resíduos passam para o Intestino Grosso. Como podemos ver pelo ideograma do Intestino Delgado, a função desse Órgão requer uma energia *yang* ativa, ou seja, calor.

Mentais e espirituais

Os alimentos não são apenas físicos. Nossas mentes e espíritos também são constantemente nutridos. De fato, em nosso mundo atual, em relação à nutrição da mente, a variedade de opções é a maior já vista na história. O mundo está mudando rápido. Temos uma extraordinária variedade de opções a respeito de estilo de vida, material de leitura, opções do que ouvir, locais para passar feriados, oportunidades de emprego, vestuário, atividades de lazer, atividades esportivas, diversão e alimentação.

Em relação à nutrição espiritual, se comparada à de 100 anos atrás, também temos um extraordinário número de influências. Quase todo ocidental está sujeito a um número muito maior de opções sobre o que aceitar e o que excluir, o que absorver e o que não admitir do que já se teve antes. Duas principais atividades da vida moderna – fazer compras e assistir à televisão – sobrecarregam infinitamente nosso Intestino Delgado.

Um ponto de acupuntura do canal do Intestino Delgado é chamado Ancestral Celestial (ID-11). A história a respeito do Ancestral Celestial é que quando o mundo foi criado e o *yin* e o *yang* separados, o Ancestral Celestial recebeu a incumbência de manter o *yin* e o *yang* separados para que não se fundissem novamente em uma unidade (ver Capítulo 40 para mais detalhes sobre os pontos do Intestino Delgado). O Intestino Delgado, no papel de separar o puro do impuro, tem um importante trabalho de discriminação. Quando ouvimos a linguagem, as piadas e as preocupações de algumas pessoas, podemos detectar uma incapacidade de separar o puro do impuro, o límpido do turvo e o que é necessário reter e o que se deve eliminar.

A incapacidade de separar o puro do impuro pode significar que as pessoas se tornam facilmente confusas ou indecisas. Quando a Vesícula Biliar está desequilibrada, é comum a pessoa ter dificuldade em decidir entre duas ou mais opções. Quando há desequilíbrio do Intestino Delgado, a pessoa se esforça até para enxergar o que precisa escolher. A tendência à ambivalência também é acentuada, uma vez que é difícil as pessoas se comprometerem com um processo de ação, conforme os prós e os contras ficam rodando na mente.

Intestino Delgado e nossas relações

Pode parecer que o Coração e o Protetor do Coração estão sempre desequilibrados quando os problemas de relacionamento são as questões principais. O Intestino Delgado, entretanto, também pode ser um fator importante nas dificuldades de relacionamento. Às vezes, nos relacionamentos, desenvolvemos uma intimidade e quase nos fundimos com o outro. Outras vezes, separamo-nos e voltamos nossa atenção aos outros. Esse movimento de ida e volta pode ser um esforço para o Órgão que separa o puro do impuro.

Os estados internos associados variam. A pessoa pode se tornar mentalmente dispersa, incapaz de tomar decisões ou ter dificuldade de avaliar o que fazer em seguida. A pessoa pode estar convencida de que os outros não a compreendem (e pode estar correta), mas não percebe que isso é resultado dos seus comentários confusos.

O desequilíbrio do Intestino Delgado também pode resultar na tendência à pureza extrema. A pessoa fica fortemente voltada para a pureza dos alimentos, da água, da mente, de práticas espirituais, do ar ou de exercícios.

Estudo de caso

Uma citação de um homem com FC Fogo tratado principalmente do Intestino Delgado: "Quando o assunto são as mulheres, eu me sinto atraído por alguns tipos que realmente são inapropriados para mim. Sei que estou sendo estúpido, mas não consigo evitar".

Triplo Aquecedor – Oficial do equilíbrio e da harmonia

Ideograma de Triplo Aquecedor

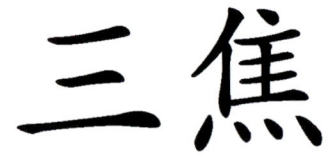

O ideograma de Triplo Aquecedor é *san jiao*. Tem duas partes. A primeira, *san*, compreende três linhas e denota o número três. A segunda parte, *jiao*, mostra um pássaro com cauda curta, considerado em geral um frango sendo assado sobre as chamas. Esse ideograma provavelmente denota o calor e a nutrição que o Triplo Aquecedor traz aos três *jiao* ou três compartimentos de aquecimento (Weiger, 1965, lição 3A para três, e lição 126A para pássaro assado). Não tem o ideograma para "carne", que indica um Órgão físico.

Os três *jiao*

O Triplo Aquecedor é uma função sem um Órgão. Não existe uma parte do corpo para a qual se possa apontar e dizer "este é o Órgão Triplo Aquecedor". Existem, entretanto, os três espaços de aquecimento. A ideia de um "espaço de aquecimento" surge da noção de um processo de transformação, como cozinhar carne para torná-la comestível ou aquecer as ervas para mudar suas propriedades. Os espaços de aquecimento são áreas de transformação e cada uma tem uma localização e função em particular. Os três espaços de aquecimento compreendem os processos do corpo para ingerir alimentos e bebidas e obter ar, transformá-los, separá-los, absorver uma parte e excretar o restante.

O *jiao* (espaço de aquecimento) superior localiza-se no nível do tórax e contém o Coração, os Pulmões e o Pericárdio. O *jiao* médio, que fica no nível do plexo solar, contém o Estômago, o Baço, o Fígado e a Vesícula Biliar. O *jiao* inferior encontra-se no abdome inferior e contém o Intestino Delgado, o Intestino Grosso, a Bexiga e os Rins (ver Capítulo 24 para o método de diagnosticar os desequilíbrios da função de aquecimento do Triplo Aquecedor). Às vezes, o Fígado é colocado no *jiao* inferior, em vez do médio.

Em relação aos líquidos, o *jiao* superior é comparado com uma névoa. O *jiao* médio é comparado com uma câmara de maceração ou poço lamacento e o *jiao* inferior é descrito como uma vala de drenagem (Tabela 12.3).

Tabela 12.3 Os três *jiao*.

Aquecedor	Semelhanças	Órgãos significativos	Funções do órgão
Superior	Névoa	Pulmão	Distribuir o *qi* protetor
Médio	Câmara de maceração	Estômago, Baço	Transformação, decomposição e maturação, transporte
Inferior	Fosso de drenagem	Rins, Intestino Delgado, Bexiga e Intestino Grosso	Separar o puro do impuro. Receber, armazenar e excretar urina. Absorver água dos resíduos sólidos e excretar

Su Wen, Capítulo 8

O Capítulo 8 do *Su Wen* diz:

> O Triplo Aquecedor é responsável pela abertura das passagens e pela irrigação. A regulação dos líquidos se origina dele.

(Larre e Rochat de la Vallée, 1992b, p. 129)

A expressão essencial nesse caso é a "abertura das passagens e irrigação". Os rios na China têm um significado especial. O bem-estar de milhões de pessoas depende do controle das inundações e do uso da água do rio para a irrigação. Um escritor chinês acredita que a ideia fundamental por trás da acupuntura surgiu nas mentes daqueles que regulavam a água do Rio Amarelo. Esse autor relaciona a famosa história do Grande Yu, que foi designado pelo Imperador Shun para controlar a inundação do Rio Amarelo. Depois de 13 anos, o Grande Yu foi tão eficaz que o Imperador Shun abdicou do trono em favor do Grande Yu, que se tornou o primeiro imperador da dinastia Xia (c. 2000-1500 a.C.) (Xinghua e Baron, 2001).

Funções do Triplo Aquecedor

Mover os líquidos por meio dos três *jiao*

O Triplo Aquecedor regula o fluxo de líquidos por meio dos três aquecedores. É a suprema engenharia hidráulica. O desequilíbrio do Triplo Aquecedor na maior parte das vezes apenas se manifesta indiretamente. Se o Oficial Triplo Aquecedor não estiver funcionando bem, pode haver deficiência da função dos Pulmões em dispersar o *qi* protetor ou da função do Estômago em elaborar e decompor os alimentos. Isso indica a importância do diagnóstico do FC. O terapeuta dá prioridade para tratar o FC e não o Órgão cuja função parece comprometida.

Dispersão do *yuan qi*

O *yuan qi* é um tipo de *qi* que se desenvolve a partir do *jing*. O acupunturista tem acesso a esse *qi* por meio do emprego dos "pontos-fonte" *yuan* (ver Capítulo 36). O Triplo Aquecedor dissemina o *yuan qi* dos Rins pelos três espaços de aquecimento e para dentro dos canais, e especificamente para os pontos-fonte *yuan* que existem nos pulsos e nos tornozelos. A dispersão desse *qi* é semelhante à regulação dos líquidos descrita anteriormente. Portanto, em termos gerais, pode-se dizer que o fluxo livre do *qi* por meio de todo o corpo e especificamente pelos três espaços de aquecimento é, em parte, uma função do Oficial Triplo Aquecedor (Birch, 2003).

Pelo fato de o *qi* também ser calor, a avaliação dos três aquecedores (Capítulo 24) envolve sentir a temperatura da pele na superfície de cada aquecedor. A avaliação envolve julgar se a temperatura está normal, quente ou fria. Por exemplo, se o Aquecedor Médio estiver frio, sugere que os Oficiais Estômago, Baço, Fígado ou Vesícula Biliar estão desequilibrados. Ou então pode indicar que o Triplo Aquecedor não está regulando de maneira adequada as passagens da água, facilitando assim o fluxo do *qi* e também a temperatura. O título "o Oficial do Equilíbrio e da Harmonia" descreve com precisão as funções reguladoras essenciais do Oficial (Felt e Zmiewski, 1993, p. 19).

Aquecer o corpo

Na teoria dos Cinco Elementos, os Órgãos do elemento Fogo são largamente responsáveis pelo fornecimento do *yang qi* necessário para criar e manter a vida. Sem calor, não há vida. De acordo com a medicina chinesa, a função responsável pela criação de calor no corpo é do Portão da Vida ou *ming men*. O Capítulo 36 do *Nan Jing* declara:

> Os dois rins não são, ambos, rins. O da esquerda é o rim. O da direita é o Portão da Vida (*ming men*).
>
> (Unschuld, 1986)

Por muitos anos, o *ming men* foi considerado puramente uma função dos Rins, porém, na dinastia Ming, os teóricos começaram a pensar sobre o *ming men* de maneira diferente. O *Nan Jing* estabeleceu que "o *ming men* é onde o espírito-essência (*jing-shen*) reside" (Unschuld, 1986, Capítulo 36).

O *jing* reside nos Rins (elemento Água), mas o *shen* está alojado no Coração (elemento Fogo). Zhang Jiebin afirmou que o *ming men* estava localizado entre os dois Rins, e que "*ming men* é o Órgão da Água e do Fogo" (Anônimo, 1979a). Zhao Xian He chamou o *ming men* de "Fogo Ministro" (*xiang huo*), um termo também aplicado para as funções duplas do Pericárdio e do Triplo Aquecedor (Maciocia, 2005, p. 160).

O Capítulo 66 do *Nan Jing* identificou a área entre os dois Rins como o local do Triplo Aquecedor. Embora não tenha forma física (*xing*), seu foco energético sempre foi considerado a área entre os dois Rins. Embora o *Nei Jing* dê ênfase a suas funções de distribuir os líquidos pelo corpo (p. ex., o Capítulo 8 do *Su Wen*), seu papel em fornecer calor para todo o corpo é crucial (Mole, 1994). Li Shi-Zhen escreveu: "O Triplo Aquecedor é a função do *ming men*" (Matsumoto e Birch, 1993b, p. 125) e Zhang Jiebin declarou:

> O Triplo Aquecedor, embora seja o *fu* de toda drenagem e irrigação do meio, também é aquele que concentra e protege todo o *yang*.
>
> (Larre e Rochat de la Vallée, 1998, p. 44)

O escritor japonês Sawada escreveu:

> De que modo podemos descrever o Triplo Aquecedor? A reação do aquecedor é como calor. O calor é o fogo; o fogo é a temperatura do corpo. Portanto, ele também é o regulador da temperatura do corpo.
>
> (Matsumoto e Birch, 1993b)

A Acupuntura Constitucional dos Cinco Elementos é coerente com outros estilos fundamentados nos Cinco Elementos que enfatizam o papel do elemento Fogo, em particular do Triplo Aquecedor e do Pericárdio, como mais importante do que os Rins na criação do calor do corpo.

Período do dia para os Órgãos

Cada órgão tem um período do dia associado. Os períodos dos quatro Órgãos Fogo são:

- Coração: 11 h às 13 h
- Intestino Delgado: 13 h às 15 h
- Protetor do Coração: 19 h às 21 h
- Triplo Aquecedor: 21 h às 23 h.

O *qi* do Órgão está no ápice durante esses intervalos.

Muitos enfermeiros e médicos confirmam que os casos de insuficiência cardíaca ocorrem à noite durante o período de menor atividade do Coração – entre 23 e 1 h. Os ataques cardíacos, nos quais há muita energia, ocorrem com mais frequência ao meio-dia (Beinfield e Korngold, 1991, p. 91).

As pessoas com deficiência do Protetor do Coração costumam sentir um aumento da vitalidade ao anoitecer. As noites também são o período em que as pessoas se socializam e fazem contato entre si.

Como Coração, Protetor do Coração, Intestino Delgado e Triplo Aquecedor se relacionam

O Coração e o Protetor do Coração têm uma relação bem definida. O Coração é o Controlador Supremo o qual é semi-humano e semideus. Esse Oficial reside em seu palácio alojando o espírito e mantendo as pessoas em contato com o divino. Por conta da sensibilidade do Coração, o Protetor do Coração existe para defendê-lo e protegê-lo por meio da abertura e do fechamento do seu contato com o mundo externo. O Coração governa, o Protetor do Coração protege.

O Intestino Delgado compartilha alguns dos papéis do Protetor do Coração. Separando o impuro do puro, o Coração é protegido e um Controlador Supremo moralmente impecável é mantido.

O trabalho do Triplo Aquecedor é manter o fluxo por meio dos três aquecedores e assim criar harmonia. Quando o Coração e/ou o Protetor do Coração estão deficientes, as pessoas costumam apresentar altos e baixos emocionais. Quando o Triplo Aquecedor está saudável, ele modera essas flutuações. Ao contrário, quando o Triplo Aquecedor está deficiente, as flutuações podem se tornar exageradas.

Resumo

- O Capítulo 8 do *Su Wen* descreve o Coração como "o cargo de amo e soberano. O brilho dos espíritos se origina dele"
- O Coração abriga o *shen*, que é responsável por governar os espíritos dos outros Órgãos
- O Capítulo 8 do *Su Wen* assim descreve o Pericárdio: "O Invólucro do Coração (Pericárdio) representa os empregados civis; deles podem vir alegria e prazer"
- A principal responsabilidade do Pericárdio é proteger o Coração. Às vezes, é conhecido como o Protetor do Coração
- O Intestino Delgado é responsável por "receber e fazer as coisas se desenvolverem. As substâncias transformadas se originam dele". É conhecido como aquele "que separa o puro do impuro"
- O Triplo Aquecedor é responsável pela "abertura das passagens e pela irrigação. A regulação dos líquidos se origina dele". É conhecido como o Oficial do Equilíbrio e da Harmonia.

Padrões de Comportamento dos Fatores Constitucionais Fogo

13

Introdução

Este capítulo descreve algumas das características comportamentais típicas mais importantes de um Fator Constitucional (FC) Fogo. Alguns aspectos do comportamento de uma pessoa podem ser observados na sala de consulta. Outros podem ser percebidos apenas por meio das descrições que os pacientes fazem de si mesmos e de suas vidas. Conforme dito nos capítulos anteriores, o comportamento pode ser um indicador do diagnóstico do paciente, mas somente pode ser utilizado para *confirmar* o FC. Deve sempre ser usado junto com a cor, o som, a emoção e o odor, que são os quatro métodos principais do diagnóstico do FC. Uma vez confirmado o FC, os padrões de comportamento podem corroborar o diagnóstico do terapeuta.

A origem dos comportamentos foi descrita no Capítulo 7. O desequilíbrio do elemento do FC cria instabilidade ou prejuízo da emoção associada. Por isso, determinadas experiências emocionais são mais prováveis de ocorrer a um FC e não a outro. As características comportamentais descritas neste capítulo costumam ser as respostas a essas experiências negativas. No caso do Fogo, a pessoa normalmente tem sentimentos de não ser amada e reage a esses sentimentos.

Padrões de comportamento de um Fator Constitucional Fogo

Elemento equilibrado

As pessoas com o elemento Fogo saudável são capazes de dar e receber amor com graus apropriados de intimidade emocional. Isso lhes permite lidar com uma ampla variedade de diferentes relacionamentos e avaliar como e quando se abrir ou se fechar às outras pessoas.

A variabilidade e a extensão de proximidade dos relacionamentos entre as pessoas são enormes. Alguns relacionamentos são extremamente íntimos, como o de um cônjuge ou "companheiro de vida" em que normalmente há intimidade física, emocional e espiritual. Outros são amizades, as quais podem ser com pessoas do mesmo sexo ou de sexo diferente, mas que não envolvem intimidade física. Há relacionamentos que não escolhemos conscientemente, embora possam ser íntimos. Por exemplo, pessoas que se tornam próximas de parentes porque são "da família" ou de colegas porque os veem diariamente. Outros relacionamentos são mais distantes e formais, como com um médico, balconista ou pedreiro.

Um elemento Fogo saudável permite que as pessoas saibam como e quando é apropriado abrir-se ou fechar-se para as pessoas. Também ajuda a decidir o quanto deve se abrir aos outros. Essa capacidade surge em parte pela experiência, mas se as pessoas tiverem um elemento Fogo equilibrado, elas enfrentam bem esse aspecto da vida.

Eventos de formação para um Fator Constitucional Fogo

Por ser provável que as pessoas nasçam com um FC próprio, muitas de suas experiências, em especial as emocionais, são pigmentadas pelo FC. Se, ao nascerem, o elemento Fogo estiver desequilibrado, ficam com a capacidade de dar e receber calor humano prejudicada. Isso pode levar muitos FC Fogo a se sentirem rejeitados, abandonados ou não amados em uma idade bastante precoce da vida. Os outros que apresentam o elemento Fogo mais equilibrado são menos propensos a ter esses sentimentos.

Muitos FC Fogo sentem essa rejeição de maneira muito intensa, desenvolvendo-se um círculo vicioso. As crianças que se magoam com facilidade ou que frequentemente se sentem rejeitadas podem compensar esse sentimento e se proteger mantendo o coração fechado à proximidade de outras pessoas. Podem, assim, pensar ser difícil aceitar o calor humano e responder à intimidade. Como resultado, começam a sentir que os outros não gostam delas ou que não são dignas de serem amadas. Quanto mais isso ocorre, mais desequilibrado fica o elemento Fogo dessas pessoas. Isso resulta em uma atitude desesperada de obter amor e atenção para compensar seus sentimentos de não serem amadas.

Quando o Coração ou o Protetor do Coração se encontra desequilibrado, o FC Fogo pode não saber quando se abrir ou se fechar aos outros. Quando esses Órgãos ficam abertos, a menor ofensa provoca mágoa e sofrimento, por exemplo, se são desapontados, ignorados temporariamente ou esquecidos por engano. Quando esses Órgãos estão fechados, a intimidade não é possível e o FC Fogo torna-se incapaz de se achegar aos outros. Às vezes, o FC Fogo pode oscilar entre esses dois extremos e alternar entre ficar aberto demais e fechado demais. Os FC Fogo com frequência se sentem muito instáveis, oscilando da alegria para uma profunda tristeza e de novo para a alegria.

Estudo de caso

Uma mulher de FC Fogo disse ao terapeuta que era a terceira filha e que sua mãe só queria dois filhos. Ela sempre soube que não havia sido desejada e com frequência se sentia rejeitada pelos irmãos e pela mãe. Quando pequena, chorava bastante porque o irmão debochava dela, e ela sentia que sua mãe tomava partido do irmão, repreendendo-a. Ela aprendeu a reagir a isso ocultando seus sentimentos de infelicidade e fingindo que estava feliz o tempo todo. Ela foi tão bem-sucedida que as pessoas em geral comentavam que ela era uma criança feliz. Depois do tratamento com acupuntura, ela começou a se sentir melhor consigo mesma. "Penso que fui envergonhada grande parte da minha vida por me considerar uma pessoa que não era capaz de ser amada."

Principais questões de um Fator Constitucional Fogo

Para o FC Fogo, certas necessidades não são totalmente satisfeitas. Essa situação cria temas que giram ao redor das seguintes áreas:

- Amor e calor humano
- Inconstância emocional
- Proximidade e intimidade
- Alegria
- Clareza e confusão.

O grau com que uma pessoa é afetada nessas áreas varia de acordo com sua saúde física, mental e espiritual. Os FC Fogo relativamente saudáveis apresentam menos distúrbios nesses aspectos da vida, ao passo que aqueles com maiores problemas acabam tendo suas personalidades fortemente influenciadas por esse desequilíbrio. Em virtude dessas questões, eles podem, consciente ou inconscientemente, perguntar-se a si mesmos:

- Será que consigo ser amado?
- Por que passo por tantos altos e baixos?
- Como posso me relacionar verdadeiramente com os outros?
- Como consigo encontrar a verdadeira felicidade?
- Por que não consigo ter discernimento?

Respostas às questões

Até agora, descrevemos como a fraqueza no elemento Fogo leva a uma menor capacidade de dar e receber amor e de lidar com uma ampla variedade de relacionamentos. As questões que surgem disso conduzem a um espectro de maneiras como as pessoas tipicamente respondem ao mundo. Essas respostas são comuns, mas não exclusivas dos FC Fogo. Se outros FC apresentam padrões de comportamento aparentemente semelhantes, pode ser uma indicação que há um diferente conjunto de motivações por trás do comportamento ou que o elemento Fogo da pessoa está desequilibrado, mas que não é necessariamente o FC dela. A observação dessas respostas é, portanto, útil, porém não substitui a cor, o som, a emoção e o odor como principal método de diagnosticar o Fator Constitucional.

Os padrões comportamentais estão incluídos em um espectro de variações e podem ficar entre os seguintes extremos:

1. Compulsivamente alegre ——— Sentimento profundo de tristeza, miserável

2. Aberto e excessivamente sociável ——— Fechado

3. Faz brincadeiras ——— Sério

4. Vulnerável ——— Excessivamente protegido

5. Instável ——— Parado

Compulsivamente alegre – sentimento profundo de tristeza, miserável

Os FC Fogo costumam oscilar entre os dois extremos de alegria e tristeza. Muitos deles, contudo, mostram ao mundo apenas o lado mais alegre da personalidade. A tristeza geralmente é mantida apenas para si. Outras pessoas podem descrevê-los como tendo uma disposição feliz, natureza alegre ou ser uma pessoa amiga ou um "cara legal".

Estudo de caso

Uma enfermeira de 56 anos de idade que tinha FC Fogo trabalhava em uma casa para idosos há mais de 30 anos. Sua natureza era tão alegre que o chefe a chamava de "Susie brilho do sol". Ela disse ao terapeuta: "Um dos pacientes diz que, quando entro no quarto, é como se também entrassem os raios do sol e uma brisa fresca. Eu sempre que posso rio com as pessoas e tento fazê-las olhar o lado bom da vida". Por trás do exterior cheio de vida, a vida nem sempre havia sido boa para ela. A paciente se sentia muito cansada quando procurou o tratamento com acupuntura e com frequência se sentia esgotada e miserável, mas raramente mostrava esse aspecto de si mesma.

Quando alguns FC Fogo estão se sentindo alegres, podem ter tanto entusiasmo que transmitem esse calor humano e essa animação a todos que encontram. Sua capacidade de "brilhar" pode ser contagiosa e, em um dia bom, podem "acender" os que estão próximos a ele. Por exemplo, um professor que está "entusiasmado" pode fazer um assunto normalmente desinteressante se tornar interessante e contagiar os alunos com o entusiasmo e paixão. Outros FC Fogo, à semelhança da paciente descrita anteriormente, podem ter a capacidade de incentivar os outros quando eles estão se sentindo desanimados. As pessoas naturalmente gravitam ao redor do calor humano e da cordialidade de um FC Fogo alegre.

Alegria compulsiva

Contudo, o hábito de alegrar os outros pode se tornar compulsivo, e o FC Fogo pode se sentir compelido a tentar animar os outros. O divertimento pode se tornar a coisa mais importante. Normalmente, pensam ser difícil acreditar que alguém preferiria estar em qualquer outro estado que não o de alegria. A pessoa a quem o FC Fogo está tentando "animar" pode preferir ficar com seus sentimentos e, nesse caso, a atitude do FC Fogo de "olhar o lado bom da vida" pode ser inoportuna e desagradável. Se não for levado em consideração, o FC Fogo pode acabar se sentindo rejeitado.

Ser feliz é uma questão importante para muitos FC Fogo. Bem no fundo, pensam que se puderem fazer os outros felizes, também vão se sentir felizes e satisfeitos. Se estiverem em um ambiente hostil, por exemplo, e pensarem que uma pessoa não gosta deles, podem encontrar dificuldade para se manterem bem e podem não conseguir pensar com clareza ou trabalhar.

Embora tenham essa capacidade de serem felizes, muitos FC Fogo sabem que a alegria que sentem não é profunda. Quando um FC Fogo é indagado "Qual foi a última vez que se sentiu *verdadeiramente* feliz?", em geral vai ter dificuldade de lembrar de algum momento. Eles podem ter estado "alegres", "contentes", "entusiasmados" ou "otimistas", mas alegria verdadeira, aquela que vem de um Coração aberto e tranquilo, lhes escapa.

Estudo de caso

Uma mulher com FC Fogo disse ao terapeuta que tinha dificuldade de ter alegria na vida, "mas isso não significa que fico me sentindo miserável o tempo todo". Disse também que gostava de se sentir alegre e feliz, mas, bem no fundo, se sentia sozinha. A solidão não era por estar sem a companhia de alguém, porque, na verdade, às vezes, quanto mais pessoas ficavam ao seu redor, mais isolada se sentia. "Algumas vezes, ergo barreiras e não quero ninguém perto."

No outro extremo, os FC Fogo podem se tornar estimulados demais e excessivamente alegres. Nesse caso, parecem estar alegres durante um período. Quando estão se sentindo "para cima", podem ficar constantemente ativos, conversando e rindo. Em pequeno grau, esse comportamento pode ser estimulante, mas em grandes doses, pode se tornar excessivo para os outros que estão próximos. Pessoas que vivem animadas desse modo tendem a ficar insensíveis às dificuldades e às necessidades dos outros. Uma mulher com FC Fogo descreveu que ela "ia às nuvens" e ficava assim, sentindo-se nas alturas, sabendo sempre que podia cair. Não se importava, entretanto, porque era muito bom estar nas alturas, mesmo que fosse só por um momento.

O Capítulo 1 do *Huainanzi* descreve como a alegria e a tristeza seguem-se uma à outra:

O grande tambor e os sinos estão prontos, a orquestra de flautistas [sic] e alaudistas [sic] está em posição, as almofadas e os dosséis de marfim estão preparados e cortesãs sedutoras tomam seus postos. Chegam os cantis de vinho conforme os copos são passados em meio ao banquete que dura dia e noite. Aves que voam são abatidas por arco e flecha; cães de caça perseguem lebres e raposas. Isso se chama prazer. Certamente a excitação e a agitação violenta atiçam nossos corações e lançam suas seduções sobre nós. Mas assim que os vagões são desengatados e os cavalos desatrelados para descansar, que os copos se esvaziam e a música acaba, é quando subitamente o coração contrai como em uma ocasião de luto. Sentimos a consternação de uma grande perda.

Como isso é possível? Porque em vez de trazer alegria de dentro para fora, tentamos trazer o regozijo de fora para dentro. A música começa e nos sentimos cheios de alegria, mas, quando o som termina, ficamos angustiados.

A tristeza e a alegria seguem uma à outra e originam uma à outra. O espírito vital se move de maneira desordenada, sem saber a pausa de um momento.

(citado em Larre *et al.*, 1986, p. 96)

Miserável

O desejo de mostrar uma face alegre pode estar profundamente enraizado na psiquê de um FC Fogo. Quando estão tristes, ficam propensos a esconder os sentimentos e fingem que estão alegres mostrando um largo sorriso ao mundo. Bem no fundo podem estar escondendo uma insegurança e a suspeita de que não serão apreciados ou amados se mostrarem seus verdadeiros sentimentos. Nesse caso, apenas quando se sentem muito "seguros" é que os FC Fogo podem mostrar sua tristeza. Isso nem sempre é fácil para seus companheiros.

Estudo de caso

Uma mulher com FC Fogo comentou com seu terapeuta que seu marido às vezes ficava aborrecido porque, quando estavam juntos, ela se tornava "tão miserável quanto um pecador". Entretanto, ao visitar amigos, tornava-se a alma da festa. "Nós nos damos muito bem, mas ele não entende que ele é uma das poucas pessoas com quem fico à vontade para me abrir."

Por terem uma autoimagem de "ser uma pessoa feliz", muitos FC Fogo negam para si mesmos a tristeza que se assenta internamente. Com o tempo, essa sensação miserável aflora. Basta um pequeno incidente ou uma crítica para que toda infelicidade que foi antes escondida venha à tona. Isso pode surgir como uma onda gigante e os FC Fogo podem ter a necessidade de chorar para extravasar os sentimentos de tristeza. A pessoa que aparentemente provocou a tristeza com um comentário insignificante pode ficar confusa e não compreender por qual razão a pessoa teve uma reação tão intensa. Pode ser que, no momento em que os FC Fogo conseguem sentir e liberar sua tristeza, também possam se reconectar com sua alegria interna.

À semelhança do que ocorre com o entusiasmo, a tristeza do FC Fogo também pode ser contagiante. Podem arrastar os outros para baixo com seu desânimo e desgraça.

Auto-obsessão

Os FC Fogo podem se tornar tão desanimados que ficam bastante auto-obcecados. O Coração, o Controlador Supremo, pode ficar tão perturbado que as pessoas só conseguem pensar, sentir e falar sobre si. Os comentários mais insignificantes podem tomar proporções de uma enorme desfeita. Quando não falam de si, podem chorar com sentimentos de desolação e desespero. Em todas essas ocasiões, esses tipos de FC Fogo não conseguem rir. É como se os músculos da face não se movessem. Se já tiveram algum momento de alegria, é uma lembrança vaga e distante.

Quando um FC Fogo está se sentindo assim, para baixo, os outros que já apreciaram anteriormente o calor humano que lhe era peculiar podem tentar confortá-lo, porém é possível que o FC Fogo os evite. Embora os FC Fogo queiram a confirmação de que são cativantes e capazes de serem amados, esse é o momento em que menos conseguem aceitar esse amor. Quando rejeitaram todos que estavam ao seu redor e ninguém mais tenta entrar em contato, provam a si mesmos que ninguém os ama.

Aberto e excessivamente sociável – fechado e isolado

A maioria dos FC Fogo valoriza extremamente as conexões e os relacionamentos pessoais. Ao mesmo tempo, as conexões e os relacionamentos podem parecer ameaçadores. Se o Protetor do Coração não se abre nem se fecha de maneira adequada, o FC Fogo pode ficar muito aberto aos outros. Isso pode levá-los a ansiar a intimidade e os relacionamentos a tal ponto que perdem alguns "estágios" importantes de se fazer contato.

Estágios de relacionamento

Para ter relações sexuais íntimas, as pessoas passam por muitos desses "estágios" e, em geral, procedem com cuidado. Inicialmente, sentem-se atraídas por uma pessoa. Em seguida, fazem contato e a conhecem melhor. Se as coisas caminharem bem, continuam com a relação e, mais tarde, o relacionamento pode se tornar um compromisso mais sério. Na maior parte das vezes, apenas depois que compartilham uma maior intimidade é que também podem seguir adiante e desenvolver um relacionamento sexual.

O FC Fogo pode perder alguns dos estágios intermediários de se relacionar e pular para uma relação mais íntima. Isso é, às vezes, chamado de "intimidade indevida". Na ânsia de intimidade, podem não parar para considerar todas as implicações de ter uma conexão íntima com a pessoa em questão. O resultado pode ser um relacionamento que começa com uma grande paixão, mas depois não dá certo.

Excessivamente aberto

Alguns FC Fogo, entretanto, podem querer estar abertos a todos e pensam que todo aquele que encontra é o seu melhor e mais íntimo amigo. Na melhor das hipóteses, isso pode ser charmoso, mas pode parecer inapropriado para aqueles que estão no papel de receber. Por exemplo, no início do capítulo foi mencionado que é normal ter um relacionamento mais formal com determinadas pessoas do que com outras. A maioria tem um relacionamento formal com o gerente de banco, por exemplo. Um FC Fogo pode se sentir magoado e rejeitado quando lhe é negado um empréstimo, mesmo que a decisão do gerente não seja pessoal e sim com base em critérios objetivos.

Uma terapeuta, que não era FC Fogo, contando sobre suas experiências ao tratar FC Fogo, disse que percebia que eles frequentemente se abriam muito e revelavam tudo sobre si rápido demais. "Percebo que eles às vezes me contam coisas demais. Tudo sobre eles é exposto mesmo antes que eu os conheça. Acabo tendo a sensação de ter que fazê-los voltar a si novamente porque se abriram tanto que perderam todo o sentido de seus limites."

Em razão da compulsão para serem amados, alguns FC Fogo tentam agradar a todos e são cordiais até com pessoas as quais eles em particular não gostam. Conforme um FC Fogo disse: "Mesmo que eu não goste de alguém, ainda assim valorizo a opinião que tem de mim e faço o melhor que posso para ser agradável e para fazê-lo gostar de mim".

Estudo de caso

Uma aluna comentou a respeito de seu companheiro que tinha FC Fogo. Disse que o considerava confuso e divertido às vezes. Ele tinha um negócio próprio e costumava fazer coisas como ter uma conversa sobre as finanças da empresa com o faxineiro. "As pessoas pensam que ele não consegue guardar segredo, mas ele está apenas colocando os pensamentos em ordem. Provavelmente ele está tendo uma conversa aberta consigo mesmo!"

Em virtude da abertura, muitos FC Fogo podem se tornar peritos em rapidamente manter contato com outras pessoas. Por exemplo, alguns podem conversar com estranhos e fazer conexões profundas. Outros gostam apenas de conversar com quem quer que encontrem. A pessoa que chama a atenção de todos na lavanderia, no cabeleireiro ou na loja da esquina pode ser um FC Fogo. Quando chegam em casa, podem ficar tristes e infelizes, mas, enquanto estão fora de casa, divertem-se iluminando a vida dos outros.

Isolado e fechado

Alguns FC Fogo simplesmente não conseguem se relacionar com os que estão ao seu redor. Por fora, podem parecer amigos, mas por dentro são isolados e fechados. Não se relacionar intimamente significa que não precisam se esforçar enquanto estão na companhia de outras pessoas. Podem querer ter uma relação íntima, mas os benefícios de não ter são maiores. Se alguém os magoa, têm dificuldade de lidar com o sofrimento e essa será mais uma razão para evitar as pessoas.

Estudo de caso

Uma senhora idosa tinha propensão a fibrilação atrial. Era mais comum de ocorrer quando sentia que "se esforçava" ao receber convidados em casa. Sentia-se obrigada a ser uma anfitriã perfeita e criar um ambiente alegre, mas isso a esgotava e, muitas vezes, ela pagava um preço alto.

Alguns FC Fogo gostam de ficar sozinhos e se sentem seguros e relaxados na própria companhia, à medida que não confiam nas pessoas ao seu redor. Como resultado, pode ser raro se socializarem e podem ter dificuldades para estar em eventos sociais, como jantares e festas. Em decorrência da alegria externa, é fácil pressupor que os FC Fogo adorem festas. Isso é verdade para alguns FC Fogo, em especial quando conhecem as pessoas com as quais irão se encontrar. Encontrar novas pessoas, entretanto, é uma situação que os deixa inseguros. Esses FC Fogo consideram que estar com pessoas e conversar é um esforço e, por isso, bebem um pouco para dar ao próprio Fogo um estímulo temporário. Muitos FC Fogo preferem ter poucos amigos ao redor, os quais conhecem e confiam. As chances de os amigos confiáveis os magoarem são menores. Novos conhecidos são uma incógnita.

Estudo de caso

Alguns FC Fogo pensam que não precisam dos outros ao seu redor, pelo menos até não estarem mais com eles. Uma paciente com FC Fogo admitiu que adorava ficar sozinha, desde que as pessoas ligassem para confirmar que ela estava bem. Ela nunca ligava pra ninguém porque supunha que ninguém estava interessado em saber dela.

Alguns FC Fogo oscilam entre fazer boas conexões com os outros e depois quebrar o contato. Uma mulher com FC Fogo disse ao seu terapeuta que pensava que tinha se erguido para cair. Recentemente, havia se mudado para um lugar onde não conhecia ninguém e, embora soubesse que não seria o esperado que alguém fosse procurá-la, sentiu-se muito magoada quando os novos vizinhos não fizeram nenhum movimento para manter contato. Isso apesar do fato de ela nunca ter tentado manter contato com eles. Consequentemente, estava se sentindo muito sozinha naquele momento.

Alguns FC Fogo se isolam e têm muita dificuldade de se relacionar com as pessoas, especialmente com os que não conhecem e não confiam. Outros se sentem melhor quando estão diante de uma audiência. Isso pode ser a representação em um palco ou ter um papel central em alguma outra área da vida.

Tendência em fazer brincadeiras – sério

Atores natos

O Coração governa "a irradiação do *shen*". Muitos FC Fogo são artistas naturais. Não é de surpreender que muitos dos nomes mais famosos da comédia britânica – Benny Hill, Eric Morecambe, Frankie Howerd, Tony Hancock, Billy Connolly, Tommy Cooper, Kenneth Williams e Les Dawson, apenas para mencionar alguns – foram, todos, provavelmente FC Fogo. O ato de fazer os outros rirem faz um FC Fogo se sentir mais cativante, tendo assim uma melhor noção do seu valor. Alguns desses comediantes, como, por exemplo, Tony Hancock, faziam as pessoas rirem mostrando o lado engraçado de estar deprimido. Billy Connolly também arrancava muitas gargalhadas fazendo graça de sua infância terrivelmente abusiva. Outros como Tommy Cooper, Les Dawson e Eric Morecambe faziam as pessoas rirem bancando o bobo.

Muitos desses comediantes morreram de cardiopatias. Pessoas dizem que Tommy Cooper e Eric Morecambe morreram "do jeito que queriam". Ambos tiveram ataque cardíaco: Tommy Cooper no palco e Eric Morecambe nos bastidores de um teatro. Alguns morreram tristes. Dizem que Benny Hill morreu porque ficou com "o coração partido", logo depois de saber que seu contrato não seria renovado. Estava fora da moda e não poderia mais fazer o que mais gostava.

A maioria dos FC Fogo não é famosa, mas muitos adoram divertir as pessoas. Eles podem representar fazendo o papel de bobo no local de trabalho, lecionando em uma sala de aula, fazendo os amigos se divertirem ou divertindo os filhos. Nada importa, desde que tenham público. Muitos FC Fogo foram os "palhaços" da turma quando jovens ou gostavam de fazer os outros rirem com suas graças. Conforme disse um FC Fogo: "Eu era como um circuito elétrico. Só me ligava quando havia outras pessoas ao redor".

Estudo de caso

Um FC Fogo contou ao terapeuta que teve uma época difícil aos 9 anos de idade. Havia se mudado para uma escola nova e não conseguia fazer amigos. Ninguém gostava dele, em parte porque era inteligente e ia bem nas provas. Quando começou a sofrer *bullying*, encontrou uma maneira inovadora de lidar com a situação fazendo o papel de bobo na turma. "De repente fiquei popular, mas já não ia mais bem nas provas. Somente na adolescência percebi que, para ser popular, havia perdido grande parte do ensino e havia muita coisa a fazer para recuperar esse tempo perdido."

É difícil para alguns terapeutas compreenderem que o fato de a pessoa ser divertida e se mostrar bem consigo mesma pode ser um bom indicador do desequilíbrio constitucional. Ao errarem um diagnóstico de Fogo, muitos alunos comentaram: "Eu pensei que seu Fogo estava muito bom", não percebendo que, se o paciente está sendo extremamente divertido e fazendo-os rir mais que o usual, isso pode ser o extremo do comportamento hilariante de um espectro Fogo.

Sério

No outro extremo do espectro, alguns FC Fogo são extremamente solenes e se levam muito a sério. Quando outras pessoas estão na presença dos FC que são sérios, percebem que há pouco riso ao redor. Se os outros fazem uma piada, os FC Fogo podem nem mesmo perceber que algo foi dito de engraçado ou, caso tenham percebido, fingem que não perceberam. Cria-se uma atmosfera pesada difícil de animar.

Vulnerável – excessivamente protegido

Quando o elemento Fogo de um paciente está desequilibrado, a habilidade em ter um "contato profundo" com outra pessoa pode se tornar forçada. Isso pode se refletir sobretudo em seus relacionamentos. Isso é especialmente verdadeiro quando o Órgão desequilibrado predominante é o Coração ou o Protetor do Coração, e pode ser menos acentuado nas pessoas cujo Intestino Delgado ou Triplo Aquecedor seja o Órgão principal afetado.

Exposto e desprotegido

Quando uma pessoa "se apaixona", a atração mútua e os bons sentimentos podem criar uma sensação de bem-estar e alegria, de modo que a pessoa se sente "nas alturas". Os FC Fogo podem ser especialmente afetados, mas a abertura e o fechamento normais do Coração e do Protetor do Coração podem ficar sob maior tensão do que o normal. Algumas vezes, os FC Fogo podem "amar" com uma paixão e um abandono tão intensos que a única coisa que desejam é agradar o parceiro em tudo que fazem ou dizem. No início, isso pode ser ótimo, mas com o tempo, quando o período inicial de "lua de mel" acaba, pode criar problemas.

Quanto mais os FC Fogo tentam agradar, mais se tornam dependentes do companheiro. O sentido de individualidade diminui. Tornam-se, então, cada vez mais vulneráveis e podem ficar sem controle. A pessoa agradável e alegre pela qual o companheiro ficou atraído pode ter desaparecido, deixando um "bobo da corte" vulnerável que parece não ter absolutamente nenhuma identidade.

Nessa situação, o FC Fogo consegue recuperar um sentido de si mesmo quando se separa do companheiro. Se os dois companheiros querem que a relação perdure, o FC Fogo deve, portanto, voltar para a relação com um sentido renovado de independência.

Excessivamente aberto

Em certas situações, contudo, pode iniciar uma espiral descendente no relacionamento. O companheiro percebe que está "pisando em ovos" ao redor do FC Fogo, o qual exige que nunca seja criticado ou ignorado nem mesmo por um instante. Qualquer negatividade por parte do companheiro fará o FC Fogo sentir-se agredido e "chutado" emocionalmente. O que ocorre é que essa situação leva o companheiro a não ser mais sincero e a relação fica sob ameaça. O FC Fogo adota uma atitude de alguém que carrega um cartaz, pendurado no pescoço, escrito "me chuta", e a consequente tensão que vai afetar os dois companheiros pode provocar o fim da relação.

Os FC Fogo menos vulneráveis e com a saúde do espírito razoavelmente boa podem ser capazes de se abrirem e se fecharem de modo apropriado. Quando o Coração e o Protetor do Coração estão muito abertos, um círculo vicioso de se sentir chutado e permanecer muito aberto no intuito de se proteger pode tornar o FC Fogo ainda mais vulnerável.

Magoando-se facilmente

A vulnerabilidade descrita anteriormente não acontece apenas nos relacionamentos íntimos. Também pode ocorrer com qualquer um que seja importante a eles, como um amigo, um chefe ou parentes. Pode acontecer em especial quando o FC Fogo sente uma forte necessidade de agradar ou de ser apreciado. Por exemplo, os FC Fogo podem ser tão sensíveis às outras pessoas que se ofendem quando os outros estão fazendo alguma brincadeira inofensiva. Uma mulher com FC Fogo contou que, quando criança, ficava muito perturbada pelas caçoadas bobas que os amigos lhe faziam. Ela desandava a chorar quando faziam a brincadeira de prender as extremidades do lençol na cama com ela embaixo do lençol, como se fosse uma "torta de maçã". Na época, ela pensava que era uma maneira de mostrarem que não gostavam dela. Mais tarde, ela teve uma história de terminar e fazer amizades. Muitos anos depois, após o tratamento com acupuntura e após se sentir menos vulnerável, ela percebeu que o problema era ela, e não os outros.

No início deste capítulo, dissemos que os FC Fogo podem ficar vulneráveis em algumas situações de grupo. Podem desejar tanto ser apreciados que, por exemplo, caso não se sintam imediatamente aceitos por um novo grupo, podem se fechar em uma concha. Os FC Fogo podem querer estar envolvidos, mas ficam tímidos para se expressarem. Como resultado, podem sentir como se tivessem ficado invisíveis ao grupo e retornarem para casa com o sentimento devastador de terem sido deixados de lado. Fazer novos amigos leva tempo e o desejo do FC Fogo por uma intimidade imediata pode torná-lo impaciente.

Excessivamente protegido

Os FC Fogo que se magoaram ou se sentiram abandonados costumam reagir mantendo seus corações firmemente fechados aos outros. Se esse for o caso, podem ter dificuldade de ter qualquer tipo de relacionamento íntimo. Por fora, parecem ter facilidade de se relacionar, mas, assim que um relacionamento começa a se a‚profundar, as portas do Protetor do Coração se fecham imediatamente. O FC Fogo pode, então, acabar com o relacionamento porque é muito ameaçador ou pode se fechar e parar de mostrar afeto. Uma relação íntima é muito arriscada para eles. Por fora, o FC Fogo parece invulnerável e sem emoções. As "barras de ferro" do peito mantêm as pessoas para fora, assegurando que o FC Fogo não se machuque. Contudo, o amor também não consegue atingi-lo.

Estudo de caso

Uma mulher com FC Fogo contou ao terapeuta que havia tido uma infância feliz. Sua mãe, entretanto, sempre dizia: "Ela nunca ficou nas barras da minha saia, já que eu permanecia um pouco distante". A paciente disse que ainda ficava distante e que seus relacionamentos tinham sido difíceis. "Se eu tivesse um novo relacionamento, lidaria melhor, mas me disseram que sou muito fechada e fria. Penso que tenho muito medo de as pessoas ficarem muito próximas a mim. Leva muito tempo para eu confiar nelas."

Alguns FC Fogo evitam os relacionamentos escondendo que sentem atração por outras pessoas. Em uma festa ou evento social, se alguém que parece interessante cruza o olhar com eles, os FC Fogo podem imediatamente desviar o olhar ou simular uma falta de interesse. Todo contato visual é, portanto, cortado, e a pessoa interessada pensa que não tem nenhum atrativo e vai embora. Para os FC Fogo, parece muito perigoso mostrar que qualquer atração pode ser mútua. Os FC Fogo que não amam a si mesmos não conseguem imaginar que outra pessoa os considere agradáveis (ou cativantes ou capazes de serem amados). O FC Fogo pode até pensar que uma pessoa que está interessada nele não pode ser muito especial. Uma pessoa especial procuraria outra pessoa.

Instável, passional – constante

Emoções flutuantes

Muitos FC Fogo não têm estabilidade em suas emoções e constantemente têm altos e baixos. A mudança de se sentir nas alturas e depois muito para baixo pode acontecer em questão de segundos. Ficam como se tivessem duas personalidades e se esquecem como estavam antes. Quando estão para baixo, sentem como se sempre tivessem sido desgraçados. Quando estão para cima, esquecem que algum dia se sentiram infelizes. Para alguns FC Fogo, a mudança súbita de estar alegre para estar triste pode ocorrer sem nenhum motivo aparente. Para outros, as mudanças nas emoções se relacionam diretamente com os relacionamentos com outras pessoas. Por exemplo, podem acordar se sentindo miseráveis. Podem, então, ser animados por alguém que lhes é agradável ou que lhes faça um elogio. Mais tarde, no mesmo dia, seu humor pode variar de acordo com o calor humano proveniente do contato que mantêm com os outros.

Para alguns FC Fogo, o fato de suas emoções terem altos e baixos fica tão opressivo que podem lutar para encontrar estabilidade. Outros, entretanto, podem preferir ter a excitação causada pelos altos e baixos.

Constância nas emoções

Alguns FC Fogo apresentam sentimentos de insipidez e desânimo por longos períodos. É mais um estado de monotonia e embotamento do que um estado de estar ativamente triste e miserável, como discutido anteriormente. Eles podem ter dificuldade de saírem desse abatimento e a vida se torna desinteressante e cinzenta. Quando o FC Fogo se sente assim, o terapeuta pode também, em ressonância, sentir-se sem motivação e sem inspiração na sua companhia.

> ### Estudo de caso
>
> Uma mulher de FC Fogo descreveu como suas emoções oscilavam em um período de 10 minutos: "Posso estar me sentindo bem e, de repente, não me sentir bem, e nesse tempo tenho uma mudança bastante fundamental". Ela se descreveu como "uma massa de contradições" em relação às pessoas. Às vezes, gostava das pessoas ao redor e, algumas vezes, não gostava. "Quero escolher. Posso de repente querer meu próprio espaço. Pode surgir subitamente. Posso ter a casa cheia de gente e, de repente, fico com vontade que todo mundo vá embora. Devo ser um inferno para se conviver!"

Para neutralizar esse sentimento de monotonia, não é de surpreender que muitos FC Fogo procurem continuamente novas sensações. Para isso, podem procurar atividades que os mantenham estimulados e excitados. Independentemente do que façam, o fazem com grande paixão, porém isso pode acabar à medida que seu elemento Fogo não consegue manter a intensidade.

Para estimular a excitação, podem assistir a filmes excitantes, ler livros românticos ou apenas viver as vidas das personagens de novelas ou outros programas. Ou, então, podem gostar da sensação de estar imensamente apaixonados, mas sempre olhando para os lados na procura de um novo interesse amoroso quando a excitação inicial desaparece. Como resultado, os relacionamentos nunca evoluem além dos estágios iniciais.

Algumas vezes, os FC Fogo sucumbem a drogas, bebidas ou estimulantes para encontrar excitação e estímulo. A agitação que isso produz pode se tornar uma dependência. Embora qualquer FC tenha o potencial para se tornar dependente de estimulantes, a razão de cada um será diferente. Para o FC Fogo, é comum a ânsia por excitação a fim de compensar o estado subjacente de sentir que a vida é insípida e monótona.

> ### Estudo de caso
>
> Uma mulher com FC Fogo contou que foi passar umas férias de 10 dias com o pai. "No final de 10 dias me sentia sem energia, pesada, tive dor de dente e dor nas costas. Não foi divertido. Não é que tenha sido negativo, só que não foi positivamente bom. Percebi quantos suportes eu tinha na vida diária, como rádio, televisão, telefonar para os amigos e ver pessoas. Quando estou positiva, sinto mais energia, sinto-me mais iluminada, mais alegre, é mais fácil me relacionar com as pessoas e me sinto mais relaxada. Quando estou triste, escondo-me atrás das pessoas em situações sociais e preciso ainda mais desses suportes."

Criar estabilidade

À medida que ficam mais saudáveis, os FC Fogo podem normalmente encontrar meios que os ajudem a manter a estabilidade e interromper os estados emocionais de uma aparente montanha-russa. Alguns encontram na meditação ou no relaxamento profundo uma forma de encontrarem um local mais confortável e pacífico para se assentarem internamente. Já foi dito que a "meditação é o exercício para o coração" (Hill, 2000, p. 164) e que assentar e acalmar o Coração é melhor do que o exercício físico para manter o Fator Constitucional Fogo saudável.

A criação de bons relacionamentos com amigos, familiares ou companheiros pode ajudar os FC Fogo a manterem sua estabilidade. Quando se comprometem com um relacionamento, o FC Fogo pode "testar" o amor do companheiro perguntando continuamente se é amado de forma verdadeira ou evitando o companheiro por alguns períodos. Uma mulher com FC Fogo que admitiu sabotar seus relacionamentos comentou: "A pessoa tem que ficar o tempo todo dizendo que me ama, mas, se diz muitas vezes, não acredito".

Com o tempo, se o companheiro prova que quer permanecer no relacionamento, o FC Fogo pode se sentir mais seguro e estável. Os FC Fogo podem, entretanto, nunca confiar que sejam *verdadeiramente* capazes de serem amados até aprenderem a amar a si mesmos.

Resumo

- Um diagnóstico de um FC Fogo é feito basicamente pela observação da falta ou da presença de vermelhidão na face, da falta de riso ou do tom de voz em riso, do odor queimado e do desequilíbrio da emoção da alegria
- Os FC Fogo costumam ter questões e dificuldades em relação a:
  - Amor e calor humano
  - Instabilidade emocional
  - Proximidade e intimidade
  - Alegria
  - Clareza e confusão

- Em razão dessas questões, o comportamento dos FC Fogo e suas respostas podem se tornar inadequados e oscilar entre esses extremos:
  - Compulsivamente _____ Miserável, alegre profundamente triste
  - Aberto e _____ Fechado e excessivamente isolado sociável
  - Engraçado _____ Sério
  - Vulnerável _____ Excessivamente protegido
  - Instável _____ Constante, parado.

Terra – Ressonâncias Principais

Terra como símbolo

Ideograma de Terra

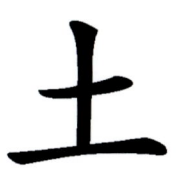

O ideograma chinês de Terra é *tu*. Esse ideograma é composto por duas linhas horizontais e uma vertical. A linha horizontal de cima representa o solo superficial e a segunda linha, o subsolo. A linha vertical representa todas as coisas que são produzidas pela Terra (Weiger, 1965, lição 81A). O ideograma, portanto, representa as duas qualidades principais da Terra – nutrição e estabilidade.

Elemento Terra na natureza

Terra como provedora

As sementes ficam no solo, aparentemente inertes, durante todo o inverno. Na primavera, começam a germinar e crescer e, no verão, as plantas estão no auge da floração. No final do verão, os lavradores colhem suas safras. É o período em que os europeus fazem o Festival da Colheita (*Harvest Festival*) e as pessoas tradicionalmente agradecem pelos produtos da terra.

Cuidados com a terra

Se as sementes forem de boa qualidade, o tempo favorável e o solo bem preparado e nutrido, então a terra produz muitos frutos e as pessoas se banqueteiam com eles. Para que os frutos da terra tenham boa qualidade e sejam nutritivos, o solo precisa ser fértil. Já houve época em que os lavradores trabalhavam com a natureza e respeitavam as necessidades da terra. Por exemplo, eles permitiam que regularmente a terra descansasse alternando as plantações e deixando uma parte dela sem cultivo. Os lavradores também nutriam o solo utilizando um produto natural derivado dos produtos residuais dos animais e das plantas, os quais serviam de alimento à terra. Esse hábito criava um ciclo ecológico contínuo e permitia que o solo nos alimentasse com colheitas nutritivas e saudáveis.

Recentemente, todavia, muitos lavradores, sob a pressão da produtividade, sobrecarregam a capacidade da terra envenenando o solo com fertilizantes químicos, não utilizando resíduos naturais capazes de nutri-lo e não permitindo seu descanso deixando uma parte sem cultivo. A terra se torna menos fértil e as colheitas das plantações são de valor nutritivo inferior, às vezes intoxicadas com pesticidas. Embora a terra seja uma provedora, também precisa ser cuidada.

Armazenar alimentos e energia

Os alimentos são colhidos em uma estação muitas vezes para serem usados em uma estação mais adiante. Nossos antepassados desenvolveram muitas maneiras de preservar os grãos e as frutas para que o produto da colheita pudesse durar com o tempo. Vários pontos dos canais do Estômago e do Baço referem-se a esse processo. Os pontos E-14, Depósito, e E-4, Celeiro da Terra, são exemplos. Os depósitos e os celeiros indicam que a função da terra inclui o armazenamento da nutrição.

Elemento Terra na vida

Um elemento Terra desequilibrado também pode causar escassez de víveres e fome. Pode ser escassez física, com os Órgãos Terra incapazes de transformar alimentos em *qi* nutritivo. A expressão "você é o que você come" é apenas uma verdade parcial. "Você é aquilo que faz do que come" é mais exata. Quando o elemento Terra se esforça muito para transformar os alimentos em carne e *qi*, as pessoas podem se sentir cansadas e sofrerem de uma ampla variedade de sintomas físicos.

A fome também pode ser no nível mental ou espiritual. Será que conseguimos nos concentrar e lembrar o que acabamos de ouvir ou ler? Será que conseguimos fazer com que os projetos da nossa vida deem frutos; será que conseguimos dar e receber apoio dos outros e criar nossos filhos? Podemos ter dificuldade de "fazer as colheitas" em nossas vidas e sentir que o que plantamos em nossas vidas nunca deu frutos. Os sentimentos crônicos de insatisfação com frequência afligem os Fatores Constitucionais (FC) Terra. Ser incapaz de colher no nível da mente e do espírito pode ser tão importante quanto qualquer sintoma físico.

Os seres humanos estão "entre o Céu e a Terra"

Os seres humanos estão "entre o Céu e a Terra". Nossa cabeça deve estar nos céus para que possamos captar o *qi* "celestial" e nossos pés devem estar na terra para que possamos estar assentados e estáveis.

Um terremoto é uma das poucas vezes em que a terra não fica estável sob nossos pés.

É um momento que induz sentimentos fortes de choque e insegurança. Depois da experiência de um terremoto, pode levar muito tempo para que a pessoa recupere o equilíbrio e se sinta equilibrada novamente. Quando as pessoas têm um desequilíbrio no elemento Terra, podem facilmente se sentir instáveis de modo semelhante à instabilidade que surge quando há um terremoto.

As pessoas também podem se sentir inseguras e desamparadas por várias outras razões. O elemento Terra pode estar seco demais, situação na qual pode se esfarelar e esfacelar ou sentir que está desmoronando. No outro extremo, a Terra pode ficar alagada, tornando-nos "úmidos" e como se tivéssemos lama internamente. A umidade pode tornar nossos corpos pesados e podemos ter dificuldade de pensar com clareza ou querer nos mover.

Terra como nossa mãe

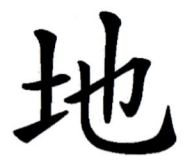

O elemento Terra é com frequência comparado a uma mãe. O ideograma *tu di* é, na maior parte das vezes, usado a esse respeito (Weiger, 1965, lições 81A [*tu*] e 107 B [*di*]). Esse ideograma representa a Terra quando está acoplada com o Céu. Significa o solo no qual as plantas crescem, mas também a capacidade da terra de ser como uma mãe (Larre e Rochat de la Vallée, 2004, p. 20).

Mãe e nutrição

Como a própria terra, nossas mães ou as principais pessoas que cuidam de nós nos suprem com apoio e segurança quando somos jovens. Com o tempo, e em especial no contexto de uma família, aprendemos a nos importar com os outros e com nós mesmos.

No útero, estamos conectados com nossa mãe por meio do cordão umbilical, o qual é ligado no centro físico do corpo. Quando o cordão é cortado, somos colocados no seio de nossa mãe e ela nos nutre com seu leite. Depois de desmamados, nossa mãe nos ajuda a nos conectarmos com o mundo e, gradualmente, aprendemos a ter nossa própria identidade. Na situação ideal, nossa mãe nos alimenta, apoia e ama incondicionalmente. Ela também nos propicia conforto tátil segurando e acariciando-nos. Por meio da nutrição proveniente da mãe, adquirimos estabilidade. Lentamente fazemos a transição da dependência para a independência.

Se a pessoa nasce como FC Terra, a relação com a mãe é afetada. O FC Terra pode ser menos capaz de receber nutrição e cuidado da mãe. Isso dificulta um relacionamento equilibrado entre a mãe e o filho.

Elemento Terra em relação aos outros elementos

O elemento Terra interage com os outros elementos por intermédio dos ciclos *sheng* e *ke* (Capítulo 2).

Terra é mãe do Metal

Ao longo do ciclo *sheng*, a Terra se endurece para formar Metal. O metal que jaz dentro da Terra é comparado com os microminerais que dão ao solo qualidade e riqueza extras. Quando os pacientes apresentam sinais e sintomas associados ao elemento Metal, eles podem ser provocados pelo desequilíbrio no elemento Terra, a mãe. Por exemplo, problemas do peito e/ou asma podem ser causados por um desequilíbrio da Terra. Se a Terra for a causa original, seu tratamento beneficiará a pessoa de maneira mais permanente, ao passo que o tratamento do Metal trará apenas um alívio temporário.

Fogo é mãe da Terra

Quando o fogo queima, deixa cinzas que se tornam parte da Terra. Os pacientes com sintomas óbvios de Terra, como queixas digestivas

ou sentimento de insegurança, podem tê-los desenvolvido porque o Fogo, a mãe, estava desequilibrado. O terapeuta pode tratar a mãe para ajudar o filho e dar-lhe mais estabilidade.

Madeira controla Terra

A situação mais comum que ocorre entre Madeira e Terra é o controle excessivo da Madeira sobre a Terra. Quando a Madeira invade a Terra dessa maneira, pode provocar muitos sintomas, incluindo perturbação no estômago, indigestão e/ou náuseas. Acalmando a Madeira e fortalecendo a Terra, a Madeira se assenta e o equilíbrio volta ao normal.

Terra controla Água

Se um rio rompeu suas encostas ou está fluindo muito rápido, a situação pode ser retificada represando-se o rio com terra. Nos pacientes, a Terra pode não conseguir controlar os líquidos corporais e a água, provocar sintomas de "umidade" e edema. Isso pode causar sinais e sintomas físicos, mentais e espirituais, e os pacientes se queixarão de sensação de peso, cansaço, apatia, atordoamento e falta de motivação.

A Terra no centro

Além de estar localizada entre os elementos Fogo e Metal no ciclo sheng, o elemento Terra às vezes é colocado na posição central entre todos os outros elementos. O Capítulo 4 do *Su Wen* diz que "a região central é a Terra" (Larre e Rochat de la Vallée, 2004, p. 16).

Na sua posição central, a Terra é o pivô para todos os outros elementos que giram ao seu redor. É um local de estabilidade dentro do corpo, mente e espírito. A partir dessa âncora estável, a mudança e o crescimento podem acontecer. Nossos alimentos podem ser transformados e processados pelo Estômago e pelo Baço e convertidos em *qi* que nutre o corpo, a mente e o espírito.

Ressonâncias principais da Terra (Tabela 14.1)

A cor da Terra é amarela

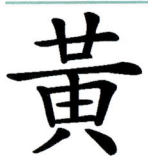

O Capítulo 10 do *Su Wen* afirma que "o amarelo corresponde ao Baço" (Anônimo, 1979a, p. 27). A palavra chinesa para amarelo é *huang*.

Cor na natureza

Na China, a cor amarela está mais associada à cor do solo ou com a terra arada do que, por exemplo, com a cor de um limão. O Rio Amarelo é chamado de Huang He e, para muitos chineses, *huang* está sempre associado à cor desse rio. O Rio Amarelo é famoso por assorear-se e considera-se que os esforços para desobstruir e recanalizar seu fluxo propiciaram a base conceitual para compreender o fluxo do *qi* no corpo e a necessidade de guiá-lo e desobstruí-lo (Xinghua e Baron, 2001, pp. 12-5). Outros exemplos de amarelo na natureza são a cor do milho e um campo de grãos prontos para a colheita.

Tabela 14.1 Ressonâncias principais da Terra.	
Cor	Amarela
Som	Cantado
Emoção	Solidariedade
Odor	Perfumado

Cor facial

Quando desequilibrado, o elemento Terra manifesta-se causando uma coloração amarelada ou terrosa na face. O amarelo que indica que a Terra está desequilibrada pode ser observado ao lado ou abaixo dos olhos. Pode variar de amarelo vivo ao amarelo terroso barrento[1].

---

[1]A cor amarela na face também pode indicar excesso de fluidos corporais, provocando Umidade no corpo. Amarelo indicando Umidade é mais observado ao redor da boca e nas bochechas. Uma vez que um desequilíbrio na Terra sempre conduz à Umidade, o terapeuta com frequência encontrará a cor amarela em ambas as regiões.

O som da Terra é o canto

Ideograma de canto

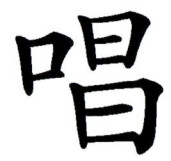

O ideograma de canto é *chang*. Esse ideograma é feito de dois radicais. O primeiro, *kou*, representa uma boca, e o segundo, *chang*, representa esplendor ou glória (Weiger, 1965, lições 72A [*kou*] e 73A [*chang*]). Juntos, podem ser traduzidos como "esplendor que emana da boca".

Canto

O tom de voz em canto ocorre naturalmente quando cantamos uma cantiga de ninar com uma criança nos braços ou quando tentamos acalmar uma pessoa ansiosa ou um animal nervoso. Também pode ocorrer quando estamos segurando um bebê; falando com alguém que está doente ou consolando um colega de trabalho que está passando por um momento difícil. Quando esse tom de voz ocorre consistentemente fora do contexto, indica um desequilíbrio do elemento Terra.

O tom de voz cantado

A voz em canto tem um aumento da variação da sua altura. O tom da voz se eleva e abaixa com mais frequência e a um grau maior que o normal. Um modo de detectar uma voz em canto é imaginar uma situação na qual é possível utilizá-la. Por exemplo, uma criança se machucou sem querer e está descansando confortavelmente, mas sente alguma dor e está confinada na cama. Ela vai perder a festa de aniversário do seu melhor amigo e está muito desapontada. Mentalmente, diga a ela: "Ah! Que pena! Que coisa chata! Sinto muito!" Sua voz vai naturalmente se tornar um pouco mais cantada do que o normal.

Padrão normal do canto

Algumas línguas e dialetos naturalmente têm um tom cantado. Isso ocorre em especial com as pessoas que moram no campo, mais do que com as que vivem em grandes cidades. Os galeses, por exemplo, cantam muito para falar. Muitos galeses também cantam bastante e provavelmente são o povo com mais corais do que qualquer outro país. Ao avaliar a voz de uma pessoa do País de Gales, é útil ter um padrão fundamentado em outros galeses. Entre os oradores galeses, haverá aqueles que cantam mais e que têm um tom cantado fora do contexto. Os padrões normais com base nos quais o terapeuta avalia o locutor precisam levar em consideração os padrões normais da linguagem e da cultura da pessoa.

O odor da Terra é perfumado

Ideograma de perfumado

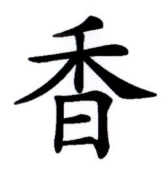

O ideograma chinês para perfumado é *xiang* (Weiger, 1965, lições 73 ou 121I). Esse ideograma pode ser traduzido como um sabor ou odor de grão fermentado ou o odor de milho fermentado.

Esse é provavelmente o termo para odor mais incoerente. "Perfumado" em geral se aplica a flores e é considerado agradável, mas esse odor normalmente não é tão agradável. É um cheiro enfastiante, adocicado e enjoativo e com tendência a ficar impregnado nas narinas e no ambiente.

A emoção da Terra é o excesso de pensamento, preocupação e/ou solidariedade

Ideograma de preocupação ou excesso de pensamento

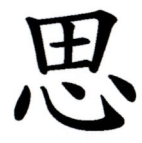

si

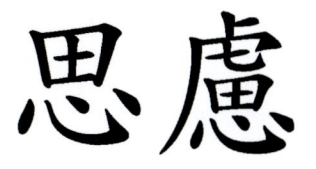

si lu

Si é uma das emoções associadas ao elemento Terra. É traduzida às vezes como excesso de pensamentos ou pensamento obsessivo e também pode ser chamada de preocupação, ruminação ou cogitação. Weiger (1965, lição 40A) diz o seguinte sobre esse ideograma: "Quando alguém está pensando, o líquido vital do Coração ascende ao cérebro". *Si* algumas vezes é combinado com *lu*, como em *si lu*, em que *lu* significa meditar (Weiger, 1965, lição 40A para *si lu*).

O ideograma para *si* consiste em um cérebro com o radical do Coração abaixo dele. Demonstra a natureza do pensamento do ponto de vista da medicina chinesa. Acredita-se que para haver o pensamento, o cérebro tem que estar em comunicação com o Coração. Se a conexão do cérebro com o Coração se perder, as imagens da mente não constituem um pensamento focalizado. Existe uma diferença entre pensamento direcionado e objetivo e imagens ao acaso flutuando na mente. Quando a conexão entre o cérebro e o Coração se perde, os pensamentos podem se tornar obsessivos e repetitivos. O Capítulo 39 do *Su Wen* afirma: "Quando há pensamento obsessivo, o *qi* fica emperrado" (Larre e Rochat de la Vallée, 1996, p. 159).

A preocupação não produz movimentos intensos do *qi*, como as emoções de medo, raiva, alegria e mágoa. Nesse sentido, *si* não descreve verdadeiramente uma emoção.

Solidariedade

Outra emoção comumente associada ao elemento Terra é a solidariedade. Embora não seja mencionada nos textos chineses, J. R. Worsley observou que essa emoção é afetada quando as pessoas apresentam um desequilíbrio do elemento Terra. É uma inovação, na medicina chinesa, da Acupuntura Constitucional dos Cinco Elementos. É uma contribuição significativa para a compreensão dos Cinco Elementos.

Existem duas direções para a solidariedade: dar e receber. Tanto a capacidade de demonstrar solidariedade quanto a de receber solidariedade estão relacionadas com a Terra. Quando a Terra está em relativo equilíbrio, essas duas capacidades, a de dar e a de receber, ficam normais e funcionam de maneira adequada.

Qual é a emoção essencial da Terra?

À semelhança do que ocorre com os outros elementos, existem emoções ou sentimentos que são naturais, apropriados e ressoam com o elemento. Não é fácil designar a emoção nuclear da Terra. "Preocupação", "excesso de pensamentos" e "solicitude" descrevem um aspecto da disfunção da Terra, mas não tocam a essência da emoção da Terra. J. R. Worsley introduziu o termo *sympathy* (solidariedade), que é a melhor palavra em inglês para designar essa emoção.

É útil considerar o contexto da palavra *sympathy* (traduzida neste livro como solidariedade). Vem da natureza social da raça humana. Embora haja exceções peculiares, os seres humanos não conseguem ou não vivem sozinhos. Os indivíduos pertencem a várias comunidades, por exemplo, famílias, tribos, grupos de amigos, vizinhos, gangues, fãs de um time esportivo, o próprio time, colegas de trabalho, associações profissionais, membros de comitês, cidadãos de um país e assim por diante.

As pessoas dentro de um grupo têm objetivos comuns e/ou laços emocionais. Esses laços aumentam a consciência da pessoa quanto ao bem-estar dos outros e podem estimular o apoio mútuo. O apoio pode variar desde a ajuda física até o reconhecimento da situação difícil do outro. Vários "sentimentos" diferentes estão associados a dar e receber "solidariedade", mas os dois casos são ressonantes com o elemento Terra da pessoa.

Esses sentimentos são compreendidos com mais facilidade se olharmos para nossa primeira dependência, a relação com nossa mãe ou pessoa que cuidou de nós quando pequenos. Os bebês que nunca são segurados ou tocados podem morrer. Nosso primeiro recebimento de "solidariedade" é sermos segurados e alimentados. Existe na mãe um impulso natural para segurar, alimentar e cuidar. À medida que envelhecemos, a natureza da solidariedade ou do apoio muda, refletindo nossos vários graus de dependência e independência. Um desafio é manter um equilíbrio entre ser independente e permitir a nós mesmos que sejamos cuidados quando for apropriado. Outro desafio é manter um equilíbrio entre cuidar de nós mesmos e sermos sensíveis às necessidades dos outros.

Solidariedade nas diferentes idades

É útil considerar como a natureza da solidariedade adequada ou do apoio adequado muda com a idade. Quando um menino de 4 anos cai e machuca o joelho, a solidariedade expressada pela mãe provavelmente envolverá a atenção ao machucado e algum conforto físico. Por exemplo, a mãe pode investigar se é grave e se precisa de um curativo. Também pode "dar um beijinho para curar" e pegar o filho no colo e/ou dar-lhe um abraço.

Quando um adulto se queixa a respeito de um dia difícil no trabalho com a possibilidade do dia seguinte ser ainda pior, outro adulto não se comporta como a mãe. Em vez disso, pode demonstrar compreensão, como: "É, parece que você está passando por um momento difícil". Se o sentimento for autêntico e sincero, o tom da voz e a expressão facial serão coerentes. Às vezes, um abraço e um carinho podem ser muito bem-vindos. A naturalidade do que a mãe faz parece óbvia. O que a compreensão faz para o adulto é semelhante e também diferente. Para os adultos, o resultado final é que o fardo fica um pouco mais leve e as pessoas em geral se sentem melhor sabendo que alguém compreende sua situação.

Um escritor, falando sobre as emoções, descreve um sentimento que teve aos 15 anos de idade quando foi aceito em uma banda de *rock*. Ele fez várias descrições. Em resumo, para ele foi um "sentimento de aceitação, de pertencer, de ser valorizado por um grupo de pessoas as quais tinha orgulho de chamar de meus amigos". Ele depois descobriu que os japoneses tinham uma palavra para isso que ele diz ser o "conforto pela completa aceitação de outra pessoa". Ele também se refere ao ideograma chinês clássico, um seio no qual o bebê mama. Isso sugere um sentimento fundamentado inicialmente no ato de amamentar e que se desenvolve e existe de modos diferentes, à medida que envelhecemos (Evans, 2002, pp. 1-3).

Conforme a criança cresce, surgem duas habilidades. Uma é saber como dar apoio, ou seja, expressar o apoio de modo correto. As pessoas normalmente não colocam alguém de 35 anos de idade no colo e dizem: "Calma, calma, isso vai passar". A outra serve para as pessoas criarem um equilíbrio entre receber apoio e dar apoio aos outros. Apenas receber ou apenas dar apoio não indica uma Terra equilibrada.

Variedades e extremos da solidariedade

O que acontece quando o fluxo natural de dar e receber solidariedade não é apoiado por uma Terra equilibrada? Os quatro padrões mais óbvios são:

- Querer solidariedade e apoio em excesso
- Rejeitar toda ajuda, apoio ou solidariedade dos outros
- Sentir e dar solidariedade em excesso
- Ser insensível ao sofrimento dos outros.

Esses padrões indicam um desequilíbrio do elemento Terra.

Ânsia excessiva por solidariedade e apoio

Esse padrão significa não ser capaz de receber verdadeiramente a solidariedade de modo que satisfaça a pessoa. O momento em que os pacientes contam ao terapeuta sobre seus sintomas é ótimo para observar esse aspecto da pessoa. Às vezes, quando o *qi* Terra está fraco, os alimentos aparecem nas fezes não digeridos ou não transformados. Da mesma maneira, uma pessoa pode receber solidariedade, mas não aprecia ou se beneficia disso. É como receber uma caixa de chocolates, comer um atrás do outro, depois olhar a caixa vazia e se perguntar onde todos os chocolates foram parar.

Essa falta de satisfação profunda caracteriza esse padrão. A pessoa é frequentemente percebida como "carente" em decorrência da compulsão em buscar apoio e cuidado dos outros. A resposta dessas pessoas ao que elas sentem como falta de consideração e de solidariedade dos outros pode ser raiva, isolamento, agitação ou depressão.

Estudo de caso

Um paciente disse: "Quando não estou bem, só quero alguém para me dar atenção e me ouvir. Eu me lamento e me queixo o tempo todo e não consigo parar. Sei que já perdi amigos, mas exijo a atenção deles e me comporto um pouco como uma criança mimada. Quando estou bem, fico bem com os outros".

Rejeitando a solidariedade

Há momentos e situações em que é normal aceitar apoio ou solidariedade dos outros. Para alguns FC Terra, é difícil aceitar a solidariedade.

Podem, por exemplo, queixar-se a respeito da situação a qual se encontram, mas quando notam solidariedade dos outros, rejeitam-na negando que se queixaram ou modificando as informações para que a situação não pareça tão ruim. Outras pessoas fazem isso porque não vivenciaram o ato de receber carinho e solidariedade quando crianças. Podem sentir a carência, mas inconscientemente sentem que é um sinal de fraqueza. Portanto, quando recebem solidariedade ou apoio, elas sentem a necessidade disso, mas em resposta sentem uma necessidade mais forte de negar a carência e se comportam como se fossem independentes. É um comportamento mais comum nos homens, porém também ocorre nas mulheres.

Esse padrão é fácil de passar despercebido. Em geral, o terapeuta precisa demonstrar solidariedade e observar se suscita algum desconforto no paciente. Muitas pessoas podem receber ou demonstrar solidariedade, mas quando esse padrão é acentuado, a solidariedade provoca uma falta de jeito no paciente.

Expressar solidariedade em excesso

Um padrão comum demonstrado pelos FC Terra é serem excessivamente solidários. Um exemplo disso é o caso de pessoas que estão sempre cuidando dos outros, em especial quando as próprias necessidades não estão sendo preenchidas. Conforme C. S. Lewis escreveu com humor sobre esse tipo de personalidade: "Ela é o tipo de mulher que vive para os outros – você reconhece esses outros pela expressão de sufocado deles" (*The Screwtape Letters*).

As pessoas com essa tendência costumam considerar o sofrimento dos outros quase insuportável. A ideia de que os filhos ou outros membros da família estejam infelizes é uma fonte de grande preocupação, frustração ou tristeza. Filmes tristes, a crueldade com os animais ou o fato pungente da pobreza e da fome no mundo são exemplos de situações que evocam sentimentos intensos nessas pessoas.

Isso não significa que a preocupação com os outros seja uma característica patológica. Existem muitas situações na vida em que a demonstração de solidariedade ou de ajuda aos outros realmente "satisfaz as necessidades da situação". É patológico quando as pessoas precisam cuidar muito dos outros e em especial quando não cuidam de maneira adequada de si mesmas.

O estereótipo da mãe judia ilustra uma combinação. Ela é excessivamente dedicada a ponto de sufocar ("coma mais um pouco, você precisa") e, ao mesmo tempo, apresenta um forte discurso de "coitada de mim, ninguém se importa comigo".

Estudo de caso

Uma mulher com FC Terra fazia o curso de pós-graduação. Ela sumia na hora do almoço e voltava alguns minutos atrasada para a aula da tarde. Quando lhe perguntaram a razão disso, contou que ia ver pacientes que não havia conseguido encaixar à noite. O fato era que ela trabalhava mais de 70 horas por semana, na maior parte das vezes não cobrava nada pelo seu trabalho e raramente tinha tempo para almoçar ou para um jantar adequado. Quando lhe perguntaram o que aconteceria se ela não fizesse seu trabalho com tanto afinco, ela respondeu: "A sensação é que o mundo todo vai desabar".

Ser insensível ao sofrimento dos outros

Esse padrão é mais comum em pessoas que rejeitam a solidariedade. Quando outras pessoas precisam de apoio ou assistência, por exemplo, quando estão doentes, isso suscita pouco sentimento de solidariedade no indivíduo. Pode até evocar leves sentimentos de desdém ou desprezo. Em casos extremos, esses indivíduos são completamente insensíveis ao sofrimento, em especial se for uma consequência do próprio comportamento daquele que está sofrendo.

Esse endurecimento é característico. Enquanto as pessoas que anseiam por solidariedade ou que se preocupam muito com os outros em geral podem ser descritas como sendo "moles", a dureza daqueles que rejeitam a solidariedade e quase não sentem nada pelos outros é notável.

Resumo

Preocupação, pensamentos excessivos e solicitude excessiva são definitivamente parte da patologia associada ao elemento Terra. Consideramos, entretanto, que a solidariedade e suas variações descrevem melhor as expressões emocionais normais e patológicas que ressoam com o elemento Terra. Na prática, há uma ampla variação de palavras associadas às emoções deste elemento (Tabela 14.2).

Tabela 14.2 Exemplos da variedade de emoções associadas ao elemento Terra.

Preocupação	Obsessão, excesso de pensamentos, fixação, mau humor, angústia, preocupação excessiva, insegurança
Solidariedade	Preocupação excessiva, excesso de apoio aos outros, carência, excesso de condolências, comiseração
Falta de solidariedade	Insensibilidade, não se importar com ninguém

Ressonâncias de confirmação da Terra

Essas ressonâncias são consideravelmente menos importantes do que as ressonâncias principais dadas anteriormente. Elas podem ser usadas para indicar que o elemento Terra de uma pessoa está desequilibrado, mas não necessariamente apontam para o FC da pessoa. (Tabela 14.3)

Tabela 14.3 Ressonâncias de confirmação da Terra.

Estação	Fim do verão
Poder	Colheita
Clima	Umidade
Órgão do sentido/orifício	Paladar/Boca
Tecidos e partes do corpo	Músculos
O que gera	Gordura
Sabor	Doce

A estação da Terra é o fim do verão

Ideograma de fim do verão

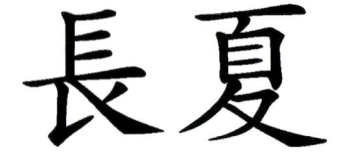

O ideograma de fim do verão é *chang xia* (Weiger, 1965, lições 113A e 160D). Esse ideograma representa cabelos longos e abundantes presos atrás pelas mãos. É uma imagem de crescimento suntuoso, sugerindo que é a época do ano na qual a colheita pode ser feita.

Fim do verão

Como dito anteriormente, a Terra às vezes se localiza no centro dos outros elementos, mas, em geral, fica entre Fogo e Metal no ciclo *sheng*. Essa segunda disposição é a utilizada pelos acupunturistas dos Cinco Elementos. Vem depois do ápice do alto verão e antes da queda das folhas no outono. Esse período é muito marcante no norte da China, mas em alguns países quase não existe. A época varia de país para país, mas o crescimento da maioria das plantas já atingiu o nível máximo e a colheita de grãos e frutas está chegando. (Por exemplo, no sul da Inglaterra, onde os autores moram, essa época normalmente começa em meados de agosto e termina no início de outubro.)

O que mais caracteriza essa estação é a sensação de tempo parado. O ápice do *yang* já passou e os dias se tornam mais curtos, porém as folhas ainda permanecem nas árvores e o tempo ainda está extremamente quente. A melancolia do outono ainda está por vir. É uma época em que *yin* e *yang* estão finamente equilibrados.

O poder da Terra é a colheita

Ideograma de colheita

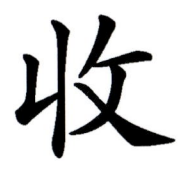

O ideograma de colheita é *shou*. Esse ideograma é composto por dois radicais. O primeiro representa plantas emaranhadas ou rastejantes, e o segundo, a mão direita. Por extensão, pode ser traduzido como uma mão apanhando a safra quando ela se encontra plenamente desenvolvida (Weiger, 1965, lições 45B e 43B).

Colheita

Essa é a época do ano em que a plantação dá frutos. Houve um tempo em que a colheita também significava o armazenamento cuidadoso da safra para que houvesse um suprimento suficiente para todo o inverno. Se as condições climáticas fossem adversas, poderia não haver colheita. Atualmente, isso é solucionado pela importação de alimentos de outros países, mas houve época em que essa situação levava à escassez de víveres e falta de alimentos suficientes para os meses de inverno. Nessa época do ano, as pessoas tradicionalmente agradeciam uma colheita farta.

Os terapeutas podem avaliar se seus pacientes estão colhendo seus frutos. Por exemplo, se estão obtendo os benefícios de comer alimentos de boa qualidade ou se foram beneficiados psicologicamente pelas experiências que tiveram. O que estudam fica gravado e gera frutos? São capazes de transformar o que aprenderam em pensamentos ou ideias ou no que quer que seja útil? Estão satisfeitos com que o que receberam ou ainda têm fome e querem mais?

O clima da Terra é a umidade

Ideograma de umidade

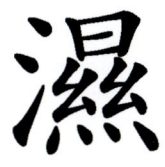

O ideograma chinês de umidade é *shi* (Weiger, 1965, lições 125A e 92E).

A umidade refere-se à atmosfera com grau de umidade maior que o normal. Ter "Umidade" significa que o nível de líquidos do corpo está acima do normal. Pessoas com Umidade têm edema, abdome distendido ou sensação de atordoamento na cabeça. À semelhança de uma atmosfera úmida, essas pessoas apresentam umidade excessiva internamente.

Há uma relação entre Terra de boa qualidade e ocorrência de Umidade. A Terra transforma e, à medida que transforma, os alimentos e as bebidas são transportados e os líquidos, distribuídos. Quando a Terra está fraca, o processo de transformação fica fraco e os líquidos se acumulam.

Uma consequência diagnóstica é que as pessoas com o elemento Terra deficiente geralmente não gostam do tempo úmido. Umidade interna em excesso torna as pessoas propensas a queixas sobre o excesso de umidade externa. Essas pessoas são suscetíveis às dores articulares, musculares, de cabeça ou letargia que pioram com a umidade.

É útil perguntar aos pacientes como eles reagem ao tempo úmido. Se "odiarem" esse tipo de clima, é uma indicação de que têm desequilíbrio do elemento Terra.

Na medicina chinesa, certos alimentos são classificados como "causadores de umidade". Laticínios, alimentos gordurosos e álcool aumentam a umidade do corpo. Portanto, é importante investigar os hábitos alimentares dos pacientes. A Terra não consegue lidar com uma ingestão anormal de alimentos que promovem retenção de líquidos. Da mesma maneira, no local onde há chuva em excesso e onde a drenagem das águas é deficiente, a terra fica encharcada demais para ser fértil.

Estudo de caso

Um terapeuta estava lutando para ajudar uma mulher com FC Terra que também tinha Umidade. O progresso estava lento, mas durante uma consulta a paciente mencionou que mantinha as janelas abertas durante o inverno. Segundo a paciente, a razão disso era que as paredes do apartamento dela eram tão úmidas que preferia sentir frio e deixar o ambiente mais seco do que ficar aquecida. O terapeuta encorajou-a a comprar um desumidificador. Finalmente, ela conseguiu mudar sua situação de vida.

O órgão do sentido/orifício para Terra é a boca

Ideograma de boca

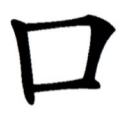

O ideograma de boca é *kou* (Weiger, 1965, lição 72A).

Boca e paladar

O órgão do sentido da Terra é o paladar e o orifício é a boca. Não é nenhuma surpresa que a boca e o paladar ressoem com a Terra. A sustentação da Terra entra pela boca e seu paladar é crucial. O paladar guia o que comemos. Infelizmente, as pessoas hoje em dia são guiadas por muitos fatores que não os do paladar. A capacidade de apreciar os alimentos pelo seu frescor, valor nutricional e pertinência para si mesmo é frequentemente limitada. O Capítulo 17 do *Ling Shu* diz:

> A energia do Baço está em conexão com a boca; quando o Baço está saudável, a boca é capaz de absorver a nutrição normalmente.
>
> (Anônimo, 1979a, Capítulo 17)

Se o elemento Terra está saudável, as pessoas têm um bom sentido do paladar. Se for fraco, as pessoas podem perder o paladar, apresentar gosto pegajoso na boca ou ter dificuldades de digestão.

Os lábios devem ser vermelhos, brilhantes e úmidos. É um mau sinal quando os lábios estão secos, pálidos e sem brilho. A saliva não deve ser excessiva nem deficiente. Essas características não confirmam o diagnóstico do FC, mas sugerem certa fraqueza do elemento Terra.

Tecidos e partes do corpo para Terra são músculos e carne

Ideograma de músculos e carne

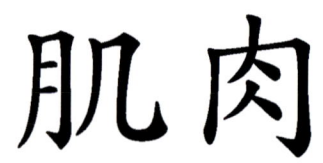

O ideograma para músculos e carne é *ji rou* (Weiger, 1965, lições 65A [*jou*], 20A [*ji*] e 65A [*ju*]).

Músculos e tecido muscular

A qualidade e a função dos músculos e do tecido muscular dependem do *qi* do elemento Terra. Músculos fracos indicam fraqueza do elemento Terra. Nódulos e inchaços sob a pele indicam transformação deficiente e, portanto, fraqueza da Terra.

O terapeuta pode sentir a consistência da carne para aferir a eficiência do processo de transformação do Baço e do Estômago. Esse procedimento fornece uma noção do equilíbrio do elemento Terra do paciente, embora a Terra possa não ser o FC.

Terra gera gordura

Diz-se que a gordura é gerada pela carne. A gordura em excesso, que às vezes ocorre na forma de nódulos sob a pele, é interpretada na medicina chinesa como Umidade ou Fleuma, uma forma mais densa de Umidade. Portanto, qualquer gordura em excesso no corpo sugere certa fraqueza da Terra. Existem outras deficiências que podem provocar gordura, mas o desequilíbrio do elemento Terra é o principal.

O sabor da Terra é doce

Ideograma de doce

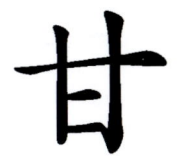

O ideograma de doce é *kan* (Weiger, 1965, lição 73B). Esse ideograma significa literalmente "a doçura de algo mantido na boca".

O *Su Wen* diz que "a Terra produz os sabores doces" (Veith, 1972, p. 119). A maioria das pessoas associa o gosto doce com o gosto forte açucarado de balas, bolos, chocolate e outros alimentos comuns no Ocidente. O sabor doce descrito pela medicina chinesa antecede o surgimento do açúcar branco e é um sabor mais sutil. O sabor doce é encontrado em muitos alimentos diferentes, como arroz, cenoura, milho, frango, repolho, abóbora e amendoim.

Segundo a matéria médica herbácea da fitoterapia chinesa, o gosto doce exerce um efeito de fortalecimento sobre o corpo.

O doce também é o sabor predominante do leite materno. É a única nutrição dos bebês nos primeiros meses de vida e os faz crescerem fortes e saudáveis. Se as pessoas comerem uma quantidade equilibrada de alimentos com esse sabor sutil, terão, à semelhança do efeito do leite materno, um efeito de fortalecimento em seu *qi*.

Entretanto, muitas pessoas não se limitam a comer uma quantidade pequena desse sabor e começam a ansiar por grandes quantidades de alimentos doces. Comer doce demais enfraquece o elemento Terra, o Estômago e o Baço. A fraqueza do Estômago e do Baço, por sua vez, cria uma ânsia mais intensa por alimentos com sabor doce. Produz-se, assim, um círculo vicioso. Em geral, quanto mais esgotada fica a Terra, mais desejamos coisas doces e, de modo correspondente, mais deficientes se tornam o Estômago e o Baço.

Resumo

- Ao longo do ciclo *sheng*, a Terra é mãe do Metal e o Fogo é mãe da Terra. Ao longo do ciclo *ke*, Terra controla Água e Madeira controla Terra
- O diagnóstico do FC Terra é feito basicamente pela observação de uma cor facial amarelada, voz em tom de canto, odor perfumado e desequilíbrio da emoção da solidariedade
- A preocupação e a falta de apoio são prejudiciais ao elemento Terra
- Quando o elemento Terra está desequilibrado, as seguintes tendências surgem:
  - Desejo excessivo de solidariedade e apoio
  - Rejeição de qualquer ajuda, apoio e solidariedade dos outros
  - Sentir e dar solidariedade em excesso
  - Ser insensível ao sofrimento dos outros.
- Outras ressonâncias incluem o período do fim do verão, a umidade, a boca, músculos e carne, gordura, o poder da colheita e o sabor doce.

Terra – Órgãos

15

Introdução

Os dois Órgãos ou Oficiais que ressoam com a Terra são o Baço, o Órgão *yin*, e o Estômago, o Órgão *yang*. Embora suas funções sejam diferentes, também existem semelhanças.

Baço – controlador da transformação e do transporte (Tabela 15.1)

A compreensão chinesa das funções do Baço difere muito do ponto de vista ocidental. As funções do Baço, de acordo com a medicina chinesa, são mais amplas e mais fundamentais para o funcionamento saudável do corpo, da mente e do espírito. Essas funções incluem algumas das funções do pâncreas, conforme ficará evidente à medida que prosseguirmos. Portanto, continuamos a escrever Baço com a primeira letra maiúscula para lembrar aos leitores da diferença.

Ideograma de Baço

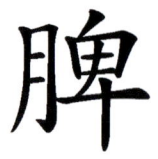

O ideograma chinês de Baço é *pi* (Weiger, 1965, lições 152C e 46E).

O ideograma tem o radical de carne à esquerda, indicando que é um Órgão, e um ideograma à direita, que significa "ordinário" ou "vulgar". O ideograma era originalmente a figura de um vaso de água. Essa figura se contrasta com a figura de um vaso especial utilizado em ocasiões especiais de cerimônias de sacrifício. O aspecto ordinário ou vulgar vem do uso diário do vaso, que é semelhante ao trabalho do Baço. O Baço age controlando o sistema digestivo e, como tal, é tão comum quanto um cozinheiro que faz seu trabalho 24 h por dia. Seu trabalho é básico. Não tem o *glamour* do Fígado, que é um general, ou do Pulmão, que é um chanceler. Podemos comparar esse trabalho ao de uma mãe que está sempre disponível para cuidar e dar apoio à família. O trabalho de uma mãe é importante, com frequência despercebido até ela ficar doente ou se afastar.

Su Wen, Capítulo 8

O Capítulo 8 do *Su Wen* diz:

> O Estômago e o Baço são responsáveis pelos depósitos e pelos celeiros. Os cinco sabores surgem deles.
>
> (Larre e Rochat de la Vallée, 1992b, p. 97)

Essa passagem indica que os trabalhos do Estômago e do Baço estão intimamente relacionados entre si. Todos os outros Oficiais estão registrados separadamente no Capítulo 8 do *Su Wen*.

Tabela 15.1 Oficiais/Órgãos do elemento Terra.

Órgão/ Oficial	Nome coloquial	Descrição a partir do Capítulo 8 do *Su Wen*
Baço	Controlador da transformação e do transporte	O Estômago e o Baço são responsáveis pelos depósitos e pelos celeiros. Os cinco sabores se originam deles.
Estômago	Controlador da decomposição e da maturação	

Baço como transformador e transportador

O Baço está basicamente envolvido com a transformação e o transporte.

> Suas funções [do Baço] são dominar o transporte e a transformação, *yun hua*, transmitir e difundir o *jing wei* (essências dos alimentos) que fornecem a nutrição, ascender o límpido e descender o impuro. É a fonte das transformações que produzem o sangue.
>
> (Larre e Rochat de la Vallée, 2004, p. 152)

Portanto, o Baço é descrito como o Oficial da transformação e do transporte (Felt e Zmiewski, 1993, p. 19; Maciocia, 2005, pp. 144-5). A transformação é considerada basicamente uma conversão dos alimentos e líquidos em *qi*. Por isso, a noção do elemento Terra como sendo a principal fonte do *qi* básico. Embora o processo passe por vários estágios, o Baço é o Oficial que supervisiona essa função. A fragmentação mecânica dos alimentos na boca com a adição da saliva, a fragmentação mais completa dos alimentos e líquidos no estômago, o movimento do material em processo de digestão por meio do intestino delgado e do intestino grosso e, finalmente, o movimento do material a ser excretado pelo intestino grosso e para fora do ânus estão amplamente sob o controle do Baço.

Embora a Acupuntura Constitucional dos Cinco Elementos não utilize o conceito das Substâncias (as "Substâncias Vitais", que são *qi*, Sangue, líquidos corporais, *jing* e *shen*) e

fale apenas em *qi*, o Baço é responsável pela transformação dos alimentos e dos líquidos em Sangue e em *qi* (Maciocia, 2005, pp. 60-4).

A noção do transporte reflete o movimento que acompanha o processo de transformação. Refere-se especificamente ao movimento das essências dos alimentos, aos vários estágios da fragmentação dos alimentos e à capacidade do corpo em mover os líquidos e prevenir vários desequilíbrios dos líquidos corporais, como edema, líquido nos pulmões e articulações "úmidas" e propensas à rigidez.

Uma interrupção do sistema de transporte também pode se refletir no nível mental e espiritual. Os pensamentos também precisam ser processados e distribuídos por todo o corpo, mente e espírito. Quando o Baço está fraco, o poder de movimentação e de transformação da mente e do espírito pode ficar deficiente. Os pensamentos podem ser pobres e não se converterem em ação. A concentração e a memória são afetadas. As pessoas também podem desenvolver pensamentos compulsivos ou podem começar a se preocupar. Podem se tornar obsessivas ou sentirem atordoamento na cabeça.

Estudo de caso

Uma paciente de Fator Constitucional (FC) Terra disse que às vezes não conseguia pensar com clareza ou raciocinar a respeito de alguma coisa. Ao descrever como se sentia, disse: "Minha cabeça parece uma mata impenetrável. Exige muito esforço para refletir sobre algo. Meus pensamentos ficam dando volta e não chego a lugar algum. É melhor esperar até que as coisas fiquem mais claras".

J. R. Worsley compara o Baço ao gerente que controla uma frota de caminhões de carga. Quando as pessoas estão saudáveis, o trabalho do Baço é fácil. Ele recebe as substâncias "decompostas e processadas" do Estômago e então as transforma e transporta. Os caminhões de carga transportam *qi* e outras substâncias, como Sangue e líquidos corporais, para toda parte do corpo, da mente e do espírito (Worsley, 1998, p. 13.7). Isso permite que todas as partes do sistema fiquem nutridas.

Se as pessoas não estão bem, a situação pode ser comparada à avaria em alguns caminhões. O sistema de transporte não funciona de maneira adequada e os alimentos e os líquidos não chegam ao destino. Tudo fica parado. Fisicamente, isso pode resultar na parada dos líquidos. Há formação de Umidade e Fleuma, obstruindo o sistema, em especial na parte inferior do corpo, onde geralmente há acúmulo de gordura. As pessoas também podem se sentir cansadas, letárgicas e indispostas a qualquer movimento ou atividade como resultado da interrupção do sistema de transporte.

Direção do Baço

A principal direção do *qi* do Baço é o movimento ascendente, levando o *yang qi* límpido (puro) para a cabeça. Se o Baço não estiver criando um *qi* de boa qualidade, a pessoa provavelmente se sentirá cansada, com propensão a se sentar, deitar, desmaiar e cair. Isso pode ser acompanhado por uma sensação de peso no corpo e por depressão branda em nível emocional. A diarreia é um exemplo da falha do Baço em manter o movimento ascendente. Quando o Baço está fraco e os líquidos não são totalmente transformados, a cabeça pode ficar atordoada, refletindo a falha do Baço em levar o *qi* puro (límpido) à cabeça.

Além de levar o *qi* para cima, o Baço também tem a função de "manter as coisas no lugar". Por exemplo, ele ajuda a manter o Sangue nos vasos sanguíneos. Se o Baço estiver fraco, as pessoas podem desenvolver sintomas de sangramento, como hemorragia uterina, sangramento nasal, hematoma ou petéquias (pontos vermelhos de sangue na pele). A hemorragia característica da deficiência do Baço é a que normalmente goteja, e não a que sai em jato, e o sangue é pálido e ralo em vez de vivo e espesso. O *qi* do Baço também mantém os Órgãos em suas posições corretas. Podem ocorrer prolapsos, por exemplo, se o Baço falhar em manter os Órgãos no lugar.

Espírito do Baço – *Yi*

Yi é o espírito do Baço e pode ser traduzido como pensamento ou intenção.

Ideograma de *yi*

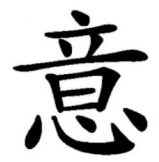

Li na parte de cima do ideograma significa "estabelecer". É colocado sobre o ideograma *yue* que significa falar – retratado como uma boca com uma língua no meio. Esses dois ideogramas, por sua vez, ficam na parte de cima do ideograma para Coração (Weiger, 1965, lição 73E). No todo, esse ideograma significa "o processo de estabelecer significado no mundo com palavras que vêm do Coração". No Ocidente, podemos supor que o pensamento deve estar separado do Coração porque o Coração introduz a emoção e, portanto, a irracionalidade ao processo de pensar. Na medicina chinesa, entretanto, o envolvimento do Coração significa que o pensamento está assentado e a pessoa está sendo sincera consigo mesma. O Baço é responsável pelo "pensamento aplicado, estudo, processo de memorização, concentração, focalização e geração de ideias" (Maciocia, 2008, pp. 272-3).

Capacidade de pensar claramente e estudar

Na prática, a natureza do *yi* significa que o Baço é responsável (junto com o Coração) pela capacidade de pensar e de estudar com clareza. O uso excessivo da mente, por exemplo, estudar por muito tempo para algum exame ou passar muitas horas por dia pensando e escrevendo, pode enfraquecer o Baço.

Um dos principais problemas que ocorre quando o Baço está desequilibrado é a tendência da pessoa se tornar preocupada ou, na pior das hipóteses, obsessiva. Ocorre *si* ou "embaraço" do *qi* e diminui a capacidade de a pessoa ter um pensamento e depois mudar para outro. Essa incapacidade de pensar claramente pode diminuir a criatividade, a espontaneidade e a alegria da pessoa.

Intenção

Yi também designa "intenção". É a capacidade da pessoa de focalizar a mente no objeto desejado. É o que foi descrito como a "consciência dos potenciais" (Kaptchuk, 2000, p. 10). Se o Baço, e, portanto, o *yi*, estiver fraco, a capacidade de se concentrar no trabalho ou mesmo na conversa da outra pessoa pode ser afetada. No espírito, entretanto, diminui a capacidade da pessoa em permanecer firme em seu propósito. A agitação, a insegurança e a letargia do espírito podem fazer a pessoa ter dificuldade em permanecer firme no caminho que escolheu para si. Isso, por sua vez, facilmente leva a depressão, ansiedade e desespero. Voltaire observou: "Loucura é pensar em muitas coisas muito rapidamente ou exclusivamente em uma só coisa". Parece descrição de uma patologia do *yi*.

Estudo de caso

Um paciente FC Terra veio para tratamento em decorrência de depressão, dependência química e alguns problemas digestivos. O tratamento inicial incluiu os Dragões Internos (Capítulo 31) e tratamento básico para Baço e Estômago. Após 3 meses, o paciente estava bem e retornou ao seu trabalho de músico e compositor. Ele havia atingido o que pretendia, mas disse que gostaria de continuar o tratamento. Quando questionado a respeito de como avaliaria o tratamento, ele disse que adoraria recuperar sua capacidade de pensar. Ele explicou que, como compositor e poeta, tomava sua experiência de vida, expressava-a em palavras e depois a expressava em suas canções. Ele disse que estava recuperando essa habilidade, mas, mais do que qualquer coisa, ele gostaria de ser capaz de pensar. Seis meses depois, ele presenteou seu terapeuta com seu mais novo CD.

A capacidade do *yi* em formar ideias é usada na prática do *qi gong*. Em alguns exercícios do *qi gong*, a intenção da pessoa é mover o *qi* através do próprio corpo. Por exemplo, o *qi* pode ser projetado a partir da escápula, passando pelos braços e se projetando para além dos dedos ou descendo pelas pernas e pés para abaixo do solo. A capacidade de projetar o *qi* com frequência começa com a pessoa tendo uma imagem do *qi*, luz ou de água fluindo por meio de um caminho escolhido. O *yi* possibilita o *qi* se mover. Existe uma citação sobre *yi* que diz: "Quando o *yi* está forte, o *qi* fica forte; quando o *yi* está fraco, o *qi* fica fraco" (Yang, 1997, pp. 30-1). As aplicações em termos de automotivação e direcionamento do *qi* são óbvias e todas envolvem o *yi*. (Para mais detalhes sobre exercícios de *qi gong*, ver Hicks, 2009, p. 109 e Hicks A. e Hicks J., 1999, p. 139.)

Estômago – Controlador da decomposição e da maturação

Ideograma de Estômago

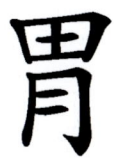

O ideograma de Estômago é *wei* (Weiger, 1965, lição 122C). Esse ideograma é a simples imagem de um estômago com comida em seu interior. Os chineses descrevem o Estômago como sendo o grande celeiro ou depósito do nosso alimento. Como fonte de nossa nutrição, o Estômago é um dos órgãos *yang* mais importantes.

Decomposição e maturação (processamento)

A ação do Estômago é decompor e maturar (processar). A boca quebra os alimentos e as bebidas, acrescenta saliva e aquece a mistura total antes que ela seja engolida. O Estômago continua esse processo de fragmentar os alimentos para que as essências dos alimentos ou a parte dos alimentos que deve ser retida possam ser separadas e usadas para criar *qi*. Existem várias descrições utilizadas para relatar esse processo. Às vezes, a atividade do Estômago é comparada a uma câmara de maceração.

J. R. Worsley comparava a função de decompor e maturar do Estômago a um misturador de concreto (Worsley, 1998, p. 13.1). Para fazer um bom concreto, as pessoas precisam dos ingredientes certos e de um bom misturador. Se tiverem a quantidade correta de cimento, areia e água e misturarem bem, obterão um concreto forte capaz de construir um prédio forte que durará por centenas de anos. Se, porém, a consistência ficar errada ou a mistura for malfeita, o concreto será de má qualidade.

Outra analogia é o ato de cozinhar. Para assar pão, as pessoas necessitam dos ingredientes corretos e precisam misturar o fermento e o açúcar com as quantidades certas de farinha e de água. Também precisam amassar bem o pão. Se isso não for feito de maneira correta, o pão não cresce. Finalmente, o pão deve ser assado na temperatura certa, caso contrário, será impossível comê-lo. Pode ficar mole por dentro ou encaroçado ou muito duro. Essa combinação dos ingredientes corretos com o processo certo de amassar e assar é similar ao que o Estômago precisa.

O alimento certo é importante, mas também precisamos de um Oficial Estômago forte e saudável para assimilar a nutrição física, mental e espiritual. É notável que, na linguagem do dia a dia, frequentemente usamos frases relacionadas com o sistema digestivo, por exemplo, "Não consegui engolir aquilo", ou "Não consegui digerir aquilo", referindo-nos tanto para alimentos quanto para ideias. Uma pessoa pode apresentar náuseas totalmente originadas da mente ou das emoções. Os alunos aproveitam muito mais quando recebem porções adequadas de informações e intervalos nos quais podem meditar e absorver o assunto dado. O estudo da compreensão chinesa da Terra sugere que essas são metáforas mais do que inteligentes.

Estudo de caso

Uma aluna que era FC Terra disse que, antes das provas, era só "preocupação, preocupação, preocupação", e sentia essa preocupação no plexo solar. "Tudo fica revirado e desarranjado nessa parte do corpo e eu como para tentar me acalmar, mas não consigo comer porque parece que estou agitada por dentro. Tenho a impressão de que se comer, vou vomitar."

Essa relação entre a mente e o Estômago é uma via de mão dupla. Se considerarmos a expressão patológica da emoção da Terra, a preocupação, então a preocupação intensa pode facilmente desequilibrar o processo de transformação. (Para um relato de como os chineses viam os bons hábitos alimentares, ver Hicks, 2009, p. 9.)

Estômago como origem dos líquidos

É o Estômago que filtra e processa os líquidos assim que eles entram no corpo. O Estômago também precisa de um ambiente úmido para funcionar bem e, por isso, a frase "o Estômago gosta de umidade e não gosta da secura" é às vezes utilizada. Quando ocorre um desequilíbrio dos líquidos no corpo, o Estômago pode estar envolvido.

Direção do Estômago

A direção do Estômago é descendente. Ele recebe os alimentos que vêm de cima e passa os alimentos os quais decompôs e processou para o Intestino Delgado. Qualquer falha em enviar os alimentos para baixo resulta no movimento ascendente, oposto do normal. Ou, então, pode haver estagnação, em especial no Aquecedor Médio ou no Superior. Os sintomas podem incluir eructação, soluços, náuseas ou vômito. Esses sintomas são, todos, manifestações da "direção errada" e são, às vezes, chamados de *qi* "rebelde" ou "rebelião" do *qi*.

Hora do dia para os Órgãos

Cada Órgão no corpo tem um período de 2 horas por dia às quais está associado. Durante esse período, o Órgão tem uma quantidade extra de *qi* fluindo. O período de 2 horas para o Estômago é das 7 às 9 h e para o Baço é das 9 às 11 h. É interessante notar que o período das 7 às 9 h é quando a maioria das pessoas toma café da manhã. É o período em que a digestão deve estar no auge. Se o Estômago estiver razoavelmente saudável, um bom café da manhã vai deixar a pessoa satisfeita durante o resto do dia. Muita gente, entretanto, não tem apetite nessa hora.

Das 9 às 11 h, período associado ao Baço, digerimos os alimentos que comemos antes. A partir desse ponto, os alimentos serão transportados para todos os outros Órgãos do corpo a fim de nutri-los.

Muitas pessoas com deficiência dos Oficiais Terra lutam para manter a vitalidade entre 19 e 23 h, período do dia da energia mínima para esses Oficiais. Comer nesse período, ao contrário de comer mais cedo, é abusar do Estômago. É como chamar o operário que já acabou o expediente de volta para trabalhar mais.

Como Estômago e Baço se relacionam

As funções do Estômago e do Baço estão intimamente relacionadas e podem até se sobrepor. Os dois Órgãos têm funções importantes no processo digestivo e fazem as pessoas conseguirem digerir os alimentos e os pensamentos. O papel do Baço é transformar e transportar os alimentos e os pensamentos, e o papel do Estômago é decompô-los e maturá-los.

O Estômago e o Baço têm algumas funções opostas. Por exemplo, o Estômago é um Órgão *yang*. Seu *qi* tem direção descendente, gosta de umidade e prefere temperaturas mais frias. O Baço, por outro lado, é um Órgão *yin*, seu *qi* tem direção ascendente, gosta de secura e prefere calor.

Resumo

- O Capítulo 8 do *Su Wen* descreve o Estômago e o Baço como os "responsáveis pelos depósitos e celeiros. Os cinco sabores se originam deles"
- O Baço é, às vezes, conhecido como o "controlador da transformação e do transporte". O Estômago é, às vezes, designado como o "controlador da decomposição e da maturação"
- O *yi* é o espírito do Baço e pode ser traduzido como pensamento ou intenção
- O *yi* nos fornece a capacidade de pensar claramente e de ter concentração. Também nos dá a capacidade de focalizar a atenção e a intenção
- O período associado ao Estômago é das 7 às 9 h, e o associado ao Baço é das 9 às 11 h.

Padrões de Comportamento dos Fatores Constitucionais Terra

16

Introdução

Este capítulo descreve algumas das principais características típicas desse Fator Constitucional (FC). Alguns aspectos do comportamento de uma pessoa podem ser observados na sala de consulta. Outros podem ser percebidos apenas pela descrição que os pacientes fazem de si e de suas vidas. Como dito em capítulos anteriores, o comportamento pode ser um indicador do diagnóstico do paciente, mas somente pode ser usado para *confirmar* o FC. Deve sempre ser utilizado em conjunção com a cor, o som, a emoção e o odor, que são os quatro métodos principais de diagnóstico (estes são descritos detalhadamente nos Capítulos 2 e 25). No entanto, assim que o FC é confirmado, os padrões de comportamento podem confirmar o diagnóstico do terapeuta.

A origem dos comportamentos foi descrita no Capítulo 7. O desequilíbrio do elemento do FC cria instabilidade ou comprometimento da emoção associada. Portanto, as experiências emocionais negativas são mais prováveis de ocorrer a um FC que a outro. As características comportamentais descritas neste capítulo costumam ser as respostas dessas experiências negativas. No caso da Terra, a pessoa apresenta sentimentos de falta de proteção (apoio, sustento) e de nutrição (cuidado) e responde a isso.

Padrões de comportamento de um Fator Constitucional Terra

Elemento equilibrado

Pacientes com o elemento Terra saudável podem facilmente dar e receber apoio emocional e cuidado. A saúde do elemento Terra de uma pessoa é, em grande parte, dependente da qualidade da relação com a mãe. Como dito anteriormente no Capítulo 14, não é nenhuma coincidência que a terra seja comumente chamada de "Mãe Terra". Isso acontece porque os frutos da terra nos nutrem e nos mantêm, à semelhança de uma mãe.

Em uma relação saudável, a mãe ou principal responsável supre a criança com apoio quando ela é jovem. A mãe alimenta, segura nos braços e conforta a criança se ela estiver aflita. Se as crianças caem e se machucam, elas normalmente correm para o colo da mãe. A mãe faz massagem no local ou faz o que é necessário para consolar a criança. Quando se sente consolada, a criança acredita estar segura o suficiente para voltar a ser independente. Ela sabe que quando as coisas ficarem difíceis, a mãe vai estar por perto para dar mais apoio. Essa segurança externa nos primeiros anos de vida leva as crianças a conseguirem criar a própria segurança interna e se tornarem independentes mais tarde, na vida adulta. Pesquisas com macacos mostram que os jovens se tornam independentes de maneira mais rápida e completa quando recebem apoio e estabilidade dos pais na infância (Harlow e Harlow, 1962).

Supridas com esse apoio nos primeiros anos de vida, as pessoas em geral ficam capazes de nutrirem-se a si mesmas. Elas aprendem a pedir ajuda quando precisam e a aceitar o cuidado e solidariedade oferecidos pelos outros. Também conseguem dar apoio e cuidado aos outros e a fazerem a distinção entre quando é apropriado ir atrás das próprias necessidades e quando cuidar das necessidades dos outros.

Eventos formativos de um Fator Constitucional Terra

Embora seja provável que as pessoas nasçam com um FC próprio, muitas das suas experiências, em especial as emocionais, também são influenciadas por ele. A necessidade de apoio ou cuidado durante períodos de aflição é uma necessidade básica do ser humano, que em si não é patológica. Quando a necessidade de apoio da pessoa fica desequilibrada, entretanto, torna-se patológica.

Muitos FC Terra sentem que nunca tiveram uma ligação verdadeira ou que nunca receberam cuidado suficiente de suas mães. Isso significa que o elemento Terra dessas pessoas não chegou a receber nutrição adequada para obter um bom equilíbrio. Às vezes, a mãe ou principal responsável não estava disponível para dar apoio quando surgia uma necessidade. Mesmo que estivesse disponível, a maneira como esse cuidado era dado pode ter significado que a pessoa era incapaz de aceitá-lo e se sentiu carente.

Outros foram dominados pelas mães e dependiam excessivamente de carinho e de intimidade. Isso pode criar problemas significativos quando chega a época de o filho construir uma vida independente da família. Também pode provocar dificuldades quando a mãe da pessoa morre.

Muitas crianças com FC Terra podem ter perdido o contato com as próprias necessidades. Para alguns, significa que apenas pensam nas necessidades dos outros. Perderam a capacidade de receber apoio quando é apropriado e agem de maneira

independente quando uma ocasião de necessidade ocorre. Durante o tratamento com acupuntura, o FC Terra pode se sentir incomodado por estar fazendo algo para si e por estar sendo cuidado. Outros pensam apenas em si e não consideram as necessidades dos outros. Sentem-se tão inseguros que podem não perceber que os outros também estão tendo dificuldades.

Estudo de caso

Uma paciente de FC Terra era a terceira filha de uma família de dez. Ela contou ao terapeuta que não teve muita atenção da mãe. "Quando eu tinha 18 meses, ela teve outro filho e, depois disso, os filhos continuaram chegando. Nunca senti minhas necessidades supridas e era sempre deixada querendo mais." Como resultado dessa situação, a paciente lutou mais tarde quando chegou o tempo de ter sua própria filha. "Penso que compensei a situação e a superprotegi. Sempre me preocupava com a possibilidade de ela não estar recebendo o suficiente de mim. De algum modo, também não deixei que ela se achegasse a mim. Ela já tem 18 anos agora e ainda tento me aproximar dela."

Às vezes, o terapeuta adota temporariamente o papel de mãe ou do responsável pelo paciente. Pode ser uma situação difícil para o terapeuta e para o responsável. Se os pacientes ficarem dependentes, podem estar conseguindo o apoio que precisam, mas pode se desenvolver uma dependência patológica que será difícil para o paciente transcender. O objetivo é reforçar o elemento Terra do paciente o suficiente para que ele seja capaz de seguir adiante e cuidar de si.

Principais questões de um Fator Constitucional Terra

Para o FC Terra, certas necessidades permanecem não atendidas. Essa situação cria questões que giram em torno das seguintes áreas:

- Sentir-se apoiado
- Nutrir-se
- Sentir-se centrado e estável
- Ter clareza mental
- Ser compreendido.

O grau com que uma pessoa é afetada nessas áreas varia de acordo com sua saúde física, mental e espiritual. FC Terra relativamente saudáveis terão menos perturbações nesses aspectos da vida, ao passo que os que apresentam problemas maiores acabam tendo suas personalidades sendo fortemente influenciadas por esse desequilíbrio.

Em razão dessas questões, eles podem, conscientemente ou não, fazer a si mesmos as seguintes perguntas:

- Quem vai me dar o apoio que preciso?
- Como posso ser nutrido?
- Como posso me tornar centrado e estável?
- Como posso conseguir o que quero do mundo?
- Como posso sentir que pertenço?
- Quem vai realmente me compreender?

Respostas às questões

Até aqui descrevemos como uma deficiência no elemento Terra leva a uma menor capacidade de dar e receber apoio emocional de maneira adequada. As questões que surgem subsequentemente levam a um espectro de formas típicas de responder ao mundo. São maneiras comuns, mas não exclusivas, dos FC Terra. Se outros FC apresentarem padrões de comportamento similares, isso pode indicar que há um diferente conjunto de motivações por trás desses comportamentos ou que o elemento Terra também está desequilibrado, mas que não é o FC. Perceber essas respostas é, portanto, útil, mas não substitui a cor, o som, a emoção e o odor como método principal de diagnosticar o Fator Constitucional.

Os padrões de comportamento estão incluídos em um espectro e podem variar entre os seguintes extremos:

1. Sufocante/ maternal ———— Não protetor, não apoiador

2. Carência ———— Repressão das necessidades

3. Dependência excessiva ———— Independência excessiva

4. Não centrado e disperso ———— Sem ação e pesado

5. Dependência excessiva da segurança do lar ———— Incapacidade de fixar raízes

Esses tópicos são discutidos a seguir.

Sufocante/maternal – não protetor, não apoiador

Os FC Terra que gostariam de receber mais apoio e cuidado em geral começam a cuidar e a ter uma atitude maternal em relação aos outros. Para alguns FC Terra, esse comportamento pode ser quase compulsivo e eles têm dificuldade em resistir quando se deparam com um animalzinho perdido, um menor carente, qualquer um que os procure pedindo ajuda ou quando percebem que alguém precisa de sua assistência.

Estudo de caso

Uma paciente procurou tratamento queixando-se de estar "esgotada e desgastada". Ela trabalhava como conselheira e disse que tinha dificuldade em dizer "não" às pessoas. "Se alguém pede algo, automaticamente digo 'sim' e tento dar um jeito. O motivo da minha existência é me doar aos outros e ajudar os que precisam de mim." Ela também contou que se sentia tão identificada com os problemas de seus clientes que se perdia completamente neles e tomava para si todos os seus problemas. "Às vezes, quase me fundo com as pessoas e perco o sentido de quem eu sou."

Alguns FC Terra podem canalizar a tendência de ser "mãe" em suas famílias. Uma paciente de FC Terra, por exemplo, contou que soube que "tinha um propósito na vida" assim que ficou grávida e que isso a deixou "profundamente satisfeita". Infelizmente, isso também teve um lado negativo e ela se sentiu desolada e deprimida quando os filhos deixaram de depender dela. Ela também teve dificuldade de se soltar dos filhos quando eles cresceram e se tornaram independentes.

Algumas vezes, a pessoa que recebe esse tipo de cuidado materno pode considerá-lo excessivo. Aquilo que é percebido como comportamento protetor pode se tornar interferência. Um FC Terra que cuida compulsivamente dos outros pode se esquecer de verificar se a pessoa de quem está cuidando realmente quer seu cuidado. Nesse caso, a necessidade de cuidar pode ser tão grande que a maternidade se torna "sufocante".

Estudo de caso

Uma paciente de 35 anos de idade se queixava continuamente da interferência da mãe, que ligava todos os dias apenas para saber se tudo estava "bem" e para saber todos os detalhes do seu dia. Quando a paciente tentou impor sua independência e disse à mãe que preferia que ela não lhe telefonasse tanto, a mãe ficou doente até que o padrão comportamental se restabelecesse por conta própria.

Comportamento maternal e trabalho

A necessidade compulsiva de cuidar dos outros pode levar os FC Terra a escolherem profissões relacionadas com o cuidado com os outros, como enfermagem, aconselhamento, trabalho social ou medicina complementar. Outros trabalhos assistencialistas incluem trabalho pastoral, ensino ou trabalho voluntário, mas a necessidade de ser mãe pode ser canalizada para *qualquer* trabalho. O funcionário do escritório que todos procuram para pedir conselho, o cabeleireiro que ouve os problemas das "clientes" ou a babá que toma conta dos filhos de todo mundo, todos podem usar suas qualidades maternais. É comum as pessoas terem facilidade de conversar com os FC Terra sobre seus problemas, uma vez que eles criam uma atmosfera de aceitação e carinho.

Essa atitude extremamente carinhosa pode criar dificuldades para a pessoa. Pelo fato de o comportamento ser compulsivo e guiado pelo desequilíbrio do elemento Terra, muitas pessoas sublimam as próprias necessidades para ajudar os outros. Por exemplo, elas continuam a cuidar de todos, mesmo estando doentes e precisando descansar.

Quando os FC Terra percebem que não conseguem melhorar as coisas, podem começar a se preocupar em excesso e ficar obsessivamente presos aos mínimos detalhes de um problema insignificante. A constatação do sofrimento noticiado pela televisão noite após noite pode ser angustiante para as pessoas que são muito solidárias.

Não protetor, não apoiador

No outro extremo, alguns FC Terra podem ser incapazes de oferecer apoio aos outros. Isso pode acontecer porque tiveram pouca vivência de solidariedade ou de apoio quando jovens e, dessa maneira, sentem-se desajeitados, vazios ou ressentidos quando solicitados para isso. Não se sensibilizam muito pela angústia das outras pessoas. Essa característica pode se manifestar como um grave sistema de crença que valoriza a autoconfiança acima de tudo. Eles podem pensar que as pessoas que pedem apoio ou proteção são pessoas que gostam de "dar uma de vítima", que estão fazendo "chantagem emocional" e que devem "cuidar da própria vida" ou "ter autocontrole". Eles esquecem que as pessoas pedem ajuda porque estão lutando e precisam de um pouco de solidariedade e compreensão.

Isso não quer dizer que não existe um momento que não se deve estimular a pessoa a parar de se entregar à angústia. O desafio está em saber quando dar apoio e quando negá-lo. Quando o elemento Terra está desequilibrado, as pessoas podem não conseguir fazer o julgamento apropriado, uma vez que são guiadas pelas próprias necessidades e neuroses. *Wu-wei* significa agir espontaneamente de acordo com as necessidades da situação. Se as próprias necessidades da pessoa ficam prementes, então isso se torna impossível.

Ao contrário do FC Terra observado com mais frequência, o qual é suave e solidário, os FC Terra que são insensíveis tendem a ser duros e egoístas. Metaforicamente, seu elemento Terra é como solo árido e rochoso em vez de rico e produtivo. A experiência que têm da vida não é a do esforço para suprir suas necessidades, mas a de se distanciarem das pessoas.

Em uma relação íntima, se o companheiro do FC Terra precisar de apoio, o FC Terra pode parecer insensível. Isso pode acontecer porque os FC Terra sentem que suas necessidades e sua estabilidade estão ameaçadas. Ficam preocupados acreditando que não vão mais receber apoio se o companheiro estiver aflito. Com o tempo, isso pode tornar suas relações vazias e solitárias.

Ser indiferente é realmente o outro lado da moeda de ser excessivamente solidário. Alguns FC Terra se comportam indo entre os dois extremos do espectro da solidariedade em diferentes situações.

Dar para receber

Alguns FC Terra negam apoio quando se sentem cansados ou quando já deram "demais". Podem se sentir exasperados por não terem recebido nada em troca. Para muitos FC Terra, pedir algo em troca é um anátema, uma maldição. Estragaria o prazer de dar se tivessem que dizer que querem algo em troca – e assim continuam dando. Nesse processo, estão demonstrando, muitas vezes inconscientemente, a maneira que gostariam que os outros lhes dessem o que precisam. Quando os outros não entendem a "indireta", o FC Terra pode dar mais ainda. Eles esperam que alguém finalmente veja o que precisam e faça a mesma coisa por eles em troca. Entretanto, se ninguém entender a indireta, o FC Terra pode começar a se tornar ressentido ou se sentir sem apoio.

Alguns FC Terra podem ter muita raiva – a tal ponto que podem ser confundidos com um FC Madeira. A solidariedade e a compreensão são a chave para aplacar sua raiva.

Estudo de caso

Uma paciente de FC Terra, que normalmente era solidária com os outros, contou que às vezes se sentia "cansada de ter pena dos outros". Nessa situação, quando ouvia alguém se queixando, em vez de se sentir solidária ficava dura por dentro e começava a pensar o que aquela pessoa poderia fazer para ajudar-se a si própria. "Se as pessoas me contam seus problemas, começo a ficar ressentida e penso: 'Você pensa que tem problemas – e eu?'. Eu não digo nada, porém."

Muitos FC Terra que cuidam e se preocupam com os outros parecem quase santos em virtude da capacidade que têm de se doarem tanto. Está claro que a maioria dos FC Terra na realidade *quer* alguma coisa em troca por aquilo que está dando – o problema é como conseguir o que querem.

Carente – reprime as necessidades

Qualquer relação envolvendo cuidar e dar apoio implica dar e receber. No padrão descrito anteriormente, o FC Terra dá muito sem receber tanto. Isso cria um risco bastante real de se tornar esgotado.

Busca por atenção

Em vez de não pedirem o que querem, alguns FC Terra vão para o outro extremo. É comum os FC Terra sentirem que não foram bem amparados quando novos e que foram deixados de lado "gritando" quando precisavam da ajuda da mãe ou de quem cuidava deles. Mais tarde, como adultos, podem continuar a "gritar" sempre que sentirem a necessidade de apoio. Nesse caso, eles podem tentar obter suas necessidades fazendo exigências excessivas do tempo e da atenção das outras pessoas. Isso pode tomar a forma de um falatório infindável sobre seus problemas ou de um comportamento para chamar a atenção. Às vezes, parecem tão "carentes" que os outros consideram impossível satisfazê-los. Uma versão extrema disso é a síndrome de Munchausen – distúrbio psiquiátrico no qual as pessoas provocam doenças em si mesmas ou simulam sintomas para que precisem ser internadas e, assim, ganhem a atenção dos outros.

O modo mais comum de buscar atenção é ficar "chorando" e "se queixando". Alguns FC Terra têm consciência que falam sobre seus problemas excessivamente. Por exemplo, um FC Terra disse ao terapeuta: "Sei que seria melhor ir direto ao assunto. É que preciso ter certeza de que alguém mais compreende o que se passa comigo". É comum os FC Terra serem completamente inconscientes do quão exigentes eles são e, se esse padrão for extremo, eles podem se perguntar a razão pela qual seu desejo de ver seus amigos nem sempre é recíproco.

Há ocasiões em que alguns FC Terra são acusados de tomar mais tempo do que o necessário na sala de tratamento. Uma simples pergunta como "como vai você?" pode levar a uma discussão de até 20 min sobre os problemas da pessoa. O terapeuta pode achar difícil terminar um tratamento porque o paciente fala incessantemente a respeito de sua doença com grandes detalhes. Os terapeutas falam sobre a "síndrome da maçaneta da porta". O tratamento termina e o profissional está prestes a sair da sala. No momento que ele pega a maçaneta da porta para sair, o paciente fala sobre outro problema que está tendo, trazendo-o de volta.

Alguns FC Terra são impulsionados a extrair até a última gota de solidariedade de uma situação. Para outros, não é tanto a emoção da solidariedade que anseiam. Na verdade, eles às vezes não sabem como responder quando o profissional é solidário. Nesse caso, a necessidade de comunicar cada detalhe é movida pela necessidade de se sentir "compreendido" e para ter certeza de que suas necessidades estão sendo consideradas. A tendência é ocupar a mente do terapeuta e não suscitar seus sentimentos. Às vezes, o surpreendente não é o tempo que levam para discutir seus problemas. O que revela que o paciente é um FC Terra é o prazer que fica evidente quando ele encontra um ouvido para seus problemas.

Estudo de caso

Um paciente percebeu que logo que acordava ficava com pena de si mesmo. Ele contou que, quando criança, não podia se queixar porque ficava de castigo no quarto. Isso o fez não se queixar diretamente. "Eu não digo 'Oh! Coitadinho de mim, por favor, me ajude'; é mais 'Oh! Estou tão cansado e ainda tenho que fazer tanta coisa'.".

Disfarçando suas necessidades

Alguns FC Terra podem sentir que ninguém lhes dá o valor, o apoio ou o carinho que merecem. Eles podem sentir dificuldade de pedir aquilo que querem e disfarçar suas necessidades. Nesse caso, podem ter um plano oculto e tentam obter apoio sem, na verdade, pedir por ele.

Estudo de caso

Um paciente de FC Terra queixava-se continuamente que não recebia apoio suficiente das outras pessoas. O terapeuta sugeriu que pedisse por aquilo que queria, mas ficou claro que isso era difícil para ele. Mais tarde, durante o tratamento, ele admitiu que esperava que as pessoas soubessem o que ele precisava sem que tivesse que lhes pedir. Disse ao terapeuta: "Eu fico contrariado quando as pessoas não advinham logo minhas necessidades". Com o tempo e com muitos tratamentos voltados para seu elemento Terra, ele se tornou capaz de pedir apoio de maneira mais direta.

Não expressar e não pedir para que suas necessidades sejam atendidas pode se tornar um círculo vicioso. Quanto mais os FC Terra se doam, mais se sentem não apreciados. Quanto menos se sentem apreciados, mais se sentem incapazes de pedir pelo que querem.

Suprimindo as necessidades

Alguns FC Terra suprimem suas necessidades e rejeitam qualquer tipo de solidariedade oferecida a eles. Se não tiveram suas necessidades atendidas quando jovens, podem se sentir não merecedores do apoio das outras pessoas ou podem se preocupar que correm o risco de se tornarem muito dependentes dos outros. A intimidade que outra pessoa tenta criar ao ser protetora causa sentimentos de agitação e insegurança. Esses sentimentos são desconfortáveis, de modo que a pessoa recusa o apoio para evitar esses sentimentos difíceis.

Um paciente contou ao terapeuta que odiava quando as pessoas diziam coisas como: "Se cuida!" ou quando lhe perguntavam como estava. Quando ofereciam qualquer apoio desse tipo, ele imediatamente ficava tenso e rejeitava a pessoa, comportando-se de modo rude. O paciente relatou que o comportamento "carinhoso" era muito "meloso" e que o fazia se sentir dependente demais dos outros.

Estudo de caso

Um paciente de FC Terra tinha esclerose múltipla e se encontrava gravemente incapacitado, tendo dificuldade de se vestir. Depois de cada sessão de acupuntura, ele não permitia que o profissional lhe desse qualquer tipo de ajuda e se esforçava para se vestir e amarrar seus sapatos. Embora esse comportamento fosse admirável e útil para manter sua independência, também era difícil para os que viviam próximos a ele. Percebiam que ele precisava de ajuda às vezes, mas eram asperamente rejeitados quando lhe ofereciam ajuda.

Os dois tipos de comportamento descritos anteriormente podem ocorrer de maneira concomitante. Tendo se sentido muito carentes, alguns FC Terra podem passar para o outro extremo e tentar mostrar que não têm absolutamente nenhuma necessidade. No final, o FC Terra pode atingir um equilíbrio entre esses dois estados. É um ponto central estável a partir do qual podem se relacionar com o mundo.

Dependência excessiva – independência excessiva

As pessoas que foram bem cuidadas quando jovens são em geral mais capazes de desenvolver um sentido de "pertencer" à família e à comunidade ao seu redor. Mais tarde na vida, isso as capacita a construir seus próprios lares e famílias e a integrar-se em comunidades de colegas, vizinhos e amigos. Sem esse sentido de pertencer, as pessoas sempre se sentem de algum modo desconfortáveis em suas relações com os outros. A tendência é evitar os outros ou ansiarem pelo sentimento de fazer parte de uma comunidade. Também podem flutuar entre esses dois modos de comportamento.

A necessidade de um sentido de comunidade é importante na maioria das vidas das pessoas, mas é especialmente importante para os que são FC Terra, já que isso lhes propicia um sentido de família. Isso é verdadeiro sobretudo se não se sentiram cuidados pela própria família quando jovens. Dessa maneira, a comunidade pode se tornar um contato muito positivo para o FC Terra.

Se os FC Terra não se sentem parte de alguma comunidade, podem ir de grupo em grupo buscando contato com os outros, mas sem conseguir encontrar. Como consequência, eles continuamente se sentem alienados e separados das outras pessoas. Uma paciente FC Terra contou que ora se sentia "ligada" a pessoas de um grupo, ora se sentia desconectada delas, ficando sempre em um extremo ou em outro. Disse ela: "Quando estou desconectada de mim, também fico desconectada dos outros. Também posso me fundir com as pessoas com as quais fiquei íntima. E aí é terrível, é como se não tivesse adquirido uma identidade".

Dissolvendo-se e fundindo-se

Fundir-se pode ser uma importante questão para muitos FC Terra. Alguns FC Terra anseiam em se fundir nos outros, mas o lado ruim disso é que eles podem ter dificuldades para serem independentes e perder a identidade. Alguns FC Terra já descreveram uma sensação de "se dissolver" em outra pessoa. Isso pode chegar a

tal ponto que, na verdade, eles sentem como se tivessem se tornado a outra pessoa e como se não fossem mais duas pessoas separadas.

Estudo de caso

Uma paciente de FC Terra contou que seus relacionamentos tinham uma intimidade muito intensa. "No início, é incrível, mas depois as coisas não ficam tão boas assim. Ele sente a minha tensão pré-menstrual ou eu sinto as dores de cabeça dele! Em seguida, o humor dele se torna meu humor e não consigo ter meu próprio humor. Se ele se encontra em um determinado estado, não consigo ajudá-lo porque o estado dele me afeta profundamente."

No final das contas, um FC Terra pode perceber que se fundir com outra pessoa pode ser uma experiência agradável, desde que consiga se separar da outra pessoa novamente quando for apropriado. Caso contrário, a pessoa tem dificuldade de permanecer um indivíduo. Uma paciente com FC Terra disse que se ficasse perto de pessoas por muito tempo, perdia o sentido de quem ela era. Ela descobriu que a melhor maneira de lidar com isso era se isolar por um período curto para "sentir onde eu começo e acabo". Ela contou que, assim, conseguia "descer da cabeça para meu interior e recuperar o importante sentido de ser eu mesma novamente".

Sentindo-se desconectado

Outros FC Terra podem ter dificuldade de ter intimidade com alguém. Sentimentos de separação e alienação começam no início da infância e continuam sendo uma questão por toda a vida da pessoa. Se as crianças não se sentem compreendidas ou cuidadas, é comum se endurecerem e isolarem-se dos demais. Podem inconscientemente dizer a si mesmas: "Por que me permitir precisar de apoio quando ninguém responde quando peço?". Elas podem pensar que é muito melhor ser independente do que se exporem a um novo desapontamento e à outra rejeição.

Um FC Terra que se sente desconectado pode ser confundido com um FC Metal que está distante ou isolado, mas a causa de base é diferente. A experiência do FC Terra surge do sentimento de falta de apoio e falta de proteção, ao passo que os FC Metal se distanciam dos outros quando se sentem frágeis e precisam se defender.

Não centrado e disperso – sem ação e pesado

Uma boa criação fornece às pessoas bases fortes. Sem isso, a pessoa pode sentir que falta um centro internamente. Esse sentimento pode se manifestar de várias maneiras. Por exemplo, algumas pessoas sentem fisicamente um espaço vazio no centro, em geral na região do estômago. Outras se sentem insatisfeitas de um modo geral e precisam, às vezes, dar-se algum tipo de recompensa para ficarem mais animadas. Elas fazem isso de várias maneiras.

Comida "conforto" para preencher o centro

Muitos FC Terra têm uma relação difícil com o próprio apetite e com a comida. Quando a pessoa se sente insegura, uma reação é comer "para se sentir consolada". A pessoa pode sentir um vazio por dentro que nunca é preenchido. Nesse caso, o vazio faz a pessoa sentir fome, mas a causa de base pode ser a insegurança ou a falta de um centro. Esse vazio nunca poderá ser preenchido pelos alimentos físicos.

Uma paciente contou que, quando seu relacionamento estava acabando, ela atacava a geladeira no meio da noite – mas só conseguia ficar satisfeita por pouco tempo. Outra contou como "a fome pelo sentimento de vazio levava ao esgotamento da energia". Se ela não comesse algo, seu "centro se esvaía completamente" e sua mente ficava anuviada.

Outras pessoas perdem o apetite com facilidade se estiverem ansiosas, com raiva ou infelizes. Elas precisam estar razoavelmente contentes para querer comer. Em casos extremos, isso pode criar problemas mais graves, como anorexia ou bulimia.

Dissipar-se (desfazer-se)

Outra causa dos FC Terra perderem o centro é o fato de prestarem tanta atenção aos outros que acabam perdendo o contato consigo mesmos. Isso pode acontecer quando se preocupam com as outras pessoas. Às vezes, é fácil para eles se doarem aos outros porque têm pouca percepção das próprias necessidades. Se satisfizessem a si mesmos, eles ganhariam um pouco mais de percepção da própria individualidade. Esse padrão pode ser frequentemente observado nas mães que perderam o sentido de si depois de anos abrindo mão das próprias necessidades a favor do que entendiam ser os interesses da família.

Outras vezes, os FC Terra podem precisar fazer certo esforço consciente para se encontrarem novamente. Isso implica descobrir modos de se tornar "assentado". Cada um tem a melhor maneira para si. Alguns precisam se afastar das pessoas e passar certo tempo sozinhos. Outros optam por se deitar na terra e captar a "energia da terra". Alguns "criam raízes" fazendo exercícios de *qi gong*. Outros podem preferir andar em um ambiente natural e comungar com a natureza.

Quando a Terra está instável, alguns FC Terra têm o desejo de mimarem a si mesmos na tentativa de preencher o vazio que surge. Visitas ao cabeleireiro, longos banhos quentes, um cigarro, uma bebida ao chegar em casa depois do trabalho são, todos, exemplos de maneiras pelas quais eles tentam dar a si mesmos um pequeno "presente". Para algumas pessoas, fazer compras é um mal necessário; para outras, é um "meio de relaxar".

Estudo de caso

Uma paciente de FC Terra havia feito um grande progresso com o tratamento e já não apresentava muitos dos sintomas originais. Tinha mais energia, melhor digestão e se sentia muito melhor consigo mesma. Um importante sintoma permanecia – sentia como se não tivesse um centro. Ela tinha dificuldade de descrever essa sensação, então costumava usar a metáfora de que sentia o corpo como "um tronco oco de árvore" e que tinha um espaço que ia do plexo solar até a parte inferior do abdome. Contou que a vida toda teve esse sentimento e que piorava quando estava cansada e, em especial, quando ignorava as próprias necessidades e cuidava das outras pessoas. Depois de 1 ano de tratamento e com o estímulo do terapeuta, ela gradualmente foi aprendendo a dar mais atenção a si mesma. Durante esse período, a sensação melhorou de maneira acentuada.

Quando as pessoas se tornam desfeitas, a sensação interna de estabilidade pode ficar comprometida. Ficam inclinadas a serem mais emocionais e se perturbam com facilidade. Sem os fortes sentimentos de estabilidade interna, ficam propensas a ter uma visão dramática da vida, em que obstáculos insignificantes se tornam montanhas e os pequenos problemas parecem grandes crises. Nesse caso, a tendência de se sentir insatisfeito é forte. Podem se tornar inquietos em relação ao trabalho, aos relacionamentos, ao lar ou aos interesses, à medida que caem na crença inconsciente de que a "grama é mais verde" em algum outro lugar.

Sem ação e pesado

No outro extremo do espectro, em vez de se sentirem sem centro e desfeitos, muitos FC Terra podem se sentir emperrados e pesados por dentro. O sentimento de falta de ação pode se manifestar em muitos níveis diferentes. Fisicamente, a falta de transporte e de transformação do Baço pode fazer essas pessoas não terem vontade de se mover. Podem se sentir pesadas, insípidas e bloqueadas. Uma paciente contou ao terapeuta que o ditado que mais usava era "por que ficar em pé se você pode sentar e por que sentar se você pode deitar?".

Outros pacientes podem ter um sentimento de bloqueio mental. Os pensamentos ficam presos na cabeça porque o Estômago não está assimilando e o Baço não está transformando nem transportando no nível mental. Isso impede a clareza do pensamento. Diferentes pacientes contam isso de várias maneiras. Um paciente disse: "Tenho pensamentos na cabeça que não fluem. É como se algo me impedisse de pensar corretamente". Outro paciente comparou os pensamentos a espaguete, "em que todos os fios de espaguete estão embaraçados e eu fico sem saber como separá-los". Outras descrições incluem "sensação como se houvesse uma faixa apertada ao redor da cabeça" ou sentimento "como se minha cabeça estivesse cheia de algodão".

O estado de se sentir emperrado, sem ação, e o estado de estar desfeito e sem centro são as duas extremidades de um espectro, que podem se alternar. Muitos FC Terra precisam ter cuidado com o que comem, uma vez que os alimentos os afetam nos níveis mental, emocional e físico, e isso pode exacerbar a variação entre esses dois extremos. Nesses casos, se não comerem de modo correto, podem se sentir desorientados, ao passo que se comerem demais, vão para o lado oposto e se sentem cheios, pesados, cansados e incapazes de agir.

Esse sentimento interno de falta de ação também significa que podem ter um temperamento imperturbável e fleumático. Se for esse o caso, os FC Terra vivem muito pouco os altos e baixos da vida. São pessoas que não se entusiasmam muito e também não se perturbam por nada. A vida é suportável, porém limitada.

Dependência excessiva da segurança do lar – incapacidade de fixar raízes

Falta de estabilidade e incerteza

Nosso sentido de pertencer vai além dos que estão ao nosso redor. Também podemos ter um sentido de pertencer à própria terra. A sensação interna de falta de cuidado e proteção pode levar as pessoas a buscarem um lar externo. Idealmente, as crianças crescem em uma família e em um ambiente que são estáveis, amorosos e carinhosos.

Quando essas qualidades não estão presentes, as dificuldades podem surgir. Por exemplo, algumas pessoas crescem em famílias que se mudam muito. Isso é particularmente comum quando um dos pais serve nas Forças Armadas ou se muda por conta de sua atividade profissional. Uma consequência disso é que a criança pode, então, crescer sem o sentimento sólido de ter raízes ou de ter um verdadeiro lar. É também comum terem pouca continuidade de amizades. A mudança constante de escolas significa que elas precisam fazer novos amigos com muita frequência e se ajustarem a novas circunstâncias. Enquanto isso não é um problema para algumas pessoas, é um problema grave para outras.

Podem também surgir problemas se as crianças crescerem com um sentimento de incerteza. Por exemplo, elas podem se perguntar se os pais vão continuar juntos ou se preocupar, caso a expectativa de vida de alguém da família seja muito incerta. Nesse caso, é muito difícil para a criança se sentir segura. Essa falta de estabilidade com frequência contribui para que o elemento Terra da pessoa se torne desequilibrado.

Mudança constante

Muitos FC Terra se mudam constantemente na busca de uma conexão com a terra. O problema é interno e nunca encontram o lugar "certo". É comum se estabelecerem bem tarde na vida. Se for esse o caso, isso pode ter um profundo significado para eles e possibilitar que se sintam mais assentados e que adquiram um sentido maior de pertencer.

Alguns FC Terra contam que se mudaram muitas vezes. Por exemplo, uma paciente contou ao seu terapeuta: "Viajei muito na minha juventude e sempre me senti um peixe fora d'água – como uma refugiada ou uma estrangeira. Onde quer que eu morasse, sentia que minha comunidade estava em algum outro lugar e queria me mudar de novo". Essa paciente está atualmente estabelecida em um lugar: "Estou tentando me fixar no momento e espero que isso me ajude a ganhar mais estabilidade".

Permanecer em um lugar

No outro extremo, alguns FC Terra ficam tão apegados a um lugar que se tornam muito inseguros se tiverem que mudar. Uma paciente contou que viajava 160 km todos os dias para continuar com seus antigos colegas de trabalho depois que teve que mudar porque o marido havia sido transferido. Depois de 2 anos, ficou cansada e doente e percebeu, muito a contragosto, que precisava parar e encontrar um trabalho mais próximo de sua nova casa.

Outros podem relutar muito em viajar, já que estar longe de casa por qualquer período lhes dá um profundo sentimento de intranquilidade. As paisagens estrangeiras são ótimas se você gosta desse tipo de coisa, mas, na verdade, eles preferem ficar aconchegados em frente à lareira de suas casas. As pessoas com essa disposição também podem provocar sintomas físicos quando viajam. O sono, a evacuação e o ciclo menstrual podem ficar perturbados.

Sentir-se em casa é importante para todos, mas pode ser especialmente importante para um FC Terra. Ser capaz de formar um lar e fazer um ninho são conquistas que propiciam ao FC Terra um sentido de estar centrado, além de ajudar a formar mais estabilidade dentro deles. Os chineses visualizavam as pessoas estando na terra com suas cabeças nos Céus. Os pés no chão são um sinal de estar "na terra", de ser prático e de ter raízes. Muitos exercícios de *Tai chi chuan* e de *qi gong* estimulam as pessoas a "desenvolver uma raiz", e esses exercícios podem ser especialmente benéficos para um FC Terra. Conectando-se com o chão, eles obtêm nutrição da terra e, assim, se tornam mais centrados e equilibrados.

Adquirir equilíbrio

Alguns FC Terra podem ter dificuldade para desenvolver um sentido de equilíbrio e serem incapazes de alcançar um estado estável e centrado. Podem pensar que encontraram estabilidade por algum tempo apenas para constatar que estão mudando para o outro extremo novamente. Um paciente contou que se sentia "no auge" ou "oprimido" e que era difícil ficar em um meio-termo.

Com o tempo, é possível que alguns FC Terra desenvolvam uma maior estabilidade interna. Uma paciente com FC Terra recentemente descreveu como ela agora conseguia sentir que estava equilibrada e, desse modo, "agir de maneira positiva". É esse sentimento de equilíbrio que muitos FC Terra tentam encontrar. O tratamento com acupuntura pode lhes ajudar muito a obter isso.

Resumo

- O diagnóstico de um FC Terra é feito basicamente pela observação de uma coloração amarelada na face, pela voz cantada, pelo odor aromático e pelo desequilíbrio da emoção da solidariedade
- Os FC Terra tendem a ter questões e dificuldades relacionadas a:
  - Sentir-se apoiado (protegido)
  - Obter nutrição

- Sentir-se centrado e estável
- Ter clareza mental
- Ser compreendido

- Em razão dessas questões, o comportamento dos FC Terra e as respostas às situações tendem a flutuar entre:

  1. Sufocante/ _____ Não protetor, maternal   não apoiador

  2. Carente _____ Reprime as necessidades

  3. Dependência _____ Independência excessiva   excessiva

  4. Não centrado _____ Sem ação e disperso   e pesado

  5. Dependência _____ Incapacidade excessiva da   de fixar raízes segurança do lar

Metal – Ressonâncias Principais

17

Metal como símbolo

Ideograma de Metal

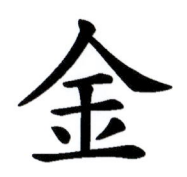

O ideograma de Metal é *jin. Jin* inclui o ideograma de Terra (Capítulo 14), que tem apenas duas linhas horizontais – uma linha de base e uma outra. O ideograma de Metal tem uma linha horizontal extra. A terceira linha indica que há metal bem no fundo da terra, abaixo de muitas camadas. Essa profundidade foi descrita "como em um poço de uma mina". A parte superior do ideograma é um telhado inclinado indicando que algo está coberto. As duas linhas mais curtas na parte inferior representam pepitas de ouro enterradas profundamente na terra (Weiger, 1965, lição 14T).

Significado do ideograma

Muitos sistemas de elementos foram criados, mas apenas os chineses incluíram um elemento Metal. Esse elemento foi denominado na Antiguidade, antes da invenção das usinas de aço, da produção do alumínio ou da descoberta de muitos dos metais usados atualmente. Então, o que esse ideograma revela sobre a natureza do elemento Metal? O ideograma sugere algo pequeno em quantidade, mas de grande valor, enterrado profundamente dentro da terra.

Elemento Metal na vida

Os metais sempre foram valiosos. Por séculos, o ouro foi considerado como o metal mais precioso. Sua escassez é uma das razões do seu valor. Enterrado dentro de nós há algo escasso, difícil de encontrar e, ao mesmo tempo, muito valioso.

Também podemos pensar no Metal como os minerais ou traços de elementos encontrados na terra ou em nossos alimentos. Quatro por cento do nosso corpo é formado por traços de minerais. Eles são utilizados para regular e equilibrar a bioquímica do organismo. Por exemplo, uma pessoa pode precisar de 400 ou mais gramas de carboidratos por dia, mas menos de 1 milionésimo dessa quantidade de cromo. Mesmo assim, o cromo é essencial. O Metal valioso está enterrado bem lá no fundo.

Às vezes, os chineses também descreviam o céu como uma tigela de metal invertida e as estrelas como buracos nessa tigela (Hicks, 1999, p. 11). Nossos Pulmões extraem *qi* dos Céus e, assim, faz-se uma ligação entre o ar, o Metal e o alento da vida.

Elemento Metal na natureza

"Metal na natureza" demonstra algo interessante a respeito desse elemento. Os outros elementos – Água, Madeira, Terra e Fogo – têm manifestações bastante óbvias na natureza. As marés, os incêndios nas florestas, sequoias gigantes e o solo, todos manifestam algo elementar. Mas qual é a manifestação do Metal na natureza? Afinal de contas, os antigos chineses ainda não tinham desenvolvido os metais como atualmente.

Na natureza, o Metal revitaliza a terra. No outono, as folhas e as frutas caem das árvores sobre o chão. Elas apodrecem e penetram na terra, fornecendo minerais e nutrientes que nutrem e enriquecem a capacidade da terra em germinar novas plantas. Atualmente, estamos cada vez mais conscientes dos perigos das lavouras industrializadas, em que tentamos acelerar o processo natural. Aproveitamos o máximo de um campo, usando-o todos os anos e fertilizando-o artificialmente. A lavoura "natural" permite que os campos fiquem sem cultivo e que parte das plantas apodreça e que os nutrientes vitais retornem quase invisivelmente à terra. O chinês do campo compreendia esse tipo de cultivo e sabia da necessidade de os minerais essenciais e de os nutrientes retornarem à terra. O Metal dá qualidade à terra.

Metal também significa o papel da rocha impenetrável dentro da terra. Sem rocha, toda água iria para o centro da terra. Para que a vida seja possível na terra, é essencial que a água retorne para a superfície para nutrir animais e plantas. É dessa maneira que Metal cria Água ao longo do ciclo *sheng*.

Elemento Metal em relação aos outros elementos

O elemento Metal interage com os outros elementos por meio dos ciclos *sheng* e *ke* (Capítulo 2).

Metal é mãe da Água

Ao longo do ciclo *sheng*, Metal cria Água porque a retém. A Água não tem forma a não ser que seja contida pelas rochas impenetráveis na terra. Se os pacientes apresentarem sintomas óbvios do elemento Água, como sintomas

urinários, podem ter se originado no elemento mãe, o Metal. O terapeuta pode tratar a mãe para ajudar o filho.

Terra é mãe do Metal

Ao longo do ciclo *sheng*, a Terra se endurece para criar Metal. Portanto, há uma relação íntima entre Terra e Metal. O Metal fornece os minerais e os nutrientes que dão à Terra sua qualidade e, ao mesmo tempo, a Terra cria Metal. Quando os pacientes apresentam sinais e sintomas associados ao elemento Metal, eles podem ser provocados por um desequilíbrio no elemento Terra, a mãe. Por exemplo, intestinos soltos ou problemas no tórax podem ser causados por um desequilíbrio da Terra. Se a mãe for a causa original, seu tratamento cura permanentemente os sinais e sintomas, ao passo que se o Metal for tratado, o efeito será temporário.

Metal controla Madeira

O elemento Madeira é controlado pelo Metal. Um símbolo comum dessa situação é a serra de metal que derruba uma árvore. Se o elemento Metal de uma pessoa se tornar fraco, pode perder o controle sobre o elemento Madeira. O elemento Madeira, por sua vez, pode se tornar muito forte, podendo haver desenvolvimento de sintomas de plenitude, como raiva extrema e hostilidade. Um aparente desequilíbrio do elemento Madeira pode, portanto, na verdade, ter se originado do elemento Metal.

Fogo controla Metal

O Fogo controla o Metal. Ele amolece o Metal e ajuda a lhe dar forma. Para modelar objetos de ouro, este deve ser aquecido para ser moldado na forma desejada. Se o elemento Fogo se torna deficiente, fica mais difícil manter o equilíbrio do elemento Metal. Nesse caso, o próprio Pulmão pode ficar enfraquecido, falhar em distribuir adequadamente o *qi* protetor e falhar em receber o *qi* dos Céus.

Ressonâncias principais do Metal (Tabela 17.1)

A cor do Metal é a branca

Ideograma de branco

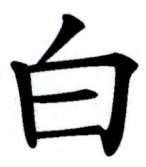

O ideograma de branco é *bai* (Weiger, 1965, lição 88A). Esse ideograma designa o sol que acaba de surgir no céu. Representa o alvorecer na China, quando a parte leste do céu se torna branca.

Tabela 17.1 Ressonâncias principais do Metal.

Cor	Branca
Som	Choro
Emoção	Pesar
Odor	Podre

Cor na vida

A cor para o Metal é branca. No Ocidente, as pessoas em geral usam roupas pretas ou uma faixa preta no braço quando alguém morre. No Oriente, ao contrário, o branco é usado como manifestação externa do processo de luto. A "celebração do branco" é uma cerimônia fúnebre que dura 3 dias. Coroas são colocadas na entrada da casa e durante 3 dias, tempo estabelecido para a passagem do morto, as visitas comem, bebem, jogam *mah-jong* e conversam (Zhang e Rose, 2000, p. 73).

Cor facial

A cor branca manifesta-se na face quando o elemento Metal está cronicamente desequilibrado. Essa cor em geral surge abaixo e ao lado dos olhos. Ao contrário de uma simples palidez ou falta da cor rosa saudável, o branco com frequência surge "brilhante", com a cor quase desaparecendo da face. Não é só uma palidez ou "falta de vermelho", mas uma cor própria bastante distinta.

O som do Metal é de choro

Ideograma de choro

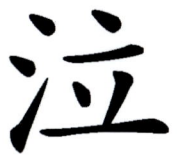

O ideograma de choro é *qi* (Weiger, 1965, lições 125A e 1F). Esse ideograma é feito de duas partes. A primeira representa a água (*shui*). A segunda parte representa um homem em pé no chão (*li*). Juntos, esses dois radicais representam uma pessoa chorando ou soluçando.

Choro na vida

O tom de voz é fundamentado em um som emocionalmente expressivo, mas não verbal, de choro ou pranto. Essas expressões estão normalmente associadas a perda ou luto, de modo que o "som" ressoa com a emoção do Metal, que é o pesar. Os Fatores Constitucionais (FC) Metal com frequência têm dificuldade de expressar seu pesar, ficando com esse sentimento preso no peito. Se os terapeutas ouvem seus pacientes expressarem um som de choro quando a conversa não tem nenhuma relação com perda, isso pode ser classificado como choro inapropriado e pode indicar que o paciente é um FC Metal.

Quando a tristeza surge ou é induzida, a intensidade do choro pode ser indicativa do grau de desequilíbrio do elemento.

Tom de voz choroso

É mais fácil demonstrar um som por meio de um gravador ou de mímica do que por uma descrição verbal. O som choroso possui, entretanto, certas características distintas. Parece que a pessoa pode facilmente começar a chorar ou soluçar no sentido comum. Às vezes, há um ligeiro balbucio nas palavras, quase um engasgo, conforme a pessoa tenta evitar que a emoção subjacente não se manifeste. Há também uma fraqueza ou falta de densidade na voz e esta pode diminuir no final da frase.

Se a laringe fosse uma flauta, seria uma flauta parcialmente bloqueada, sem tocar no volume total.

Para ter a experiência do tom de voz choroso, sente-se com a cabeça pendida e comprima o peito para impedir o fluxo livre do *qi* no tórax. Pense em algo triste e permita-se sentir a tristeza ou a perda do que "poderia ter sido". Então, diga para si mesmo: "Isto é terrível e não posso fazer nada sobre isso". Depois, diga isso novamente em voz alta. Fale devagar e deixe a voz crepitar e sair.

O odor do Metal é podre

Ideograma de podre

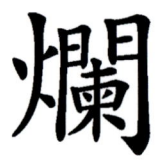

O ideograma de podre é *lan* (Weiger, 1965, lições 126A e 120J).

O odor que ressoa com o Metal é o podre. À semelhança de outras traduções para odor, *rotten* (podre) não é usado de modo consistente, em inglês, para descrever um cheiro específico. Há, entretanto, um odor característico de matéria animal ou vegetal que é podre. Provavelmente, a carne podre é a melhor descrição verbal, mas o odor de um depósito de lixo ou de um caminhão de lixo, onde muitas substâncias diferentes estão se decompondo, também é ilustrativo.

A melhor maneira de aprender o odor é cheirando os FC Metal, mas existem algumas descrições do cheiro podre que podem ser úteis:

- Como carne podre
- Provoca pinicadas agudas dentro do nariz
- Aperta o interior do nariz.

A emoção do Metal é o pesar

Ideograma de pesar

Os dois principais ideogramas usados para expressar pesar são *you* e *bei*.

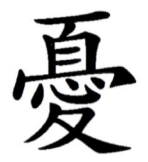

O termo chinês para pesar é *you* (Weiger, 1965, lição 160). Na parte superior desse ideograma fica uma cabeça; abaixo fica um coração e, na parte inferior, um par de pernas que se arrastam e que acompanham os problemas da cabeça e do coração (Larre e Rochat de la Vallée, 1996, pp. 145-149). *You* é ocasionalmente traduzido como opressão ou preocupação e pode estar associado a mais de um elemento.

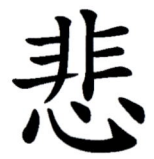

A tristeza, *bei*, também está associada ao Metal. O ideograma tem duas partes (Weiger, 1965, lições 170A e 107A). A primeira, *fei*, significa a noção de algo em oposição ou que não está se comunicando (observe que os dois lados estão de costas um para o outro). O segundo radical, *xin*, representa o coração. Juntos, representam a negação do Coração e uma brutal tristeza, desolação e perda.

Pesar no dia a dia

De um modo geral, a noção que muitas pessoas fazem do pesar é a de uma emoção sentida quando, sem se esperar, um ente querido morre. É comum haver um choque e depois uma explosão de pesar. Essa emoção extrema costuma ser vista na televisão, quando um avião cai, quando há um ataque de terroristas ou quando um barco de passageiros afunda. O lamento pelo luto e o grito de consternação e as faces das pessoas mostram o típico "movimento de colapso" do pesar. *Ai*, e não *you*, é a palavra chinesa que transmite os gemidos e as lamentações que são um comportamento normal durante o período de luto na China ou o lamento fúnebre que as pessoas, às vezes, expressam quando um ente querido morre.

Esse pesar extremo não é típico. O dia a dia traz muitos momentos de perdas, desde pequenas a grandes, e para cada uma dessas perdas há uma resposta emocional apropriada associada à capacidade de se desapegar. As perdas das pessoas vão desde objetos físicos (alguns de grande valor, outros nem tanto), amigos ou entes amados a sonhos sobre o que poderiam ter feito ou quem poderiam ter se tornado. Durante a vida das pessoas, as posses se desgastam, os relacionamentos mudam, o prestígio ou a autoestima pode diminuir e, de fato, as pessoas vão envelhecendo com todas as perdas em potencial das capacidades, possibilidades, saúde e futuro. É claro que, à medida que o tempo passa, muitos aspectos da vida melhoram, mas, no final, tudo que as pessoas adquiriram na vida se perderá, se não durante o passar do tempo, certamente com o fim da vida.

É natural que as pessoas tenham ou possuam, ou de algum modo se apeguem às "coisas". Os conceitos de posse e de propriedade privada estão bem arraigados na maioria das culturas e na maioria dos povos. "Meu" parece ser uma das primeiras palavras que as crianças aprendem. A aquisição de bens materiais é uma das forças motrizes mais poderosas das vidas de muitas pessoas. Não importa o quanto os mestres espirituais recomendem que as pessoas se desapeguem e simplesmente passem pela vida, os seres humanos tendem a se apegar, a possuir e a agarrar-se nas coisas. Um fazendeiro pode ter um papel de capataz em relação à sua fazenda, mas ele acredita que a fazenda é *sua*, pelo menos nessa vida (Kornfield, 2002; ver pp. 15-6 para uma das muitas narrativas sobre a passagem).

Pesar e desapego

O apego às pessoas ou às coisas é inevitável. À medida que envelhecemos, é provável que muitas das pessoas que amamos morram. Se alguém ama alguém, isso causa uma profunda necessidade, que, por sua vez, cria inevitavelmente um grau de dependência. As emoções intensas ou prolongadas com frequência surgem quando as pessoas perdem algo ou alguém de quem dependem. Para muitas crianças, os sentimentos intensos de abandono, de pesar ou de perda serão as causas mais poderosas de doença com as quais vão se deparar. O sentimento de perda é a emoção mais intensa que algumas pessoas precisam suportar. Independentemente de o espírito da pessoa permanecer alegre ou se enfraquecer e desanimar pela perda, esse é um fato que exerce um enorme efeito no elemento Metal da pessoa.

A perda é capaz, logicamente, de evocar outros sentimentos como raiva ou ansiedade. Contudo, o pesar é a emoção mais apropriada para o processo de se desprender (desapegar, cortar os vínculos, soltar) ou de prantear o que foi perdido enquanto se prepara para continuar a vida. Afinal de contas, todas as pessoas acham estranho se alguém, depois de passar por uma grande perda, simplesmente age com indiferença, aparentemente sem sentir nenhum tipo de emoção, e continua a viver como se nada tivesse acontecido.

Variedades das expressões do pesar

O pesar é vivido de várias maneiras diferentes. Em algumas pessoas, os sentimentos de desapontamento e anseio são intensos. Em outras, o lamento é sentido intensamente. Quando esses sentimentos são intensos ou prolongados, normalmente é uma situação muito dolorosa para a pessoa, em especial para uma criança.

O *Su Wen* diz que quando o pesar está presente o *qi* "desaparece" (*xiao*). Essa expressão *yin* de uma emoção implica a retirada do *qi*, deixando um vazio. Isso confirma completamente os sentimentos de vazio que são comuns nos FC Metal. Muitos não percebem absolutamente esse sentimento de "vazio", mas há um aspecto inerte e amortecido neles. Conforme Havelock Ellis escreveu: "A dor e a morte são partes da vida. Rejeitá-las é rejeitar a própria vida" (*On Life and Sex: Essays of Love and Virtue*, volume 2).

Uma vida com algo faltando e uma parte do espírito que não está totalmente vivo é o preço que as pessoas pagam quando reprimem esse aspecto de seu ser.

Pesar na saúde e na doença

O elemento Metal, ou seja, os Pulmões e o Intestino Grosso, dá às pessoas a capacidade de encarar as perdas, de se desprender daquilo que já possuíram, de sentir a dor e seguir em frente. Quando o elemento Metal está razoavelmente equilibrado, esse processo flui naturalmente. O movimento de "desaparecimento" do *qi* passa pela face, pelo tórax e pelo abdome e se dissipa. Lágrimas podem surgir e soluços podem ocorrer. Os movimentos do *qi* são fluentes. Quando o elemento Metal está desequilibrado, o pesar é menos fluente e as pessoas ficam presas, sem conseguirem passar pelo processo de desapego. Essa estagnação ou incapacidade de assimilar as mudanças tem o efeito opressivo no espírito representado pelas pernas que se arrastam no ideograma *you*. A saúde física da pessoa pode ser afetada.

O tórax em particular se aperta para interromper o sentimento. Uma das descrições mais comuns do pesar travado é o de "sufocação", em que o peito e a garganta se fecham, impedindo o fluxo do *qi*.

Lidar com sentimentos de pesar

Para muitas pessoas, a necessidade de entorpecer a dor do pesar e da tristeza é uma necessidade emocional. Negar que algo está errado pode se tornar compulsivo. Se algo saiu errado, as desculpas são raramente pedidas, uma vez que isso implicaria admitir a si e aos outros que houve falha em se comportar de maneira apropriada e conforme as necessidades da situação.

A tendência em ser inerte e sem paixão é uma característica essencial de muitos FC Metal. Podem mostrar certa tendência a serem introspectivos e mal-humorados. Outros mantêm uma aparência perfeitamente brilhante na tentativa de convencer a si e aos outros que tudo está ótimo. (Uma personagem da literatura que vem à mente é o Dr. Pangloss do *Candide* de Voltaire. Mesmo passando por muito sofrimento, ele era obstinadamente determinado a afirmar que "tudo é para o melhor no melhor de todos os mundos possíveis".) Essa animação externa, entretanto, tem uma qualidade de fragilidade indicando que sua função é mascarar ou esconder o estado de pesar subjacente. Não deve ser confundida com a alegria de um FC Fogo, que embora geralmente seja mais animada e mais vivaz que a de um FC Metal, também pode ser mais precária e mudar com mais facilidade para o outro extremo da falta de alegria (Tabela 17.2).

Estudo de caso

Uma paciente com FC Metal sofria de endometriose desde os 21 anos de idade. Indagada se algo havia ocorrido por volta dessa época, ela afirmou com segurança que não se lembrava de nada ter acontecido. Quando o terapeuta perguntou quando tinha sido a época mais difícil de sua vida, ela contou que o namorado havia se suicidado quando ela tinha 21 anos de idade. Ela ria nervosamente ao contar o fato e disse que não ficou triste. Ela se mudou na época, mas quando retornou à sua cidade natal cinco anos depois, teve "um pouco de esgotamento nervoso", pois começou a ter "ataques de pânico" e pesadelos sobre a morte dele.

Tabela 17.2 Exemplos da variação das emoções associadas ao elemento Metal.

Pesar	Perda, vazio, resignação, saudade, arrependimento, remorso, prantear pelo luto, sentir-se privado, ânsia

Ressonâncias de confirmação do Metal

Essas ressonâncias são consideravelmente menos importantes do que as ressonâncias "principais" antes apresentadas. Podem ser utilizadas para indicar que o elemento Metal de uma pessoa está desequilibrado, mas não necessariamente apontam para o FC da pessoa (Tabela 17.3).

A estação do Metal é o outono

Ideograma de outono

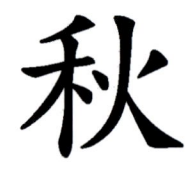

O ideograma de outono é *qiu*. A primeira parte desse ideograma, *ho*, representa uma espiga de milho tão pesada que se verga. A segunda é o ideograma para fogo, *huo* (Weiger, 1965, lições 121C [*qui*], 121A [*ho*] e 126A [*huo*]). O outono é a estação em que as folhas das árvores e das plantas se tornam douradas como o fogo, e tudo precisa cair e ser cortado. Também pode ser traduzida como a estação na qual os grãos são queimados.

Outono

O ciclo anual do crescimento estava nos corações dos camponeses chineses. Toda planta passa por diferentes fases e manifesta uma diferente qualidade do *qi* de acordo com a estação. O outono é a época em que o *yang qi* do verão se torna mais *yin*.

Tabela 17.3 Ressonâncias de confirmação do Metal.	
Estação	Outono
Poder	Decrescimento
Clima	Secura
Órgão do sentido/orifício	Olfato/nariz
Tecidos e partes do corpo	Pele
O que gera	Pelos do corpo
Sabor	Picante

As folhas das árvores murcham e caem na terra – é um período de morte e de queda. As bolotas dos carvalhos, as sementes que vão dar continuidade à espécie, caem no chão junto com as folhas. Portanto, o que cai contém as sementes para a próxima geração, e o material que vai se decompor penetrará no solo e fornecerá nutrição e qualidade para as novas plantas.

Essa fase *yin* no ciclo de crescimento é o oposto da Madeira com sua ênfase no nascimento e no movimento ascendente. Muitas pessoas têm um sentimento de melancolia, uma suave e indefinível sensação de tristeza nessa época do ano. "Os dias de melancolia chegaram, os mais tristes do ano" (William Cullen Bryant).

O poder do Metal é o decrescimento

Ideograma de decrescimento

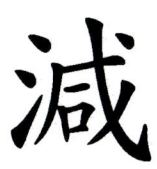

O ideograma de decrescimento é *jian* (Weiger, 1965, lições 125A e 71P).

Decrescimento

Depois do impulso da primavera, do crescimento do verão e da colheita do fim do verão, o outono é um período de decrescimento. É o tempo das coisas irem embora, quando o *qi* está minguando. Nessa época do ano, as noites ficam mais curtas e a temperatura cai. A quietude com frequência acompanha a queda das folhas e das sementes. O pesar ressoa com essa fase, já que há morte, desapego e um preparo para uma nova vida.

O clima do Metal é a secura

Ideograma de secura

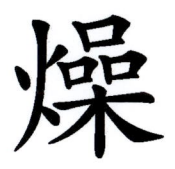

O ideograma de secura é *zao* (Weiger, 1965, lições 126A [*huo*] e 72L [*tsao*]). Esse ideograma combina o ideograma para fogo, *huo*, com o ideograma de uma árvore com três pássaros que cantam nela, *tsao*. Pode-se supor que, quando está quente, os pássaros que cantam na árvore ficam com muita sede e desidratados.

Secura

A secura é considerada um "mal" externo, que pode invadir e provocar doença. É mais provável de ocorrer no outono no norte da China, embora raramente ocorra na Inglaterra. É útil aqui uma comparação com a Terra. Para o elemento Terra, o oposto ou o excesso de líquidos é comumente o problema. A umidade externa ataca e faz a pessoa, que já tem Umidade, se sentir pior, em geral com articulações rígidas e doloridas ou com sensação de atordoamento na cabeça. De modo similar, a secura externa provoca padrões de secura que são tratados pelo Pulmão, daí a conexão com o Metal. Os principais sintomas da secura são ressecamento do nariz, garganta e pele, tosse seca e possível sede. Para as pessoas que já são ressecadas, viver em uma região desértica ou que apresenta baixo nível de umidade pode ser o motivo de ocorrer esse padrão.

As pessoas que vivem em climas muito secos são especialmente propensas a doenças respiratórias. Entretanto, para as pessoas que sofrem de asma ou de bronquite recorrente desencadeadas por um ambiente úmido, passar um feriado em um clima seco pode ser terapêutico.

O órgão do sentido/orifício do Metal é o nariz

Ideograma de nariz

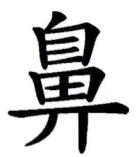

O ideograma de nariz é *bi* (Weiger, 1965, lição 40C).

Nariz

O elemento Metal está associado ao nariz e o sentido que governa é a capacidade de sentir cheiro. A conexão entre o Pulmão e o nariz é óbvia e deve haver uma livre comunicação entre eles. A respiração pelo nariz aquece e filtra o ar antes que ele penetre nos Pulmões. É uma proteção contra patógenos que entram nos Pulmões frágeis. Se o nariz ficar obstruído e a pessoa puder respirar apenas com a boca, o ar não é filtrado ou aquecido e os patógenos têm mais facilidade de penetrar nos Pulmões. Se a pessoa continuamente respira pela boca em vez de pelo nariz, o *qi* do Pulmão fica fraco e a pessoa começa a se sentir esgotada e com pouca energia.

O tecido e a parte do corpo para o Metal é a pele

Ideograma de pele

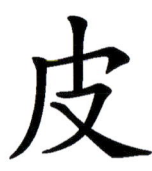

O ideograma de pele é *pi* (Weiger, 1965, lição 43H).

Pele

A parte do corpo que ressoa com o Metal é a pele. Os naturopatas dizem com frequência que a supressão de uma doença da pele, por exemplo, por esteroides, pode fazer a doença se aprofundar para os pulmões. A conexão entre asma e eczema é bem conhecida. A medicina chinesa não faz essa conexão em particular, mas afirma que a deficiência dos Pulmões leva à deficiência do *qi* "protetor" (*wei*). Uma função desse *qi*, o qual flui entre a pele e os músculos, é evitar os "males" externos ou fatores patogênicos, como Vento, Frio e Umidade. Ao mesmo tempo, entretanto, ele nutre a pele e, portanto, a qualidade da pele depende da boa qualidade do *qi* do Pulmão.

Quando um paciente tem pele de má qualidade, por exemplo, pele seca, áspera ou inelástica, isso pode indicar fraqueza dos Pulmões ou do Intestino Grosso. Entretanto, não é um fator confiável para diagnosticar os FC Metal, já que muitos outros fatores também podem afetar a pele.

Metal gera os pelos do corpo

Os pelos do corpo, como a pele, estão conectados ao elemento Metal por meio da energia protetora. O estado dos pelos do corpo, como a pele, pode indicar uma fraqueza do *qi* do elemento Metal.

O sabor para o Metal é picante

Ideograma de picante

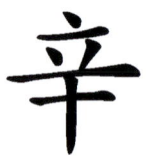

O ideograma de picante é *xin* (Weiger, 1965, lição 250H).

Sabor picante

Alho, canela e gengibre são exemplos do sabor picante ou acre. Dizem que qualquer coisa picante move ou dispersa o *qi*. Por exemplo, quando uma pessoa tem resfriado ou gripe, o padrão energético pode, dependendo do curso dos sintomas, ser chamado de "Invasão de Vento-Frio ou de Vento-Calor nos Pulmões". Nos dois casos, um fator patogênico fica preso ao nível da pele e dos músculos. Nessa situação, o *qi* precisa ser movido para expulsar o Vento e dispersar o Frio ou expelir o Calor.

Os alimentos com sabor picante movem o *qi*. Também costumam produzir a transpiração, que é uma das maneiras de expulsão dos fatores patogênicos. Entretanto, se o *qi* do Pulmão estiver fraco, mas não estiver invadido, seria um erro a pessoa comer alimentos picantes em excesso. A expulsão ou a dispersão é apropriada apenas quando há invasão de fatores patogênicos.

Alguns FC Metal gostam dos alimentos picantes. A ânsia por esse sabor pode, às vezes, indicar que a pessoa tem problemas com os Pulmões. Não é, entretanto, um indicador confiável do FC.

Resumo

- Ao longo do ciclo *sheng*, Metal é mãe da Água e Terra é mãe do Metal. Ao longo do ciclo *ke*, Metal controla a Madeira e o Fogo controla o Metal
- O diagnóstico do FC Metal é feito basicamente pela observação da cor facial branca, do tom de voz choroso, do odor podre (em decomposição) e do desequilíbrio da emoção do pesar
- Os FC Metal raramente manifestam pesar de maneira convincente, como se admitiria o uso da palavra em inglês
- O sentimento de perda ou de melancolia e saudade ou a incapacidade de sentir tristeza são expressões emocionais comuns que surgem do elemento Metal desequilibrado
- Outras ressonâncias incluem o outono, a secura, o poder do decrescimento, o nariz, a pele, os pelos do corpo e o sabor picante.

Metal – Órgãos

18

Introdução

O elemento Metal abrange dois Órgãos. O Órgão *yang* é o Intestino Grosso e o Órgão *yin* é o Pulmão. Nos textos antigos, provavelmente porque os escritores se baseavam mais nas funções, os chineses em geral falavam do Pulmão como um órgão único. A partir do *Nei Jing*, entretanto, eles normalmente dizem que o Pulmão é dividido em duas partes (Larre e Rochat de la Vallée, 1989, p. 56). As pessoas no Ocidente falam dos pulmões no plural. A traqueia se divide nos brônquios da direita e da esquerda, os quais se dividem nos bronquíolos que, por sua vez, são designados como os pulmões esquerdo e direito. Por essa razão, nossa tendência é dizer que temos dois pulmões. Neste livro, às vezes nos referimos ao Pulmão e às vezes aos Pulmões (Tabela 18.1).

Pulmão – Receptor do *qi* dos Céus

Ideograma de Pulmão

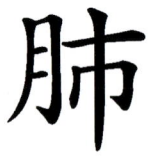

O ideograma de Pulmão é *fei* (Weiger, 1965, lições 79G e 65A).

Esse ideograma tem duas partes. À esquerda está o radical "carne", indicando que o Pulmão não é apenas uma função, mas também uma parte do corpo. A parte da direita do ideograma representa plantas que se ramificam a partir do solo. Não são plantas que crescem para cima: são rasteiras e se multiplicam de maneira indefinida (Larre e Rochat de la Vallée, 2001, p. 1).

Os ramos da planta que se multiplicam provavelmente são uma analogia física com a traqueia, que se ramifica nos brônquios, os quais, por sua vez, se ramificam em bronquíolos menores. A traqueia é um tubo que, por meio das ramificações, termina em sacos ou alvéolos de paredes extremamente finas. Nos livros de medicina ocidental, essa estrutura é, às vezes, comparada com uma árvore de ponta-cabeça (Thibodeau e Patton, 1992, p. 372).

Tabela 18.1 Órgãos/Oficiais do elemento Metal.

Órgão/Oficial	Nome coloquial	Descrição a partir do Capítulo 8 do *Su Wen*
Pulmão	Receptador do *qi* dos Céus	O Pulmão tem o cargo de ministro e chanceler. A regulação da rede que dá vida se origina dele
Intestino Grosso	Drenador dos resíduos	O Intestino Grosso é responsável pelo trânsito. Os resíduos provenientes da transformação se originam dele

Su Wen, Capítulo 8

Ministro e chanceler

No Capítulo 8 do *Su Wen*, a função do Pulmão é descrita da seguinte maneira:

> O Pulmão tem o cargo de ministro e chanceler. A regulação da rede que dá vida se origina dele.
>
> (Larre e Rochat de la Vallée, 1992b, p. 45)

A localização de um órgão é coerente com sua função. O Pulmão fica na parte superior do corpo, próximo ao Coração. Do ponto de vista funcional, o Pulmão começa no nariz e termina nos alvéolos. Estando na parte superior do corpo, o Pulmão se conecta mais com o Céu do que com a Terra.

As noções de ministro e chanceler sugerem uma hierarquia. Se o Coração é o soberano, então o Pulmão é o ministro do soberano. O ministro (Pulmão) conversa com o soberano (Coração), recebe instruções e as cumpre. Há uma imagem, nesse caso, da proximidade entre o batimento do Coração e o ritmo da respiração. Embora o soberano tenha um cargo de hierarquia mais alto, os dois são interdependentes. O que seria de um soberano sem oficiais que cumprissem as ordens? O que seria de um oficial como um ministro e um chanceler se não tivesse nenhuma instrução para realizar? A interdependência é óbvia quando consideramos que o Coração controla o Sangue e o Pulmão controla o *qi*, duas das "substâncias" principais que constituem uma pessoa.

Receptor do *qi* dos Céus

Em outros contextos, o Pulmão é considerado o "Receptor do *qi* dos Céus" (Larre e Rochat de la Vallée, 1992b, p. 54). Dentro dessa breve expressão, há pelo menos duas ideias importantes. A primeira é que o Pulmão é importante no ato de respirar e a ele é atribuída a função de trazer o ar para a criação do *qi*. O controle da respiração é compartilhado, entretanto, com o Rim, que "segura o *qi*" e o mantém na parte de baixo quando inspiramos.

Nível físico do Pulmão

Se o Pulmão estiver fraco e, portanto, a assimilação física da respiração estiver fraca, as pessoas acabam com um *qi* fraco. A respiração superficial enfraquece o *qi*. Quando os Pulmões estão fracos, a respiração consciente pode compensar parcialmente essa fraqueza. Entretanto, sem haver um *qi* do Pulmão mais forte, a energia das pessoas permanece baixa. O *qi* do Pulmão forte permite que as pessoas respirem de maneira profunda com naturalidade e que façam uso do ar adicional que inspiram.

Pulmão e inspiração

A segunda ideia está relacionada com o que as pessoas assimilam no nível espiritual. O Pulmão recebe dos Céus e o que ele assimila abrange amplamente o que a palavra "inspiração" indica. As pessoas com frequência consideram o mundo em termos de como as coisas podem satisfazê-las no nível material. Olham bens em uma loja e desejam possuí-los. Ao contrário, porém, as pessoas podem observar a natureza, apreciar uma pintura, ouvir uma música ou receber um elogio de quem confiam e sentirem-se elevadas espiritualmente. Nesse caso, não há nada para possuir e nada para ter ou usar. A essência interna foi tocada. O espírito foi nutrido e aquelas pepitas de ouro do ideograma chinês foram suscitadas. As pessoas pensaram que viram a montanha, ouviram a música ou receberam um elogio sincero, mas, na verdade, sentiram as próprias pepitas de ouro.

Quanto mais saudável for o *qi* do Pulmão, mais fácil será ficar inspirado e sentir vitalidade. O contato das pessoas com seu sentido de qualidade ou com suas pepitas de ouro é uma condição de se sentir vital e vivo. Quando o *qi* do Pulmão está fraco, o acesso às pepitas de ouro fica muito mais difícil. Permanece bloqueado por nuvens de opressão e de tristeza. É bastante apropriado o nome do segundo ponto de acupuntura do canal do Pulmão, o "Portão da Nuvem" – uma abertura nas nuvens pela qual podemos ver os Céus.

J. R. Worsley associou o funcionamento dos Pulmões com o contato com nosso Pai no Céu. Disse ele:

O elemento Metal representa o Pai dentro de nós, as conexões com os Céus, que dá às nossas vidas um sentido de qualidade e de propósito mais elevado. O Receptor da Energia Pura do *Qi* dos Céus é o Oficial [Órgão], que estabelece e mantém essa conexão. Exemplos nos levam à experiência religiosa, em que um vazio espiritual quase literal foi preenchido súbita e completamente.

(Worsley, 1998, p. 14.7)

É essa falta de sentido de conexão com o Céu, essa falta de inspiração, que é uma das características dos Fatores Constitucionais (FC) Metal. Eles podem tentar com afinco compensar esse sentimento buscando significados em suas vidas ou formando relações com pessoas as quais respeitam e admiram. A busca para preencher esse vazio se torna uma das influências mais poderosas em suas vidas.

Pulmão e *qi* "Defensivo"

O Pulmão também tem a função de espalhar ou dispersar o que se chama de *qi* "Defensivo" ou "Protetor" (*wei qi*) por todo o corpo. Esse *qi* Defensivo, uma subcategoria do nosso *qi* total, está logo abaixo da pele e nos protege das condições climáticas como Vento, Frio e Umidade. Se essas condições penetrarem por meio do *qi* Defensivo, podem resultar em infecções e em articulações doloridas. A pessoa que possui o *qi* Defensivo fraco (em decorrência de um *qi* do Pulmão fraco) pode contrair resfriados e gripes com frequência e ficar mais propensa a ter reações alérgicas.

Pulmão como o Órgão "frágil"

O Pulmão assimila o ar diretamente do exterior. Se os poluentes do ar ou as condições climáticas rigorosas forem assimilados, vão direto para o Órgão. Daí, a fragilidade desse Órgão. Quando o tempo está frio na China, é comum os chineses usarem uma máscara facial para se protegerem da entrada de frio nos pulmões. A fragilidade do Pulmão também pode ser observada, às vezes, no espírito das pessoas quando elas lutam para superar o pesar e a tristeza que se estabelecem profundamente em suas personalidades.

Espírito do Pulmão – *Po*

Ideograma de *po*

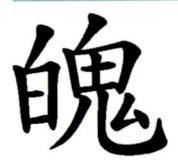

O Pulmão aloja o *po* ou alma física (corpórea). O ideograma de *po* tem duas partes (Weiger, 1965, lições 88A e 40). À esquerda, fica o ideograma para "branco", a cor que ressoa com o Metal. À direita, fica o radical para *gui* ou espírito ou fantasma. Portanto, o *po* é um fantasma branco (ver discussão do *po* em Maciocia, 2008, pp. 264-72). Essa "alma corpórea" está ligada ao corpo e pode ser descrita como o princípio organizacional do corpo.

Funções do *po*

Po e atividade física

Em relação ao movimento, a alma corpórea "dá a capacidade de movimento, agilidade, equilíbrio e coordenação dos movimentos" (Maciocia, 2008, p. 265). Qualquer atividade física que se destina a melhorar a prontidão dos sentidos, desenvolver a percepção do corpo e promover a capacidade de se mover de maneira coordenada ajuda a desenvolver o *po*. O treinamento em artes marciais é um exemplo disso e, por essa razão, não é de surpreender que muitas tradições de artes marciais e de meditação incluam exercícios de respiração.

Duas outras funções do *po* são de particular importância.

Po e proteção psíquica

Essa função é semelhante à função do *qi* Defensivo (*wei qi*) mencionada anteriormente. No nível físico, o Pulmão nos dá a capacidade de evitar infecções como tosses e resfriados. Por serem vulneráveis a esses "ataques" de infecções, os Pulmões são chamados de o Órgão "frágil".

Nos níveis mental e espiritual, também somos frágeis e o *po* dá às pessoas a proteção contra ataque nesses níveis.

As pessoas cujo *qi* do Pulmão é forte geralmente possuem uma capacidade natural de se autoproteger. Pessoas com Pulmões fracos, entretanto, costumam ser mais sensíveis às críticas ou às agressões emocionais. Esse fato em geral fica oculto porque muitos FC Metal parecem enfrentar bem e ser muito competentes em muitas áreas de suas vidas. Seu espírito, um tanto amortecido, em geral é capaz de reduzir a intensidade dos sentimentos ao ponto de conseguirem não revelar muita coisa aos outros e possivelmente a si próprios.

Po e animação

O *po* também dá às pessoas a capacidade de ter sensações claras. Um *po* forte significa que os sentidos físicos das pessoas são aguçados e isso, por sua vez, permite que elas sejam física e espiritualmente alertas e animadas. Os chineses dizem que uma pessoa tem "*po li*" quando ela tem bom humor, o que a torna vigorosamente envolvida em uma atividade.

Intestino Grosso – Drenador dos resíduos

Ideograma de Intestino Grosso

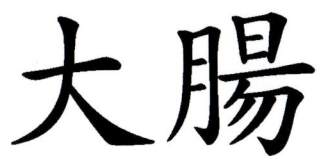

O ideograma de Intestino Grosso é *da chang* (Weiger, 1965, lições 60 [*da*], 130A [*jou*] e 101B [*chang*]).

Su Wen, Capítulo 8

Como sempre na medicina chinesa, o Órgão acoplado *yang* tem uma descrição muito mais simples do que o Órgão *yin*. O Capítulo 8 do *Su Wen* diz:

O Intestino Grosso é responsável pelo trânsito. Os resíduos e a transformação se originam dele.

(Larre e Rochat de la Vallée, 1992b, p. 103)

Nos textos de medicina chinesa, essa função é dividida em três funções distintas. O Intestino Grosso:

- Recebe os alimentos e líquidos transformados do Intestino Delgado
- Absorve a nutrição e os alimentos puros remanescentes
- Excreta os resíduos impuros.

Outra descrição resumida utilizada na Acupuntura Constitucional dos Cinco Elementos é que o Intestino Grosso é o "drenador dos resíduos".

Drenagem dos resíduos

O "drenador dos resíduos" age eliminando a matéria física e os líquidos do corpo na forma de fezes. Da mesma maneira que o Pulmão age na mente, no espírito e no corpo, o Intestino Grosso também age nos três níveis. Ele também drena os resíduos indesejáveis da mente e do espírito.

Esse Órgão pode ser comparado aos garis que regularmente esvaziam os depósitos de lixo das pessoas. Esses homens recebem muito pouco reconhecimento pelo importante trabalho que fazem. Se os garis fazem greve, entretanto, as pessoas começam a valorizar o que eles fazem. Depois de alguns dias, os depósitos transbordantes de lixo começam a encher as ruas. Isso vai aumentando e, com o tempo, o lixo começa a se decompor e o cheiro começa a invadir toda a área. Se esse lixo não for retirado rapidamente, torna-se um risco à saúde pública, criando ainda mais doença.

Podemos comparar a situação que surge quando os garis fazem greve com o que acontece quando o Intestino Grosso fica desequilibrado e não "evacua" mais o lixo dentro de nós. Em vez de ser evacuada, a matéria residual indesejável começa a se acumular fisicamente dentro do corpo e provoca poluição interna. Isso pode resultar em muitos sintomas, especialmente nas áreas do intestino, pele e pelos. Também se reflete no nível da mente e do espírito. As pessoas começam a se tornar congestionadas, "mentalmente constipadas" e incapazes de se desapegar e de seguir em frente em suas vidas. Podem também começar a ter pensamentos e sentimentos cada vez mais negativos.

Conforme J. R. Worsley diz:

> Em nossa sociedade moderna, somos rodeados por todos os tipos de material sórdido e desagradável... Muitas pessoas com Intestino Grosso enfermo podem literalmente ficar com a boca suja. Linguagem chula, piadas sujas e comentários maldosos sobre amigos e colegas apontam, todos, para o lixo que se acumula no interior.
>
> (Worsley, 1998, p. 14.3)

A decisão do que descartar e jogar fora é, portanto, o papel do Intestino Grosso. Algumas pessoas pensam ser difícil entrar realmente em contato com o próprio pesar. Para outros, a luta é enfrentar a perda, aceitar que a situação está agora mudada e se preparar para seguir em frente e formar novos laços. Quando um paciente parece estar lutando para "se desapegar" dessa forma, pode ser uma indicação de que o Intestino Grosso precisa de tratamento.

Hora do dia para os Órgãos

Cada Órgão do corpo tem um período de 2 horas do dia associado. Durante esse período, o Órgão encontra-se no máximo de sua atividade e tem *qi* extra fluindo por meio dele. O período de 2 horas para o Pulmão é entre 3 e 5 h, e para o Intestino Grosso é das 5 às 7 h.

Transtornos respiratórios que ocorrem repetidamente ao redor das 3 h podem apontar para uma fraqueza do Pulmão, mas não apontam necessariamente para o Metal como sendo o FC. É interessante que 3 h é tradicionalmente a hora em que monges e freiras despertam em muitos mosteiros e conventos de todo o mundo. Nessa hora, podem meditar, orar ou concentrar a atenção na respiração. Essa hora é favorecida como sendo o período em que as pessoas podem mais facilmente receber inspiração dos Céus e se concentrar nos ritmos da respiração e do corpo.

No nível mais mundano, é notável que, nos países em que as pessoas acordam com o sol, entre 5 e 7 h, esse é o período no qual as pessoas geralmente evacuam.

Como o Pulmão e o Intestino Grosso se relacionam

O Pulmão assimila o ar e a inspiração dos Céus, e o Intestino Grosso joga fora os resíduos indesejáveis. Existem muitas maneiras de descrever a relação entre pegar e largar

- Os dois Órgãos, embora predomine a assimilação (receber) ou o desapego (soltar), fazem um pouco das duas coisas. O Pulmão exala e inala e libera toxinas no processo de exalação. O Intestino Grosso absorve líquido e, portanto, assimila-o
- O Pulmão faz contato com o Céu. O Intestino Grosso, como estágio final no processo digestivo, faz contato com a Terra.

O terapeuta pode observar com frequência a relação entre o Pulmão e o Intestino Grosso pela maneira como as pessoas se relacionam com as mudanças em suas vidas. A tendência ao isolamento é comum nos FC Metal. Para alguns, isso ocorre principalmente pela dificuldade que têm em receber. Isso pode se manifestar, por exemplo, em relação à intimidade, em aceitar novas ideias, aceitar elogios ou receber presentes. Alguns, entretanto, lutam para aceitar algo novo porque não sabem se desprender daquilo que já não é mais relevante para eles. Eles se agarram àquilo que sentem que podem perder. Pode ser uma crença ou um relacionamento, e é como se não houvesse lugar para algo novo.

No entanto, algumas pessoas ficam relutantes em se desprender de seus vínculos até encontrarem um substituto. Por exemplo, quando um animal de estimação muito querido morre, algumas pessoas imediatamente adquirem um novo animal de estimação para ajudá-las a superar a perda. Elas optam em receber para ajudá-las a se desapegar. Outras sentem que substituir o que perderam é quase uma traição à memória do animal que amavam e podem continuar a sentir a perda por um longo tempo. Não conseguem receber até conseguirem se desapegar.

Às vezes, é difícil entender esses tipos de processos, mas se o terapeuta for capaz de discernir como o processo de assimilar e se desprender opera, muita coisa pode ser revelada sobre a natureza do elemento Metal do paciente.

Resumo

- O Capítulo 8 do *Su Wen* descreve o Pulmão como tendo "o cargo de ministro e chanceler. A regulação da rede que dá vida se origina dele". É, às vezes, conhecido como o "Receptor do *qi* dos Céus"

- O *po* é o espírito dos Pulmões. Ele dá a capacidade do movimento, da agilidade, do equilíbrio e da coordenação dos movimentos

- O Capítulo 8 do *Su Wen* descreve o Intestino Grosso como o "responsável pelo trânsito. Os resíduos provenientes da transformação se originam dele". É, às vezes, conhecido como o "Drenador dos resíduos"

- A hora do dia associada ao Pulmão é das 3 às 5 h, e ao Intestino Grosso é das 5 às 7 h.

Padrões de Comportamento dos Fatores Constitucionais Metal

19

Introdução

Este capítulo descreve alguns dos padrões de comportamento mais importantes que são típicos de um FC Metal. Alguns aspectos do comportamento de uma pessoa podem ser observados na sala de tratamento. Outros podem ser percebidos apenas pelo relato que o paciente faz sobre si mesmo e sobre sua vida. Como dito nos capítulos anteriores, o comportamento pode ser um indicador diagnóstico do paciente, mas só pode ser usado para *confirmar* o FC. Deve sempre ser utilizado em conjunto com a cor, o som, a emoção e o odor, que são os quatro métodos principais de diagnóstico. Entretanto, uma vez confirmado o FC, os padrões de comportamento podem confirmar o diagnóstico feito pelo terapeuta e ser usados como *feedback*.

A origem dos comportamentos foi descrita no Capítulo 7. O desequilíbrio do elemento do FC cria instabilidade ou prejuízo da emoção associada. Assim, as experiências emocionais negativas são mais prováveis de ocorrer a um FC do que a outro. As características comportamentais descritas neste capítulo costumam ser as respostas dessas experiências negativas. No caso do Metal, as pessoas podem ter sentimentos de perda e de não ter valor e respondem a isso.

Padrões de comportamento de um Fator Constitucional Metal

Elemento equilibrado

As pessoas com o elemento Metal saudável conseguem sentir a perda e seguir em frente. Elas assimilam a riqueza da vida para se sentirem satisfeitas e aceitarem que, quando algo acaba, é preciso se desapegar. Os Pulmões permitem que as pessoas assimilem *qi* dos Céus. O Intestino Grosso permite que elas soltem tudo o que acumularam e que não serve mais. Quando a pessoa é capaz de receber e se desapegar, a vida tem qualidade e significado. Se não assimila, sente-se vazia por dentro. Se não se desapega, torna-se congestionada com os resíduos inúteis.

As pessoas formam laços conforme vão vivendo. Tornam-se especialmente apegadas às coisas que são importantes e que as nutrem. O apego pode ser a pessoas, como pais, amigos e companheiros, mas também pode ser a um animal querido ou uma posse, uma religião ou certas crenças e ideias. O elemento Metal permite que as pessoas se conectem com esses aspectos da vida e vivenciem seu significado e valor. Essa conexão permite que as pessoas participem integralmente da vida.

Em diferentes estágios da vida, as pessoas mudam seus apegos. Elas devem ser capazes de soltar os apegos e seguir em frente. Por exemplo, quando os filhos saem de casa, tanto os pais quanto os filhos sentem tristeza e sentimento de perda. Vivenciar a tristeza permite que afrouxem os laços do apego. Eles podem crescer e amadurecer a partir da experiência e seguirem em frente no intuito de ficarem conectados com o que quer que se torne significativo no próximo estágio da vida.

Eventos formativos para um Fator Constitucional Metal

Os FC Metal podem sentir que algo está faltando em suas vidas, mas têm dificuldade em identificar o que seja. Isso ocorre porque podem não ter realmente perdido nada. O que desejam é algo que já possuem, mas do qual não têm consciência.

Embora seja provável que as pessoas nasçam com seu FC, muitas de suas experiências, em especial as emocionais, também são influenciadas pelo FC. Muitos FC Metal sentem que não receberam um reconhecimento positivo quando crianças, não importa o quanto tenham recebido. Como resultado, chegam à idade adulta não sabendo realmente que são seres humanos com valor. Podem lamentar que lhes falta essa qualidade, embora possam ser conscientes apenas de um vago sentimento de melancolia e falta de autoestima.

Tradicionalmente, é papel do pai incutir nos filhos o sentido dos seus próprios valores. Os sentimentos de inutilidade dos FC Metal podem estar associados a fatos antigos que ocorreram em relação ao pai ou à "figura paterna". Os FC Metal podem ter recebido chamegos, amor e segurança quando crianças, mas eles têm uma especial necessidade de ouvir como agiram bem e o quanto são importantes. Pelo fato de o Metal ser seu desequilíbrio constitucional, podem sempre sentir que não possuem um valor verdadeiro, porém os pais sensíveis podem compensar em parte esse sentimento.

É comum, do ponto de vista de uma criança, o pai ser a autoridade máxima e o juiz que decide o que é certo e errado. A relação com o pai é vitalmente importante para os FC Metal. Alguns perdem os pais cedo na vida e podem não conseguir superar essa perda. Outros podem ter uma conexão distante e ter consciência dessa falta de proximidade. Muitos anseiam se sentir mais conectados com o pai durante a infância e podem continuar ansiando por essa intimidade na vida adulta.

Às vezes, a ligação com o pai foi bem forte, mas sentem uma reverência pelo pai. Podem ter dificuldade de mudar esse conceito interno porque não conseguem vê-lo como um ser humano comum que também tem defeitos. Mais tarde na vida ninguém consegue manter a visão idealista que tem do pai. Essa visão pode criar dificuldades em seus casamentos e vidas profissionais.

Estudo de caso

Uma paciente com FC Metal descreveu sua relação com o pai como uma contradição. Ele havia sido uma grande influência para ela, como também um enorme problema. Ele a elogiava na frente das pessoas, mas nunca lhe dava atenção pessoal quando estavam sozinhos. Mais tarde, ela percebeu que tendia a transferir para as pessoas a figura do pai e colocá-las em pedestais. "Leva muito tempo para eu conseguir enxergar as pessoas como seres humanos – eu dou às pessoas um respeito excessivo e a tendência é não ver seus defeitos. Coloco-as acima das críticas, embora possa ser muito dura comigo mesma."

Em parte, como consequência dessas questões, muitos FC Metal se sentem um pouco distantes e desconectados das outras pessoas. Podem lutar para aceitar reconhecimento, mas, ao mesmo tempo, imploram por isso. Pessoas com outros FC podem considerar isso mais fácil. O bom funcionamento de seus Pulmões e Intestino Grosso permite que aceitem o reconhecimento e sintam-se conectadas aos outros, como também permite que vivenciem um luto e sigam em frente quando for apropriado. Os FC Metal geralmente têm mais dificuldades. Podem estar continuamente buscando algo que lhes dê um sentido do próprio valor para suprir aquilo que acham/sentem que nunca receberam quando jovens.

Principais questões de um Fator Constitucional Metal

Para o FC Metal, certas necessidades permanecem não atendidas. Essa situação cria questões que giram em torno das seguintes áreas:

- Reconhecimento
- Aprovação
- Sentir-se completo
- Sentir-se adequado no mundo
- Encontrar inspiração.

O grau com que uma pessoa é afetada nessas áreas varia de acordo com sua saúde física, mental e espiritual. FC Metal relativamente saudáveis apresentam menos distúrbios nesses aspectos da vida, ao passo que os que apresentam maior desequilíbrio energético acabam com a personalidade fortemente influenciada por esse desequilíbrio.

Por conta dessas questões, eles podem, conscientemente ou não, fazer a si mesmos as seguintes questões:

- O que dará significado à minha vida?
- Eu estou realmente bem?
- O que preciso para ser completo?
- Como posso me conectar com o mundo?
- Como posso encontrar inspiração e significado?

Respostas às questões

Até agora descrevemos como a fraqueza do elemento Metal leva a uma menor capacidade de aceitar as perdas e de seguir em frente ou de assimilar a riqueza da vida e se sentir satisfeito. As questões que surgem subsequentemente levam a um espectro de maneiras típicas de reagir ao mundo. Essas maneiras são comuns, mas não exclusivas dos FC Metal. Se outros FC apresentam padrões de comportamento que pareçam similares, isso pode indicar que há um conjunto diferente de questões subjacentes ou que seu elemento Metal também está desequilibrado, mas que não é o FC. A observação dessas respostas é, portanto, útil,

mas não substitui a cor, o som, a emoção e o odor como método principal de diagnosticar o Fator Constitucional.

Os padrões de comportamento encontram-se ao longo de um espectro e podem variar entre os seguintes extremos:

1. Frágil _____ Firme
2. Isolado _____ Busca conexão
3. Resignado ou inerte _____ Excesso de trabalho e empreendedorismo
4. Exige qualidade e pureza _____ Sente-se bagunçado e poluído
5. Profundamente comovido _____ Indiferente

Esses tópicos são discutidos a seguir.

Frágil – Firme

À flor da pele e delicado

A medicina chinesa refere-se aos Pulmões como o Órgão "frágil" ou "delicado". A pele também está associada ao Pulmão. Quando o Pulmão está fraco, a pessoa de FC Metal fica muito "à flor da pele" e sensível.

Essa fragilidade emocional também está associada ao *po*, que é o aspecto mental-espiritual dos Pulmões. No capítulo anterior, discutimos que o *po* nos protege das influências psíquicas e mentais indesejadas. Fisicamente, somos protegidos pelo *qi* defensivo (*wei*) do Pulmão e psiquicamente pelo *po*. Quando os Pulmões estão fracos, a pessoa se torna mais vulnerável às influências externas.

Muitos FC Metal contam que se magoam com facilidade. Alguns mostram essa vulnerabilidade, ao passo que outros parecem ser confiantes. Por trás disso, entretanto, podem se sentir inadequados e sem autoestima. Quando admitem como se sentem, muitos FC Metal dizem que poucas pessoas compreendem a profundidade de sua fragilidade e fraqueza.

Excessivamente protegido e firme

Pelo fato de a maioria dos FC Metal odiar mostrar como são delicados, eles se protegem excessivamente. Assim, conseguem parecer "normais" ao mundo, mesmo sentindo ser frágeis internamente. Enquanto os FC Fogo com frequência se deixam ficar vulneráveis, os FC Metal em geral correm léguas para se defender *antes* que o ataque chegue. É quase como se carregassem um escudo sobre seus pulmões ou tivessem colocado um aviso de "Afaste-se: Privado" no peito.

> **Estudo de caso**
>
> Um paciente com FC Metal falou sobre a sua falta de autoestima. Disse que com frequência se sentia um fracassado. Odiava mostrar aos outros como se sentia mal e tinha uma postura bastante arrogante diante dos outros. "É importante não mostrar minha vulnerabilidade aos outros porque isso está bem no fundo. Fico magoado com facilidade por coisas que os outros dizem e fazem. Então, não permito que se aproximem e, às vezes, me sinto muito sozinho."

Para os outros, os FC Metal podem parecer críticos, ásperos, frios ou inflexíveis. Eles afastam as pessoas com sua expressão séria e, às vezes, cortam completamente qualquer comunicação. Isso é um esforço para tentar mostrar que não se importam, e eles podem até acreditar nessa história. Assim, a intensidade dos sentimentos de desapontamento e da falta de autoestima fica reduzida. A negação é uma característica distinta de muitos FC Metal. Eles continuam a se defender mesmo quando não é necessário e quando não está havendo nenhuma agressão.

Um modo de defesa pode ser a atitude de "procurar pelo em ovo". Por exemplo, um FC Metal pode se sentir ofendido e criticado por algum comentário vago e insignificante feito por alguém. Uma pessoa com FC diferente pode reconhecer o comentário como incorreto, mas deixa aquilo de lado ou nega-o gentilmente. Os FC Metal frágeis, contudo, podem se sentir ofendidos e injustiçados. Externamente, podem não mostrar seus sentimentos, porém podem logo começar a questionar sobre a veracidade desse "julgamento", apontando todos os aspectos da linguagem e do conteúdo que são incorretos. Se tudo correr bem, o crítico volta atrás e retira o comentário. O FC Metal pode até ser capaz de retornar a

crítica à pessoa que o criticou primeiro e "provar" que não estava errado, mas sim quem fez o comentário.

Da mesma maneira, muitos FC Metal podem se sentir pessoalmente ameaçados quando alguém hostiliza suas opiniões e/ou crenças. Nesse caso, podem não conseguir "deixar para lá" nem ceder um milímetro a respeito daquilo que acreditam. A obstinação se torna uma necessidade emocional. "Fincando os pés" e não cedendo, provam a si mesmos que estão bem. Quando cedem, sentem-se frágeis e fracos.

Crítica como modo de proteção

O modo mais agressivo de proteção é depreciar os outros. Por exemplo, em uma situação na qual um FC Metal não se sente confortável em um grupo, a tendência é ele ficar na defensiva. A tendência que os FC Metal têm em se sentirem desconectados dos outros torna essa situação bastante comum. Eles podem dizer a si mesmos ou para os outros: "Não gostei daquelas pessoas de jeito nenhum". Assim, sentem-se bem consigo mesmos e evitam perceber a responsabilidade que têm da situação. Podem não perceber o fato de que, para serem aceitos pelo grupo, precisam ser agradáveis. Também podem se defender por meio da fantasia. Por exemplo, se não forem incluídos no grupo, podem se convencer de que é porque as pessoas são ciumentas ou se sentem ameaçadas por eles. É mais fácil fantasiar que são poderosos do que admitir que, bem no fundo, se sentem pisados e inadequados.

Esses comportamentos podem fazê-los sentirem-se como intrusos e sempre, de certo modo, distantes dos outros.

> **Estudo de caso**
>
> Uma paciente com FC Metal contou ao terapeuta que criticava as outras pessoas caso se sentisse magoada ou maltratada. De um modo geral, ela preferia ter um bom relacionamento com os outros, mas caso se sentisse desconsiderada, aquilo a consumia por dentro e, então, passava a ser crítica. Ela admitiu que isso ocorria porque se sentia diminuída pelo comportamento da outra pessoa. Criticar a fazia se sentir mais forte.

Isolado – Busca conexão

Sentimentos de alienação

Os FC Metal se distanciam porque se sentem frágeis e com o peito enfraquecido. O peito enfraquecido afeta a respiração da pessoa, fazendo passar menos *qi* pela corrente sanguínea. Consequentemente, os outros Órgãos não ficam revitalizados e a pessoa pode se sentir esgotada.

A respiração deficiente também afeta as pessoas no nível do espírito. A respiração nos conecta ao *qi* do Céu e, portanto, se as pessoas não respiram de maneira adequada, elas com frequência se sentem desconectadas e alienadas do mundo ao redor. Ficam incapazes de fazer conexões ou receber o que os outros tentam lhes dar. Consequentemente, começam a se sentir sozinhas e isoladas. É como se tivessem erguido uma parede ao redor de si. Os outros não conseguem entrar e elas não conseguem sair.

Quando os FC Metal ficam distanciados, parecem estar "desconectados". Mesmo quando aparentam estar completamente engajados em atividades ou em uma conversa, as outras pessoas podem sentir que eles não estão presentes por inteiro. Um resultado dessa atitude é que os outros nunca sabem onde pisam com os FC Metal. Podem se perguntar: "O que está havendo aí?" ou "Quem é essa pessoa?". Existem muitos graus de distanciamento e muitas observações diferentes que levam a essa descrição.

Como os Fatores Constitucionais Metal podem se desconectar

Às vezes, a qualidade de se desconectar dos FC Metal se manifesta como uma incapacidade de se expressar de maneira aberta. Como resultado, alguns FC Metal encontram um trabalho que requer uma atitude profissional ou um papel claro para desempenhar. Em razão de suas dificuldades em estar realmente presentes, eles podem, então, continuar desempenhando esse papel fora do trabalho para que não precisem se abrir e ser pessoais. Outros ficam sozinhos mais tempo que o normal, mesmo que o resto da família, grupo social ou comunidade estejam juntos. Outra maneira pela qual podem se desconectar ou permanecer distantes é reprimindo-se ou sendo mais intelectuais quando os outros estão expressando sentimentos pessoais. Podem, nessa ocasião, evitar a expressão direta de sentimentos. Essa é uma tendência comum e costuma ser o modo pelo qual um FC Metal falha em atender as "necessidades da situação". Há momentos em que as pessoas estão angustiadas e precisam de cordialidade, compaixão e humanidade. A natureza inerte de alguns FC Metal dificulta isso.

Os FC Metal raramente revelam suas preocupações mais profundas ou expõem-se. Às vezes, podem falar muito, mas raramente sobre si mesmos. Em geral, não demonstram o que sentem. É comum não conseguirem assimilar imediatamente e lidar com um sentimento causado por alguma experiência. Eles precisam primeiro se afastar e processar esses sentimentos sozinhos. Não significa que não tenham sentimentos. Na verdade, seus sentimentos são profundos e intensos. O distanciamento desses sentimentos, entretanto, impede que se sintam assolados e a maioria dos FC Metal detesta mostrar que não consegue suportar algo.

Estudo de caso

Uma paciente de FC Metal descreveu como em sua vida toda havia se sentido diferente das outras pessoas. Quando era mais nova e mais saudável, sentia que havia alguma coisa especial sobre ela e era um sentimento agradável. Mais tarde, tornou-se deprimida e embotada. Ela comentou que, independentemente de se sentir bem ou não, sempre se sentia separada. "Algumas pessoas dizem que pareço um pouco distante. Outras pessoas podem sentir uma separação dos outros, mas comigo é mais palpável. Eu adoro me relacionar com as outras pessoas, porém uma parte de mim está sempre um pouco distante."

É interessante notar que, em quase toda tradição espiritual em que as pessoas meditam isoladamente, elas também se concentram na respiração. A respiração pode acabar com o sentimento de isolamento e alienação e permite que as pessoas se conectem a algo maior do que a si mesmas. Isso pode acabar com o sentimento de depressão. Fortalecer os Pulmões e aprender a respirar ajuda os FC Metal a se conectarem consigo e com o mundo, fazendo-os conseguir permanecer menos desconectados e alienados.

Busca por conexão com os Céus

Pelo fato de muitos FC Metal se sentirem distanciados e desvinculados, eles têm um forte desejo de se sentirem mais conectados. Para isso, podem buscar inspiração de maneira mais intensa que os outros. Na tradição chinesa, os Céus representam o sentimento de qualidade dado pelo pai, e a Terra representa o sentimento de ter sido cuidado, dado pela mãe. Os seres humanos ficam entre o Céu e a Terra e precisam estar em contato com ambos. As pessoas podem se nutrir com os alimentos provenientes da terra, mas ainda assim sentir que lhes falta algo porque perderam o contato com o Céu. Elas ficam literalmente sem inspiração. Alguns compensam a sensação de separação e de inércia buscando uma conexão com a imagem de um pai ou algo inspirador fora de si mesmos. Isso pode ser expresso pela necessidade de adotar uma religião ou caminho espiritual ou de encontrar professores, mentores ou outras "figuras paternas" para guiá-los.

Tradicionalmente, os cristãos sempre rezaram ao "Pai que está no Céu". Todas as principais religiões monoteístas acreditam em um Deus masculino que mora nos céus. Embora essa ênfase no arquétipo masculino esteja mudando, a qualidade suscitada por seu papel ainda é frequentemente vista como fornecedora de agradecimento e reconhecimento, bem como autoridade e orientação. Pelo fato de receberem *qi* dos Céus, os Pulmões podem ser considerados como o principal contato com a parte orientadora mais elevada de nós mesmos. A Terra satisfaz as necessidades mais básicas das pessoas, mas os Céus são o local da sua nutrição mental e espiritual, além de inspiração.

Quando as pessoas fazem contato com o Céu por meio da meditação, dos cânticos ou de preces, podem se sentir mais conectadas, além de vivenciarem maior satisfação e preenchimento. O contato com a natureza, e em especial estar nas montanhas, também pode nutrir o espírito da pessoa de modo similar. Uma vez estabelecido o fio de comunicação com o Céu, ele pode atuar no restante da vida da pessoa. Se os Pulmões estiverem deficientes, entretanto, pode ser difícil fazer essa conexão. As pessoas podem facilmente ficar desapontadas, pessimistas e críticas. Elas lutam para encontrar qualquer coisa que lhes dê um sentimento de preenchimento genuíno.

A experiência de perder a fé religiosa exemplifica como alguns FC Metal se sentem. Pessoas que tiveram uma forte convicção religiosa desde cedo na vida podem ter sentimentos frios e desoladores de vazio, perda e falta de significado caso percam a fé. Podem ter sentimentos profundos de pesar, mas não é comum demonstrarem isso aberta ou publicamente. Essas pessoas em geral mantêm seus sentimentos bem escondidos e seguem a vida normalmente. Os sentimentos de separação da fonte de inspiração e de tristeza, entretanto, podem permanecer com elas pelo resto da vida.

Figuras paternas

Em vez de se voltarem para um pai espiritual, alguns FC Metal podem se empenhar para se tornarem poderosos como a figura de um pai e ganharem respeito daqueles ao seu redor. Esse é comumente um impulso poderoso de um FC Metal. Assim como o FC Fogo anseia calor humano, os FC Metal precisam sentir que são respeitados pelos outros. Eles podem aparentemente não se importar se as pessoas os elogiam ou se adotam uma atitude de respeito, mas é esse reconhecimento que anseiam.

Ou então podem encontrar figuras paternas a quem recorrer. Podem ter essas pessoas em alta estima e recorrer a elas quando precisam de apoio e conselho. Podem ter um conflito entre se tornar independentes da figura paterna e, ao mesmo tempo, querer mais dependência e conexão. A independência os faz se sentirem temporariamente mais inteiros. Não precisam depender de outra pessoa – mas ficam isolados. A dependência lhes dá temporariamente um sentimento de estarem conectados – mas nem sempre podem contar com essa pessoa.

Quando os FC Metal se conectam com o próprio espírito, sentem-se mais conectados com a vida e mais confortáveis no mundo. A conexão os faz se sentirem inteiros. O tratamento do elemento Metal ajuda os FC Metal a estabelecer e aprofundar essa conexão.

Estudo de caso

Uma paciente FC Metal comentou que, embora as pessoas considerassem muitas coisas divertidas, ela não se incomodava com nenhuma delas porque o caminho espiritual lhe era muito importante. Em vez de se conectar com as pessoas, para ela, era mais essencial estar conectada a uma "verdade mais elevada", a qual não tinha nada a ver com Deus ou religião. "Não significa que não goste das pessoas, mas que as pessoas não são uma prioridade para mim. Encontrar meu caminho espiritual e segui-lo – essa é a única coisa que parece valer a pena."

Resignado ou inerte – Trabalho em excesso e empreendedorismo

Resignação

Muitos FC Metal podem considerar que estão em uma situação similar à de Sísifo, um personagem da mitologia grega que recebeu a tarefa de empurrar uma pedra redonda montanha acima, onde não havia nenhum lugar plano para apoiá-la. Quando chegava ao topo da montanha e descansava durante algum tempo, a pedra rolava montanha abaixo. Ele tinha, então, que descer a montanha e empurrar a pedra para cima de novo. À semelhança de Sísifo, os FC Metal querem conclusão e conexão, mas o que quer que pareça responder a essa busca nunca parece resolver, e a pedra rola montanha abaixo novamente. Se isso acontece com muita frequência, o FC Metal pode desistir. O que aparentemente revelaria as "pepitas de ouro" que aparecem no ideograma do Metal não funcionou. A consequência é, em geral, um estado de resignação e cinismo.

A resignação é uma resposta natural a fracassos repetidos. As pessoas se sentem tristes e desesperadas, e isso resulta em uma sensação de vazio interno. O pesar faz o *qi* "desaparecer", deixando um vazio no lugar. O copo fica vazio pela metade em vez de cheio pela metade. Às vezes, a resignação pode ser semelhante à atitude do desapego prescrita pelos mestres espirituais, mas não é a mesma coisa. As pessoas que são resignadas suportam passivamente o que quer que lhes aconteça porque já desistiram. Estão sobrevivendo à vida em vez de vivê-la totalmente. Podem se queixar de cansaço, que lhes parece uma sensação muito física. Sofrem de resignação do espírito e de falta de entusiasmo pela vida. É comum seus olhos não terem vitalidade e brilho, ao passo que o verdadeiro estado de desapego espiritual é acompanhado de um brilho interno que se irradia por meio de olhos brilhantes e luminosos.

Cinismo

Consequências comuns da resignação são o cinismo e a tendência a criticar. Para alguns FC Metal, o efeito da crença de que são imperfeitos pode ser a certeza de que todos os seus esforços são inúteis. Podem sentir que tudo o que fazem é fútil e condenado a fracassar, e podem projetar isso nos outros, tornando-se desdenhosos e críticos. Também podem ser críticos de si mesmos e dos outros e estabelecerem metas impossíveis de atingir.

A resignação e o cinismo podem facilmente ficar associados à arrogância, uma característica às vezes atribuída aos FC Metal. Sabe-se muito bem que a arrogância sempre mascara sentimentos de inadequação. Um modo de enfrentar o fracasso sisifiano é reivindicar o sucesso ou uma compreensão melhor da vida. Isso pode ser uma compensação e fazer os FC Metal sentirem que têm uma qualidade interna. No processo de atribuir isso a si mesmos, eles podem insinuar que os outros não são assim e, portanto, são inferiores.

Empreendedorismo contínuo

No extremo oposto ao de ser inerte ou resignado, muitos FC Metal se esforçam para fazer empreendimentos. Podem trabalhar mais do que qualquer outra pessoa no intuito de compensar o fato de se sentirem sem valor e inúteis. Os FC Metal podem ficar trabalhando quando todo mundo já foi para casa e, a fim de terem um sentido adicional de valor, também podem trabalhar nos fins de semana. Essa atitude pode ser comparada com a de alguns FC Terra, os quais também trabalham excessivamente, mas por motivos diferentes: no caso, estes não conseguem dizer "não" às pessoas que querem sua solidariedade e apoio.

Estudo de caso

Uma paciente com FC Metal descreveu a si mesma dizendo: "Quando faço algo, faço benfeito, como também posso não me importar com aquilo. Não existe parte de mim capaz de ser meio-termo. É tudo ou nada". Ela continuou dizendo que estabelecia padrões impossíveis para si e para o mundo ao seu redor e ficava facilmente desapontada com as pessoas que não viviam de acordo com esses padrões, mas também ficava desapontada consigo mesma, já que os padrões eram impossíveis de alcançar. Ela estava constantemente tentando e querendo fazer as coisas cada vez melhor.

Tornar-se bem-sucedido ou o "melhor"

Os FC Metal também podem optar por tentar ganhar um sentido de valor e autorrespeito tornando-se pessoas bem-sucedidas e ganhando reconhecimento. Eles pensam que, se forem bem-sucedidos, serão mais completos. O reconhecimento é uma necessidade básica para muita gente. Comparados com outras pessoas, os FC Metal podem até já ter mais reconhecimento, mas podem estar com dificuldade de assimilá-lo. Então, tentam obter cada vez mais, como meio de diminuir o sentimento de não ter o suficiente.

Os FC Metal também podem tentar se sentir mais completos tornando-se os "melhores" naquilo que fazem. Em geral, são mais competitivos do que os outros e podem se tornar peritos, com conhecimento de especialista, em certos aspectos de seu trabalho. Como é impossível ser bom em tudo, os FC Metal normalmente tentam se destacar em uma área específica. Podem se lançar completamente naquilo que estão tentando obter. Essa busca pela excelência tem muitos aspectos positivos, mas se torna facilmente compulsiva. A busca em questão pode ser a de se tornar um cientista, uma dona de casa e mãe ou um faxineiro. O tema por trás dessa busca é a motivação de fazer bem. Infelizmente, os FC Metal podem estabelecer para si padrões tão impossíveis que podem nunca fazer bem o suficiente e sempre sentirem que não correspondem às suas expectativas.

Pelo fato de estarem o tempo todo criticando a si mesmos, muitos FC Metal sempre estão insatisfeitos. Têm dificuldade de reconhecer o que já obtiveram. A satisfação e o contentamento são estados normais e nutritivos para a maioria das pessoas. Podem resultar em virtude de ter ajudado uma criança a ler, apoiado e ouvido um amigo que precisava, por ter escrito 10 cartas ou por ter conseguido colocar a cerca no jardim. Depois do esforço para realizar alguma coisa, há um momento normal em que as pessoas param e se permitem dizer: "É, eu fiz isso benfeito". Os FC Metal acham difícil refletir sobre o que fizeram e, em consequência, aceitar um elogio e sentir satisfação. Eles geralmente abreviam esse momento e rejeitam o reconhecimento, venha ele de dentro ou de fora, continuando, assim, famintos.

Exige qualidade e pureza – Sente-se bagunçado e poluído

Busca por qualidade

Alguns FC Metal podem optar por assegurar sua qualidade e valor tendo um estilo de vida luxuoso e adquirindo coisas "chiques". Podem comprar roupas de grifes famosas e caras, o carro mais luxuoso, mandar os filhos para as escolas mais caras ou viver no bairro mais luxuoso da cidade. Pensam que os acessórios "certos" também podem indicar que a pessoa possui qualidade e valor. Os FC Metal podem se tornar obsessivos por usar joias caras, ter sapatos de alta qualidade ou mesmo um "acessório" como um homem bonito ou uma linda mulher ao lado. Podem querer ser vistos nos lugares certos, fazendo as coisas certas. Um trabalho que indique *status* também é importante. Todas essas coisas podem dar a impressão de qualidade e, às vezes, pelo menos fazem o FC Metal sentir que é importante e melhor do que as outras pessoas. Outras vezes, isso pode deixá-lo vazio e insatisfeito, uma vez que logicamente sempre há pessoas mais ricas e mais bem-sucedidas para competir.

A pergunta que o FC Metal geralmente se faz é: "Será que essa atividade apenas provoca atenção e parece boa ou será que ela me dá satisfação interna?". O que eles possuem externamente não significa que tenham mais internamente, de modo que a incerteza permanece a mesma. Assimilar a realização é a questão, e não provocar quantidades maciças daquilo.

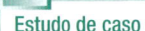

Estudo de caso

Uma paciente de FC Metal procurou tratamento e mostrou ao acupunturista o lindo conjunto que tinha comprado. Ela disse que só comprava roupas de grifes famosas e às vezes ficava procurando durante dias por um determinado acessório que combinasse com uma roupa. "Sei que é ridículo, mas me sinto muito melhor quando estou usando roupas de boa qualidade."

Encontrar significado

Outra maneira mais profunda de obter riqueza interna é fazer perguntas a si mesmo sobre o significado daquilo que está fazendo. Os FC Metal podem se perguntar: "Por que devo fazer isso?", "Qual é o propósito disso?". Essas perguntas não são exclusivas dos FC Metal, mas qualquer que seja a atividade que esteja acontecendo, seja jogar cartas, trabalhar no escritório, ser babá ou estar na praia durante um feriado, eles podem estar inconscientemente avaliando se aquilo tem algum significado. Eles podem, então, tentar encontrar um maior sentido de propósito naquilo que fazem. Pode ser por meio de coisas como buscar conhecimento, verdade, beleza, a organização certa para ingressar ou a prática correta de exercícios ou de desenvolvimento a seguir. A satisfação provavelmente ainda escapa deles e, por isso, continuam a buscar.

Alguns FC Metal podem estar agudamente conscientes da qualidade baixa da vida de uma maneira geral. Também podem olhar ao redor com certa tristeza, ao constatar a falta de valores e a superficialidade cada vez maior do mundo. Tornam-se facilmente nostálgicos. Enquanto as principais influências sobre as pessoas já foram sua cultura, família e trabalho, agora são televisão, *fast-food* e fama. Antes era melhor. A qualidade especial daquela época não existe mais.

Como resultado dessa busca por qualidade, alguns FC Metal podem mudar de repente e passar por diferentes profissões, práticas espirituais ou amigos. Isso pode dar a impressão aos outros de que sua vida é bastante errática. Externamente, as coisas podem estar mudando, mas, por dentro, é a mesma busca por conexão.

Falta de qualidade

Muitos FC Metal ficam nesse vaivém de se sentirem sem qualidade ou de achar que são melhores que os outros. Alguns podem ter um sentido interno de pobreza e privação porque pensam que são inúteis e que não são importantes. Esse sentimento pode levá-los à depressão e à autocrítica. Sua aparência, a maneira como sentem e como se cuidam podem refletir isso. Em vez de comprar o produto de melhor qualidade, podem pensar e agir como se fossem pobres. Podem comprar roupas baratas ou em brechós e preferir usar vestimentas surradas. Qualquer coisa imaculada não lhes parece correta.

Sentir-se poluído

Alguns FC Metal se sentem poluídos. Isso é especialmente verdade se o Intestino Grosso for preguiçoso. Nesse caso, o material residual se acumula no corpo em vez de ser eliminado. Para tentar limpar a poluição, podem jejuar ou fazer enemas, ou podem comer alimentos saudáveis para "desintoxicar". Podem se sentir sujos por dentro e, mesmo com o banho, sempre parecem ou têm a impressão de estarem um pouco sujos. A pele pode não ser muito limpa e o cabelo pode ser desvitalizado.

Mentalmente, também podem estar congestionados e permanecerem presos a crenças rígidas ou antigos ressentimentos, tendo dificuldade de assimilar novos pensamentos ou novas ideias. Podem se comparar com os outros e perceber que não estão à altura. Podem sentir que nunca serão tão bons, poderosos ou inteligentes quanto as outras pessoas.

A tendência em se sentirem inferiores aos outros é um reflexo da falta de autoestima dos FC Metal. A autocrítica é insistente e áspera. Esses sentimentos em geral não são demonstrados, de modo que o terapeuta pode precisar conquistar um nível especialmente profundo de confiança, se quiser que o FC Metal se abra. Esse tipo de FC Metal, na maior parte das vezes, remói os erros que cometeu em determinadas situações e não consegue se perdoar facilmente pelas impropriedades que fez. É o extremo oposto do espectro daqueles FC Metal que odeiam admitir as falhas e, por isso, consideram mais fácil culpar os outros.

Profundamente comovido – Indiferente

Momentos especiais

É normal ter momentos especiais. Nesses momentos, há uma quantidade extra de *qi* que flui pelo tórax, à medida que as pessoas assimilam e reconhecem a maravilha daquilo que estão vivenciando. Para alguns FC Metal, esses sentimentos podem ser tão profundamente tocantes que é mais fácil evitá-los e não dar importância a eles. No outro extremo, alguns FC Metal tentam captar a particularidade de cada momento para compensar a falta de riqueza que normalmente sentem por dentro.

Alguns FC Metal podem facilmente chorar e se sentir profundamente tocados pelos fatos comuns da vida. Podem sentir a dor e o sofrimento de uma pessoa. O pesar e a melancolia que sentem internamente costumam ser tão fortes que, ao sentirem as lágrimas brotarem, isso é tão doloroso que instintivamente as contêm. É muito raro que eles liberem e expressem verdadeiramente as lágrimas. Chorar dessa maneira seria impressionante demais e, portanto, é mais provável que bloqueiem os sentimentos ou chorem pouco no momento.

Eles podem bloquear os sentimentos caso eles ou outros sejam premiados por algo que fizeram benfeito. Isso pode ser agradável, mas, ao mesmo tempo, é tocante demais.

Estudo de caso

Uma paciente de FC Metal disse que era comum sentir que havia perdido algo ou como se tivesse tido algo que já havia acabado. Por exemplo, ela frequentemente sentia vontade de voltar ao tempo em que era criança. Pelo fato de ter esses sentimentos, aproveitava a particularidade dos outros momentos da vida. Ela pensava: "Oh, isso é realmente agradável, então é melhor aproveitar esse momento agora". Ela contou que achava que sentia cada momento com mais intensidade que as outras pessoas e normalmente sentia prazer misturado com comoção.

Alguns FC Metal podem ficar totalmente dominados pela beleza e pelas qualidades especiais da vida. Alguns podem expressar isso de maneira artística e ver uma linda escultura em um pedaço comum de madeira ou se sentirem movidos a pintar um quadro de um pôr do sol dourado. Outros podem se sentir instigados a escrever versos pungentes a respeito de um momento especial. As experiências podem ser extremamente emocionais e afetá-los de maneira profunda. Alguns FC Metal saboreiam essas experiências profundas. Podem não expressá-las, mas as sentem profundamente. Outros podem querer compartilhar essas experiências. Se esses momentos especiais forem expressos com criatividade, os FC Metal podem querer o reconhecimento do mundo externo pela única dádiva que têm. Alguns podem obter esse reconhecimento, mas outros, obviamente, não.

Algumas pessoas podem ver os FC Metal como sérios demais e um tanto "afetados". Aquilo que os FC Metal consideram extraordinário pode ser mundano para as outras pessoas. Se os outros não reconhecerem a qualidade especial do FC Metal, ele pode ficar desapontado. Os FC Metal podem repudiar as pessoas que não têm profundidade em vez de reconhecerem que todos têm experiências e gostos diferentes.

Estudo de caso

Uma paciente com FC Metal "confessou" ao seu terapeuta que adorava assistir á premiação do Oscar na televisão e ficava a noite toda vendo o programa. Ela adorava ver o olhar de alegria das pessoas quando vivenciavam seus momentos especiais de fama ao receber o prêmio.

Indiferente

Alguns FC Metal minimizam suas experiências. Se algo especial acontece, é mais fácil negar o fato do que reconhecê-lo. Ignorando seus sentimentos, evitam ficar comovidos.

Estudo de caso

O filho adulto de um FC Metal costumava ficar exasperado e ao mesmo tempo divertir-se com o pai. Eles se encontravam regularmente para almoçar e conversavam sobre os últimos acontecimentos de suas vidas. O FC Metal sempre minimizava o que lhe tinha acontecido e quase se esquecia de mencionar fatos como o de ter sido promovido no trabalho ou o de ter mudado de emprego. O filho (que era FC Fogo), por outro lado, vibrava com a notícia de uma mudança de emprego ou com outro fato que acontecesse e mal conseguia esperar para contar a novidade ao pai e a qualquer um que quisesse ouvir.

Os FC Metal podem se comportar com indiferença, falando sobre eventos e experiências importantes como se fossem ocorrências banais. Não há nada que seja uma "grande coisa". Podem ter sofrido um acidente, perdido o trabalho, o melhor amigo ter morrido ou, no aspecto positivo, terem vencido uma importante competição. O tom de voz será o mesmo usado para coisas triviais como dar uma caminhada, comer uma refeição ou tomar um banho. A indiferença é uma medida de proteção. Evita que fiquem excessivamente tocados pela reverência e maravilha dos sentimentos especiais e também evita a comoção pelos sentimentos de pesar e tristeza. *Qualquer* sentimento que passe pela área do pulmão pode ser difícil para o FC Metal vivenciar completamente.

Às vezes, um FC Metal pode demonstrar indiferença para evitar mostrar o quanto, na verdade, se sente sem valor. Se conseguissem falar sobre si mesmos, diriam que as pessoas não estariam interessadas, e se as pessoas realmente mostrassem interesse, isso poderia ser comovente demais de qualquer maneira. Aqueles que não se sentiram reconhecidos quando jovens podem ainda não esperar que seus sentimentos sejam reconhecidos no momento. Em razão disso, podem continuar a ignorar como se sentem, sobretudo se acharem que podem precisar de apoio dos outros quando expressam suas necessidades. É mais fácil mostrar que são independentes, que podem se cuidar e que conseguem olhar adiante para a próxima atividade ou projeto, em vez de olhar para trás, para qualquer pesar ou perda. Isso garante que a vida permaneça equilibrada sem ninguém suspeitar do que realmente ocorre em seu interior.

Resumo

- O diagnóstico de um FC Metal se dá basicamente pela observação de cor facial branca, voz chorosa, odor podre e desequilíbrio da emoção do pesar
- Os FC Metal tendem a ter questões e dificuldades com:
  - Reconhecimento
  - Aprovação
  - Sentir-se completo
  - Sentir-se adequado no mundo
  - Encontrar inspiração
- Por conta dessas questões, o comportamento e as respostas dos FC Metal às situações tendem a oscilar entre ser:
  - Frágil _____ Firme
  - Isolado _____ Busca conexão
  - Resignado _____ Trabalho em
    ou inerte   excesso e
                       empreendedorismo
  - Exige qualidade _____ Bagunçado
    e pureza   e poluído
  - Profundamente _____ Indiferente
    tocado

Água – Ressonâncias Principais

20

Água como símbolo

Ideograma de Água – *shui*

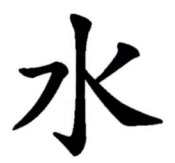

O ideograma mostra uma corrente central de água com correntes laterais ou turbilhões ao lado. Sugere o fluxo da água em um rio onde a corrente principal é margeada por pequenos redemoinhos. Os redemoinhos surgem da diferença no fluxo entre a corrente central e as laterais em que a corrente pode estar mais lenta ou mesmo correndo na direção oposta (Weiger, 1965, lição 125). É comum considerar que os pontos de acupuntura surjam em uma situação semelhante, em que o fluxo de *qi* faz uma curva ou é redirecionado, desenvolvendo-se, por isso, um vórtice.

Elemento Água na natureza

A Água é o mais *yin* de todos os elementos. Está em toda parte, mas não tem forma, tomando a forma dada pelos seus recipientes, pelas encostas dos rios e leitos dos oceanos. Embora seja a substância mais mole, pode desgastar a rocha mais dura e passar por qualquer obstáculo, penetrando além dele. Também se apresenta na forma líquida e gasosa. A água se infiltra na terra, penetra nas raízes das árvores e flui para cima. Como reação ao calor, torna-se gasosa e surge no céu como nuvens, para, no final, cair sob forma de chuva, molhando onde quer que caia e reaparecendo como correntes, rios, lagos e oceanos.

Inundações e secas

A água tem a capacidade de causar grandes estragos. As pessoas que já vivenciaram uma inundação ou ondas poderosas compreendem como a água pode penetrar e varrer tudo que encontra pelo caminho. Depois da onda inicial, a água inundada em geral se torna estagnada. O resultado é o surgimento de doenças e poluição.

No outro extremo, uma seca pode ser igualmente devastadora. As alterações climáticas podem deixar um grau de secura que inibe as colheitas, resultando em escassez de víveres. Adultos e crianças se desidratam e morrem de sede e fome.

Água em uma pessoa

A água é responsável por 55 a 60% do peso corporal de um adulto (Thibodeau e Patton, 1992, pp. 474-6). A maior parte dessa água está cercada por ou circunda células individuais e o restante é plasma, que faz parte do nosso sangue. Esses líquidos têm muitas funções, mas a maioria envolve movimento e flexibilidade.

Um recém-nascido, que veio de dentro da água, é composto de aproximadamente 80% de água. Essa porcentagem declina rapidamente no primeiro ano de vida e, à medida que envelhecemos, nosso conteúdo de água diminui de maneira gradual.

A pele e os cabelos das crianças e dos adultos jovens são naturalmente sedosos (hidratados) e as articulações e os ossos são flexíveis e maleáveis. As lesões se curam rapidamente. As mentes das pessoas jovens também são flexíveis e têm a capacidade de assimilar grandes quantidades de informações. As línguas estrangeiras podem ser aprendidas muito rapidamente. Os jovens podem seguir e mudar para onde quer que a vida os leve.

À medida que as pessoas envelhecem, seus corpos se tornam mais desidratados, seus cabelos, mais quebradiços, a pele enruga e seus movimentos ficam menos livres. Suas mentes perdem flexibilidade. Há dificuldade de assimilar novas informações e de aceitar mudanças no mundo ao redor. O envelhecimento é, em parte, um processo de desidratação, um sinal de que o elemento Água está se enfraquecendo e que estamos perdendo nossos reservatórios de água. A despeito da flexibilidade da Água, quando ela é contida e não consegue fluir, há desenvolvimento de toxinas e a função diminui. O recém-nascido com quantidade máxima de água pura possui a máxima flexibilidade e maleabilidade; o octogenário tem deficiência de líquidos, é mais duro e menos flexível.

Elemento Água em relação aos outros elementos

O elemento Água interage com os outros elementos por meio dos ciclos *sheng* e *ke* (Capítulo 2).

Metal é mãe da Água

No ciclo *sheng*, Metal cria Água porque a contém. A água não tem forma, a não ser quando é retida pelas rochas impermeáveis na terra. Isso significa que quando tratamos pacientes com sintomas óbvios do elemento Água, como sintomas urinários, estes podem ter se originado no elemento mãe, o Metal. O acupunturista pode tratar a mãe para ajudar o filho.

Água é mãe da Madeira

A íntima relação entre Água e Madeira é com frequência enfatizada na medicina chinesa. Por isso, é comum os terapeutas terem dificuldade para decidir se direcionam o tratamento para a Madeira ou para a Água. Os acupunturistas dos Cinco Elementos usam principalmente a cor, o som, o odor e a emoção para decidir. A lei mãe-filho, baseada no ciclo *sheng*, enfatiza que os sintomas que surgem do elemento Madeira costumam indicar uma fraqueza da mãe e que o tratamento da Água é necessário.

Água controla o Fogo

No ciclo *ke*, a Água controla o Fogo. Uma mangueira de incêndio ilustra como a água pode ser usada para controlar o fogo. De um modo geral, existem muitas funções da mente e do corpo que envolvem calor e que podem ser deterioradas pelo fogo excessivo. O controle da inflamação, o enxugamento das articulações e o amortecimento das emoções excessivas são exemplos. Nesses casos, a Água irá conter, controlar e regular o excesso de Fogo.

Água é controlada pela Terra

Na natureza, fica claro como a água é controlada pela terra. As encostas dos rios e as represas são exemplos óbvios de como a terra contém ou direciona o fluxo de água. Terra controlando Água significa que uma Terra equilibrada ajuda a Água a também ficar equilibrada. Por exemplo, se o Baço não consegue mover os líquidos, estes podem se acumular e, assim, criar um distúrbio do elemento Água.

Ressonâncias principais da Água (Tabela 20.1)

A cor da Água é azul/preta

Cor na natureza

Pergunte para as pessoas comuns qual é a cor da água, e elas provavelmente dirão que é "azul". Em um copo, a água é transparente e incolor. Em um lago ou na orla marítima, a água pode ter diferentes cores em razão de sua capacidade em refletir a luz do céu. Os mergulhadores descrevem que a cor da água no fundo do mar é preta, mais pela falta de luz do que pela cor inerente da água propriamente dita.

Tabela 20.1 Ressonâncias principais da Água.	
Cor	Azul/preta
Som	Gemido
Emoção	Medo
Odor	Pútrido

Ideograma de azul, preto-azulado ou preto

O ideograma para azul ou preto-azulado é *kan* (Weiger, 1965, lições 92A e 73B).

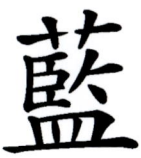

Ou, então, o ideograma de preto é *hei* (Weiger 1965, lição 40 D).

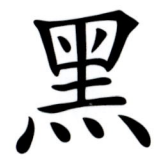

Esse ideograma se refere à cor da fuligem. O ideograma mostra a fuligem depositada em volta de uma janela pela qual a fumaça saiu nas choupanas chinesas.

O Capítulo 10 do *Su Wen* afirma que: "Preto (ou preto-azulado) corresponde aos Rins (ou Água)" (Anônimo, 1979a, p. 27).

Cor facial

Quando o elemento Água está desequilibrado, um tom enegrecido, azul-escuro ou ocasionalmente um azul mais claro ou pálido se manifesta na face. Essa cor pode surgir nas laterais dos olhos, abaixo dos olhos ou ao redor da boca. O azul mais claro fica mais confinado abaixo ou ao lado dos olhos.

O preto/azul pode surgir por outras razões além do fato de a Água ser o Fator Constitucional (FC). A doença renal é uma causa. Muitos dos pacientes que fazem hemodiálise apresentam cor facial enegrecida, mas nem todos são FC Água. A doença, que se manifesta por uma função renal deficiente, pode bem ter se originado em outro elemento. De maneira semelhante, qualquer pessoa que não dorme bem ou que fica muito cansada por excesso de atividade pode ter olheiras. A falta de sono ou o excesso de trabalho esgota as reservas que, em geral, são armazenadas nos Rins. Portanto, ao observar uma cor escura, é importante perguntar sobre os padrões de sono e o estilo de vida do paciente, e se há alguma história de doença renal.

O som da Água é o gemido

Ideograma de gemido

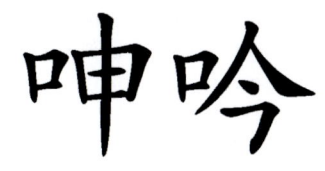

O ideograma de gemido é *shen yin* (Weiger, 1965, lições 72A [*kou*], 50C [*shen*] e 14K [*chin*]).

Contexto

O tom de voz que ressoa com a Água é o gemido. O contexto no qual esse tom ocorre normalmente é quando surge uma ameaça e a pessoa fala com ansiedade ou medo. Existem, logicamente, outros tons apropriados quando o medo está presente. Por exemplo, no caso de um choque ou de uma situação de medo intenso, a pessoa pode gritar. Na maioria das situações de medo ou de ansiedade, entretanto, considera-se normal a voz da pessoa se modificar e ficar reduzida a um gemido. Há pouco movimento ou modulação na qualidade do som.

As pessoas normalmente têm voz em gemido quando estão com medo, mas os FC Água gemem em outros momentos nos quais o contexto não é ameaçador ou perigoso. Por exemplo, se alguém geme ao discutir o prazer de uma festa recente ou a perda recente de um parente, isso pode ser considerado como um gemido inapropriado. Um padrão de gemido nesses contextos indica evidência de um FC Água.

Som de gemido

O som do gemido é uniforme, como se os altos e baixos normais da voz tivessem sido nivelados. Em algumas pessoas, essa característica fica mais acentuada no final das frases. Pode parecer um pouco como uma fita antiga que gira de maneira um pouco mais lenta. O som é arrastado e sem animação.

O gemido também pode ser visualizado. Para visualizar uma voz em gemido, imagine uma linha de um gráfico que se move para cima e para baixo de acordo com as mudanças do tom de voz da pessoa. Então, imagine que a linha limite desça na parte superior e suba na parte inferior, cortando os picos mais altos e mais baixos da voz. Isso torna a voz uniforme.

Para sentir os efeitos do medo que produzem a voz em gemido, imagine estar em um quarto com um grupo de pessoas. O líder do grupo informa que uma cobra venenosa escapou e está em alguma parte do chão. A cobra vai reagir a qualquer movimento abrupto ou ruído alto. Você precisa perguntar ao líder qual o melhor movimento a ser feito para escapar. Você abaixa a voz para não criar mais distúrbio. Você geme.

O gemido indica um desequilíbrio do elemento Água, mas pode ser facilmente confundido com a voz uniforme que é conhecida como "falta de riso", que indica um FC Fogo. A atenção cuidadosa para o contexto no qual o som é usado ajudará a diferenciar.

O odor da Água é o pútrido

Ideograma de pútrido

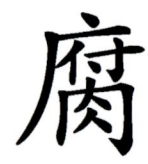

O ideograma de pútrido é *fu* (Weiger, 1965, lições 59I [*yen*], 45C [*fu*] e 65A [*ju*]). As primeiras partes desse ideograma representam um celeiro (*yen*) e uma construção (*fu*). A segunda parte significa pedaços de carne seca em um feixe (*ju*). O ideograma dá o sentido do odor pútrido que surge por manter carne seca em uma construção.

Pútrido

O cheio de carne estragada ou podre é uma das descrições para *putrid* (pútrido) em inglês. Mas pútrido também designa o cheiro de água estagnada ou o cheiro de urina velha. Água sanitária e amônia têm cheiro pútrido. Pode ser um odor penetrante e forte. Alguns terapeutas dizem que esse odor provoca o fechamento das narinas.

A emoção da Água é o medo

Ideograma de medo

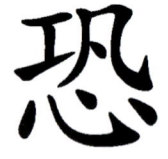

O ideograma de medo é *kong* (Weiger, 1965, lição 11F). O ideograma mostra uma mão carregando um instrumento equilibrado acima do coração. Há quietude e também um potencial para a agitação. Abaixo está o Coração. O ideograma transmite o efeito do medo quando é sentido como se algo estivesse repetidamente batendo ou golpeando o coração. Esse é o medo que pode provocar palpitações internamente e deixar a pessoa congelada e incapaz de se mover.

Se uma pessoa fica com medo ou ansiosa, é natural que haja sintomas de "descendência" do *qi* (*Su Wen*, Capítulo 39; ver Larre e Rochat de la Vallée, 1995). Se a pessoa tenta reprimir esse movimento do *qi*, então o *qi* pode subir, causando sintomas na parte superior do corpo, por exemplo, palpitações, indigestão ou asma.

Ideograma de susto

O ideograma de susto é *jing*.

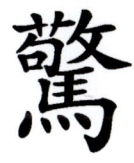

O elemento Água também é especialmente afetado pelo susto. *Jing* significa choque ou susto (Weiger, 1965, lições W54G e W137A). *Jing* afeta os Rins e o Coração. É feito de dois ideogramas, *chi* na parte superior e *ma* na parte inferior (Weiger, 1965, lições 137A [*ma*] e 54G [*chi*]).

Chi significa refrear-se ou ter autocontrole. Mostra os chifres de um carneiro porque o carneiro distingue-se por permanecer imóvel. No lado direito superior, há uma mão segurando uma vara. Isso significa autoridade. As duas imagens simbolizam quietude. Ao contrário, *ma* representa a cabeça, a crina, as pernas e a cauda de um cavalo. O cavalo é um poderoso símbolo para os chineses. É muito *yang*, move-se rapidamente e também é considerado sensível, nervoso e assustado. O ideograma geral sugere um estado semelhante, embora também sutilmente diferente, ao do medo (*kong*). A pessoa está tentando se autodominar, mas está tremendo e abalada por dentro.

A respeito das causas de doença, o significado dos dois termos é que o medo é a emoção mais associada à Água, e o susto ou o choque é a emoção que pode ocorrer apenas uma vez, mas, mesmo assim, provoca um desequilíbrio duradouro. Por exemplo, acredita-se que certas formas de epilepsia sejam causadas por um choque vivido pela mãe durante a gravidez. Para outros, a vida caracteriza-se por choques e traumas que "dispersam" o *qi* (*Su Wen*, Capítulo 3; Larre e Rochat de la Vallée, 1995).

Medo como emoção apropriada

Algumas pessoas, ao se depararem pela primeira vez com as emoções que ressoam com os elementos, pensam que algumas emoções são "negativas", ao passo que outras parecem "positivas". Por exemplo, o medo é, em geral, considerado uma experiência negativa, enquanto a alegria parece ser positiva. O medo, entretanto, é uma das nossas emoções mais primárias e necessárias porque nos permite sobreviver. *Ju* é bastante usado pelos chineses junto com *kong* para designar medo.

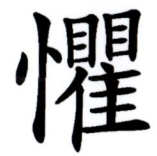

Esse ideograma mostra o radical do Coração à esquerda. À direita, há dois olhos e, abaixo deles, um pequeno pássaro (Weiger, 1965, lição 158G). Pássaros pequenos simbolizam vigilância, que é o benefício positivo que surge dos nossos sentimentos de temor.

A capacidade de sobreviver é um dos instintos mais fortes que temos. Sem o medo, não estaríamos vivos e a vida humana como a conhecemos não teria sido capaz de continuar. O medo alerta os animais para se protegerem de predadores e outros perigos. O medo da doença é o que promove a descoberta de novos medicamentos e maneiras de permanecer saudável. O medo da pobreza leva as pessoas a encontrar modos de ganhar a vida. O medo da morte é o medo mais básico de um ser humano, uma vez que ameaça uma das principais funções do elemento Água, o impulso de sobreviver. A cautela e a prevenção são os aspectos positivos dessa emoção.

Existe também uma linha muito tênue entre a excitação e o medo. Os fisiologistas podem não detectar nenhuma diferença entre esses dois estados adrenalínicos. Um é prazeroso, o outro não. Sem medo, não haveria excitação ou sentido de aventura e a humanidade ficaria mais pobre por isso.

Aspecto mental do medo

O processo natural do medo passa pelos seguintes estágios:

- Percepção de uma ameaça
- Sentimento de medo
- A mente considera uma ou mais soluções
- Ação
- Segurança (caso não consiga, retorna para 3).

Se alguém é quase atropelado por um carro e salta para evitar o acidente, o processo é curto. Se uma pessoa percebe que uma telha está prestes a cair do telhado, possivelmente sobre um local onde há crianças brincando, então ela pensa no que fazer e o processo todo é mais prolongado. O sentimento de medo é simplesmente o iniciador, além de ser útil para pensar no processo todo.

O medo tende a envolver a mente de duas maneiras. As pessoas percebem algo, por exemplo, a telha no telhado, como uma ameaça. Então, a mente é importante para perceber a telha no telhado e para formar o julgamento de que aquilo pode ser perigoso. O que algumas pessoas consideram ameaçador, outras quase não notam. A mente também está envolvida em planejar soluções. Por exemplo, "será que consigo alcançar a telha a partir de uma janela e impedir temporariamente o perigo?" ou "será que consigo falar com meu ajudante para que ele possa vir antes de as crianças voltarem da escola?". A medicina chinesa afirma que os Rins criam inteligência e sabedoria (Capítulo 21). Uma interpretação é que um elemento Água saudável promove uma abordagem equilibrada à presença de perigo, que, por sua vez, exige que a mente trabalhe rapidamente e com eficiência.

Padrões anormais de medo

Existem duas maneiras principais de o medo se manifestar, as quais parecem variar de intensidade. A primeira é para as pessoas que sentem um medo intenso e a segunda para as pessoas que antecipam o "perigo" e assim evitam sentir medo. Alguns FC Água tendem a ser excessivamente medrosos, e outros tendem a não sentir medo.

Medo

Quando as pessoas sentem medo intenso, ocorrem profundas alterações na fisiologia do corpo. A produção de adrenalina aumenta, os músculos se contraem, a frequência cardíaca e o ritmo respiratório ficam acelerados. A mente pode ficar dominada e a pessoa luta para funcionar bem. Os extremos desse padrão são fobias e histeria. Utilizamos a palavra "histeria" para designar a pessoa que está mórbida ou incontrolavelmente emotiva. Uma pessoa com agorafobia não consegue sair de casa e nenhum grau de bom senso fará qualquer diferença. Essas pessoas não conseguem *ouvir* as possíveis soluções, mesmo quando são trazidas por outros. Alguém com medo e que se comporta de maneira histérica não parece ter acesso à mente para considerar as possíveis soluções. Caso consiga, as mensagens que a mente transmite são subjugadas pela intensidade dos sentimentos. Todo mundo sabe que uma pequena aranha não faz nenhum mal a ninguém, mas, para uma pessoa que tem terror de aranha, esse conhecimento faz pouca ou nenhuma diferença. O elemento Água está desequilibrado e a intensidade da emoção domina a mente.

Na maior parte do tempo, as pessoas escondem seus medos. Ser alegre, triste ou até raivoso não parece, aos olhos dos outros, tão vergonhoso como o fato de sentir medo. O diagnóstico dos FC Água, portanto, pode ser particularmente difícil. O medo, entretanto, produz o aumento da atividade fisiológica e isso costuma se manifestar no paciente como agitação. Alguns tendem a ser fisicamente agitados e têm dificuldade de permanecer quietos. Outros encontraram modos de aquietar a agitação dos corpos a tal grau que o medo só é visível nos olhos. Eles, de algum modo, parecem um coelhinho surpreendido pelos faróis de um carro, quando a intensidade do medo que sentem os paralisa.

O medo faz o *qi* descer. Quando o medo é intenso, é comum as pessoas precisarem com urgência ir ao banheiro. Nos casos crônicos, é comum haver sensações físicas fortes no tronco, à medida que os movimentos do *qi* criam agitação. Alguns sentem isso no coração e no tórax basicamente. Outros sentem na "boca" do estômago e outros sentem mais na parte inferior do abdome.

Estudo de caso

Um FC Água, que tinha propensão a esse padrão, contou o seguinte: "Tenho medo a maior parte do tempo, às vezes mais, às vezes menos. Há vezes em que sinto uma contração na parte inferior do abdome. Penso que é porque não sei o motivo pelo qual estou com medo. Quando conheço esse motivo, tenho outros sintomas. Sinto uma afluência de adrenalina – a frequência cardíaca aumenta, a boca fica seca e preciso urinar".

A resposta do paciente a uma garantia tranquilizadora pode, às vezes, ser reveladora. Alguns pacientes tentam apaziguar a ansiedade procurando algo que os tranquilize. As questões de saúde são obviamente um tema comum em que isso se manifesta. Para avaliar o grau do medo de uma pessoa, é muitas vezes necessário evocar um grau de ansiedade e então avaliar a resposta do paciente à garantia oferecida. Enquanto a maioria das pessoas ficaria aliviada por uma garantia que as tranquilize, ou pelo menos aceitaria essa garantia, normalmente é impossível tranquilizar um FC Água. Isso ocorre porque o medo que sentem é profundamente irracional e não pode ser movido por palavras ou informações. É como se tivesse ocorrido um bloqueio entre suas mentes e seus sentimentos. Os FC Água naturalmente têm dificuldades para confiar nos outros. Há uma prudência neles que quase nunca é abandonada.

Alguns FC Água sentem que o medo agita seus corpos, mentes e espíritos, de modo que tentam reduzir esses sentimentos. Para isso, podem evitar situações que causam excitação, uma vez que a adrenalina extra produz sentimentos de desconforto. Parques de diversão, filmes de terror e atividades perigosas também são evitados. A acupuntura, lamentavelmente, também é evitada, pela razão óbvia das agulhas. Em geral, procuram tratamento com acupuntura apenas quando estão desesperados ou extremamente ansiosos com relação à saúde. Os terapeutas, portanto, recebem esses tipos de FC Água com menos frequência do que outros FC.

Falta de medo

Algumas pessoas aprendem a reprimir seus sentimentos de medo. Tornam-se excessivamente prevenidas e tentam antecipar ameaças e lidar com elas antes que ocorram. Por que as pessoas fazem isso? Algumas sentiram medo no início da infância e odiaram a experiência. Com o tempo, desenvolveram estratégias que suprimem a intensidade da emoção, às vezes a ponto de tornarem-se inconscientes do sentimento. Qualquer que tenha sido a origem do padrão, classificamos essa situação como "ausência de medo", já que essas pessoas raramente parecem assustadas e não admitem situações que lhes causem medo. Elas podem investir uma grande quantidade de energia para antecipar o que poderia dar errado e pensar nas reações antes que qualquer ameaça surja. Essas pessoas geralmente são muito competentes no trabalho. Por exemplo, a essência de um empreendedor é avaliar riscos e aumentar o aspecto lucrativo, ao mesmo tempo que evita qualquer erro. As pessoas com o padrão de ausência de medo se excedem nessa atividade. Elas recorrem a uma habilidade que foi refinada desde a infância.

As pessoas com esse padrão também fazem o que o resto do mundo considera como correr riscos desnecessários. Dirigem em alta velocidade, andam de moto, praticam *bungee jump*, saltam de paraquedas ou de asa-delta. Excitação é uma coisa, imprudência é outra. Em geral, eles não descrevem o que fazem como algo perigoso. É divertido, excitante, transmite uma sensação de estar vivo, mas o que quer que seja não é arriscado. Uma mulher com FC Água desse tipo dirigia seu potente carro a uma velocidade que qualquer pessoa consideraria excessivamente alta. Ao ser indagada, ela disse que era excitante, mas não perigoso.

Ao ser contestada sob o argumento de que o excesso de velocidade aumentava o risco de um acidente grave, ela respondeu que a velocidade excessiva a tornava mais alerta e, portanto, mais segura. Também disse que a única vez que teve medo foi assistindo a um filme de terror, quando, logicamente, pôde sair do cinema com facilidade (Tabela 20.2).

Estudo de caso

Um amigo descreve uma pessoa que corre riscos calculados: "Ela tem mais cicatrizes do que qualquer outra pessoa que conheci. Gosta de andar ao longo dos rochedos íngremes e gosta de ser levada pela maré, arriscando-se. Ela realmente gosta de ficar no limite. Nega que o que faz é perigoso e diz que é apenas excitante".

A ausência de medo é um padrão bastante difícil de ser diagnosticado, uma vez que é a ausência da emoção em vez da sua expressão óbvia. Perguntar para o paciente sobre suas atividades de lazer pode dar uma indicação, mas deve haver confirmação da cor, do som, do odor e da experiência direta do acupunturista com a emoção do paciente. É comum esses pacientes terem o corpo quase imóvel, mas os olhos alertas para qualquer perigo possível. Existe também uma tendência de os terapeutas ficarem ansiosos em sua presença, sem entenderem muito a razão disso.

Tabela 20.2 Exemplos da variação de emoções associadas ao elemento Água.

Medo	Pavor, terror, ansiedade, horror, pânico, tremores, apreensão, receio, pressentimento, covardia, cautela
Destemor	Bravata, sem medo, aventureiro, corajoso, ousado, corre riscos, imprudente

Ressonâncias de confirmação da Água

Essas ressonâncias são menos importantes do que as ressonâncias "principais" dadas anteriormente. Podem ser usadas para indicar que o elemento Água de uma pessoa está desequilibrado, mas não necessariamente indicam o FC da pessoa (Tabela 20.3).

Tabela 20.3 Ressonâncias de confirmação da Água.

Estação	Inverno
Poder	Armazenamento
Clima	Frio
Órgão do sentido/orifício	Audição/ouvido
Tecidos e partes do corpo	Ossos
O que gera	Dentes
Sabor	Salgado

A estação da Água é o inverno

Ideograma de inverno

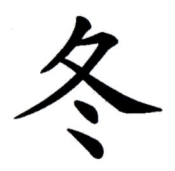

O ideograma chinês de inverno é *dong* (Weiger, 1965, lições 17A e 17F). Ele representa uma meada de fios, fixada por um laço ou por um broche para mantê-la fechada. Transmite um sentido de fios soltos que são amarrados ou algo que é amarrado e terminado. O inverno é a época do ano em que tudo na natureza fica mais lento. É o final do ciclo das estações, quando o sol diminui, por isso o ideograma que representa os fios amarrados simboliza conclusão. A parte inferior do ideograma representa a água se cristalizando em gelo. Portanto, temos as ideias da última estação do ciclo e da quietude do gelo.

Inverno

A vida fica mais lenta no inverno. É uma época em que a natureza descansa. A água se congela, os campos ficam sem cultivo, os animais hibernam e as sementes das plantas ficam latentes, prontas para germinar na próxima estação. O Capítulo 2 do *Su Wen* afirma:

> No inverno, tudo fica oculto; é a estação do retiro profundo, porque está frio lá fora. É necessário, nesse momento, não perturbar ou dispersar a energia *yang*, concordando, assim, com a energia do inverno.
>
> (Anônimo, 1979, p. 3)

O *Su Wen* nos encoraja a seguir o ciclo das estações no intuito de permanecermos saudáveis. No inverno, os dias são curtos e a noite cai mais cedo. Isso significa que, no inverno, devemos dormir cedo, reduzir nossa atividade a um mínimo possível e preservar e proteger nossas reservas de *qi*. Isso conserva nosso *qi* e ajuda-nos a ter saúde para quando chegar a época de movimento na primavera.

O poder da Água é o armazenamento

Ideograma de armazenamento

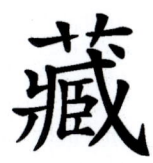

O ideograma de armazenamento é *cang* (Weiger, 1965, lições 78B [*tsao*] e 82E [*tsang*]). Esse ideograma não é ilustrativo, sendo feito de dois outros ideogramas: o superior, denotando plantas herbáceas, e o inferior, a noção de obediência, considerada a virtude dos ministros.

Armazenamento

O que foi dito a respeito da estação do inverno revela a natureza do armazenamento. No inverno, nosso *qi* flui naturalmente para camadas mais profundas dentro de nós. Se descansarmos e diminuirmos o ritmo das atividades, preservamos o *qi*. A atividade excessiva esgota o *qi*. Os animais demonstram o processo de armazenamento hibernando e armazenando alimentos para o inverno. Os seres humanos também armazenam alimentos para o inverno. As pessoas armazenam as colheitas, as frutas e os vegetais por meio do congelamento, fazendo conservas e preservando para ter reservas no inverno.

É essencial manter um equilíbrio apropriado entre a atividade e o descanso para a saúde do elemento Água. Esse elemento armazena grande parte das reservas de energia das pessoas. Essa é a razão pela qual o excesso de trabalho e a falta de sono esgotam esse elemento e, em especial, os Rins. O cansaço decorrente da deficiência grave do elemento Água com frequência tem uma característica particular. Quando as pessoas se sentem cansadas, é comum terem vontade de parar completamente. Elas ficam sem reserva nenhuma, nada a que possam recorrer. Isso é especialmente comum em grávidas, nos idosos e durante um período de convalescença.

Na natureza, as sementes são o arquétipo do armazenamento. O potencial da planta é armazenado dentro da semente. Durante o inverno, a semente permanece latente, esperando pelo calor da primavera para germinar. Isso ressoa com o conceito de *jing*, a semente humana que é armazenada nos Rins. A vida humana começa quando os *jing* de duas pessoas se unem. A pessoa é criada a partir do potencial armazenado inerente de uma semente microscópica.

O clima da Água é o frio

Ideograma de frio

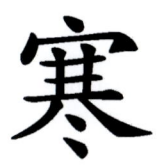

O ideograma de frio é *han* (Weiger, 1965, lições 78G e 47U). Esse ideograma representa um homem que está tentando se proteger do frio permanecendo em sua cabana e se enterrando na palha.

Em condições de frio, o índice de mortalidade pode aumentar drasticamente. Na França, o inverno de 1963 foi um dos mais frios desde o início do século. Naquele ano, a mortalidade de pessoas com mais de 60 anos aumentou 15,7% em comparação ao inverno anterior. Outro estudo de 1.600.000 casos de distúrbios circulatórios na Alemanha e outro na Holanda mostraram uma tendência semelhante. Quanto mais frio o tempo, maior o número de fatalidades decorrentes de angina de peito, trombose coronariana, hemorragia cerebral e infarto do miocárdio. Quanto mais quente o tempo, menor o índice de mortalidade (Gauquelin, 1980).

Frio é *yin* e calor é *yang*

O frio induz à diminuição do ritmo, tornando o movimento do *qi* reduzido e até restrito. O frio do inverno torna nosso *qi* mais lento e o faz se aprofundar. A menos que nos protejamos bem, a condição pode se tornar extrema e resultar em dor decorrente da contração, maior suscetibilidade a resfriados e infecções e diminuição do fluxo do *qi* do Rim. O frio fecha os poros da pele, reduz a transpiração e aumenta a micção. No século 21, temos uma proteção muito melhor contra o frio do que em qualquer outra época da história. O homem que, no ideograma chinês, se enterra na palha nos lembra como o frio pode ser devastador, em especial no norte da China. Em qualquer sociedade, aqueles que são frágeis, particularmente os idosos, temem o frio. O frio é um fator patogênico cruel e aqueles que não se protegem danificam o *qi* dos Rins e se expõem a uma ampla variedade de doenças.

As pessoas cujo elemento Água tem deficiência de *yang qi* costumam sentir muito frio, mas isso está longe de ser um indicador diagnóstico confiável de um FC Água. Do ponto de vista diagnóstico, é significativo, mas mais pela necessidade de se usar moxa para reforçar o tratamento. É útil perguntar como os pacientes respondem ao frio, de maneira geral e em relação aos seus sintomas. Por exemplo, quando alguém diz: "*Odeio* o frio e todos os meus problemas pioram no frio", isso sugere que pode ser importante aquecer o paciente durante o tratamento, por meio de moxabustão.

O órgão do sentido/orifício para Água é o ouvido

Ideograma de ouvido

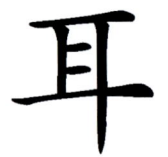

O ideograma de ouvido é *er* (Weiger, 1965, lição 146).

Audição e o ouvido

O sentido do elemento Água é a audição e o orifício é o ouvido. A conexão entre a Água, os ouvidos e a audição não fica óbvia imediatamente. Já foi sugerido que o formato da orelha é semelhante à forma dos Rins. Isso pode ser verdade, mas existe uma conexão mais significativa pela emoção do medo.

Sempre que uma pessoa fica com medo, ela em geral procura alguma ação que evite qualquer violação e remova a ameaça. A busca por alguém que restaure sua confiança e a tranquilize pode ser parte desse processo, mas, ao procurar por isso, muitas pessoas que sofrem de medo crônico (e que provavelmente são FC Água) têm dificuldade em ouvir e assimilar esse apoio. A dificuldade não está relacionada com o mecanismo físico da audição, e sim com a mente. Quando a mente está imersa em medo, é como se não conseguisse ficar livre o suficiente para assimilar as informações úteis. A pessoa que tem medo mostra isso com um ligeiro movimento de recuo, fechando os olhos ou fazendo outros gestos semelhantes.

Os FC Água relatam que tiveram infecções auditivas na infância com mais frequência do que outras pessoas de outros FC. Não tem utilidade, entretanto, perguntar ao paciente se ele teve infecções auditivas na infância porque, mesmo assim, o FC pode ser outro.

Os tecidos e as partes do corpo para a Água são os ossos

Ideograma de ossos

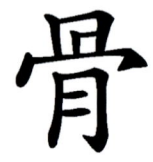

O ideograma de ossos é *gu* (Weiger, 1965, lição 118).

Ossos

Os ossos são os "tecidos e as partes do corpo" da Água. A força e a função dos ossos dependem do *qi* do elemento Água. Os FC Água podem não apresentar problemas com seus ossos, a não ser que seu elemento Água esteja extremamente deficiente. Se medíssemos rotineiramente a densidade óssea das pessoas, entretanto, a conexão entre os ossos e o fato de ser um FC Água poderia ficar mais óbvia.

Os problemas com os ossos no início da vida, por exemplo, o crescimento ósseo anormal ou irregular antes dos 10 anos de idade, realmente sugerem um problema com o elemento Água. Até certo ponto, essas condições na verdade confirmam o diagnóstico de um FC Água – porque surgem cedo na vida. Os problemas com os ossos, que aparecem mais tarde, por exemplo, a osteoporose, podem estar ligados a uma fraqueza dos Rins, mas não confirmam necessariamente que o paciente é um FC Água. O declínio do *qi* do Rim depois da menopausa, por exemplo, é um fato normal e com frequência acompanhado por um enfraquecimento da estrutura óssea.

Água gera os dentes

Os dentes são gerados dos ossos. Na verdade, tudo que dissemos sobre os ossos vale para os dentes. A doença dos dentes não confirma o diagnóstico de um FC, embora a deterioração muito precoce dos dentes possa ser uma evidência de confirmação. O declínio dos dentes associado ao envelhecimento confirma o ponto de vista chinês de que a força dos Rins tende a diminuir no final da vida.

O sabor da Água é salgado

Ideograma de salgado

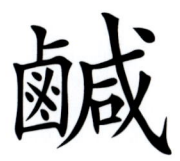

O ideograma de salgado é *xian* (Weiger, 1965, lição 41).

O sabor associado ao elemento Água é o salgado. É fácil associar o sal com a Água, uma vez que os maiores volumes de água, os oceanos, são salgados. A medicina ocidental também aceita o ponto de vista de que o excesso de sal, que faz o corpo reter água, não é bom para a pessoa hipertensa. Todo conselho sobre dieta deve levar isso em consideração.

Os FC Água, às vezes, têm paixão pelo sabor salgado. Eles podem comer uma quantidade excessiva de algas marinhas, porém o mais comum é haver um forte desejo por batatas fritas, amendoim salgado, alimentos fermentados, bacon ou simplesmente colocam uma grande quantidade de sal em tudo que comem.

É provável que existam proporcionalmente mais FC Água entre as pessoas que desejam sal, mas essa inclinação, em razão de sua frequência, não é útil para determinar o FC. A paixão pelo gosto salgado indica que os Rins estão desequilibrados e devem ser levados em consideração no diagnóstico geral.

Resumo

- Ao longo do ciclo *sheng*, Água é mãe da Madeira e Metal é mãe da Água. No ciclo *ke*, Água controla Fogo e Terra controla Água
- O diagnóstico de um FC Água é feito basicamente pela observação de uma cor preto-azulada ou azul-clara na face, de um tom de voz em gemido, pelo odor pútrido e pelo desequilíbrio da emoção do medo
- Os FC Água costumam sentir medo ou antecipar o perigo para reduzir o sentimento do medo
- Alguns FC Água mostram ausência de medo
- Outras ressonâncias incluem o inverno, o frio, o poder de armazenamento, os ossos, os dentes, o ouvido e o sabor salgado.

Água – Órgãos

21

Introdução

A Bexiga e o Rim são os dois Órgãos associados ao elemento Água. À semelhança dos Órgãos dos outros elementos, suas funções se sobrepõem e, ao mesmo tempo, são diferentes. A similaridade de suas funções está ilustrada em seus "apelidos" – "Controlador da Água" para os Rins e "Controlador do armazenamento da Água" para a Bexiga. (J. R. Worsley [1998, pp. 15.1 a 15.12] chama os Rins de "O Oficial que controla as vias da Água", ao passo que Felt e Zmiewsky [1993, p. 19] chamam os Rins de "Controlador da Água") (Tabela 21.1).

Rim – Controlador da Água

Ideograma de Rins

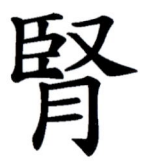

O ideograma de Rins é *shen* (Weiger, 1965, lição 82E). A parte inferior do ideograma indica que esse é um órgão do corpo. A parte superior indica tanto um ministro que está prostrado diante de seu mestre como também uma pessoa segurando firmemente uma mão.

O significado é que os Rins são o criado da vida e que eles têm o controle e a força para manter a vida sobre bases firmes. Essa firmeza também pode denotar a firmeza e a dureza das estruturas mais internas do corpo, como ossos, dentes e medula, que são controlados pelos Rins. Além disso, os Rins são os Órgãos *yin* situados na parte mais baixa do corpo e localizam-se na parte de trás do corpo. Esses órgãos humildes ficam esperando para servir todos os outros Órgãos e fornecem *qi* para as pessoas prosseguirem com suas atividades diárias.

Su Wen, Capítulo 8

> Os Rins são responsáveis pela criação de vigor. A perícia e a habilidade se originam deles.
>
> (Larre e Rochat de la Vallée, 1992b, p. 119)

Essa citação enfatiza o vigor que os Rins criam. Quando as pessoas são jovens e saudáveis, elas têm força. Seus músculos são fortes, seus cabelos são brilhantes e conseguem trabalhar e se divertir muito. À medida que a vida passa, a força dos Rins declina e o vigor e a energia geral diminuem.

Podemos ver agora qual é a conexão entre a "criação de vigor" e os Rins.

Tabela 21.1 Os Órgãos/Oficiais do elemento Água.

Órgão/ Oficial	Nome coloquial	Descrição a partir do Capítulo 8 do *Su Wen*
Rim	Controlador da Água	Os Rins são responsáveis pela criação de vigor. Perícia e habilidade se originam deles
Bexiga	Controlador do armazenamento de Água	A Bexiga é responsável pelas regiões e cidades. Ela armazena os líquidos do corpo. As transformações do *qi*, então, distribuem seu poder

Os Rins armazenam *jing*

Uma parte essencial da associação da força com os Rins se dá por meio da função dos Rins em armazenar o *jing*.[1]

Ideograma de *jing*

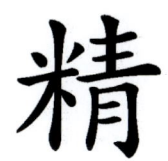

À esquerda do ideograma estão quatro grãos ou sementes germinando. À direita, está a cor *qing*, que é a cor das plantas germinando. O ideograma apresenta uma imagem de transformação e vida irrompendo. Significa que a Essência armazenada nos Rins é a base do nosso *qi* e é a própria semente da vida (Weiger, 1965, lição 122A). O esperma também é a semente da vida propriamente dita e, por essa razão, esperma e *jing* têm o mesmo ideograma chinês.

O papel do *jing*

O *jing* tem várias características que falam muito sobre a natureza dos Rins

- O *jing* é a herança constitucional das pessoas proveniente dos pais e antepassados: é um dos "três tesouros" (Capítulo 1). Até onde é possível se referir à constituição *herdada* de alguém na medicina chinesa, essa constituição é o *jing*. Pelo fato de o Rim armazená-lo, o bem-estar da constituição de uma pessoa se origina em parte do bem-estar dos seus Rins
- A acupuntura é extremamente eficaz para fazer o corpo, a mente e o espírito funcionarem no máximo de seus potenciais. Algumas pessoas, entretanto, nascem mais

fortes que outras. Existem limites à melhora que se pode obter quando existe uma deficiência significativa do *jing*. Às vezes, a pessoa precisa se adaptar à sua situação em vez de alterá-la por meio do tratamento. Conforme diz um velho ditado: "O que não pode ser curado, deve ser suportado". O objetivo de uma pessoa deve ser preservar e nutrir o *jing*. Os aconselhamentos sobre o estilo de vida precisam levar o *jing* em consideração no que se refere a alimentação, exercícios, trabalho e descanso (dizem que os exercícios de *tai chi*, *qi gong* e de respiração nutrem o *jing*; ver Hicks, 2009, Capítulo 4, p. 88)

- O *jing* opera um pouco como um cartão de crédito. As pessoas podem usá-lo, mas, no final, precisam pagar a conta. Os gastos excessivos não desaparecem quando retornam para o consumo normal; em vez disso, acumulam-se e juros são cobrados. As pessoas consomem seu *jing* trabalhando em excesso, ejaculando com muita frequência (no caso dos homens) e tendo muitos partos (no caso das mulheres), fazendo uso de drogas, alimentando-se mal e não tendo descanso suficiente ou não fazendo exercícios apropriados. Felizmente, leva tempo para o *jing* ser consumido, e um estilo de vida saudável evita que isso aconteça. O *jing*, entretanto, é difícil de ser reposto. Quando o total do cartão de crédito chega ao máximo, os juros cobrados se tornam um peso adicional. E o pior é que se as pessoas esgotaram suas reservas, não conseguem enfrentar uma crise, caso ela surja. Não há reservas a que se pode recorrer e as pessoas procedem sem "inteligência", aumentando, assim, a probabilidade de ficarem doentes
- O *qi* se move rapidamente, mas o *jing* se move de maneira lenta e governa os ciclos de longo prazo do crescimento, reprodução e desenvolvimento sexual (fertilidade, concepção e gravidez). As mulheres têm ciclos de 7 anos e os homens, de 8 anos. Depois desse período, espera-se que o *jing* comece a declinar.

---

[1] J. R. Worsley não usava a linguagem de substâncias ou especificamente *jing*. Por outro lado, em seu livro sobre os Oficiais (Worsley, 1998, p. 15.7), ele se refere ao Rim como o depósito da energia ancestral, que é passada para cada pessoa por seus pais (ver também Maciocia, 2005, pp. 51-2).

O funcionamento equilibrado do Rim é, portanto, essencial para as pessoas terem energia e vigor em abundância. Pelo efeito do Rim sobre o cérebro e a mente, também podem ser adquiridas perícia, habilidade e inteligência.

> **Estudo de caso**
>
> Um paciente, ao qual o acupunturista havia explicado o conceito do *jing*, disse: "Eu sempre soube que fazia mais coisas e trabalhava mais do que as outras pessoas. Na época, considerava-me muito forte, mas, olhando em retrospecto, penso que precisava de muitas coisas. Penso que os outros que não trabalhavam tanto estavam melhor consigo mesmos. No final, desgastei-me. Trabalhei demais, não descansei o suficiente, tive uma alimentação irregular e de má qualidade. Fiquei doente e percebi que precisava mudar".

Ming men

A ideia do *ming men* ou "portão da vitalidade" também é uma parte essencial de como o Rim é compreendido na medicina chinesa. O portão da vitalidade fornece o calor ou o fogo para o restante dos Órgãos. Esse ponto de vista está, de certo modo, em oposição à noção de que o calor do corpo vem do elemento Fogo, porém os dois pontos de vista podem ser mantidos (seção "Aquecimento do corpo" no Capítulo 12).

Ao tratar um paciente friorento, os terapeutas podem decidir usar moxa (Capítulo 35). Também considerarão quais pontos devem ser tratados com a moxa. O elemento Fogo não é a única maneira pela qual um acupunturista consegue ter acesso à própria capacidade do corpo em se aquecer. Por exemplo, o ponto de acupuntura *Du*-4 (VG-4) é um importante ponto para aumentar o calor do corpo e localiza-se entre e um pouco abaixo dos rins físicos. Os Rins são importantes para o calor do corpo e para o calor dos outros Órgãos.

Espírito dos Rins – Zhi

O *zhi* é o espírito dos Rins. Já foi traduzido como vontade, força de vontade, ambição, impulso ou motivação.

Ideograma de zhi

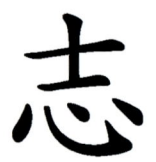

O ideograma de *zhi* mostra algo que é capaz de permanecer firme e ereto – a capacidade de uma pessoa em se manter firme e não se desviar de seus objetivos. *Zhi* dá o impulso para as pessoas ficarem motivadas a obter as coisas na vida (Weiger, 1965, lição 79B).

Funções do zhi

Instinto de sobrevivência

No nível mais fundamental, o *zhi* dá às pessoas o "instinto para sobreviver". Esse instinto, embora normalmente não seja evidente, a não ser em situações extremas, é considerado como o instinto mais poderoso nas pessoas. O instinto para se reproduzir e, assim, garantir a sobrevivência da espécie e da família é certamente uma força imensamente poderosa em todas as criaturas vivas. A ressonância com o *jing*, a semente que dá vida aos seres humanos, é óbvia.

Como compreender o *zhi* e a força de vontade como partes da Água? Em primeiro lugar, a força de vontade requer objetivos e a determinação de alcançá-los. Os Rins dão às pessoas a força para seguirem de modo consistente em direção ao que querem.

Yin e yang dos Rins e do zhi

Os Rins têm um aspecto *yang* e um aspecto *yin*. O *yang* é o *qi* que aquece e tem movimento para fora, e o *yin* é o *qi* que esfria e tem movimento para dentro. A vontade das pessoas com Rins equilibrados é razoavelmente normal. Os que têm deficiência do *yang qi* tendem a ser apáticos, fracos e sem movimento, física e mentalmente. Em uma situação extrema, são friorentos, têm calafrios e se deitam bem enrolados. Os que apresentam deficiência do *yin qi* do Rim tendem a ser inquietos, ativos e excessivamente determinados. Em uma situação extrema, são hiperativos, calorentos e perseguem implacavelmente os resultados que desejam. Esses dois desequilíbrios podem ser vistos como padrões distorcidos da vontade.

Medo e o *zhi*

Outro modo de compreender a relação entre a vontade e os Rins é considerar a emoção ressonante, o medo. O capítulo anterior descreveu como o medo pode se manifestar quando está desequilibrado. Um padrão leva à ausência de ação e ao excesso de medo para agir, e o outro padrão leva à atividade excessiva e à antecipação de ameaças para lidar com elas antes que ocorram. As duas situações podem ser vistas como padrões da vontade desequilibrada, da mesma maneira que da emoção desequilibrada.

Estudo de caso
Um Fator Constitucional (FC) Água com *zhi* desequilibrado disse: "Quando era mais jovem, me determinei a aprender a velejar, mesmo tendo horror de água. Era como uma determinação instintiva. Eu consegui porque estava muito determinado e, então, pude superar meu medo".

Zhi equilibrado

O parágrafo anterior dá exemplos de como a vontade pode ficar desequilibrada. Também é importante descrever como é uma vontade equilibrada. Ted Kaptchuk (2000, p. 62) descreve a vontade equilibrada como "a vontade que não pode ser determinada". Essa vontade age independentemente da escolha consciente da pessoa. Ela dá às pessoas um sentido de movimento em direção ao seu destino, sem haver um processo muito consciente. Essa vontade despercebida, que opera sob a superfície, é o resultado de um *qi* do Rim saudável. Significativamente, segue despercebida porque se expressa de maneira apropriada.

A virtude associada à Água é a sabedoria. Se as pessoas passam pela vida determinando seus destinos e fazendo isso em parte por conta de um *qi* do Rim equilibrado, então a sabedoria se acumula (Kaptchuk, 2000, pp. 62-3). Não existe

melhor solo fértil para compreender o mundo e obter sabedoria do que gradualmente, com o tempo, obter uma série de objetivos interligados. Em uma situação ideal, quando as pessoas envelhecem, mesmo com o declínio do *jing*, a sabedoria delas aumenta.

Bexiga – Controlador do armazenamento da Água

Ideograma de Bexiga

膀胱

O ideograma de Bexiga é *pang guang* (Weiger, 1965, lições 117A [*jou*], 24J [*pang*] e 29I [*kuang*]).

O primeiro radical representa um espaço com três dimensões – provavelmente representando o Órgão Bexiga, ou seja, um espaço que armazena água. O segundo representa luz ou um lustre, ou um homem carregando uma tocha. Juntos, designam o poder da Bexiga – é um espaço de armazenamento com poder *yang*.

Su Wen, Capítulo 8

A Bexiga é responsável pelas regiões e cidades. Ela armazena os líquidos do corpo. As transformações do *qi*, então, distribuem seu poder.

(Larre e Rochat de la Vallée, 1992b, p. 133)

A Bexiga tem seu próprio *qi*, e uma das principais funções do *qi* é transformar e mover. A análise da seção do Capítulo 8 do *Su Wen*, relacionado com a Bexiga, nos dá algumas pistas da sua função. A Bexiga é responsável em manter as áreas secas separadas das áreas úmidas. É como separar os rios e lagos de campos vizinhos, para que as pessoas possam plantar e também viajar de barco para uma vila vizinha – garantindo que a vida prossiga.

O *Su Wen* descreve a importância de ter a quantidade apropriada de líquidos corporais no local correto, conforme descrito a seguir:

> É importante ressaltar que a Bexiga, que parece tão sem importância, tem, na realidade, uma ação de controle muito valiosa. Ela controla, eliminando ou reinjetando no corpo, a quantidade e a qualidade dos líquidos da parte inferior.
>
> (Larre e Rochat de la Vallée, 1992b, pp. 133-8)

A Bexiga tem um importante papel em manter os líquidos corporais na sua quantidade e qualidade naturais. Foi dito no capítulo anterior que até 60% do corpo é composto de água. A Bexiga tem um papel essencial em relação a muitas funções associadas aos líquidos do corpo. Essas funções incluem a criação de:

- Olhos hidratados para ver
- Saliva na boca para digerir
- Líquidos nasais durante a respiração
- Garganta e cordas vocais hidratadas para falar
- Líquido sinovial suficiente em todas as articulações para se movimentarem livremente
- Intestino grosso úmido para que as fezes passem com facilidade
- Vagina úmida para um sexo prazeroso
- Pele macia e sedosa para proteger e manter a beleza.

Mente, emoções, espírito e corpo

A quantidade e a qualidade corretas dos líquidos também afetam as pessoas nos níveis do corpo, mente e espírito. Por exemplo, assim como no nível físico, o líquido nas articulações ajuda as pessoas a lançar uma bola; os líquidos da mente e do espírito ajudam as pessoas a fluir e se manifestarem sem impedimentos.

Quando uma pessoa se assusta, o corpo todo pode se contrair à medida que ela pensa sobre o que pode acontecer no futuro. A "ameaça" percebida pode impedir que as pessoas sigam em frente em suas vidas por causa do medo do que está por vir. O medo impede que raciocinem com fluidez. Um exemplo disso é quando uma pessoa fica "com a boca seca" ao falar em públi-

co. Nessa situação, algumas pessoas dizem que suas mentes se agitam e que não conseguem formular um discurso coerente. Outras relatam que "deu um branco" na mente.

Quando esse padrão é crônico, as pessoas ficam com os pensamentos limitados e enxergam apenas uma pequena proporção do que é possível. Têm dificuldade de mudar o pensamento de um assunto para outro e protegem-se de uma ameaça mantendo-se quietas e inibindo o movimento. O resultado pode ser uma mente imóvel, resistente a mudanças. Ou então, a mente pode se tornar agitada. Essas pessoas têm dificuldade de acalmar a mente o suficiente para formular estratégias eficazes porque o pensamento se torna aterrorizado e disperso. A mente e o espírito necessitam de líquidos adequados para se manifestarem livremente.

Estudo de caso

Um paciente explicou: "Quando estou com medo, meus movimentos ficam mais espasmódicos ou, em uma situação extrema, fico tremendo, especialmente se estou preocupado com alguém estar me olhando. Nesse caso, tremo mais ainda e não consigo me mover".

Um círculo vicioso pode se seguir a partir da situação descrita anteriormente. O medo crônico pode levar à estagnação dos líquidos e à menor capacidade de responder às situações de ameaça. As ameaças subsequentes aumentam o medo e reduzem cada vez mais o fluxo. Por outro lado, um fluxo livre com líquidos adequados leva as pessoas a lidarem melhor com uma ameaça. Isso interrompe o aumento crônico do medo, e as pessoas passam a conseguir lidar melhor com os novos medos.

A observação dos FC Água revela que eles costumam apresentar movimentos bruscos físicos e mentais. Isso é diferente da "ausência de fluxo livre" descrita a respeito do elemento Madeira. A primeira situação é decorrente de uma falta de fluidez que cria "rigidez" física e mental no FC Água. A segunda situação que afeta o FC Madeira resulta do Sangue não estar nutrindo os tendões e os ligamentos, bem como da tendência do Fígado em possibilitar que o *qi* se estagne.

Hora do dia para os Órgãos

O período de 2 horas para os Rins fica entre 15 e 17 h, e para a Bexiga, entre 17 e 19 h. Muitas pessoas que apresentam desequilíbrio do elemento Água se sentem mais vitais nesses períodos. Outras ficam cansadas e sem energia nesses períodos, mas percebem que a vitalidade retorna mais tarde, ao anoitecer. Para muitas pessoas, entretanto, esse período coincide com o final do dia de trabalho e elas sentem-se muito diferentes conforme mudam de atividade. Isso faz qualquer relato de cansaço nesse período não ser confiável como indicador diagnóstico.

Estudo de caso

Um FC Água cujo terapeuta havia explicado sobre a hora do dia disse: "Mesmo antes de saber sobre a hora e o Órgão, eu tinha consciência de que precisava me desligar à tarde. Eu chamava isso de 'pausa das 4'. Não sou ninguém nessa hora".

Muitos FC Água e pessoas com deficiência do elemento Água acordam para urinar entre 3 e 5 da manhã. É o período mais fraco para os Rins e para a Bexiga, e quando o *qi* Água encontra-se em seu nível mínimo. Se as pessoas acordam nesse período da madrugada, em geral é em razão de ansiedade ou calor. A preocupação é uma causa comum pela qual as pessoas têm dificuldade em voltar a pegar no sono. Isso é normalmente mais acentuado em pessoas cujos Rins estão se tornando agitados em decorrência do "esgotamento" por excesso de trabalho. Quando o *yin* do Rim está deficiente, a tendência a sentir muito calor nesse período da noite é acentuada. É surpreendente comum como as pessoas que têm dificuldade para dormir durante essas horas contam que conseguem dormir muito bem depois das 7 h da manhã. Virtualmente, ninguém relata transpirações noturnas depois desse período, mesmo quando dormem até tarde pela manhã.

Ao coletar informações e ouvir sobre o comportamento atípico, é sempre útil perguntar a hora da ocorrência. Quando as pessoas são vagas ou dizem que não têm hora certa, então pode não ter muito significado. Se forem exatas

sobre a hora e contarem que os sintomas são regulares, vale a pena comparar com a hora do Órgão. Um sintoma desse tipo pode confirmar o caso para um FC, mas definitivamente não é suficiente por si só.

Como o Rim e a Bexiga se relacionam

As funções desses dois Órgãos se sobrepõem. Os dois lidam com os líquidos, um como o Controlador da Água e o outro como o Controlador do armazenamento da Água. A diferença, em termos de sintomas ou da experiência de um paciente, pode ser sutil.

Os Rins estão mais relacionados com a qualidade dos líquidos e a Bexiga com sua distribuição, mas esta também é uma distinção sutil, difícil de ser traduzida em sintomas específicos. A principal diferença é a função do Rim de armazenar o *jing* e, portanto, ser a fonte de força para abastecer os ciclos prolongados de crescimento, desenvolvimento e reprodução. A capacidade de se desenvolver sexualmente, de resistir, de reproduzir e de envelhecer de maneira graciosa vem do Rim, e não da Bexiga.

Resumo

- O Capítulo 8 do *Su Wen* diz: "Os Rins são responsáveis pela criação do vigor. A perícia e a habilidade se originam deles"
- Os Rins armazenam o *jing*, que é responsável pelo nascimento, crescimento, reprodução e desenvolvimento
- O *zhi* é o espírito dos Rins. Já foi traduzido como vontade, força de vontade, ambição, impulso (instinto) ou motivação
- O Capítulo 8 do *Su Wen* diz: "A Bexiga é responsável pelas regiões e cidades. Armazena os líquidos do corpo. As transformações do *qi*, então, distribuem seu poder"
- Às vezes, os Rins são conhecidos como o Controlador da Água e a Bexiga como Controlador do armazenamento da Água
- O período de 2 horas para os Rins é das 15 às 17 h, e para a bexiga é das 17 às 19 h.

Padrões de Comportamento dos Fatores Constitucionais Água

22

Introdução

Este capítulo descreve algumas das características comportamentais mais importantes típicas de um Fator Constitucional (FC) Água. Alguns aspectos do comportamento podem ser observados na sala de tratamento. Outros só podem ser discernidos pela descrição que o paciente faz sobre si mesmo e sobre sua vida. Conforme declarado nos capítulos anteriores, o comportamento pode ser um indicador do diagnóstico de um paciente, mas só pode ser usado para *confirmar* o FC. Deve sempre ser usado junto com a cor, o som, a emoção e o odor, que são os quatro métodos principais de diagnóstico. Contudo, uma vez confirmado o FC, os padrões de comportamento podem confirmar o diagnóstico do terapeuta.

A origem dos comportamentos foi descrita no Capítulo 7. O desequilíbrio do elemento do FC cria instabilidade ou disfunção da emoção associada. Portanto, determinadas experiências emocionais negativas são mais prováveis de ocorrer a um FC do que a outro. As características comportamentais descritas neste capítulo são comumente as respostas a essas experiências negativas. No caso da Água, a pessoa tem sentimentos de medo e reage a isso.

Padrões de comportamento de um FC Água

Elemento equilibrado

Pacientes com um elemento Água saudável são capazes de avaliar os riscos e saber o grau apropriado de uma "ameaça". As pessoas estão constantemente avaliando ameaças na vida diária. Essas ameaças podem variar entre lidar com carros ao cruzar uma estrada, a ameaça de um roubo em potencial e a ameaça de um ataque físico ou verbal.

Pessoas com elemento Água saudável percebem o perigo e avaliam a extensão do risco presente. Elas, então, agem para se proteger. Se uma ameaça foi evitada, elas se tranquilizam sabendo que estão em segurança. Se não foi evitada, elas tomam outras precauções para contorná-la. Toda essa atividade em geral ocorre em questão de milésimos de segundos, mas é extremamente importante, já que garante a sobrevivência física e emocional.

Eventos formativos de um Fator Constitucional Água

Um FC Água normalmente tem dificuldades significativas quando se depara com ameaças, mas todas as pessoas, independentemente de serem ou não FC Água, já vivenciaram o sentimento de medo em alguma época da infância. Às vezes, esses medos são apropriados. Por exemplo, as crianças que sofrem *bullying* ficam com medo porque foram ameaçadas, ou crianças que se machucaram ficam ainda mais vigilantes durante um tempo enquanto aprendem a lidar com a situação.

Às vezes, as crianças têm medos inexplicáveis. O limite entre a realidade e a fantasia não fica claro e a criança fantasia situações terríveis. Podem imaginar, por exemplo, que o cachorro enorme do vizinho vai comê-las ou que o vaso sanitário vai inundar e afogá-las. Se uma criança conta a um adulto sobre esses medos, espera-se que o adulto a tranquilize. A garantia de que tudo está bem, feita por um adulto, normalmente faz a criança ficar menos ansiosa.

As crianças que receberam esse apoio tranquilizador de modo adequado quando tiveram medo geralmente aprendem a se autotranquilizar. São capazes de antecipar um perigo real e lidar com ele e se controlar quando seus medos forem infundados. Algumas crianças, entretanto, nunca deixam de sentir medo. Essas crianças geralmente são FC Água. Como seu desequilíbrio é constitucional, elas são menos capazes de avaliar e enfrentar situações potencialmente perigosas. Elas com frequência percebem ameaças em potencial, as quais não são vistas por pessoas com elemento Água saudável. Elas também podem procurar algo que as tranquilize, mas é difícil ou mesmo impossível assimilar o que quer que lhes digam para tranquilizá-las.

Embora seja provável que as pessoas nasçam com um FC próprio, muitas de suas experiências, em especial as emocionais, também são tingidas por ele. Muitos FC Água não receberam uma garantia de segurança na infância. Talvez os pais não tenham avaliado corretamente o grau de intensidade do medo e as crianças foram ridicularizadas por estarem com medo. Algumas vezes, as crianças nem mesmo comentaram sobre seus medos, de modo que não receberam palavras e atitudes que transmitiriam a segurança que precisavam para que seu elemento Água não ficasse ainda mais desequilibrado.

Estudo de caso

Uma paciente com FC Água contou que era extremamente nervosa quando criança. Tinha um medo especial de aprender qualquer atividade física nova, como nadar ou andar de bicicleta, e contou que seu pai sempre lhe dizia: "Você é tão nervosa que nunca vai conseguir aprender". "Eu tive que ter 'força de vontade' para superar meu medo e, por isso, aprendi as coisas de maneira muito mais lenta do que as outras crianças, mas aprendi a ser muito determinada."

Principais questões de um Fator Constitucional Água

Para o FC Água, certas necessidades permanecem não atendidas. Essa situação cria questões que giram em torno das seguintes áreas:

- Precisa estar seguro
- Confiança
- Impulso, dinamismo
- Ser tranquilizado, garantia de que está tudo bem
- Excitação no perigo.

O grau com que uma pessoa é afetada nessas áreas varia de acordo com sua saúde física, mental e espiritual. Os FC Água relativamente saudáveis apresentam menos distúrbio com esses aspectos da vida, ao passo que aqueles com mais problemas acabam tendo suas personalidades fortemente influenciadas por esse desequilíbrio.

Em virtude dessas questões, eles podem, conscientemente ou não, fazer a si mesmos várias perguntas, como:

- Como posso lidar com o perigo?
- Em quem posso confiar?
- Onde estarei seguro?
- Como posso me tranquilizar?

Respostas às questões

Até agora descrevemos como uma fraqueza no elemento Água leva à menor capacidade de avaliar os riscos e saber o grau apropriado de uma ameaça. As questões que surgem como consequência disso levam a um espectro de maneiras típicas de responder ao mundo. São maneiras comuns, mas não exclusivas, dos FC Água. Se outros FC apresentam padrões de comportamento semelhantes, pode indicar que há um conjunto diferente de motivações por trás ou que o elemento Água também está desequilibrado, mas não é necessariamente o FC. A observação dessas respostas é, portanto, útil, mas não substitui a cor, o som, a emoção e o odor como método principal de diagnosticar o Fator Constitucional.

Os padrões comportamentais estão incluídos em um espectro e podem variar entre os seguintes extremos:

1. Corre riscos ———— Teme o pior/ excessivamente cauteloso

2. Desconfiado ———— Confiante

3. Intimidador ———— Transmite tranquilidade

4. Dinâmico ———— Apático

5. Agitado ———— Paralisado

Corre riscos – Teme o pior/ excessivamente cauteloso

Corre riscos ou diz bravatas

As pessoas correm riscos diariamente, em geral sem pensar no assunto. Dirigir um carro, atravessar uma rua, operar um instrumento elétrico e subir uma escada são ações do dia a dia potencialmente arriscadas. O potencial do risco de uma atividade depende do indivíduo. Descer uma escada correndo é perigoso se a pessoa não tem estabilidade nos pés. Pular em uma piscina é arriscado se a pessoa não sabe nadar. A maioria das pessoas evita correr esse tipo de risco. Muitos FC Água, entretanto, gostam de enfrentar esses riscos "comuns" a fim de proporcionar a si mesmos maiores desafios. Conforme está escrito no Capítulo 64 do *Ling Shu*: "O tipo Água de homem não respeita o medo" (Wu, 1993).

Por que precisam fazer isso? Existe uma série de razões. É comum os FC Água desse tipo apresentarem uma aparência externa de tranquilidade. Podem suprimir o medo e tentar não senti-lo ou nunca sentem medo absolutamente. É comum gostarem de desafios ou da sensação da adrenalina que acompanha o fato de correr riscos. Eles podem ter suprimido o medo e a sensação de excitação de maneira tão eficaz que a vida normalmente parece sem graça. A participação em atividades que liberam adrenalina é, em geral, o único momento em que sentem alguma vitalidade ou satisfação.

Evel Knivel, americano lendário por suas atitudes arriscadas, é um exemplo de alguém que correu muitos riscos e demonstrou uma completa ausência de medo. Ele finalmente se aposentou em 1981, tendo quebrado 35 ossos, operado 15 vezes e passado 3 anos de sua vida em um hospital. Quando questionado a respeito disso, contam que ele encolheu os ombros e disse: "Você precisa pagar o preço pra ter sucesso".

Não é todo mundo que corre esses riscos extremos como Evel Knievel. Outros correm riscos mergulhando em alto mar, dirigindo motos, voando de asa-delta, escalando montanhas, pulando de paraquedas ou esquiando na neve para, assim, sentirem a afluência de adrenalina. Às vezes, essas pessoas admitem que não correm esses riscos de maneira imprudente. Geralmente, calculam com extrema exatidão o grau de "segurança" do risco e sabem até onde podem ir.

Estudo de caso

Um paciente com FC Água trabalhava como cortador de árvores, atividade que envolvia certo grau de perigo. Para "relaxar" no tempo livre, ele adorava escalar montanhas. Ele contou ao terapeuta: "Quando escalo uma montanha, sei dos perigos. Eu checo tudo duas vezes. É um risco calculado porque conheço meu equipamento e conheço as pessoas que escalam comigo, portanto sei que é uma atividade segura".

Outros correm riscos desnecessários no dia a dia. Podem intencionalmente dirigir em alta velocidade ou ultrapassar quando não é seguro. Um paciente de FC Água contou ao seu acupunturista que era conhecido por ter uma atitude "irresponsável" ao cruzar uma rua. Ele contou que se lançava na frente de um carro esperando que ele parasse. O carro sempre parava! Ele disse: "Eu sei a distância exata que deve haver entre mim e o carro no momento que eu pulo à sua frente. Pode ser que qualquer dia eu me engane, mas é um risco calculado".

A necessidade de esconder o medo também pode fazer as pessoas se arriscarem para provar a si mesmas que não têm medo. Ao contrário daquelas que calculam bem os riscos, estas adoram contar vantagem sobre os riscos desnecessários que correm. Exemplos de pessoas que são movidas a agir assim são pessoas ricas que furtam lojas ou pessoas que usam drogas recreativas sem saber qual a dose segura. O poeta Percy Shelley encontrou a morte ao insistir em navegar quando todos o advertiram para não ir.

Estudo de caso

Uma aluna de acupuntura FC Água contou como focalizava as luzes para grandes concertos na época em que trabalhava como técnica de iluminação. Para focalizar as luzes, ela precisava estar a 30 m de altura. Para se mover pelo teto do grande salão, ela tinha que pular de uma viga para outra. "Eu me inclinava e colocava uma mão na próxima viga em diagonal. Certa vez, estava com as mãos ocupadas e tive que pular me apoiando com as pernas. Se errasse, provavelmente teria uma queda fatal." Ela admitiu que tinha medo daquilo, mas disse: "Penso que estava mais preocupada em não ser vista como 'um dos rapazes' do que de cair para a morte e, então, continuei fazendo o serviço durante 2 anos!".

Teme o pior

No extremo oposto do espectro estão os FC Água que fantasiam sobre ameaças em potencial. O pensamento daquilo que *pode* acontecer pode crescer na mente até se tornar quase uma realidade. Eles constantemente antecipam um desastre iminente. Podem contar que estão em alerta o tempo todo, sempre "antenados" e captando todos os "sinais" ao redor para garantir que não há perigo. Se essa tendência se torna muito forte, a pessoa pode começar a ter "ataques de pânico", especialmente se o desequilíbrio no elemento Água começar a afetar o Coração por meio do ciclo *ke*.

Para compensar uma crise iminente, alguns FC Água fazem planos para o caso de uma emergência. Eles se preparam aprendendo primeiros socorros, sabendo as saídas de emergência nos prédios ou ficando peritos em artes marciais. "Nunca se sabe o que pode acontecer."

Estudo de caso

Um FC Água contou ao terapeuta sobre sua paranoia constante, dizendo que se as pessoas se atrasassem 10 min, nunca pensava que elas pudessem estar presas no trânsito, mas sim que haviam sofrido um acidente grave. "Eu acabo achando graça disso, mas é um sentimento paranoico muito real e que sinto várias vezes ao dia. A paranoia é uma coisa muito séria para mim, embora seja difícil admitir o fato. Eu consigo analisar racionalmente e sei que estou sendo estúpido, mas não consigo evitar esses sentimentos."

Em virtude da capacidade que esses FC Água têm em pensar nas piores possibilidades, eles podem ter muita imaginação. Infelizmente, essa imaginação às vezes "leva a melhor" e eles facilmente pensam nas piores catástrofes e nas doenças mais terríveis, mais do que as outras pessoas. Conforme disse um FC Água: "Eu imagino coisas dramáticas, horríveis e desmedidas, ou que alguém vai dizer algo que vai me machucar muito; é como se eu dramatizasse isso em minha mente e transformasse tudo em algo muito maior do que realmente é".

Excesso de cautela

Alguns FC Água são muito cautelosos. Por exemplo, podem ser prevenidos do ponto de vista financeiro e fazerem um seguro "só para garantir". Outros dirigem devagar ou vão a pé para toda parte, por medo de acidentes (o oposto dos que correm riscos dirigindo em alta velocidade). Outros têm muito medo de sair de casa, fazer viagens longas ou começar novos projetos, com receio de as coisas não darem certo.

Estudo de caso

Alguns FC Água são tão cautelosos que evitam participar de eventos os quais outros FC considerariam como oportunidades excitantes. Uma paciente de FC Água contou que perdeu a chance de viajar para os EUA quando era adolescente. No início, pensou que seria divertido, mas à medida que a data da viagem foi se aproximando, seus pressentimentos aumentaram. Finalmente, decidiu não ir. "Eu fiquei com medo e não estava interessada em me pressionar para fazer algo novo", contou ela.

O excesso de cautela também garante que os FC Água sejam vigilantes e meticulosos no trabalho e na vida. Por exemplo, uma enfermeira que se considerava cautelosa contou que imaginava todas as dificuldades possíveis antes de fazer qualquer coisa. "Tudo precisa ser feito com os mínimos detalhes. Por exemplo, a técnica de esterilização. Penso no que pode acontecer se não fizer direito. Então, faço tudo de forma muito correta, quase obsessivamente." A enfermeira contou que fazia isso para si mesma. "Admito que fico com medo do que pode acontecer comigo, não com os pacientes, se as coisas derem errado."

Os FC Água com frequência verificam coisas que os outros nem notariam. Essa conduta pode torná-los extremamente peritos em certas áreas da vida. Por exemplo, alguns bons homens de negócios podem ser FC Água, os quais *parecem* correr riscos ao negociar. Na realidade, porém, eles podem ter passado um bom tempo avaliando o que poderia dar errado e medindo todas as consequências prejudiciais que poderiam acontecer antes de fechar o negócio.

Desconfiado – Confiante

Falta de confiança

Os FC Água podem reagir às pessoas ou às situações com certa desconfiança. Uma característica comum na sala de tratamento pode ser sua prudência. Não importa o quanto o acupunturista o tranquilize, seja amigável ou solidário, o paciente realmente nunca abre a guarda. Eles podem fazer perguntas a fim de se tranquilizar e garantir que o terapeuta é digno de confiança. As respostas que os FC Água recebem, entretanto, não são garantia de que vão se tranquilizar. Embora seja frequente que busquem por informações tranquilizadoras, estas geralmente só causam um impacto momentâneo no medo que sentem.

As pessoas em geral precisam provar que são dignas de confiança para um FC Água. Os FC Água não confiam automaticamente em uma pessoa apenas porque ela tem um título, um *status* profissional ou porque recebeu certas qualificações. As perguntas feitas pelo FC Água têm como objetivo descobrir a verdadeira capacidade ou a integridade de uma pessoa, ou o verdadeiro estado de uma situação.

Verificar

O interrogatório pode levar uma pessoa a descobrir importantes fatos e informações. Por exemplo, alguns FC Água podem telefonar para amigos "especialistas" sempre que precisam de um conselho. Geralmente, não aceitam o conselho de uma única pessoa e buscam uma segunda opinião em livros, na internet ou perguntando para mais de um "especialista". Depois de colher uma variedade de informações, eles reúnem os resultados da pesquisa que fizeram e só aí decidem qual atitude irão tomar.

Às vezes, essa procura de informações para ter certeza absoluta de alguma coisa acaba sendo mais amedrontadora do que tranquilizadora para os FC Água. Por exemplo, se um FC Água tem um problema de saúde, ele pode encontrar as piores razões possíveis para um sintoma. Um sintoma sem importância pode acabar tendo a aparência de grave ou, no mínimo, pode parecer muito pior do que é na realidade. O medo, portanto, pode impedir a pessoa de procurar ajuda, uma vez que ela se encontra com muito medo de "ouvir o pior".

Confiança

Outros FC Água podem ter uma atitude de extrema confiança. Uma paciente com FC Água, por exemplo, contou como tinha um forte sentimento de confiança e sempre partia do princípio que tudo ia dar certo. Raramente fazia planos para os feriados e viajava sozinha com poucas roupas na mochila, confiando que tudo correria bem. Refletindo sobre o assunto, ela admitiu que essa atitude era, na verdade, uma negação de que alguma coisa pudesse dar errado. "Não suporto pensar que alguma coisa possa dar errado porque o fato iria se fixar na minha mente e me dominar. Então, não penso nessa possibilidade de jeito nenhum."

Outros FC Água que são confiantes projetam propriedades mágicas em certas pessoas. Pensam que a pessoa sabe tudo, em vez de ter um ponto de vista equilibrado a respeito das imperfeições e das boas qualidades delas. Em vez de verificar a veracidade de um conselho dado por um "especialista" (ver o exemplo anterior), podem confiar de maneira implícita. Podem, então, dar à pessoa um imenso poder. Um professor de meditação, por exemplo, pode ser considerado um místico. O FC Água pode confiar tão implicitamente no médico que fica cego para discernir sobre os tratamentos. Um médium recebe total confiança para dar conselhos "verdadeiros" sobre o futuro.

O fato de imaginar que outra pessoa não erra permite que os FC Água se sintam seguros e não fiquem amedrontados enquanto estiverem sob a "proteção" do especialista. Esse *modus operandi* funciona bem, desde que não dê nada errado. Contudo, se algo dá errado e o especialista mostra que é "humano", o FC Água pode tomar uma atitude oposta e perder toda a confiança na pessoa, sem dar a ela outra chance.

A confiança é uma parte importante de qualquer relação terapeuta-paciente, e uma maneira de obter a confiança do paciente é dar-lhe um espaço seguro para falar. Muitos FC Água têm dificuldade em falar sobre seus sofrimentos para outras pessoas. Na verdade, é comum eles esconderem o sofrimento para que ninguém perceba como se sentem mal internamente. Em razão disso, quando encontram alguém em quem realmente confiam, pode ser um grande alívio. Mesmo assim, pode levar tempo para se abrirem e exporem suas questões mais pessoais.

> **Estudo de caso**
>
> Uma paciente com FC Água contou que seu filho estava sofrendo *bullying* na escola. "Eu costumava ser uma pessoa muito crédula e fui informada de que o diretor da escola era excepcionalmente bom. Eu confiei nessa informação. Meu filho não teve a ajuda necessária e o diretor da escola não fez nada para evitar o *bullying*." Depois disso, ela nunca mais confiou automaticamente na palavra de outra pessoa. "Aprendi, por experiência própria, que devo sempre fazer muitas perguntas e verificar as informações antes para ter certeza de que o que eu ouvi está certo."

> **Estudo de caso**
>
> Um FC Água contou como foi importante quando teve permissão para dizer "estou com medo" e falar sobre seus medos. "Não importa o quanto isso possa parecer insignificante ou tolo; se consigo dizer para meu acupunturista que estou com medo ou preocupado com alguma coisa, é um enorme alívio não ouvir coisas como 'Não seja tolo, isso não vai acontecer'. Assim, consigo começar a encarar o medo e vê-lo a distância."
>
> Outro FC Água, que era enfermeiro, se picou com uma agulha e ficou completamente fora de si. "Durante todo aquele mês tinha certeza de que havia adquirido hepatite. Não conseguia pensar em mais nada. Finalmente, fiquei em um estado tal que falei sobre o assunto com minha esposa. Assim que falei com ela, senti-me muito melhor. Percebi que minha paciente era uma profissional saudável e que poderia investigar com facilidade se ela tinha hepatite B. Meu medo desapareceu rapidamente."

Saber em quem confiar

Saber em quem confiar pode ser uma questão que preocupa muitos FC Água, mesmo que esse seja um pensamento que se passa inconsciente-

mente. Então, o que será que um FC Água busca quando está decidindo se alguém é digno de confiança? A firmeza parece ser uma das qualidades mais importantes. Conforme um FC Água disse: "É um sentimento intuitivo saber se uma pessoa é legal ou não. Se a pessoa com a qual estou conversando não fica abalada ou chocada com algo que eu digo, sei que posso dizer a ela qualquer coisa".

Para muitos FC Água, a questão não é tanto confiar nas outras pessoas, mas sim a confiança em si mesmos. Para a maioria dos FC Água, seu próprio julgamento é a principal questão. Conforme um FC Água disse: "Se sinto que alguém está tentando me tranquilizar, penso: "Se você pensa que já considerou todas as possibilidades, está errado, porque eu já fiz isso e sei que estou certo!'".

Intimidador – Transmite tranquilidade

Transmitir tranquilidade

Como dito antes no capítulo, a garantia de que está tudo bem é um antídoto comum do medo. A maioria das pessoas não FC Água aceita as informações tranquilizadoras, desde que confiem na fonte das informações. Por exemplo, se ficamos doentes, não confiamos no mecânico do carro se ele disser que não precisamos nos preocupar. Precisamos consultar um médico de confiança. Muitos FC Água não são tranquilizados facilmente. O medo que sentem é tão profundo que muitos dizem que ninguém consegue tranquilizá-los.

> **Estudo de caso**
>
> Um acupunturista se sentia frustrado porque sempre que tentava tranquilizar sua paciente, ela dizia: "É, mas..." e dava outra razão para ter medo. Eles conversaram sobre sua incapacidade de aceitar uma informação que lhe garantisse que estava tudo bem. A paciente lhe disse que, pensando bem, era impossível alguém tranquilizá-la e que não se lembrava quando foi a última vez que alguém havia conseguido fazer isso. A paciente contou que era importante que alguém ouvisse e compreendesse seus medos. "Mas penso que a única pessoa que consegue me tranquilizar sou eu mesma."

Pelo fato de valorizarem palavras que transmitam uma garantia de que está tudo bem, muitos FC Água são particularmente bons em tranquilizar os outros. Geralmente, são as "rochas" que os outros procuram quando têm medo. Na verdade, quando os FC Água acumulam uma grande quantidade de informações tranquilizadoras (ver anteriormente), conseguem transmitir isso àqueles que precisam. Todas as informações adquiridas por meio de livros, palestras, internet e especialistas são usadas não apenas para si, mas para todos que precisam de ajuda. Bem no fundo, a despeito dessa qualidade de saber tranquilizar os outros, muitos FC Água ainda têm consciência de que sentem medo, mesmo quando estão se sentindo tranquilos. Um FC Água descreveu a si mesmo como uma pessoa que conseguia, mais do que ninguém, tranquilizar as pessoas, porque sabia o medo que sentiam, mas, no fundo, era um "medroso". "Às vezes, sinto que há um sinal em meu olhar quando estou tranquilizando alguém, e quem me conhece pode perceber uma dúvida em mim nesse momento."

Ameaças e intimidações

Nem todos os FC Água gostam de tranquilizar as pessoas. Alguns preferem fazer ameaças. Alguns FC Água sentem tanto medo que usam um comportamento de intimidação para se defender, mesmo que a ameaça ainda não tenha surgido. O lema desses FC poderia ser: "A melhor maneira de defesa é o ataque". Eles podem criar um clima de medo ao seu redor e isso pode ser um importante indicador diagnóstico. O terapeuta pode se sentir intranquilo e tenso em decorrência da maneira sutilmente intimidadora do paciente.

Quando as pessoas estão com medo, podem começar a imaginar todos os tipos de catástrofes que virão no futuro. Anteriormente neste capítulo, foi descrito como os FC Água podem exagerar esses fatos. Alguns FC Água tentam motivar os outros usando o medo para ilustrar as terríveis consequências que resultam de qualquer comportamento "não desejado". Por exemplo, uma mãe pode prevenir o filho da possibilidade de ser assassinado ou de sofrer um acidente grave se ele não vier direto para casa depois de sair.

Um professor pode enfatizar veementemente as consequências de um aluno não dar duro na escola, em termos de fracasso e miséria. Um vigário pode ameaçar com o inferno e a condenação os que cometem más ações. Se esses cenários forem apresentados em detalhes gráficos e com intensidade suficiente, o FC Água espera que eles instilem medo e pavor nas pessoas. Embora seja uma maneira negativa de motivar, a esperança é de que isso mantenha os outros protegidos de qualquer mal.

Alguns FC Água usam a ameaça da violência física para se sentir seguros. Eles aprendem lutas, como artes marciais, boxe ou outra luta corporal. Por exemplo, um FC Água que procurou tratamento de acupuntura para uma lesão no joelho explicou que sentia tanto medo do pai quando era jovem que aprendeu artes marciais para se defender, caso fosse necessário. Havia se tornado um professor de caratê bastante habilidoso, com muitos alunos.

Outros FC Água podem intimidar os outros demonstrando raiva. Embora o elemento associado à raiva seja o elemento Madeira, uma pessoa que expressa raiva pode, na verdade, estar sentindo medo. A raiva que demonstram pode ser um show de bravata, a qual está sendo usada como autodefesa.

Estudo de caso

Um FC Água contou que ficava com muita raiva quando se sentia intimidado. Ele contou que sabia que estava vendo medo onde não existia – em especial intimidação física. Isso o havia tornado extremamente defensivo e despertou sua própria raiva e o desejo de intimidar. "Sinto como se estivesse apanhando no escuro – é pânico mental –, digo coisas que não são lógicas e demonstro uma raiva extrema às outras pessoas."

Outra maneira mais sutil de ameaçar os outros é usar o choque. Por exemplo, um paciente contou que, no passado, havia sido *punk* e que pensava: "É assim que eu sou. Vocês podem me aceitar ou rejeitar. Se não aceitarem, pior para vocês". Era comum as pessoas o considerarem intimidador quando o viam na rua e, no fundo, ele gostava quando atravessavam a rua porque ficavam com medo dele. Recentemente, disse: "Ainda tenho uma necessidade de chocar os outros e isso ocorre quando me sinto ameaçado.

Quando estou discutindo com alguém e sei que estou certo, a pessoa fica sem base para se apoiar. Digo alguma coisa que choca e é fantástico!".

Dinâmico – Apático

O *zhi* é o espírito dos Rins. *Zhi* já foi traduzido como dinamismo, impulso, iniciativa, vontade, força de vontade, ambição ou "tendência de ir em direção a algo". Já foi chamado de "aquilo que impulsiona o organismo a concretizar seu potencial" (Larre *et al.*, 1986, p. 176). As pessoas com o *qi* do Rim saudável naturalmente têm esse dinamismo ou vontade e a capacidade de seguir em frente por meio das mudanças e obstáculos de suas vidas. Elas têm pouca necessidade de se forçar. Os Rins as ajudam a fazer seu trabalho e as levam adiante por todos os ciclos necessários e mudanças que afetam o corpo, a mente e o espírito da pessoa.

Os FC Água, por outro lado, não têm essa vontade ou dinamismo natural e livre e podem ser extremamente dinâmicos ou ter muito pouca iniciativa ou vontade.

Vontade forte

Muitos FC Água se descrevem como tendo uma vontade mais forte do que os outros e podem se orgulhar pelo poderoso dinamismo ou forte determinação. Uma vez decidido um curso de ação, eles o seguem com determinação, não importa quantas dificuldades e obstáculos tenham pela frente, e com frequência prosseguem com as atividades muito além do que as outras pessoas suportariam. Podem passar por cima de suas respostas emocionais para provar, em geral para si mesmos, que podem trabalhar muito e durante muito tempo. Fazendo isso, estão abrindo caminho à força na vida, em vez de confiarem que a vida os leve naturalmente. Por exemplo, um FC Água contou que quando começou a correr, correu 15 km na primeira vez e 25 km na segunda. Outra paciente contou que, às vezes, trabalhava 12 a 14 h sem parar "só porque ela conseguia".

Embora as pessoas do exemplo anterior possam não sentir que o que estão fazendo é uma atividade extrema, com o tempo, é provável que

paguem um preço por esse estilo de vida e que suas reservas se esgotem. Às vezes, o esgotamento resultante faz o *zhi* compensar ainda mais, tornando-os ainda mais dinâmicos. Começa, assim, um círculo vicioso. Quanto mais esgotados se sentem, mais dinâmicos ficam. Podem, finalmente, terminar no outro extremo, ficando esgotados por completo.

Estudo de caso

Um FC Água contou como costumava passar por cima de suas respostas emocionais para continuar a trabalhar. "Eu trabalhava muito e odiava parar. Era dinâmico o tempo todo, mas agora sou o preguiçoso. Fiquei sem nenhuma energia e não consigo ter motivação para fazer as coisas."

Falta de dinamismo, apático

Alguns FC Água têm a experiência de nunca terem sido dinâmicos ou tido força de vontade. Sentem-se cansados apenas em pensar em fazer alguma coisa e têm dificuldade de realizar até mesmo as tarefas diárias. Às vezes, isso ocorre porque ficam com muito medo de agir. Por exemplo, uma paciente de FC Água contou que se sentia impotente e inadequada quando se deparava com um novo desafio no trabalho. "Sinto-me aterrorizada e com a certeza de que não serei capaz de fazer aquilo. Parece que fico completamente sem energia e esgotada para me mover. Assim que começo a fazer, tenho uma vontade de ferro e passo por qualquer obstáculo até concluir minha tarefa."

Outros FC Água sentem-se cansados demais para se mover ou para reunir a motivação para fazer as coisas. Por exemplo, uma pessoa pode se sentar e assistir à televisão mesmo que o programa não seja interessante. Parece que é muito difícil se levantar e fazer qualquer outra coisa. Às vezes, podem ter uma boa ideia, mas o corpo não acompanha essa ideia. É como se o corpo dissesse: "Ah, não! Estou muito cansado", e assim não agem. Às vezes, a pessoa janta em frente à televisão e, depois, pega no sono ainda assistindo à televisão. Logicamente que pessoas de todos os FC podem apresentar esse padrão de comportamento por determinados períodos. Entretanto, combinado a outros sinais que sugerem que a pessoa é um FC Água, esse comportamento pode ser uma indicação. Em determinados momentos, a pessoa oscila entre os dois estados; às vezes, sentindo-se incapaz de descansar e outras, sentindo-se totalmente esgotada.

Estudo de caso

Uma paciente procurou o consultório com queixa de cansaço extremo. A paciente e o acupunturista foram ao consultório juntos e conversaram durante o caminho. O terapeuta descobriu que a senhora, a qual estava impecavelmente vestida, levou 40 min para maquiar os olhos, tinha uma casa impecável de quatro quartos, cuida de três filhos e de um marido tetraplégico e tinha dois amantes. Também trabalhava meio período durante 4 dias da semana.

Agitação – Paralisia

O medo é com frequência a emoção mais escondida e, por isso, pode ser difícil ter certeza de ser a emoção predominante de base do paciente. Os terapeutas, entretanto, podem perceber que o elemento Água do paciente está desequilibrado, percebendo seu comportamento dentro de um espectro entre agitação e paralisia.

Agitação

A agitação contínua resulta em explosões súbitas de energia. Com o tempo, essas explosões esgotam as glândulas suprarrenais, levando à exaustão. Quando as pessoas se sentem agitadas, podem, às vezes, ficar tão inquietas que não conseguem ficar paradas. Isso também afeta a capacidade de concentração. Pensamentos terríveis e fantasias catastróficas assomam à mente em um ritmo tão intenso que é impossível pensar em qualquer outra coisa razoável ou tranquilizadora para se acalmar. Outros sinais e sintomas podem ser tremores, estremecimentos, transpiração, respiração curta e/ou acelerada. As pessoas também podem se queixar de palpitações, boca seca e incapacidade de dormir.

Em uma situação de medo extremo, as pessoas podem não conseguir ficar sem falar de seus sintomas. Elas literalmente balbuciam com os nervos. Podem falar para todos sobre seus medos, mas nunca conseguem se tranquilizar. À primeira vista, o acupunturista facilmente pensaria que esses pacientes estão buscando

solidariedade, porque tudo que querem fazer é falar sobre seus problemas. Entretanto, fica claro que a solidariedade não surte muito efeito e o paciente, na verdade, busca equilíbrio e uma garantia de tranquilidade do terapeuta.

Estudo de caso

Uma paciente de FC Água começou a ter acessos de pânico depois que a mãe morreu. Não conseguia descansar e falava incessantemente sobre seus sentimentos para qualquer um que ouvisse. O pai havia morrido de repente quando ela tinha 10 anos de idade e, naquela época, havia ficado desnorteada e chocada pelo seu desaparecimento súbito. Embora tivesse trabalhado seu pesar, ela nunca havia superado o medo de que outras pessoas próximas a ela pudessem morrer. A morte da mãe desencadeou esse medo e, em seguida, ela também ficou com medo de o marido e os filhos morrerem. Foram necessários muitos meses de tratamento intenso para que a paciente superasse sua perda e lidasse com as causas de base do seu sofrimento.

A agitação pode ser contagiante. Quando uma pessoa não consegue se acalmar, contagia os outros, que também começam a sentir medo. Os acupunturistas também precisam estar alertas para a maneira como a ansiedade pode se espalhar. Às vezes, só percebem que seus pacientes estão com medo porque reconhecem o grau de ansiedade que eles estão lhes fazendo sentir. De um modo geral, é importante que o acupunturista esteja calmo e firme externamente. Se ele mostrar-se ansioso ao realizar o tratamento, o paciente logo perceberá isso e também ficará com medo. Isso reduz de modo dramático a eficácia do tratamento.

Paralisia

No outro extremo do espectro, as pessoas podem se tornar "paralisadas" ou "congeladas" quando estão com medo. Internamente, podem ser uma massa trêmula de medo. Podem apresentar boca seca, suor frio e o coração pode bater forte. Externamente, entretanto, podem fingir que tudo está bem e parecerem tranquilas, calmas e centradas. O terapeuta precisa procurar uma quietude não natural do corpo, conforme o paciente tenta reduzir a intensidade das sensações provocadas pelos movimentos descendentes do *qi* que acompanham o medo.

Pelo fato de alguns FC Água parecerem calmos ou tranquilos externamente, o acupunturista pode ter dificuldade de perceber o medo que sentem. Os FC Água aprendem a ser extremamente competentes e capazes em tudo que fazem para compensar a sensação interna de paralisia. Por essa razão, pode ser difícil diagnosticar alguns FC Água.

> Sempre considerei bastante interessante seguir os movimentos involuntários do medo das pessoas inteligentes. Os tolos mostram sua covardia em toda sua nudez, mas os outros conseguem cobri-la com um véu tão delicado, tão sutilmente trançado com pequenas mentiras razoáveis, que há certo prazer em contemplar esse engenhoso trabalho da inteligência humana.
>
> (De Tocqueville, em Auden e Kronenberger, 1962)

Hesitação

O estado de paralisia também pode se manifestar na maneira como a pessoa fala. Esse é um modo menos extremo do que ocorre quando um orador "fica com a boca seca". Sob o efeito do medo, a mente da pessoa emperra e elas têm dificuldade de manter a fluência.

Algumas pessoas podem ficar hesitantes ou vacilantes quando falam, ou levar algum tempo para emitir sua opinião. Se admitissem o que acontece internamente, poderiam dizer que precisam parar e calcular o que querem falar porque estão com medo de dar uma resposta falsa ou inapropriada. Depois de refletir, transmitem sua opinião ponderada. Geralmente é uma opinião mais séria e perspicaz do que a opinião dada por outros que não refletem muito na resposta.

> **Estudo de caso**
> Um FC Água descreveu seu medo como sendo onipresente ou inexistente. Disse que, às vezes, ficava "congelado" e incapaz de falar de maneira normal. De fato, mudava o tom da voz para fraco e baixo, e também o som da voz vinha de um nível mais alto do peito. Também se sentia mais tenso e seus movimentos pareciam "paralisados". Ou então, ficavam espasmódicos, em cujo caso se sentia como "um brinquedo mecânico de má qualidade".

As pessoas que "ficam congeladas" diante do medo podem restringir o que fazem para compensar. Às vezes, as pessoas acham difícil

sair de casa e são rotuladas de "agorafóbicas". Outras podem simplesmente se considerar muito nervosas quando saem e ficam antenadas esperando um "ataque" mesmo que saibam, pela lógica, que estão seguras. Uma paciente de FC Água, andando em seu bairro, disse: "É como se estivesse esperando algo acontecer. Fico em alerta o tempo todo. Na verdade, só consigo relaxar quando estou tensa!".

Sem ação ou reação

Os FC Água podem ficar congelados quando eventos não esperados lhes surgem no caminho. Eles, então, podem achar difícil saber como responder em uma situação dessas, querendo mudar as coisas, mas sem saber como fazê-lo. Podem se odiar "se fizerem ou se não fizerem". Como consequência, podem não fazer nada. Esse foi o caso de uma assistente social encarregada de cuidar de uma criança sob risco de agressão. Ao tentar visitar a criança, foi amedrontada e ameaçada pelos pais indignados. Ela havia sido avisada de que a criança estava sob risco. A assistente ficou paralisada e decidiu adiar a situação. Ela foi corretamente acusada de não agir com competência e percebeu que suas boas intenções não foram suficientes. Ela, mais tarde, demitiu-se do emprego.

> **Estudo de caso**
> Uma FC Água descreveu o quanto odiava quebrar pequenas regras. Certa vez, ao sair com o namorado, notou que estavam em uma área com uma placa indicando "privado". "Eu 'congelei' na frente da placa, achei que os donos atirariam em mim." Ela disse que não conseguia avaliar o risco real do que estava fazendo. "Para mim, é muito difícil quebrar pequenas regras."

A incapacidade de fazer mudanças facilmente pode ter um lado positivo. Quando esse tipo de FC Água age, ele pode já ter feito uma avaliação muito meticulosa do "risco". Isso significa que qualquer aventura com a qual se envolva é bem planejada. Pode levar um longo tempo para colocar o plano em ação, mas tudo será tão cuidadosamente avaliado que o sucesso é quase certo no final.

Resumo

- O diagnóstico de um FC Água é feito basicamente pela observação da cor azul na face, voz em gemido, odor pútrido e desequilíbrio da emoção do medo
- Os FC Água tendem a ter questões e dificuldades relacionadas a:
  - Necessidade de estar seguro
  - Confiança
  - Dinamismo
  - Garantia de que está tudo bem
  - Excitação no perigo

- Por conta dessas questões, o comportamento dos FC Água e as respostas às situações se enquadram em um espectro e podem variar entre esses extremos:
  - Corre riscos _____ Teme o pior/excessivamente cauteloso
  - Desconfiado _____ Confia
  - Intimidador _____ Transmite tranquilidade
  - Dinâmico _____ Apático
  - Agitado _____ Paralisado.

Algumas Confusões Comuns entre os Diferentes Fatores Constitucionais

Introdução

A razão mais comum pela qual um paciente não responde imediatamente ao tratamento é o fato de o terapeuta ainda não ter descoberto seu Fator Constitucional (FC). A seguir, apresentamos a razão mais comum de confusão entre os FC.

Madeira e Fogo

Alguns FC Madeira encobrem a raiva com sociabilidade e riso. Se esse for o caso, eles tendem a permanecer "animados" e rindo por um período maior. O riso tende a ser mais alto e rouco do que o do FC Fogo. Alguns FC Madeira também adoram zombar dos outros, já que seu humor tende a ter um lado agressivo.

Quando os FC Madeira ficam deprimidos, também podem ficar muito abatidos. Esse estado pode ser confundido com falta de alegria. A depressão de um FC Madeira é provocada pela raiva internalizada que não se expressou. Nesse caso, os FC Madeira costumam melhorar um pouco quando a fonte de frustração é removida, ao passo que um FC Fogo consegue se animar pelo calor humano ou um elogio recebido de outra pessoa.

Madeira e Terra

Quando os FC Terra querem solidariedade e sentem que não recebem isso de ninguém, podem ficar com raiva, o que pode dar a impressão de que são FC Madeira. Entretanto, quando os FC Terra recebem o apoio e a consideração que querem, mudam e melhoram (Shifrin, Capítulo 15, p. 169, em MacPherson e Kaptchuk, 1997).

Quando os FC Terra tendem a rejeitar a solidariedade, podem parecer duros e com raiva, podendo também ser confundidos com FC Madeira. Isso ocorre porque acham difícil lidar com a solidariedade e se endurecem para afastá-la.

O *qi* de muitos FC Madeira naturalmente faz um movimento para fora. Como resultado, essas pessoas podem ser muito solidárias e benevolentes por natureza. Podem ser facilmente confundidas com os solidários FC Terra. O objetivo da solidariedade deles, em geral, é uma causa que estão apoiando, e sua motivação é a busca por justiça. É importante avaliar a cor, o som da voz, a emoção e o odor para ter certeza de que o comportamento deles é patológico ou não.

Madeira e Metal

Os FC Madeira e os FC Metal podem, ambos, ter uma aparência externa ligeiramente impenetrável e fingir que não se importam com o que os outros pensam a seu respeito. Os dois FC também podem ter um forte sentido dos próprios limites. Os FC Metal têm limites fortemente estabelecidos porque se sentem frágeis e querem se proteger do "ataque". Podem apresentar uma raiva cortante, especialmente quando sentem que seus limites foram invadidos ou que não foram tratados com respeito. Nesse caso, podem ser confundidos com um

FC Madeira raivoso. Muitos FC Madeira reprimem a raiva, expressando-a de maneira indireta com observações mordazes. Nesse caso, lembram um FC Metal crítico.

Os dois Fatores Constitucionais, Madeira e Metal, também podem ter vozes suaves – no caso do FC Madeira, seria a ausência de grito, e do FC Metal, uma debilidade na voz decorrente da fraqueza de seus pulmões e garganta.

Madeira e Água

O medo dos FC Água pode torná-los intimidadores. Em vez de ficarem intimidados, podem reagir a essas "ameaças" intimidando os outros e "retaliando primeiro". Nessa situação, é comum serem confundidos com um FC Madeira. Nesse caso, se a Madeira, o elemento "filho", for tratada, a eficácia pode durar pouco. Isso pode indicar que o terapeuta deve testar a mãe, a Água, como FC.

Um FC Madeira que não sente raiva também pode ser confundido com um FC Água. A pessoa tende a ser tímida, e essa característica é comumente confundida com o medo de um FC Água. A cor, o som, a emoção e o odor são obviamente cruciais, mas, em termos de comportamento, é a falta de asserção que é confundida com o medo e que sugere Água.

Fogo e Terra

Os FC Terra e Fogo são, com frequência, "pessoas do povo". Os dois podem ser otimistas e doarem grande parte de sua energia para os outros. Ambos geralmente estão famintos por mais contato com as pessoas. É importante observar exatamente o que estão tentando obter dos outros, já que a necessidade do FC Fogo é dar ou receber amor, e a cordialidade pode ser confundida com a necessidade do FC Terra em dar ou receber apoio emocional. Esse é um erro cometido com frequência (em especial nos casos de pacientes que, do ponto de vista da Medicina Tradicional Chinesa (MTC), sofrem de *xu* do *qi* do Baço e de *xu* do Sangue do Coração; o segredo é discernir qual síndrome é a primária).

A preocupação também pode ser confundida com ansiedade. A preocupação originada do Estômago e do Baço pode ficar centralizada ao redor do abdome, ao passo que a ansiedade originada do Coração é normalmente sentida no peito.

Fogo e Metal

Confundir FC Fogo com FC Metal é um erro comum cometido por muitos acupunturistas. A cor facial branca pode ser confundida com a "falta de vermelho" e, ao mesmo tempo, a infelicidade do FC Fogo é normalmente confundida com o pesar do FC Metal.

A tristeza (*bei*) afeta os elementos Fogo e Metal e o pesar (*you*) também é sentido no peito. É importante avaliar a emoção com cuidado. O FC Fogo é mais propenso a ficar alegre e depois cair na tristeza. O FC Metal é menos propenso a ter altos e baixos, mas terá dificuldade de aceitar o respeito. De modo geral, os FC Metal são menos voláteis e mais frágeis. Também são menos inclinados a fazer um contato íntimo com o acupunturista.

Fogo e Água

Os FC Água podem facilmente ser confundidos com FC Fogo porque uma maneira comum de encobrirem o medo é sorrindo. O riso é a emoção mais sociável de uma pessoa e, por isso, é com frequência usado para esconder o medo e dar a impressão de tranquilidade e conforto. São qualidades que muitos FC Água adoram projetar. O terapeuta pode perceber que o paciente nunca chega a um estado de falta de alegria. Eles podem, então, se indagar qual outra emoção está por trás da alegria e perceber que a alegria encobre o medo. Em geral, o riso de um FC Água é mais um riso nervoso, abafado ou rouco falso. Provavelmente não consegue motivar a alegria nos outros.

Os FC Fogo também podem ser confundidos com FC Água se estiverem extremamente ansiosos. O choque ou o medo afetam o Coração e os Rins. Para muitas pessoas que já tiveram vidas muito traumáticas, esses dois Órgãos podem estar extremamente desequilibrados. Se o *shen* estiver perturbado, a pessoa pode sentir pânico ou ter dificuldade de dormir. Se o Fogo e a Água estiverem em desarmonia, o diagnóstico pode ficar ainda mais confuso e ser difícil dizer qual dos dois elementos apresenta o desequilíbrio primário. A cor, o som, a emoção e o odor, como sempre, são essenciais para encontrar esse desequilíbrio.

Terra e Metal

Os FC Terra podem se distanciar dos outros a fim de evitar a solidariedade. Nesse caso, podem parecer distantes e duros e ser confundidos com um FC Metal que se distancia das pessoas por outras razões. Os FC Terra também podem estar desesperadamente infelizes, e esse estado pode ser confundido com a tristeza evidente em muitos FC Metal.

A Terra é mãe do Metal, e quando o elemento Terra é a causa de base do problema de uma pessoa, inicialmente, os sinais e sintomas podem dar a impressão de virem do elemento Metal. Se este elemento for tratado, pode ter algum efeito, mas os resultados não serão duradouros até que a causa de base, que é o elemento Terra, seja tratada.

Terra e Água

Os FC Terra podem ficar muito agitados e medrosos, caso sintam que sua segurança está ameaçada. Isso é especialmente verdade para os FC Terra que não têm um sentimento forte de segurança interna. Pessoas nesse estado podem parecer FC Água. Os FC Terra precisam de apoio, entretanto, e a solidariedade e o apoio tendem a acalmar sua agitação.

Em comparação, os FC Água, que não se tranquilizam, podem continuar a buscar cada vez mais uma garantia de que tudo está bem para serem tranquilizados. A necessidade dessa garantia pode ser confundida com a necessidade de solidariedade. Nesse caso, é o contrário. Nenhum grau de empatia e apoio irá lhes acalmar. Preocupação, ansiedade e medo são palavras utilizadas por muitas pessoas no intuito de designar o mesmo sentimento, de modo que essas emoções podem ser confundidas com facilidade.

Metal e Água

Geralmente, os FC Metal e Água têm emoções mais internas e mais *yin*. Eles demonstram menos as emoções do que os FC Madeira, Terra e Fogo, cujas emoções são mais *yang*. Os FC Metal e Água podem, portanto, ser mais difíceis de entender. Em geral, são mais secretos e enigmáticos. Por isso, podem ser confundidos uns com os outros.

Seção 3

Diagnóstico

Diagnóstico – Propósito e Processo

24

Introdução aos capítulos sobre diagnóstico

"Ver", "ouvir", "perguntar" e "sentir/cheirar" são os quatro métodos tradicionais de diagnóstico usados na medicina chinesa. Para utilizar esses instrumentos diagnósticos, os terapeutas empregam seus sentidos e fazem perguntas. Alguns estilos de diagnóstico dão mais atenção a um ou a outro desses métodos. Por exemplo, os fitoterapeutas chineses contemporâneos dão ênfase às perguntas sobre a queixa e a condição geral do paciente. Embora também utilizem a audição, a visão e o sentimento, esses meios em geral são considerados de menor importância do que o interrogatório. Por outro lado, os profissionais da Acupuntura Constitucional dos Cinco Elementos fazem menos perguntas e contam mais com a visão, a audição, o olfato e o sentimento. Por essa razão, os cinco capítulos sobre diagnóstico dão uma atenção especial aos meios que os terapeutas podem usar e desenvolver seus sentidos a fim de serem capazes de fazer um diagnóstico preciso, com base nos Cinco Elementos.

Nesse primeiro capítulo sobre diagnóstico, são descritos dois aspectos principais. O primeiro é como registrar o caso clínico e fazer um diagnóstico; e o segundo é a importância de desenvolver uma relação terapeuta-paciente e como fazer isso.

O Capítulo 25 abrange os métodos essenciais usados para diagnosticar o Fator Constitucional (FC). Esses métodos constituem a observação da cor, do odor, do som e da emoção.

O Capítulo 26 é sobre a linguagem do corpo e a observação da postura, dos gestos e da expressão facial do paciente. Ilustra o grau de avaliação que se obtém pela simples observação.

O Capítulo 27 abrange duas importantes áreas. Uma é a leitura das "chaves de ouro", aspectos incomuns do comportamento de um paciente ou valores que podem confirmar o diagnóstico de um FC. A outra é a determinação do nível apropriado de tratamento que o paciente necessita. Pode ser o corpo, a mente e/ou o espírito.

Finalmente, o quinto capítulo sobre diagnóstico, o Capítulo 28, abrange em grande parte o assunto sob o título de "sentir" e o exame físico do paciente. As áreas específicas incluídas são o diagnóstico pelo pulso, o teste de Akabane, sentir os três *jiao* e a palpação do abdome. Esses métodos de diagnóstico podem indicar que um elemento está significativamente desequilibrado e também confirmar o diagnóstico do FC. Entretanto, são menos importantes para realmente determinar o FC.

Propósito de um diagnóstico

Os principais objetivos de fazer um diagnóstico fundamentado na Acupuntura Constitucional dos Cinco Elementos são:

- Diagnosticar o FC do paciente
- Determinar se um ou mais elementos precisam de tratamento

- Estabelecer se o paciente tem algum bloqueio ao tratamento
- Verificar o nível de tratamento necessário – corpo, mente ou espírito.

Diagnóstico do FC do paciente

O principal objetivo do diagnóstico é encontrar o FC do paciente. Uma vez confirmado o FC do paciente, ele será a base de grande parte do tratamento porque os pontos associados aos Órgãos do FC têm maior probabilidade de causar um efeito mais significativo sobre a saúde geral do paciente. Dito isso, há situações em que não é esse o caso. Por exemplo, problemas agudos, como infecções, normalmente respondem melhor com pontos que eliminam os sintomas de maneira direta. Outro caso inclui os pacientes com lesões traumáticas agudas, em que as melhores mudanças surgem a partir de pontos que movem o *qi* na área do trauma e não de um tratamento voltado para o FC.

Diagnóstico dos outros elementos

Determinar o FC do paciente envolve uma avaliação de todos os elementos. Enquanto firma o diagnóstico, o terapeuta forma uma opinião sobre o equilíbrio de cada elemento. A base para diagnosticar um desequilíbrio em qualquer elemento é a mesma que determina o FC. A principal diferença é a intensidade e o número dos indicadores diagnósticos. Saber se algum outro elemento que não seja o FC está fraco é essencial para o tratamento.

Uma pessoa pode ser FC Água, por exemplo, mas como consequência de uma relação amorosa infeliz, o elemento Fogo pode ter sofrido por um considerável período. Ou, então, o elemento Metal da pessoa pode estar disperso por uma perda recente.

Em muitos casos, o tratamento no FC melhora muito o equilíbrio de todos os outros elementos. Às vezes, entretanto, um elemento não responde e o tratamento também precisa ser direcionado para aquele elemento. Nessas situações, o terapeuta pode decidir tratar o elemento afetado e também influenciá-lo indiretamente

tratando o FC. Isso restabelece a harmonia dentro dos Cinco Elementos, o que, por sua vez, ajuda a pessoa a superar o sofrimento profundo ou suportar a perda com maior força interior.

Diagnóstico de possíveis bloqueios

Em seguida, o terapeuta precisa estabelecer se o paciente tem qualquer bloqueio ao tratamento. Se houver bloqueios, eles devem ser eliminados em primeiro lugar. Esses bloqueios são:

- Energia Agressiva
- Possessão
- Desequilíbrio Marido-Esposa
- Bloqueios de Saída-Entrada.

Os bloqueios e seus diagnósticos serão apresentados nos Capítulos 29 a 33.

Diagnóstico do nível do tratamento

Durante o curso do diagnóstico, o terapeuta avalia se o tratamento deve ser direcionado mais para o corpo, para a mente ou para o espírito do paciente. A determinação do nível que mais precisa de tratamento é importante porque influencia a seleção dos pontos. O Capítulo 27 traz mais informações a respeito dessa área de diagnóstico.

Processo da realização de um diagnóstico

Registro da queixa principal, dos sistemas e de outras informações

O Acupunturista Constitucional dos Cinco Elementos sempre faz uma minuciosa tomada do caso. Esse processo envolve o interrogatório sobre muitas áreas, incluindo:

- A queixa principal do paciente
- A saúde dos "sistemas", ou seja, os sistemas digestivo, cardiovascular, urinário e reprodutor

- A saúde geral dos pais e parentes do paciente
- A história patológica pregressa, a história educacional, do trabalho e pessoal do paciente
- O estilo de vida atual do paciente, seus relacionamentos, trabalho, interesses etc.

O Acupunturista Constitucional dos Cinco Elementos não usa essas informações para fazer o diagnóstico do FC, mas elas são importantes de três maneiras:

- Em primeiro lugar, muitas oportunidades para testar a emoção surgem enquanto essas informações são colhidas. O teste da emoção será apresentado no próximo capítulo. O terapeuta também pode perceber a cor do paciente, seu tom de voz e o odor durante esse tempo. A relação terapeuta-paciente também é estabelecida
- Em segundo lugar, ajuda a estabelecer um marco de referência da saúde atual do paciente. Os pacientes normalmente se preocupam com a sua queixa *principal* quando chegam pela primeira vez ao consultório. Como consequência, eles podem não mencionar outros sistemas que não estejam funcionando bem. Por exemplo, alguns pacientes podem ter evacuações muito frequentes ou ter padrões de sono bem abaixo do normal. Os pacientes também podem contar ao terapeuta a respeito de outras áreas de suas vidas nas quais estão tendo dificuldades, como situações no trabalho, com amigos ou relacionamentos íntimos. Quando os terapeutas conhecem todas essas áreas, eles podem monitorar o progresso do paciente. Muitos aspectos da saúde do paciente melhoram quando a raiz é tratada. O monitoramento dessas informações com frequência revela se o paciente está melhorando, mesmo quando a queixa principal ainda não respondeu ao tratamento. Além de ajudar a monitorar o tratamento, os pacientes também se beneficiam adquirindo uma noção mais abrangente daquilo que se entende por saúde
- Em terceiro lugar, essas informações podem, independentemente do que tenha sido dito antes, ajudar a confirmar o diagnóstico. Por exemplo, a história da queixa pode revelar que ela começou logo depois

de a pessoa ter saído de casa, no final de um relacionamento ou depois de uma experiência assustadora. A resposta emocional a essas situações pode revelar qual elemento se tornou desequilibrado. Essas informações não chegam a ser a base de um diagnóstico, mas podem confirmar e manter o diagnóstico. A saúde e o bem-estar das pessoas dependem da capacidade que elas têm em receber nutrição de todos os elementos regularmente. As mudanças externas relacionadas com a capacidade de receber essa nutrição podem se refletir na saúde. O paciente que desenvolveu esclerose múltipla após o filho ter ido embora ou o paciente que adoeceu depois que sua única fonte constante de amor e afeição partiu pode estar nos dizendo algo importante. As expressões não verbais do paciente podem ser tão significativas quanto suas palavras.

O que um diagnóstico não envolve

O Acupunturista Constitucional dos Cinco Elementos faz o diagnóstico tendo como base a *pessoa* que tem a doença, e não a natureza da doença propriamente dita. Portanto, a queixa principal ou os sintomas apresentados pelo paciente são importantes, mas não são usados para fazer o diagnóstico. O fato de o paciente ser constipado, paralisado ou ter enxaquecas *não* é a base para o diagnóstico do FC. O diagnóstico ocidental do paciente, por exemplo, artrite reumatoide, depressão maníaca ou diabetes, também nunca é a base de um diagnóstico. Os sintomas com frequência revelam que um Órgão encontra-se disfuncional, mas não indica se aquele Órgão é a causa primária ou secundária do problema.

Estágios da realização de um diagnóstico

Contexto do tratamento

Do princípio ao fim deste livro, quando nos referimos ao fato de os terapeutas fazerem um diagnóstico, admitimos que eles estejam trabalhando dentro de um contexto profissional. Isso significa que o terapeuta diagnostica e, em seguida, trata o paciente e que isso é realizado no consultório do acupunturista.

É comum haver situações em que os acupunturistas precisam realizar um diagnóstico em outros contextos. Por exemplo, um amigo pode ligar para fazer uma consulta pelo telefone ou alguém em uma festa pode falar sobre um problema que esteja enfrentando. É útil para os terapeutas a aplicação de suas habilidades diagnósticas em muitas situações diferentes, caso queiram desenvolvê-las. Não é apropriado, porém, tratar nessas situações. Recomendamos que, se um diagnóstico é feito com o objetivo de se fazer um tratamento, o terapeuta deve realizar o processo completo do diagnóstico e ter condições adequadas para administrar o tratamento.

Dois níveis de atividade durante um diagnóstico

Durante a tomada de um caso, com frequência os terapeutas operam em dois níveis ao mesmo tempo. Enquanto fazem o "negócio" da tomada do caso, eles também podem fazer intervenções e observações significativas. Embora existam vários estágios para o processo de se fazer um diagnóstico, muitos deles podem ser feitos quase em qualquer momento. Por exemplo, olhar a cor, sentir um cheiro, observar o estado emocional da pessoa, registrar as doenças da infância ou tomar os pulsos são processos que podem ser feitos em qualquer sequência.

É comum que duas ou mais atividades sejam realizadas no mesmo instante, em qualquer momento. Por exemplo, enquanto os terapeutas discutem e registram a queixa principal do paciente, também podem tentar discernir a cor facial, o odor e o som da voz. Ou, então, quando o paciente está descrevendo uma dor, além de registrar sua natureza, localização e intensidade, pode ser o momento perfeito para o terapeuta mostrar solidariedade e avaliar a emoção do elemento Terra. O capítulo seguinte traz mais exemplos de como os terapeutas operam em dois níveis.

Estágios da tomada de caso

A seguir, são apresentados os principais estágios no curso da tomada de caso. Essa é apenas uma sequência, sendo que as histórias podem ser tomadas de várias maneiras diferentes. Sugere-se que os acupunturistas recém-formados ou os que começaram há pouco tempo a usar esse sistema de acupuntura sigam mais ou menos a sequência estabelecida a seguir. Ao mesmo tempo, desde que o terapeuta obtenha os resultados essenciais de um diagnóstico Constitucional dos Cinco Elementos (ver anteriormente), eles, então, podem trabalhar usando qualquer ordem.

Os estágios durante a tomada de caso são:

- Estabelecer a relação terapeuta-paciente
- A queixa principal
- Perguntar sobre os sistemas
- Investigar a história patológica pregressa, história patológica familiar, relacionamentos e a situação atual
- "Sentir"
- "Olhar".

Estabelecer a relação terapeuta-paciente

A relação terapeuta-paciente é a prioridade número 1 quando se faz um diagnóstico. Sem relação terapeuta-paciente, os terapeutas operam sem a confiança do paciente. Como resultado, os pacientes ficam menos propensos a cooperar e a se abrir livremente. Em vez disso, podem ficar em dúvida se escolheram o terapeuta certo e vão ficar ressabiados até terem essa certeza. Embora a construção da relação terapeuta-paciente seja uma atividade que pode ser realizada por si só, também pode ser feita enquanto a história é tomada.

Em vários momentos durante a tomada do caso, em especial no início, o terapeuta deve se voltar quase exclusivamente para o desenvolvimento da relação terapeuta-paciente. Em outros momentos, ele deve levar em conta questões mais relevantes. Embora a relação terapeuta-paciente venha em primeiro lugar, em certo sentido ela também continua durante toda a tomada do caso. A formação da relação terapeuta-paciente é discutida detalhadamente adiante, neste capítulo.

Saber a queixa principal

Já foi dito que um diagnóstico tradicional é constituído de quatro aspectos. São eles: "ver", "ouvir", "perguntar" e "sentir". O conhecimento da queixa principal está principalmente associado ao aspecto do diagnóstico de "ouvir". A maior parte dos pacientes vem se tratar com uma ou mais queixas e espera que o terapeuta os ouça com cuidado.

Logo no começo da entrevista, o terapeuta pode perguntar ao paciente: "Você está procurando a ajuda da acupuntura para quê?" ou "Qual o seu problema, há quanto tempo dura e o que você já fez para isso?". O paciente, então, pode falar sobre a queixa com profundidade. Depois que o paciente descreve o problema, o terapeuta faz outras perguntas para obter uma imagem completa do problema do paciente. É essencial que o terapeuta registre a queixa com detalhes e com as próprias palavras do paciente. O paciente pode ter mais de uma queixa e cada uma deve ser levada em conta de maneira semelhante. O propósito de registrar a queixa é:

- Ajudar a fazer o diagnóstico do FC do paciente, bem como do estado dos outros Órgãos
- Formar uma avaliação precisa da queixa para monitorar a evolução
- Descobrir e explorar o que aconteceu na época em que a queixa começou
- Criar e manter a relação terapeuta-paciente, atendendo às expectativas do paciente e propiciando oportunidades de transmitir compaixão.

Os pacientes não se lembram necessariamente de como estavam no início do tratamento. O registro das informações obtidas no início pode ser útil mais tarde, para que o paciente e o terapeuta consigam avaliar o impacto do tratamento.

Uma queixa bem registrada terá:

- Seu registro nas próprias palavras do paciente
- O registro de quando começou e do que estava acontecendo nessa época
- A descrição da parte em que está localizada
- A descrição de sua qualidade e intensidade; por exemplo, da dor ou sensações envolvidas
- Se a descrição é contínua ou intermitente e, se intermitente, sua frequência
- A descrição do que piora ou melhora
- O registro do que a pessoa pode ou não fazer como resultado do problema
- O registro de todos os sintomas associados
- O registro de todos os tratamentos que o paciente já fez e toda medicação que já tomou.

Interrogatório sobre os sistemas ou as Dez Perguntas

Esse estágio inclui o que a fisiologia ocidental descreve como "sistemas" do paciente. Na medicina chinesa, as perguntas sobre essas áreas são conhecidas como as Dez Perguntas. Essa seção do diagnóstico diz respeito principalmente ao aspecto de "perguntar" do diagnóstico tradicional. Cada área do interrogatório pode envolver uma grande quantidade de detalhes.

- *Sono.* Qualidade: profundidade do sono; como o paciente se sente pela manhã quando acorda; inquietação ou agitação à noite. Quantidade: hora que o paciente vai se deitar; quando pega no sono; quando acorda. Insônia: se acorda à noite; problema para voltar a pegar no sono; caso acorde cedo, razão de acordar. Drogas: pílulas para dormir. Sonhos: sono perturbado pelos sonhos; sonhos recorrentes ou frequentes; pesadelos
- *Apetite, alimentos e paladar.* Apetite: bom, ruim, muito bom; com fome, mas sem conseguir comer. Digestão: boa, inchaço, distensão ao comer, indigestão, náuseas, vômito. Desejos e aversões: quente, frio, qualquer preferência de sabor ou desejo intenso. Paladar: amargo, doce, salgado etc. Alimentação: quando o paciente come e o que come em um dia normal. O quão saudável é a relação do paciente com a comida?

- *Sede e bebidas.* Quantidade de líquidos por dia. Sede: intensidade da sede. Tipo de líquido: quente, frio, chá, café etc. Álcool: quantidade, quando, o quê, toda história de problemas com bebidas
- *Intestinos.* Quando: regularidade, todo dia. Consistência: diarreia – frequência, cheiro, cor, alimentos não digeridos, aquosa; constipação intestinal – frequência, seca, mole. Muco, sangue. Dor: forte, fraca, quando, o que melhora e o que piora
- *Urina.* Quantidade e frequência. Cor: clara, escura, turva, com sangue. Odor: cheiro forte, sem cheiro. Dor/distensão: quando piora e quando melhora. Enurese
- *Transpiração e preferência de temperatura.* Transpiração: quantidade, por exemplo, normal, intensa, pouca; quando, por exemplo, pelo esforço, durante o dia, durante a noite. Temperatura – quente ou fria; qual área, por exemplo, todo corpo, sentida internamente ou nas extremidades
- *Saúde da mulher*:
  - Menstruação: regularidade, duração do período menstrual. Sangue – cor, qualidade, quantidade, coágulos, fluxo. Dor – tipo, época, frequência. Alterações emocionais. Idade em que a menstruação veio pela primeira vez
  - Secreções: cor, cheiro, quantidade
  - Gravidez e parto: quantas gestações; eventuais problemas, por exemplo, abortos, infertilidade, tipo de nascimento, pós-parto
  - Menopausa (se adequado): idade; eventuais problemas, como ondas de calor, alterações emocionais, falta de energia etc.
  - Contracepção (se apropriado): pílula, dispositivo intrauterino (DIU) etc.
- *Cabeça e corpo.* Dores de cabeça: início, hora do dia, localização, tipo de dor, o que melhora e o que piora. Tontura: início, aguda, crônica, forte, fraca, o que melhora e o que piora, sintomas concomitantes
- *Olhos e ouvidos.* Olhos: visão – normal, miopia, hipermetropia; visão turva; irritação, por exemplo, vermelhidão ou olhos injetados; secura; imagens flutuantes no campo visual;

dor. Ouvidos: qualidade da audição; tinido – início, característica do ruído. Entorpecimento, dormência: onde, quando surge
- *Tórax e abdome.* Estado do tórax; flancos; epigástrio; hipocôndrio; abdome – qualquer dor ou distensão
- *Dor.* Onde; quando surge; por plenitude, por vazio (Maciocia, 2005, pp. 323-4); localizada, migratória; melhora/piora com atividade; calor ou frio
- *Clima e estação.* Sente-se melhor ou pior em qual clima ou estação, por exemplo, frio, calor, umidade, vento, secura etc.

Há outras perguntas que o terapeuta também pode fazer, como sobre alergias, resistência às infecções e alterações no bem-estar e na vitalidade nas diferentes horas do dia.

As principais categorias relacionadas anteriormente são mais bem descritas como "áreas de perguntas", uma vez que cada uma pode envolver muitas perguntas específicas. O terapeuta pode fazer uma pergunta inicial geral sobre cada sistema, como: "Como funcionam seus intestinos?" ou "Como é seu sono?". Depois que o paciente responder, o terapeuta pode, então, fazer outras perguntas mais específicas sobre aquela área.

Por exemplo, se a primeira pergunta for "Como é seu sono?", então, dependendo da resposta, as perguntas subsequentes podem ser: "Que horas você vai dormir?", "Que horas você acorda?", "Você acorda durante a noite?", "Quantas vezes?", "Como é sua temperatura ao acordar?", "Você se sente descansado pela manhã?", e assim por diante. A relevância de algumas dessas perguntas é a base para julgar a evolução do paciente, e, dependendo dos outros padrões da medicina chinesa que o terapeuta usa, as respostas também podem ter relevância diagnóstica.

A lista de perguntas apresentadas anteriormente é útil como *checklist* e possibilita que os terapeutas tenham certeza de que perguntaram sobre todos os aspectos da saúde do paciente. A experiência e a sensibilidade é que dizem ao terapeuta quando fazer mais perguntas e quando sair de um determinado tópico. Por exemplo, depois de interrogar sobre a menstruação muitas vezes, o terapeuta é capaz de avaliar com mais precisão se a paciente tem ou não algum problema importante nessa área.

Para o Acupunturista Constitucional dos Cinco Elementos, essas informações são usadas para determinar quais aspectos do corpo, da mente e do espírito de uma pessoa não estão funcionando bem. As pessoas com frequência têm um ou mais sintomas que pensam não ser importantes e não os incluem com a queixa principal ou com as queixas subsidiárias. Por exemplo, uma paciente pode se queixar de enxaquecas e dor durante a menstruação, mas também pode ter suores noturnos e problemas digestivos. Como esses sintomas podem responder bem ao tratamento do FC, é importante que o terapeuta tenha conhecimento deles para que possam ser usados para monitorar a evolução. As enxaquecas podem ser irregulares, dificultando a avaliação do progresso. A melhora da digestão e a ausência dos suores noturnos podem, entretanto, confirmar que o tratamento está sendo pelo menos em parte bem-sucedido.

História patológica pregressa, história patológica familiar, relacionamentos e situação atual

As informações coletadas aqui dizem respeito a quatro áreas gerais: a história da saúde do paciente; a história da saúde familiar; os relacionamentos; e a situação atual do paciente.

O interrogatório da história pessoal do paciente é, em geral, a parte mais importante sob o ponto de vista diagnóstico da tomada do caso. Os pacientes podem não mostrar emoções óbvias quando contam seus problemas de saúde e a história patológica pregressa, mas quando contam os relacionamentos íntimos e familiares ou fases difíceis de suas vidas, entretanto, eles em geral revelam mais de suas emoções.

A relação terapeuta-paciente é crucial. Uma relação superficial limita a disposição do paciente em revelar áreas emocionais dolorosas. Os pacientes dão respostas diferentes à mesma pergunta, dependendo da confiança que sentem na pessoa que faz a pergunta.

Uma relação terapeuta-paciente ótima possibilita que o paciente revele em quais elementos as emoções sentidas de maneira mais intensa são encontradas.

História patológica pregressa

É importante ver os problemas atuais de saúde do paciente no contexto de sua história patológica pregressa. A queixa atual pode ser apenas mais um exemplo da mesma coisa que ocorre com o passar do tempo ou pode ser a primeira vez que a pessoa ficou gravemente doente. A seguir, alguns tópicos gerais das perguntas:

- Nascimento: prematuro, saúde no momento do nascimento, desejado ou não
- Viroses comuns da infância, digestão, outras doenças (caxumba, escarlatina, febre reumática, coqueluche etc.)
- Outras doenças do passado
- Acidentes, traumatismos ou internações hospitalares
- Medicação: é obviamente importante verificar quais medicamentos o paciente usa. Alguns sintomas podem ser consequência ou efeitos colaterais de uma medicação
- Substâncias recreacionas, incluindo álcool
- Cigarro
- Períodos difíceis na vida do paciente
- Formação escolar
- Carreira.

História patológica familiar

Algumas famílias têm doenças hereditárias e outras são conhecidas pela "vida longa" de seus membros. Essas informações podem explicar a ocorrência de uma doença e também criar falsas expectativas de certos membros da família. O terapeuta precisa descobrir sobre:

- Saúde dos pais
- Doenças familiares
- Irmãos e a saúde deles.

Relacionamentos

Já que a amizade e os relacionamentos íntimos são uma parte essencial do nosso bem-estar, é útil uma compreensão sobre essas questões.

O padrão dos relacionamentos, por exemplo, a capacidade de mantê-los ou não, pode fornecer evidências que confirmam um FC. A discussão desses tipos de tópicos costuma revelar emoções que não ficaram evidentes durante a discussão sobre a saúde física do paciente. O terapeuta deve ter como objetivo as seguintes áreas:

- Relacionamento com os pais e irmãos e outros parentes importantes
- Amigos da escola primária e secundária
- Amigos significativos
- Professores, mentores ou figuras de autoridade que foram importantes
- Casamentos e relacionamentos sexuais
- Filhos.

Situação atual

Esse termo abrange a situação atual da vida do paciente:

- Casado ou vivendo com companheiro
- Residência
- Empregos, amizades, filhos
- Crenças religiosas ou espirituais
- Passatempos e interesses
- Esperanças para o futuro.

"Sentir"

A noção tradicional do "sentir" abrange várias coisas:

- Diagnóstico pelo pulso (Capítulo 28)
- Três *jiao* (Capítulo 28)
- Palpação dos pontos *mu* e pontos *shu* dorsais (Capítulo 28)
- Diagnóstico abdominal (Capítulo 28)
- Palpação (e inspeção visual) dos canais
- Palpação das áreas dos sintomas musculoesqueléticos para investigação de edema, dor, temperatura
- Flexibilidade das articulações e extensão do movimento
- Temperatura, umidade e textura da pele
- Força das unhas.

"Ver"

A parte de "ver" do diagnóstico ocorre durante toda a tomada do caso, como durante o interrogatório ou durante a palpação do abdome. Inclui os seguintes aspectos:

- Cor da face
- Como o espírito se reflete no brilho dos olhos
- Cicatrizes
- Observação das respostas emocionais.

Juntar tudo

Tendo coletado todas essas informações, o terapeuta precisa filtrá-las e juntá-las. Tanto os terapeutas inexperientes quanto os experientes podem apresentar certo grau de incerteza. Por exemplo, o caso pode ter fortes sinais de Madeira, como também de Metal. Durante o processo de juntar os dados da história, é útil que os terapeutas mantenham uma lista de qualquer informação que não tenham coletado e quaisquer sinais sobre os quais tenham dúvidas. Por exemplo, podem não estar muito certos quanto à cor facial e ficar na dúvida se é amarela ou verde. Eles podem, então, voltar e se concentrar nesse aspecto na próxima sessão de tratamento.

Um principiante leva um tempo considerável durante essa fase – filtrando as informações, separando evidências primárias das evidências de confirmação e tentando determinar se os sintomas, pulsos ou toque da pessoa confirmam ou não o diagnóstico do FC de maneira genuína ou se simplesmente são insignificantes. Os acupunturistas iniciantes também podem levar mais tempo juntando as informações do que durante a fase de coleta das informações. Os terapeutas mais experientes começam a juntar as informações à medida que as vão colhendo.

Até agora, nosso foco foi o conteúdo e a sequência do processo de coletar informações. Agora, o foco volta à relação terapeuta-paciente.

Relação terapeuta-paciente

O que é relação terapeuta-paciente?

A relação terapeuta-paciente é considerada boa quando o paciente se sente próximo do terapeuta. Não é uma coisa que se liga ou desliga, e sim uma questão de grau. A relação terapeuta-paciente possibilita que o paciente confie no terapeuta. O nível de confiança obtido pode não se estender a outras áreas da vida do paciente, mas é específica às questões pertinentes dentro do contexto terapeuta-paciente.

A boa relação terapeuta-paciente é muito importante porque facilita os seguintes aspectos:

- Ajuda o terapeuta a fazer o "teste da emoção" com mais eficácia: uma boa relação terapeuta-paciente encoraja o paciente a revelar mais sobre seu eu emocional ao terapeuta
- Ajuda o terapeuta a obter informações mais precisas e ter uma melhor compreensão: quanto mais profunda a relação terapeuta-paciente, mais o paciente consegue se abrir e revelar seu mundo interior
- Capacita o acupunturista a realizar tratamentos que afetam aspectos mais profundos de uma pessoa: sem a relação terapeuta-paciente, o espírito do paciente fica inacessível ao terapeuta.

Como o terapeuta estabelece a relação terapeuta-paciente?

A relação terapeuta-paciente em geral se dá com facilidade. Entretanto, há vezes em que não ocorre naturalmente e o terapeuta precisa saber como criá-la. Em alguns casos, a relação terapeuta-paciente também pode ser melhorada. Existe uma grande diferença entre "se dar bem" e obter um nível profundo de confiança. A confiança profunda possibilita que os pacientes se sintam suficientemente seguros para revelar a intensidade do seu mundo emocional.

Mecanismo para desenvolver a relação terapeuta-paciente

As pessoas tendem a confiar naqueles com quem têm algo em comum ou com quem percebem que são parecidos. Na Inglaterra, por exemplo, duas pessoas em um trem usando um cachecol do mesmo time de futebol já têm uma ponte entre si. Nos EUA, torcer pelo mesmo time de beisebol pode ser um vínculo natural. A pessoa pode encontrar alguém que tenha o mesmo gosto musical. Eles adoram a música e pensam: "Alguém que ama aquela música tanto quanto eu não pode ser de todo mau". Os opostos podem atrair-se, mas os *semelhantes* ganham uma relação entre si. Um método para desenvolver uma relação terapeuta-paciente, portanto, é criar e voltar a atenção para as semelhanças.

Sob quais aspectos as pessoas podem se tornar mais semelhantes?

No Quadro 24.1, há uma lista das áreas em que a semelhança ajuda a criar intimidade. Observe, por exemplo, o ritmo da pessoa. O ritmo vai se manifestar na velocidade do discurso, nos gestos e nos movimentos do corpo. Alguém que é lento fala lentamente, faz gestos lentos e se move lentamente. Alguém que é rápido fala rapidamente, faz gestos rápidos e se move com velocidade. O ritmo é uma característica fundamental de uma pessoa. Uma pessoa rápida tem dificuldade de se sentir confortável com outra que seja lenta, e vice-versa. Terapeutas rápidos que precisam lidar com pacientes lentos criam uma relação terapeuta-paciente com mais facilidade se diminuírem um pouco o ritmo. Terapeutas lentos que lidam com pacientes rápidos criam uma relação terapeuta-paciente com mais facilidade se acelerarem seu ritmo.

Para melhorar a relação terapeuta-paciente, o terapeuta pode se equiparar com cada um dos aspectos do Quadro 24.1. (Para leituras adicionais, ver Brooks [1989] e Richardson [2000]. São leituras detalhadas e entusiásticas. Ver também O'Connor e Seymour [2003] e Young [2004], ambas contendo seções sobre a relação terapeuta-paciente.)

> **Quadro 24.1**
>
> **Áreas com as quais os médicos podem aprender a se equiparar.**
>
> | Postura corporal | Gestos (especialmente gestos importantes repetitivos) |
> |---|---|
> | Ritmo (voz/corpo/mente) | Tom e volume da voz |
> | Valores | Respiração |
> | Uso da linguagem e de metáforas | Palavras e frases |

Como o terapeuta aprende a se equiparar?

A melhor maneira de aprender a se equiparar é ir para uma área de cada vez. Por exemplo, ao aprender a se equiparar com o ritmo de alguém, os terapeutas podem dedicar o tempo (na vida diária ou em sessões especialmente designadas) para ajustar seu ritmo, de modo que fique semelhante ao das outras pessoas. As pessoas têm uma variedade de ritmos, mas se, no geral, o terapeuta for mais rápido que o paciente, ele precisa reduzir o ritmo um pouco – para diminuir a diferença. Para isso, o terapeuta pensa, faz gestos, respira e fala mais lentamente.

Algumas vezes é fácil se equiparar, outras vezes não. Por exemplo, falar mais devagar é fácil, até certo grau. Entretanto, uma mudança ligeiramente maior pode provocar um desequilíbrio e os aprendizes podem dizer que não se sentem mais como eles mesmos. As pessoas dizem: "Me sinto estranho", "Não me sinto eu mesmo" e até "esquisito" quando saem da própria zona de conforto. É importante que os terapeutas permaneçam confortáveis quando tentam se equiparar, percebam que estão sob controle e que podem decidir o grau com que querem se equiparar. Não é necessário ser *exatamente* o mesmo para se estabelecer um relacionamento terapeuta-paciente. É muito mais importante fazer movimentos ou gestos *semelhantes*. Um pequeno desvio em direção à semelhança pode aprofundar muito a relação terapeuta-paciente.

Em geral, é útil aprender a se equiparar em uma sala com um professor ou observador presente. Nessa situação, ao contrário da vida real, a pessoa que aprende pode errar e ter o *feedback* dado por um colega que representa ser o "paciente". A percepção das pessoas sobre quantas mudanças criaram nem sempre é fácil de ser determinada, e um observador de fora também pode ser útil.

O melhor para aprender a se equiparar com outra pessoa é fazer isso em pequenos estágios. Por exemplo, os terapeutas podem aprender a ajustar o ritmo de seu discurso até que façam isso sem pensar. Depois, então, podem aprender a equiparar a variação do tom de voz até que também consigam fazer isso sem pensar. A habilidade dos terapeutas em se equiparar logo aumenta, e eles podem rapidamente ganhar a capacidade de se equiparar sem pensar. Às vezes, só em dizer a palavra "equiparar-se" para si mesmos pode agir como um deflagrador, de modo que eles automaticamente começam a se equiparar com o paciente.

Quais áreas são essenciais para se equiparar?

A respeito do Quadro 24.1, as seguintes áreas são as mais importantes para o terapeuta tentar se equiparar, a fim criar uma boa relação terapeuta-paciente:

- Postura corporal
- Gestos de modo geral
- Tom e volume da voz
- Ritmo (voz/corpo/mente).

Os seguintes fatores podem aumentar muito a capacidade de conseguir uma boa relação terapeuta-paciente:

- Os gestos importantes mais repetitivos
- Valores.

Outras áreas que podem ser importantes para se equiparar, mas difíceis de aprender são:

- Respiração
- Palavras e expressões
- Uso da linguagem e metáforas.

Equiparar-se e diagnóstico

Além de capacitar os terapeutas a desenvolver a relação terapeuta-paciente, equiparar-se também pode aumentar a capacidade deles para realizar um diagnóstico. Quando os terapeutas equiparam-se ao ritmo do paciente, ao seu tom de voz, à sua postura e a seus gestos principais, não estão apenas observando passivamente. Para realizar o processo de equiparar-se, o terapeuta observa e, ao mesmo tempo, adota esses outros aspectos do paciente. O ato de se equiparar automaticamente faz o terapeuta sentir-se mais semelhante ao paciente. Quanto mais o processo de equiparar-se for realizado, mais isso aumenta. Portanto, a compreensão do terapeuta sobre o paciente também aumenta. Sendo assim, o processo de equiparar-se é, em parte, um método diagnóstico.

O terapeuta também pode ficar em dúvida se há algum perigo de se tornar muito parecido com o paciente. Quando os terapeutas aprendem a se equiparar e fazem isso de modo consciente, é relativamente fácil parar. Eles têm um claro controle sobre "sentir o paciente" e voltar a si. Entretanto, se os terapeutas se equiparam naturalmente e fazem isso de modo inconsciente, então precisam ter cuidado. Alguns terapeutas se queixam porque se sentem "esgotados" pelos pacientes ou até adquirem os sintomas do paciente. Esta pode ser uma maneira extrema de se equiparar de modo inconsciente. Se isso é feito momentaneamente, pode ser útil para o diagnóstico. Do contrário, é perigoso e os terapeutas correm o risco de adoecer. Aprender a se equiparar de maneira consciente ajuda o terapeuta a desenvolver um melhor controle sobre esse processo inconsciente e prejudicial de se equiparar.

Qual a profundidade necessária da relação terapeuta-paciente?

Desenvolver a confiança

Pode ser tentador para os terapeutas acreditar que só precisam fazer as perguntas certas e que o paciente irá responder de maneira correta. Entretanto, o desenvolvimento de uma relação profunda terapeuta-paciente envolve muito mais do que o simples fato de o terapeuta se apresentar, ser agradável e fazer as perguntas certas. Envolve um desenvolvimento interior e o compromisso da total compaixão do terapeuta.

O processo de se equiparar é uma excelente maneira de os terapeutas estarem em harmonia com o paciente. Também estimula o paciente a desenvolver confiança no terapeuta. Para muitos pacientes, é preciso haver um nível muito profundo de intimidade com o terapeuta para que consigam revelar seu mundo emocional. Alguns pacientes mostram facilmente raiva, medo, necessidade de solidariedade ou tristeza para seu terapeuta. Outros não. Esses pacientes precisam sentir um nível muito grande de confiança no terapeuta e isso exige mais do terapeuta.

Aceitação e compaixão

Acima de tudo, é necessário que os terapeutas deem total atenção a seus pacientes. O terapeuta precisa observar a dor interna e o sofrimento do paciente. Além de se equipararem, a aceitação e a compaixão são requisitos essenciais. Isso não é possível, a não ser que o terapeuta esteja preparado para ser tocado e afetado pela história e pelos sentimentos do paciente. Os pacientes podem ter uma especial dificuldade para revelar pesar e tristeza, exceto se o terapeuta for capaz de ressoar com esses sentimentos e respeitá-los.

Estar totalmente presente

Durante o estabelecimento da relação terapeuta-paciente, os terapeutas também precisam usar sua intenção (*yi*). Guo Yu descreveu uma situação em que sua intenção não estava "totalmente presente" e como isso impediu sua capacidade de realizar uma cura (ver Capítulo 6 para mais detalhes sobre o desenvolvimento interno do terapeuta e sobre a situação descrita por Guo Yu). Se a intenção do terapeuta não estiver totalmente presente, então o espírito do paciente não ficará totalmente disponível para o tratamento. Se a relação terapeuta-paciente for limitada, a capacidade do terapeuta em diagnosticar pode ser afetada, uma vez que ele se torna incapaz de observar aspectos do espírito do paciente. Como consequência, os tratamentos serão menos eficazes.

Uma relação terapeuta-paciente profunda melhora a qualidade das informações coletadas, torna o teste da emoção mais eficaz e capacita o paciente a ficar mais aberto e pronto para mudar quando o terapeuta realiza o tratamento. Não existe uma resposta exata à pergunta: "Qual o grau de profundidade necessário da relação terapeuta-paciente?". Os terapeutas que têm virtuosismo (*linghuo*) desenvolveram suas habilidades de estabelecer uma boa relação com o paciente, e essas habilidades são de grande benefício para sua prática.

Resumo

- "Ver", "ouvir", "perguntar" e "sentir/cheirar" são os quatro métodos tradicionais de diagnóstico usados na medicina chinesa
- Os principais objetivos de se fazer um diagnóstico fundamentado na Acupuntura Constitucional dos Cinco Elementos são:
  - Diagnosticar o FC do paciente
  - Determinar se outros elementos precisam de tratamento
  - Estabelecer se o paciente tem bloqueios ao tratamento
  - Verificar o nível do tratamento necessário – corpo, mente ou espírito
- A realização de um diagnóstico envolve o uso dos sentidos para discernir a cor, o som, a emoção e o odor, além de ouvir o que o paciente está dizendo
- Um Acupunturista Constitucional dos Cinco Elementos sempre coleta uma história de maneira detalhada. Isso envolve o interrogatório sobre muitas áreas, incluindo:
  - A queixa principal do paciente
  - A saúde dos "sistemas", como os sistemas digestivo, cardiovascular, urinário e reprodutor
  - A saúde geral dos pais e da família do paciente
  - A história médica do paciente e a história educacional, profissional e pessoal
  - O atual modo de vida do paciente e a situação de seus relacionamentos, trabalho, interesses etc.
- A relação terapeuta-paciente é vital para um Acupunturista Constitucional dos Cinco Elementos, uma vez que uma boa relação terapeuta-paciente facilita um nível mais profundo do diagnóstico e do tratamento.

Diagnóstico – Principais Métodos

25

Introdução

Este capítulo apresenta os principais métodos de diagnóstico usados na Acupuntura Constitucional dos Cinco Elementos. São eles:

- Cor
- Odor
- Som
- Emoção.

Cor

Cenário

As cores associadas a cada elemento são:

- Madeira: verde
- Fogo: vermelho/falta de vermelho
- Terra: amarelo
- Metal: branco
- Água: azul.

Existem quatro locais significativos para o Acupunturista Constitucional dos Cinco Elementos observar a cor. São eles: as laterais dos olhos, abaixo dos olhos, as linhas do sorriso e ao redor da boca. A cor de algumas pessoas apresenta-se em faixas largas nas laterais da face. A lateral do olho é a área mais importante para observar ao se fazer o diagnóstico do Fator Constitucional (FC).

Às vezes, pelo menos duas cores surgem na face. Por exemplo, pode haver uma cor esverdeada ao redor da boca e uma cor diferente próxima do olho. Nesse caso, a cor próxima ao olho normalmente deve prevalecer.[1]

Uma anomalia com relação à cor facial é a de que os FC Fogo, em vez de apresentarem uma cor vermelha, normalmente apresentam uma cor facial pálida e embotada, em especial nas laterais dos olhos. Essa cor é denominada "falta de vermelho".

Diferença entre ver e classificar

Existem dois passos distintos para o médico adotar, ao aprender a observar a cor. Primeiro, os terapeutas precisam ver a cor. Em segundo lugar, precisam conseguir classificá-la. Ver não é a mesma coisa que classificar.

Ver a cor

Alguns médicos tentam classificar a cor antes que a tenham visto corretamente. Nesse caso, pulam o primeiro passo. Eles precisam primeiro aprender a ver a cor. Isso pode ser uma parte importante do treinamento durante o aprendizado da Acupuntura Constitucional dos Cinco Elementos. Há mais detalhes sobre esse assunto adiante.

---

[1] A cor facial é usada de várias maneiras por diferentes tradições de acupuntura. Pode ser útil ler a descrição da utilização da cor facial na MTC dada por Kaptchuk (2000, pp. 180-1). As sobreposições são óbvias e as diferenças, significativas.

Classificar a cor

Outros médicos enxergam uma cor distinta, mas não sabem como denominá-la. Algumas pessoas têm uma maior variedade de classificações para a cor do que outras. Por exemplo, uma pessoa que mistura cor para um fabricante de tintas ou uma pessoa que pinta paisagens provavelmente terá mais classificações para as diferentes cores do que um advogado ou alguém versado em línguas, que usa apenas sua acuidade visual. Pode ser útil se os terapeutas passarem um tempo observando uma ampla variedade de cores, em especial aquelas vistas na natureza, a fim de aumentar seu "vocabulário" sobre cores. A capacidade em classificar a cor é essencial, uma vez que liga aquilo que os médicos observam com seu diagnóstico dos Cinco Elementos.

Ver a cor facial

Para aumentar a capacidade de ver as cores, os terapeutas podem empreender certas tarefas. Por exemplo, uma tarefa pode ser ficar 15 min sentado na janela de uma lanchonete ou restaurante, observando a cor facial dos que passam. Outra opção pode ser observar a cor de 10 diferentes pessoas durante um dia. Também pode ser útil observar a cor com um colega aprendiz e comparar o que os dois veem. Para aperfeiçoar suas habilidades, os terapeutas precisam olhar a cor facial de quase todos que encontram.

Ao observar a cor, é importante que os terapeutas relaxem seus olhos. Comprimir os olhos, movimentar a cabeça para a frente ou ficar ansioso diminui as chances de o terapeuta conseguir discernir a cor. A seguir, discute-se como os terapeutas podem desenvolver a acuidade sensorial por meio de:

- Comparar a cor
- Observar sob diferentes luzes
- Ter consciência de como a luz está refletida
- Relaxar os olhos.

Comparar a cor

O hábito de comparar as cores aumenta a acuidade sensorial. Por exemplo, olhar para as duas faces do rosto simultaneamente (ou pelo menos olhar rapidamente uma e outra) intensifica a percepção visual do terapeuta. Os acupunturistas que trabalham sozinhos, que olham para apenas um paciente, podem facilmente ultrapassar o limiar do hábito. Focalizar suas mentes na entrada sensorial pode ser útil para que comparem áreas diferentes da face do paciente. Isso os faz observar várias cores. Para ajudar a fazer isso, eles podem se perguntar, por exemplo: "Qual a diferença entre as cores de cada lado da face?" ou "Qual cor é mais pálida?". O pintor de paisagens faz isso naturalmente, conforme seu olho viaja de um lado para outro, do campo para a tela e novamente para o campo.

Em um grupo, quando as pessoas estão aprendendo a ver cor, pode ser útil alinhar duas a cinco pessoas para comparar as diferentes cores.

Observar sob diferentes tipos de luz

A luz natural é importante quando se observa a cor, de modo que os terapeutas podem, às vezes, precisar pedir aos pacientes que saiam do consultório ou que cheguem perto da janela da sala de tratamento, no intuito de encontrar a melhor luz. Em geral, é útil pedir aos pacientes que fiquem de frente para a luz e, então, que virem a cabeça lentamente de um lado para o outro. Esse procedimento possibilita que o terapeuta observe a cor em todas as áreas da face.

A observação da face sob diferentes tipos de luz pode ser útil, já que isso ajuda o terapeuta a compreender os benefícios da boa luz. A luz natural em pleno inverno da Inglaterra é fraca. O céu fica mais cinzento e os dias são mais curtos. Muitos consultórios quase não têm luz natural, e a luz artificial distorce ligeiramente a verdadeira cor. As comparações entre a luz artificial e a luz natural, um lado da sala com outro, a exposição à luz solar e à fraca luz do tempo frio, possibilitam que o terapeuta se acostume aos efeitos dos diferentes tipos de luz. Uma mudança na cor convencerá o terapeuta com facilidade de que a exposição do paciente à melhor fonte de luz é uma boa ideia.

Percepção de como a cor facial pode ser distorcida

A luz é refletida das paredes, cobertas e roupas. Um paciente com camisa verde ou casaco rosa pode parecer diferente quando usa camisa marrom ou casaco azul. É útil que o terapeuta pratique e perceba todas as diferenças provocadas por diferentes tipos de luz.

Também pode ser útil lembrar que a maquiagem distorce as cores e que o terapeuta precisa pedir aos pacientes que não usem maquiagem no dia do tratamento. A Figura 25.1 apresenta um exercício que ajuda o médico a desenvolver a percepção da cor facial.

> Sente-se em um local onde haja luz natural e observe uma pessoa próxima a você. Assegure-se de que a pessoa esteja de frente para a luz. Compare a cor da pessoa nas seguintes áreas (indicadas na figura): 1 e 2, 3 e 4, 5 e 6. Em seguida, compare outras áreas, como as 1 e 4, 2 e 5, 7 e 3. Observe as semelhanças e as diferenças entre as diferentes áreas. Isso ajuda a desenvolver sua percepção da cor facial.

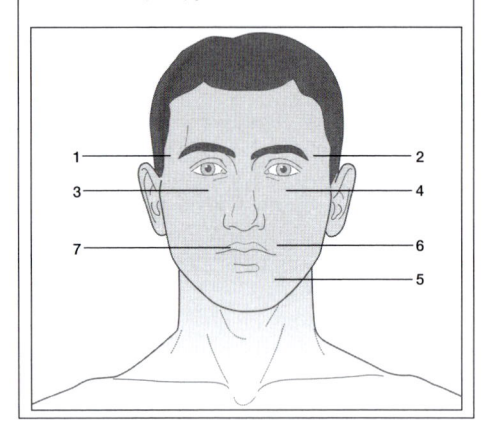

Figura 25.1 Exercício que ajuda a ver a cor.

Relaxar os olhos

Olhos contraídos limitam a extensão de nossa visão e dificultam ver as cores. Quanto mais relaxado e suavizado o olhar, mais abrangente fica a visão e mais capaz fica o terapeuta de ver a cor do paciente (Quadro 25.1).

Classificar a cor

Às vezes, a classificação da cor é fácil. A cor é obviamente azul ou obviamente verde. No entanto, há ocasiões em que há uma confusão sobre se aquela cor, para a qual duas pessoas olham ao mesmo tempo, é amarela ou verde, se

> **Quadro 25.1**
>
> **Exercício para relaxar os olhos.**
>
> A seguir, um exercício para relaxar os olhos:
>
> Dois terapeutas, A e B, trabalham juntos e se sentam um em frente ao outro.
>
> O terapeuta A fecha os olhos e os relaxa o máximo que puder.
>
> Ele, então, se concentra nos olhos propriamente ditos e na área atrás dos olhos.
>
> Quando o terapeuta A sentir os olhos um pouco diferentes, ele os abre por apenas 1 ou 2 segundos e olha a cor do terapeuta B.
>
> O terapeuta A, então, fecha seus olhos e repete o relaxamento.
>
> Mais uma vez, o terapeuta A abre os olhos, dessa vez por um pouco mais de tempo, e repete o exercício até conseguir ver a cor com mais nitidez e, ao mesmo tempo, conseguir ver "mais".

são as duas cores ou uma mistura delas. Quando há discordância, é melhor observar a cor novamente e olhá-la nas melhores condições possíveis de luz. A confusão diminui com o tempo, mas pode permanecer alguma incerteza.

Quando os terapeutas não estão certos da classificação correta, o seguinte método pode ajudá-los a aprender a identificar a cor. Se, por exemplo, um terapeuta não consegue decidir se a cor do paciente é amarela ou verde, ele ainda pode fazer um diagnóstico com base nos outros fatores, como a emoção, o odor ou o tom de voz. Se aquele diagnóstico é confirmado por uma resposta positiva do tratamento, então o terapeuta pode deduzir a cor, tendo como base o diagnóstico confirmado. Por exemplo, se a resposta ao tratamento confirma que o paciente é um FC Madeira, então, mesmo com a confusão inicial entre amarelo e verde, o terapeuta pode concluir que a cor predominante é verde. Aprender assim é provavelmente a maneira mais fácil para os terapeutas melhorarem sua capacidade de reconhecer as cores. (A capacidade de reconhecer o odor e o tom de voz também pode ser desenvolvida, em parte, dessa maneira.)

Assim que o médico se conscientiza de que a cor refletida pode mudar a cor do paciente, é inevitável que, em muitas ocasiões, ele peça ao paciente que fique em frente a uma janela onde há luz de ótima qualidade. O médico, então, pode pedir ao paciente que vire a cabeça lentamente de um lado para outro, movimento que confere as melhores condições para se ver a cor.

O terapeuta, às vezes, fica acanhado em pedir ao paciente que faça isso, mas obter a cor correta é muito mais importante. Esta também é a melhor posição para se avaliar a língua do paciente.

Odor

Cenário

Os odores para cada elemento são:

- Madeira: rançoso
- Fogo: queimado
- Terra: aromático
- Metal: podre
- Água: pútrido.

Assim que ocorre um desequilíbrio no *qi* da pessoa, seu odor muda. Durante o diagnóstico, o terapeuta irá se esforçar para sentir o odor predominante do paciente.

Sentir e classificar os odores

Sentir os odores

Assim como a cor, a apuração do olfato é um estágio essencial para aprender a classificar corretamente os odores. Depois de tomar o caso, uma queixa comum entre os terapeutas é a de que não conseguiram sentir nenhum odor. A razão para isso é simples. A maioria das pessoas não precisa ser capaz de cheirar durante suas atividades do dia a dia. Além do odor de fumaça (que indica fogo), de um vazamento de gás ou talvez de comida, para determinar se já está pronta, a maioria das pessoas não usa regularmente sua capacidade olfativa. Em comparação com um cão ou um gato, os quais constantemente controlam o ambiente por meio de informações olfativas, os seres humanos raramente usam o sentido do olfato. Portanto, o uso regular do olfato com os pacientes requer certo desenvolvimento.

Classificar os odores

Quando os terapeutas aprendem a aguçar o sentido do olfato, eles ainda têm o problema de identificar os odores de maneira correta.

As classificações para os odores relacionados anteriormente não são particularmente úteis, uma vez que muitas pessoas não têm ideias claras sobre, por exemplo, a diferença entre o cheiro de podre e o cheiro de rançoso.

Aumentar a capacidade do olfato

Um problema que ocorre quando se tenta sentir o odor, comparando com a observação das cores, é que a cor é mais constante e objetiva. Se os terapeutas olham para a cor ao lado do olho, desviam o olhar e olham novamente para a cor, eles esperam ver a mesma cor. Isso é ainda mais notório se o fizerem rapidamente e se eles ou o paciente não mudarem de posição ou não houver alteração da luz. No entanto, não é tão óbvio em relação ao odor, porque as pessoas se habituam ao cheiro muito rapidamente. Essa habituação é semelhante ao que ocorre quando se repete uma palavra muitas vezes e parece que ela perde seu significado usual. É possível, inicialmente, sentir um odor forte, mas logo desaparece. A natureza frágil de um odor é uma questão de grau, mas é menos constante e substancial do que a cor. O Quadro 25.2 apresenta um exercício para ajudar no desenvolvimento da capacidade de sentir odores.

Quando sentir o odor

Pelo fato de as pessoas se acostumarem rapidamente ao odor, é importante "senti-lo" o cheiro de repente. Um dos melhores momentos para os terapeutas sentirem o odor dos pacientes é quando eles acabam de entrar na sala de tratamento. Se o paciente já tirou a roupa, o odor parece que enche a sala, especialmente se ele já está na sala por alguns minutos.

Quadro 25.2

Exercício para auxiliar a sentir o odor.

Um breve exercício a ser realizado durante a leitura deste livro. Sucessivamente, sinta o cheiro da parte anterior da sua mão, da parte posterior da mão, da manga da sua camisa e depois de seu sapato. Consegue sentir as diferenças? Sem tentar usar as classificações associadas a cada elemento, você consegue nomear os odores? Se você tivesse contato com esses odores em ordem aleatória, conseguiria identificar de onde ele vêm?

O terapeuta pode cheirar o ambiente da antessala e depois o da sala onde o paciente está, em questão de 1 ou 2 segundos. Assim, pode comparar o odor dos dois ambientes. Depois que o terapeuta já ficou na sala de tratamento por mais de 1 min, as chances de perceber o odor se tornam consideravelmente menores.

Se um paciente está deitado sob uma coberta em uma sala quente, isso também pode propiciar ao terapeuta uma oportunidade de sentir o odor. Quando a coberta é removida para verificar a temperatura dos três *jiao* ou para realizar o diagnóstico abdominal, algum odor pode ser detectado.

Os terapeutas também podem sentir o odor na área entre as escápulas. O odor nessa área é com frequência mais distinto porque é uma área difícil de lavar.

Como sentir o odor

Quanto mais relaxado estiver o terapeuta, mais fácil sentirá o odor. "Fazer força para sentir o cheiro" é especialmente ineficaz. Às vezes, o odor fica mais forte e mais nítido quando se menos espera. Quando o terapeuta se encontra profundamente relaxado, por exemplo, no momento da tomada do pulso, o odor pode de repente ficar mais evidente.

É importante que os terapeutas não demonstrem que estão tentando sentir um cheiro porque, senão, a relação terapeuta-paciente pode ficar comprometida. O paciente pode concluir de maneira errônea que o terapeuta pensa que ele está cheirando mal!

Odores artificiais

Outro ponto que o terapeuta precisa se lembrar é que os pacientes geralmente usam vários odores artificiais e adquiridos, os quais encobrem o odor de base. Esses odores variam desde perfume, *spray* de cabelo, o último alimento, desodorante, pasta de dente, produtos de limpeza que impregnam as roupas (amaciantes ou roupas lavadas a seco) até flatulência. Em geral, é apropriado pedir aos pacientes que não utilizem perfumes e outros cheiros artificiais no dia do tratamento.

Classificação dos odores

A maior parte do "vocabulário de odores" dos acupunturistas é menos abrangente do que seu vocabulário de cores. O vocabulário

que eles realmente têm inclui muitas palavras com conotação de julgamento, como "horrível", "asqueroso" ou "delicioso". Isso não ajuda a pessoa a melhorar a capacidade de classificar os odores. Na Tabela 25.1, tenta-se descrever os vários odores.

À semelhança da cor, uma maneira de os terapeutas melhorarem a capacidade de reconhecer os odores é fazer um diagnóstico usando os outros três métodos principais de diagnóstico e, então, ligar o odor ao elemento. Alguns acupunturistas são naturalmente dotados da capacidade de sentir os odores, mas, para muitos, é o órgão do sentido menos desenvolvido. O desafio para eles é desenvolver a capacidade de usar esse sentido com eficácia. O Quadro 25.3 sugere uma maneira prática de melhorar a capacidade de distinguir os odores.

Quadro 25.3

Aumentar a capacidade do olfato pelo uso de "frascos de cheiro".

"Frascos de cheiro" são um instrumento útil para apurar o olfato. O propósito é capacitar os médicos a:

- Aumentar a quantidade de cheiros percebidos conscientemente
- Refinar a capacidade de distinguir os diferentes odores
- Aumentar a capacidade de memorização dos odores
- Classificar os odores.

Os frascos de cheiro não são instrumentos de alta tecnologia. Tudo que se precisa é:

- Adquirir cinco pequenos frascos opacos idênticos que possam ser muito bem fechados, para não deixar escapar o material e seu cheiro. Eles podem ser comprados especialmente para isso, muitos alimentos e medicamentos são acondicionados nesses tipos de frascos.
- Marcar os fundos dos frascos com números, por exemplo, de um a cinco, e colocar dentro de cada um algo natural e que tenha um odor distinto
- Abrir um frasco de cada vez e se acostumar com o cheiro. Nesse estágio, identificar o número no fundo da garrafa
- Misturar os frascos e abrir um por um. Cheirar o conteúdo e tentar colocá-los em ordem, de um a cinco.

Esse jogo refina a capacidade do terapeuta de sentir os diferentes cheiros, discriminá-los, memorizá-los e, possivelmente, classificá-los para lembrar depois. Há muitas variações desse jogo. Por exemplo, o terapeuta pode começar com apenas dois frascos e ir aumentando até cinco ou, para aumentar o grau de dificuldade do exercício, o conteúdo dos frascos pode ser mais semelhante um com outro. Esse jogo também pode ser realizado com um parceiro.

Tabela 25.1 Descrição dos odores.

Elemento	Classificação convencional	Descrição
Madeira	Rançoso	Como manteiga rançosa ou grama cortada. Provoca picadas dentro do nariz, com um pouco de cheiro de bolor ao mesmo tempo
Fogo	Queimado	Como roupas saindo da secadora, cheiro do ferro de passar ou cheiro de torrada queimada
Terra	Aromático	Ao contrário de flores "perfumadas". Forte, enjoativo e doce. Um cheiro que fica impregnado nas narinas
Metal	Podre	Como carne podre ou lixeira ou caminhão de lixo no qual muitas substâncias diferentes estão se decompondo. Fica impregnado no nariz e causa leve formigamento
Água	Pútrido	Como uma mistura de urina e amônia. Também pode ser como vinho estragado, urina de gato ou alvejante. Odor penetrante.

Som

Cenário e princípios

Os tons de voz associados a cada elemento são:

- Madeira: em grito/falta de grito
- Fogo: em riso/falta de riso
- Terra: cantado
- Metal: choroso
- Água: gemido.

Um tom de voz normal contém cada um dos cinco sons, quando são apropriados. Quando um elemento está desequilibrado, um dos sons predomina ou se torna ausente. Quando há equilíbrio razoável, esses tons de voz são apropriados e de acordo com a emoção que está sendo expressa. Quando há desequilíbrio, ficam inapropriados. O Acupunturista Constitucional dos Cinco Elementos ouve o tom da voz para determinar qual som se encontra mais desequilibrado.

Ao aprender a ouvir os tons da voz, os profissionais precisam inicialmente conseguir distinguir entre um tom de voz coerente ou incoerente com a emoção associada. Eles, então, podem avaliar o tom da voz em conjunto com a emoção que o paciente está expressando e com o conteúdo da discussão.

Tom de voz e emoção

Quando as pessoas se encontram relativamente inteiras e equilibradas, seus canais de expressão emocional também se encontram equilibrados de certa maneira. Por exemplo, um tom em grito denota raiva ou uma tentativa de se impor. Ouvir esse tom de voz quando a pessoa está realmente com raiva é apropriado. Ouvir o mesmo tom quando a pessoa está expressando amor ou cordialidade é inapropriado. O Quadro 25.4 descreve uma experiência para ajudar os profissionais a distinguir entre sons coerentes e incoerentes.

Quadro 25.4

Experiência com sons incongruentes.

Para compreender a diferença entre sons e emoções congruentes e incongruentes, faça a seguinte experiência: sinta-se com o espírito amigável e diga "Alô" com um tom de voz de quem está com raiva. Sinta solidariedade e expresse isso com um tom de voz de quem está assustado. Tente usar outros tons de voz e emoções incongruentes. Perceba a frequência com que você ouve essas incoerências, conforme segue com suas atividades diárias. Geralmente, quando não são treinados para isso, os terapeutas simplesmente aceitam essas incoerências grosseiras como "é assim que a pessoa é". Essas incoerências, entretanto, são muito importantes do ponto de vista diagnóstico.

Assim que as pessoas conseguem perceber a incongruência entre o tom da voz e a emoção, é comum perceberem mais essas características e descobrir que soam estranhas. O que é mais estranho, entretanto, é que as pessoas geralmente ouvem incongruências no dia a dia e não as registram como incomuns.

Durante todo o tratamento, os terapeutas precisam manter um estado elevado de percepção e prontidão para perceber se o tom da voz do paciente é apropriado ou não. A atenção às nuances da voz exige muito do profissional, porém o diagnóstico pelo tom da voz é uma parte essencial do diagnóstico do FC. O tempo gasto para aprimorar a capacidade de "ouvir" é um tempo bem gasto. A percepção focalizada necessária também pode intensificar a relação entre o terapeuta e o paciente.

Descrição dos sons

Ao aprender a reconhecer um desequilíbrio nos tons das vozes dos pacientes, o primeiro estágio é reconhecer a diferença entre cada som. Para que essas diferenças fiquem mais claras, uma descrição mais detalhada de cada tom de voz é relacionada a seguir.

Fogo "ri"

O som em riso não é, na verdade, um riso real. É mais parecido com uma pré-risada. É como se a pessoa sentisse cócegas e pudesse realmente cair na risada. O som propriamente dito tende a se mover para cima no corpo.

Algumas pessoas possuem um tom de voz que carece de riso. Esse tom de voz não tem vivacidade ou animação. Pode ser facilmente confundido com a voz em gemido. Uma característica que diferencia é que, com frequência, tem uma qualidade de grasnido, como se viesse do fundo da garganta ou do tórax da pessoa.

Terra "canta"

A voz "cantada" é usada por uma mãe quando está acalmando seu filho. Também pode ser comparada à voz de um cavaleiro acalmando um cavalo agitado. É o tom de voz geralmente usado por alguém sendo insinuante ou querendo agradar. O canto, quando comparado com outros tons de voz, tem variações mais frequentes e mais extremas da sua altura.

Metal "chora"

A voz chorosa não é, na verdade, um choro real e sim como se a pessoa estivesse *prestes* a chorar. Geralmente, o som fica mais baixo no final da frase, como se os pulmões estivessem fracos demais para sustentar a força de uma frase inteira. Em geral, é um tanto fraca, trêmula ou parece frágil. Usando a analogia de uma fotografia, a densidade da voz chorosa tem uma baixa resolução e menos *pixels*. O pesar subjacente pode criar um "entrave" ou um ligeiro engasgo na voz.

Água "geme"

Uma voz em gemido não tem as variações de uma voz cantada e é frequentemente reconhecida por ser uniforme ou sem expressão. É como se uma voz normal tivesse um controlador dos altos e baixos, que espremesse qualquer variação para cima e para baixo do tom da voz. É fácil imaginar sua conexão com o medo. Se uma pessoa se encontra em uma situação perigosa, digamos, em uma sala onde também está uma serpente venenosa, então, para não criar pânico ou assustar a serpente, ela mantém a voz em um nível constante, evitando as variações do tom. A voz com frequência "é arrastada" no final da frase.

Madeira "grita"

O "grito" normalmente implica um aumento na altura da voz, mas, embora esse aumento ocorra sempre, a altura não é a qualidade essencial desse tom de voz. Outro meio de descrever esse som é dizendo que ele contém uma "ênfase". A ênfase significa que uma sílaba, por exemplo, de uma palavra de três sílabas, soa mais forte. Por exemplo, quando uma pessoa diz a palavra "exato" e enfatiza a sílaba do meio – e*xa*to. Outra descrição desse som é que é entrecortado, implicando aspereza ou brusquidão. Uma voz assim pode ser tranquila, mas é assertiva.

Algumas pessoas têm um tom de voz que carece de força. Essa voz é artificialmente tranquila ou se torna assim quando a pessoa é desafiada ou se sente insegura. Não tem a força ou o vigor que seria esperado daquela pessoa em particular. O terapeuta precisa chegar um pouco mais perto para perceber o que está sendo dito. É como se a voz não conseguisse se projetar de maneira suficiente para chegar até a outra pessoa com quem fala.

O Quadro 25.5 sugere um exercício para desenvolver a habilidade de discriminar os sons.

| **Quadro 25.5** |

Exercício para aprender os sons.

Esse é um modo útil de aprender os diferentes tons de voz:

1. Peça a dois membros de um grupo para iniciar uma conversa.
2. Perceba os componentes dos sons – ênfase, variação na altura ou falta de variação, direção do movimento da voz no corpo e a densidade da voz – e ouça as duas pessoas conversando.
3. Para cada um do grupo, faça as seguintes perguntas: "Qual das duas pessoas tem mais ênfase na voz?", "Qual das duas tem mais variações na altura da voz?", e assim por diante.

Esse exercício utiliza a comparação para ajudar na discriminação sensorial. Também estimula o ouvinte a prestar atenção unicamente no som. Essa segunda tarefa é mais difícil. Os terapeutas ficam atraídos pelo conteúdo da conversa das pessoas e com medo de perder alguma coisa importante enquanto escutam o tom da voz. Pode ser útil fechar os olhos, mas a perseverança também pode ser necessária. Assim que o fato de ouvir os tons das vozes se tornar uma segunda natureza, o ouvinte também perde o medo de não absorver o conteúdo do que a pessoa está dizendo.

Conteúdo e contexto emocional

O próximo estágio é a comparação do tom da voz com o conteúdo do discurso da pessoa e sua expressão emocional. Uma pessoa pode falar sobre o fato de a família chegar para o Natal com um sorriso no rosto. Ao mesmo tempo, o tom da voz pode conter um grau de ênfase maior que o apropriado. Ela está falando de maneira cordial, mas o tom da voz traz certo grau de raiva.

Outra pessoa pode falar a respeito de uma dor física ou emocional que está sofrendo com um riso na voz. Outra pessoa fala sobre a época agradável com a família e parece estar feliz, mas a voz é gemida. Outra pessoa diz que está com raiva sobre um fato em que foi ignorada, mas o tom de voz é cantado.

Em todos esses casos, o terapeuta da Acupuntura Constitucional dos Cinco Elementos observa o desequilíbrio ou a incoerência – a falta de ressonância entre o conteúdo da mente, as expressões verbais e não verbais e o som da voz. É menos fácil perceber um desequilíbrio no tom da voz quando a pessoa está à vontade e conversando. É muito mais fácil perceber sons incongruentes na voz quando o paciente fala sobre algo que traz uma carga emocional.

Exercício para reconhecer o som menos apropriado

Existem três estágios importantes para reconhecer o tom inapropriado da voz.

O primeiro estágio é aquele em que o terapeuta tenta identificar o elemento que está mais desequilibrado. Se o som que ressoa com a Madeira é o tom de voz menos apropriado, então é uma evidência de o FC ser o elemento Madeira.

O segundo estágio é aprender a identificar os sons normalmente associados a raiva, alegria, solidariedade, pesar e medo, e ser capaz de identificá-los entre os outros sons e as características da voz. Durante o aprendizado da Acupuntura Constitucional dos Cinco Elementos, as pessoas começam com diferentes talentos. Algumas quase não conseguem fazer distinções no início, ao passo que outras apresentam imediatamente uma percepção muito mais consciente da diferença entre os tons das vozes e conseguem imitá-las e reconhecê-las com facilidade. Os iniciantes precisam se exercitar, talvez usando os exercícios sugeridos anteriormente.

O terceiro estágio é monitorar três coisas ao mesmo tempo:

- O teor da mente da pessoa; por exemplo, será que estão pensando ou falando sobre algo que faria a maioria das pessoas ficar com raiva?
- A expressão não verbal da emoção, como postura, gestos e expressão facial da pessoa
- O som da voz.

Enquanto monitora essas três áreas, o terapeuta precisa perceber qual som está mais desequilibrado. Isso pode parecer fácil, mas é como passar a mão na cabeça, desenhar círculos sobre o estômago e fazer círculos com os cotovelos, tudo ao mesmo tempo. Requer prática fazer cada parte separadamente antes que possam ser combinadas com sucesso.

Emoção

Cenário

As emoções associadas a cada elemento são:

- Madeira: raiva
- Fogo: alegria
- Terra: solidariedade
- Metal: pesar
- Água: medo.

Quando as pessoas estão saudáveis, as cinco emoções são expressas de maneira apropriada. Por exemplo, as pessoas riem de uma piada ou gritam quando estão com raiva. Quando o *qi* está desequilibrado, sentem e mostram emoções de maneira inapropriada. Por exemplo, podem mostrar alegria mesmo quando estão discutindo algo doloroso, ou não sentem nenhum medo em uma situação de perigo. As pessoas podem ter falta ou excesso de uma emoção quando seu *qi* está desequilibrado, e alguns pacientes podem oscilar entre as duas situações, especialmente se a emoção estiver conectada com seu FC.

O médico avalia quais emoções estão sendo expressas inadequadamente. Essas emoções são algumas vezes avaliadas apenas pela observação e às vezes pela interação com o paciente e observando sua resposta. Em geral, é difícil traçar uma linha distinta e dizer que determinada resposta é definitivamente inapropriada. Por exemplo, quanto tempo é apropriado ficar desolado pela morte de um filho?

Às vezes, é fácil diagnosticar um desequilíbrio emocional. Uma pessoa pode mostrar uma emoção em particular que destoa e que faz o terapeuta pensar: "Isso é estranho!". Algumas vezes, é a intensidade de uma emoção que é surpreendente. Pode ser compreensível que uma pessoa fique com raiva de alguém que lhe tenha feito um desaforo, mas com certeza não precisava ficar *tão* brava nem *tão* amarga.

Às vezes, o que é notável a respeito de um paciente em particular é o fato de que qualquer situação que surja e independentemente das emoções serem consideradas apropriadas, uma emoção sempre parece predominar. O terapeuta compreende, por exemplo, que um paciente possa estar bravo com seus pais por vários fatos que aconteceram. A paciente também pode ter raiva do primeiro namorado por ter lhe deixado e do seu marido pela maneira de tratar os filhos etc. O mais perceptível é que, qualquer que seja o fato, a raiva é a resposta emocional predominante.

Importância da emoção

Dos quatro critérios diagnósticos principais usados pelos profissionais da Acupuntura Constitucional dos Cinco Elementos, a emoção é o mais complexo e qualquer julgamento sobre normalidade ou propriedade pode ter importantes implicações morais e culturais. Ao mesmo tempo, a emoção inapropriada proporciona uma das pistas mais precisas do FC de um paciente. Pela observação da emoção menos fluente de um paciente, os terapeutas também podem aumentar sua compreensão de como esse mesmo padrão emocional surge em muitos outros aspectos da vida de um paciente.

Linguagem emocional

O que se entende por emoção?

A língua inglesa distingue pelo menos três descrições de diferentes tipos de emoção. São elas: um incidente, um humor (estado de ânimo) e a capacidade de sentir de um temperamento.[2] Um *incidente* cria uma emoção específica. Por exemplo, uma pessoa fica brava quando insultada.

Ao contrário, um *humor* (estado de ânimo) leva algum tempo. Por exemplo, um paciente pode dizer que andou deprimido e desanimado por várias semanas. A afirmação sobre o humor

---

[2] N. T.: "Emoção", no *Novo Dicionário Aurélio da Língua Portuguesa*, é definida como perturbação ou variação do espírito advinda de situações diversas, e que se manifesta como alegria, raiva, tristeza etc.

não significa que a pessoa tem a emoção continuamente. Sugere que o sentimento vem e vai ou surge a partir de um segundo plano e permanece mais no nível de um primeiro plano.

Por outro lado, um *temperamento* pode predispor alguém a incidentes de emoção que são típicos daquele temperamento. Por exemplo, uma pessoa pode descrever a si mesma dizendo: "Sou uma pessoa bastante alegre. Em geral, sinto-me alegre e sempre fui assim!" ou "Tenho tendência a ser ansiosa. Assusto-me com as menores coisas". Um temperamento é como um humor, porém mais enraizado no caráter da pessoa.

A associação emoção-elemento é o temperamento. Uma pessoa com um determinado FC tem propensão a vivenciar certas emoções porque o *qi* daquele elemento é constitucionalmente mais fraco. Quando o *qi* de um elemento é saudável, as emoções associadas àquele elemento são expressas de maneira equilibrada. Quando o *qi* de um elemento está desequilibrado, significa que as emoções que ressoam com aquele elemento ficam com menos recursos.

Pelo fato de o FC ser constitucional, as personalidades das pessoas, pelo menos em parte, desenvolvem-se girando em torno da emoção desequilibrada. Um FC Fogo, por exemplo, terá emoções com menos recursos para lidar com a alegria, um FC Água, com o medo, e assim por diante. Portanto, a avaliação das emoções é, na verdade, a observação do *qi* de um elemento.

Avaliação das emoções de um paciente

A emoção mais inapropriada do paciente pode ser avaliada de duas maneiras. Às vezes, o terapeuta consegue observar a emoção prestando atenção no paciente. Outras vezes, é menos óbvia e o terapeuta deve "testar" a emoção do paciente.

Observação das emoções

Quando a emoção mais inapropriada da pessoa está à tona, pode ser facilmente observada. Por exemplo, quando as pessoas parecem assustadas sobre quase tudo, pode-se julgar que elas têm um medo excessivo que pode, portanto, ser utilizado para confirmar um diagnóstico de Água.

A expressão emocional é transmitida observando-se diferentes aspectos de uma pessoa, como os olhos, a expressão facial de um modo geral, as palavras que a pessoa usa, o tom de voz, a postura corporal e gestos específicos. Às vezes, a classificação da emoção de uma pessoa pode ser óbvia. Outras vezes, fica menos clara, e diferentes observadores podem não concordar a respeito do que observam. (Ekman, 2007, Capítulo 1, para o caso científico de que a expressão emocional da face existe ao longo de e em diversas culturas).

Diferença entre observar e testar as emoções

É comum pacientes mostrarem parte de suas emoções para o terapeuta sem haver necessidade de "testá-las" deliberadamente. No entanto, quando o terapeuta apenas observa, pode não conseguir informações sobre todos os elementos. Algumas pessoas geralmente ficam felizes por revelar algumas emoções, mas não outras. Um paciente tímido e reservado pode evitar se expressar. O terapeuta pode não ter nenhuma ideia de qual emoção em particular é tão inapropriada ou intensa, a não ser que a provoque. O teste da emoção tenta resolver esses problemas.

Teste da emoção

Em vez de observar o paciente, o terapeuta pode "testar" a resposta emocional dele. No "teste da emoção", o terapeuta tenta, conscientemente, provocar a emoção no paciente (Quadro 25.6) e, então, observa a resposta. O paciente responde de alguma maneira? Ele responde mais intensamente do que parece o apropriado ao contexto? A voz, a expressão facial ou a linguagem corporal mudam e essa mudança indica desarmonia no *qi* do paciente? O terapeuta avalia se as emoções ressonantes com cada elemento estão equilibradas ou desequilibradas.[3]

[3] Há histórias nos clássicos a respeito de médicos que provocavam as emoções mais por motivos terapêuticos do que diagnósticos. Por exemplo, em Larre e Rochat de la Vallée (1996, p. 68), Rochat discute a trágica história de Hua Tou no século 3. Hua Tou deixou um príncipe irritado no intuito de mover o *qi* para dispersar um coágulo de sangue. O tratamento foi bem-sucedido, mas, durante o estado de raiva, o príncipe matou Hua Tou. O tratamento funcionou, mas o médico morreu.

> ### Quadro 25.6
>
> **Teste da emoção – O palco de um teatro na mente do paciente.**
>
> Comparar a mente do paciente a um palco é uma metáfora que pode ser usada para explicar o processo do teste de uma emoção. O terapeuta é o diretor do teatro, cujo trabalho é criar o momento dramático correto – utilizando objetos cênicos, outros atores etc. – no palco da mente do paciente. "O momento correto" significa o momento que naturalmente produziria a emoção que o terapeuta tenta induzir. Por exemplo, o paciente menciona a perda de um animal de estimação. O terapeuta pergunta o que o paciente mais gostava no animal. Para responder, o paciente se lembra de alguns momentos divertidos. O palco fica assim estabelecido para gentilmente lembrar a pessoa da perda e induzir um sentimento de pesar. A expressão não verbal de pesar do terapeuta – por meio de expressão facial, postura corporal e tom de voz – é uma parte essencial dos "objetos cênicos" no palco da mente do paciente. O modo como o paciente responde será uma exibição do fluxo do *qi* do elemento Metal.

No momento crucial de testar a emoção, os terapeutas devem ser capazes de avaliar a emoção dentro de si mesmos. Nenhum paciente vai responder à solidariedade, à alegria, ao pesar ou a qualquer emoção se o terapeuta não estiver sendo autêntico em sua expressão. Dizer palavras de conforto a uma pessoa não vai tocá-la se elas não forem sinceras. Essa é a razão pela qual os terapeutas devem conseguir avaliar cada uma das emoções em si mesmos e por que esse é um dos objetivos mais importantes no desenvolvimento interno do profissional da Acupuntura Constitucional dos Cinco Elementos.

As limitações do terapeuta na habilidade do teste da emoção formam um dos maiores obstáculos para se tornar um perito em diagnóstico. É a causa de muitos diagnósticos errados. O terapeuta tenta induzir uma emoção no paciente, mas, pelo fato de o sentimento não estar verdadeiramente presente, o paciente não responde como responderia se o sentimento fosse autêntico. No exemplo de testar o pesar dado no Quadro 25.6, o paciente irá responder de modo totalmente diferente para dois terapeutas diferentes. Um acupunturista que tem uma boa relação terapeuta-paciente e consegue genuinamente ter acesso ao pesar sobre a morte de um animal de estimação receberá uma resposta bastante diferente de outro acupunturista que, na verdade, pensa que o pesar pela morte de

um animal é um pouco patético. A capacidade de testar o pesar e todas as outras emoções dependem efetivamente dessas diferenças.

Testar a emoção durante a interação terapeuta-paciente

O teste da emoção é como falar com um amigo, sendo que o fato deveria passar despercebido do lado de fora. O paciente não saberá que o terapeuta está fazendo alguma coisa além de coletar a história e estabelecer uma relação. Um teste de emoção que fica evidente ou óbvio para um observador não foi realizado com perícia.

Conversar com um amigo não requer um nível elevado de concentração. O teste de emoção, entretanto, requer uma profunda concentração e, enquanto o teste é realizado, os terapeutas também precisam:

- Monitorar o que está acontecendo: uma parte da atenção do terapeuta age como um observador e monitora quais informações foram coletadas até o momento e o que fazer em seguida
- Prestar atenção às mudanças não verbais mais sutis no paciente
- Usar todo seu conhecimento do elemento e das pessoas de um modo geral para fazer uma avaliação da propriedade da resposta emocional.

Uso da expressão "teste da emoção"

A expressão "teste da emoção" não é a ideal, sobretudo porque a palavra "teste" é usada em conjunto com emoções. Ela, porém, descreve com precisão o que os terapeutas fazem. O "teste" provoca uma resposta emocional ressonante com um elemento. A emoção é um movimento do *qi*, e isso dá ao terapeuta uma chance de observar o movimento do *qi* que ressoa com um determinado elemento. Não existe melhor maneira de fazer um elemento revelar sua natureza.

Emoções e cultura

É importante que os terapeutas tenham consciência da variação das respostas emocionais de pessoas de diferentes culturas. (Ver Kaptchuk, 2000, nota de rodapé n. 16, pp. 168-9, para uma discussão sobre como as pessoas de uma determinada cultura falam de maneira diferente sobre suas emoções em comparação a pessoas de outra cultura.) É muito mais fácil ter um sentido da propriedade da resposta emocional se o paciente for de uma cultura similar à do médico. Seria muito difícil, por exemplo, para um terapeuta nascido e crescido no oeste dos EUA ter uma grande compreensão das respostas emocionais de um aborígine australiano. Mesmo entre pessoas do mesmo país pode haver diferenças significativas na expressão emocional, dependendo de idade, sexo, meio étnico, classe social, subcultura etc. Por exemplo, os processos do pesar variam em culturas diferentes. Diferentes culturas toleram níveis muito variados de agressão entre os membros. Os homens tendem a aceitar solidariedade dos médicos homens com menos boa vontade do que das médicas. O terapeuta deve ter uma visão ampla desses fatores e fazer as concessões adequadas.

Estágios do teste da emoção

Por que os estágios são úteis

Para aprender o processo do teste da emoção, é útil ir por etapas. Isso possibilita a compreensão da ordem das diferentes partes do teste, quais atividades precisam ser realizadas em diferentes momentos e o propósito dessas diferentes atividades.

O fato de ter estágios para esse processo pode sugerir um processo mecânico e trabalhoso, mas isso está longe de ser verdade. Na realidade, os "estágios" ajudam os terapeutas iniciantes a testar as emoções e também possibilita aos terapeutas mais experientes melhorar o que já estão fazendo.

O teste da emoção pode levar alguns minutos, mas também pode ser feito em segundos, simplesmente porque a mente pode reconhecer padrões em um instante e responder em um segundo. Testar uma emoção pode ser comparado ao processo de contar uma piada: ele também ocorre em etapas, como obter a atenção das pessoas, apresentar as personagens e finalizar a piada. Mesmo assim, uma observação espirituosa pode ser transmitida em um segundo.

Estágios do teste da emoção

Os estágios do teste da emoção são:

- Relação terapeuta-paciente
- Criar ou reconhecer oportunidades para o teste
- Escolher a emoção
- Estabelecer o teste
- Fazer o teste
- Avaliar a resposta
- Anotar a resposta.

Relação terapeuta-paciente

É essencial haver um bom nível de relação terapeuta-paciente para testar as emoções. O grau em que o paciente vai se revelar ao terapeuta está na proporção direta do nível da relação obtida. Os pacientes estão sendo requisitados para responder genuinamente do fundo do coração e, para fazer isso, é essencial que confiem no terapeuta. Sem essa confiança, os pacientes não irão se expor, especialmente suas emoções dolorosas.

Criar ou reconhecer oportunidades para o teste

Algumas vezes, as oportunidades surgem sozinhas. Outras vezes, os terapeutas precisam gerá-las. Por exemplo, para determinar se um paciente tem uma raiva razoavelmente equilibrada, é útil discutir algum fato em que o paciente se sentiu frustrado. A frustração testa a capacidade do elemento Madeira de uma pessoa em fazer novos planos quando os anteriores foram frustrados. Para cada emoção, há alguns fatos que podem facilmente levar a uma situação de "teste". Esses fatos são mostrados nas Tabelas 25.2 a 25.8, relacionando o processo de teste para cada elemento sob o título "Oportunidade".

No início, os alunos pensam que as oportunidades para o teste ocorrem raramente e que é difícil criá-las. Com a experiência e estabelecendo um nível profundo de relação com os pacientes, eles percebem que as oportunidades surgem com muito mais frequência do que imaginavam. Eles também percebem que uma oportunidade para testar o pesar também pode ser uma oportunidade para testar a solidariedade, a raiva ou outra emoção. Eles podem usar o mesmo fato e simplesmente explorá-lo em uma direção ou outra, para evocar a emoção que precisam compreender com mais profundidade. Assim que os alunos compreendem o que constitui uma oportunidade, eles podem começar a criá-las (Quadro 25.7).

Escolher a emoção

Os médicos comumente se deparam com uma situação na qual mais de uma emoção pode ser testada. Por exemplo, uma queixa feita pelo paciente pode gerar uma escolha para testar a raiva ou a solidariedade. Depois que isso fica evidente, há um momento em que o terapeuta precisa fazer uma escolha: ele precisa decidir se todos os critérios para o teste estão presentes. Esses critérios são apresentados nas Tabelas 25.2 a 25.8 sob o título "Critérios para um teste viável".

Estabelecer o teste

Assim que o médico escolhe a emoção, ele precisa se assegurar que certos fatores estejam presentes, de modo que o paciente possa vivenciar naturalmente a emoção. Esses fatores são apresentados nas Tabelas 25.2 a 25.8 sob o título "Quando testar".

Fazer o teste

É o "pedido" verbal ou não verbal para vivenciar a emoção de ter raiva, sentir-se respeitado etc. Para compreender as emoções de outra pessoa, é importante que os médicos compreendam suas próprias emoções e sejam capazes de entrar em contato com elas. A realização do teste exige que o médico expresse uma emoção genuína e coerente. O pronunciamento deve ser curto e não se deve dizer mais nada. Exemplos de como esses pedidos podem ser feitos são apresentados nas Tabelas 25.2 a 25.8 sob o título "Como testar".

Tabela 25.2 Processo do teste para Madeira e a raiva.

Oportunidade	Os terapeutas podem testar a raiva caso os pacientes apresentem uma situação em que foram "insultados" de alguma maneira. Podem ter se frustrado ou sentir que foram maltratados por alguém ou por alguma organização. Não precisa ser algo extremo.
Critérios para um teste viável	• Há um insulto • O insulto deve ser recente ou estar em andamento • Deve haver alguém que cometeu o insulto – o melhor é que seja uma pessoa; uma organização não é tão bom; Deus ou a natureza não podem ser usados • Há certo grau de "injustiça" em relação ao insulto. Isso pode estar relacionado com coisas como normas sociais, igualdade ou acordo. Por exemplo, alguém não cumpriu uma promessa
Quando testar	Quando a pessoa fala sobre o insulto, mas não manifesta nenhuma raiva sobre o caso. O terapeuta pode perceber alguns sinais de um pequeno desconforto, mas nenhuma evidência de raiva ou aborrecimento. Se a pessoa já está com raiva, não testar a raiva – observá-la somente
Como testar	Após ouvir o paciente falar sobre o insulto, o terapeuta expressa um sentimento de raiva a favor do paciente, fazendo uma declaração como: "Você deve ter ficado com raiva de X". As palavras são acompanhadas da expressão não verbal do terapeuta, com um nível apropriado de aborrecimento
Emoção	Os terapeutas devem expressar os próprios sentimentos com uma carga apropriada de raiva, por meio da ênfase na voz e no retesamento facial
Avaliação	Um paciente com elemento Madeira razoavelmente equilibrado mostrará um pouco de raiva. Isso pode ser evidenciado por uma mudança na postura ou por um tom de voz mais entrecortado. A expressão da emoção será apropriada na intensidade e fluirá livremente. Uma pessoa que tenha elemento Madeira cronicamente desequilibrado em geral negará a raiva – possivelmente mudando as informações ou dizendo que não há nada a ser feito em relação ao "insulto". Ou então, a expressão de raiva será maior que a esperada ou poderá ser dita aos solavancos e/ou contida, de modo que não fluirá livremente

Tabela 25.3 Processo do teste para Fogo e alegria.

Oportunidade	Os terapeutas podem elogiar o paciente ou recebê-lo com cordialidade assim que ele chega. Ou, então, o terapeuta pode testar a alegria quando os pacientes se lembram de fatos recentes normalmente associados a prazer e alegria ou quando estão esperando eventos agradáveis no futuro
Critérios para um teste viável	O paciente deve estar emocionalmente disponível, não comprometido com outros sentimentos
Quando testar	Qualquer momento em que o paciente ainda não esteja vivenciando alegria ou prazer. É importante abordar a pessoa em um estado relativamente neutro
Como testar	O terapeuta expressa cordialidade coerente e sincera e admiração pelo paciente, dizendo, por exemplo: "Você está ótimo hoje" ou "Essa jaqueta é linda". Ou, então, pode perguntar sobre alguma coisa agradável que tenha feito recentemente ou que possa fazer no futuro. Pode encorajá-lo com alegria apropriada, dizendo, por exemplo: "Hum, isso parece ótimo!". Assim que a cordialidade é expressa, a expressão da emoção do terapeuta deve acabar e o profissional, então, observa a resposta do paciente
Emoção	Quando o terapeuta compartilha a alegria, ele próprio está sentindo alegria e demonstra isso por meio de expressão facial, postura e gestos
Avaliação	Com um elemento Fogo saudável, o paciente consegue "manter" um sentimento de alegria quando o terapeuta para de expressá-la. A alegria pode subir e diminuir novamente de modo suave. Se o elemento Fogo está cronicamente desequilibrado, a alegria acaba de maneira súbita (e não suave) ou pode aumentar, tornando-se excessiva, sem tendência de diminuir. Se o paciente não consegue ficar alegre, também é um sinal de desequilíbrio do elemento Fogo

Tabela 25.4 Processo do teste para Terra e solidariedade.

Oportunidade	O terapeuta pode testar a solidariedade se o paciente estiver passando por dificuldades, se tiver sofrido frustrações ou estiver em um momento difícil. Pode ser no momento em que o paciente descreve sua queixa principal ou secundária
Critérios para um teste viável	• O paciente deve ter uma queixa recente ou que esteja em curso • Deve ser alguma coisa que o paciente não pode mudar facilmente ou, pelo menos, ele deve saber que, se não fizer nada a respeito do problema, vai criar ainda mais dificuldades • Para ser autêntico, o médico deve aceitar que a queixa é, de certo modo, justificada
Quando testar	Sempre que uma queixa ou dificuldade for discutida
Como testar	O paciente conta o problema ou a queixa ao terapeuta e este, então, dá a ele certo apoio e compreensão, dizendo-lhe algo como: "Nossa, sinto muito por ouvir isso. Isso deve ter sido muito difícil"
Emoção	A solidariedade deve ser apropriada e empática, não infantil ou paternalista
Avaliação	Quando o paciente aceita a solidariedade do terapeuta, pode suscitar um sentimento de reconhecimento e de estar sendo apoiado. Um paciente com um elemento Terra saudável recebe e aceita a solidariedade, mas não se demora nela nem fica pedindo mais. Se o elemento Terra estiver desequilibrado, o paciente pode parecer não ter acolhido ou digerido a compreensão e pode aceitá-la e pedir mais. Ou, então, o paciente pode simplesmente rejeitar a solidariedade/compreensão mostrada e até mudar as informações fornecidas ao terapeuta, dizendo, por exemplo, que o problema não foi realmente tão ruim assim

Tabela 25.5 Processo do teste para Metal e pesar.

Oportunidade	O terapeuta pode testar o pesar se o paciente perdeu algo recentemente. Pode ser uma perda física (posse), emocional (pessoa) ou mental (ambição ou crença). Ou, então, pode usar frases que direcionam a mente do paciente para o passado. Por exemplo: "Quando você olha para trás..." ou "Quando você pensa sobre como as coisas costumavam ser..."
Critérios para um teste viável	O terapeuta leva o paciente de volta ao passado a fim de lembrar os bons aspectos daquilo que ele tinha antes da perda. O médico faz o paciente reviver os bons sentimentos anteriores e dizer a razão pela qual o que foi perdido era importante
Quando testar	Quando o paciente se lembra de como era bom ter o que agora está perdido
Como testar	O terapeuta faz o paciente sentir a perda, utilizando uma frase como: "É triste que você não tenha mais isso". Ao mesmo tempo, a expressão não verbal do terapeuta – face, toque, tom, palavras e gestos – deve vir coerentemente de um estado interno de perda. Esse "teste" coloca a "satisfação anterior" e "a consciência de que aquilo acabou" lado a lado no palco da mente do paciente
Emoção	É importante que o terapeuta acesse o pesar internamente e, por exemplo, não seja obviamente solidário
Avaliação	Se o elemento Metal estiver saudável, o paciente irá se mover para uma intensidade apropriada de pesar e sair novamente. Se o elemento Metal estiver desequilibrado, é provável que o paciente engasgue ou sinta um aperto no peito ou na garganta para deter o sentimento. Ou, então, embora raro, que o paciente fique temporariamente dominado pela intensidade do sentimento

Tabela 25.6 Processo do teste para Metal e respeito.

Oportunidade	O terapeuta pode avaliar a capacidade do paciente em receber respeito perguntando-lhe sobre algum momento em que teve de enfrentar uma luta. Pode ter sido um episódio da adolescência, um divórcio, problemas financeiros etc. O terapeuta pode, então, classificar uma qualidade interna genuína positiva, como generosidade, compaixão ou perseverança, que o paciente tenha demonstrado e que o tenha capacitado a passar pela situação
Critérios para um teste viável	A qualidade interna positiva pode ser confirmada pelo que o paciente disse. O ideal é que ele não saiba que tem essa qualidade
Quando testar	Logo após o paciente ter descrito a dificuldade
Como testar	O terapeuta escuta com cuidado a descrição do paciente sobre o período de luta e formula a qualidade interna positiva do paciente. Ele, então, atribui a qualidade interna ao paciente, por exemplo: "Parece que você, especialmente nessas circunstâncias, foi muito generoso". Se, aparentemente, o paciente não assimilar isso, ou até negar que tenha essa qualidade, o terapeuta pode atrair a atenção do paciente novamente (talvez pelo toque) e repetir as coisas concretas que ele disse, as quais confirmam a existência de uma qualidade positiva interna
Avaliação	Se o paciente tiver um elemento Metal saudável, ele pode aceitar o elogio e sentir satisfação. Se o elemento Metal estiver desequilibrado, ele pode adorar ter recebido o elogio, mas negar que tenha aquela qualidade interna positiva. Ele pode mudar as informações para minimizar a qualidade ou se contrair ou cruzar os braços fortemente sobre o peito ou na área da garganta

Embora o respeito propriamente dito não seja uma emoção, mostrar respeito pode evocar um pesar não resolvido (ver Capítulos 17 e 19).

Tabela 25.7 Processo do teste para Água e medo.

Oportunidade	O terapeuta pode testar o medo quando o paciente descreve uma situação que normalmente induziria certo grau de medo ou ansiedade por seu bem-estar e pela qual ele não demonstra absolutamente nenhum medo
Critérios para um teste viável	• O terapeuta detectou uma possível ameaça ou área que inspira preocupação ao paciente • O paciente pensa que pode haver consequências indesejáveis, as quais podem ocorrer como resultado da ameaça • O paciente acredita não ter controle ou ter controle limitado caso as consequências indesejáveis ocorram ou não
Quando testar	Quando o paciente estiver discutindo a ameaça, mas mostrando pouquíssima indicação de medo na expressão facial, no tom de voz, na postura ou nos gestos
Como testar	O terapeuta escuta o relato do paciente sobre a ameaça e, então, expressa certa preocupação ou medo. Por exemplo, dizendo "Nossa! Você deve estar nervoso/com medo de que X ocorra". O terapeuta pode mostrar a maior parte da preocupação de modo não verbal
Emoção	O estado interno do terapeuta deve ser de preocupação/medo. Sua expressão não verbal de medo é muito importante: por exemplo, deve haver um ligeiro afastamento da parte superior do corpo e um movimento convincente de assentimento da cabeça
Avaliação	Uma resposta normal é o paciente expressar certo medo. Uma resposta anormal é não expressar nenhum medo. Uma resposta anormal comum é o terapeuta perceber um lampejo de intenso medo nos olhos do paciente que desaparece rapidamente

Tabela 25.8 Processo do teste para Água e a necessidade de tranquilizar-se.

Oportunidade	O terapeuta pode avaliar a capacidade de o paciente tranquilizar-se quando ele tem algumas preocupações sobre o futuro ou está com medo
Critérios para um teste viável	O terapeuta precisa saber: • A *ameaça* • Quais consequências indesejáveis o paciente espera que aconteçam como resultado da ameaça • Algumas *informações* genuínas sobre a probabilidade de essas consequências indesejáveis realmente acontecerem ou não. Essas informações podem surgir de muitas fontes diferentes, como testes laboratoriais, rumores, o fato de o terapeuta *não* ter dito nada, histórias da carochinha, superstição, artigos em jornais ou revistas, o que alguém na loja de produtos naturais disse etc.
Quando testar	Quando o paciente expressar aquilo que parece ser medo
Como testar	É importante que o terapeuta escute e reconheça o medo do paciente e não o subestime. Ele, então, relaciona todas as "razões" pelas quais a ameaça não ocorrerá e passa para o paciente todas as outras informações que garantem que tudo está bem ou que não há perigo
Emoção	A garantia de que tudo está bem ou que não há perigo algum deve ser dada ao paciente de maneira tranquila e ponderada. Frequentemente, a oportunidade de tranquilizar o paciente é perdida porque o terapeuta vai direto ao assunto: "Não se preocupe, tenho certeza de que tudo vai dar certo!", o que destoa seriamente de como o paciente está se sentindo
Avaliação	Se os pacientes têm um elemento Água saudável, demonstram sinais de que conseguem ouvir e assimilar o que foi dito e conseguem se sentir tranquilizados. Um paciente com um elemento Água desequilibrado pode mostrar sinais de que não está com boa vontade para assimilar as informações, por exemplo, afastando-se, balançando a cabeça ou falando em cima do que está sendo dito. Ou, então, pode parecer que o paciente assimila as informações e que fica tranquilo, mas logo volta com outro medo semelhante

> **Quadro 25.7**
>
> **Criar oportunidades para o teste.**
>
> A seguir, alguns exemplos de como as oportunidades podem ser criadas pelos terapeutas:
>
> - Quando um paciente descreve uma experiência recente, como um acidente de carro, o terapeuta pode testar várias emoções diferentes. Por exemplo, a solidariedade pela falta de sorte da pessoa, raiva pelo outro motorista descuidado, medo de que aquilo possa acontecer novamente. Isso requer algumas perguntas da parte do terapeuta para evocar qual aspecto do fato é apropriado ao teste
> - Os terapeutas podem se referir à experiência de outra pessoa, por exemplo: "Eu encontrei uma pessoa ontem que parece ter sempre má sorte (perdendo coisas, sendo ameaçado, sempre tendo azar no que está fazendo etc.). Você já teve alguma fase assim?"
> - Uma alternativa para o terapeuta é contar com a inclinação natural de algumas pessoas em negar que as coisas sejam boas. Por exemplo, se o terapeuta pergunta com certo tom de gracejo na voz se o paciente está tendo uma vida perfeita e totalmente feliz, muitas pessoas vão negar o fato. Assim, fica fácil evocar algumas queixas que possam levar aos "testes" para solidariedade ou raiva.

Avaliar a resposta

Os terapeutas avaliam a resposta do paciente (especialmente a resposta não verbal) nos primeiros segundos depois do "pedido" (do teste). Por isso, prontidão e concentração são essenciais. O julgamento preciso requer um nível de experiência e sabedoria sobre como as pessoas respondem em diferentes situações.

Para ter um ponto de vista equilibrado, também é necessário que os terapeutas estejam conscientes das próprias emoções e de quais situações evocam emoções intensas e inapropriadas neles mesmos. Isso possibilita que eles julguem se a resposta do paciente é "normal", "inapropriada" ou, como ocorre às vezes, se ele esconde outra emoção que está quase à tona, mas que não é fácil de observar.

Os aspectos a serem observados durante um teste de emoção são a fluência e a intensidade da mudança evocada quando a emoção é sentida. Exemplos de como essas observações são feitas estão nas Tabelas 25.2 a 25.8 sob o título "Avaliação".

Anotar a resposta

Enquanto o teste é realizado várias vezes, é importante que o terapeuta tenha uma maneira rápida de anotar o tipo de teste e o julgamento a respeito da resposta do paciente. A interrupção em um dado momento para escrever por 30 segundos parecerá estranha ao paciente e a relação pode ser perdida.

Uma maneira de anotar o teste de emoção é usar abreviações para as emoções, por exemplo, "A" para alegria. Se o paciente pareceu incapaz de expressar raiva sobre um vizinho barulhento, mesmo quando esse sentimento era obviamente apropriado, então o médico pode registrar "R – sem R". O ideal é que o terapeuta escreva algumas palavras para lembrar do incidente; por exemplo, escrever "vizinho barulhento" pode ser suficiente para lembrar.

De um modo geral, o julgamento sobre um teste pode ser complexo. O terapeuta tenta descobrir quais respostas do paciente ao teste da emoção são as *menos* fluentes e mais perturbadas. A maioria dos pacientes tem uma emoção que é notavelmente a mais desequilibrada de todas. Em outros, várias emoções são inapropriadamente intensas ou expressas com frequência, e pode ser difícil decidir qual delas indica o FC. Esses julgamentos requerem que o terapeuta reveja várias respostas do paciente e compare-as com uma resposta normal. O terapeuta também precisa comparar a "falta de fluência" entre um elemento e outro. O bom registro ajuda a desenvolver a capacidade do terapeuta em fazer este julgamento. Esses julgamentos costumam ser feitos intuitivamente e em milésimos de segundos, de modo que, quando o terapeuta está aprendendo, é útil realizar o processo de maneira consciente e lenta.

Processo do teste para cada elemento

As Tabelas 25.2 a 25.8 apresentam um esquema dos processos básicos para testar as emoções. Depois de um período de prática e experiência, e à medida que o processo se torna mais automático e inconsciente, o terapeuta não precisará mais seguir essa rotina, mas começar com ela pode ser útil.

Resumo

- Cor, som, emoção e odor são os quatro métodos principais de diagnóstico usados na Acupuntura Constitucional dos Cinco Elementos. Se o terapeuta encontrar pelo menos três dessas áreas essenciais apontando para o desequilíbrio de um elemento, então isso é uma forte indicação do FC do paciente
- A emoção é a mais importante dessas quatro áreas essenciais, e o terapeuta precisa ter um cuidado especial para avaliar o equilíbrio das emoções do paciente. As emoções são as causas internas da doença, e a capacidade em detectar as emoções que produzem ou inibem os movimentos do *qi* é crucial
- O terapeuta pode precisar deliberadamente provocar as emoções de uma pessoa para obter uma total compreensão de como elas se encontram equilibradas dentro da pessoa.

Linguagem Corporal dos Diferentes Fatores Constitucionais

26

Introdução

O teste da emoção, conforme descrito no capítulo anterior, envolve a interação do terapeuta com o paciente a fim de provocar uma resposta emocional. Grande parte da avaliação do paciente, entretanto, é feita pela simples observação. Essa observação é importante e envolve três áreas:

- Expressão facial
- Postura
- Gestos.

As pessoas na China, no Japão e em outros países da Ásia Oriental são especialmente famosas pela habilidade de manter a "pose" e mostrar muito pouco em público aquilo que realmente está acontecendo em seu interior. Todos fazem isso em certo grau, e a maioria das pessoas literalmente tem uma "face pública" que mostra ao mundo, e uma "face privada". Entretanto, os vestígios do verdadeiro estado emocional das pessoas ainda podem ser detectados na face, já que esses padrões emocionais crônicos ficam registrados nas linhas faciais das pessoas e refletidos no retesamento crônico dos seus músculos faciais.

Um exemplo disso é alguém que viveu graus significativos de frustração durante algum tempo. Parece que suas sobrancelhas se juntam e desenvolvem o que se chama "linhas do Fígado". As linhas do Fígado são linhas verticais na fronte, que se desenvolvem quando a pessoa mantém uma face "zangada" durante muito tempo.

Se pudéssemos lê-la, todo ser humano traz sua vida na face... Nas nossas características, os finos cinzéis do pensamento e da emoção estão eternamente agindo.

(Alexander Smith, citado em Auden e Kronenberger, 1962)

Às vezes, e especialmente se os pacientes estão tentando esconder suas emoções, a expressão facial pode aparecer na face como uma "micro" emoção por apenas um décimo de segundo (Eckman, 2007, p. 220). As microemoções também podem ocorrer quando a emoção está sendo inibida e está fora da consciência da pessoa. É importante que os profissionais da Acupuntura Constitucional dos Cinco Elementos aprendam a reconhecê-las antes que as pessoas retornem para suas "faces públicas".

A postura também pode fornecer pistas em relação ao estado do corpo, da mente e do espírito da pessoa. Embora as pessoas possam tentar esconder a expressão facial, a postura e os gestos são mais difíceis de esconder e tendem a indicar o que está acontecendo no fundo. Com o tempo, os pacientes também desenvolvem padrões crônicos da postura física. Por exemplo, um FC Fogo pode ter um tórax subdesenvolvido ou um FC Terra pode ter uma depressão na área do *jiao* médio.

É importante que os terapeutas aprendam a reconhecer essas posturas e gestos, além das expressões faciais fugazes ou mais constantes. Podem ser métodos essenciais para descobrir o desequilíbrio emocional primário e seu FC.

As descrições dessas indicações e a expressão facial, a postura e os gestos dentro de cada elemento são dispostas a seguir.

Elemento Madeira: expressão facial, postura e gestos (Tabela 26.1)

Expressão facial

A Figura 26.1 mostra uma expressão facial zangada. Sentimentos frequentes de frustração e raiva podem ficar registrados nas linhas entre as sobrancelhas, no olhar ou no conjunto da boca e do queixo. As sobrancelhas, os olhos e o queixo estão especialmente envolvidos na expressão facial de raiva.

- As sobrancelhas se juntam e abaixam, criando duas linhas verticais entre os olhos. Conforme dito anteriormente, uma pessoa que tem o hábito de ter raiva pode ter essas "linhas do Fígado" profundamente sulcadas na fronte
- A área ao redor dos olhos pode estar afetada. A pálpebra inferior fica tensa, elevando a área abaixo do olho. Ao mesmo tempo, a pálpebra superior se abaixa seguindo o movimento das sobrancelhas. Isso faz força contra a parte superior dos olhos, provocando seu estreitamento. Como resultado desses movimentos, os olhos ficam intensos, duros e com olhar fixo. A constância dessa expressão pode resultar em uma sensação dolorosa e de aperto por trás ou ao redor dos olhos. A raiva é a única emoção em que a pálpebra inferior fica retesada
- O queixo e a boca podem ficar em várias posições. As pessoas que estão com raiva podem enrugar ou retrair os lábios e mantê-los firmemente juntos. Essa expressão de "lábios apertados" em geral indica que a pessoa quer refrear sua expressão de raiva. É como que se, mantendo a boca firmemente fechada, a pessoa não deixasse escapar o que na verdade quer dizer. É interessante notar que o trajeto profundo do Fígado rodeia a boca por dentro dos lábios no músculo orbicular da boca. É esse músculo que fecha a boca.

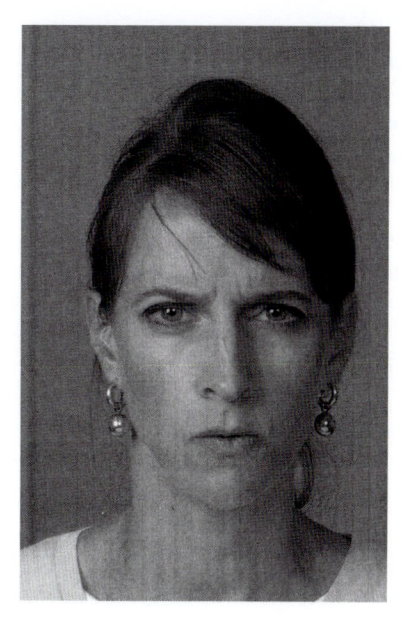

Figura 26.1 Expressão facial de raiva.

Tabela 26.1 Expressão facial, postura e gestos – raiva.

Face	Sobrancelhas	Abaixadas e juntas, linhas verticais surgem entre as sobrancelhas
	Pálpebras	Pálpebra inferior tensa, pode ou não estar erguida. Pálpebra superior tensa, pode ser contraída pela sobrancelha
	Olhos	Olhar fixo e duro
	Lábios	Pressionados juntos firmemente
	Queixo	Tenso, pode ficar projetado
Postura		Corpo pode ficar ereto, músculos retesados. Pode estar ligeiramente inclinado para a frente
Gestos		Enfáticos, enérgicos, podem ser bruscos e apontar ou cerrar os punhos
Respiração		Ruidosa, rápida, superficial, irregular

A raiva suprimida também pode tornar tenso o queixo da pessoa, e, por isso, pessoas que habitualmente ficam com raiva em geral apresentam essa área tensa ou retesada. As pessoas que rangem os dentes à noite normalmente fazem isso porque o queixo está tenso. O queixo tenso fica ainda mais retesado durante o sono. Às vezes, a tensão no queixo o projeta e o torna ligeiramente elevado, o que dá à pessoa uma ligeira aparência de provocação.

Embora a cor da face de um FC Madeira seja esverdeada, as pessoas que estão com raiva também podem ficar avermelhadas conforme sentem o calor da raiva e da frustração brotar internamente. (Para mais detalhes sobre a expressão facial de raiva ver Ekman e Friesen, 2003, p. 78.)

Postura

A postura de alguém que está com raiva tende a ser ereta. O *qi* ascende e parece que as pessoas se expandem. Além disso, em geral ocorre um movimento muito sutil para frente. Embora não seja necessariamente uma posição evidente de ataque, existe um sentido subjacente de agressão e uma inclinação para a frente em direção à outra pessoa.

Quando uma pessoa permanece com raiva durante um longo tempo, os ligamentos e os tendões com frequência perdem a elasticidade e ficam retesados. Um exemplo extremo é um soldado no momento da revista, tenso e prestando atenção a tudo, expandindo o tórax, inclinando o rosto para frente e fazendo uma saudação com um movimento brusco. Assim como o queixo, discutido anteriormente, o pescoço, os ombros, os quadris e a região lombar também podem apresentar-se tensos e possivelmente a musculatura do corpo todo. O terapeuta pode perceber isso quando segura o braço do paciente para tomar os pulsos. Quando ele solta o braço, este fica parado no ar. Permanece tenso e não volta facilmente à posição anterior. Os ligamentos retesados nos pés podem levar os dedos dos pés a fazerem movimentos para trás e para a frente.

É comum o corpo de um FC Madeira parecer "empacotado" e sólido, firmemente apertado ou espremido como se não pudesse se expandir e crescer até seu tamanho total. A característica de "empacotado" é oposta à expansão antes descrita e se desenvolve quando a raiva é suprimida.

Gestos

Os gestos de alguém que tem problemas de longa data com a raiva tendem a ser agressivos e bruscos. A pessoa pode apontar agressivamente para as pessoas, cerrar os punhos ou fazer gestos com as mãos de maneira abrupta e espasmódica.

Respiração

A raiva muda imediatamente a respiração da pessoa. Pode se tornar mais ruidosa, mais rápida e mais irregular, e também mais superficial. A raiva impede a pessoa de inspirar e expirar com facilidade. Como resultado, os FC Madeira em geral suspiram muito, sendo o suspiro uma maneira de liberar a tensão sentida no tórax.

Elemento Fogo: expressão facial, postura e gestos

Expressão facial

É comum a expressão facial de um FC Fogo se iluminar com alegria e contentamento ou se afundar em tristeza e miséria. Por exemplo, a alegria pode se revelar de maneiras sutis, como nas linhas ao lado dos olhos, ou a tristeza pela disposição da boca. As expressões mais significativas são a mudança da alegria para a tristeza, a alegria excessiva ou uma ausência de alegria.

Alegria (Tabela 26.2)

Quando uma pessoa sorri com alegria, toda a face se move para cima (Figura 26.2). Isso provoca o aprofundamento das pregas nasolabiais, a elevação das bochechas, o enrugamento e a elevação das pálpebras inferiores. Surgem, então, "pés de galinha" nas laterais dos olhos. A pessoa com uma expressão verdadeiramente alegre terá brilho nos olhos conforme brota a alegria (Ekman, 2007, pp. 190-212).

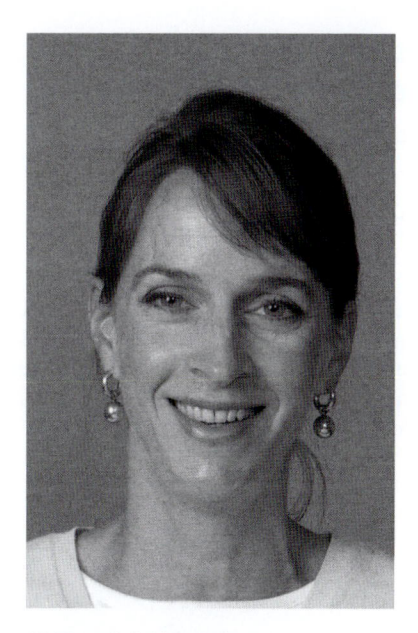

Figura 26.2 Expressão facial de alegria.

Tabela 26.2 Expressão facial, postura e gestos – alegria.

Face	Boca	Cantos puxados para trás e para cima. Lábios podem estar ou não separados
	Prega nasolabial	Afunda
	Bochechas	Erguidas
	Pálpebras inferiores	Enrugadas e erguidas. Não ficam tensas
	Olhos	Pés de galinha nos cantos. Os olhos brilham. Músculo orbicular do olho (ao redor do olho) é ativado
Postura		Para cima e expansiva
Gestos		Movimentos geralmente com sentido ascendente

Tristeza (Tabela 26.3)

A expressão facial de tristeza normalmente se revela em três áreas principais da face (Figura 26.3). A primeira é a boca, que se deixa cair, permanecendo aberta, e os cantos dos lábios se voltam para baixo. A segunda são as bochechas; ao mesmo tempo que os lábios ficam caídos, elas se elevam como se fossem apertadas.

A terceira são os cantos internos das sobrancelhas, que se elevam e, ao mesmo tempo, se juntam. Podem se juntar no meio. Em geral, o olhar tende a se voltar para baixo. Alguns FC Fogo podem ter um sorriso na face, mas, ao mesmo tempo, um olhar triste (Ekman, 2003, pp. 82-109).

É interessante notar que quando as pessoas estão sorrindo de verdade, elas ativam o músculo orbicular do olho, o qual circunda o olho. Esse músculo só pode ser ativado voluntariamente por 10% da população. O resto da população só consegue ativá-lo quando está rindo e exprimindo alegria. Dizem que esse músculo "desmascara o falso amigo". Uma pessoa que está fingindo rir das piadas do amigo ou que não esteja exprimindo alegria de verdade não utilizará esse músculo.

Muitos FC Fogo têm faces voláteis que podem oscilar entre a alegria e a tristeza com facilidade. As faces de alguns FC Fogo parecem bem sérias até sorrirem. Quando realmente sorriem, entretanto, suas faces com frequência se iluminam e se tornam radiantes. É como se ganhassem vida. Essa transformação pode ser uma excelente indicação diagnóstica.

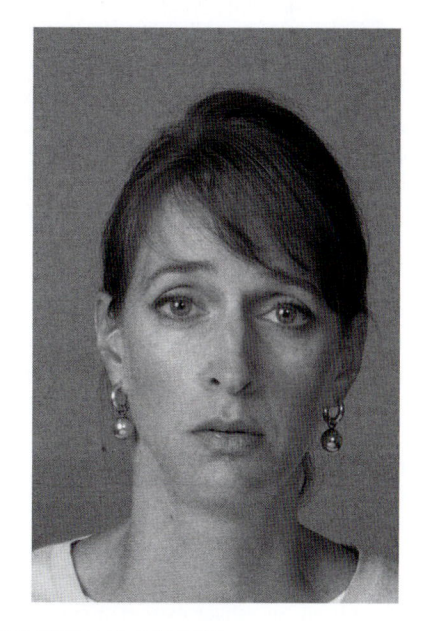

Figura 26.3 Expressão facial de tristeza.

Tabela 26.3 Expressão facial, postura e gestos – tristeza.

Face	Sobrancelhas	Cantos internos para cima e às vezes se juntam
	Pálpebras	Canto superior da pálpebra se ergue
	Lábios	Cantos dos lábios ficam caídos
	Bochechas	Erguidas como se fossem apertadas
	Olhos	Tendência a olhar para baixo
Postura		Caminha pesadamente, tórax retraído, "para dentro"
Gestos		Pode haver falta de movimento

Postura

Lembrando que os principais Órgãos *yin* associados ao elemento Fogo são o Coração e o Protetor do Coração, não é de surpreender que a área torácica seja afetada em muitos FC Fogo. Às vezes, existe uma falta de desenvolvimento físico nessa área. O tórax pode parecer fraco e subdesenvolvido ou, às vezes, pode ter uma forma mais côncava.

Para proteger essa área vulnerável, muitos FC Fogo habitualmente cruzam os braços sobre o tórax. Às vezes, existe uma tensão habitual na parte superior do corpo. Isso se forma à medida que a pessoa se empenha em defender a área torácica. É como uma porta com barras de ferro colocadas ali para impedir a entrada de ladrões. O problema, entretanto, é que a barricada também impede a saída de quem estiver dentro.

Gestos

A alegria tem natureza *yang* e os gestos de alguém que está alegre refletem isso, sendo expansivos, com movimentos rápidos e em direção ascendente. No Capítulo 39 do *Su Wen* está escrito que a alegria faz o *qi* se "soltar".

Por outro lado, a natureza da tristeza é mais *yin*, e uma pessoa que se sente miserável provavelmente será mais reservada, com movimentos mais lentos ou, se estiver extremamente triste, terá pouquíssimos movimentos.

Elemento Terra: expressão facial, postura e gestos

(Tabelas 26.4 e 26.5)

Expressão facial

A expressão facial típica de alguém que está querendo ou dando solidariedade é ilustrada na Figura 26.4. O médico que observa os FC Terra seguindo com suas atividades diárias não percebe necessariamente uma expressão de solidariedade em suas faces.

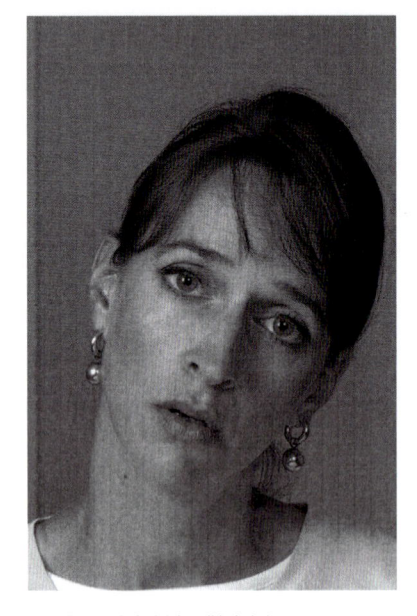

Figura 26.4 Expressão facial de solidariedade.

Tabela 26.4 Expressão facial, postura e gestos – solidariedade.

Face	Olhos	Relaxados e arregalados
	Sobrancelhas	Erguidas. Pequenas linhas podem surgir na fronte
	Bochechas	Relaxadas
	Boca	Pode abrir, relaxar e soltar
Postura		Cabeça inclinada para um lado. O meio do tronco pode estar desvitalizado, caído
Gestos		Pode gostar de tocar ou de ser tocado

Pelo fato de os FC Terra frequentemente serem propensos a estados emocionais relacionados com a solidariedade, alguns aspectos das expressões ficam gravados em suas características faciais. Por exemplo, o olhar de solidariedade pode se revelar de maneiras sutis, como uma inclinação da cabeça, um ligeiro franzir da fronte ou o modo de olhar. Essa expressão permanece evidente por algum tempo, mas não o tempo todo.

Tipicamente, a expressão facial de uma pessoa que dá ou recebe solidariedade é um olhar meigo e carinhoso (Figura 26.4). A expressão nos olhos já foi comparada a de um "filhote de cachorro"; as bochechas e a boca podem ficar abertas, frouxas e relaxadas. Há também uma distinta inclinação da cabeça quando alguém está sendo compreensivo e solidário e a fronte pode ter algumas linhas de preocupação.

O olhar na face de Nossa Senhora, que os pintores normalmente tentam retratar, é um bom exemplo dessa qualidade. Ela é quase sempre representada como a encarnação do amor materno e da empatia. A devoção dedicada a ela pelos católicos, como a Juan Yin (deusa da Compaixão) pelos chineses, é testemunha da necessidade das pessoas de se sentirem amadas e cuidadas por figuras maternas. Gentileza, suavidade, aceitação e perdão são considerados qualidades principais desses arquétipos.

Quando as pessoas rejeitam a solidariedade, podem mostrar o desconforto que sentem inclinando o pescoço para trás, apertando o abdome, apertando ligeiramente e abaixando o lábio inferior. Os músculos da face da pessoa podem ficar impassíveis ou podem se retesar, a fim de afastar a solidariedade. Essa expressão pode ser confundida com raiva. Por trás desse exterior duro, entretanto, pode haver uma suavidade e a necessidade de apoio que está sendo encoberta. Nesse caso, os olhos podem reter a expressão suave descrita anteriormente, indicando que a necessidade subjacente de apoio continua ali.

Corpo e postura

Embora o médico nunca possa classificar a forma do corpo, a postura, os gestos etc. de cada FC, ainda é possível perceber certas tendências físicas que são características de alguns FC Terra.

Os FC Terra tendem a ter excesso de peso. Seu sistema digestivo pode ser preguiçoso em decorrência da fraqueza do Estômago e do Baço. Isso dificulta a decomposição e o processamento dos alimentos e o movimento dos líquidos. Esse "metabolismo lento" provoca a estagnação dos alimentos e dos líquidos e, como consequência, surgem problemas de excesso de peso.

Ou, então, alguns FC Terra podem não estar sendo nutridos fisicamente, tornando-se subnutridos e magros em vez de obesos. O ponto extremo dessa condição pode ser uma anorexia grave, porém o mais comum é a pessoa ser ligeiramente magra e ossuda. As pernas também podem ser finas e subdesenvolvidas.

Alguns FC Terra têm fraqueza na região média do abdome. Isso pode fazer o abdome se distender com facilidade ou ser grande. O abdome pode desabar sobre a área da cintura, fazendo a linha da cintura desaparecer e a pessoa ficar com uma "forma de maçã".

A "forma de pera" também pode ser característica de um FC Terra, especialmente quando o Baço não move os líquidos. Nesse caso, as pernas podem ser grossas e pode ter excesso de gordura localizada ao redor dos quadris e das coxas.

Às vezes, um FC Terra pode ter o hábito de colocar suas mãos sobre o abdome para proteger essa área, que sente ligeiramente fraca e vulnerável.

Gestos e toque

O toque é importante quando as pessoas estão dando ou recebendo solidariedade. Os FC Terra que gostam de receber solidariedade

Tabela 26.5 Expressão facial, postura e gestos – rejeição à solidariedade.		
Face	Geral	Pode parecer impassível ou pode endurecer
	Lábio inferior	Ligeiramente apertado e puxado para baixo
	Olhos	Expressão suave
Postura		Pescoço para trás. Abdome contraído

também podem gostar de tocar as outras pessoas e de ser tocados por elas. Quando as crianças ou os adultos ficam aflitos, uma das maneiras mais eficazes de cuidar deles é dando um abraço ou fazendo um afago. O toque é evocativo do primeiro contato com a mãe e, para muitas pessoas, é muito mais confortante que palavras. A qualidade do toque deve ser suave e carinhosa e expressar "Eu entendo!". Quando as pessoas aflitas se separam alegremente de um contato físico, é sinal que elas receberam apoio suficiente.

Elemento Metal: expressão facial, postura e gestos

(Tabela 26.6)

Expressão facial

A expressão facial típica de alguém que está pesaroso é mostrada na Figura 26.5. O pesar pode se mostrar de maneiras sutis, como pelo olhar, pelo relaxamento ou pela tensão dos músculos faciais ou ainda pelo formato da boca. Essa expressão fica evidente por algum tempo, mas não o tempo todo.

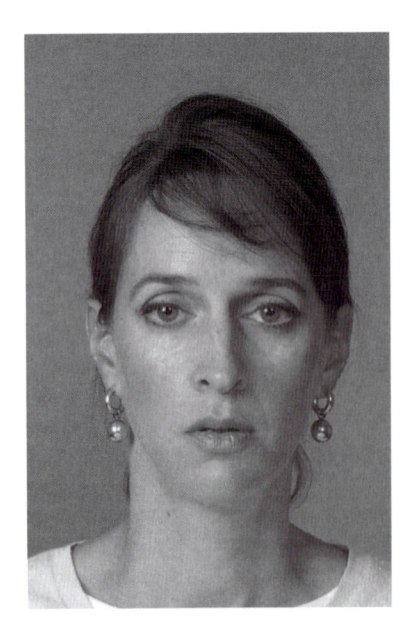

Figura 26.5 Expressão facial de pesar.

Tabela 26.6 Expressão facial, postura e gestos – pesar.		
Face	Geral	Movimento da face para baixo
	Boca	Cantos voltados para baixo, pode estar ligeiramente aberta
	Bochechas	Caídas para baixo
	Pálpebras inferiores	Relaxadas
Postura		Tórax retraído, "para dentro"
Gestos		Pouquíssimos movimentos
Respiração		Pode ser superficial

Os olhos, as bochechas e a boca estão, todos, envolvidos na expressão do pesar. Quando uma pessoa está pesarosa, a face tende a apresentar um movimento para baixo e parecer frouxa. As pálpebras inferiores ficam frouxas e as bochechas caem. A boca também tende a ficar ligeiramente voltada para baixo. Quando a pessoa é incapaz de expressar pesar, em geral a expressão facial de tristeza é substituída por um olhar morto ou vazio. Outros tentam esconder o sentimento de pesar por trás de uma expressão brilhante. Se esse for o caso, normalmente o olhar permanece com certo grau de vazio e perda.

Se os sentimentos de pesar são expressos em vez de contidos, então a face da pessoa fica enrugada, à medida que chora e dá vazão aos sentimentos. Em algumas pessoas, essa expressão enrugada torna-se crônica.

Postura e respiração

A área torácica de um FC Metal é geralmente inerte ou retesada. A área pode ter muito pouco movimento, dando a impressão de um "escudo" sobre o tórax. Essa falta de vitalidade pode ter se acumulado gradualmente a partir da tensão crônica do tórax a fim de evitar sentimentos fortes de tristeza ou de perda. O tórax é, às vezes, fraco e subdesenvolvido e, em casos extremos, pode até ser côncavo. Isso ocorre porque o *qi* do Pulmão de base é constitucionalmente fraco.

A postura associada ao tipo Metal de tórax é a curvada. Sentar-se corcunda sobre uma escrivaninha comprime o Pulmão e a respiração. Essa postura habitual pode ser causa como também consequência da fraqueza do *qi* do Pulmão.

A respiração de um FC Metal pode ser superficial e fraca. Alguns FC Metal têm dificuldade de respirar fundo, a não ser que tenham feito, conscientemente, exercícios respiratórios para fortalecer seus pulmões.

Gestos

Uma pessoa que sente pesar tende a não fazer muitos gestos. Algumas pessoas podem se isolar e viver o pesar de maneira silenciosa, caso em que apresentarão pouquíssimos movimentos.

Elemento Água: expressão facial, postura e gestos

(Tabela 26.7)

Expressão facial

A expressão facial típica de alguém que está com medo é mostrada na Figura 26.6. Os FC Água com frequência vivem estados que giram em torno do medo. O olhar de medo pode se revelar de maneiras sutis, como nas linhas da fronte, no olhar ou na postura da boca. Essa expressão fica evidente por apenas certo tempo.

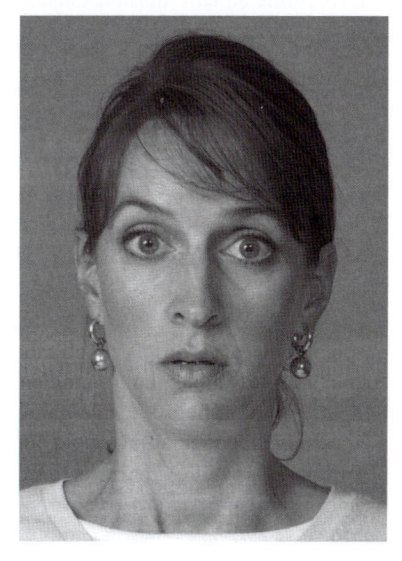

Figura 26.6 Expressão facial de medo.

Tabela 26.7 Expressão facial, postura e gestos – medo.

Face	Sobrancelhas	Erguidas e juntas
	Fronte	Rugas no centro
	Pálpebra superior	Erguida, mostrando a esclera
	Pálpebra inferior	Tensa e puxada para cima
	Olhos	Fixos e como se puxados para trás ou se movendo de um lado para o outro
	Boca	Aberta e lábios ligeiramente tensos ou esticados e puxados para trás
Postura		Movimento ligeiramente para trás
Gestos		Hesitantes. Pode tremer ou ficar bem quieto
Respiração		Pode respirar alto ou prender a respiração. Pode ser superficial e rápida

O medo pode com frequência ser vislumbrado nos olhos. Pelo fato de os FC Água poderem tentar esconder o medo que sentem, a expressão nos olhos é com frequência a manifestação mais evidente do medo subjacente. O medo normalmente cria agitação e, na maior parte das vezes, é o movimento rápido dos olhos que indica sua presença. O paciente mantém-se cabisbaixo, evitando o contato visual, erguendo os olhos de modo momentâneo e rápido, a fim de manter o contato intermitente. Essa agitação é comum em todos os tipos de animais quando se sentem ameaçados.

Algumas pessoas tentam se acalmar quando estão com medo. Isso se reflete nos olhos, que podem ficar fixos e como se fossem puxados para trás da cabeça. Embora haja pouco movimento, eles permanecem em um estado de alerta extremo. Os olhos também podem ficar mais abertos e a pálpebra superior se erguer, expondo a esclera. A área abaixo dos olhos fica, então, contraída e puxada para cima. Conforme os olhos se arregalam, as sobrancelhas sobem e se juntam. Isso provoca uma ruga horizontal na fronte.

O medo pode variar de intensidade, indo de uma ligeira apreensão ao extremo terror. A pálpebra superior sobe mais e a tensão na pálpebra inferior aumenta, de acordo com a intensidade do medo. Os lábios também ficam mais puxados para trás se o medo for intenso.

É importante que o acupunturista possa reconhecer a expressão facial do medo, uma vez que o medo é, com frequência, a mais escondida das emoções. A leitura da face e do corpo pode ser uma "via" importante para que o terapeuta possa compreender o estado emocional do paciente.

Quando os FC Água tentam esconder o medo, a emoção pode inicialmente se manifestar fugazmente para logo ser modificada em outra expressão. Essa interferência pode ser insignificativa. Por exemplo, os FC Água podem mudar um pouco a expressão, de maneira que se torna uma expressão de ligeira preocupação. Ou então, pode ser uma grande mudança. Por exemplo, o medo pode ser encoberto por uma falta de expressão na face ou por um riso ou uma agressão. Independentemente de como o medo seja encoberto, um vestígio da expressão original permanece, caso o terapeuta consiga percebê-la. Geralmente, o medo permanece nos olhos. Se o terapeuta for capaz de perceber a expressão original fugaz ou os vestígios do medo encoberto, pode ser um importante meio de corroborar o FC juntamente com os outros sinais de cor, som e odor.

Postura

A pessoa que tem medo tende a mover todo o tronco para trás. Em geral, é uma inclinação sutil, e não um grande movimento. O terapeuta pode perceber que algumas pessoas parecem emperradas nessa postura, dando a impressão de estarem permanentemente empinadas para trás, como evitando uma ameaça invisível ou uma "agressão" de algo ou de alguém.

A coluna é o pilar central do corpo e nos mantém eretos. Alguns FC Água parecem ter uma coluna desabada. É interessante notar que a palavra *spineless* (literalmente, sem espinha, em inglês, com significado em português como mole, fraco) é uma expressão usada no inglês para uma pessoa extremamente medrosa.

Digna de especial atenção na coluna é a região lombar, que é a casa dos Rins. Geralmente, essa é a área mais fraca do tronco de um FC Água. Em virtude dessa fraqueza, muitos FC Água podem compensar contraindo essa área, ficando sua musculatura bastante retesada. Também pode ficar fraca e desvitalizada, e os pacientes podem sentir dor lombar constante.

Gestos

A pessoa que tem medo pode, às vezes, tremer de medo. Isso é algo que, em geral, tentarão esconder. Infelizmente, quanto mais tentam fazer força para parar de tremer, mais tensas se tornam e isso apenas exacerba o problema. Ou então, a pessoa pode ficar "congelada", podendo ter dificuldade de fazer qualquer movimento.

Respiração

Quando as pessoas estão assustadas, o medo afeta a respiração. Por exemplo, a respiração pode se tornar mais superficial e rápida, como ocorre em um ataque de pânico. Ou, então, as pessoas podem prender a respiração ou diminuir sua frequência, conforme tentam suprimir a agitação.

Resumo

- Grande parte da avaliação do paciente é feita pela simples observação
- Com o tempo, as emoções frequentes ficam gravadas na face. As emoções também criam mudanças na postura e nos gestos do paciente
- Cada elemento tem expressões faciais, posturas e gestos típicos associados
- Cada paciente é único e cada um expressa seu Fator Constitucional de maneira única, de modo que as conexões nem sempre são coerentes.

Diagnóstico – Níveis e Chaves de Ouro

27

Introdução

Este capítulo apresenta dois importantes métodos de diagnóstico. O primeiro é fundamentado na noção de que uma pessoa funciona em três níveis: físico, mental e espiritual. (No Capítulo 3, é discutido como a Medicina Tradicional Chinesa fala de maneira um pouco diferente a respeito de níveis. *Shen* abrange a mente e o espírito. Neste capítulo, discutiremos a mente e o espírito separadamente).

O segundo método é chamado "chaves de ouro". Esse método envolve a percepção de determinados aspectos do comportamento de um paciente, os quais são tão notavelmente individuais àquela pessoa que são indicativos de um nível profundo de desequilíbrio em um dos elementos.

Nível de diagnóstico – corpo, mente ou espírito

Propósito de determinar o nível

A determinação do nível correto do tratamento afeta a seleção dos pontos e a intenção do terapeuta (*yi*). Os pacientes que estão desequilibrados primariamente no nível do "espírito" podem necessitar de pontos que afetam sobretudo esse nível. Os pontos têm muitos usos sobrepostos e podem com frequência afetar mais de um nível, de modo que essa ênfase é uma questão de grau. Em muitos casos, os pontos-fonte *yuan* e/ou os pontos-elemento

são abrangentes o suficiente para causar o efeito necessário. Outras vezes, porém, a concentração nos pontos do espírito pode ser crucial. A seleção de pontos para o planejamento do tratamento é discutida no Capítulo 45.

Esclarecimento dos termos corpo, mente e espírito

Embora os termos "corpo", "mente" e "espírito" não sejam usados nas traduções comuns dos textos médicos chineses, a medicina chinesa sempre se preocupou com o espírito do paciente. De fato, grande parte do encanto da acupuntura no Ocidente decorre do fato de a medicina chinesa dar atenção tanto ao espírito quanto ao corpo do paciente.

É útil classificar qual o nível desequilibrado e quais sintomas são provenientes desse desequilíbrio. Por exemplo, uma pessoa com entorse no tornozelo tem um problema físico. Uma pessoa que é incapaz de pensar claramente ou de se lembrar das coisas tem um problema relacionado com a mente. Uma pessoa que é bem qualificada e que deseja trabalhar quando há trabalho, mas que de algum modo não consegue conduzir esse trabalho, provavelmente tem um problema relacionado com o espírito. Nesse caso, o corpo não apresenta queixa, a mente parece funcionar bem, mas pode-se dizer que o espírito não está disposto.

Algumas classificações são menos fáceis de ser feitas, entretanto. Por exemplo, os pesadelos que surgem pela ingestão de queijo tarde da noite ou os problemas de pele aparentemente decorrentes de uma alergia são mais difíceis de serem classificados. J. R. Worsley explicou em parte essa questão quando escreveu:

> Se o corpo está doente, a mente se preocupa e o espírito se aflige. Se a mente está doente, o corpo e o espírito sofrerão por sua confusão; se o espírito está doente, não há vontade de cuidar do corpo ou da mente... os desequilíbrios e as doenças que surgem deles serão sempre sentidos em todos os níveis.
>
> (Worsley, 1990, p. 185)

Há algumas circunstâncias nas quais um paciente permanece doente em apenas um nível e os outros níveis continuam saudáveis. Todavia, conforme a citação explica, a doença em um nível geralmente afeta os outros, de modo que todos os níveis são normalmente afetados em certo grau. Mesmo assim, o terapeuta ainda precisa decidir qual nível está *primariamente* desequilibrado. O tratamento é, então, direcionado a esse nível.

> Entretanto, tomamos uma decisão sobre o nível primário da doença e isso determina nossa seleção de pontos e o tipo de tratamento necessário. Decidimos qual dos três níveis é o mais problemático e o que precisa ser o foco da nossa ajuda naquele momento.
>
> (Worsley, 1990, p. 186)

Embora os médicos possam ser guiados pelos sinais e sintomas de seus pacientes, não devem ser desorientados por eles. Independentemente do que o paciente apresente, seja entorse do tornozelo ou uma relutância em sair da cama pela manhã, os terapeutas ainda precisam tomar a decisão a respeito do "nível primário da doença". O nível primário é aquele que vai melhorar ao máximo o funcionamento do paciente como um todo.

O desequilíbrio de um paciente não é diagnosticado apenas acrescentando-se os sintomas ou outros sinais que se manifestam do corpo, da mente e do espírito, e chegando-se a um resultado. Embora os sinais e os sintomas sejam importantes e o médico deva perceber seu equi-líbrio, ainda é importante lembrar que um desequilíbrio em um nível provoca um distúrbio subsequente em outro.

Então, *como* decidir?

Fazer o diagnóstico do nível

Para diagnosticar o nível do desequilíbrio de um paciente, o médico precisa olhar para um nível mais profundo do que os sintomas e observar como o corpo, a mente ou o espírito do paciente está funcionando. As seções seguintes destinam-se a ajudar o terapeuta a foca a atenção nesses diferentes níveis.

Nível físico

Pelo fato de o corpo ser frequentemente afetado pela disfunção da mente ou do espírito, é essencial descobrir como os problemas físicos do paciente surgiram. Quanto mais óbvia a causa física ou ambiental, maior a probabilidade de que aquele sintoma seja um problema genuinamente físico. Lesão esportiva, insolação, tomar chuva e ficar resfriado, intoxicação alimentar, viver em uma área úmida e ter articulações rígidas são, todos, problemas predominantemente físicos porque sua origem parece ser física. Ao mesmo tempo, porém, uma pessoa também pode ter deficiências de base, resultantes de problemas em um nível mais profundo, os quais também devem ser levados em consideração.

Os terapeutas também podem fazer outra avaliação descobrindo o que afeta o sintoma, por exemplo, se a atividade física piora a lesão, se a exposição ao sol é debilitante ou se o uso de roupas úmidas após uma chuva piora a rigidez das articulações. Os sintomas físicos podem, entretanto, também ser radicalmente afetados pelo estado da mente ou do espírito do paciente. Por exemplo, a dor no pescoço de um paciente pode piorar quando ele está ansioso ou frustrado, mas a causa ainda pode ser física.

Nível mental

A capacidade de pensar das pessoas é um reflexo do seu nível mental. Os terapeutas podem, portanto, avaliar o nível mental analisando a clareza mental do paciente, sua memória e sua capacidade de resolver problemas. Por exemplo, quando as mentes das pessoas estão claras, elas conseguem resolver problemas:

- Permanecendo concentradas
- Definindo claramente quais são seus objetivos
- Sabendo quais recursos já têm e o que precisam obter
- Aprendendo com outros que já solucionaram um problema parecido
- Equilibrando os custos (de todos os tipos) e os benefícios
- Avaliando se as soluções são possíveis
- Considerando o efeito de cada solução sobre o restante de sua vida
- Fazendo uma boa escolha.

Enquanto toma a história, o terapeuta pode observar como a mente do paciente agiu quando enfrentou problemas passados. Também é uma boa oportunidade para perguntar aos pacientes como eles lidam com as situações atuais.

Outro sinal comum de um problema em nível mental é uma atitude não realista em relação às causas dos eventos. As pessoas têm noções amplamente diferentes do que faz as coisas acontecerem e, portanto, é útil que o terapeuta explore essa área de uma maneira geral quando a utiliza para fazer uma avaliação do nível mental do paciente. Se um paciente diz que para conseguir uma casa maior comprará mais bilhetes da loteria, o terapeuta pode imaginar que o desequilíbrio do paciente se encontra primariamente nesse nível.

Nível espiritual

Pelo fato de o espírito ser mais sutil do que a mente e o corpo, esse nível pode ser mais difícil de diagnosticar. Para diagnosticar esse nível com precisão, em geral é importante que os terapeutas conheçam o contexto da vida do paciente. Por exemplo, alguns pacientes podem parecer muito saudáveis até que surja uma dificuldade. A fragilidade de seu espírito, então, manifesta-se à medida que se desmoronam sob o fardo daquilo que parece, aos outros, um problema relativamente pequeno. E, ao contrário, mesmo uma pessoa muito saudável pode ter dificuldade de lidar com um choque emocional, se ele for muito intenso.

A saúde do espírito manifesta-se de várias maneiras. A seguir, a relação de algumas áreas que o terapeuta pode observar:

- *O olhar e o contato visual.* O brilho nos olhos de um paciente e sua capacidade de fazer contato visual são duas das maneiras mais confiáveis de avaliar o espírito. Os olhos de uma pessoa saudável são brilhantes, claros e luminosos, e a pessoa é capaz de fazer um bom contato visual. Se o espírito não está saudável, os olhos podem apresentar-se embotados e sem vida, e o contato visual é menos direto. Em alguns casos, os olhos podem revelar algo da agitação do espírito do paciente
- *Postura.* A pessoa com o espírito saudável tem uma postura ereta. A pessoa com um espírito menos saudável fica com frequência mais curvada. A postura pode ser caída na cabeça, no tórax ou no abdome, ou então a pessoa pode não ficar ereta, mas se inclinar para um lado. Os pacientes com o espírito agitado têm dificuldade de manter o corpo quieto
- *Roupas e higiene.* Pessoas com o espírito saudável geralmente se orgulham da aparência e da limpeza pessoal. Quando as pessoas ficam muito obsessivas ou, no extremo oposto, apresentam-se despenteadas e não se importam com sua aparência e com sua higiene, isso pode indicar que não estão bem nesse nível
- *Comunicação.* Pessoas com um espírito saudável em geral têm uma comunicação verbal e não verbal relativamente clara com os outros. As pessoas cujo espírito não está muito bem têm maior probabilidade de evitarem ou serem evasivas e indiretas no seu contato com os outros
- *Linguagem.* As pessoas com espírito saudável em geral usam uma linguagem mais clara e mais positiva do que aquelas com um espírito menos saudável. Pessoas com problemas no nível do espírito são mais propensas a usar uma linguagem salpicada com palavras como "não posso", "não vou", "não tem jeito",

"não consigo". Embora possam ser física e mentalmente capazes, podem se sentir impotentes e incapazes de fazer certas atividades por conta do espírito frágil

- *Relacionamentos.* Pessoas com espírito saudável são capazes de dar amor para os outros e de gostar de receber amor dos outros. Aqueles com o espírito menos saudável encontram mais dificuldades de dar amor aos outros e de saber que podem ser amados
- *Lidar com as dificuldades.* As pessoas com o espírito saudável em geral tentam administrar os problemas que surgem na vida ou seguir em frente quando um problema é insolúvel. Pessoas com um espírito menos saudável podem facilmente desistir e se resignar diante de uma adversidade. Ou, então, podem se manter firmes e impedir as mudanças a todo custo, em vez de seguir em frente quando os problemas são insolúveis
- *Propósito e significado.* Pessoas com um espírito saudável percebem que suas vidas têm um significado e se empenham para alcançar o máximo de seu potencial. Aqueles com um espírito menos saudável geralmente sentem que suas vidas não têm nenhum significado ou propósito
- *Reações emocionais.* Os pacientes com um espírito saudável são mais propensos a vivenciar suas várias emoções à medida que elas surgem e processar essas dificuldades emocionais. Aqueles com um espírito menos saudável são mais propensos a ser subjugados pelas próprias emoções quando estão sofrendo ou a suprimir seus sentimentos e quase não demonstram uma reação emocional externa. As reações emocionais das pessoas também parecem estar fora do contexto em relação à gravidade da situação externa.

Diagnosticar as capacidades internas de um paciente

Para aprofundar a compreensão dos espíritos dos pacientes, é útil que o terapeuta se concentre na própria capacidade interna de cada elemento. Por exemplo, para avaliar cada elemento, a pessoa deve ter a capacidade de:

- Amar e gostar de si mesma
- Cuidar e nutrir os outros e permitir ser cuidada
- Sentir pesar apropriadamente, receber inspiração e se desapegar daquilo que não é mais necessário
- Proteger a si mesma e sentir-se segura
- Crescer, desenvolver-se e tranquilizar-se de maneira apropriada.

Os médicos podem usar seu conhecimento dos Cinco Elementos para considerar quais desses aspectos estão saudáveis, quais estão deficientes e onde o potencial do paciente ainda não se manifestou. O terapeuta pode se concentrar em qualquer aspecto da lista citada e fazer uma avaliação. Por exemplo, pode decidir que um paciente tem um desequilíbrio na área de cuidar, nutrir, apoiar. Quando os terapeutas estão planejando o futuro tratamento, podem considerar incluir os pontos do nível do espírito que exercem um efeito sobre essa função. Essa área do diagnóstico geralmente se ajusta à área do FC.

O terapeuta também pode ir além, perguntando discretamente se o paciente está feliz com aquela área da vida e se ele tem esperanças ou desejos de ser mais bem cuidado e de cuidar melhor dos outros. É importante que os terapeutas sejam sensíveis nesse estágio, uma vez que estão entrando em uma área na qual se manifesta uma dificuldade do espírito. A resposta pode ser imprevisível. Esses aspectos do espírito da pessoa são, em geral, altamente defendidos e cheios de ambivalência, constrangimento e dor. Três coisas são essenciais: relação terapeuta-paciente de alta qualidade; completa aceitação do paciente, independentemente do que ele diga; e uma avaliação do estado interno apropriado.

O Quadro 27.1 apresenta um meio de desenvolver a capacidade de avaliar o espírito dos pacientes a partir de seus próprios olhos.

Diagnosticar via resposta ao tratamento

Os resultados do tratamento com frequência revelam o nível que o paciente precisa. De uma maneira geral, a pessoa mostra prazer se tiver alívio da dor, se recuperar a capacidade de andar livremente e se for capaz de dormir

Quadro 27.1

Avaliação do espírito de um paciente a partir de seus olhos.

Observe os olhos de todas as pessoas com quem você tem contato ao longo de uma semana. Se for difícil olhar para todos, escolha quando você fará isso. Por exemplo, pode ser com amigos, pessoas na rua, em lojas ou com pessoas do trabalho. Utilizando uma caderneta, escreva o que você viu, por exemplo, "olhar duro" ou "olhos tristes" ou "brilhantes e claros". Após ter feito cerca de 30 observações, escolha um método de anotação para um espectro de qualidades que interessam a você. Podem ser, por exemplo:

- Brilhantes a sem brilho
- Abatidos a vivos
- Meigos a duros
- Claros a embotados
- Nervosos a seguros.

Determine um esquema de pontuação de 1 a 10 e classifique as próximas 30 pessoas utilizando as duas qualidades que você escolheu. No próximo estágio, opte por duas qualidades diferentes e continue usando a caderneta para registrá-las.

novamente. Às vezes, os pacientes nos surpreendem e continuam a se queixar, mesmo quando seus sintomas físicos desapareceram. Isso pode indicar que o problema está em um nível mais profundo e que o tratamento ainda não alcançou esse nível. Os terapeutas podem usar a resposta do paciente às mudanças advindas do tratamento para refinar o diagnóstico do nível.

Também é interessante observar como o paciente responde à pergunta de como está desde o tratamento anterior. Pode ser indicativo do estado do espírito da pessoa se ela responder em termos do humor ou de como se sente internamente, em vez de responder sobre a queixa principal. Os sintomas físicos podem ser aflitivos para ela, mas são, de certa maneira, insignificantes em comparação a como se sente internamente.

A capacidade de o terapeuta direcionar o tratamento para o nível apropriado do corpo, da mente ou do espírito é uma das chaves mais importantes para o sucesso do tratamento. Para mais detalhes sobre isso, ver os Capítulos 37 e 46. Às vezes, é necessário tratar um problema físico com um método bastante "físico". Outras,

é apropriado que os terapeutas entrem em contato com um nível mais profundo. Para que os pacientes se beneficiem no nível necessário e recuperem a saúde, os terapeutas devem se concentrar na sua intenção e ter um especial cuidado quanto à qualidade da sua relação com o paciente e na escolha dos pontos.

Estudo de caso

Uma paciente procurou tratamento por apresentar enxaquecas quase todos os dias. A mulher era sem expressão, parecia relutante em estar na sala de tratamento e reticente em dizer muito sobre si mesma, além do fato de ter enxaquecas. Ela não expressava nenhuma resposta ao tratamento, mas quando pressionada no início da quarta sessão, contou ao terapeuta, de maneira relutante e com voz bastante monótona, que não havia tido enxaqueca por 2 semanas. O terapeuta ficou bastante confuso e levou algum tempo para concluir e várias sessões a mais para verificar que o tratamento estava, de certo modo, correto, mas definitivamente não estava alcançando o nível adequado. A mudança na condição física da paciente não estava levando à mudança no seu espírito.

Método das chaves de ouro para descobrir os Fatores Constitucionais

O método de diagnóstico chamado chaves de ouro é um método intuitivo e desenvolvido por acupunturistas experientes. É descrito neste capítulo como um método complementar para diagnosticar o FC. Seu uso depende em parte do desenvolvimento de uma compreensão das ressonâncias não tradicionais dos Cinco Elementos.

Uma das desvantagens desse tipo de diagnóstico é que os terapeutas podem usá-lo quando não têm certeza sobre a cor, o som, o odor e a emoção do paciente. Essa não é uma opção viável para os terapeutas que verdadeiramente querem crescer e desenvolver suas habilidades. Apurar os sentidos e a capacidade de ver, ouvir, sentir e cheirar, é o que possibilita que, com o tempo, os terapeutas melhorem seus níveis de habilidade.

Ressonâncias tradicionais e não tradicionais

Diferença entre ressonância tradicional e não tradicional

As cores, os sons, as emoções e os odores são ressonâncias tradicionais dos Cinco Elementos que estão estabelecidas no *Nei Jing*. As ressonâncias não tradicionais não chegaram a ser escritas nos clássicos chineses. Em vez disso, foram desenvolvidas recentemente pelos terapeutas e concluídas a partir da observação de milhares de pacientes. Utilizando o conhecimento do elemento e dos Oficiais associados, o terapeuta decide que certo comportamento ou certas atitudes ressoam com um elemento em particular. Grande parte do material para essa forma de diagnóstico está estabelecida nos capítulos associados a cada FC.

Natureza das chaves de ouro

Chaves de ouro normalmente são momentos significativos que chamam a atenção do terapeuta por serem estranhos, esquisitos ou incomuns. Costumam ser expressos por meio das palavras ou do comportamento do paciente e, com frequência, trazem um sentido de expressão doentia, e não sadia, do paciente.

Para começar, os terapeutas podem perceber algo incomum sobre o paciente, aguçando, assim, sua curiosidade, mas ao mesmo tempo, podem não associar as chaves de ouro com nenhum elemento em particular. O médico pode querer saber a causa de o paciente estar se comportando ou pensando daquela maneira e tenta compreender a causa subjacente daquele comportamento específico. *É a causa, mais do que o comportamento propriamente dito, que informa o diagnóstico.* Por exemplo, perceber que uma pessoa se isola dos outros não ajuda o diagnóstico. Perceber o que a faz se isolar, porém, pode ser a chave para um diagnóstico correto.

Exemplo de chave de ouro

Um paciente, o sr. Green, era professor do Ensino Fundamental. Estava correndo risco de ter uma trombose na perna e queria saber se a acupuntura poderia ajudar. Durante toda a tomada de caso, o sr. Green mencionou vários acidentes que haviam lhe ocorrido. O primeiro havia sido aos 6 anos de idade; perdeu um olho quando ele e um amigo foram pescar e subiram o portão de uma fazenda. O anzol do amigo furou seu olho esquerdo, resultando na deficiência grave de sua visão. Ele contou que o acidente havia ocorrido no dia 5 de agosto de 1931, no início da manhã. Ele relatou outros cinco desses "acidentes" e, para cada um, fornecia a data e a hora, com exatidão. Por volta do terceiro acidente, o terapeuta pensou: "Isso é estranho, tantos acidentes graves e essa precisão nas datas e nos locais".

O incidente imediatamente precedente ao risco de trombose não foi apresentado como um desses incidentes, mas tinha um gênero semelhante. Um aluno da escola do sr. Green tinha disparado, de propósito, o alarme de incêndio sabendo que, em virtude do regulamento, a escola toda teria que se reunir no pátio. As aulas foram interrompidas. O sr. Green desconfiava quem era o culpado e estava furioso internamente. Estava ventando muito no pátio, e o sr. Green se sentiu bastante incomodado por isso. O inchaço na perna ocorreu naquela noite.

Quais são as chaves de ouro? Houve vários acidentes e o paciente sabia a data e a hora de cada um. Todos *pareciam* acidentes, mas, depois de um ou dois relatos, o terapeuta começou a desconfiar. É claro que ninguém planeja deliberadamente que seu olho seja furado. O terapeuta pode perguntar: "O que liga todos esses acidentes?".

A essa altura, aqueles que não estão tão familiarizados com a teoria dos Cinco Elementos podem ficar confusos, mas a maioria dos terapeutas experientes, independentemente do estilo que exercem, provavelmente já teria o elemento ou o Órgão em mente, em especial por haver algumas pistas úteis associadas – a raiva e o vento.

O que é o método?

Processo

Supondo que a chave de ouro represente um padrão mais generalizado e seja verdadeiramente uma manifestação patológica do desequilíbrio de base do paciente, o método de diagnóstico é o seguinte:

- O médico é surpreendido por algum comportamento estranho ou afirmação incomum
- É útil que o terapeuta descreva o que exatamente é estranho. Por exemplo, será que são os acidentes, o número deles ou as datas e as horas exatas?
- O terapeuta pode verificar se aquilo realmente é um padrão e perceber se isso se repete
- Todos os Órgãos e Oficiais têm diferentes capacidades (ver a seção "Diagnosticar as capacidades internas de um paciente", anteriormente). O terapeuta pergunta a si mesmo qual capacidade está faltando ou está deficiente que pudesse causar o(s) evento(s).

A partir disso, provavelmente ficou fácil adivinhar que o sr. Green é um FC Madeira. A Vesícula Biliar é o Órgão responsável pelo julgamento e o Fígado é responsável pelo planejamento. Seu padrão era estar em situações de perigo, evidenciando uma capacidade precária de julgamento; também costumava se lembrar e comunicar um alto índice de detalhes, o que implica planejamento excessivo. Esses dois comportamentos são chaves de ouro significativas e devem ser usados para confirmar o uso da cor, do som, da emoção e do odor, mas não para substituí-lo.

Ao processar as chaves de ouro, podem surgir outras ressonâncias, como o vento e a raiva, e estas também devem confirmar o diagnóstico. O uso da cor, do som, da emoção e do odor, em conjunto com as chaves de ouro, confirma o poder do método dos Cinco Elementos quando se avalia o padrão geral.

> É com ninharias, e quando está desprevenido, que um homem revela melhor seu caráter.
>
> (Schopenhauer; Auden e Kronenberger, 1962)

Uso do método

O método para usar as chaves de ouro, registrado na seção anterior, é raramente realizado em sua totalidade. Sob circunstâncias normais, um comportamento ou uma informação chama a atenção dos médicos e eles atribuem esse comportamento ou essa informação a um Órgão ou Elemento.

Tratando os pacientes, estabelecendo seus FC e observando a mudança como resultado do tratamento, os terapeutas constroem um repertório de padrões ou "ressonâncias" que não são tradicionais, mas são, entretanto, baseados na experiência clínica. Quanto maior a experiência do terapeuta, mais sólido e confiável é seu repertório de padrões inconscientes. A intuição se forma mais rapidamente quando é estimulada. Os terapeutas inexperientes que fazem as três perguntas relacionadas a seguir, de maneira consciente, são mais propensos a desenvolver a intuição e descobrir mais "chaves de ouro":

- O que essa pessoa faz ou diz que é estranho e possivelmente patológico?
- Qual capacidade de qual Órgão, se estiver diminuída, pode explicar esse padrão?
- Qual aspecto do potencial desse paciente não está sendo realizado?

Estudo de caso

Uma paciente de 29 anos de idade era professora da escola primária. Estava apresentando um grande esgotamento e doenças regulares, e se queixou dolorosamente, uma vez que era apaixonada pelo trabalho. Amava seus alunos (entre 7 e 8 anos de idade) e o artesanato que lecionava. Sua energia e paixão sobre suas queixas eram tão fortes quanto sua paixão pelo trabalho. Ela explicou, com grandes demonstrações de energia, quanto esforço precisava colocar no trabalho para continuar lecionando. Chamou a atenção do terapeuta seu esgotamento, a emoção e o esforço despendido para contar essas coisas. Ficou claro que o que a mantinha era uma desesperada força de vontade. Outros sinais corroboraram que era um FC Água. O tratamento no elemento Água mudou sua apresentação e seu esgotamento.

Com o tempo, algumas dessas chaves de ouro se tornam parte da estrutura diagnóstica, e o terapeuta começa a perceber que certos comportamentos estão correlacionados com certos FC. Esses comportamentos estão apresentados com mais detalhes nos capítulos sobre os padrões de comportamento dos FC.

É importante que os terapeutas não contem exclusivamente com as chaves de ouro quando estão identificando o FC de um paciente. Para evitar generalizações e explicações incorretas, estas devem sempre ser comparadas à cor, ao som, à emoção e ao odor e, subsequentemente, aos resultados do tratamento. Um processo contínuo de verificação é essencial, uma vez que só assim as generalizações válidas podem ser feitas.

Resumo

- O tratamento pode precisar ser direcionado para o nível do corpo, da mente ou do espírito
- A determinação do nível correto do tratamento afeta a seleção de pontos e também a intenção do terapeuta
- A saúde do espírito pode ser observada pelo terapeuta de várias maneiras, incluindo:
  - O olhar e o brilho dos olhos da pessoa e seu contato visual
  - Postura, modo de vestir e higiene
  - Comunicação e linguagem
  - Seus relacionamentos
  - Como lida com as dificuldades
  - Propósito e significado de sua vida
  - Suas reações emocionais
- Os terapeutas podem complementar o diagnóstico da cor, do som, da emoção e do odor pelo uso das chaves de ouro. Chaves de ouro normalmente são momentos significativos que chamam a atenção do terapeuta por serem estranhos, esquisitos ou incomuns. Em geral, são expressos por meio das palavras ou do comportamento do paciente. Geralmente carregam o sentido de uma expressão patológica e não saudável do paciente.

Diagnóstico pelo Toque

28

Introdução

A maioria dos métodos de diagnóstico discutidos neste capítulo envolve o toque. São eles:

- Diagnóstico pelo pulso
- Palpação dos três *jiao* ou aquecedores
- Palpação do abdome
- Palpação dos pontos *mu* frontais
- Teste de Akabane.

Esses métodos de diagnóstico abrangem grande parte dos aspectos de "sentir" do diagnóstico. Esta parte do diagnóstico integra o exame físico de um paciente. Dessas cinco áreas, o diagnóstico pelo pulso é, de longe, o mais importante. A avaliação de como os pulsos respondem durante uma sessão de acupuntura pode ser especialmente útil quando se diagnostica o Fator Constitucional (FC). Todos os outros métodos de diagnóstico podem indicar que um elemento ou Órgão se encontra significativamente desequilibrado e também podem confirmar o diagnóstico do FC. Entretanto, são muito menos importantes para determinar o FC.

Diagnóstico pelo pulso

Propósito e valor de sentir os pulsos

Sentir os pulsos na artéria radial do pulso é uma das práticas diagnósticas mais importantes da medicina chinesa e os profissionais que exercem a Acupuntura Constitucional dos Cinco Elementos dão uma enorme importância a esse método.

Os principais objetivos do diagnóstico pelo pulso são:

- Avaliar o nível do *qi* de um Órgão e de um elemento
- Determinar se o *qi* de um Órgão ou elemento encontra-se excessivo ou deficiente, determinando, assim, a técnica usada para agulhar
- Ajudar a diagnosticar quaisquer bloqueios ao tratamento (Seção 4)
- Avaliar as mudanças no *qi* do paciente durante e depois da sessão de tratamento.

Como sentir os pulsos

Posição dos pulsos

Os pulsos são sentidos em três posições ao longo da artéria radial. O processo estiloide do rádio (Figura 28.1) fica em frente à posição média do pulso.

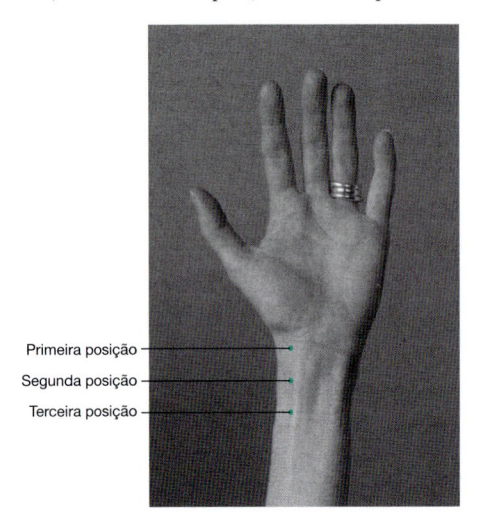

Primeira posição
Segunda posição
Terceira posição

Figura 28.1 Posições dos pulsos ao longo da artéria radial.

Posição do paciente

Durante a tomada dos pulsos, o paciente deve:

- Estar relaxado, sentado ou deitado
- Estar com os braços livres de quaisquer obstruções como relógios, pulseiras ou mangas apertadas
- Estar com o braço no mesmo nível do seu coração, nunca em nível mais elevado.

Posição do terapeuta

Ao tomar os pulsos, o terapeuta deve:

- Começar sentindo os pulsos do lado esquerdo do paciente e depois passar para o lado direito
- Ficar a um ângulo reto do paciente e segurar a mão esquerda do paciente na sua mão esquerda, como em um aperto de mãos
- Ficar em pé confortavelmente com postura relaxada, peso uniformemente distribuído e cabeça erguida.

Tomada dos pulsos

Ao tomar os pulsos do paciente, o terapeuta passa pelos seguintes estágios:

- Primeiro, coloque o dedo médio sobre o processo estiloide radial até que a ponta do dedo atinja a artéria radial.[1] Ao mesmo tempo, use o polegar como ponto de apoio na parte de trás do punho
- Em seguida, deixe o dedo médio cair sobre o pulso da posição média do pulso
- Tendo localizado a posição média, sinta a primeira, a segunda e a terceira posições, uma de cada vez. A primeira posição do pulso é distal à posição média e é sentida com a ponta do dedo indicador. A terceira posição é proximal à posição média e é sentida com a ponta do dedo anelar. Ao sentir cada posição, o acupunturista deve colocar apenas um dedo de cada vez na artéria.

Os dois níveis e a posição dos Órgãos

O pulso é sentido em dois níveis, um superficial e um profundo. O nível superficial fica na parte de cima da artéria e é sentido usando-se uma pressão suave. O nível profundo fica mais abaixo e é sentido usando uma pressão ligeiramente mais forte. Esses dois níveis de profundidade revelam o *qi* dos 12 Órgãos *yin* e *yang*. A Tabela 28.1 mostra os Órgãos em relação às 12 posições.

Em diferentes épocas da história da medicina chinesa, foram usadas posições ligeiramente diferentes do pulso (para uma discussão sobre esse assunto, ver Birch, 1992, pp. 2-13; Hammer, 2001, pp. 17-29; Maciocia 2005, pp. 354-5 e Scott, 1984, pp. 2-7). Os profissionais da Acupuntura Tradicional dos Cinco Elementos usam as posições estabelecidas no *Nan Jing*. Os textos clássicos chineses das tradições de fitoterapia geralmente colocam os Rins na terceira posição da mão direita. Os textos chineses contemporâneos de acupuntura normalmente colocam o *yang*

---

[1] O uso da ponta do dedo é provavelmente uma influência japonesa (ver Eckman, 1996, pp. 206-7). Outras tradições dão as mesmas localizações dos pulsos, mas podem, entretanto, não orientar o terapeuta para segurar a mão do paciente com a mão que não está sentindo o pulso e podem usar a parte interna mole dos dedos em vez das pontas.

do Rim na terceira posição da mão direita, mas isso é um incremento mais moderno (depois de 1949) (ver Birch, 1992, para um fascinante relato de parte de uma pesquisa na história chinesa sobre a disposição dos pulsos em 101 diferentes textos de diferentes períodos da história).

Tabela 28.1 As posições dos pulsos e os Órgãos.

	Braço esquerdo		Braço direito	
	Pressão leve	Pressão profunda	Pressão profunda	Pressão leve
Distal	Intestino Delgado	Coração	Pulmão	Intestino Grosso
Média	Vesícula Biliar	Fígado	Baço	Estômago
Proximal	Bexiga	Rim	Pericárdio	Triplo Aquecedor

Anotação da quantidade

Tradicionalmente, o diagnóstico do pulso determina a presença de até 28 qualidades. Os profissionais da Acupuntura Constitucional dos Cinco Elementos se concentram em duas qualidades: excesso (plenitude, cheio) e deficiência (vazio). (Novamente, ver Eckman, 1996. Essa ênfase na deficiência ou no excesso também é uma influência japonesa.) A plenitude ou o vazio, de um modo geral, são anotados usando um sistema de numeração que varia entre -3 e 3 para cada posição individual. A Tabela 28.2 é um exemplo de anotação dos pulsos usando esse sistema.

Sentir a quantidade

Ao tomar os pulsos, o médico aprende a discernir as diferenças na força entre as diferentes posições. Inicialmente, o aluno se concentra em sentir as principais diferenças, por exemplo, a posição média esquerda pode estar mais forte do que a posição média direita ou a primeira posição direita pode estar mais fraca do que a terceira posição direita. Depois de conseguir um pouco mais de experiência pela comparação da força de cada posição, o terapeuta tenta encontrar uma "norma" para a pessoa.

Tabela 28.2 Registro de uma imagem do pulso.

Braço esquerdo		Braço direito	
Pressão leve	Pressão profunda	Pressão profunda	Pressão leve
- 1	- 1	- 1½	- 1½
+ 1	+ 1 ½	✓	✓
- 2	- 2	- 3	- 3

A "norma" na tomada do pulso

Para encontrar a "norma" do paciente, o terapeuta leva em consideração a idade, o sexo, a compleição física e a atividade física do paciente e decide sobre o nível de força considerado "✓" ou "ideal" para aquele indivíduo. A norma para um jovem forte será maior do que para uma pessoa mais velha e menos forte.

Depois de decidir a norma, o terapeuta, então, registra os pulsos em relação a essa norma. Alguns dos pulsos do paciente podem estar mais fortes ou mais fracos do que a norma e, por isso, é importante que o terapeuta tenha em mente o nível da norma durante todo o processo de tomar os pulsos. Embora esse processo seja subjetivo, ele tem uma base sólida na experiência da maioria dos acupunturistas. Quase todos os acupunturistas que usam qualquer estilo de acupuntura já tiveram a experiência de sentir os pulsos do paciente e ficar surpresos pela sua fraqueza ou força. Isso indica que o médico decidiu inconscientemente sobre uma norma. Essa é uma importante parte do diagnóstico porque a maioria dos acupunturistas, então, procura uma explicação para qualquer discrepância aparente.

Mudanças no pulso durante o tratamento e mudança geral

Até agora, a descrição do diagnóstico pelo pulso delineou o modo como os acupunturistas podem ler a força das posições individuais do pulso. A leitura do pulso pelo toque é crucialmente importante porque ela revela a força do *qi* nos Órgãos. Entretanto, há também outra razão para sentir os pulsos: para considerar a mudança *geral* que ocorre nos pulsos. Este método é inestimável tanto para o diagnóstico como para a avaliação do tratamento.

A visão geral dos pulsos

Para sentir essa mudança geral nos pulsos, o acupunturista se concentra em como as diferentes posições se relacionam entre si. Nesse caso, o ideal é que os pulsos estejam harmônicos. O equilíbrio e a harmonia são mais importantes do que o aumento na força de uma determinada posição do pulso ou mesmo de todos os pulsos.

Ao considerar a noção de "harmonia", o terapeuta deve encontrar:

- As diferentes posições do pulso com forças semelhantes
- As diferentes posições do pulso com qualidades semelhantes
- Semelhança dos pulsos de um lado com os pulsos do outro lado
- Clareza dos pulsos ou fácil leitura.

Sentir essa harmonia geral sugere que, embora os profissionais da Acupuntura Constitucional dos Cinco Elementos não aprendam diretamente como reconhecer as qualidades dos pulsos, eles indiretamente as sentem quando fazem essas comparações.

A "clareza" surge como um problema quando os acupunturistas têm dificuldade de especificar se um pulso é – ou + em quantidade ou se os limites de um pulso parecem "indistintos" e menos precisos que o normal. Depois do tratamento, o pulso ou os pulsos devem mudar e ficar mais claros.

Assim definida, a harmonia é uma qualidade complexa no geral. Com experiência, os acupunturistas a reconhecem e julgam que o tratamento produziu maior ou menor harmonia. É comum um profissional da Acupuntura Constitucional dos Cinco Elementos tratar um paciente no FC, depois retornar aos pulsos e constatar que todos eles ficaram, no geral, muito mais harmônicos.

Ao exercer a Acupuntura Constitucional dos Cinco Elementos, o acupunturista precisa reconhecer essa sensação de maior harmonia e usá-la como padrão por ter realizado um tratamento eficaz.

Há outro importante aspecto de sentir as mudanças do pulso. Quando o terapeuta sente a mudança dos pulsos, no sentido de tornarem-se mais harmônicos e de melhor qualidade, ele pode se lembrar de como os pulsos eram antes da mudança. Essa comparação do antes e depois capacita os acupunturistas a reconhecer as qualidades dos pulsos que não estão muito corretas mais rapidamente e não percebê-las apenas em retrospecto, depois que a mudança ocorreu.

A mudança do pulso do FC

Durante as primeiras sessões de tratamento, o acupunturista se concentra em confirmar o FC do paciente. Por exemplo, ele pode ter diagnosticado o paciente como sendo com FC Fogo. O diagnóstico só é confirmado, entretanto, quando o paciente mostrar claros sinais de melhora. O ideal é que o diagnóstico seja confirmado no início da segunda sessão de acupuntura, mas geralmente leva mais tempo. Um estágio intermediário, o qual sugere que o diagnóstico está correto, é haver uma "mudança no pulso do FC".

A mudança no pulso que é sentida quando o paciente é tratado no elemento correto do FC tem duas características:

- Primeira, todos os pulsos mudam, tornando-se mais harmônicos, de melhor qualidade e com frequência mais fortes. Essa mudança no geral é crucial, já que indica que a condição dos outros elementos é dependente da saúde do elemento que está sendo tratado
- Segunda, as posições dos pulsos associadas ao FC podem quase não mostrar absolutamente nenhuma mudança ou podem até ficar mais fracas.

À primeira vista, essas mudanças parecem um contrassenso, mas elas podem ser explicadas. A explicação é que o desequilíbrio crônico do FC evita que os outros órgãos funcionem bem. Assim que o FC é tratado, os outros Órgãos podem imediatamente responder. No caso de um FC Fogo, os pulsos Terra podem estar muito deficientes porque a Terra não foi adequadamente nutrida pelo Fogo ao longo do ciclo *sheng*. Não há nada de errado com o Estômago ou com o Baço que não seja curado pelo tratamento do desequilíbrio prolongado causado pelo FC Fogo.

A mudança no pulso do FC é um indicador valioso para confirmar o FC e avaliar se o tratamento foi suficiente. Durante o curso do tratamento, é importante monitorar os pulsos para ver quais elementos respondem bem ao tratamento no FC e quais não respondem. Por exemplo, um paciente pode ser FC Metal e os elementos Água e Madeira também podem estar extremamente desequilibrados. Os pulsos do elemento Água podem responder bem ao tratamento do FC Metal. Em decorrência de um consumo excessivo de álcool pelo paciente, entretanto, os pulsos do elemento Madeira não vão responder tão bem. Isso pode indicar que o elemento Madeira precisa ser tratado diretamente.

O diagnóstico pelo pulso também pode ser importante quando se diagnostica e trata bloqueios ao tratamento, principalmente um desequilíbrio Marido-Esposa ou um bloqueio de Entrada-Saída. Para maiores detalhes sobre isso, ver Capítulos 32 e 33.

Como sentir o tórax e o abdome

Introdução

Existem três métodos diagnósticos que envolvem sentir o tronco do paciente. O primeiro é a avaliação dos três *jiao* (ou aquecedores). Os três *jiao* foram discutidos na seção sobre o elemento Fogo e o Triplo Aquecedor. O segundo método é o diagnóstico abdominal que envolve a palpação de vários locais situados no abdome. O terceiro método é a palpação dos pontos *mu* frontais, ou pontos de "alarme". Esses métodos se sobrepõem até certo grau e podem ser realizados em apenas um processo.

Os três *jiao*

O tronco é dividido em três "espaços de aquecimento" (Figura 28.2). São eles:

- Aquecedor Superior – situado no tórax, acima do diafragma. Contém o Coração, o Pericárdio e o Pulmão
- Aquecedor Médio – entre o diafragma e o umbigo. Contém o Estômago, o Baço, o Fígado e a Vesícula Biliar e se une ao Aquecedor Inferior no umbigo
- Aquecedor Inferior – abaixo do umbigo. Contém o Intestino Grosso, o Intestino Delgado, a Bexiga e o Rim.

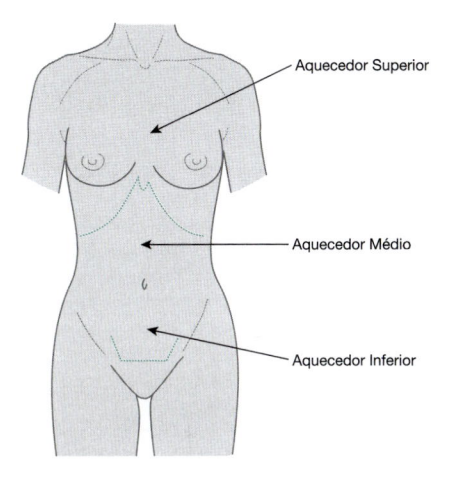

Figura 28.2 Os Três Aquecedores.

Propósito de avaliar os *jiao*

Os três aquecedores são avaliados visualmente e pelo toque para:

- Avaliar o calor e a força do *qi* em cada aquecedor
- Determinar se a moxabustão ou o aquecimento precisa ser uma parte significativa do tratamento
- Avaliar o progresso do tratamento
- Avaliar como o paciente reage ao contato físico.

Como sentir os três *jiao*

Para sentir os três *jiao*, o paciente deve se deitar na maca de tratamento. Ele, então, é coberto com um lençol ou manta de modo que as áreas possam ficar expostas com facilidade.

O terapeuta fica de um lado da maca e descobre cada *jiao*. Então, coloca a mão espalmada sobre cada aquecedor, prestando atenção à sua temperatura. Ao sentir o Aquecedor Superior, o meio da mão deve ficar sobre *Ren* 17 a 18 (VC-17 a 18). Para o Aquecedor Médio, a mão deve ficar sobre *Ren* 12 (VC-12) e para o Aquecedor Inferior, sobre *Ren* 5 a 6 (VC-5 a 6). No Aquecedor Superior, a mão deve ser colocada longitudinalmente, entre as mamas na mulher, e horizontalmente cruzando o tórax em um homem. Os locais são aproximados.

Estudo de caso

Uma mulher de 50 e poucos anos de idade procurou tratamento para tosse com expectoração copiosa de muco todas as manhãs, ocasionalmente vomitando muco. Era um FC Terra e seu *jiao* médio estava muito frio ao toque. Na primeira sessão de tratamento, o acupunturista fez moxabustão e usou agulhas nos pontos BP-3 e E-42, pontos-fonte dos canais Terra e também VC-12. O *jiao* médio ficou imediatamente mais quente. Nas seis sessões de acupuntura seguintes, o acupunturista usou moxabustão consistentemente. Os sintomas melhoraram e a temperatura do *jiao* médio ficou muito mais próxima da temperatura dos outros *jiao*.

Avaliação dos três *jiao*

Ao começar a sentir os *jiao*, o acupunturista deve classificá-los entre frio e morno ou quente, comparando-os em si. Com mais experiência, de maneira semelhante ao diagnóstico pelo pulso, o acupunturista desenvolve a ideia de uma "norma" e pode classificar os aquecedores como frios, frescos, normais, mornos e quentes. Podem usar o método ilustrado a seguir para registrar a temperatura.

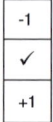

Este registro diz que o Aquecedor Médio está com temperatura normal, o Aquecedor Superior está fresco e o Aquecedor Inferior está morno. "Morno" implica que o *jiao* está mais quente do que deveria estar, já que normal é a temperatura desejável. O estudo de caso anterior ilustra como a temperatura pode ser usada para avaliar a melhora do paciente.

Observação dos *jiao*

Ao olhar os três *jiao* juntos, o acupunturista pode também tocar a pele e o tecido muscular. Não para sentir a temperatura, mas sim para verificar e confirmar o que vê. Nesse caso, avalia vários aspectos:

1. A cor das diferentes áreas, por exemplo, vermelha, escura ou pálida
2. Aparência da vitalidade ou falta de vitalidade nas diferentes áreas, por exemplo, parte inferior do abdome edemaciada
3. Estrutura da área, por exemplo, caixa torácica estreita e comprimida.

A observação deve ser registrada juntamente com os achados das temperaturas.

Estudo de caso

Um paciente de 38 anos de idade tinha sido diagnosticado como sendo FC Metal. Seu tórax era ligeiramente afundado e todo o Aquecedor Superior parecia estreito, inerte e pálido, além de estar frio ao toque. Além disso, as vértebras de T2-T5 estavam comprimidas umas sobre as outras. O paciente comentou que essa área ficava normalmente dolorida, sobretudo depois de períodos de estresse e de trabalhar com um processador de texto. Seus braços pareciam fracos e qualquer atividade extra, como limpar a garagem, por exemplo, deixava-o exausto. Esse paciente se submeteu a períodos de tratamento alternando-se com intervalos durante 3 anos e um dia sua esposa comentou que desde que havia iniciado o tratamento com acupuntura seu tórax parecia mais forte e que agora parecia mais normal.

Relação entre achados e FC

Às vezes, a avaliação dos três *jiao* é inútil, mas outras vezes é essencial. Os Órgãos dos FC Metal e Fogo ficam no Aquecedor Superior. Os Órgãos dos FC Terra estão relacionados com o Aquecedor Médio e os Órgãos dos FC Água, com o Aquecedor inferior. Os FC Madeira são mais difíceis de serem detectados por meio dos *jiao*, porque o Órgão Fígado está claramente no *jiao* médio, mas alguns textos atribuem o Fígado ao *jiao* inferior.

Quando há anormalidades na temperatura, na aparência ou na sensação dos três *jiao*, estas podem, às vezes, ser relacionadas com os Órgãos do FC. As anormalidades também podem ser úteis quando o terapeuta está decidindo usar ou não a moxabustão e útil quando avalia as mudanças de longa data.

Diagnóstico abdominal

Propósito

O diagnóstico abdominal é feito pela palpação de várias áreas no abdome. Pelo discernimento da sensibilidade e da sensação desses locais, o acupunturista é capaz de chegar a conclusões sobre o equilíbrio dos vários Órgãos. Esse método de diagnóstico teve origem no Japão e os profissionais da Acupuntura Constitucional dos Cinco Elementos lhe conferem uma ênfase consideravelmente menor do que a ênfase dada por muitos acupunturistas japoneses. Os profissionais da Acupuntura Constitucional dos Cinco Elementos usam este método de diagnóstico apenas como método complementar às outras formas de diagnóstico.

Locais no abdome

A Figura 28.3 mostra os locais que devem ser palpados. O Órgão pertinente também está indicado.

Realização do diagnóstico

- O terapeuta explica claramente o teste ao paciente. Ele também deve assegurar ao paciente que, durante a palpação, vai relaxar a pressão caso o paciente indique que a área está dolorida
- O paciente se deita na maca com o abdome exposto e as pernas estendidas. Os joelhos não devem se dobrar
- O terapeuta fica ao lado da maca e inicialmente observa a simetria geral ou falta de simetria do abdome e a respiração do paciente
- Para palpar as áreas, usa a parte interna dos três dedos médios e pressiona enquanto o paciente exala. A pressão deve ser feita com firmeza e lentamente a um máximo de 5 cm

- O paciente dá ao terapeuta um retorno descrevendo qualquer sensação anormal, dolorosa ou simplesmente desconfortável
- O terapeuta registra a resposta do paciente.

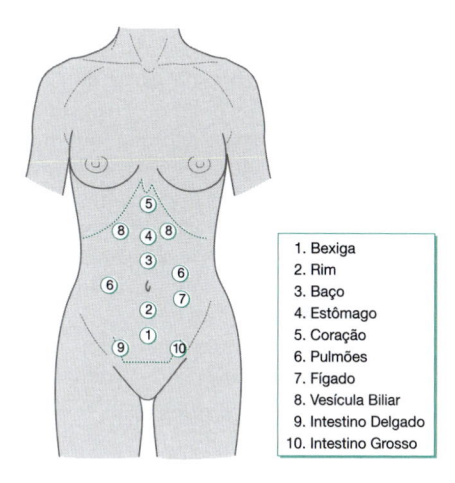

1. Bexiga
2. Rim
3. Baço
4. Estômago
5. Coração
6. Pulmões
7. Fígado
8. Vesícula Biliar
9. Intestino Delgado
10. Intestino Grosso

Figura 28.3 Locais de palpação para o diagnóstico abdominal.

Respostas à palpação

Os tipos de respostas que o paciente fornece são:

1. A área está dolorida e a palpação deve ser interrompida
2. Há certo desconforto – o qual o paciente é capaz de descrever
3. O local está normal e não está dolorido.

Embora a resposta do paciente seja importante, com a experiência, os terapeutas também começam a perceber outras sensações de anormalidade sob suas mãos à medida que realizam a palpação. Essas sensações incluem tensão, flacidez ou nódulos. Os terapeutas também devem registrar essas sensações. O ideal é que o paciente tenha uma resposta livre de dor. Quando há anormalidades, indica que há algum tipo de desequilíbrio no Órgão associado. (É útil consultar outros textos sobre diagnóstico abdominal, como Denmei, 1990 e Matsumoto e Birch, 1993b, já que os locais associados aos diferentes Órgãos variam.)

Palpação dos pontos *mu* frontais ou pontos de alarme

Descrição e propósito

Os pontos *mu* frontais localizam-se no tórax ou no abdome. Existe um único ponto associado a cada Órgão, embora os pontos não estejam necessariamente localizados no canal do Órgão associado. Esses pontos já foram chamados de pontos de "alarme", sugerindo que são indicadores de doença ou de desequilíbrio. Normalmente traduz-se *mu* como "reunir/acumular", sugerindo que o *qi* dos Órgãos pertinentes "se acumula" nesse ponto. (Maciocia dá traduções alternativas de "elevar, acumular, atrair, recrutar"; Maciocia, 1989, p. 351.)

Os pontos, ao contrário das áreas usadas no diagnóstico abdominal, são palpados como pontos, ou seja, com um único dedo e usando menos pressão. Ao palpar esses pontos, o médico faz um registro de qualquer área dolorida.

Os pontos

Os pontos e seus Órgãos associados estão relacionados na Tabela 28.3. Esses pontos não são usados para tratar sua capacidade como pontos *mu* frontais, embora muitos deles sejam pontos que podem ser usados para outras indicações. (Capítulos 38 a 44 para maiores informações sobre o uso dos pontos.)

A avaliação dos três aquecedores, do abdome e dos pontos de alarme pode ser feita como um único procedimento.

Teste de Akabane

Introdução

Origem e propósito

Akabane Kobe, médico japonês, foi o inventor desse teste em algum período entre as décadas de 1950 e 1960. Seu valor está na possibilidade de medir o equilíbrio do *qi* nos canais de um lado do corpo em comparação com o outro lado. Os terapeutas normalmente pressupõem que, embora os canais sejam bilaterais, o *qi* de

Tabela 28.3 Órgãos e seus pontos de alarme associados.

Órgão	Ponto de alarme
Pulmão	P-1
Intestino Grosso	E-25
Estômago	VC-12
Baço	F-13
Coração	VC-14
Intestino Delgado	VC-4
Bexiga	VC-3
Rim	VB-25
Pericárdio	VC-15
Triplo Aquecedor	VC-7
Vesícula Biliar	VB-24 ou 23
Fígado	F-14

um canal no geral seja equilibrado. Akabane percebeu que este nem sempre era o caso, e seu teste destina-se a medir o equilíbrio entre os canais do lado direito e do lado esquerdo. O teste parte do princípio de que um canal com menos *qi* é menos sensível ao calor aplicado a um ponto no canal.

Realização do teste

Para realizar o teste:

- O terapeuta localiza os pontos próximos das unhas de todos os canais das mãos e dos pés. No caso do Rim, o ponto no aspecto medial do dedo mínimo do pé é usado. Fica em oposição a B-67
- O terapeuta acende um cone de moxa ou um incenso japonês e passa de um lado para outro sobre o ponto dos dois lados do corpo
- Ao realizar o teste, o dedo do paciente (da mão ou do pé) é mantido firmemente pelo terapeuta com a mão que não segura o incenso. A mão que segura o incenso é mantida próxima ao paciente (Figura 28.4)
- O terapeuta movimenta o incenso aceso sobre o ponto de acupuntura em direção à unha e depois se afasta da unha. O incenso passa por

uma distância de aproximadamente 0,7 cm, tendo o ponto de acupuntura no meio. O bastão do incenso é movido a uma velocidade constante mantendo uma distância constante (aproximadamente 0,4 a 0,5 cm) da pele. A distância e a velocidade constantes são uma parte essencial do teste

- O paciente é orientado a informar ao terapeuta assim que sentir o calor. É importante que o paciente diga "quente", tendo sentido a mesma intensidade de calor nos dois membros
- À medida que o terapeuta passa o incenso aceso sobre o ponto, ele conta cada passagem, conforme o bastão vai e volta. O terapeuta deve encontrar uma distância do ponto para que o paciente não sinta o calor imediatamente, mas sim depois de cinco ou mais passadas. O terapeuta conta e registra o número de passadas necessárias nos canais de cada lado até que o paciente sinta o calor.

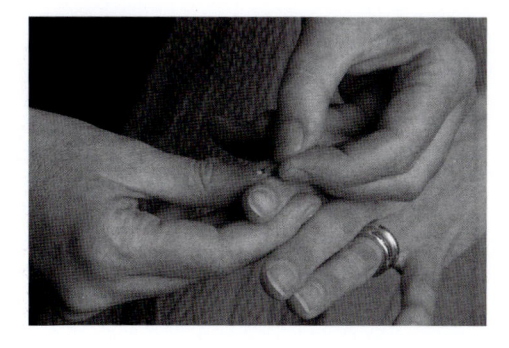

Figura 28.4 Terapeuta realizando o teste de Akabane.

Interpretação do teste

Uma contagem significativamente maior de um dos lados indica que esse lado do canal está relativamente deficiente em *qi*. Por exemplo, se o paciente permite 12 passadas sobre IG-1 do lado direito e apenas seis passadas no mesmo ponto do lado esquerdo, então o lado direito do canal pode ser considerado deficiente.

Outro teste deve ser realizado no canal ou canais que estão desequilibrados para confirmar o resultado. Se o resultado for consistente, então o desequilíbrio pode ser corrigido.

Correção do desequilíbrio

Para corrigir esse desequilíbrio, o terapeuta tonifica o ponto *luo* de união no lado deficiente (lado com número maior de passadas). O teste é, então, repetido e o resultado ideal é que a sensibilidade ao calor esteja mais equilibrada. Se esse tratamento não trouxer a mudança desejada, o ponto-fonte *yuan* do lado deficiente deve ser tonificado.

Se mais de um canal se encontrar desequilibrado, o terapeuta deve perceber se o desequilíbrio segue os Órgãos do ciclo *sheng*. Ao corrigir o desequilíbrio, o primeiro canal no ciclo *sheng* deve ser corrigido em primeiro lugar. Os outros desequilíbrios podem, então, se corrigir por si mesmos.

Prática do teste de Akabane

Este teste e o tratamento subsequente seguem a tradição dos Cinco Elementos de ter como objetivo equilibrar o *qi* do paciente. Entretanto, o teste só é exato se for realizado cuidadosamente e ele requer muita prática para garantir resultados confiáveis. Ao aprender a realizar o teste, é importante que vários acupunturistas testem uma pessoa. Assim, podem confirmar que seus achados são precisos. Os acupunturistas não precisam contar o mesmo número das passadas, mas devem concordar sobre quais canais estão desequilibrados. Somente quando obtêm resultados consistentes é que devem usar o teste em pacientes.

Resumo

- O diagnóstico pelo pulso é realizado sentindo a artéria radial no punho. É uma das práticas diagnósticas mais importantes da Acupuntura Constitucional dos Cinco Elementos
- Os principais objetivos do diagnóstico pelo pulso são:
  - Avaliar o nível do *qi* de um Órgão e elemento

– Determinar se o *qi* de um Órgão ou de um elemento está em excesso ou deficiente, determinando, assim, a técnica de agulhar a ser usada

– Ajudar a diagnosticar quaisquer bloqueios ao tratamento

– Avaliar as mudanças no *qi* do paciente durante e depois da sessão de acupuntura, analisando, assim, o efeito do tratamento

• Os três métodos de diagnóstico que envolvem sentir o tronco são a palpação dos três *jiao* ou aquecedores, o diagnóstico abdominal e a palpação dos pontos *mu* frontais

• O teste de Akabane mede o equilíbrio do *qi* em um canal de um lado do corpo comparado ao outro lado e dá subsídios para que o *qi* seja equilibrado.

Seção 4

Bloqueios ao Tratamento

Bloqueios dos Cinco Elementos ao Tratamento

29

Introdução

Ao tratar um novo paciente, o acupunturista normalmente começa tentando identificar o seu Fator Constitucional (FC). Se ele estiver tratando o FC correto do paciente, este provavelmente se sentirá mais saudável, porque o desequilíbrio de base está sendo tratado. Às vezes, o paciente não sente nenhuma melhora em seu bem-estar. Não sente nenhuma mudança ou, em raras ocasiões, sente uma piora dos sintomas. Há muitas razões em potencial para não ocorrer o progresso. Para um profissional da Acupuntura Constitucional dos Cinco Elementos, uma das principais razões é o bloqueio ao tratamento.

Outra situação ocorre quando o acupunturista antevê que há um bloqueio e, então, o tratamento se inicia pela sua remoção.

Os quatro bloqueios

Os quatro bloqueios são:

- Energia Agressiva
- Possessão
- Desequilíbrio Marido-Esposa
- Bloqueios de Entrada-Saída.

Cada bloqueio assume um modo bastante diferente e será descrito nos próximos capítulos. Todos têm algo em comum – podem ter um efeito profundamente negativo sobre a saúde física ou psicológica do paciente, a não ser que sejam removidos. Isso é especialmente verdadeiro no caso dos primeiros três bloqueios. O quarto, o bloqueio de Entrada-Saída, normalmente é menos danoso. Mas pode, no entanto, causar um grande impedimento ao fluxo do *qi* do paciente e, desse modo, inibir seu progresso a uma saúde melhor.

Tratamento dos bloqueios

Pela importância desses bloqueios, o acupunturista tem que se empenhar em removê-los antes de começar o tratamento do FC. Mas isso nem sempre é possível, e, às vezes, surge um bloqueio durante o curso do tratamento. Por exemplo, embora seja raro, um choque emocional intenso ou uma doença grave pode agredir os órgãos e provocar uma Energia Agressiva.

Se os bloqueios não forem removidos, a saúde do paciente provavelmente vai piorar. Em alguns casos, esses bloqueios podem ser tão danosos para a saúde do paciente que ameaçam sua estabilidade física, mental e espiritual, e até mesmo sua vida.

Resultados do tratamento

O tratamento para remover esses bloqueios com frequência promovem significativas mudanças positivas na saúde do paciente. Às vezes, há uma transformação impressionante e ele se sente imediatamente melhor no corpo, na mente e/ou no espírito. Outras vezes, as mudanças podem não ser tão intensas, embora não sejam menos eficazes. O efeito desses tratamentos pode não parecer possível até que o acupunturista os tenha observado repetidamente em vários pacientes.

Assim que esses bloqueios são removidos, o tratamento normal pode ter início e o paciente provavelmente progredirá, conforme esperado.

Ordem para tratar os quatro bloqueios

Embora seja raro, há ocasiões em que um paciente precisa tratar mais de um bloqueio. Por exemplo, o acupunturista pode suspeitar que o indivíduo está possuído, mas quer avaliar se a Energia Agressiva também está presente. Quando há mais de um bloqueio, normalmente a ordem do tratamento deve ser:

1. Possessão
2. Energia Agressiva
3. Desequilíbrio Marido-Esposa[1]
4. Bloqueio de Entrada-Saída.

Há mais um bloqueio, encontrado com menos frequência, que tem origem em uma cicatriz; para mais detalhes a respeito, ver Apêndice D.

---

[1] Desequilíbrios Marido-Esposa não devem ser tratados antes de a Energia Agressiva ser dispersada, já que há a possibilidade de haver transferência de um órgão para outro.

Energia Agressiva

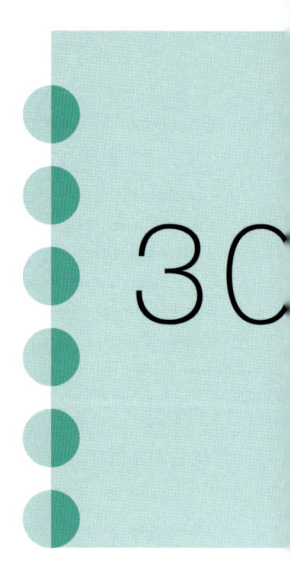

30

O que é Energia Agressiva?

Sua natureza

Energia Agressiva é descrita como o *qi* "que se tornou contaminado ou poluído" (Lavier 1966; Worsley, 1990, Capítulo 6, p. 175). A Energia Agressiva também pode ser descrita como *qi* maligno ou mórbido (*xie*), ao contrário do *qi* correto ou saudável (*zheng*). (Sugerido pela primeira vez por Flaws, 1989.)

A contaminação causada pela Energia Agressiva pode afetar gravemente a saúde e o bem-estar de uma pessoa. Fisicamente, pode causar doenças debilitantes ou que ameaçam a vida. A Energia Agressiva pode afetar a mente e o espírito de um indivíduo e provocar sintomas como instabilidade, depressão, desespero ou estados emocionais flutuantes. O tratamento da Energia Agressiva pode ter um efeito dramático sobre o corpo, a mente e o espírito do paciente, possibilitando que ele recupere a saúde.

Como a Energia Agressiva se desenvolve

Uma vez presente em um ou mais Órgãos, é difícil expulsar a Energia Agressiva sem tratamento. O *qi* saudável (*zheng*) flui naturalmente de um órgão para outro ao longo do ciclo *sheng* – o ciclo de nutrição do *qi* (Capítulo 2). A Energia Agressiva não é saudável e, portanto, não viaja ao longo desse ciclo. Em vez disso, desloca-se ao longo do ciclo *ke*. O ciclo *ke* é normalmente traduzido como "ciclo de controle", mas quando a Energia está presente no sistema, o ciclo *ke* se torna destrutivo. Os Órgãos *yin* estão conectados ao longo do ciclo *ke* e esse *qi* viaja por meio dele de um Órgão *yin* para outro órgão *yin*. A Energia Agressiva geralmente não é encontrada nos Órgãos *yang*.

O Capítulo 65 do *Su Wen* descreve como a doença viaja pelo ciclo *ke*:

> Se uma doença se desenvolver primeiro no Coração, haverá dor cardíaca. Um dia depois, ela atinge o Pulmão, causando dispneia e tosse. Três dias depois, o Fígado, causando plenitude na região das costelas (flutuantes). Cinco dias depois, o Baço, causando bloqueio e estagnação, dor generalizada e peso. Se não for curada dentro de 3 dias, a condição é fatal.
>
> (Huang Fu Mi, traduzido por Yang e Chace, 1994)

Se em dois Órgãos por meio do ciclo *ke* houver Energia Agressiva, diz-se que uma "perna" do ciclo *ke* está afetada (Figura 30.1) Por exemplo, se uma pessoa tem Energia Agressiva no pericárdio, este Órgão pode passá-la para o próximo Órgão ao longo do ciclo *ke* – o Pulmão. Se o Pericárdio e o Pulmão forem afetados, isso forma uma "perna" do ciclo.

O Pulmão, então, tentará se livrar desse *qi* mórbido ou maligno (xie), mas ele pode ser transmitido para o Fígado. Se o Pericárdio, o Pulmão e o Fígado tiverem Energia Agressiva, então, duas "pernas" ficarão afetadas (Figura 30.2). Quanto mais Órgãos forem afetados, mais grave será a condição do paciente (Figura 30.3).

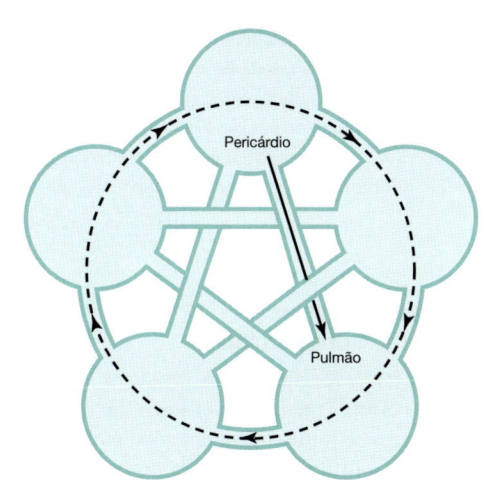

Figura 30.1 Uma "perna" afetada do ciclo *ke*.

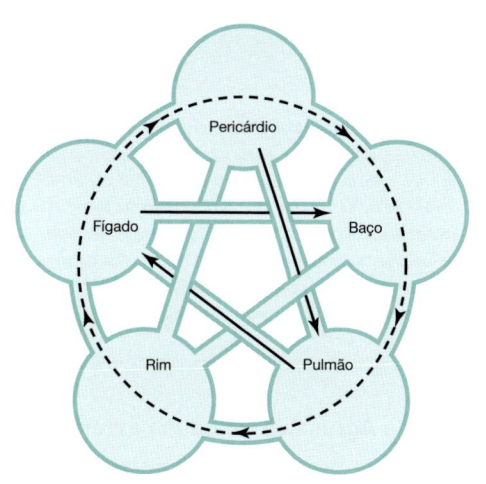

Figura 30.3 Três "pernas" afetadas do ciclo *ke*.

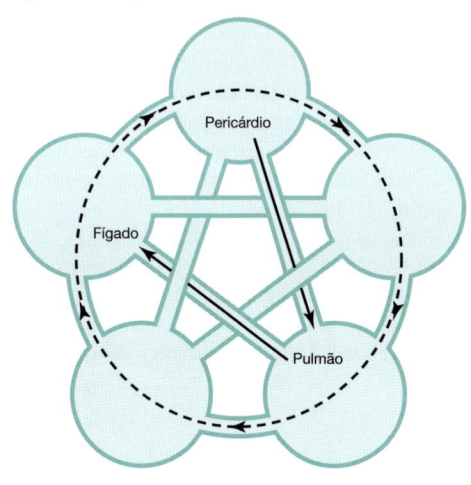

Figura 30.2 Duas "pernas" afetadas do ciclo *ke*.

Etiologia e patologia da Energia Agressiva

A Energia Agressiva pode surgir de uma causa interna ou externa.

Energia Agressiva de causa interna

Se a Energia Agressiva for de causa interna, normalmente o deflagrador inicial é um trauma emocional. Pode ser qualquer coisa decorrente de problemas de relacionamento, preocupações financeiras, dificuldades no trabalho, preocupações com a família ou choques. Sob circunstâncias normais, as pessoas se recuperam dos efeitos desses estresses. Quando os pacientes passaram por emoções intensas e repetitivas durante um longo tempo, entretanto, isso tende a causar doença, especialmente se a emoção não for expressa e criou estagnação.

Na medicina chinesa, as emoções são chamadas de causas internas de doença porque surgem de dentro de nós. As emoções que não são resolvidas, com o tempo, estagnam-se. Como ocorre com toda estagnação, ela pode, com o tempo, transformar-se em calor tóxico ou fogo. Isso pode se acumular dentro de um Órgão, na forma de Energia Agressiva.

Mantak Chia, um professor de *qi gong*, descreve o calor nos Órgãos da seguinte maneira:

> ... cada órgão é circundado por um saco ou membrana, chamado de fáscia, que regula sua temperatura. Em condições ideais, a membrana libera o calor excessivo pela pele, onde é trocado por energia vital fresca da natureza. Uma sobrecarga de tensão física ou emocional provoca a adesão da membrana, ou fáscia, no órgão, de maneira que ele não consegue liberar adequadamente o calor para a pele e nem absorver sua energia fresca. A pele fica bloqueada com toxinas e o órgão se superaquece.
>
> (Chia, 1985, p. 71)

Estudo de caso

Durante o início da obtenção da história, um paciente admitiu que não havia conseguido perdoar sua esposa por uma aventura amorosa que ela tivera muitos anos antes. Ele se sentia continuamente zangado com ela, mesmo a esposa tendo sido fiel a ele por muitos anos. Anos de ressentimento crônico e de mágoa provocaram uma Energia Agressiva que foi drenada de seu Pericárdio, Pulmão e Fígado. Depois desse tratamento, ele foi capaz de perdoá-la e ficou pasmo sobre o fato de que a raiva crônica que sentia anteriormente por ela havia desaparecido.

Energia Agressiva de causa externa

O *qi* maligno ou mórbido (*xie*) origina-se de fatores patogênicos externos de Vento, Frio, Umidade, Secura, Fogo ou Calor e estes podem surgir de dentro ou de fora do corpo. A causa da entrada de um fator patogênico vindo de fora é com frequência uma condição climática que "invade" o corpo. Também pode surgir internamente após um órgão ter ficado enfraquecido ou depois da administração de um medicamento ou de uma vacina. Isso provoca a formação de um patógeno, como o Calor, no corpo. (Para mais detalhes sobre "Calor latente" e "fatores patogênicos residuais" ver Maciocia, 2008, pp. 1133-1139.).

Se o *qi* saudável (*zheng*) do paciente for forte, então o patógeno é expulso ou processado normalmente. O fato de haver um qi maligno ou mórbido (*xie*) no corpo não é, por si só, causa de Energia Agressiva. Com o tempo, entretanto, se um patógeno não for removido do corpo pelo *qi* saudável (*zheng*), ele pode penetrar em camadas mais profundas do corpo. Finalmente, atingirá os Órgãos *yin*. Esse é o local mais profundo que pode alcançar e, então, permanece ali e fica estagnado. Com o tempo, o acúmulo ou a estagnação se transforma em Calor e esse *qi* maligno ou mórbido (*xie*) pode se tornar calor tóxico ou fogo nos Órgãos *yin*. A essa altura, torna-se Energia Agressiva.

O Capítulo 5 do *Su Wen* faz alusão a isso quando descreve a doença que penetra cada vez mais profundamente no corpo:

> É melhor tratar as doenças no nível da pele e do cabelo; o melhor, em seguida, é tratá-las no nível dos músculos e da carne; o melhor depois é tratá-las no nível dos tendões e dos vasos; o melhor em seguida é tratá-las no nível dos seis Órgãos *yang*; o melhor, em seguida, é tratá-las no nível dos cinco Órgãos *yin*. Durante o tratamento no nível dos cinco Órgãos *yin*, metade dos pacientes morre e a outra metade sobrevive.

(*Su Wen*, Capítulo 5; tradução de Bensky e Barolet, 2009, p. 4)

Energia Agressiva e o Fator Constitucional

Os patógenos só conseguem invadir o sistema se o qi correto (*zheng*) estiver fraco. Se o *qi* de uma pessoa se tornar fraco, em geral é o Órgão do Fator Constitucional (FC) o primeiro a ser afetado. De maneira correspondente, o primeiro Órgão a ser afetado pela Energia Agressiva é provavelmente o Órgão *yin* relacionado ao Elemento do FC. No Elemento Fogo, a Energia Agressiva é encontrada com mais frequência no Pericárdio do que no Coração. Isso ocorre porque o Pericárdio normalmente protege o Coração do Calor e do Fogo. Como está escrito no Capítulo 71 do *Ling Shu*:

> Se o Coração for atacado por um fator patogênico, o *shen* sofre, o que pode levar à morte. Se um fator patogênico realmente atacar o Coração, em vez disso ele será desviado para atacar o Pericárdio.

(citado em Maciocia, 2005, p. 165)

Estudo de caso

Um paciente procurou tratamento e foi tratado na Madeira, que era seu FC. Naquela noite, houve uma violenta tempestade e ele subiu no telhado para firmar a antena da TV. Como estava ventando muito, ele passou algum tempo lá em cima. No dia seguinte, acordou com dor em queimação em todas as articulações e não conseguia se mover. Em geral, era uma pessoa atlética e saudável, agora arrastava os pés para andar. O paciente ligou para seu terapeuta, que foi atendê-lo em casa. O terapeuta percebeu uma qualidade flutuante nos pulsos do Fígado, do Baço e do Rim e que todos estavam extremamente deficientes. O terapeuta verificou e drenou a Energia Agressiva do Fígado, do Baço e dos Rins. Depois da drenagem, a sensação de queimação desapareceu imediatamente. O paciente também se sentiu bem melhor internamente e soube que não estava mais em crise. Levou mais 2 semanas para que recuperasse completamente o movimento normal.

Diagnóstico de Energia Agressiva

A Energia Agressiva pode ser um padrão difícil de ser diagnosticado, uma vez que nem sempre há manifestação de sinais e sintomas específicos. Certas circunstâncias gerais predisponentes podem, entretanto, levar o terapeuta a suspeitar de sua presença.

Fatores que podem indicar Energia Agressiva

As principais indicações de Energia Agressiva são:

- Doença física grave ou que põe a vida em risco
- Problemas mentais ou espirituais graves
- Agravações incomuns ou inesperadas ao tratamento
- História de terapia intensiva com medicamentos ou dependência química de álcool ou de substâncias recreacionais
- Sinais de cor, som, emoção ou odor que ressoam com dois Elementos por meio do ciclo *ke*
- Pulsos caóticos ou instáveis.

Doença física grave ou que põe a vida em risco

Se um paciente tiver uma doença crônica de longa data, a Energia Agressiva pode ter se desenvolvido dessa doença ou ter, por si mesma, causado a debilidade grave. Um terapeuta deve fazer o teste da Energia Agressiva, se o paciente apresentar qualquer doença grave ou uma condição degenerativa, ou quaisquer sinais ou sintomas que pareçam extremos ou de algum modo estranhos ou bizarros.

Problemas espirituais ou mentais graves

As pessoas com Energia Agressiva podem contar que têm sentimentos de desespero, desesperança, aflição extrema ou resignação. Alguns pacientes sentem que não estão bem, mas não conseguem verbalizar o que está errado. Esse nível de aflição interna pode parecer desproporcional à descrição que eles fazem de sua saúde.

Estudo de caso

Uma paciente procurou tratamento com queixa de dor nas costas. Durante a consulta, ela contou que inexplicavelmente sentia que ia morrer logo. A Energia Agressiva foi encontrada e drenada; no tratamento seguinte, ela contou que esse sentimento havia desaparecido.

Agravações incomuns ou inesperadas ao tratamento

Em algumas ocasiões, o paciente tem reações extraordinárias ao tratamento e se sente pior em vez de melhorar. Obviamente, pode ocorrer uma agravação se ele foi diagnosticado e tratado de maneira incorreta, mas isso pode sugerir, se não houver qualquer razão evidente, que o terapeuta deve fazer o teste para detectar Energia Agressiva.

Estudo de caso

Uma paciente havia sido transferida para a clínica de estagiários por encaminhamento de outro terapeuta. Não havia sido feito o teste para Energia Agressiva. A paciente foi diagnosticada como um FC Fogo e seu Pericárdio e Triplo Aquecedor foram tratados. Ela sofreu um agravamento após esse tratamento e descreveu uma sensação de cansaço, depressão e dores de cabeça. O terapeuta realizou o teste para Energia Agressiva e constatou que os Rins e o Pericárdio estavam afetados. Depois de se fazer uma dispersão da Energia Agressiva, o tratamento progrediu conforme o esperado.

História de terapia intensiva com fármacos ou dependência química de álcool ou substâncias recreacionais

Todos os tipos de fármacos (prescritos ou não prescritos) usados de maneira constante, com o tempo causam toxicidade ao sistema. Isso acontece em especial no caso de serem usados para suprimir ou aliviar um sintoma sem tratar a causa de base. Muitas substâncias ilícitas, como cocaína, anfetaminas, *ecstasy*, LSD (do inglês *lysergic acid diethylamide*, dietilamida do ácido lisérgico) ou opiáceos dão origem facilmente à Energia Agressiva. Os medicamentos administrados por período prolongado podem, com o tempo, ficar estagnados nos Órgãos e se tornarem calor tóxico.

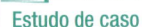

> **Estudo de caso**
>
> Um paciente com asma de longa data havia tomado altas doses de corticosteroides depois de um ataque de asma. A asma do paciente melhorou, mas ele tinha a sensação de que todo prazer pela vida havia desaparecido. A Energia Agressiva foi encontrada nos Rins. Depois de ter sido drenada, seu espírito retornou ao normal.

Sinais de cor, som, emoção e odor ressoando com dois Elementos por meio do ciclo *ke*

Um paciente pode se apresentar amarelado e com voz cantada, sentir medo e ter odor pútrido – indicando que os Elementos Água e Terra estão desequilibrados. Ou, então, pode expressar pesar e ter voz chorosa, e ter ao mesmo tempo aparência esverdeada e odor rançoso, indicando que o Metal e a Madeira estão desequilibrados. Se dois órgãos por intermédio do ciclo ke estiverem afetados, o terapeuta deve sempre considerar a presença de Energia Agressiva.

> **Estudo de caso**
>
> Um paciente disse ao terapeuta: "Quando olho para o futuro, não consigo ver a continuação da minha vida. É como se estivesse em um beco sem saída". O paciente tinha cor esverdeada e sua incapacidade em vislumbrar o futuro também alertava o terapeuta para o fato de o Fígado estar desequilibrado. O paciente também chorava e mostrava sinais de pesar. O terapeuta encontrou Energia Agressiva no Pulmão e no Fígado.

Pulsos caóticos ou instáveis

Embora não haja nenhuma qualidade do pulso associada à Energia Agressiva, algumas dessas qualidades de pulsos podem ser mais indicativas do que outras. Um indivíduo com Energia Agressiva pode ter um pulso "errático" ou "instável". Os pulsos também já foram descritos como tendo "sinais significativos de agitação do pulso" e "que nos chamam a atenção para uma condição mais grave do que uma simples inconsistência" (Worsley, 1990, p. 176). Essas qualidades de pulsos podem, às vezes, ser sentidas nos Órgãos pelo ciclo *ke*, os quais são afetados pela Energia Agressiva, por exemplo, nos pulsos do Baço e do Rim ou do Fígado e do Pulmão.

Teste e tratamento da Energia Agressiva

Quando verificar se há Energia Agressiva

O terapeuta pode fazer o teste da Energia Agressiva sempre que várias das condições relacionadas na seção anterior sobre diagnóstico estiverem presentes. É comum realizar o teste em dois estágios do tratamento:

1. No começo do tratamento
2. Durante o tratamento, se não houver uma resposta a este ou ocorrer uma agravação da condição do paciente.

No começo do tratamento

A Energia Agressiva pode estar presente sem sinais e sintomas óbvios, portanto uma opção prática é sempre fazer o teste durante a primeira sessão de acupuntura. Se houver Energia Agressiva e esta não for removida nesse estágio, ela poderá se espalhar para diferentes órgãos ou penetrar em níveis mais profundos do corpo. Isso é mais provável de ocorrer quando o *qi* é transferido pelos ciclos *sheng* e *ke* durante as sessões subsequentes de acupuntura.

Durante o tratamento

A Energia Agressiva deve sempre ser verificada, se o paciente não responder ao tratamento ou tiver uma agravação inesperada na saúde, durante o curso do tratamento. Nesse caso, o paciente pode já ter Energia Agressiva, que não foi encontrada no início do tratamento. Ou, então, poderá ter passado por algum estresse ou trauma, que provocou a formação de Energia Agressiva no decorrer do tratamento.

Processo do teste

Posição do paciente

Os pacientes normalmente ficam sentados com o dorso relaxado, mas eretos. Os braços ficam apoiados no colo. É importante que o paciente esteja ereto. Nessa posição, o dorso fica aberto e os pontos mais acessíveis. Se o paciente se curvar para a frente, então os espaços intercostais se deslocam para cima em relação aos espaços intervertebrais. Nesse caso, as descrições anatômicas dos locais dos pontos precisam ser ajustadas.

Ao inserir as agulhas, é preferível que o paciente fique apoiado porque há ligeira possibilidade de que ele desmaie em decorrência do choque causado pela agulha. Isso é raro, mas pode acontecer quando a Energia Agressiva é verificada, uma vez que o choque por agulha é mais provável de ocorrer durante o primeiro tratamento (para mais detalhes sobre choque por agulha, ver Capítulo 34). Para apoiar os pacientes, coloque a cadeira de frente à maca de tratamento. Eles podem manter os braços no colo ou apoiar as mãos sobre a maca.

Nas raras ocasiões em que um paciente desmaia durante a verificação de Energia Agressiva, é melhor fazer o teste novamente na próxima sessão de acupuntura, mas dessa vez ele ficará deitado de bruços. Nesse caso, o terapeuta deve assegurar que os braços do paciente estejam esticados lateralmente, a fim de abrir o espaço entre a escápula e a coluna. Os espaços costais torácicos superiores ficam localizados um pouco mais acima nessa posição, em relação à posição sentada.

Processo do teste

Para verificar se há Energia Agressiva, as agulhas são colocadas nos pontos *shu* dorsais. Ela é encontrada nos Órgãos *yin* do corpo. Esses pontos *shu* fazem conexão direta com os Órgãos *yin* e são usados para "drenar" a Energia Agressiva. A "drenagem" é o termo usado quando o terapeuta encontra Energia Agressiva e a trata, deixando as agulhas inseridas. O teste para Energia Agressiva consiste em:

- Inserir as agulhas nos pontos *shu* dorsais dos Órgãos *yin*, por exemplo, Pulmão, Pericárdio, Fígado, Baço e Rim (exceto Coração). Deixe as agulhas no local
- Coloque uma agulha unilateral "de controle" ou "de simulação" cerca de 2,5 cm de distância de cada nível dos pontos *shu* dorsais e no mesmo nível e profundidade. Deixe essas agulhas no local.

A Figura 30.4 mostra as agulhas inseridas em um paciente sob teste de Energia Agressiva (Tabela 30.1).

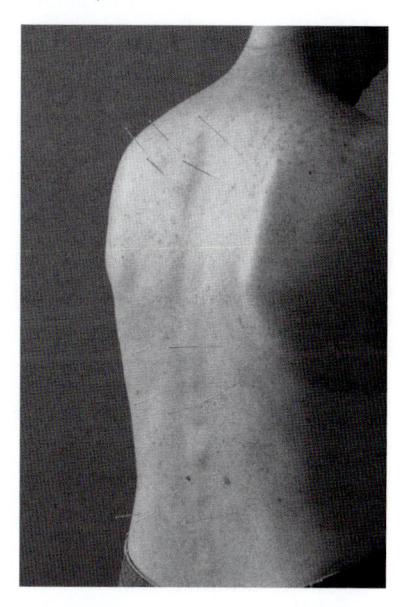

Figura 30.4 Agulhas utilizadas para detectar Energia Agressiva.

Tabela 30.1 Pontos usados para tratar Energia Agressiva.

Ponto	Ponto *shu* dorsal desse órgão
B-13	Pulmão
B-14	Pericárdio
B-15	Coração (só se necessário)
B-18	Fígado
B-20	Baço
B-23	Rim

Profundidade da agulha

Ao fazer o teste de Energia Agressiva, as agulhas são inseridas de maneira bem superficial na pele, a uma profundidade de aproximadamente 0,1 *cun*. Essa inserção superficial ajuda a drenar a Energia Agressiva dos Órgãos, ao mesmo tempo que garante que ela não seja levada para níveis mais profundos do corpo. Se as agulhas forem inseridas mais profundamente, é provável que provoquem um efeito ligeiramente sedativo nos Órgãos, o que não é a intenção do tratamento.

Teste do Coração

É melhor não colocar agulhas no ponto *shu* dorsal do Coração desnecessariamente por duas razões. Primeira, o Pericárdio é o protetor do Coração e, se o Elemento Fogo tiver Energia Agressiva, normalmente o Pericárdio estará afetado e não o Coração. Segunda, a retenção prolongada das agulhas poderia drenar desnecessariamente o *qi* do Coração.

O terapeuta deve testar o Coração se:

- Houver Energia Agressiva no Pericárdio – nesse caso, também pode estar presente no Coração
- Houver Energia Agressiva no Rim e no Pulmão, mas não no Pericárdio. Nesse caso, a Energia Agressiva está em duas pernas do ciclo *ke*, e pode ter viajado por meio do Coração e não do Pericárdio
- O pulso do Coração ou sinais e sintomas do Coração mostrarem algum distúrbio, já que, em raras ocasiões, a Energia Agressiva está presente apenas no Coração.

Sinais de Energia Agressiva

A Energia Agressiva estará presente se:

- Surgir um eritema (vermelhidão da pele) ao redor da agulha principal e *não* na agulha de controle. Isso indica presença de Energia Agressiva nos Órgãos. O eritema pode permanecer durante 30 s a 1 h
- Houver alterações significativas nos pulsos do paciente ou na cor, no som, na emoção e/ou no odor.

Não há Energia Agressiva se:

- Não surgir eritema ao redor de nenhuma agulha
- O eritema for igual ou maior nas agulhas de controle do que nas agulhas inseridas nos pontos *shu* dorsais
- Não houver nenhuma alteração ou houver poucas alterações nos pulsos ou na cor, no som, no odor e na emoção.

Procedimento se houver Energia Agressiva

Se houver suspeita de Energia Agressiva, deixe as agulhas inseridas até que todos os eritemas desapareçam, para dispersá-la completamente dos Órgãos.

Às vezes, a Energia Agressiva pode ser removida em 10 ou 20 min ou menos, mas há ocasiões em que pode levar até 1 h para o eritema desaparecer. É importante que as agulhas não sejam removidas até que todo o eritema tenha desaparecido, caso contrário restará algum grau de toxicidade no corpo.

A Energia Agressiva não é uma condição comum e é encontrada em aproximadamente 1% dos pacientes.

Possíveis causas de eritema não decorrente de Energia Agressiva

Às vezes, um eritema surge na pele, mas não é Energia Agressiva. Há várias razões para isso.

Pele sensível

As pessoas de pele clara têm maior probabilidade de ter uma pele mais reativa do que as de pele ou cabelos mais escuros. A presença de uma agulha de simulação que não esteja em um ponto de acupuntura garante que a vermelhidão decorrente de sensibilidade cutânea não seja confundida com Energia Agressiva.

Muitas agulhas inseridas em uma pequena área

Se uma agulha parecer ligeiramente fora do lugar na primeira inserção, é possível que o terapeuta queira removê-la e colocá-la em uma nova posição ou inserir outra agulha próxima a ela. A inserção de agulhas adicionais garante que o ponto correto seja agulhado, de modo que toda Energia Agressiva seja removida. Ao mesmo tempo, as inserções adicionais podem provocar uma reação da pele, que fica mais vermelha, dando uma falsa indicação de Energia Agressiva.

Outras causas de congestão ou toxicidade

O eritema pode surgir ao redor de uma agulha se houver retesamento, espasmo ou calor nos músculos subjacentes em vez de nos órgãos.

Reações ao tratamento

Depois que a Energia Agressiva é removida do sistema do paciente, este geralmente diz que se sente diferente. Às vezes, isso pode ser impressionante. É comum o paciente referir que se "sente melhor consigo mesmo", além de significativa melhora dos sintomas na sessão seguinte de tratamento. Às vezes, o paciente sente muito cansaço logo após o tratamento, seguido de uma sensação de estar revigorado. Os sinais e sintomas variam de acordo com cada paciente.

Estudo de caso

Um paciente estava sendo testado para verificação de Energia Agressiva em uma clínica de estagiários. Sua face estava vermelha e inchada, e ele estava tão bravo que parecia que ia explodir. Cerca de 15 min depois, ao abrir a sala de tratamento, o supervisor momentaneamente pensou que estivesse na sala errada. Ele não conseguiu reconhecer o paciente, que havia mudado de maneira impressionante. Parecia agora um pouco menor e mais pálido, calmo e tranquilo.

Tratamento subsequente

Se um paciente tiver Energia Agressiva, é melhor verificar novamente na sessão subsequente de acupuntura para garantir que ela foi totalmente removida. Às vezes, surge mais Energia Agressiva depois da primeira drenagem. É improvável que isso ocorra mais de uma ou duas vezes, desde que tenha sido completamente removida em cada sessão.

Se não houver mais nenhum bloqueio presente, o tratamento regular poderá continuar depois da remoção de toda a Energia Agressiva.

Resumo

- Energia Agressiva é uma forma de *qi* mórbido (*xie*). Sua causa pode ser externa ou interna, e a estagnação resultante normalmente se transforma em calor, ficando presa nos Órgãos *yin*
- A Energia Agressiva viaja entre os Órgãos *yin* conectados ao longo do ciclo *ke*
- A Energia Agressiva pode provocar uma doença grave e, possivelmente, uma doença que coloque a vida em risco
- A Energia Agressiva é verificada inserindo-se agulhas nos pontos *shu* dorsais dos Órgãos *yin*. Está presente se surgir um eritema ao redor das agulhas (mas não nas agulhas "de simulação"). As agulhas, então, permanecem inseridas para drenar a Energia Agressiva. Quando o eritema desaparecer, a Energia Agressiva foi removida
- Se havia Energia Agressiva, o paciente sente melhora significativa na saúde e os pulsos e/ou a cor, o som, a emoção e o odor geralmente mudam como resultado do tratamento.

Possessão

31

O que é possessão?

Natureza da possessão

A remoção da possessão é uma das maneiras mais antigas de cura conhecidas da civilização. De fato, existem muitas indicações de que a remoção da possessão na antiga China era um sistema de cura mais prevalente do que a acupuntura.[1] As pessoas do mundo ocidental podem dizer que isso está fora de moda e que, talvez, até seja um melodrama, mas o termo vem sendo usado em todas as culturas do planeta, incluindo a cultura ocidental moderna.

Na maioria das culturas antigas, o conceito de possessão designava alguém que estava completa ou parcialmente tomado por uma entidade. Isso fazia com que as pessoas não tivessem mais o completo controle de uma parte de si mesmas. Em geral, consideravam que a entidade era o espírito de uma pessoa morta que estava tentando encontrar outro corpo para habitar.

Na China, esse espírito era chamado de *gui*. É interessante notar que o radical para *gui* é constituído dos ideogramas *hun* (espírito do Fígado) e *po* (espírito dos Pulmões), dois dos cinco *shen*. Isso indica o nível da crença no mundo dos espíritos que prevalecia entre os terapeutas

durante as dinastias Han e as precedentes. A ideia de que parte do espírito humano habitava o mesmo reino dos fantasmas era cultuada no pensamento chinês.

O uso do termo "possessão" por um Acupunturista Constitucional dos Cinco Elementos foi ampliado. É utilizado para incluir muitas outras maneiras pelas quais uma pessoa fica sem controle da própria mente e do próprio espírito. Os sinais e sintomas que se manifestam variam desde pensamentos ou comportamentos obsessivos até o tipo de possessão por espíritos, descrita anteriormente.

Historicamente, foram utilizados muitos métodos poderosos para remover as possessões. Esses métodos incluíam magias e rituais, talismãs e prescrições herbáceas (Unschuld, 1992, pp. 29-50). O método usado pelos Acupunturistas Constitucionais dos Cinco Elementos para eliminar uma possessão é apelar para os "Sete Dragões para dominar os Sete Demônios". O tratamento usa sete pontos de acupuntura que "despertam" os Dragões.

Possessão na China Antiga

A crença na possessão como causa de doença é amplamente documentada desde o início do período Chou, por volta de 1100 a.C. Nessa época, uma pessoa era com frequência descrita como estando "possuída por demônios" ou "possuída por algo hostil" (Unschuld, 1992, p. 36). A existência de espíritos malignos não era apenas uma superstição, mas foi uma crença amplamente aceita entre todas as classes do povo

---

[1] Há muitas indicações em textos chineses antigos de que a cura "demonológica" prevaleceu na China desde tempos imemoriais e continuou a ser usada juntamente com outros tipos de medicina chinesa até os dias de hoje. Muitas obras sérias da medicina chinesa escritas por doutores chineses renomados apresentam seções com sugestões para tratamentos demonológicos de certos transtornos (Unschuld, 1992, p. 216).

chinês durante muitos séculos. Han Fei, que morreu em 233 a.C., declarou: "Quando uma pessoa adoece, ela foi agredida por um demônio" (Unschuld, 1992, p. 37).

Textos posteriores, em especial muitos escritos a partir do século 16, descreviam tratamentos em detalhes. Por exemplo, no século 18, um terapeuta chamado Xu Dachun citou "evidências irrefutáveis" da influência de demônios no bem-estar do homem. Ele comparava os espíritos malignos ao vento, frio, calor do verão e outros fenômenos similares. Assim como uma deficiência de base pode possibilitar que um patógeno climático entre no corpo, também uma "fadiga emocional" possibilita a entrada de demônios (Unschuld, 1992, p. 222).

O famoso terapeuta Sun Si-miao (581-682) também descreveu vários métodos de tratamento contra demônios (Unschuld, 1992, p. 42). Um dos métodos descritos era o uso dos 13 pontos *gui* ou pontos "fantasmas". Eles ainda são usados atualmente, especialmente no tratamento da categoria *dian-kuan* de doença, que inclui doenças como esquizofrenia ou distúrbio bipolar.

Depois que o governo comunista assumiu o poder em 1949, o tratamento da possessão foi banido da medicina chinesa. Nessa época, qualquer coisa que tivesse ligação com a crença religiosa popular era chamada de "superstição" (*mixin*). Essa crença ainda existe em comunidades chinesas de todo o planeta, entretanto, mas um "enorme esforço administrativo tem sido feito para erradicar a crença na possessão por espíritos" (Sivin, 1987, pp. 102-106). Bob Flaws (1991) afirma que:

> A expurgação de fantasmas como um fator etiológico é parte e parcela do empenho da Medicina Tradicional Chinesa (MTC) moderna em se adaptar à ciência materialista ocidental e à rejeição do regime comunista chinês de qualquer coisa espiritual.

Certamente, o uso dos "Sete Dragões para os Sete Demônios" não é mencionado em nenhum texto chinês traduzido atual. Foi, entretanto, identificado como uma prescrição da época da dinastia Tang para "mania" por um terapeuta veterano da medicina chinesa do Yunnan College of MTC em Kunming, 1982 (comunicação verbal de membros do China Study Trip, 1982).

Bob Flaws concorda que não existe "nada não chinês a respeito do tratamento". Esse tratamento é, na verdade, "característico do pluralismo e da tradição do povo chinês em adotar o espiritualismo e a magia" (Flaws, 1989).

Vulnerabilidade à possessão

Condições que levam à possessão

As causas de possessão podem ser externas ou internas, e ela pode resultar de uma causa física, porém o mais comum é ser resultante de uma causa mental ou espiritual. Entretanto, é extremamente raro que algo "invada" de fora ou que perturbe a pessoa a partir do interior se ela estiver em boas condições de saúde física, mental e espiritual.

> Se a essência e o espírito da pessoa estiverem firmemente estabelecidos, nenhum mal de fora do corpo vai se aventurar a assaltar. Mas sempre que aquilo que protege a essência e o espírito falhar, os agentes perniciosos se juntam no local.
>
> (Hsu Ling-t'ai I; citado por Unschuld, 1992. p. 337)

Os tópicos, imagens, sentimentos e temas que perturbam as pessoas são em geral aqueles que podem, mais tarde, possuí-las. Uma mente preocupada com certos pensamentos pode começar a ficar obsessiva. Se a obsessão não for contida e processada, pode, mais tarde, se transformar em uma "possessão", que assume o controle de cada pensamento e ação da pessoa.

> Mentes ocupadas com sorte e azar podem ser invadidas e controladas por demônios. Mentes ocupadas com questões amorosas podem ser atacadas por fantasmas lascivos. Mentes preocupadas com águas profundas podem estar sujeitas aos fantasmas do afogado. Mentes preocupadas com atividades desenfreadas podem ser atacadas por fantasmas loucos. Mentes ocupadas com blasfêmias podem ser atacadas por fantasmas mágicos. Mentes concentradas em drogas ilícitas e alimentos tentadores podem ser atacadas pelos fantasmas das coisas materiais.
>
> (Quan Yin Tzu, citado em Needham, 1956, p. 67)

A vulnerabilidade de uma pessoa à possessão aumenta por:

- Saúde física ou psicológica de base deficiente
- Instabilidade ou choques emocionais
- Choques físicos ou acidentes
- Consumo excessivo de drogas ilícitas ou álcool
- Ocupar-se com ciências ocultas
- Abrir-se internamente aos outros, sem proteção
- Expor-se a fatores climáticos rigorosos.

Saúde física ou psicológica deficiente de base

A saúde de base de uma pessoa é importantíssima quando se considera quem é vulnerável à possessão. As doenças relacionadas a seguir ilustram isso, mas uma fraqueza em *qualquer* órgão pode fazer com que a pessoa fique mais suscetível.

O Sangue do Coração possibilita que o *shen* fique alojado no corpo. Quando o Sangue do Coração está deficiente, o *shen* "flutua" em vez de se fixar dentro do Coração (Maciocia, 2005, pp. 109-112). Se isso se tornar grave, pode deixar um vazio. Nesse caso, o Controlador Supremo não tem mais o controle total e a pessoa pode perder o controle completo da mente e do espírito.

A obstrução dos orifícios do Coração pode fazer com que a pessoa seja mais facilmente afetada pela possessão. Se houver muito Calor e Fleuma afetando o Coração, a pessoa também pode ter dificuldade de se fixar no *shen*. Essa condição pode resultar em mania seguida por depressão. Nessa situação, a saúde da pessoa já está caótica e o vácuo deixado pelo *shen* desestabilizado pode fazer com que ela fique ainda mais suscetível à possessão. O mesmo é verdade quando a Fleuma "anuvia" o Coração, causando confusão mental ou inconsciência. (Para uma discussão de Fleuma Fogo atormentando o Coração, ver Maciocia, 2005, pp. 474-477.)

Pulmões saudáveis também protegem da possessão. Assim como os Pulmões são responsáveis pelo *wei qi*, que nos protege da invasão de forças climáticas, a Alma Corpórea ou *po* nos protege da invasão em nível do espírito (Maciocia, 1993, pp. 10-18). Uma pessoa cujo Elemento Metal esteja afetado, portanto, pode se sentir extremamente frágil em algumas circunstâncias. Pode se sentir incapaz de se proteger quando,

por exemplo, sente pesar pela morte de alguém ou em qualquer situação em que a tristeza ou o sentimento de perda é intenso.

Instabilidade ou choques emocionais

Os choques emocionais podem ser provocados por pesar súbito, tristeza, desapontamento, raiva, medo, terror ou mesmo uma alegria súbita e extrema. É comum, embora nem sempre, um choque emocional envolver outra pessoa – quando um relacionamento íntimo acaba ou um amigo nos desaponta demais, um membro da família morre ou um colega de trabalho de repente se volta contra nós. Um choque emocional de qualquer tipo pode deixar as pessoas traumatizadas e temporariamente descontroladas. O *qi* fica "disperso". Na maioria das circunstâncias, as pessoas recuperam o equilíbrio após o choque inicial. Em algumas ocasiões, entretanto, não recuperam o controle anterior e a intensidade das emoções domina a mente e o espírito.

As pessoas têm vários graus de estabilidade emocional. Aquelas com um sentido prejudicado de identidade podem ser ansiosas, deprimidas, solitárias e, de um modo geral, terem uma autoestima baixa. Isso pode levar a um comportamento obsessivo ou dependente em relação a certas áreas, como trabalho, sexo, limpeza, alimentos, jogo ou álcool.

Estudo de caso

Uma paciente estava sendo tratada de sinusite. A cada tratamento, ela falava sobre o ex-namorado. Não conseguia superar o término abrupto desse relacionamento. A sensação que tinha era de que, em um minuto, ele estava com ela e, no minuto seguinte, tinha ido embora. Pensava nele constantemente. Parecia obcecada por ele. Depois do tratamento com os Dragões Internos, ela contou que se sentiu "separada dele" pela primeira vez desde que a relação havia terminado.

Choques físicos ou acidentes

Aqui se inclui uma ampla variedade de possibilidades, como acidentes de automóvel, operações cirúrgicas, choques elétricos, incluindo TEC (terapia eletroconvulsiva) ou lesões físicas, como as originadas por agressão física ou maus-tratos. O *shen* é normalmente afetado quando uma pessoa sofre um choque físico ou acidente grave. Nessas circunstâncias, o *shen* pode ficar temporariamente "separado" do corpo, de forma que não fica mais alojado no Coração. Isso deixa a pessoa mais vulnerável à possessão.

Estudo de caso

Uma paciente havia sofrido três acidentes sucessivos em um curto período de tempo. Isso a havia deixado extremamente abalada, sentindo-se "separada da realidade" e com uma sensação que descrevia como "estando metade fora do meu corpo". Quando o tratamento no FC não ajudou, o tratamento para possessão foi realizado, capacitando a paciente a se sentir mais no controle novamente. Imediatamente ela se sentiu mais estável e "em seu corpo".

Consumo excessivo de drogas ilícitas ou álcool

Os usuários de drogas ilícitas e de álcool ficam com frequência suscetíveis à possessão. Eles sofrem pelas razões que os levaram à dependência da substância, e o uso excessivo enfraquece ainda mais seu *qi* correto (*zheng*). Quando estão sob a influência de drogas, suas mentes ficam, às vezes, abertas e suscetíveis. Os cinco *shen* ficam perturbados e a mente, então, fica aberta à invasão. Às vezes, depois de algum tempo usando drogas e/ou álcool, a mente da pessoa pode ficar inerte e vazia, como se não houvesse ninguém em casa. Esse vazio predispõe à possessão.

Estudo de caso

Um paciente veio para tratamento com história de 14 anos de utilização de muitas substâncias, incluindo anfetaminas, LSD (LSD, do inglês *lysergic acid diethylamide*, dietilamida do ácido lisérgico) e cocaína. Foram usados tratamentos para possessão, incluindo Dragões Internos e Externos, assim como o tratamento de seu FC. O tratamento o ajudou a se recuperar do efeito das substâncias. Embora não soubesse a natureza dos pontos usados, o paciente comentou que o tratamento "pareceu um 'exorcismo'". (Para mais informações a respeito desse caso ver Hicks, Capítulo 38, p. 425, em MacPherson e Kaptchuk, 1997.)

Ocupar-se com ciências ocultas

Isso inclui brincar com magia, "fazer" escrita mediúnica, assistir a sessões espíritas e usar um tabuleiro de Ouija (brincadeira do copo). Todas essas atividades podem envolver um pedido de "ajuda" aos "espíritos". Sabe-se que uma pessoa espiritualmente vulnerável pode sentir que foi tomada por um espírito "malévolo" que, subsequentemente, parece atormentá-la com pensamentos e sentimentos negativos.

Estudo de caso

Uma paciente de 25 anos procurou tratamento com história de ter assistido a sessões espíritas com o uso de tabuleiro Ouija quando tinha 14 anos de idade. Desde então, havia ficado com terror de ficar sozinha no escuro e contou que continuamente sentia "presenças" estranhas ao seu redor. Sentia que precisava usar um crucifixo ao redor do pescoço para se proteger. O tratamento usando os Dragões Internos ajudou-a a se livrar dessas "presenças".

Abrir-se internamente aos outros, sem proteção

Seguidores de cultos ou pessoas que estão sob a influência de líderes carismáticos, curandeiros ou quem quer que seja que utilize poder hipnótico de maneira negativa podem ser incluídos nessa categoria. Embora de modo geral, os serviços espirituais e de meditação sejam seguros, nas mãos erradas podem se tornar prejudiciais. Se as pessoas obedecem aos outros sem questionar e seguem "regras" espirituais sem saber o que estão fazendo, podem acabar sendo controladas pelo culto ou pelo líder do culto.

Estudo de caso

Seguidores do Reverendo Jim Jones em Jonestown, Guiana, aparentemente entregaram partes de si mesmos a ele. Em 1978, o grupo inteiro de 910 pessoas acabou com a própria vida em obediência ao seu líder. (Para uma análise mais detalhada sobre esse evento ver Cialdini, 2001, p. 131-133.)

Exposição a fatores climáticos rigorosos

Os fatores climáticos externos podem causar condições como insolação ou ataque extremo de Umidade, Vento ou qualquer outro fator patogênico externo. Quando um fator climático provoca possessão, é provável que o paciente tenha ficado exposto a um patógeno muito forte ou por muito tempo, e esse patógeno penetrou profundamente, apoderando-se de seu sistema. Os Dragões Externos são com frequência a primeira opção nesses casos.

Estudo de caso

Durante a Segunda Guerra Mundial, um paciente trabalhou na sala de máquinas de um navio que viajou da África Oriental até à Índia. Isso ocorreu durante a época mais quente do ano. Durante a viagem, ele ficou "louco" e se tornou maníaco e paranoico. Quarenta anos depois, procurou um acupunturista porque não conseguia permanecer em nenhum emprego, tinha comportamentos obsessivos e fantasias paranoicas. O tratamento usando os Dragões Externos foi realizado. O paciente conseguiu permanecer em um emprego, os comportamentos obsessivos foram reduzidos de maneira impressionante, e ele nunca mais teve as fantasias paranoicas.

Diagnóstico de possessão

Sinais e sintomas de possessão

Os terapeutas podem suspeitar da possibilidade de os pacientes estarem possuídos, caso eles tenham passado pelas situações ou estados internos descritos anteriormente. Nem todos os pacientes que estão possuídos estiveram sujeitos a essas circunstâncias, entretanto, e às vezes é difícil para o terapeuta ter certeza de que a possessão está presente. Nesse caso, ele fará o diagnóstico mediante a apresentação do paciente. Um sinal fundamental é que algo a respeito do paciente é extremamente incomum.

Todo paciente possuído está possuído de maneira única e exclusiva. Se houver suspeita de possessão, é melhor usar o tratamento dos Sete Dragões imediatamente. Se não houver possessão, é provável que o tratamento não tenha nenhum efeito. Mas, se houver, o tratamento pode transformar o paciente e fazer com que a continuação desse tratamento seja eficaz. Embora nenhum dos sinais e sintomas descritos a seguir seja, por si só, um sinal diagnóstico certo de possessão, essas são algumas das áreas que podem indicar fortemente que a possessão é uma possibilidade:

- Os olhos estão velados e o terapeuta não consegue "penetrar" na pessoa
- Padrões mentais anormais são revelados por meio da conversação ou do comportamento
- O paciente tem sonhos intensos ou fantasias aterrorizantes ou malignas

- O paciente ouve vozes mentalmente
- O paciente mostra obsessões ou comportamento compulsivo
- Os pacientes dizem que se "sentem" possuídos ou que estão descontrolados
- O tratamento não progride ou o paciente continua tendo reincidências
- Os pulsos são incomuns ou sem harmonia.

Olhos velados e o terapeuta não consegue "penetrar" na pessoa

Os olhos das pessoas com frequência dão a indicação mais clara de que estão possuídas. Ao fazer contato visual com elas, normalmente sentimos certa conexão com o seu espírito. Quando uma pessoa está possuída, essa conexão é difícil de ser feita. Parece que "as luzes estão acesas, mas não há ninguém em casa", ou que os olhos estão cobertos por um véu ou o olhar está vidrado. Às vezes, os pacientes não conseguem manter o contato com os olhos, e seu olhar se desvia ou se torna evasivo. Pode haver uma expressão de loucura em seus olhos.

Outras descrições dos olhos de pacientes possuídos são: "olhar fixo", olhar "sem vida", "incapacidade de olhar as pessoas nos olhos" ou, em uma situação extrema, "como se outra pessoa estivesse olhando dos olhos".

Nenhuma dessas descrições é, por si só, um diagnóstico de possessão. Por exemplo, um olhar sem vida ou a incapacidade de olhar dentro dos olhos de outra pessoa também podem indicar que o Coração está gravemente desequilibrado. A qualidade de olhar fixo pode indicar um problema com o Fígado.

Padrões mentais anormais revelados no discurso ou no comportamento

Em algumas situações, é praticamente impossível colher a história dos pacientes. Isso pode acontecer, por exemplo, se eles forem incapazes de responder às perguntas, se estiverem catatônicos ou extremamente agitados. O terapeuta pode considerar impossível estabelecer qualquer tipo de relação entre eles, e é como se o espírito do indivíduo quase não estivesse presente em seu corpo. Nesse caso, o terapeuta pode concluir que o comportamento do paciente ou suas atividades mentais são tão incomuns que ele pode muito bem estar possuído.

Sonhos intensos ou fantasias aterrorizantes ou malignas

Sonhos aterrorizantes ou ruins recorrentes podem indicar possessão. Exemplos de sonhos que indicam possessão são os sonhos com monstros, pequenas criaturas escamosas, fantasmas ou de estar sendo tomado por outra pessoa. Houve um caso de uma criança que continuamente tinha sonhos de monstros malignos. Ela fez esse tratamento e, depois disso, nunca mais teve esses sonhos.

Imagens que assombram a pessoa sem estar dormindo também podem indicar possessão. Podem ser determinadas lembranças ou, em alguns casos, um símbolo em particular. Por exemplo, um paciente quase constantemente tinha uma imagem de suásticas em sua mente.

Vozes ouvidas mentalmente

Podem ser vozes controladoras, obsessivas ou sem nenhuma característica da personalidade normal do indivíduo. As vozes podem dizer coisas negativas ou insultantes ou prever coisas negativas. Podem fazer com que a pessoa se sinta culpada ou ordenar que faça coisas as quais ela sente que não deve fazer. Podem ser claras ou indistintas. Se forem claras e intensas, a pessoa já pode ter sido diagnosticada como tendo uma doença mental, como esquizofrenia. Nesse nível de desarmonia, pode ser difícil restaurar o paciente a um estado relativamente saudável. Às vezes, entretanto, esse tratamento pode ter um efeito significativo e ser repetido durante várias sessões de acupuntura com benefícios adicionais.

Estudo de caso

Uma paciente, na qual havia sido feito o tratamento dos Dragões Internos, retornou na semana seguinte. Ela contou que não tinha mais ouvido vozes na cabeça – mesmo sem ter contado ao terapeuta que ouvia vozes antes do tratamento. As vozes eram indistintas e a paciente não conseguia descrevê-las com facilidade. Ela só havia percebido que as vozes eram anormais depois do tratamento e depois que essas desapareceram.

Obsessões ou comportamento compulsivo

Essa categoria pode se sobrepor à descrita anteriormente, mas difere no fato de que o paciente sente que os pensamentos são seus. Todo mundo, em alguma época, já teve pensamentos que "não saem da cabeça". Por exemplo, a maioria das pessoas já ficou com uma música na cabeça, e isso, obviamente, não é possessão. A possessão é mais indicada por pensamentos que dominam o funcionamento da mente. Por exemplo, se um paciente tem pensamentos negativos, como de querer fazer mal a alguém ou a si mesmo, ou se sente constantemente negativo com relação a si mesmo, então isso pode indicar possessão. A chave é descobrir se ele tem qualquer controle sobre os pensamentos ou não consegue parar ou mudá-los.

Algumas pessoas ficam fixadas em algum aspecto da própria vida. Elas podem realizar constantemente alguma ação obsessiva, como lavar as mãos, limpar a casa ou fechar a porta. Outras sentem que precisam fazer um ritual, como tocar alguma coisa um determinado número de vezes antes de começar suas atividades diárias. As vidas de algumas pessoas são dominadas por uma fobia em particular. Elas podem não conseguir parar de praguejar, comer, falar ou fazer movimentos bizarros com o corpo. Todos esses e muitos outros comportamentos fora do comum podem ser indicativos de possessão.

Pacientes "sentem-se" possuídos ou descontrolados

Os pacientes podem contar que estão sem o controle dos próprios sentimentos. Podem ter acessos de raiva ou fúria sem nenhuma razão que justifique a raiva ou o medo excessivo que os domina. Ou então podem confiar em seus terapeutas e contar que se sentem possuídos ou tomados por algum tipo de força. Podem também fazer comentários como: "Sinto que tenho o demônio em mim" ou "Sinto que não tenho o controle do que faço". Alguns pacientes também dizem que sentem a presença de espíritos ao seu redor.

Estudo de caso

Uma paciente de 32 anos teve um esgotamento quando tinha um pouco mais de 20 anos, quando fazia faculdade de artes dramáticas. O tratamento de acupuntura habitual ajudava, mas os sintomas continuavam voltando. Finalmente, ela disse: "Sinto que estou possuída". Depois do tratamento dos Dragões Internos, os resultados começaram a se manter e, progressivamente, ela foi melhorando e mantendo os benefícios do tratamento.

Tratamento não progride ou o paciente continua a ter reincidências

Às vezes, não é fácil ao acupunturista perceber os sinais e sintomas de possessão descritos anteriormente, mas ao mesmo tempo ele percebe que o tratamento não está tendo um efeito significativo. Ou então o tratamento pode ter algum efeito, mas não se mantém e o paciente tem reincidências. Qualquer dessas situações pode indicar que o paciente precisa do tratamento dos Dragões, já que existe alguma coisa impedindo sua melhora.

Estudo de caso

Um paciente tinha constantemente náuseas e enjoo, e queixava-se de depressão de uma maneira geral. O tratamento no Estômago e Baço e, depois, no Fígado e Vesícula Biliar surtiu algum efeito, mas o paciente voltava a apresentar os sintomas. Depois de realizado o tratamento para possessão, o tratamento no Fígado e na Vesícula Biliar foi eficaz e os benefícios foram mantidos.

Pulsos sem harmonia

Muito raramente, o paciente pode ficar possuído durante o tratamento. Nesse caso, o terapeuta pode perceber que a qualidade dos pulsos fica muito menos harmônica. Se o paciente estiver possuído no início do tratamento, então pode ocorrer uma apresentação similar. Nessa situação, o terapeuta é incapaz de comparar os pulsos com qualquer imagem anterior do pulso e a falta de harmonia pode não ser tão óbvia. Em razão disso, o terapeuta, às vezes, explica essa desarmonia por meio de outros aspectos do diagnóstico.

Escolha dos Dragões Internos ou Externos

Depois de feito o diagnóstico de possessão, a próxima decisão é escolher entre os Dragões Internos ou Externos. Às vezes, o terapeuta pode ter a certeza. Se a causa do problema do paciente for obviamente de origem interna (como choques emocionais, instabilidade ou saúde psicológica fraca), então devem ser usados os Dragões Internos. Se a causa for obviamente de origem externa (como consumo excessivo de álcool, drogas ilícitas ou exposição excessiva aos elementos), então os Dragões Externos devem ser usados. Dito isso, nem sempre está claro para o terapeuta se a causa tem origem interna ou externa.

Se esse for o caso, geralmente é melhor usar os Dragões Internos inicialmente, uma vez que em geral eles são mais eficazes. Se não houver nenhuma mudança, os Dragões Externos são, então, utilizados.

Tratamento da possessão

(Tabela 31.1)

Tratamento dos Sete Dragões

Tradicionalmente na China, a influência dos dragões sempre foi considerada benevolente. Eles simbolizam poder e justiça, e estão associados à boa sorte e à riqueza. A imagem dos dragões era usada nos mantos da família imperial e da nobreza, indicando sua grande autoridade.

O tratamento dos Sete Dragões usa combinações de sete pontos. Cada ponto desperta e evoca um Dragão e os Sete Dragões expulsam os Demônios. Os terapeutas, às vezes, ficam curiosos para saber qual é a razão para serem usados esses determinados pontos. Embora não haja uma resposta definitiva a essa pergunta, a seguinte explicação pode ser razoável: os Dragões Internos estão no aspecto anterior ou *yin* do corpo, e o *yin* ressoa com as nossas principais áreas internas. O primeiro ponto fica no canal *Ren* (Vaso da Concepção, VC) que é o canal mais *yin* do corpo e os outros ficam no canal do Estômago, próximo ao Vaso da Concepção.

Os Dragões Externos ficam no aspecto posterior ou mais *yang* do corpo, e o *yang* ressoa com nossas principais áreas externas. O primeiro ponto fica no canal *Du* (Vaso Governador, VG), que é o canal mais yang do corpo e todos os outros pontos ficam no canal da Bexiga, que fica próximo ao Vaso Governador.

Tabela 31.1 Pontos usados para os Sete Dragões Internos ou Externos.

Dragões Internos	Dragões Externos
Ponto extra 0,25 *cun* abaixo de Ren 15 (VC-15)	Du 20 (VG-20)
E-25	B-11
E-32	B-23
E-41	B-61

Pontos usados para os Dragões Internos

Para os Dragões Internos, os pontos usados são:

- O ponto extra, localizado 0,25 *cun* abaixo de VC-15
- E-25
- E-32
- E-41.

(Uma combinação alternativa de pontos foi ensinada durante a década de 1970 e o início da década de 1980, que pode ser utilizada, caso o paciente esteja deprimido. São eles: o ponto extra situado 0,25 *cun* abaixo de VC-15, E-25, um ponto na linha média entre E-36 e E-37 e E-41.)

Pontos usados para os Dragões Externos

Para os Dragões Externos, os pontos usados são:

- VG-20
- B-11
- B-23
- B-61.

Posição do paciente

Dragões Internos

O paciente deve estar confortavelmente deitado de costas, com os braços estendidos nas laterais do corpo e as pernas estendidas.

Dragões Externos

Ao usar os Dragões Externos, é mais fácil o paciente ficar sentado em um banquinho de frente para a maca de tratamento. Isso significa que o terapeuta precisa localizar B-61 enquanto os pés estão apoiados no chão. Se o terapeuta colocar o paciente sentado em uma cadeira, esta deve ficar ao lado da maca de tratamento, de modo que o terapeuta possa localizar os pontos das costas do paciente. Estando as agulhas inseridas, os pacientes podem se apoiar colocando os braços sobre a maca de tratamento. Pacientes altos podem precisar de um travesseiro sob os braços.

Ou então, é possível marcar os Dragões Externos com o paciente de bruços na maca de tratamento. Isso pode ser preferível, se o indivíduo for grande e possivelmente difícil de ser apoiado, caso haja uma forte reação ao tratamento.

Realização do tratamento

As agulhas devem ser inseridas nos pontos, de cima para baixo, usando a técnica de sedação. (Para mais detalhes sobre essa técnica, ver Capítulo 33.) As agulhas são mantidas no local até que os pulsos fiquem harmônicos ou seja detectada uma mudança no paciente. Isso, em geral, leva aproximadamente 20 a 30 min. Deve-se dar atenção especial aos olhos do paciente, já que provavelmente eles ficarão mais claros, mais firmes ou menos velados quando o tratamento for concluído. A cor, o som, a emoção e o odor do paciente também podem mudar durante o curso do tratamento. As agulhas são, então, removidas de cima para baixo.

Reações durante a sessão de acupuntura

Alguns pacientes, embora não todos, apresentam reações imediatas e impressionantes durante a sessão de tratamento. Por exemplo, alguns apresentaram tremores, calafrios, fizeram ruídos estranhos, apresentaram expressões faciais incomuns ou ficaram enjoados durante a sessão.

Outros podem ter uma reação depois da sessão, por exemplo, uma paciente teve um sonho com um "espírito" que estava na sala com ela e que depois foi embora. Outros podem se sentir cansados depois da sessão de tratamento ou, então, se sentir revigorados.

No outro extremo, a maioria dos pacientes não apresenta reação alguma. É comum se sentirem extremamente relaxados enquanto o tratamento é realizado e só perceberem uma mudança algum tempo depois.

Mudanças decorrentes do tratamento

Os pacientes com frequência passam por uma transformação fundamental e uma libertação depois desse tratamento. Os sinais ou sintomas de possessão devem retroceder, se o tratamento foi bem-sucedido. Às vezes, os pacientes contam que se sentem mais leves, mais livres e com mais controle da própria vida. Outros sentem que estão melhores, mas têm dificuldade de descrever o que mudou.

Repetição do tratamento

Geralmente, apenas uma sessão de tratamento é necessária, mas alguns pacientes podem precisar de mais de uma sessão. Em alguns casos, o paciente fica melhor por algum tempo e o tratamento normal tem bons efeitos. Entretanto, a possessão pode retornar com sinais e sintomas similares, mas menos intensos. Nesse caso, o tratamento deve ser repetido. Em casos raros, o terapeuta pode acabar fazendo vários tratamentos repetidos para possessão, entremeados com tratamentos normais.

Resumo

- Possessão é uma causa de doença amplamente documentada em muitos textos chineses
- Existem muitos sinais e sintomas de possessão. Por exemplo, pode se manifestar como comportamento obsessivo ou a pessoa sente que foi tomada por espíritos. Ela pode ficar com os olhos velados, ter sonhos aterrorizantes ou ruins, ouvir vozes mentalmente, ter pensamentos fixos ou, então, o tratamento não surte efeito e ela continua a ter reincidências
- Uma ampla variedade de situações aumenta a vulnerabilidade da pessoa à possessão, mas geralmente, quando está possuída, ela tem saúde psicológica precária de base ou está sob estresse emocional intenso
- Os Sete Dragões para os Sete Demônios são pontos usados para eliminar a possessão. Os Dragões podem ser Internos ou Externos
- Se a possessão é removida, o paciente pode ter uma transformação fundamental e libertação após o tratamento.

Desequilíbrio Marido-Esposa

32

O que é desequilíbrio Marido-Esposa?

Um desequilíbrio Marido-Esposa surge quando os órgãos associados aos pulsos do braço esquerdo, o lado "marido", perdem a harmonia com os Órgãos associados aos pulsos do lado direito. A qualidade geral e a quantidade dos pulsos do lado esquerdo normalmente devem ser um pouco mais fortes do que as do lado direito. Se, em vez disso, o lado direito estiver mais forte, pode haver um desequilíbrio Marido-Esposa.

O desequilíbrio Marido-Esposa indica um desequilíbrio grave e profundo que, se ficar sem tratamento, pode ameaçar a vida em alguns casos. Já foi dito que é o mais perigoso dos quatro bloqueios ao tratamento, uma vez que é um sinal de que a "Natureza está desistindo e os recursos curativos internos da pessoa estão ficando impotentes" (Worsley, 1990, p. 180). Os pacientes que estão próximos do final da vida podem manifestar esse desequilíbrio – embora possa ser difícil de corrigi-lo a essa altura. Se for corrigido, entretanto, pode ter o efeito de prolongar a vida do paciente.

Uso do termo "Marido-Esposa"

Quando usamos o termo "Marido-Esposa", precisamos ter em mente que a China sempre foi uma sociedade predominantemente patriarcal e que essa metáfora seria mais apropriada para um médico da antiga China. Existe um ditado sobre esse desequilíbrio que diz:

> Marido fraco, esposa robusta; então há destruição,
> Marido forte, esposa fraca; então há segurança.
>
> (Soulié de Morant, 1994, p. 122)

Nesse contexto, os pulsos do lado esquerdo (Coração e Intestino Delgado, Fígado e Vesícula Biliar, Rim e Bexiga) estão associados ao marido. De um modo geral, os homens são mais *yang* quanto ao tipo físico e são fisicamente maiores e mais fortes que as mulheres. Nas sociedades antigas, eles seriam os caçadores e coletores que saíam em busca de alimentos. O esperado é que os pulsos reflitam isso e sejam mais fortes.

Os pulsos do lado direito (Pulmão e Intestino Grosso, Baço e Estômago, Pericárdio e Triplo Aquecedor) estão associados à esposa. De um modo geral, as mulheres são fisicamente menores e mais *yin*, quanto ao tipo físico, do que os homens. Em geral, elas são as donas de casa. Isso era certamente verdadeiro na antiga China, embora seja menos frequente nos dias atuais. Espera-se, portanto, que os pulsos da esposa reflitam essa situação, sendo ligeiramente mais fracos.

O termo Marido-Esposa reflete a cultura chinesa. Atualmente, esse desequilíbrio seria, sem dúvida, denominado de modo diferente.

Também podemos pensar em Marido-Esposa em termos de *yin* e *yang* (isso também foi sugerido em Worsley, 1990, p. 180). Nesse caso, podemos definir o desequilíbrio dizendo que as energias *yin* e *yang* estão gravemente em desarmonia, situação que, de acordo com o pensamento chinês, seria um aviso de morte. A separação do *yin* e do *yang* cria uma alienação do eu verdadeiro da pessoa em um nível fundamental.

A seguinte citação demonstra a importância das duas qualidades de fogo (*yang*) e de água (*yin*) na relação entre marido e esposa:

> Quando a "esposa" segue o marido, água e fogo equilibram-se entre si.
>
> (Liu Yiming; citado em Cleary, 2001, p. 34)

(O uso do termo "fogo" para representar *yang* e de "água" para representar *yin* não significa o uso desses termos no contexto dos Cinco Elementos, mas sim dentro de um contexto *yin/yang*.)

Diagnóstico de desequilíbrio Marido-Esposa

Diagnóstico de desequilíbrio Marido-Esposa pelo pulso

O principal método de diagnosticar um desequilíbrio Marido-Esposa é por meio do pulso. Os pulsos do lado esquerdo devem ser um pouco mais fortes em qualidade e quantidade do que os do lado direito. Quando esse desequilíbrio está presente, os pulsos do lado direito podem estar duros, apertados e de natureza agressiva, e os do lado esquerdo, fracos, débeis e flácidos. Normalmente, haverá uma diferença na força e nas qualidades dos pulsos. Deve-se tomar cuidado para que o diagnóstico não seja feito apenas com base no pulso. Algumas pessoas têm artérias radiais anormais de um lado. O diagnóstico deve ser fundamentado combinando-se o pulso com, pelo menos, um dos sinais ou sintomas a seguir.

Outros sinais e sintomas de desequilíbrio Marido-Esposa

O diagnóstico pelo pulso sempre precisa ser confirmado por outros sinais e sintomas que estejam afetando a saúde da pessoa. A desarmonia grave e descontrolada do *qi* do paciente é a característica distinta de um desequilíbrio Marido-Esposa. Pode estar afetando primariamente o corpo, a mente ou o espírito. Os sinais e sintomas incluem:

- O paciente tem uma doença grave ou que ameaça a vida
- O paciente tem conflitos internos extremos, com frequência envolvendo sua sexualidade ou questões de relacionamento
- O paciente é resignado ou medroso a um nível profundo
- A mente do paciente é perturbada ou agitada
- O paciente pode ter agravações, se for tratado nos canais do pulso do lado direito, ou apresentar reincidência ou não mudar a partir dos tratamentos normais.

Paciente com doença grave ou que ameaça à vida

Como dito anteriormente, muitas pessoas têm esse desequilíbrio quando estão próximas do fim da vida. Suas mentes e seus espíritos ainda podem estar fortes e vitais, mas o corpo está morrendo. A condição pode ser muito avançada para ser revertida a essa altura. Mesmo se for revertida, pode ser apenas temporária e o desequilíbrio reaparecer. Entretanto, se puder ser revertida, o tratamento continuado pode promover a remissão e a renovação da saúde.

Estudo de caso

Uma paciente procurou tratamento com o diagnóstico de um tipo agressivo de câncer de ovário. Ela atribuía o início do câncer a uma combinação de sobrecarga de trabalho e sentimentos intensos de ressentimento em relação ao marido, pelo comportamento individualista que ele tinha. Depois da quimioterapia, haviam dado a ela 12 meses de vida. A contagem de CA 125 estava acima de 4.000 (o normal é 20). O tratamento contínuo de um desequilíbrio Marido-Esposa promoveu uma mudança radical nos seus pulsos. Na época em que esse livro foi escrito, 6 anos após o início do tratamento, ela estava viva e bem. A contagem do CA 125 era 18. Ela vive uma vida muito mais independente do marido do que antes, e não tem mais ressentimento com relação a ele.

Paciente com conflitos internos extremos envolvendo sexualidade ou relacionamento

Às vezes, os pacientes com esse desequilíbrio têm problemas sexuais ou de relacionamento que não conseguem resolver. Ao contrário do exemplo anterior, na maioria desses casos o paciente não tem uma doença terminal. O desequilíbrio Marido-Esposa, nesse caso, afeta o espírito e não o corpo. O paciente sente com frequência que está preso a uma situação insolúvel. Por exemplo, pode ter uma história de abuso sexual ou um conflito grave, quando jovem, com um membro mais velho da família. Às vezes, o paciente pode contar que tem dificuldades insuperáveis a respeito de um relacionamento pessoal que se sente incapaz de resolver. Um padrão comum é a história de relacionamentos que vão bem durante um tempo e depois dão errado, sem nenhuma razão aparente.

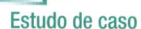

Estudo de caso

Uma paciente procurou tratamento dizendo que não sabia se deveria se separar de seu marido. Pensava no assunto contínua e obsessivamente, mas não conseguia agir. Os pulsos indicavam que havia um desequilíbrio Marido-Esposa, o qual foi tratado pelo acupunturista. A paciente voltou ao tratamento seguinte dizendo que agora se sentia muito mais feliz em relação ao marido, e que não havia mais pensado em se separar. O acupunturista continuou a tratar a paciente no Fator Constitucional (FC) Metal. Algumas sessões adiante, ela voltou a sentir conflito sobre o relacionamento. O que emergiu a essa altura foi a lembrança de abuso sexual sofrido quando jovem. O resultado bem-sucedido, alcançado com o tempo, envolveu o tratamento de fortalecimento do FC, tratamentos periódicos para evitar a tendência ao desequilíbrio Marido-Esposa e psicoterapia para resolver o abuso sexual da juventude.

Paciente é resignado ou extremamente medroso

Esse desequilíbrio geralmente é acompanhado por um profundo sentimento de resignação ou medo. Por exemplo, um paciente pode contar que se sente anestesiado ou desesperado ou dar a impressão de ter desistido ou de estar sem esperança internamente. Nesses casos, o medo desesperado com frequência precede a resignação. Esse medo pode permear tudo, mas muitas vezes o indivíduo é incapaz de relacioná-lo a qualquer ameaça em particular. Às vezes, manifesta-se como um medo excessivo da própria morte, que sente que se aproxima rapidamente. Quando as pessoas perdem a vontade de viver, em geral há um desequilíbrio Marido-Esposa.

Uma característica dessa condição é que algumas questões as quais já foram certezas fundamentais são questionadas. Por exemplo,

os pacientes podem se tornar confusos sobre se querem viver ou morrer, a qual sexo pertencem ou como se relacionar com os outros.

Estudo de caso

Um paciente com 20 e poucos anos apresentava "ataques de pânico" e depressão. Depois de uma boa relação terapeuta-paciente ter sido estabelecida, ele revelou que estava atormentado pela culpa e dúvida de ser ou não homossexual. O diagnóstico pelo pulso, em conjunto com a natureza intensa do seu conflito interno, indicou um desequilíbrio Marido-Esposa. O tratamento não trouxe nenhuma melhora durante as quatro primeiras sessões, mas com tratamentos Marido-Esposa repetidos, ele subitamente começou a responder. Após seis sessões, sentia-se muito menos atormentado. Logo depois, ele decidiu que definitivamente era um homossexual e assumiu, sem culpa ou arrependimento, sua sexualidade.

Mente do paciente é perturbada ou agitada

Nas pessoas jovens e de meia-idade, o desequilíbrio Marido-Esposa normalmente afeta a mente ou o espírito e não o corpo. Não estamos falando de pacientes que sofrem de uma "infelicidade comum", certa confusão ou ansiedade. Se houver desequilíbrio Marido-Esposa, sua mente ou seu espírito fica profundamente agitado ou angustiado. Estar "agitado" pode ter diferentes maneiras de apresentação e é impossível descrever todas. Cada vez que um terapeuta se depara com um paciente com essa condição, a manifestação é diferente. Parafraseando Tolstói: "Todas as pessoas felizes se parecem, cada pessoa infeliz é infeliz à sua própria maneira".

Estudo de caso

Uma paciente de 30 e poucos anos havia sido enfermeira psiquiátrica sênior, com certa responsabilidade pelo dinheiro. Havia sucumbido à tentação e roubado uma quantia de dinheiro e, mais tarde, o caso foi descoberto. Foi uma situação muito difícil de enfrentar, mas ela estava suportando. Alguns meses depois, o conselho disciplinar finalmente foi realizado e o veredicto publicado no jornal local. Esse fato a lançou em completo estado de pânico e os sentimentos de vergonha a dominaram completamente. Ela se tornou extremamente deprimida e começou a apresentar ataques de pânico quando saía, com medo de que as pessoas a reconhecessem e a acusassem. O diagnóstico pelo pulso, em conjunto com o intenso medo e o conflito interno, indicava um desequilíbrio Marido-Esposa. O tratamento desse desequilíbrio e o fortalecimento do FC ajudaram-na a redescobrir um nível de alegria e confiança.

Paciente pode ter agravações se for tratado nos canais do pulso do lado direito ou apresentar reincidência ou não mudar com os tratamentos normais

Se o desequilíbrio Marido-Esposa não for diagnosticado, há o perigo de o terapeuta inadvertidamente fortalecer o desequilíbrio, tonificando os Órgãos representados pelos pulsos da mão direita. Se isso acontecer, o terapeuta pode descobrir que a imagem do pulso muda para uma imagem de desequilíbrio ainda maior entre os lados esquerdo e direito. Embora não seja o ideal, esse pode ser um método confiável de diagnóstico.

Estudo de caso

Um terapeuta tratou um paciente no Estômago e no Baço. O terapeuta retornou aos pulsos, esperando encontrar uma maior harmonia. No entanto, os pulsos do lado direito estavam surpreendentemente em corda e tensos, enquanto os do lado esquerdo se apresentavam mais fracos. Juntamente com outros sintomas, esse quadro evidenciou um desequilíbrio Marido-Esposa, o qual foi tratado.

Tratamento do desequilíbrio Marido-Esposa (Tabela 32.1)

O tratamento do desequilíbrio Marido-Esposa tem por objetivo restabelecer a harmonia entre os pulsos dos dois lados, trazendo o *qi* do lado direito para o lado esquerdo. Os pulsos do lado direito representam os Elementos Fogo (PC/TA), Terra e Metal, ao passo que os do lado esquerdo representam os Elementos Água, Madeira e Fogo (C/ID). A Figura 32.1 mostra suas conexões nos ciclos *sheng* e *ke*.

O equilíbrio entre os lados esquerdo e direito pode ser restaurado pela transferência de *qi* por meio dos ciclos *sheng* e *ke* (ver mais detalhes no Capítulo 36). Isso pode ser feito da seguinte maneira:

- Via ciclo *sheng*, do Metal para Água, usando B-67 e R-7, os pontos de tonificação
- Via ciclo *ke*, da Terra para Água, usando R-3
- Via ciclo *ke*, de Metal para Madeira, usando F-4.

Tabela 32.1 Pontos usados para reequilibrar o desequilíbrio Marido-Esposa.

Ponto	Tipo de ponto	Ação
B-67	Ponto de tonificação	Transfere *qi* do Intestino Grosso para a Bexiga
R-7	Ponto de tonificação	Transfere *qi* do Pulmão para o Rim
R-3	Ponto Terra	Transfere *qi* do Baço para o Rim
F-4	Ponto Metal	Transfere *qi* do Pulmão para o Fígado
Também se pode usar:		
C-7	Ponto Fonte	Equilibra o Coração
ID-4	Ponto Fonte	Equilibra o Intestino Delgado

Isso é ilustrado na Figura 32.2. Os pontos devem ser tonificados bilateralmente sem retenção. A transferência de *qi* do lado direito para o lado esquerdo possibilita que o lado do marido fique mais forte e novamente esteja no controle.

Os pontos ao longo dos canais do lado direito (p. ex., P/IG, E/BP e PC/TA) não devem ser tonificados, já que isso fortalece o desequilíbrio.

Pode ser útil, como parte do tratamento, equilibrar o Coração e o Intestino Delgado. Quando um paciente tem esse desequilíbrio, o controle geral normalmente desfrutado pelo Coração é anulado e o Coração sofre por isso. Os pacientes também podem perder a capacidade de "separar" as prioridades de suas vidas. O uso de C-7 e ID-4, pontos fonte do Coração e do Intestino Delgado, ajuda o Controlador Supremo a reassumir sua posição e também possibilita que a pessoa ganhe clareza e perspectiva.

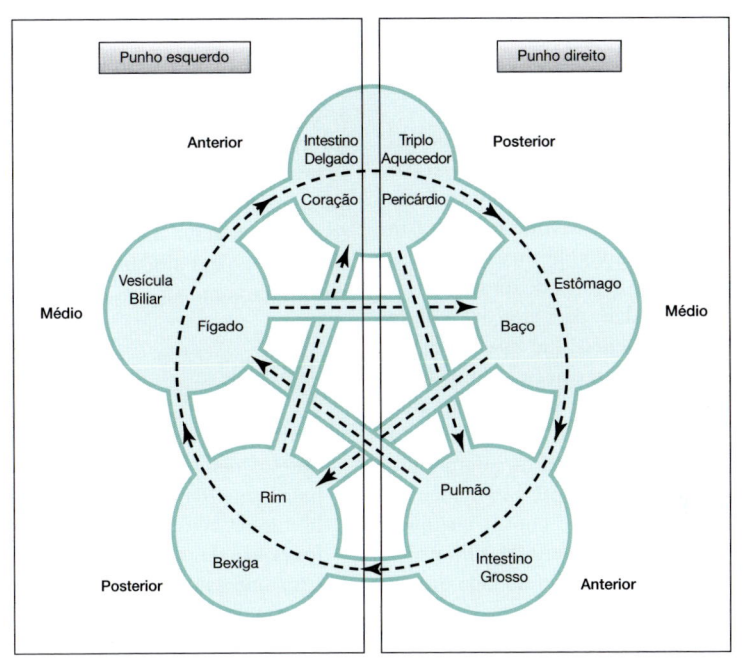

Figura 32.1 Pulsos dos lados esquerdo e direito dos punhos em relação aos Cinco Elementos.

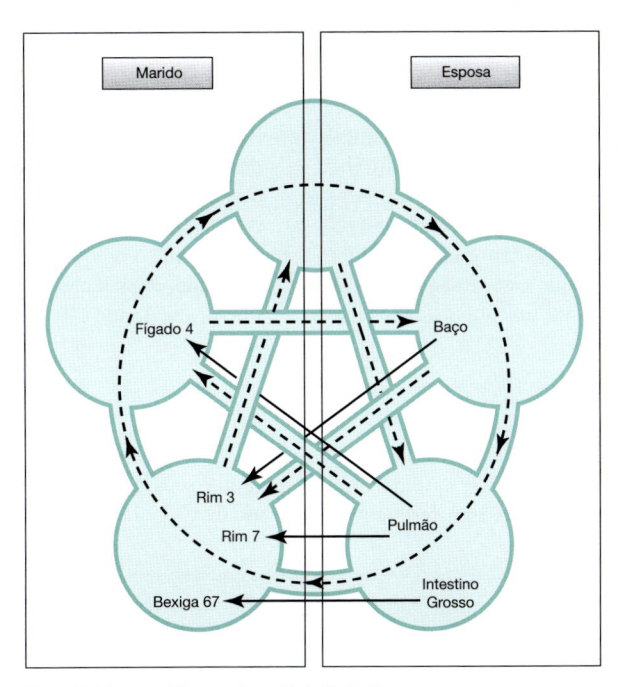

Figura 32.2 Como equilibrar um desequilíbrio Marido-Esposa.

Frequência das sessões de tratamento

Um extraordinário desequilíbrio no *qi* da pessoa está presente. Alguns pacientes podem precisar de apenas uma sessão de tratamento para "acabar" com o desequilíbrio Marido-Esposa. Em outros pacientes, esse desequilíbrio é mais difícil de ser corrigido. Nesse caso, pode ser necessário tratá-los a cada 2 a 3 dias, para "forçar" o *qi* de volta ao equilíbrio. Depois que esse bloqueio é removido, ainda pode ser necessário evitar o tratamento dos órgãos do lado direito durante algum tempo ou, pelo menos, ter um cuidado extremo ao tratar esse lado a fim de garantir que o desequilíbrio não volte e cause a reincidência dos sintomas do paciente. Se houver qualquer sugestão da volta do desequilíbrio Marido-Esposa, o terapeuta deve transferir *qi* do lado direito para o lado esquerdo imediatamente.

Reações ao tratamento

As pessoas cujo *qi* está relativamente em harmonia em geral não sofrem de desequilíbrios Marido-Esposa, a não ser que tenham algum trauma intenso que não consigam absolutamente superar. Depois que o desequilíbrio Marido-Esposa é corrigido, os pacientes geralmente apresentam mudanças fundamentais na saúde e no bem-estar. Não sentem mais o conflito interno que fez com que esse desequilíbrio se desenvolvesse com a mesma intensidade. Isso se manifesta por melhora dos sinais e sintomas. Em muitos pacientes, entretanto, quando o desequilíbrio é corrigido, a profunda desarmonia do *qi* que havia antes do desequilíbrio se desenvolver ainda está presente. Se o paciente ainda se encontra na situação que provocou inicialmente o desequilíbrio Marido-Esposa, há perigo de reincidência. Por essa razão, o tratamento continuado para ajudar a restaurar o desequilíbrio é recomendado.

Resumo

- O desequilíbrio Marido-Esposa surge quando os Órgãos representados pelos pulsos da mão esquerda (marido) não estão mais em harmonia com os Órgãos representados pelos pulsos da mão direita (esposa)
- Essa situação pode ameaçar a vida e é sinal de que os recursos curativos internos do paciente estão comprometidos
- Às vezes, os pacientes com desequilíbrio Marido-Esposa têm conflito interno extremo sobre a sexualidade ou são profundamente resignados, medrosos ou perturbados
- Ao tratar o desequilíbrio Marido-Esposa, o terapeuta tem por objetivo restabelecer a harmonia entre o lado esquerdo e o direito dos pulsos, transferindo o *qi* dos Elementos do lado direito para o esquerdo por meio dos ciclos *sheng* e *ke*
- Depois que o desequilíbrio Marido-Esposa é corrigido, o paciente sente mudanças fundamentais na saúde e no bem-estar.

Bloqueios de Entrada-Saída

33

Introdução

Energia Agressiva, Possessão e desequilíbrio Marido-Esposa são os principais bloqueios ao tratamento porque podem causar uma enorme deterioração na saúde do paciente. Um bloqueio de Entrada-Saída não é tão prejudicial, embora possa, se não for tratado, reduzir ainda mais ou mesmo interromper o progresso normal em direção à saúde.[1]

O que são pontos de Entrada-Saída? (Tabela 33.1)

Os pontos de Entrada e Saída são pontos específicos que ficam próximos do início ou do fim de cada canal. Os 12 principais canais estão conectados entre si e formam um circuito completo. Esse circuito é resumido no Capítulo 16 do *Ling Shu*. É o mesmo do fluxo do *qi* entre os Órgãos no período de 24 h, que é discutido na Lei de Meio-Dia-Meia-Noite no Capítulo 2. Os pontos, nos quais os canais se conectam, são chamados de pontos de Saída e pontos de Entrada.

---

[1] Não se sabe ao certo a origem desse tratamento, embora Eckman declare que foi ensinado em uma faculdade de Medicina Tradicional Chinesa (MTC) de Xangai na década de 1960 (ver Eckman, 1996, p. 204). Essa técnica é mencionada por Felix Mann em seu livro *Acupuncture: the Ancient Chinese Art of Healing* (Acupuntura: a Antiga Arte Chinesa de Cura, Mann, 1971). Em seu artigo "Four LA blocks to treatment" (Flaws, 1989), Bob Flaws declara que aprendeu os pontos de Entrada e Saída com seu professor, o Dr. Tao Xi-Yu. O Dr. Tao aprendeu a técnica com seu tio em Beijing. O interessante é que o Dr. Tao era sócio de Wu Wei-Ping e foi o tradutor de J. R. Worsley quando este era aluno de Wu Wei-Ping em Taiwan.

O que é um bloqueio de Entrada-Saída?

Às vezes, a conexão entre o ponto de Entrada e o de Saída fica bloqueada. Pode ser no ponto de Saída de um canal, que não consegue mais se conectar com o ponto de Entrada do canal seguinte. O bloqueio do fluxo do *qi* entre os canais pode ser total ou parcial. Ou, então, o canal todo pode estar bloqueado. Nesse caso, o ponto de Entrada e o ponto de Saída do mesmo canal podem ser tratados.

Um bloqueio de Entrada-Saída pode ser identificado durante a elaboração do diagnóstico e tratado logo. O mais comum é que se torne evidente durante o curso do tratamento.

Pontos de Entrada e de Saída

Os pontos de Entrada e de Saída do circuito levam *qi* pelos canais na seguinte ordem:

Pulmão – Intestino Grosso – Estômago – Baço – Coração – Intestino Delgado – Bexiga – Rins – Pericárdio – Triplo Aquecedor – Vesícula Biliar – Fígado e de volta para o Pulmão.

Pontos de Entrada

São eles:

P-1	IG-4	E-1	BP-1	C-1	ID-1
B-1	R-1	PC-1	TA-1	VB-1	F-1

Com exceção de IG-4, todos os pontos de Entrada são os primeiros pontos dos canais. Nas mulheres, PC-2 é usado em substituição a PC-1, em virtude de sua localização na mama.

Pontos de Saída

São eles:

| P-7 | IG-20 | E-42 | BP-21 | C-9 | ID-19 |
| B-67 | R-22 | PC-8 | TA-22 | VB-41 | F-14 |

Alguns dos pontos de Saída também são os últimos pontos do canal. Os outros (P-7, E-42, R-22, PC-8, TA-22 e VB-41) não são os últimos, embora estejam próximos das extremidades finais dos canais.

Tabela 33.1 Pontos de Entrada e de Saída.

Entrada	Saída
P-1	P-7
IG-4	IG-20
E-1	E-42
BP-1	BP-21
C-1	C-9
ID-1	ID-19
B-1	B-67
R-1	R-22
PC-1 (PC-2 em mulheres)	PC-8
TA-1	TA-22
VB-1	VB-41
F-1	F-14

Diagnóstico de bloqueio de Entrada-Saída

Diagnóstico pelo pulso para detectar bloqueio de Entrada-Saída

Um bloqueio de Entrada-Saída normalmente é detectado pelo pulso. O bloqueio é indicado de uma das seguintes maneiras:

- Um pulso relativamente cheio é seguido por um pulso deficiente
- Pulsos em Órgãos/canais consecutivos não mudam durante o tratamento
- Uma qualidade similar de pulso surge em pulsos de canais consecutivos.

Pulso cheio seguido por pulso deficiente

Pode haver um pulso relativamente cheio em um Órgão/canal, seguido por um pulso muito deficiente no seguinte. Essa plenitude não muda com os tratamentos normais. Isso é mais comum de ser sentido entre o Fígado e o Pulmão ou entre o Baço e o Coração, mas também pode ocorrer quando há bloqueio entre o Triplo Aquecedor e a Vesícula Biliar ou entre o Intestino Grosso e o Estômago.

Estudo de caso

Uma paciente tratada como Fator Constitucional (FC) Fogo normalmente se sentia melhor após a sessão de tratamento. Com o tempo, contudo, seu progresso diminuiu e ela parou de sentir os benefícios. O terapeuta percebeu que o pulso do Baço estava cheio e não se alterava com o tratamento. Um bloqueio de Entrada-Saída entre o Baço e o Coração foi diagnosticado. Após o tratamento para dispersar o bloqueio, a paciente voltou a progredir.

Pulsos em Órgãos/canais consecutivos não mudam

O tratamento não muda os pulsos de vários Órgãos/canais ao longo do circuito.

Estudo de caso

Uma paciente, que era FC Fogo, estava sendo tratada principalmente no Intestino Delgado. Depois de algum tempo, o tratamento não mudou os pulsos como esperado. O terapeuta também percebeu que não houve mudança nos pulsos da Bexiga e do Rim, e a paciente apresentava um espasmo ao redor do canto interno do olho direito. O tratamento administrado teve por objetivo desobstruir os canais do Intestino Delgado, Bexiga e Rim, usando C-9, ID-1, ID-19, B-1, B-67 e R-1. Esse tratamento eliminou o bloqueio. A paciente sentiu uma melhora imediata na ocasião do tratamento e o sintoma do olho também melhorou.

Qualidades similares de pulsos surgem em Órgãos/canais consecutivos

Pode haver uma qualidade similar nos pulsos de dois Órgãos/canais consecutivos ou os pulsos de dois Órgãos/canais consecutivos apresentam-se extraordinariamente deficientes em comparação com os outros pulsos.

Estudo de caso

Um paciente diagnosticado como FC Água se queixou de que estava se irritando com muita facilidade com sua namorada. O terapeuta percebeu que os pulsos do Rim e do Pericárdio estavam similarmente moles e tratou R-22 e PC-1. Isso, em conjunto com o tratamento no FC, ajudou o paciente a se sentir emocionalmente mais forte consigo mesmo.

Outros sinais e sintomas de Bloqueio de Entrada-Saída

Juntamente com o diagnóstico pelo pulso, certos sinais e sintomas podem indicar a presença de um bloqueio de Entrada-Saída. São eles:

- O tratamento para de surtir efeito
- Surgem sinais e sintomas ao redor da área do bloqueio
- Surgem sinais ou sintomas em dois Órgãos ou Elementos que seguem um ao outro ao longo do circuito do *qi*
- O paciente que estava melhorando tem uma reação inesperada ao tratamento.

Tratamento deixa de surtir efeito

O tratamento pode tornar-se menos eficaz ou não surtir mais nenhum efeito. O exemplo apresentado anteriormente do paciente com bloqueio no Baço/Coração ilustra isso. Pode haver, logicamente, muitas razões pelas quais o tratamento deixa de surtir efeito como esperado, mas os bloqueios de Entrada-Saída são exemplos disso.

Sinais e sintomas ao redor da área do bloqueio

Pode haver sintomas ao redor da área dos pontos de Saída e de Entrada ou ao longo do canal, como dor, incômodo ou inchaços.

Estudo de caso

Uma paciente de quase 30 anos sofria de sinusite que a deixava com o nariz completamente entupido. A condição havia começado quando tinha 17 anos, logo após a morte da avó, a quem amava muito. Ainda sentia imensa falta da avó, e considerava que isso era decorrente do fato de o seu pesar ter sido reprimido pela família. Depois que o bloqueio de Entrada-Saída entre o Intestino Grosso e Estômago foi removido pela estimulação de IG-20 e E-1, a paciente sentiu enorme melhora da sinusite. Indagada algumas semanas depois, ela contou que não sentia mais a perda da avó com tanta intensidade como antes. A supressão de seu pesar havia causado o desequilíbrio no Intestino Grosso, que provocou o bloqueio de Entrada-Saída.

Sinais e sintomas indicam desequilíbrio de dois Órgãos ou Elementos que seguem um ao outro, ao longo do circuito do *qi*

Um paciente com um bloqueio significativo de Entrada-Saída pode manifestar sinais diagnósticos de diferentes Elementos. Por exemplo, pode-se suspeitar de um bloqueio entre os canais do Triplo Aquecedor e da Vesícula Biliar se o paciente se apresentar com cor esverdeada e mostrar falta de rubor, falta de grito, falta de alegria e odor de queimado. Se um bloqueio significativo for eliminado subsequentemente, o terapeuta deve reavaliar o diagnóstico do Fator Constitucional (FC), já que os sinais diagnósticos essenciais podem mudar dramaticamente.

Paciente que estava melhorando tem uma reação inesperada ao tratamento

Ocasionalmente, um bloqueio de Entrada-Saída é diagnosticado quando o paciente, que vinha progredindo bem com o tratamento, apresenta uma reação. Nesse caso, ele pode se sentir extremamente mal, sem razões óbvias. O terapeuta pode se sentir confuso por essa súbita queda na saúde do paciente. Esse tipo de bloqueio é ironicamente causado pelo *qi* extra que foi gerado pelo tratamento. O ponto de Saída ou de Entrada do canal envolvido pode ter sido parcialmente bloqueado por um longo período de tempo, mas o paciente não tinha sintomas, uma vez que uma quantidade limitada de *qi* estava fluindo pelo canal. À medida que o tratamento progride e a saúde do paciente melhora, uma maior quantidade de *qi* começa a viajar pelo canal. À medida que o *qi* se acumula, a área onde o *qi* entra ou sai dos canais fica sob uma pressão cada vez maior.

Tratamento de bloqueio de Entrada-Saída

Pontos

Os bloqueios de Entrada-Saída são geralmente tratados com o uso do ponto de Saída de um canal e do ponto de Entrada do canal seguinte, por exemplo, F-14 e P-1. O terapeuta pode escolher usar os pontos de Saída e de Entrada ao longo de mais de um canal. Por exemplo, VB-41, F-1, F-14, P-1, P-7, IG-4.

Com menos frequência, os pontos de Entrada e de Saída podem ser usados para remover o bloqueio de apenas um canal. Para isso o terapeuta trata o ponto de Entrada primeiro e depois o ponto de Saída seguinte. Por exemplo, se um paciente tiver sintomas ao longo do canal do Fígado e houver suspeita de um bloqueio, usar F-1 seguido por F-14.

Estudo de caso

Um paciente que havia tomado grandes quantidades de medicamentos antidepressivos no passado apontava com frequência para a área ao redor do canal do Fígado, dizendo que parecia congestionada. Os pontos de Comando do canal do Fígado tiveram pouquíssimos efeitos. Depois que os pontos de Entrada e de Saída do Fígado foram tratados, o paciente retornou na semana seguinte dizendo que a congestão havia desaparecido.

Técnica da inserção de agulhas

A técnica de agulhar depende da plenitude ou da deficiência do canal que está sendo tratado. Se o pulso de um canal estiver cheio, enquanto o do canal seguinte estiver deficiente, é preciso sedar o ponto de Saída e tonificar o ponto de Entrada. Por exemplo, se o pulso do Fígado estiver cheio e o pulso do Pulmão estiver deficiente, é necessário sedar F-14 por 5 a 10 min e depois tonificar P-1. Em seguida, remover as agulhas dos dois pontos.

Se os pulsos de dois canais consecutivos estiverem, ambos, deficientes, tonificar os dois pontos – em geral, sem retenção da agulha. Por exemplo, se houver suspeita de um bloqueio entre Intestino Delgado e Bexiga, tonificar ID-19 bilateralmente e remover a agulha, e depois tonificar B-1 e remover a agulha.

Os bloqueios de Entrada-Saída podem ser encontrados entre canais consecutivos do mesmo Elemento, porém o mais comum é serem encontrados entre dois canais de Elementos diferentes. Pode ser o Baço e o Coração, Fígado e Pulmão, Intestino Delgado e Bexiga, Triplo Aquecedor e Vesícula Biliar, Intestino Grosso e Estômago, ou Rim e Pericárdio.

É importante tratar os pontos de Entrada e de Saída bilateralmente, embora seja comum o bloqueio estar presente em apenas um lado do corpo. É comum o paciente sentir uma sensação mais intensa no ponto onde o bloqueio está presente. Também é comum um ponto produzir uma mudança no pulso muito mais significativa do que outros pontos.

Reações pela desobstrução dos bloqueios de Entrada-Saída

À semelhança do que ocorre em qualquer bloqueio, os sinais e sintomas do paciente mudam depois que o bloqueio é removido. Após sua remoção, os tratamentos fundamentados nos Cinco Elementos podem ser recomeçados. O terapeuta pode esperar que o paciente melhore e que os pulsos mudem mais prontamente.

Bloqueios nos canais
Ren e *Du*

Os canais *Ren* (Vaso da Concepção, VC) e *Du* (Vaso Governador, VG) podem, às vezes, ficar bloqueados, embora isso seja raro. Um bloqueio no canal *Ren* ou *Du* pode ser diagnosticado se:

- Todos os pulsos estiverem extremamente deficientes e não responderem a nenhum outro tratamento que normalmente tonificaria o paciente
- Houver sintomas ao redor da área dos pontos de Entrada e de Saída ou ao longo dos canais *Ren* e *Du*.

Se esse bloqueio for diagnosticado, os pontos de Entrada e de Saída são VC-1, VC-24, VG-1, VG-28 e as agulhas são inseridas nessa ordem, usando técnica de tonificação.

Estudo de caso

Uma paciente havia feito episiotomia durante o parto de seu primeiro filho. Alguns anos depois, ainda sentia dormência ao redor da área e também disse que sua saúde nunca mais tinha sido a mesma desde aquele parto. O terapeuta diagnosticou e tratou um bloqueio *Ren* e *Du*, após o qual sua saúde lentamente começou a melhorar.

Inserção de agulhas

Em virtude das posições desses pontos, especialmente VC-1, que fica no centro do períneo, é necessário extremo cuidado e grande sensibilidade da parte do acupunturista ao realizar esse tratamento. É importante que o terapeuta se lembre do constrangimento em potencial de um paciente pelo fato de ter esses pontos tratados e de mantê-lo coberto o máximo possível, para preservar sua privacidade. Se o acupunturista for homem e estiver tratando uma mulher, ele deve pedir a uma acupunturista para realizar o tratamento. Se isso for difícil, ele deve discutir o assunto com a paciente e pedir-lhe que traga um ou uma acompanhante para permanecer na sala, enquanto o tratamento estiver sendo realizado.

Resumo

- Os 12 canais principais formam um circuito de *qi* e são conectados pelos pontos de Entrada e de Saída, que ficam próximos do início e do fim de cada canal
- Às vezes, a conexão entre dois canais fica bloqueada. O ponto de Saída de um canal e o ponto de Entrada do outro canal são, normalmente, tratados
- Todo o canal pode estar bloqueado. Nesse caso, o ponto de Entrada e o ponto de Saída do mesmo canal são tratados
- Os canais *Ren* e *Du* também podem ficar obstruídos, mas isso é raro
- Um bloqueio de Entrada-Saída é diagnosticado pelos pulsos e por sinais e sintomas ao redor da área do bloqueio
- Depois que um bloqueio de Entrada-Saída é removido, os sinais e sintomas do paciente melhoram e os tratamentos subsequentes progridem mais facilmente.

Seção 5

Técnicas de Tratamento

Técnicas de Inserção de Agulhas

34

Se você quer curar a doença, não há nada tão bom quanto a agulha! Sua perícia está no mistério do seu funcionamento – nosso trabalho expõe seus princípios sagrados.

(Da Cheng; Bertschinger, 1991, p. 81)

Arte e mecânica da técnica de inserção de agulhas

"Tonificação" e "sedação" são as duas técnicas de inserção de agulhas usadas pelos acupunturistas da Acupuntura Constitucional dos Cinco Elementos. Este capítulo descreve essas técnicas, levando em consideração a "mecânica" e a "arte" da técnica de inserção de agulhas.

A seção sobre a "mecânica" da técnica de agulhar discute como cada técnica de inserção é realizada. A seção sobre a "arte" de inserir a agulha discute como o acupunturista pode se desenvolver internamente para que o tratamento possa ter por objetivo a cura da pessoa no nível do corpo, da mente e do espírito. Um grande pianista deve ter uma técnica impecável, mas também precisa integrar essa perícia tendo acesso à sua expressão interna. Um terapeuta com experiência *(jingyan)* e virtuosismo *(linghuo)* é capaz de níveis semelhantes de excelência.

Quando usar cada técnica

A técnica de agulhar que a Acupuntura Constitucional dos Cinco Elementos mais utiliza é a tonificação. Há ocasiões em que o *qi* de um Órgão parece cheio, caso em que a sedação é usada. O diagnóstico pelo pulso é o principal método para decidir qual técnica usar (ver Capítulo 28 para mais detalhes sobre o diagnóstico pelo pulso). Em alguns casos, pela dificuldade em estabelecer uma "norma", isso pode requerer experiência da parte do acupunturista.

Pelo fato de a Acupuntura Constitucional dos Cinco Elementos tratar o desequilíbrio constitucional de base da pessoa, não é de surpreender que a tonificação seja usada com mais frequência do que a sedação. Ocasionalmente, no início do tratamento, o pulso apresenta-se cheio e, mais tarde, fica deficiente. Quando os pulsos começam a mudar, uma técnica diferente de inserção de agulha torna-se apropriada.

Menos comumente, a técnica de sedação precisa ser realizada por um período mais prolongado, embora uma deficiência de base ainda possa surgir mais tarde.

Técnica de inserção de agulha para nível físico *versus* nível espiritual

O calibre da agulha, o número de pontos usados, o tempo de retenção da agulha e a intensidade da sensação produzida por sua inserção variam de acordo com o nível do tratamento que um paciente precisa. De um modo geral, os níveis espirituais mais sutis precisam de técnicas de inserção mais refinadas e mais sutis. A Tabela 34.1 resume o uso de técnicas de inserção de agulhas para tratar os níveis físico e espiritual.

Tabela 34.1 Técnica de inserção de agulhas ao tratar o nível físico *versus* o nível espiritual.

	Nível físico	Nível espiritual
Calibre da agulha	Mais grosso	Mais fino
Número de pontos	Mais pontos	Menos pontos
Tempo de retenção	Retenção por mais tempo	Retenção por menos tempo ou sem retenção
Obtenção do *deqi*	Mais sensação	Menos sensação

Mecânica da técnica de inserção de agulhas

Técnica de tonificação

A tonificação é usada para fortalecer o *qi* do paciente quando se encontra deficiente. Essa técnica envolve a inserção de uma agulha para entrar em contato com o *qi* do paciente e removê-la imediatamente. A técnica toda em geral dura apenas de 2 a 3 segundos. (A técnica equivalente usada pelos acupunturistas da Medicina Tradicional Chinesa [MTC] é diferente. Normalmente, é chamada de técnica de "reforço" e a agulha é mantida no local por até 20 min.) O Capítulo 1 do *Ling Shu* afirma:

> Assim que o *qi* chega, não é mais necessário reter a agulha no corpo do paciente, já que o objetivo da manipulação foi alcançado.

(Auteroche *et al.*, 1992, p. 47)

O Capítulo 3 do *Ling Shu* afirma:

> Um bom terapeuta retira a agulha assim que o *qi* chega.

(Auteroche *et al.* 1992, p. 47)

O acupunturista da Acupuntura Constitucional dos Cinco Elementos que conclui que os pulsos do paciente estão deficientes usa essa técnica de inserção. Por exemplo, se o Elemento Metal estiver deficiente, o terapeuta pode escolher qualquer um dos pontos nos canais do Pulmão e do Intestino Grosso. Nesse caso, a ação da agulha vai ser de tonificação.

Procedimento para a técnica de tonificação

As seguintes instruções pressupõem que o leitor conheça o procedimento de esterilização adequado:

- Segure a agulha a um ângulo de 10° em relação à linha perpendicular e em direção ao fluxo do *qi*
- Agulhe primeiro o lado esquerdo do corpo e depois o direito
- Insira a agulha lentamente na profundidade desejada, conforme o paciente expira
- Entre em contato com o *qi* do paciente (*deqi*)
- Vire a agulha 180° em sentido horário
- Remova a agulha imediatamente
- Feche o orifício, pressionando um algodão limpo sobre o ponto.

A tonificação é a técnica mais comum de inserção de agulha usada pelos terapeutas da Acupuntura Constitucional dos Cinco Elementos. Isso ocorre em razão de essa linha da acupuntura ter como principal objetivo o fortalecimento de deficiências de longa data nos Órgãos e Elementos.

Técnica de sedação

A técnica de sedação é utilizada para acalmar o *qi* da pessoa quando há uma condição de excesso ou plenitude. Essa técnica envolve o contato com o *qi* do paciente e a retenção da agulha no local por 20 a 30 min, até que os pulsos tenham mudado suficientemente.

O terapeuta que conclui que os pulsos do paciente estão hiperativos pode decidir acalmar um Órgão usando essa técnica de agulhar. Por exemplo, se o Elemento Madeira estiver com atividade excessiva, isso pode se refletir nos pulsos do paciente, que ficam cheios ou agitados.

Nessa situação, o terapeuta pode escolher usar os pontos do Fígado e da Vesícula Biliar, como os pontos-fonte (F-3 e VB-40) ou os pontos de sedação (F-2 e VB-38), com técnica de sedação. (A sedação é mais semelhante à técnica conhecida pelos acupunturistas da MTC como técnica de "harmonização" do que à técnica de "redução".)

A analogia sobre a sedação apresentada a seguir foi usada por J. R. Worsley (1990, p. 190):

> Se imaginarmos um rio avolumado ameaçando transbordar, há várias maneiras de seu fluxo retornar ao normal. A água pode ser drenada ou as barreiras que impedem seu curso podem ser removidas. Assim é como devemos visualizar a sedação.

Procedimento para a técnica de sedação

- Segure a agulha a um ângulo de 10°, contra o fluxo do *qi*
- Agulhe o lado direito do corpo primeiro e depois o lado esquerdo
- Insira a agulha rapidamente, na profundidade necessária, enquanto o paciente inspira
- Gire a agulha 360° no sentido anti-horário
- O contato com o *qi* do paciente (*deqi*) normalmente é feito quando se gira a agulha

- Retenha as agulhas entre 5 e 30 min, até que a mudança desejada no pulso tenha ocorrido
- Remova a agulha lentamente
- Quando remover a agulha, não feche o orifício.

Passo a passo da técnica de agulhar (Tabela 34.2)

1. Ângulos das agulhas

> O método é claro e fácil de entender – basta compreender como impedir ou manter o curso e você conseguirá trabalhar.

(*Da Cheng*; Bertschinger, 1991, p. 85)

A citação acima descreve a necessidade de o ângulo da agulha estar a favor ou contra o fluxo do *qi* quando se fortalece um Órgão deficiente ou quando se acalma um Órgão que esteja funcionando em excesso (Figura 34.1). De um modo geral, o ângulo da agulha fica em direção ou contra o fluxo do *qi*, a apenas alguns graus de distância da linha perpendicular. Ângulos maiores são raramente usados, a não ser que o ponto esteja localizado em um osso, por exemplo, IG-6. Nesse caso, é necessário utilizar um ângulo mais oblíquo para inserir a agulha na profundidade necessária.

Tabela 34.2 Estágios da técnica de inserção de agulhas.

	Tonificação	Sedação
Ângulo	10° em direção ao fluxo	10° contra o fluxo
Ordem das agulhas	Primeiro agulhe o lado esquerdo e depois o direito	Primeiro agulhe o lado direito e depois o esquerdo
Inserção	Insira lentamente conforme o paciente expira	Insira rapidamente, conforme o paciente inspira
Manipulação da agulha	Gire a agulha 180° em sentido horário	Gire a agulha 360° em sentido anti-horário
Tempo de retenção	Não retenha a agulha	Retenha as agulhas até ocorrer a mudança desejada no pulso (entre 5 e 30 min)
Remoção	Remova imediata e rapidamente as agulhas	Remova as agulhas lentamente
Fechamento do orifício	Feche o orifício com um chumaço de algodão ao remover a agulha	Não feche o orifício ao remover a agulha

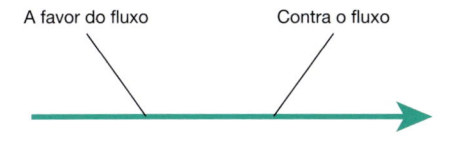

Figura 34.1 Ângulos da agulha a favor e contra o fluxo.

2. Profundidade das agulhas

Os profissionais da Acupuntura Constitucional dos Cinco Elementos não usam inserções muito profundas. A profundidade da inserção varia de acordo com o ponto utilizado, mas no braço ou na perna é comum a inserção de 0,5 *cun* de profundidade. Nesse caso, o mais comum é usar uma agulha de aproximadamente 2,5 cm. Agulhas de cerca de 1,25 cm são empregadas para pontos próximos das unhas, locais onde a inserção é bem superficial. Agulhas de cerca de 3,75 cm são usadas para inserções mais profundas, como nos pontos do Vaso da Concepção na parte inferior do abdome. (Os acupunturistas que adotam a MTC usam agulhas mais longas.) Para uma lista das profundidades mais comuns, ver as profundidades individuais de inserção nos capítulos sobre os diferentes pontos, na Seção 6.

3. Manipulação da agulha

O acupunturista com frequência insere uma agulha na profundidade necessária e depois gentilmente a gira para fazer contato com o *qi* do paciente. Como o giro é pequeno – 180° para tonificação e 360° pra sedação – isso requer um movimento contínuo e a clara intenção da parte do terapeuta.

4. Sensação decorrente da inserção da agulha

O paciente normalmente sente o *qi* como dor surda, incômodo, peso, sensação de tração, calor ou entorpecimento. Essa sensação não deve ser extrema. Ao mesmo tempo, o acupunturista em geral sente uma sensação de tração. Essa sensação é como se a agulha estivesse sendo segurada firmemente pelos dedos de alguém ou a sensação de "um peixe fisgando o anzol".

Os acupunturistas geralmente pedem aos pacientes que informem quando sentirem o *qi*. O objetivo do acupunturista é tornar-se mais sensível para sentir o *qi*, para que não precise mais depender do paciente para saber se "atingiu" o ponto. Isso só é possível se o profissional mantiver a mente e o espírito calmos durante a inserção das agulhas.

Comparada com algumas das técnicas de inserção mais vigorosas usadas na China, especialmente para o tratamento de condições agudas, a técnica de inserção de agulhas utilizada pela Acupuntura Constitucional dos Cinco Elementos é relativamente suave. Isso é, em parte, uma consequência de suas raízes na acupuntura japonesa, em que os acupunturistas tendem a usar técnicas de inserção de agulhas mais suaves do que na China. Outra razão é que quando os níveis mais sutis são tratados, requerem-se agulhas mais delicadas.

5. Tempo de retenção das agulhas

Como mencionado anteriormente, as agulhas não devem ser mantidas no local quando o *qi* do paciente está sendo fortalecido.

Na técnica de sedação, entretanto, as agulhas são mantidas no local. Nesse caso, as mudanças sentidas nos pulsos do paciente são o principal fator que ajuda o terapeuta a decidir quando remover as agulhas. Os acupunturistas monitoram os pulsos do paciente durante 5 a 30 min, embora o período normal de retenção seja de aproximadamente 20 min. O acupunturista remove as agulhas apenas quando os pulsos mudam o suficiente (ver no Capítulo 28 mais detalhes sobre o que o terapeuta procura em uma mudança de pulso). A expectativa do acupunturista é que os pulsos fiquem mais estáveis, harmoniosos e regulares.[1]

6. Fechamento do orifício

Se um ponto foi tonificado, o orifício é fechado com um chumaço de algodão depois que a agulha é removida. Se o ponto foi sedado, o orifício é mantido aberto depois que a agulha é removida.

---

[1] O acupunturista da MTC, ao contrário, normalmente decide remover as agulhas tendo como base o tempo que as agulhas ficaram retidas, geralmente depois de 20 min.

7. Calibre da agulha

O calibre normal de uma agulha usada por um terapeuta da Acupuntura Constitucional dos Cinco Elementos é muito fino – normalmente calibre 36 (0,20 mm). Isso reflete o fato de o acupunturista normalmente ter por objetivo entrar em contato com o *qi* do paciente no nível do "espírito". Quanto mais sutis os níveis tratados, mais fina a agulha utilizada.

8. Respiração

Alguns acupunturistas pedem aos pacientes que inspirem ou expirem durante a inserção das agulhas, mas isso é opcional. A respiração associada à inserção das agulhas é usada da seguinte maneira:

- *Tonificação:* a agulha é inserida na profundidade necessária durante a exalação do paciente e retirada durante a inalação
- *Sedação:* a agulha é inserida na profundidade necessária durante a inalação do paciente e retirada durante a exalação.

9. Número de agulhas usadas por sessão de tratamento

Um profissional da Acupuntura Constitucional dos Cinco Elementos normalmente utiliza apenas um pequeno número de agulhas em cada sessão – dois a quatro pontos é o comum. Isso está de acordo com o princípio da intervenção mínima. Ao entrar em contato com a mente ou com o espírito do paciente, pouquíssimos pontos são cuidadosamente selecionados para surtirem um grande efeito.

Hua Tuo (110 a 207 d.C.), o renomado médico, foi famoso por usar apenas um ou dois pontos a cada sessão de tratamento e dizia a seus pacientes o que eles deveriam sentir – assim que sentiam a sensação, ele removia as agulhas e eles ficavam curados.

> Quanto à moxa, ele a aplicava em não mais de dois locais e não mais de sete ou oito vezes em um local. Agulhar dois locais era suficiente e, com frequência, apenas um.
>
> (*Yi Xue Ru Men* por Li Chan, 1575; citado em Soulié de Morant, 1994, p. 10)

No livro *Ode to the Streamer out of the Dark*, há o comentário:

> O que esses doutores (que usavam o que é conhecido como cura espiritual) com toda sinceridade consideravam o mais elevado era uma única agulha inserida em um ponto, a doença respondendo à mão e sendo retirada.
>
> (Bertschinger, 1991, p. 17)

Sensação provocada pela inserção da agulha ao entrar em contato com o *qi* do paciente

Deqi se o *qi* estiver deficiente

Se o paciente tiver uma grande deficiência de *qi*, é mais difícil entrar em contato com o *qi*. Pelo fato de o *qi* no interior do Órgão estar fraco, ele se move com menos facilidade. Nesse caso, pode levar tempo para o paciente sentir alguma sensação provocada pela inserção da agulha. O terapeuta precisa manter sua intenção e, pacientemente, esperar que o *qi* chegue à agulha e não supor que tenha errado o ponto.

É melhor não reinserir constantemente a agulha, já que isso pode causar um choque desnecessário ao sistema do paciente. Em alguns casos, é melhor que o acupunturista segure a agulha, ajuste sua postura e espere. Com o tempo, o *qi* pode chegar à agulha sem precisar novas inserções.

Técnica de inserção de agulhas para transferência de *qi*

As transferências de *qi* são realizadas para mover o *qi* de algum Órgão que está com excesso para outro Órgão em que há uma deficiência (Capítulo 36). O *qi* pode ser movido de diferentes modos:

- Ao longo do ciclo *sheng*. Um exemplo disso é quando o *qi* é movido usando um ponto de tonificação ou um ponto de sedação.

A Figura 34.2 mostra a rota de pontos de tonificação ou de sedação, nesse caso B-67 e R-7 (pontos Metal) ao longo do ciclo *sheng*:

- Entre Órgãos *yin* por meio do ciclo *ke*, por exemplo, o uso de R-3 (ponto Terra) e F-4 (ponto Metal) para reequilibrar um desequilíbrio Marido-Esposa (ver Capítulo 32 para mais detalhes sobre esse assunto).

A Figura 34.3 mostra a rota para levar a energia pelo ciclo *ke* (nesse caso usando R-3, um Ponto Terra):

- Para redistribuir *qi* dentro de um Elemento usando um ponto de Junção, por exemplo, R-4 (ponto *luo* de junção) para levar *qi* da Bexiga para os Rins ou o ponto E-40 (ponto *luo* de junção) para levar energia do Baço para o Estômago.

A Figura 34.4 mostra a rota do movimento do *qi* pelo uso do ponto de junção (*luo*) (nesse caso com BP-4, ponto *luo* de junção).

As transferências descritas anteriormente são muito simples e normalmente envolvem o uso de apenas uma ou duas agulhas. Transferências mais complicadas de *qi* também podem ser usadas para reequilibrar o *qi* de um Órgão relativamente hiperativo para um Órgão deficiente. Como essas transferências são mais complicadas, a rota deve ser cuidadosamente planejada, uma vez que é provável que passem por mais de um Órgão.

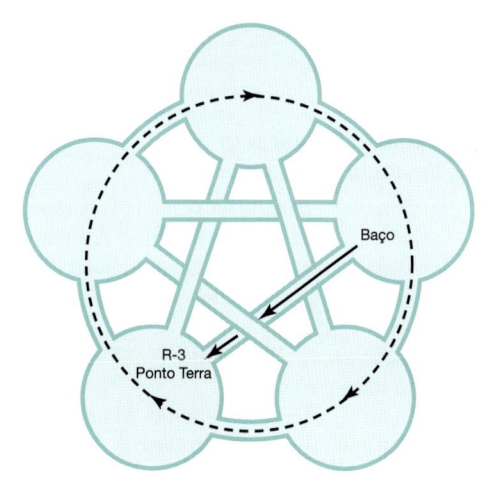

Figura 34.3 Rota da transferência do *qi* por meio do ciclo *ke*.

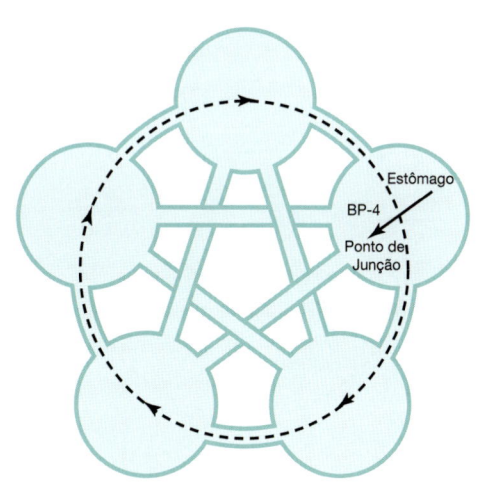

Figura 34.4 Transferência de *qi* usando um ponto *luo* de junção.

Como planejar uma transferência

Desenhe um diagrama que demonstre onde o *qi* cheio (+) é sentido e onde está deficiente (-). Então, faça uma rota do + para o –, assegurando-se de que o fluxo viaje em sentido horário.

O próximo passo é elaborar quais agulhas devem ser usadas, lembrando sempre de inserir a primeira agulha no Órgão deficiente e trabalhar em sentido retrógrado ao longo do trajeto. As agulhas entre o + e o – são chamadas de

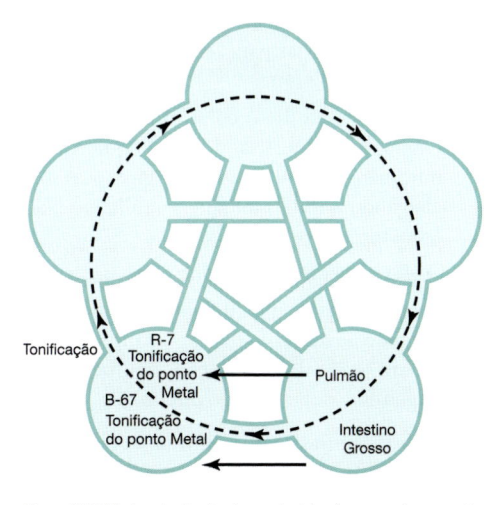

Figura 34.2 Movimento do *qi* ao longo do ciclo *sheng* usando um ponto de tonificação.

agulhas "transportadoras" e possibilitam que o *qi* seja transferido ao longo do trajeto. Não há agulha no Órgão com excesso.

Exemplo 1: Mover o *qi* da Vesícula Biliar para o Rim

Nessa situação, a energia na Vesícula Biliar está excessiva e os Rins estão deficientes. A Figura 34.5 mostra a rota necessária para transferir *qi* da Vesícula Biliar para o Rim

- Primeiro ponto: R-3 (ponto Terra) – puxa o *qi* do Baço para o Rim
- Segundo ponto: BP-1 (ponto Madeira) – puxa o *qi* do Fígado para o Baço
- Terceiro ponto: F-5 (ponto *luo* de junção) – puxa o *qi* da Vesícula Biliar para o Fígado.

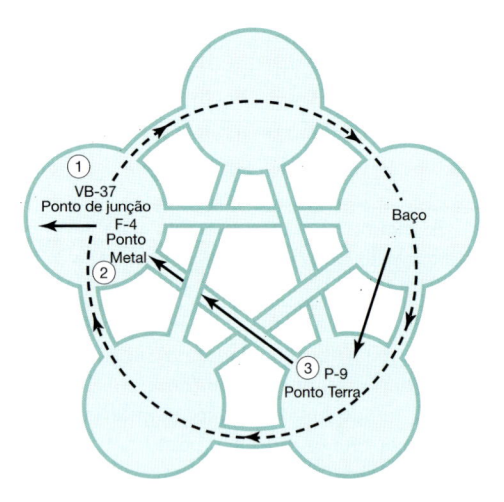

Figura 34.6 Os Cinco Elementos mostrando um trajeto do Baço para a Vesícula Biliar.

Fatores a considerar ao realizar uma transferência

- Todos os pontos devem ser agulhados com precisão para que a transferência seja bem-sucedida
- É melhor escolher a rota mais curta para diminuir as chances de perder um ponto.

Ordem das agulhas para realizar uma transferência

A ordem das agulhas para realizar uma transferência é como se segue:

1. A primeira agulha é colocada no ponto do Órgão deficiente, usando um "toque" de tonificação, ou seja, um ligeiro giro, mas não chegando a 180°. Coloque a agulha no lado esquerdo e depois no direito.

2. A segunda agulha é colocada no ponto do próximo Órgão, trabalhando em sentido retrógrado ao longo do trajeto – também usando um toque de tonificação. Agulhe o lado esquerdo e depois o lado direito.

3. Todas as outras agulhas devem ser colocadas usando o mesmo procedimento, trabalhando em sentido retrógrado ao longo do trajeto até que todas as agulhas estejam em posição.

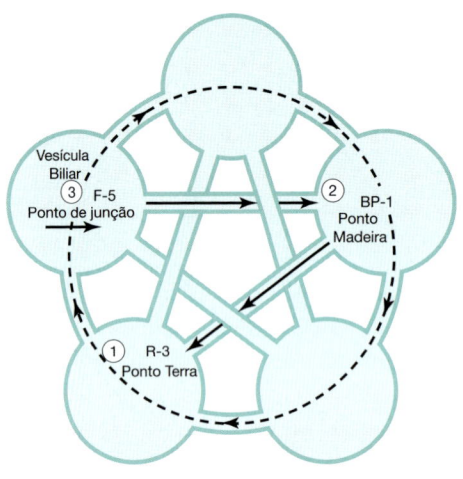

Figura 34.5 Os Cinco Elementos mostrando um trajeto para transferir *qi* da Vesícula Biliar para o Rim.

Exemplo 2: Mover o *qi* do Baço para a Vesícula Biliar

Nessa situação, o *qi* no Baço está excessivo e o da Vesícula Biliar, deficiente. A Figura 34.6 mostra um trajeto do Baço para a Vesícula Biliar

- Primeiro ponto: VB-37 (ponto *luo* de junção) – puxa o *qi* do Fígado para a Vesícula Biliar
- Segundo ponto: F-4 (ponto Metal) – puxa o *qi* do Pulmão para o Fígado
- Terceiro ponto: P-9 (ponto Terra) – puxa o *qi* do Baço para o Pulmão.

4. Tonifique completamente a agulha no Órgão deficiente, primeiro do lado esquerdo e depois do lado direito.

5. Remova todas as agulhas restantes na mesma ordem em que foram inseridas, primeiro do lado esquerdo e depois do lado direito.

Choque pela inserção da agulha

Em algumas raras ocasiões, o paciente pode desmaiar durante a sessão de acupuntura. Esse "choque pela agulha" pode ocorrer se uma grande quantidade de *qi* for deslocada. Alguns fatores predisponentes incluem nervosismo, fome ou esgotamento, ou estar sentado durante a inserção das agulhas.

Se o choque pela inserção das agulhas ocorrer, as agulhas devem ser removidas imediatamente e aplicados os primeiros socorros para choque. Alguns terapeutas também tratam com IG-4 se as agulhas foram inseridas na parte inferior do corpo ou com E-36, se as agulhas foram colocadas na parte superior do corpo. Se as agulhas foram inseridas nas duas áreas, os dois pontos devem ser tratados.

Arte da técnica de inserção de agulhas

A "arte" da técnica de inserir agulhas envolve o desenvolvimento do *qi* dos acupunturistas. Isso é importantíssimo quando se trata a mente e o espírito de um paciente. Quanto maior a percepção do terapeuta de seu próprio espírito ao tratar nesse nível, mais profunda sua conexão com o espírito do paciente. Isso, por sua vez, aumenta a profundidade do efeito obtido pelo tratamento.

Esta seção sobre a "arte" de agulhar apresenta alguns sinalizadores gerais, que podem ajudar o acupunturista a aperfeiçoar sua capacidade de entrar em contato com o espírito do paciente com uma agulha. Esses sinalizadores são a culminação das experiências de muitos acupunturistas dos Cinco Elementos, mas não os únicos métodos que podem ser utilizados. Uma combinação das experiências obtidas pela prática da acupuntura com o próprio desenvolvimento interno também é necessária, e isso leva certo tempo. Outros detalhes sobre o desenvolvimento interno do acupunturista podem ser encontrados no Capítulo 6.

Estado interno do acupunturista

Algumas qualidades que o acupunturista pode desenvolver para melhorar a técnica de agulhar são:

- Intenção clara
- Relaxamento
- Focar a atenção
- Boa postura
- Boa relação com o paciente e ser sensível a ele.

Intenção clara

Em primeiro lugar, a intenção clara é de fundamental importância quando o terapeuta está agulhando um ponto. Se o acupunturista está certo de que aquele ponto é a melhor opção possível, é provável que tenha um efeito mais positivo sobre o resultado do tratamento. Se o terapeuta não está concentrado e coloca as agulhas em pontos sem considerar completamente as implicações do seu uso, é provável que o efeito decorrente do tratamento seja menos significativo.

A diferença que nossas mentes e nossos espíritos fazem ao tratamento foi claramente compreendida pelos acupunturistas da medicina chinesa durante milhares de anos, como sugere essa citação do Capítulo 9 do *Ling Shu*:

Antes de agulhar, o acupunturista deve se retirar para um local tranquilo e comungar com seu espírito, com portas e janelas fechadas. O *Hun* e o *Po* do terapeuta não devem estar dispersos, sua mente deve estar concentrada e sua essência não dividida. Não distraído pelos sons humanos, ele deve dirigir sua essência, concentrar sua mente e guiar sua vontade totalmente para a inserção de agulhas.

(*Ling Shu*, Capítulo 9; [Huang Fu Mi]
traduzido por Yang e Chace, 1994)

"Bom coração"

Um forte desejo de que o paciente melhore ajuda o terapeuta a obter uma intenção clara quando está agulhando. Esse desejo de curar pode, em si, ajudar o terapeuta a alcançar o nível correto do corpo, da mente e do espírito. Ao mesmo tempo, os terapeutas podem fazer mais para desenvolver sua sensibilidade ao paciente e aumentar o fluxo do próprio *qi* quando manipulam a agulha.

Relaxamento

Tensão física e músculos retesados bloqueiam o fluxo do *qi* pelo corpo, ao passo que o relaxamento estimula o fluxo do *qi*. A capacidade do profissional em relaxar física e mentalmente é especialmente importante para estimular esse livre fluxo, que vai do terapeuta para o paciente. Também é importante que a atmosfera na sala de tratamento seja confortável e relaxada – o paciente que está tenso fica menos propenso a obter os benefícios do tratamento do que aquele que se encontra relaxado.

Cultivar uma atitude relaxada

A tensão mental geralmente está na raiz da tensão física e é importante que o terapeuta cultive uma atitude relaxada enquanto trata.

> Na mente do terapeuta não deve haver desejos, apenas uma atitude receptiva e de aceitação. Então, a mente pode se tornar *shen*. A mente do terapeuta e a mente do paciente devem estar no mesmo nível, em harmonia, seguindo os movimentos da agulha.
>
> (Zhen, 1996)

Como esse texto sugere, nossa mente deve estar alerta e, ao mesmo tempo, relaxada. Se estivermos relaxados demais, ficaremos insensíveis aos nossos pacientes. O relaxamento necessário ao inserir as agulhas é um estado vital e dinâmico, que surge em decorrência de manter um foco definido e, ao mesmo tempo, manter a mente calma e tranquila.

Relaxar o corpo

Um corpo relaxado cria uma mente relaxada, e vice-versa. Todas as áreas do corpo, incluindo pés, pernas, mãos, braços, coluna, ombros e cabeça, devem estar relaxadas.

Para o terapeuta, os ombros, as escápulas, os braços e as mãos devem estar *particularmente* relaxados. Isso possibilita que o *qi* se propague pelos braços durante a inserção e a manipulação das agulhas. A tensão nessas áreas pode provocar o represamento do *qi* e, com o tempo, contribuir para que o terapeuta fique esgotado e depauperado.

Cada terapeuta desenvolve a própria maneira de relaxamento antes de aplicar o tratamento – exercícios simples, como sacudir ou massagear as mãos, braços e ombros, podem ser úteis. A respiração tranquila, especialmente a respiração no *dan tian* inferior, também estimula o relaxamento. (O *dan tian* é uma área que fica a aproximadamente 4 cm abaixo do umbigo e é conhecida pelos praticantes de *qi gong* como o centro de gravidade e um local de onde as pessoas podem preservar a própria saúde. Para mais detalhes sobre esse assunto, ver Housheng e Peiyu, 1994, pp. 301-309.)

Focar a atenção

Há um ditado que diz que "aonde a mente vai, o *qi* vai atrás" (para mais detalhes sobre esse assunto, procure livros a respeito de *qi gong*, como Frantzis, 2006, p. 23). A atenção do acupunturista precisa ser clara e concentrada, a fim de maximizar o efeito das agulhas. Ao agulhar um paciente, a atenção do acupunturista deve estar focalizada na ponta da agulha e não no cabo. A atenção na ponta faz com que o *qi* do terapeuta se estenda para o paciente, garantindo que o terapeuta entre em contato mais profundamente com o *qi* do paciente. A concentração no cabo da agulha diminui o fluxo do *qi* do terapeuta.

Ao se concentrar na ponta da agulha, pode ser útil que o terapeuta simultaneamente se concentre em seu próprio *dan tian*. Isso possibilita que o acupunturista monitore seu próprio estado interno conforme permanece concentrado no corpo. O *Su Wen* afirma isso a respeito de nossa concentração durante o ato de inserir as agulhas:

> Durante a inserção das agulhas, o acupunturista deve permanecer tão alerta como se estivesse à beira de um abismo e sua mão deve segurar a agulha com a mesma firmeza como se estivesse segurando um tigre; e ele deve se concentrar naquilo que está fazendo, sem distração.
>
> (Lu, 1972, p. 173)

O acupunturista também precisa ser capaz de se concentrar em qualquer alteração que ocorra no paciente durante e depois da inserção das agulhas. O Capítulo 25 do *Su Wen* também afirma:

> Aplicar acupuntura é como pisar à beira de um precipício; as mãos devem estar firmes e fortes. O giro das agulhas deve ser feito de maneira regular e uniforme, observando o paciente com tranquilidade e atenção e atentando para as mínimas mudanças que ocorrem quando o *qi* chega; essas mudanças são tão obscuras que quase não podem ser vistas. Quando o *qi* chega, é como um bando de pássaros, ou uma brisa no milho ondulante – é muito fácil perder o momento fugaz.
>
> (Lu e Needham, 1980, p. 91)

Quando o *qi* chega à agulha, as mudanças no paciente podem ser sutis, como o texto anterior sugere. O acupunturista pode, entretanto, esforçar-se para estar em sintonia com as mudanças que ocorrem na cor, no som, na emoção e no odor do paciente. Essas mudanças, em conjunto com as mudanças do pulso e as diferenças que ocorrem no brilho dos olhos do paciente e na sua conduta de um modo geral, indicam que o tratamento alcançou o nível necessário.

Boa postura

O mau alinhamento do corpo durante a inserção das agulhas interrompe o fluxo do *qi* do acupunturista – à semelhança de um sistema de encanamento mal construído que fica obstruído. A boa postura, por outro lado, possibilita que o *qi* flua livremente durante a inserção da agulha. Isso aumenta a capacidade do terapeuta em fazer contato com o paciente.

Um professor de *qi gong* sugeriria que o acupunturista ficasse com as pernas separadas à distância dos ombros, as articulações relaxadas, a coluna ereta, a cabeça ereta e as axilas abertas e, ao mesmo tempo, com a consciência voltada para o *dan tian*.

Autodesenvolvimento do acupunturista

Alguns acupunturistas decidem praticar exercícios internos regularmente que estimulem o relaxamento, a boa postura e a concentração da mente. Também pode ser útil encontrar um professor que dê um *feedback* claro disso tudo. Aulas de *qi gong*, *tai chi*, ioga ou uma luta marcial leve, como *aikido*, assim como a prática da meditação podem ser úteis.

Resumo

- "Tonificação" e "sedação" são as duas técnicas de inserção de agulhas usadas pelos profissionais da Acupuntura Constitucional dos Cinco Elementos
- A tonificação é usada para fortalecer o *qi* do paciente, quando o *qi* se encontra deficiente. A técnica envolve a inserção de uma agulha para entrar em contato com o *qi* do paciente e sua remoção imediata
- A técnica de sedação é usada para acalmar o *qi* de uma pessoa quando há uma condição de excesso ou plenitude. Essa técnica envolve o contato com o *qi* do paciente e a retenção das agulhas no local por 20 a 30 min, até que os pulsos tenham mudado o suficiente
- O calibre da agulha, o número de pontos usados, o tempo de retenção da agulha e a intensidade da sensação provocada pela agulha variam de acordo com o nível do tratamento que o paciente requer
- As transferências de *qi* são realizadas para mover o *qi* de um Órgão com excesso para outro Órgão que esteja deficiente
- Algumas qualidades que o acupunturista pode desenvolver para melhorar a técnica de agulhar são: intenção clara, relaxamento, atenção concentrada, boa postura e boa relação terapeuta-paciente, além de ser sensível ao paciente.

Uso de Moxabustão

35

Moxa

O que é moxa?

Moxa é um material macio preparado com as folhas da erva *Artemisia vulgaris latiflora*. É semelhante à artemísia comum que cresce na Inglaterra e nos EUA. Para preparar a artemísia, as nervuras das folhas são retiradas, depois essas folhas sem as nervuras são moídas, arejadas e secas para se tornarem o que é comumente chamado de "lã" de moxa.

Quando usar a moxa?

O acupunturista utiliza moxa durante um tratamento para aquecer o paciente. A decisão de usar moxa é uma questão importante. Em alguns casos, pode ser essencial para o progresso dos pacientes. Por exemplo, os pacientes com frio não melhoram ou demoram a melhorar sem o uso de moxa. Por outro lado, pode ser perigoso aquecer o paciente que já esteja com calor.

Como usar a moxa?

Em geral, o acupunturista Constitucional dos Cinco Elementos faz pequenos cones com a lã de moxa, os quais são colocados nos pontos de acupuntura e acesos. Às vezes, o bastão de moxa é utilizado em vez dos cones, especialmente se uma grande área precisa ser aquecida. Os cones de moxa podem ser usados isoladamente e ter um efeito estimulante sobre o *qi* do paciente. O mais comum é serem usados antes da inserção das agulhas e, nesse caso, eles aquecem o ponto e as agulhas levam o calor para o ponto.

Quando optar pelo uso de moxa

Como resultado do diagnóstico, o terapeuta deve ser capaz de decidir se deve ou não usar moxa. O paciente enquadra-se em uma das três categorias:

- O paciente definitivamente precisa de moxa e é provável que não melhore ou demore a melhorar sem ela
- A moxa pode ser usada para tonificar o paciente, mas não é essencial. Nesse caso, o paciente pode não ser anormalmente frio, mas o calor preparará o ponto para a agulha ser inserida
- A moxa definitivamente não deve ser usada. Não vai ajudar e pode fazer o paciente piorar.

O paciente pode mudar de categoria, conforme o tratamento progride, e isso deve ser observado durante o processo contínuo do diagnóstico.

A moxa é utilizada com mais frequência no tempo frio e durante o inverno, ou quando o clima é frio e úmido.

Fatores essenciais para decidir se a moxa é apropriada

O toque, a observação visual, o interrogatório e o cheiro dão ao terapeuta as informações relevantes necessárias para decidir se a moxa trará benefícios.[1]

Toque

Durante a palpação do paciente no exame físico, o terapeuta pode perceber que certas áreas de seu corpo estão frias. Por exemplo, um ou mais dos três *jiao* podem estar frios. Isso indica que a moxa pode ser benéfica ao tratar os Órgãos localizados no *jiao* frio. Além disso, se os pés, as mãos, as pernas e os braços do paciente ou sua região lombar estiverem frios ao toque, também é um caso para o uso de moxa.

Se o pulso do paciente estiver particularmente lento, por exemplo, 60 bpm, isso pode indicar a necessidade de aquecer o *qi*. Algumas exceções a isso incluem se o paciente está fazendo exercícios físicos vigorosos ou tomando medicamentos, como betabloqueadores. Essas duas condições tornam o pulso mais lento.

Observação

Uma face muito pálida (mais ainda se for pálida e brilhante) sugere que o paciente tem frio e se beneficiaria com a moxa. Pode haver sinais mais óbvios, como no caso da pessoa estar vestindo uma jaqueta, quando os outros só usam uma camiseta, ou esteja próxima a um aquecedor e tremendo de frio.

Perguntas

É importante que o terapeuta pergunte sobre várias áreas ao decidir se o paciente precisa de moxa:

- O paciente sente frio?
- Alguma parte ou várias partes do corpo estão frias ou quentes?
- O paciente percebe alguma diferença entre sua temperatura e a dos outros? Por exemplo, ele usa manga comprida mesmo no verão ou sempre quer que liguem o ar condicionado quando todos o querem desligado?
- O paciente apresenta sintomas que melhoram com o frio ou com o calor?
- O paciente tem preferência por alguma estação e isso é em razão da temperatura?
- O paciente gosta de bebidas ou alimentos frios ou quentes? Por exemplo, se ele tem preferência por bebidas geladas, isso sugere que tem calor e o terapeuta deve tomar cuidado com o uso de moxa
- O paciente tem gosto amargo na boca? Isso pode ser uma indicação de calor
- Alguma área do corpo está inflamada?

Qualquer indicação de secura também pode ser relevante porque a moxa também seca, além de aquecer. Deve-se tomar cuidado com o seu uso em um paciente que, além de muita sede, tenha pele e cabelos secos, uma vez que ela pode aumentar os sintomas de secura.

Cheiro

Odores fortes geralmente indicam calor. Por exemplo, secreção vaginal com cheiro muito forte, diarreia com cheiro ofensivo ou urina muito amarela e com cheiro forte indicam, todos, que há certo excesso de calor. Essas podem ser indicações locais, ao contrário de indicações sistêmicas e devem ser reconhecidas como tal, quando o acupunturista integra todas as outras indicações para usar ou não a moxa.

Integração das informações

Muitos pacientes são bem diretos e é fácil classificá-los como friorentos, calorentos ou mais ou menos na média. Eles mesmos se colocam em uma das categorias sugeridas anteriormente.

As contradições nas quais algumas observações indicam frio e outras calor são mais difíceis de resolver. Mesmo que os pacientes tenham certos sinais de frio, se várias de suas principais

---

[1] O conceito de *yin* e *yang* é útil nesse caso. A energia *yang* é quente e se move. A energia *yin* é nutridora e refrescante. A deficiência de *yang* requer o uso de moxa, a deficiência de *yin* pode ou não requerer a moxa e o Calor por Plenitude definitivamente contraindica a moxa. Para mais informações sobre essas distinções, procure um bom livro de MTC, como Maciocia, 2005.

indicações apontam para calor, é aconselhável evitar moxa. O uso de moxa quando a pessoa tem calor pode ser prejudicial. Portanto, na dúvida, o terapeuta deve evitar o seu uso.[2]

Teste para usar moxa

Quando o paciente tem sinais mistos de frio e calor, o terapeuta pode ficar na dúvida se deve ou não usar moxa. Nesse caso, ele pode selecionar um ponto e nele utilizar um cone de moxa, e observar então se os pulsos melhoram ou pioram. Se os pulsos melhorarem um pouco, o terapeuta pode usar alguns outros cones de moxa, continuando a monitorar a melhora nos pulsos. Após a utilização de um número mínimo de cones de moxa, o terapeuta deve esperar o retorno do paciente na próxima sessão de tratamento para decidir se convém continuar o seu uso.

Se os pulsos ficarem tensos ou menos harmônicos como resultado do tratamento, não se deve mais utilizar moxa e a conclusão é de que esta não é apropriada.

Cones e bastões de moxa

Preparo dos cones de moxa

A lã de moxa pode ser grossa, média ou fina. O grau intermediário é o mais usado para fazer os cones. A moxa mais grossa em geral é muito grosseira para ser enrolada em cones. Alguns acupunturistas preferem usar a mais fina, mas de acordo com outros acupunturistas esse tipo de moxa queima muito rapidamente. A moxa fina é geralmente usada pelos acupunturistas japoneses.

Para fazer um cone, enrola-se uma pequena quantidade de lã de moxa entre os dedos polegares, indicadores e médios, até ficar em forma de cone. Fica um pouco maior do que um grão

de trigo – cerca de 0,75 cm de altura e 0,5 cm de diâmetro. No início, o terapeuta pode preferir preparar todos os cones antes de começar o tratamento do paciente. Com o tempo, ele consegue fazer mais rapidamente os cones de moxa e vai preparando-os durante a sessão de tratamento.

Uso de cones de moxa

O uso dos cones de moxa é chamado de moxa direta, uma vez que cada um é colocado diretamente sobre a pele (Figura 35.1):

- O cone é colocado no ponto de acupuntura e aceso com um incenso
- À medida que o cone vai queimando, o paciente sente uma sensação de calor nos pontos, conforme o calor é gerado diretamente no *qi* dos canais
- O cone de moxa é removido quando paciente sente que esquentou. O acupunturista remove a moxa com o polegar e o dedo mínimo (dedos não usados para tomar o pulso) ou com pinças
- O lado esquerdo é tratado primeiro, seguido pelo direito
- Em geral, três a sete cones de moxa são aplicados em cada ponto, dependendo do ponto utilizado. Alguns pontos suportam mais cones de moxa que outros, por exemplo, podem ser aplicados até 100 cones de moxa no ponto B-43, embora isso seja incomum. (Para sugestões de números de moxa por ponto ver os capítulos sobre os diferentes pontos na Seção 6.)

Antes de aplicar moxa pela primeira vez, é vital que o paciente compreenda o que o terapeuta fará e saiba a importância de dizer quando o cone está quente. Se um cone for deixado no ponto por muito tempo, pode queimar o paciente e causar cicatriz.

Se a moxa for usada no umbigo (VC-8), o cone é colocado sobre um punhado de sal para proteger essa área sensível. O cone também pode ser colocado sobre uma fatia de gengibre e, nesse caso, aquece mais e proporciona proteção para a pele.

---

[2] Os acupunturistas dos Cinco Elementos não usam a língua para o diagnóstico. Se a língua for usada, uma língua pálida e aumentada é mais indicativa de frio e uma língua vermelha e seca, de calor. A língua pode ser um indicador essencial para a conveniência do uso de moxa.

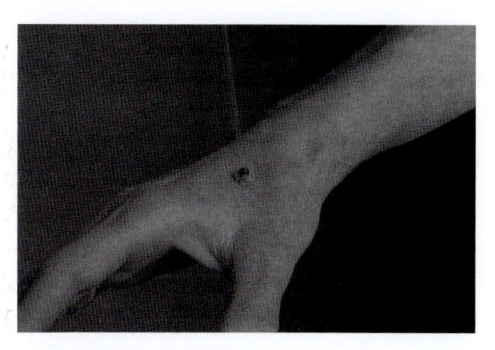

Figura 35.1 Cone de moxa queimando.

Bastões de moxa

Os acupunturistas dos Cinco Elementos utilizam bastões de moxa com menos frequência do que os cones, embora possam usá-los para aquecer uma grande área, por exemplo, a parte inferior do abdome após o parto. O bastão de moxa pode ser:

- Mantido no local por 5 a 10 min
- Aplicado com movimentos circulares a fim de espalhar o calor e cobrir uma área grande
- Aplicado com movimentos para cima e para baixo em um ponto, sem tocar a pele – esse método é usado para a estimulação rápida de um ponto.

Contraindicações

A moxa é contraindicada quando há sinais de calor. Nesse caso, o paciente pode:

- Sentir calor
- Gostar do frio
- Estar quente ao toque
- Apresentar pele vermelha e quente
- Ter uma aparência rosada
- Sentir ondas de calor
- Ter febre
- Ter pressão arterial elevada, se for provocada por calor.

Além disso, a moxa não deve ser usada nas seguintes áreas:

- Na face ou áreas sensíveis
- Na parte inferior do dorso ou no abdome de mulheres grávidas
- Sobre grandes vasos sanguíneos.

Resumo

- A moxa é preparada a partir da erva *Artemisia vulgaris latiflora*
- É usada durante uma sessão de acupuntura para aquecer o paciente e, em alguns casos, pode ser importante para que o paciente progrida no tratamento
- É mais comum ser utilizada na forma de pequenos cones ou de um bastão de moxa
- É importante usar moxa quando o paciente tem frio. Às vezes, não é essencial o uso de moxa, mas isso ajuda a tonificar o paciente. A moxa é contraindicada se o paciente já tem calor
- O toque, a observação, o interrogatório e o cheiro informam ao terapeuta quando a moxa é benéfica.

Seção 6

Uso dos Pontos

Uso dos Pontos na Acupuntura Constitucional dos Cinco Elementos

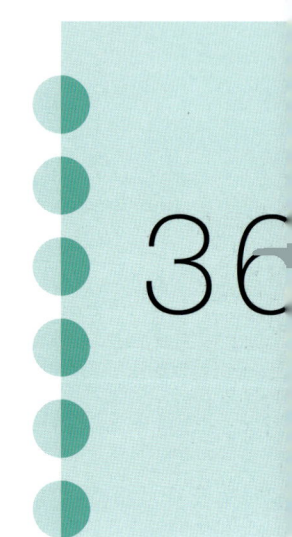

36

Aspecto geral do uso dos pontos

Os terapeutas da Acupuntura Constitucional dos Cinco Elementos usam os pontos de três maneiras diferentes:

1. De acordo com o *tipo de ponto*. Essa utilização foi estabelecida pela primeira vez nos clássicos antigos. Por exemplo, os diferentes tipos de pontos são os pontos *shu* dorsais, pontos-fonte *yuan*, pontos Elementos, pontos de tonificação etc.

2. De acordo com as qualidades implícitas nos *nomes* que foram dados aos pontos na Antiguidade, por exemplo, C-7, Portão do Espírito ou R-25, Depósito do Espírito, para tratar uma pessoa no nível espiritual. Em alguns casos, a localização do ponto também é considerada.

3. Utilizando uma *combinação de pontos*. Alguns pontos são usados juntos para criar um efeito específico. Por exemplo, VC-15, E-25, E-32 e E-41 para eliminar possessão ou pontos de Entrada e Saída, como F-14 e P-1, para desobstruir um bloqueio.

Este capítulo dedica-se a explicar como os diferentes tipos de pontos descritos nos clássicos chineses são usados pela Acupuntura Constitucional dos Cinco Elementos. O Capítulo 37 discute o uso de pontos de acordo com as qualidades implícitas nos nomes, especialmente quando são empregados para tratar o espírito da pessoa.

Uso dos pontos de acordo com a prática tradicional

Pontos de comando

O *Nei Jing* e o *Nan Jing* fornecem várias classificações diferentes dos pontos e dão algumas indicações de como esses pontos devem ser usados. Uma grande ênfase é dada ao uso dos pontos de "comando", os pontos localizados abaixo do cotovelo e do joelho.

> Os 360 pontos de todo o corpo têm seu comando nos 66 pontos dos pés e das mãos.
>
> (*Yi Xue Ru Men* por Li Chan, 157 d.C.;
> citado em Soulié de Morant, 1994, p. 145)

(Nessa citação, o número 66 compreende os cinco pontos *shu* dos 12 canais e os pontos-fonte *yuan* dos canais *yang*, que são pontos *shu*.)

Os pontos de comando são considerados eficientíssimos para melhorar o *qi* dos órgãos. Giovanni Maciocia (1989, p. 335) os descreve como mais "dinâmicos" do que os pontos de outras partes do corpo por duas razões. A primeira, porque são mais superficiais (para mais detalhes sobre isso, ver os pontos Elementos adiante) e a segunda, em virtude da dinâmica *yin/yang* relativamente volátil, e que muda rapidamente, encontrada no começo e no final do canal.

Esses pontos são comumente usados para direcionar, enriquecer e "comandar" o *qi*. Os tipos de pontos discutidos neste capítulo são:

- Pontos Elementos: especialmente os pontos de tonificação e de sedação
- Pontos-fonte *yuan*
- Pontos horários
- Pontos *luo* de junção
- Pontos *xi* em fenda (de acúmulo).

Outros pontos com usos específicos

Além dos pontos de comando, existem vários outros pontos que são apresentados neste capítulo e que são usados com frequência na Acupuntura Constitucional dos Cinco Elementos. São eles:

- Pontos *shu* dorsais
- Pontos de Entrada e de Saída
- Pontos no Vaso da Concepção e no Vaso Governador
- Pontos *mu* frontais (esses pontos são palpados apenas para fins diagnósticos).

Embora os acupunturistas utilizem com frequência pontos em várias partes do corpo, eles tendem a complementá-los com pontos de comando. Isso normalmente acentua o efeito do tratamento. Se ocorrer uma mudança significativa de cor, som, odor, emoção ou pulsos do paciente pelo uso apenas do ponto do corpo, então pode ser desnecessário usar também um ponto de comando.

Pontos de comando

Pontos Elementos

O Capítulo 1 do *Ling Shu* compara os canais a rios, que começam com uma "nascente" (poço) nas pontas dos dedos e vão fluindo como "regato", "riacho" e "rio", até chegar ao "mar" nos joelhos ou nos cotovelos. Daí o *qi* segue para camadas mais profundas no corpo. Essa transformação está associada a pontos específicos no canal, os quais normalmente são chamados de

"Cinco pontos *Shu*".[1] No *Nan Jing*, esses pontos estão ligados a cada um dos Elementos. Esses pontos são geralmente usados pelos acupunturistas Constitucionais dos Cinco Elementos.[2]

Usos dos pontos Elementos

- Geralmente são usados como pontos de tonificação e de sedação, transferindo *qi* ao redor do ciclo *sheng*
- Podem ser usados para transferir *qi* entre órgãos, por meio do ciclo *ke*
- Podem ser usados para tratar um "Elemento dentro do Elemento" do paciente (Capítulo 4). Os pontos Elementos são raramente usados dessa maneira e a descrição desse emprego está além da abrangência deste livro.

Os pontos Elementos são apresentados na Tabela 36.1.

Posição dos pontos Elementos

Os pontos Elementos ficam nos membros. Todos os pontos próximos das unhas dos canais *yin* são pontos Madeira, os segundos pontos são pontos Fogo e os terceiros pontos são pontos Terra. Os pontos nos cotovelos ou joelhos são pontos Água. Os pontos Metal variam ligeiramente de posição, mas em geral ficam entre os pontos Terra e os pontos Água.

Todos os pontos próximos das unhas dos canais *yang* são pontos Metal, os segundos pontos são pontos Água e os terceiros pontos (exceto VB) são pontos Madeira. Os pontos nos cotovelos ou nos joelhos são pontos Terra. Os pontos Fogo ficam entre os pontos Madeira e os pontos Terra, e podem variar de posição.

---

[1] Na década de 1970, J. R. Worsley descreveu esses pontos e os chamou de pontos "Antigos". Ele recomendou que fossem usados de acordo com a estação do ano.

[2] Diferentes passagens no *Nei Jing* e no *Nan Jing* atribuem usos diferentes e até contraditórios a esses pontos. O uso desses pontos na Acupuntura Constitucional dos Cinco Elementos é fundamentado, como tantos outros aspectos, no *Nan Jing*.

Tabela 36.1 Pontos Elementos.

Órgão	Ponto Madeira	Ponto Fogo	Ponto Terra	Ponto Metal	Ponto Água
Pulmão	11	10	9	8	5
Intestino Grosso	3	5	11	1	2
Estômago	43	41	36	45	44
Baço	1	2	3	5	9
Coração	9	8	7	4	3
Intestino Delgado	3	5	8	1	2
Bexiga	65	60	40*	67	66
Rins	1	2	3	7	10
Pericárdio	9	8	7	5	3
Triplo Aquecedor	3	6	10	1	2
Vesícula Biliar	41	38	34	44	43
Fígado	1	2	3	4	8

* J. R. Worsley usava um sistema de numeração para alguns pontos do canal da Bexiga ligeiramente diferente daquele utilizado pelos chineses. Naquele sistema, é B-54.

Conceito de "transferir" *qi* entre os órgãos

A ideia de transferir *qi* de um órgão que está com relativo excesso para outro órgão é um conceito antiquíssimo na medicina chinesa. O *Maishu*, escavado recentemente no cemitério de Zhangjiashan, e provavelmente o tratado mais antigo sobre acupuntura que existe, afirma:

> Aqueles que tratam as doenças tiram o excesso e complementam a insuficiência.
>
> (citado em Lo, 2001; p. 29)

O Capítulo 5 do *Su Wen* afirma:

> Se houver uma deficiência de *qi* em um determinado local ou canal, o *qi* pode ser conduzido ou guiado de outros canais para complementar a fraqueza.
>
> (Ni, 1995)

O *Su Wen*, entretanto, não dá nenhum protocolo de tratamento específico para o processo de "transferir" *qi*. Na dinastia Ming, Xu Feng (1439 d.C.) e Gao Wu (1529 d.C.) estabeleceram o emprego dos pontos de "tonificação" e de "sedação". Isso fez com que esses protocolos de tratamento fossem amplamente usados, em especial entre os acupunturistas coreanos e japoneses.[3]

A importância de harmonizar o *qi* dos 12 Órgãos é fundamental nesse estilo de acupuntura. Isso significa que é uma prática comum a transferência de *qi* entre os órgãos, mesmo que o órgão relativamente mais forte esteja um pouco deficiente em termos absolutos. O diagnóstico pelo pulso é crucial para fazer esse julgamento.

Pontos de tonificação

O ponto de tonificação de um canal é o ponto associado ao Elemento precedente no ciclo *sheng*, a "mãe" do Órgão envolvido. A tonificação

---

[3] Esses protocolos de tratamento não são usados na Medicina Tradicional Chinesa (MTC) contemporânea. É interessante, entretanto, notar que foram ensinados no Shanghai Military Medical College entre 1964 e 1970. Os protocolos de Entrada/Saída também eram ensinados; Eckman, 1996, p. 160.

desses pontos transfere *qi* do órgão mãe para o filho. O *qi* só pode ser transferido de um Órgão *yin* para outro Órgão *yin* ou de um Órgão *yang* para outro Órgão *yang*. Por exemplo, B-67, o ponto Metal do canal da Bexiga, pode ser usado para puxar *qi* do Intestino Grosso para a Bexiga ou R-7, o ponto Metal do Rim, para transferir *qi* do Pulmão para o Rim.

Os pontos de tonificação são:

- P-9
- IG-11
- E-41
- BP-2
- C-9
- ID-3
- B-67
- R-7
- PC-9
- TA-3
- VB-43
- F-8.

Pontos de sedação

O ponto de sedação de um canal é o ponto associado ao Elemento seguinte no ciclo *sheng* ou o "filho" do Órgão envolvido. O ponto de sedação no canal é sedado se o *qi* em um Órgão estiver com relativo excesso, em comparação ao do Órgão que o segue no ciclo *sheng*. Por exemplo, E-45, o ponto Metal, pode ser sedado se o terapeuta quiser transferir *qi* para o Intestino Grosso.

Os pontos de sedação são:

- P-5
- IG-2
- E-45
- BP-5
- C-7
- ID-8
- B-65
- R-1
- PC-7
- TA-10
- VB-38
- F-2.

Uso dos pontos de tonificação e sedação

Os pontos de tonificação são usados com mais frequência do que os pontos de sedação. Isso acontece porque se dá mais ênfase à tonificação das deficiências de base do que à sedação do excesso. Às vezes, os dois pontos podem ser usados juntos. Se, por exemplo, o pulso do Fígado estiver cheio ou em excesso, e o pulso do pericárdio estiver deficiente, então o ponto de sedação do canal do Fígado (F-2, o ponto Fogo) pode ser sedado ao mesmo tempo que se faz um reforço

do ponto de tonificação no canal do Pericárdio (PC-9, o ponto Madeira). Isso normalmente é realizado quando se sente um excesso no pulso do órgão-mãe. É preferível usar o ponto de tonificação em vez do ponto de sedação quando o órgão-mãe está apenas relativamente mais cheio do que o filho, embora o diagnóstico pelo pulso ainda mostre que, no geral, está deficiente.

O uso desses pontos é, em grande parte, determinado pelo Elemento o qual o terapeuta tem em foco no tratamento. Se, por exemplo, ele estiver tratando um Fator Constitucional (FC) Água, cujo Elemento Metal está mais forte do que a Água, seria normal utilizar os pontos de tonificação da Água (B-67 e R-7) várias vezes durante o curso do tratamento (Figura 36.1). Seria incomum usar os pontos de sedação do Metal (IG-2 e P-5), a não ser que os órgãos do Elemento Metal tivessem um excesso de *qi*, o que é improvável.

Por outro lado, se o terapeuta estiver tratando um FC Madeira com plenitude do Fígado, seria comum usar os pontos de sedação desse Órgão (F-2), especialmente se o Coração ou o Pericárdio estiver deficiente. Deve-se notar, entretanto, que se o Coração e o Pericárdio estiverem deficientes em termos absolutos, então seria muito comum estimular os pontos de tonificação dos Órgãos Fogo (C-9 ou PC-9). Se o Órgão Estômago estiver com excesso e o Intestino Grosso deficiente, então o ponto de sedação do Estômago (E-45) pode ser usado. Novamente, se o Intestino Grosso estiver deficiente em termos absolutos, então seria bastante comum estimular o ponto de tonificação (IG-11). A Figura 36.2 mostra a transferência de *qi*, com ênfase nos pontos de sedação – embora os pontos de tonificação também possam ser utilizados.

O princípio está resumido em *Ode to the Streamer out of the Dark* (+1234):

> Em relação à inserção de agulhas no canal original, há também a Mãe e o Filho. Supondo que o Coração esteja fraco, selecione o Pequeno Influxo (C-9) do canal original e reforce-o; o Pequeno Influxo é o ponto Madeira Nascente (Poço), e a Madeira produz Fogo. Quando estiver forte, selecione, então, o Portão do Espírito (C-7) e drene-o; o Portão do Espírito é o ponto Terra *shu*, e o Fogo produz Terra.

(Bertschinger, 1991, p. 21)

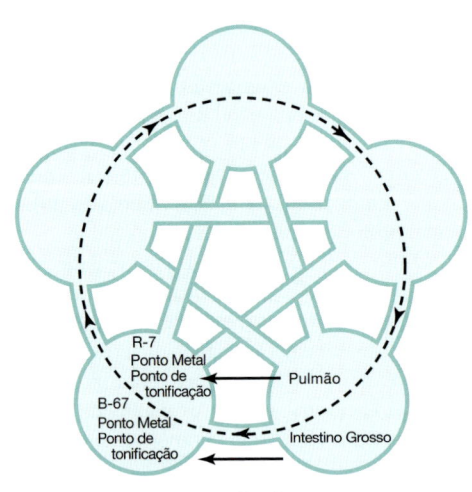

Figura 36.1 Uso dos pontos de tonificação.

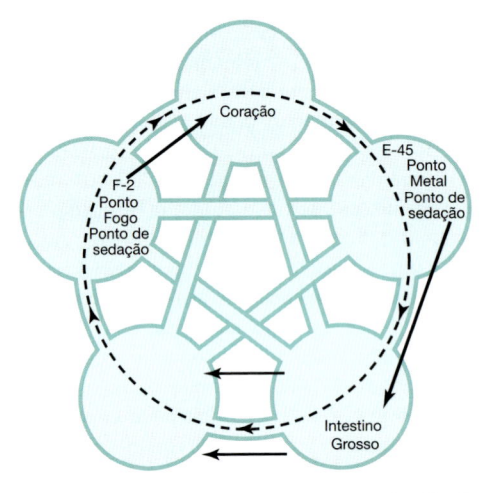

Figura 36.2 Uso dos pontos de sedação, mas os pontos de tonificação também podem ser usados.

Transferência de *qi* pelo ciclo *ke*

Outro método de transferir *qi* entre os órgãos é transferir entre órgãos *yin* ligados no ciclo *ke* ou de controle. Por exemplo, o terapeuta pode transferir *qi* de um Fígado relativamente pleno

para um Baço relativamente deficiente, pela estimulação de BP-1, o ponto Madeira do canal do Baço. Esse método é usado com menos frequência do que os pontos de tonificação e os pontos de sedação quando se trata o FC da pessoa, mas esses pontos podem ser muito valiosos para alguns pacientes e em determinadas circunstâncias específicas.

Transferência de *qi* em protocolos de tratamento específicos

Esse método de transferir *qi* por meio do ciclo *ke* é usado com mais frequência nas seguintes circunstâncias:

1. Quando se trata um desequilíbrio Marido-Esposa (Figura 36.3 e Capítulo 28). Os quatro pontos que têm a capacidade de transferir *qi* dos órgãos do lado da esposa para o lado do marido são B-67, R-7, R-3 e F-4.

2. Quando se usa a "Técnica das Quatro Agulhas". Esse método foi descrito pela primeira vez no século 17 pelo monge coreano Sa Am (Eckman, 1996, p. 154). É usado também por muitos japoneses, coreanos e outros acupunturistas para tratamentos da "raiz". Os acupunturistas da Acupuntura Constitucional dos Cinco Elementos utilizam esse método muito raramente. Seu principal emprego é exercer mais força durante a transferência de *qi* entre dois Órgãos ligados pelo do ciclo *sheng*. Esse tipo de força em geral é mais necessário quando um paciente apresenta um desequilíbrio Marido-Esposa e o *qi* não é transferido o suficiente do lado direito para o lado esquerdo. (Ver Apêndice C para descrição da Técnica das Quatro Agulhas.)

3. Também é raramente usado em um sistema de transferência entre Órgãos que não estejam diretamente conectados entre si nos ciclos *sheng* ou *ke*. (Ver Capítulo 34 para uma descrição dessas transferências.)

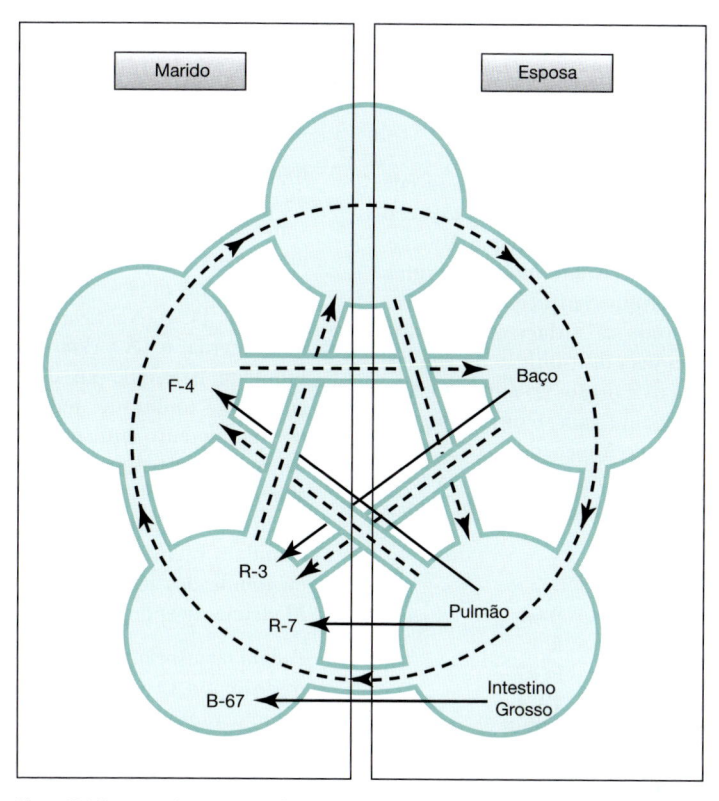

Figura 36.3 Pontos usados para desequilíbrio Marido-Esposa.

Pontos-fonte *yuan*

Uso dos pontos-fonte *yuan*

São os pontos mais comumente usados nesse estilo de acupuntura, por várias razões:

- São considerados os melhores pontos para "testar" o FC porque são confiáveis e poderosos
- São considerados pontos confiáveis para apoiar o uso de outros pontos no mesmo canal. Por exemplo, podem ser usados se o terapeuta agulhou outros pontos e quer dar suporte e reforçar o tratamento.

Efeito sobre o *yuan qi*

Esses pontos exercem um efeito particular sobre o *yuan qi*, "a força motriz mais básica dentro do corpo" (Rose e Zhang, 2001). O *yuan qi* não é "nada além de *jing* na forma de *qi* ... É a base da vitalidade e do vigor" (Maciocia, 1989, pp. 41-42). Isso é importantíssimo para o Acupunturista Constitucional dos Cinco Elementos, uma vez que grande parte do seu trabalho tem por objetivo reforçar a saúde constitucional do paciente.

O *Nan Jing* descreve o *yuan qi* como "a raiz e a base de todos os 12 condutos (canais)" (Unschuld, 1986, Capítulo 8). Como o *yuan qi* é especificamente descrito como *jing* na forma de *qi*, é a maneira mais importante de *qi* para se estimular caso o terapeuta deseje influenciar a saúde constitucional do paciente, o *jing*.

A importância dos pontos fonte está expressa na seguinte passagem do *Nei Jing*:

> Quando qualquer uma das cinco vísceras está doente, o ponto mais apropriado entre os 12 pontos fonte deve ser escolhido. Os 12 pontos-fonte

são os locais pelos quais as cinco vísceras irrigam as 365 articulações com *qi* e com os nutrientes que receberam.

(Ling Shu, Capítulo 1; Yang e Chace, 1994)

O Capítulo 66 do *Nan Jing* também fala sobre os pontos fonte. Dá uma ênfase especial sobre o uso do ponto fonte do Triplo Aquecedor, TA-4. Isso se dá porque uma das principais funções do Triplo Aquecedor é ser uma "avenida para o *yuan qi*" (Maciocia, 1989, p. 118), responsável pela distribuição do *yuan qi* para todos os canais e órgãos do corpo. O *Nan Jing* diz que: "Origem (*yuan*) é uma nobre designação para o Triplo Aquecedor" (Unschuld, 1986, Capítulo 66), com referência à sua capacidade de nutrir o *yuan qi* e distribuí-lo para os outros órgãos.

Os pontos-fonte *yuan* são:

- P-9
- IG-4
- E-42
- BP-3
- C-7
- ID-4
- B-64
- R-3
- PC-7
- TA-4
- VB-40
- F-3.

Pontos *luo* de junção

Os pontos *luo* de junção são usados em várias situações diferentes:

1. Eles conectam os órgãos *yin* e *yang* dentro de um Elemento. Se o terapeuta verifica que o pulso de um órgão está mais deficiente do que seu acoplado, então o ponto de junção do órgão relativamente deficiente é tonificado para produzir maior harmonia entre os Órgãos. Por exemplo, se o pulso do Baço estiver mais fraco do que o do Estômago, BP-4, o ponto *luo* de junção pode ser tonificado (Figura 36.4). Se os dois Órgãos estiverem com excesso, o terapeuta pode reduzir (sedar) o ponto de junção do órgão que estiver mais pleno, mas esse procedimento é feito com muito menos frequência.

(No Elemento Fogo, os tradicionais acoplados de Coração/Intestino Delgado e Pericárdio/Triplo Aquecedor são usados.)

2. Os pontos *luo* de junção são geralmente usados em combinação, para tonificar ou reduzir um Elemento. Isso é particularmente verdadeiro se o terapeuta perceber alguma diferença, em qualidade ou em quantidade, entre os dois órgãos, embora isso não seja essencial. PC-6 (*Nei Guan*, Portão da Fronteira Interna) e TA-5 (*Wai Guan*, Portão da Fronteira Externa), por exemplo, podem, ambos, ser tonificados mesmo quando não houver diferença entre os pulsos do Pericárdio e do Triplo Aquecedor. VB-37 (*Guang Ming*, Brilhante e Claro) e F-5 (*Li Gou*, Fosso do Inseto) podem ser reduzidos juntos quando o Elemento Madeira estiver pleno, ou tonificados juntos quando o Elemento Madeira estiver deficiente.

3. Podem ser associados ao ponto-fonte *yuan* do órgão oposto. O ponto *luo* de junção e o ponto-fonte *yuan* são conectados por meio de um trajeto interno. O uso desses pontos em conjunto é conhecido como a combinação do "anfitrião" e do "hóspede". O anfitrião é o órgão primariamente afetado e o hóspede é o órgão acoplado.[4] Por exemplo, o ponto de junção do Pulmão pode ser tonificado com o ponto fonte do Intestino Grosso. Isso irá conectar os dois órgãos e reforçar o Elemento Metal de uma maneira geral.

4. São usados em protocolos complexos de transferência (Capítulo 34 e Apêndice C).

5. São utilizados para corrigir desequilíbrios de Akabane (Capítulo 28).

---

[4] Diferentes métodos foram usados ao longo da história para determinar qual Órgão é o "anfitrião". O Capítulo 10 do *Ling Shu* e o *Great Compendium of Acupuncture and Moxibustion* propõem o diagnóstico tendo como base a sintomatologia física. Na Acupuntura Constitucional dos Cinco Elementos, a decisão seria tomada com base em uma imagem mais abrangente dos "Oficiais" ou no fato de o terapeuta ter descoberto previamente qual órgão produz a mudança do pulso mais significativa quando tratado.

Os pontos *luo* de junção são:

- P-7
- IG-6
- E-40
- BP-4
- C-5
- ID-7

- B-58
- R-4
- PC-6
- TA-5
- VB-37
- F-5.

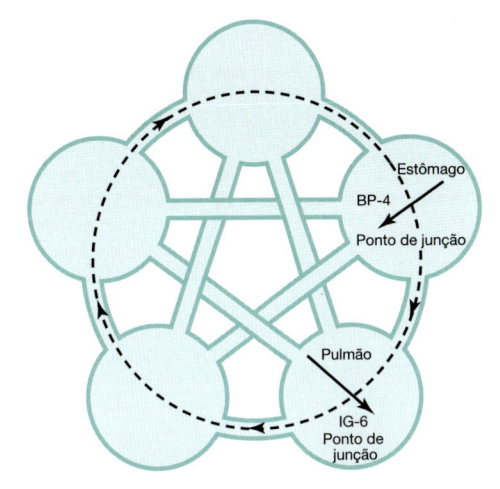

Figura 36.4 O ponto *luo* de junção é usado para equilibrar a desarmonia entre esses órgãos acoplados.

Pontos horários

Os pontos horários são aqueles do canal cujo Elemento é o mesmo do próprio canal. É um ponto horário apenas durante o período de 2 h da atividade máxima do canal. Por exemplo, PC-8, o ponto Fogo, é o ponto horário do canal do Pericárdio (o Pericárdio sendo um órgão do Elemento Fogo) entre 19 e 21 h. A Tabela 36.2 fornece a hora do dia para os diferentes pontos horários.

O conceito dos períodos de 2 h em que o *qi* de um órgão se encontra no seu ponto máximo origina-se da escola da metodologia biorrítmica, conhecida como *zi wu liu zhu fa*, e remonta pelo menos à dinastia Tang (618 a 906). (Soulié de Morant, 1994, p. 121, sustenta que remonta a 104 a.C., na dinastia Han, mas não dá referências.)

Os períodos de 2 h são fundamentados na passagem do sol, ou seja, meio-dia é quando o sol está no seu apogeu, e o terapeuta deve levar em conta as variações da hora do sol, como no verão. É muito difícil ter certeza da hora exata pelo sol em um determinado local e, na prática, esses pontos são usados de maneira bastante livre a esse respeito. O uso de alguns dos pontos horários na hora correta do dia envolveria trabalhar em horários bastante impróprios, de modo que, na prática, os pontos horários mais comumente usados são os do Estômago e Baço, Coração e Intestino Delgado e Bexiga e Rim. Esses pontos também podem ser sedados quando um órgão estiver pleno na hora mais reduzida do dia, mas esse não é seu uso principal.

Tabela 36.2 Pontos horários.

Ponto horário	Hora do dia
Pulmão 8	3 às 5 h
Intestino Grosso 1	5 às 7 h
Estômago 36	7 às 9 h
Baço 3	9 às 11 h
Coração 8	11 às 13 h
Intestino Delgado 5	13 às 15 h
Bexiga 66	15 às 17 h
Rim 10	17 às 19 h
Pericárdio 8	19 às 21 h
Triplo Aquecedor 6	21 às 23 h
Vesícula Biliar 41	23 à 1 h
Fígado 1	1 às 3 h

Usos dos pontos horários

1. Durante seu período de 2 h, os pontos horários dão um poderoso reforço para o *qi* do órgão para o qual estão sendo usados.

2. Utilizados fora do horário, os pontos Elementos também terão um efeito tonificante, embora esse efeito seja menos poderoso do que quando usados como um ponto horário.

3. Os pontos Elementos (ou pontos horários sazonais) são ocasionalmente empregados quando o terapeuta deseja tratar um órgão durante a estação ressonante com o Elemento associado. Por exemplo, os pontos "horários sazonais" na primavera são VB-41 e F-1. Eles podem ser tonificados se esses órgãos estiverem deficientes.

4. Os pontos Elementos também são usados de uma maneira particular na Técnica das Quatro Agulhas (ver Apêndice C).

Pontos de acúmulo ou *xi* em fenda

Os pontos *xi* em fenda são pontos nos quais o *qi* se "acumula". Normalmente são usados para reforçar outros pontos ou para tonificar ou reduzir, de modo geral, um órgão. Eles têm a vantagem de estar localizados entre os pontos de "comando" (com exceção de E-34, que fica acima do joelho), de modo que com frequência são pontos dinâmicos e poderosos. Nenhum desses pontos é um ponto Elemento, de modo que eles também têm a vantagem sobre alguns outros pontos, por não afetarem o equilíbrio do Elemento "dentro" do Elemento.

Outros pontos com usos específicos

Pontos *shu* dorsais ou de "efeito associado"[5]

São pontos localizados no dorso, que ficam ao longo do Canal da Bexiga e afetam diretamente o órgão relacionado (Tabela 36.3). O uso desses pontos remonta ao Capítulo 51 do *Ling Shu*. São comumente usados para estimular ou sedar

o *qi* de um órgão. São especialmente eficazes quando o *qi* do paciente se encontra muito esgotado. Considera-se que seu efeito seja diretamente sobre o próprio órgão e não mediado pelo canal associado ao órgão, como no caso de outros pontos. Também são usados para o diagnóstico e tratamento de Energia Agressiva (Capítulo 30).

Tabela 36.3 Pontos *shu* dorsais.

Órgão	Ponto *shu* dorsal
Pulmão	B-13
Intestino Grosso	B-25
Estômago	B-21
Baço	B-20
Coração	B-15
Intestino Delgado	B-27
Bexiga	B-28
Rins	B-23
Pericárdio	B-14
Triplo Aquecedor	B-22
Vesícula Biliar	B-19
Fígado	B-18

Pontos de Entrada e de Saída

Esses pontos estão situados no início ou próximos do início ou do fim dos canais. Eles ligam os canais, formando um circuito completo de *qi*. (Ver Capítulo 33 para mais detalhes sobre o uso desses pontos.)

Os pontos de Entrada e de Saída são utilizados quando o terapeuta determina que o *qi* não está fluindo livremente entre dois canais ligados na circulação do *qi*. Essa circulação segue o uso tradicional, estabelecido no Capítulo 10 do *Ling Shu*, começando com o Pulmão e terminando com o Fígado. É a mesma circulação encontrada no relógio chinês (ver pontos horários, anteriormente).

[5] J. R. Worsley usou o termo "Pontos de Efeito Associado", que também foi usado por Felix Mann, escritor e professor influente de acupuntura. O termo atualmente quase não é mais usado, a não ser pelos profissionais da Acupuntura Constitucional dos Cinco Elementos.

De um modo geral, o ponto de Entrada é o primeiro ponto no canal e o ponto de Saída, o último ponto, mas há exceções à regra. As exceções estão em itálico na Tabela 36.4.

Às vezes, os pontos de Entrada de um canal são tonificados a fim de fornecer um estímulo geral ao *qi* do canal.

Tabela 36.4 Pontos de Entrada e de Saída.

Órgão	Ponto de Entrada	Ponto de Saída
Pulmão	1	7
Intestino Grosso	4	20
Estômago	1	42
Baço	1	21
Coração	1	9
Intestino Delgado	1	19
Bexiga	1	67
Rim	1	22
Pericárdio	1*	8
Triplo Aquecedor	1	22
Vesícula Biliar	1	41
Fígado	1	14
Ren	1	24
Du	1	28

* Na maioria das mulheres é impossível agulhar PC-1, de modo que esse ponto pode ser substituído por PC-2.

Pontos do *Ren mai* e do *Du mai*

Os 12 canais principais são comparados a rios, mas esses dois vasos são comparados ao mar. O *Ren mai* (Vaso da Concepção) é conhecido como o "mar dos canais *yin*" e o *Du mai* (Vaso Governador), como o "mar dos canais *yang*". Os pontos desses canais são usados para reforçar o tratamento no FC e em outros Elementos. Esse é particularmente o caso quando há depleção grave de *qi*, e o terapeuta luta para produzir uma melhora suficiente no paciente. (Ver Capítulo 44 para o uso de pontos específicos sobre esses vasos.)

Pontos de alarme ou *mu* frontais

Esses pontos localizam-se no tronco e afetam diretamente um órgão relacionado. Esses pontos podem ser utilizados para fins diagnósticos. Se estiverem doloridos à palpação, isso pode indicar um desequilíbrio no órgão associado. A sensibilidade à palpação não é considerada um indicador confiável, entretanto, já que os pontos de acupuntura de algumas pessoas são muito mais sensíveis do que os de outras. Por essa razão, e pelo fato de esses pontos não serem úteis para o diagnóstico do FC, poucos acupunturistas valorizam seu emprego. Os profissionais da Acupuntura Constitucional dos Cinco Elementos nunca usam os pontos *mu* frontais com fins terapêuticos, embora muitos dos pontos sejam tratados com frequência por conta de outras características que têm. (Ver Capítulo 29 para mais detalhes sobre os pontos *mu* frontais.)

Em comum com muitos acupunturistas, os quais aprenderam de fontes japonesas, a lista de J. R. Worsley dos pontos *mu* frontais é ligeiramente diferente da ensinada na China (Worsley, 1982, p. 285). Isso é indicado pela lista fornecida na Tabela 36.5, mostrando os pontos diferentes em itálico.

Tabela 36.5 Pontos de alarme ou *mu* frontais.

Órgão	Ponto de alarme ou *mu* frontal
Pulmão	P-1
Intestino Grosso	E-25
Estômago	VC-12
Baço	F-13
Coração	VC-14
Intestino Delgado	VC-4
Bexiga	VC-3
Rim	VB-25
Pericárdio	**VC-15**
Triplo Aquecedor	VC-5
Jiao superior	VC-17
Jiao médio	VC-12
Jiao inferior	VC-7
Vesícula Biliar	**VB-23 e 24**
Fígado	F-14

O uso dos pontos apresentados neste capítulo forma a base de grande parte do tratamento do paciente. Se o terapeuta deseja afetar a mente e o espírito do paciente de maneira mais específica, está indicado o uso dos pontos, conforme descrito no próximo capítulo.

Resumo

- Os profissionais da Acupuntura Constitucional dos Cinco Elementos usam regularmente pontos tendo como base os empregos estabelecidos no *Nei Jing* e no *Nan Jing*
- Os pontos de "comando", que ficam abaixo dos cotovelos e dos joelhos, são muito usados

- As transferências de *qi* de órgãos relativamente plenos para órgãos mais deficientes são realizadas pelo uso dos pontos Elementos sob a forma de pontos de tonificação e sedação. As transferências também podem ser feitas pelo ciclo *ke* entre os órgãos *yin*. Esses órgãos são muito utilizados quando os pulsos dos pacientes indicam desequilíbrios acentuados entre os Elementos
- Os pontos-fonte *yuan* são muito usados. Eles afetam o *yuan qi*, o *jing* na forma de *qi* e, portanto, influenciam diretamente a saúde constitucional da pessoa. São os principais pontos para testar o FC e a resposta ao tratamento de um órgão ou de um Elemento
- Quando o *qi* de uma pessoa está especialmente deficiente, os pontos *shu* dorsais, os pontos horários e os pontos do *Ren mai* e do *Du mai* também são usados.

Uso dos Pontos para Tratar o Espírito

37

Tratamento do espírito na Acupuntura Constitucional dos Cinco Elementos

Os profissionais da Acupuntura Constitucional dos Cinco Elementos valorizam muito a geração de uma mudança em nível do espírito da pessoa a fim de aliviar muitos problemas crônicos de saúde.

> Ter espírito (*de shen*) é o esplendor da vida.
> Perder o espírito (*shi shen*) é a aniquilação.
>
> (*Su Wen*, Capítulo 13; Larre e Rochat de la Vallée, 1995, p. 33)

Ao discutir o uso dos pontos para tratar o espírito de uma pessoa, a palavra "espírito" é usada no mesmo sentido empregado nos Capítulos 3 e 27. Quando os acupunturistas tentam realizar uma mudança no "espírito" de uma pessoa por meio do tratamento, eles estão se empenhando em iniciar mudanças profundas e fundamentais. Essas mudanças se manifestam na maneira de como os pacientes se sentem consigo mesmos e, portanto, como interagem com o mundo.

Tratar no nível apropriado

A escolha do nível correto de tratamento é de fundamental importância. Alguns pacientes, por exemplo, têm sintomas puramente físicos que provocam dor, disfunção e/ou redução da vitalidade. Nesse caso, algumas sessões simples de acupuntura podem produzir o equilíbrio suficiente para que os sintomas físicos cessem. Entretanto, mesmo sintomas simples como esses podem estar surgindo de um nível mais profundo.

Por exemplo, uma pessoa com dor, disfunção e/ou baixa vitalidade também pode ter tido uma disposição ansiosa durante toda sua vida. Nesse caso, é importante garantir que o tratamento abranja a disposição ansiosa. Se o paciente for um Fator Constitucional (FC) Água, o acupunturista pode começar reequilibrando os movimentos "descendentes" do *qi* do Rim, no intuito de tornar possível que ele se sinta mais centrado internamente. Se isso for possível com o uso de tratamentos simples, como pelos pontos "de comando", transferências de *qi*, pontos *shu* dorsais etc., no Elemento Água, não há necessidade de usar pontos que tratem o espírito especificamente. Alguns pacientes experimentam uma transformação radical no estado de saúde do corpo, mente e espírito, a partir de tratamentos simples.

Se, por outro lado, o tratamento simples não produzir uma melhora significativa no espírito do paciente, então pode ser necessário que o acupunturista selecione pontos que afetem o espírito mais diretamente. Os acupunturistas sabem que o nível do espírito foi afetado se os pacientes relatarem que se sentiram melhor consigo mesmos. Deve haver também melhora de cor, som, emoção e odor, além dos sintomas.

Saúde e espírito

Aquilo que constitui "saúde" difere de um paciente para outro. Mais relaxamento, vitalidade, alegria, força, criatividade, espontaneidade, capacidade de decisão, clareza, propósito, esperança ou muitos outros aspectos da condição humana constituem, todos, possíveis mudanças que os pacientes precisam sentir para ter uma sensação de bem-estar. Se a raiz do problema estiver no espírito, mas apenas os sintomas físicos respondem, eles continuarão a levar uma vida limitada. Seus problemas físicos também podem voltar ou novos sintomas podem surgir.

Escolha dos pontos do espírito

É normal escolher para o espírito os pontos situados nos canais do FC. Os pontos do espírito normalmente só são usados em outros Elementos que não sejam o FC, quando o espírito da pessoa foi especialmente afetado por situações traumáticas e difíceis envolvendo emoções intensas. Por exemplo, um FC Terra que acaba de sofrer uma perda pode ser incapaz de voltar ao seu nível anterior de bem-estar e alegria. Nesse caso, pode ser necessário tratar pontos no Elemento Metal cujo principal efeito seja no espírito. Sem dar esse apoio ao Elemento Metal, o paciente pode não conseguir retornar ao seu nível anterior de equilíbrio.

Alcançar o nível do espírito

> Para cada inserção de agulha, o método é principalmente não perder a radicação no espírito.
>
> (*Ling Shu*, Capítulo 8; Larre e Rochat de la Vallée, 1995, p. 81)

É muito fácil dizer que é importante tratar o paciente no nível do espírito, mas alcançar esse nível nem sempre é possível.

Como o acupunturista inicia a melhora no espírito de uma pessoa? Não existem respostas fáceis e todos os acupunturistas estão familiarizados com a experiência de frustração, quando aparentemente não conseguem dar início à mudanças que sentem que são necessárias. Existem dois fatores principais inter-relacionados quando se trata o espírito: o desenvolvimento interno do acupunturista e a escolha dos pontos.

Desenvolvimento interno do acupunturista

Esse é o assunto do Capítulo 6, mas nunca é demais realçar sua importância. Os principais fatores na relação terapeuta-paciente são a confiança e a profundidade da relação estabelecida. Os acupunturistas com frequência não conseguem produzir as mudanças no espírito, se não são capazes de estabelecer uma relação suficientemente profunda com o paciente. Isso é especialmente verdadeiro quando os pacientes estão sofrendo intensamente de tristeza, frustração, ansiedade, mágoa e outros estados emocionais. Se a relação terapeuta-paciente for limitada a apenas a "se dar muito bem", os pacientes continuam a esconder as partes de seus espíritos que estão sofrendo. Elas nunca são reveladas ou abordadas no encontro terapêutico.

Isso não quer dizer que os acupunturistas devam passar o tempo todo trazendo à tona a infelicidade e o sofrimento dos pacientes, mas sim que devem entrar em contato com esses aspectos em algum estágio. Os pacientes, então, saberão que essas partes de si mesmos foram vistas e reconhecidas. Quando os pacientes vêm para o tratamento, sabendo que suas lutas internas são reconhecidas, eles se permitem retirar grande parte da máscara que usam no dia a dia.

Apenas os terapeutas que têm a percepção dessas áreas de sofrimento em si mesmos e que, genuinamente, se importam com o sofrimento dos outros, conseguem uma relação terapeuta-paciente nesse nível. Essa é a razão pela qual os acupunturistas devem se esforçar para refinar suas habilidades e apurar seus espíritos. Os pacientes podem, então, trazer para o consultório o nível de sofrimento que mais necessita de tratamento.

Intenção

A intenção do terapeuta é crucial para a prática da acupuntura. A resposta do paciente será imensamente afetada se o acupunturista agulhar R-25, acreditando que seu efeito se limite às indicações físicas de tosse, asma e dor no peito (Cheng, 1987, p. 187), ou se ele usar o ponto dentro do contexto de seu venerável nome *Shen Cang*, o depósito do *shen*. Conforme Sun

Simiao escreveu: "Medicina é intenção (*yi*). Aqueles que são competentes em usar a intenção são bons terapeutas" (citado em Scheid e Bensky, 1998).

Muitos pianistas conseguem tocar as notas de uma peça musical, mas apenas aqueles que permitem que o próprio espírito esteja presente, durante sua execução, podem tocar os espíritos e os sentimentos de seus ouvintes.

Para atingir o espírito do paciente, o acupunturista precisa estar totalmente presente. Caso contrário, o nível da relação entre o terapeuta e o paciente pode não facilitar uma mudança suficiente no espírito do paciente. A acupuntura, contando apenas com a inserção de agulhas finas no *qi* da pessoa, é uma maneira poderosa, mas extremamente sutil de medicina. É tanto uma arte quanto uma ciência. Se o acupunturista não conseguir perceber isso, o valor dos pontos mencionados na seção seguinte permanecerá para sempre um mistério.

Escolha dos pontos

Antes de discutir a escolha dos pontos, deve-se mencionar novamente que, nas circunstâncias corretas, a mudança no espírito de uma pessoa pode ser iniciada em qualquer ponto do corpo. Embora alguns pontos tenham a tendência de influenciar o espírito mais prontamente do que outros, existem muitos pacientes que podem passar por uma profunda mudança interna com o tratamento dos pontos "de comando". Apenas quando os pacientes não mudam internamente é que o acupunturista utiliza pontos que afetam primariamente o espírito.

Um dos princípios básicos da seleção de pontos na Acupuntura Constitucional dos Cinco Elementos é que cada ponto de um canal exerce um efeito diferente no Órgão, assim como cada buraco da flauta produz uma nota diferente.

Frequência do uso dos pontos

Assim como os pacientes podem adquirir tolerância a alguns medicamentos os quais, após algum tempo, se tornam menos eficazes, eles também podem não obter o mesmo nível de benefício de alguns pontos, caso estes sejam usados com muita frequência. A repetição constante dos mesmos pontos é, por isso, desencorajada. Para utilizar esses pontos com precisão e requinte, os acupunturistas precisam explorar o repertório de pontos de um canal. Eles podem, então, avaliar quais mudanças podem ser iniciadas por diferentes pontos. Às vezes, pode ser necessário empregar os mesmos pontos com frequência, especialmente nos canais com poucos pontos ou em pacientes que precisam de tratamento de longo prazo ou frequente. Nesse caso, os pontos são muitas vezes usados em diferentes combinações.

Uso de pontos de acordo com seus nomes

Os nomes de muitos dos pontos remontam à dinastia Han. Os nomes de 160 pontos são encontrados no *Nei Jing* e, portanto, não é nenhuma surpresa observar a influência do Taoísmo e do Confucionismo em muitos de seus nomes. A visão taoísta do ser humano e do corpo humano como um microcosmo e um elo entre o Céu e a Terra fica especialmente evidente em muitos nomes de pontos.

O corpo como uma paisagem

Há um ditado taoísta que diz: "O corpo humano é a imagem de um país" (Schipper, 1993, p. 100), e isso está refletido nos nomes dos pontos – correntes, pântanos, montes, vales, montanhas e mares. Encontramos também nomes de estrelas e planetas. Cemitérios, tesouros, palácios e portões, algumas das construções e instituições da dinâmica e criativa dinastia Han, também estão presentes.

O famoso médico Sun Si-miao escreveu: "Os nomes dos pontos não são nominais; cada um tem um profundo significado" (citado em Ellis *et al.*, 1989). O uso dos pontos, tendo como base seu nome, tornou-se um aspecto importante da seleção de pontos de muitos acupunturistas taoístas e é descrito no *Yellow Court Classic* (século 2), um componente da Lei Taoísta, ou

Dao Zang (Eckman, 1996, p. 213). Ainda existem acupunturistas taoístas que mantiveram a tradição de usar os nomes dos pontos extensivamente em seus tratamentos.[1]

Uso dos pontos por termos anatômicos

O *Jia Yi Jing* (282 d.C.), fundamentado no *Nan Jing* e no *Ming Tang* (um clássico de acupuntura e moxabustão da dinastia Han, perdido na Antiguidade), acrescentou outros 189 pontos, que correspondem aos nomes de 349 dos pontos. Muitos desses nomes são de natureza topográfica, descrevendo a anatomia que é encontrada próxima do ponto ou nele próprio. Esses nomes propiciam pouca ou mesmo nenhuma ajuda aos acupunturistas contemporâneos, quanto às características em particular de um ponto.[2]

Uso dos pontos do espírito

Cada canal também tem pontos cujos nomes têm algum significado que liga o ponto ao Céu ou a algum aspecto do espírito de uma pessoa. É importante, entretanto, também ter em mente o Órgão e o Elemento no qual o ponto está localizado. Um ponto como F-14, o Portão da Esperança, pode ser eficaz se a falta de inspiração e de otimismo for predominantemente decorrente de um desequilíbrio do Fígado. Se for provocada pela disfunção de outro Órgão ou Elemento, então o Portão da Esperança não será eficaz. Alguns pontos, como os Janelas do Céu, os pontos do Rim localizados no tórax ou os pontos *shu* dorsais externos são agrupados juntos. Alguns pontos têm a palavra "espírito" no nome, traduções de *shen* ou de *ling*. Esses agrupamentos são discutidos a seguir. (Ver no

Apêndice A mais detalhes sobre os diferentes termos usados na medicina chinesa para significar "espírito".)

Interpretação dos nomes dos pontos

O principal problema em confiar no nome do ponto para obter informações sobre suas características está na interpretação. O que antigamente queriam dizer quando o ponto era nomeado nem sempre está claro. Os acupunturistas precisam ter cuidado para não dar sua própria interpretação ao nome do ponto para não correrem o risco de ter uma visão equivocada de suas características. Ver mais detalhes sobre a interpretação dos nomes dos pontos em Ellis *et al.*, 1988; Hicks, 1999; College of Traditional Acupuncture, 2000; Willmont 2001.[3]

Uso dos pontos pela localização

Embora muitos dos pontos mais poderosos estejam localizados distalmente em relação ao cotovelo e ao joelho, existem também outras áreas do corpo que têm um grande número de pontos poderosos.

Essas áreas estão especialmente centradas nos três *dan tian* do corpo (Figura 37.1). Historicamente, as práticas de meditação taoísta, o *tai chi chuan* e o *qi gong* deram mais ênfase a esses três focos do que a medicina. (Existem semelhanças, mas também diferenças importantes, com o conceito indiano de chacras.) Há, entretanto, superposições consideráveis que podem ser vistas mais claramente nos nomes e usos dos pontos de acupuntura. Esses centros de *qi* ressoam com o paradigma Céu-Humanidade-Terra.

---

[1] J. R. Worsley provavelmente aprendeu o conceito de usar os nomes dos pontos e as interpretações de alguns pontos com J. Lavier, o qual estudou extensivamente com muitos acupunturistas de todo o Oriente.

[2] Nenhuma versão da publicação original do *Jia Yi Jing* sobreviveu. A versão existente mais antiga data de 1601 d.C., de maneira que é impossível saber quantos nomes de pontos originam-se de épocas posteriores. Joseph Needham supõe que a denominação de todos os pontos foi concluída por volta do ano 300; ver Lu e Needham, 1980, p. 101.

[3] A ênfase moderna chinesa em retirar todas as influências taoístas ou supersticiosas (*mixin*) da medicina chinesa significou que a importância dos nomes dos pontos foi praticamente eliminada da acupuntura baseada na Medicina Tradicional Chinesa (MTC). Isso é uma pena. Os acupunturistas modernos, interessados em usar, às vezes, os pontos, tendo como base seus nomes, precisam refletir sobre os nomes, estudar os vários livros que discutem esse aspecto da acupuntura e, acima de tudo, estarem preparados para explorar um amplo repertório de pontos e avaliar suas características. Neste livro, baseamo-nos no nome de cada ponto para uma conclusão a respeito de suas características e também contamos grandemente com nossa própria experiência clínica e com a de outros praticantes desse estilo de acupuntura.

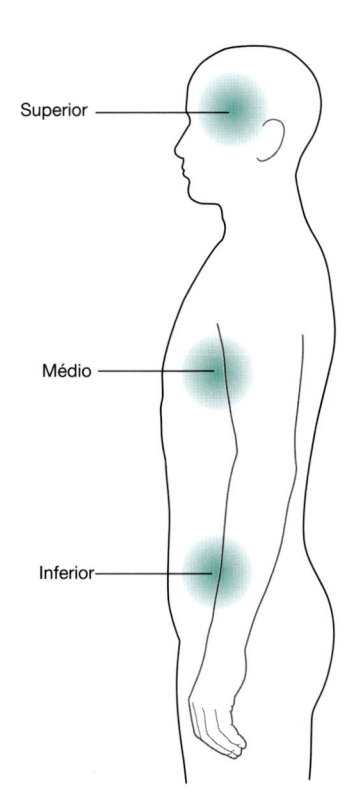

Superior

Médio

Inferior

Figura 37.1 Os três *dan tian* do corpo.

Dan tian inferior

Localiza-se logo abaixo do umbigo. Conecta-se com a área entre os Rins, denominada *ming men*. Essas duas áreas têm um significado especial na medicina oriental e também em muitas disciplinas espirituais orientais. O *qi* nessas áreas "constitui a vida do ser humano" e é "a fonte e a base dos 12 condutos" (canais ou meridianos) (Unschuld, 1986, Capítulo 66). No Japão, essa área é conhecida como o *Hara*, e é o foco de muitas práticas meditativas japonesas. A palpação do *Hara* constitui um componente diagnóstico importante de muitos estilos de acupuntura japonesa. (Na tradição indiana, a área do *dan tian* é o local do segundo chacra.) No modelo do Céu-Humanidade-Terra, é o principal centro energético do corpo que nos liga com o *qi* da Terra. O clássico da dinastia Han, *Book of the Centre*, descreve-o da seguinte maneira:

> O *dan tian* é a raiz de um ser humano. É o local onde o poder vital é mantido. Os cindo *qi* (dos cinco Elementos) têm sua origem aqui.
>
> (Schipper, 1993, p. 106)

Quando o *dan tian* inferior está deficiente, a pessoa normalmente perde a vitalidade física e sexual, e fica propensa a sentimentos de insegurança e ansiedade. O espírito não fica "ancorado".

Dan tian médio

Localiza-se no centro do tórax e governa nossa conexão com a Humanidade. Nossa capacidade de criar relações íntimas e nos comprometer de maneira criativa e produtiva com o mundo das pessoas e com as "10 mil coisas" depende da condição do *dan tian* médio. Muitos pontos ligados ao Coração e ao Protetor do Coração (Pericárdio) ficam ao redor do *dan tian* médio.

Dan tian superior

Situa-se no cérebro, entre os olhos, e é responsável pela nossa conexão com o Céu. Era conhecido como "a cavidade do *shen*" e como o "crisol superior" pelos adeptos do Taoísmo.

A inspiração, o sentido de propósito e o sentido de conexão com a Natureza dependem da vitalidade do *dan tian* superior. Muitos dos pontos dessa área, por exemplo, VB-13 *Ben Shen*, Raiz do Espírito; VG-24 *Shen Ting*, Sala do Espírito; e *Yin Tang* (localizado acima do *dan tian* superior entre as sobrancelhas) são usados há tempos para fortalecer e acalmar o espírito.

Repertório de pontos do acupunturista

Diferentes acupunturistas utilizam variados repertórios de pontos e os pontos apresentados na Tabela 37.1 são aqueles que os autores e seus colaboradores utilizam normalmente. Isso não quer dizer que outros pontos não possam ser empregados para causar uma mudança especificamente no espírito do paciente. Da mesma maneira, o acupunturista pode perceber que um ponto é poderoso, mas, quando outro colega o usa, ele não parece ter o mesmo efeito poderoso.

Tabela 37.1 Pontos usados especificamente para tratar o espírito.	
Elemento	Pontos usados especificamente para tratar o espírito
Madeira	VB-9, *Tian Chong*, Onda Celestial
	VB-13, *Ben Shen*, Raiz do Espírito
	VB-15, *Tou Lin Qi*, Cabeça Acima das Lágrimas
	VB-16, *Mu Chuang*, Janela do Olho
	VB-18, *Cheng Ling*, Recebendo o Espírito
	VB-24, *Ri Yue*, Sol e Lua
	VB-37, *Guang Ming*, Brilhante e Claro
	VB-40, *Qiu Xu*, Colina do Deserto
	B-48, *Yang Gang*, Rede *Yang*
	F-2, *Xing Jian*, Movendo-se Entre
	F-13, *Zhang Men*, Portão do Capítulo
	F-14, *Qi Men*, Portão da Esperança
	B-47, *Hun Men*, Portão do *Hun*
Fogo	C-1, *Ji Quan*, Nascente Suprema
	C-2, *Qing Ling*, Espírito Azul-esverdeado
	C-4, *Ling Dao*, Trajeto do Espírito
	C-7, *Shen Men*, Portão do Espírito
	B-44, *Shen Tang*, Sala do Espírito
	ID-11, *Tian Zong*, Ancestral Celestial
	ID-16, *Tian Chuang*, Janela Celestial
	ID-17, *Tian Rong*, Aparência Celestial
	PC-1, *Tian Chi*, Lago Celestial
	PC-2, *Tian Quan*, Nascente Celestial
	B-43, *Gao Huang Shu*, Ponto *Shu* Dorsal dos Órgãos Vitais
	TA-10, *Tian Jing*, Poço Celestial
	TA-15, *Tian Liao*, Orifício Celestial
	TA-16, *Tian You*, Janela Celestial
	TA-23, *Si Zhu Kong*, Orifício do Bambu de Seda
Terra	E-8, *Tou Wei*, Canto da Cabeça
	E-9, *Ren Ying*, Boas-vindas do Povo
	E-23, *Tai Yi*, Unidade Suprema
	E-25, *Tian Shu*, Pivô Celestial
	E-40, *Feng Long*, Prosperidade Abundante
	BP-4, *Gong Sun*, Avô e Neto
	BP-15, *Da Heng*, Grande Horizontal
	BP-18, *Tian Xi*, Corrente Celestial
	BP-20, *Zhou Rong*, Glória Envolvente
	BP-21, *Da Bao*, Grande Envoltório
	B-49, *Yi She*, Habitação do *Yi*

Tabela 37.1 Pontos usados especificamente para tratar o espírito. (*continuação*)	
Elemento	Pontos usados especificamente para tratar o espírito
Metal	P-1, *Zhong Fu*, Tesouro Central
	P-2, *Yun Men*, Portão da Nuvem
	P-3, *Tian Fu*, Tesouro Celestial
	B-42, *Po Hu*, Porta do *Po*
	IG-17, *Tian Ding*, Vaso Celestial
	IG-18, *Fu Tu*, Apoio da Proeminência
Água	B-1, *Jing Ming*, Olhos Brilhantes
	B-7, *Tong Tian*, Conexão Celestial
	B-10, *Tian Zhu*, Pilar Celestial
	B-52, *Zhi Shi*, Habitação do *Zhi*
	R-1, *Yong Quan*, Nascente Borbulhante
	R-21, *You Men*, Portão Escuro
	R-23, *Shen Feng*, Selo do *Shen*
	R-24, *Ling Xu*, Cemitério do Espírito
	R-25, *Shen Cang*, Depósito do Espírito
	R-26, *Yu Zhong*, Centro Elegante
	R-27, *Shu Fu*, Tesouro Vazio
Ren mai (VC), *Du mai* (VG) e pontos extras	VC-1, *Hui Yin*, Encontro do *Yin*
	VC-4, *Guan Yuan*, Portão para o Yuan *Qi*
	VC-5, *Shi Men*, Portão de Pedra
	VC-6, *Qi Hai*, Mar do *Qi*
	VC-8, *Shen Que*, Portão do Palácio do Espírito
	VC-15, *Jiu Wei*, Cauda do Pombo
	VC-16, *Zhong Ting*, Sala Média
	VC-17, *Tan Zhong*, Meio do Tórax
	VC-22, *Tian Tu*, Chaminé Celestial
	VG-4, *Ming Men*, Portão da Vida
	VG-10, *Ling Tai*, Torre do Espírito
	VG-11, *Shen Dao*, Trajeto do Espírito
	VG-16, *Feng Fu*, Tesouro do Vento
	VG-19, *Hou Ding*, Cume Posterior
	VG-20, *Bai Hui*, Cem Encontros
	VG-24, *Shen Ting*, Sala do Espírito
	Yin Tang

Sobre esse assunto, nada substitui o fato de tratar um grande número de pacientes e usar uma grande variedade de pontos. O acupunturista pode, então, manter a vigilância das mudanças evocadas nos pulsos e na pessoa. Ao longo dos anos, eles precisam refletir a respeito do uso de pontos individuais e as mudanças que esses pontos propiciaram a seus pacientes.

Não se deve esquecer que qualquer ponto em um canal terá algum efeito, embora em alguns casos o efeito seja muito pequeno. Nas mãos de um *sheng ren*, o acupunturista que "por meio de seu poder desperta e desenvolve a natureza superior das pessoas" (Capítulo 6), qualquer ponto no corpo será capaz de produzir uma mudança profunda.

Grupos específicos de pontos para tratar o espírito

Pontos "Janelas do Céu"

Esse agrupamento de pontos vem do *Ling Shu*. Os Capítulos 2, 5 e 21 fazem referência a esses pontos, porém as diferentes passagens dão listagens e indicações um pouco diferentes. Na verdade, não existem indicações psicológicas em nenhuma dessas passagens e isso, com razão, fez com que alguns escritores questionassem se eles realmente têm algum efeito em particular sobre o espírito da pessoa (Deadman *et al.*, 1998, p. 50; McDonald, 1992).

Foi dito anteriormente neste capítulo que há uma enorme variação nos tipos de nomes dados a diferentes pontos no corpo. Por exemplo, alguns pontos referem-se a características anatômicas, ao passo que outros descrevem mais o uso dos pontos. O grupo de pontos conhecido como "Janelas do Céu" é usado especificamente para melhorar a relação do paciente com o Céu. De fato, "Janelas do Paraíso" seria um nome mais preciso para eles, uma vez que *tian* é a palavra traduzida como "Céu", enquanto "Paraíso" é sua tradução mais habitual. (Entretanto, os autores preferiram manter o termo Janelas do Céu porque é um nome bastante conhecido.) A maioria dos pontos Janelas do Céu contém a palavra Céu (*tian*) no nome. Os nomes evocam imagens de nutrir a parte de uma pessoa que corresponde ao Paraíso.

Pontos que nutrem o Paraíso

O objetivo do tratamento para os acupunturistas taoístas da dinastia Han era harmonizar o *qi* da pessoa com o *qi* do Céu e da Terra. Na dinastia Han, e em muitas linhagens ao longo da história da acupuntura, a parte superior do corpo era considerada "ressoante" com o Céu (Paraíso).

Os nomes e as posições desses pontos Janelas do Céu (Tabela 37.2) indicam que eles eram considerados apropriados para tentar melhorar a conexão entre a pessoa e o Céu. Todas as Janelas localizam-se no pescoço, com exceção de P-3 (parte superior do braço) e PC-1 (tórax), cujos canais não chegam até o pescoço. O pescoço serve de ponte entre o *qi* dos dois *dan tian* inferiores no tronco e o *dan tian* superior na cabeça.

O que está acima do pescoço é nobre e majestoso em espírito, que é para manifestar a característica do Céu e seu tipo.

(Tung Chung-Shu; citado em Chan, 1963, p. 281)

A outra razão pela qual os acupunturistas utilizam esses pontos é porque descobriram, pela própria experiência, que esses pontos têm grande capacidade de afetar o espírito da pessoa. Isso não quer dizer que esses pontos (e outros que afetam predominantemente o espírito) sempre produzem o efeito que o acupunturista espera. Isso é, sem dúvida, verdadeiro para todos os pontos do corpo. Existem muitas razões para o ponto não surtir efeito. Por exemplo, a falta de uma relação terapeuta-paciente suficientemente profunda, intenção sem concentração (*yi*) da parte do acupunturista ou má localização do ponto podem fazer com que o tratamento não corresponda às esperanças e expectativas do acupunturista. O paciente também pode não estar com equilíbrio suficientemente harmônico para ser capaz de se beneficiar totalmente desse tratamento.

Tabela 37.2 Pontos Janelas do Céu.

Elemento	Janelas do Céu
Madeira	Nenhum*
Fogo	ID-16 *Tian Chuang*, Janela Celestial ID-17 *Tian Rong*, Aparência Celestial PC-1 *Tian Chi*, Lago Celestial TA-16 *Tian You*, Janela Celestial
Terra	E-9 *Ren Ying*, Boas-vindas das pessoas
Metal	P-3 *Tian Fu*, Tesouro Celestial IG-18 *Fu Tu*, Apoio da Proeminência
Água	B-10 *Tian Zhu*, Pilar Celestial
Ren mai e *Du mai*	VC-22 *Tian Tu*, Chaminé Celestial VG-16 *Feng Fu*, Tesouro do Vento

* Exceto quando VB-9 é incluído. Ver seção sobre os pontos da Vesícula Biliar no Capítulo 38.

Uso dos Pontos Janelas do Céu

Conectando-se com o Paraíso

Os pontos Janelas do Céu são indicados quando o espírito do paciente está diminuído e fora de contato com o *qi* do Céu. As pessoas que estão em contato com o Céu conseguem extrair alegria do contato com o mundo externo. Estão abertas ao milagre de um dia glorioso, à música, a um belo cenário e ao esplendor da natureza e da vida. Conforme um clássico da dinastia Han coloca:

Aquele que é capaz de nutrir o que o Céu gera e não interfere nisso é chamado "Filho do Céu".

(Lushi Chunqiu; citado em Lo, 2001, p. 25)

Nunca foi fácil "nutrir o que o Céu gera", porém a vida nas grandes cidades, o materialismo e o declínio do interesse pelas questões espirituais fizeram com que isso ficasse mais difícil do que nunca para os pacientes de nossa cultura e nossa época. Todos sabem como é ficar muito cansado, preocupado, nervoso ou desanimado que, felizmente por curtos períodos de tempo, perde-se o contato com a beleza da vida. Sua conexão com o Céu fica temporariamente obscurecida.

Em geral, os acupunturistas só precisam intervir quando a conexão permanece fraca por algum tempo. Nesse caso, a intensidade ou a natureza prolongada do sofrimento emocional dos pacientes corrói sua conexão com o Céu. Eles podem perder a clareza, o entusiasmo, a esperança ou a capacidade de provocar uma mudança necessária em suas vidas. Seu *qi* não se move mais livremente e de maneira harmoniosa. O sentido do propósito e a inspiração foram devastados pela estagnação, melancolia, ansiedade e frustração. Conforme está escrito no *Huainanzi*:

Portanto, dedicar-se aos negócios não estando de acordo com o Céu é se rebelar contra sua própria natureza.

(Major, 1993, Capítulo 3)

Quando usar os pontos Janelas do Céu

Esses pontos são geralmente usados quando o tratamento com acupuntura já conseguiu trazer uma melhora considerável à saúde do paciente. Idealmente, os pacientes já apresentam melhor vitalidade e muitos sinais e sintomas já melhoraram. Os pulsos não apresentam mais discrepâncias importantes quanto à força ou qualidade. O problema é que os pacientes não estão, na verdade, "se sentindo" melhor. Seus espíritos ainda estão deprimidos e tendem a olhar o lado escuro e negativo da vida.

Os pontos Janelas do Céu podem ser utilizados com sucesso nessas situações. Eles conseguem fazer melhoras sutis, ou não tão sutis, no espírito da pessoa. A abertura das Janelas do Céu foi comparada à abertura de uma cla-

raboia em uma sala, para que o paciente possa ver alguma luz. O resultado disso é que a pessoa consegue ver novas possibilidades naquilo que parecia uma situação fatalmente sem saída. A percepção da natureza, o sentido do encanto e o amor da vida ficam aumentados. Eles ficam com maior vitalidade e espontaneidade, o que torna possível iniciar uma mudança onde antes o movimento havia sido reprimido.

Os pontos Janelas do Céu também podem ser usados quando o acupunturista não consegue, de jeito nenhum, produzir uma mudança na saúde e no bem-estar da pessoa. Isso só é apropriado se essa falta de progresso for decorrente da deficiência da conexão do paciente com o Céu. Se, por outro lado, os pacientes não estiverem progredindo porque se encontram muito esgotados ou porque existem desequilíbrios importantes entre os Elementos, então esses pontos terão menos efeito. Nesse caso, o acupunturista deve provavelmente considerar se há algum outro fator que esteja impedindo o progresso. Pode ser um diagnóstico incorreto do FC, um bloqueio ao tratamento ou um desequilíbrio grave em outro Elemento. Se o acupunturista decidir que o diagnóstico está fundamentalmente exato, o uso de um ou mais pontos Janelas do Céu pode iniciar uma mudança que, de outro modo, não ocorreria.

É importante não forçar os pacientes a ver e ouvir antes que estejam prontos. Se permaneceram em uma escura prisão metafórica por muito tempo, somente conseguirão inicialmente lidar com um pequeno raio de luz. Quando o paciente houver se adaptado a isso, outros pontos do espírito ou Janelas poderão ser usados para possibilitar que gradualmente surja mais inspiração.

Como usar os pontos Janelas do Céu no tratamento

É melhor usar os pontos nos canais do FC do paciente. De modo geral, a melhor resposta é obtida quando as Janelas são utilizadas com apenas alguns outros pontos. Eles são com frequência combinados aos pontos-fonte *yuan* ou a outros pontos de comando do mesmo canal.

Alguns acupunturistas preferem empregar os pontos de comando primeiro, antes de usar o ponto Janela. Isso dá ao *qi* alguma vitalidade antes da Janela ser aberta. (Na prática, as Janelas são quase sempre tonificadas nos canais dos Elementos deficientes.) Outros preferem tratar a Janela primeiro. Nesse caso, se houver uma mudança significativa no pulso ou cor, som, odor ou emoção do paciente, então não há necessidade de tratar outros pontos no canal. Se houver pouca ou nenhuma mudança nesses sinais, então se pode acrescentar um ponto de comando.

Reações adversas ao tratamento

Em raras ocasiões, o paciente apresenta um súbito desânimo ou se torna mais maníaco. Isso normalmente ocorre se a Janela for aberta antes de o paciente estar pronto. Caso ocorra uma reação, a melhor maneira de estabilizar o *qi* é normalmente tratar o ponto-fonte *yuan* nos canais tratados. O tratamento para "ancorar" a pessoa, utilizando pontos para o *dan tian* inferior também é eficaz. Isso com frequência acomoda o espírito, fazendo-o retornar a uma condição mais estável. Às vezes, esse segundo tratamento estabiliza o efeito da Janela a tal ponto que o paciente fica, na verdade, significativamente melhor do que antes.

Outros pontos com *tian* no nome

Existem mais nove pontos no corpo que têm *tian* no nome e todos estão localizados na parte superior do corpo. A presença de *tian* no nome tem por objetivo transmitir a maneira como o ponto pode afetar a conexão da pessoa com o *qi* do Céu. Esses pontos são:

* IG-17 *Tian Ding* Vaso Celestial
* BP-18 *Tian Xi* Riacho Celestial
* ID-11 *Tian Zong* Ancestral Celestial
* B-7 *Tong Tian* Conexão Celestial
* PC-2 *Tian Quan* Nascente Celestial
* TA-10 *Tian Jing* Poço Celestial
* TA-15 *Tian Liao* Cavidade Celestial
* VB-9 *Tian Chong* Onda Celestial.

Pontos do Rim localizados no tórax

Esse agrupamento de pontos, do R-22 ao R-27, localiza-se no tórax, nos espaços intercostais. R-22 (*Bu Lang*, Andando na Varanda) é o ponto

de saída do canal do Rim. Os pontos acima de R-22 no canal parecem estar mais conectados aos Órgãos situados no Aquecedor Superior do que aos Rins. O Capítulo 16 do *Ling Shu* descreve como o *qi* "que entra nos Rins e flui para o Pericárdio se dispersa no tórax ..." (Sunu, 1985).

Três dos pontos do Rim localizados no tórax referem-se especificamente ao espírito (Tabela 37.3). O nome de cada ponto está relacionado aos dois diferentes espíritos do Coração, o *shen* e o *ling*. R-26 (*Yu Zhong*, Centro Elegante) e R-27 (*Shu Fu*, Cofre Vazio) são usados com menos frequência, mas ainda podem trazer mudanças significativas nos pulsos e no espírito da pessoa.

Enquanto o principal efeito dos pontos Janelas do Céu consiste em sua capacidade de melhorar a conexão da pessoa com o Céu, essa área no tórax, o *dan tian* médio, governa nossa conexão com as outras pessoas e com o mundo das "10.000 coisas".

Tabela 37.3 Pontos do Rim localizados no tórax.

Nome	Número
Sheng Feng, Selo do Espírito	R-23
Ling Xu, Cemitério do Espírito	R-24
Shen Cang, Depósito do Espírito	R-25

Uso dos pontos do Rim localizados no tórax

Os pontos do Rim localizados no tórax são normalmente usados para complementar o tratamento que está sendo realizado em outros Órgãos. São especialmente úteis quando o *qi* dos Rins, do Coração, do Pericárdio e dos Pulmões foi esgotado em decorrência de tristeza, pesar, medo e choque. Seu principal efeito é fortalecer. São geralmente empregados quando o espírito do paciente se encontra esgotado e a pessoa está lutando para enfrentar as dificuldades e os obstáculos do dia a dia, os relacionamentos, a ida ao trabalho, o ato de cuidar dos filhos etc.

Esses pontos são particularmente indicados quando o espírito da pessoa encontra-se devastado por sentimentos de rejeição e mágoa. Quando uma perda ou o final de um relacionamento perturba essa área, esses pontos podem ajudar a pessoa a voltar a se ocupar com a vida e com as pessoas. Enquanto os pontos Janelas do Céu propiciam um lampejo de luz, os pontos do Rim encontrados no tórax são mais eficazes para fortalecer e animar o espírito da pessoa. A moxabustão é utilizada com frequência nesses pontos. (Ver no Capítulo 41 mais detalhes sobre cada ponto.)

Os pontos do Rim localizados no tórax não são os únicos que exercem um efeito particularmente poderoso nessa área: VC-17, PC-1, BP-18, BP-21, C-2, PC-2, P-3, B-43, B-44, VG-10 e VG-11 estão todos situados no mesmo nível do tórax.

Pontos *shu* dorsais externos

Os pontos adjacentes aos pontos *shu* dorsais dos cinco principais órgãos *yin* estão todos ligados a pontos associados ao espírito de cada órgão. Cada ponto refere-se a partes de uma construção. Esses nomes indicam que esses pontos dão "residência" a cada espírito. Os pontos *shu* dorsais externos dos Órgãos *yin* estão relacionados na Tabela 37.4.

Os Órgãos *yang* da Vesícula Biliar, Triplo Aquecedor e Estômago também possuem pontos adjacentes a eles, mas não há nenhum ponto ligado ao Intestino Grosso, Intestino Delgado ou à Bexiga. Também existe um ponto que fica adjacente ao Pericárdio. Os pontos *shu* dorsais externos desses Órgãos *yang* e do Pericárdio estão relacionados na Tabela 37.5.

Todos esses pontos são poderosos para o espírito e são usados com frequência pelos profissionais da Acupuntura Constitucional dos Cinco Elementos. São especialmente úteis quando o esgotamento do Órgão implica enfraquecimento e/ou agitação do seu "espírito".

Esses pontos são normalmente usados como parte do tratamento que está sendo realizado no FC. Há uma tendência em usar os pontos dos Órgãos *yin* com mais frequência do que os pontos dos Órgãos *yang*, mas em geral são empregados aos pares. (No caso do Coração, Pulmão e Rim, não há a contraparte verdadeira para o Órgão *yang* acoplado, então, é óbvio que eles não são pareados.)

Tabela 37.4 Pontos *shu* dorsais externos dos Órgãos *yin*.

Nome	Número	Adjacente a:
Porta do *Po*	B-42	B-13 (Pulmão)
Sala do *Shen*	B-44	B-15 (Coração)
Portão do *Hun*	B-47	B-18 (Fígado)
Habitação do *Yi*	B-49	B-20 (Baço)
Sala do *Zhi*	B-52	B-23 (Rim)

Tabela 37.5 Pontos *shu* dorsais externos dos Órgãos *yang* e do Pericárdio.

Nome	Número	Adjacente a:
Ponto *Shu* Dorsal dos Órgãos Vitais	B-43	B-14 (Pericárdio)
Essência do *Yang*	B-48	B-19 (Vesícula Biliar)
Celeiro do Estômago	B-50	B-21 (Estômago)
Portão dos Órgãos Vitais	B-51	B-22 (Triplo Aquecedor)

Outros pontos que tratam o espírito

Os pontos que têm *shen* ou *ling* no nome são frequentemente usados para tratar o espírito.

Shen

Conforme descrito no Capítulo 3, *shen* pode significar o espírito do Coração em alguns contextos e o espírito da pessoa em outros. A palavra *shen* é encontrada em oito pontos (dois deles também foram incluídos nos pontos do Rim localizados no tórax, anteriormente mencionados).

(Apenas dois desses pontos estão diretamente relacionados ao Coração: C-7 e B-44, o ponto *shu* dorsal externo do Coração. Conforme discutido no Capítulo 41, os pontos R-23 e 25 podem ser usados para tratar o Coração, assim como VG-11.)

- VB-13   *Ben Shen*   Raiz do Espírito
- C-7   *Shen Men*   Portão do Espírito
- B-44   *Shen Tang*   Sala do Espírito
- R-23   *Shen Feng*   Sinete do Espírito
- R-25   *Shen Cang*   Depósito do Espírito
- VC-8   *Shen Que*   Portão do Palácio do Espírito
- VG-11   *Shen Dao*   Caminho do Espírito
- VG-24   *Shen Ting*   Sala do Espírito.

Ling

O *ling* é de vital importância na acupuntura (ver no Apêndice A mais detalhes sobre *ling*). É esse ideograma que dá o nome ao grande clássico de acupuntura *Ling Shu*, normalmente traduzido como o Eixo Espiritual. *Ling* com frequência também é traduzido como "espírito", quando está nos nomes de cinco pontos de acupuntura (um deles também foi incluído nos pontos do Rim localizados no tórax, mencionados anteriormente):

- VB-18   *Cheng Ling*   Recebendo o Espírito
- C-2   *Qing Ling*   Espírito Azul-esverdeado
- C-4   *Ling Dao*   Trajeto do Espírito
- R-24   *Ling Xu*   Cemitério do Espírito
- VG-10   *Ling Tai*   Torre do Espírito.

Conclusão – uso de pontos para tratar o nível do espírito

Nem sempre é necessário utilizar os pontos discutidos neste capítulo. Se um paciente estiver relativamente saudável e forte, o tratamento nos pontos de comando pode provocar toda mudança necessária daquele momento. Para outros pacientes, entretanto, é necessário tratar o espírito. Esse é um dos maiores desafios para o acupunturista que adota esse estilo de acupuntura.

Quando o corpo sofre mais do que o espírito, pode ser apropriado centralizar grande parte do tratamento no corpo. Mas é comum a fraqueza e a desarmonia do espírito serem os fatores primários causadores do sofrimento físico. Quando o espírito e a mente estão lutando, então o acupunturista deve se concentrar em tratar o FC para nutrir a raiz.

O acupunturista harmoniza o Céu e a Terra em um paciente a fim de recuperar seu equilíbrio.

> De um modo geral na vida dos seres humanos
> O Céu traz a essência vital,
> A Terra forma o corpo.
> Una esses dois para fazer uma pessoa completa.
> Quando eles estão em harmonia, há vitalidade;
> Quando não estão em harmonia, não há vitalidade.

(Nei Yeh, clássico anterior à dinastia Han; citado em Roth, 1986)

Resumo

- Os pacientes podem mudar e se sentir melhor consigo mesmos pela inserção de agulha em qualquer ponto do corpo
- A relação entre o acupunturista e o paciente e a intenção (*yi*) do acupunturista são cruciais para o efeito de qualquer ponto ou combinação de pontos
- O efeito de alguns pontos de acupuntura se dá principalmente no espírito do paciente
- Os antigos nomes de alguns pontos fazem alusão às suas características individuais e aos seus efeitos no espírito
- Os pontos Janelas do Céu, pontos do Rim localizados no tórax e pontos *shu* dorsais externos são agrupamentos de pontos que têm suas próprias características e efeitos sobre o espírito.

Pontos do Pulmão e do Intestino Grosso

38

Introdução

Neste e nos capítulos seguintes, descrevemos os pontos que os profissionais da Acupuntura Constitucional dos Cinco Elementos usam com mais frequência. Deve-se enfatizar, entretanto, que o uso de *qualquer* ponto de um canal, especialmente os dos Órgãos do Fator Constitucional (FC) da pessoa, criará alguma mudança. Mesmo que um ponto seja considerado sem efeito específico sobre o espírito, o tratamento no FC normalmente afeta a maneira como o paciente se sente consigo mesmo. Entretanto, as pessoas que necessitam de tratamento no nível do espírito podem não ser afetadas o suficiente pelo uso de pontos simples. Nesse caso, a arte está em selecionar pontos específicos que afetarão mais diretamente o espírito do paciente.

As características dos pontos discutidas neste capítulo vêm, em parte, dos nomes desses pontos e também de seu tipo, como ponto-fonte *yuan*, *luo* de junção, *shu* dorsal etc. Outros empregos conhecidos dos pontos também são incluídos e os autores ainda acrescentam grande parte do que adquiriram com a própria experiência. As ações dos pontos de acordo com as substâncias e com os fatores patogênicos não são discutidas. (Para mais detalhes sobre essas indicações baseadas na Medicina Tradicional Chinesa (MTC), ver Deadman *et al.*, 1998; Ellis *et al.*, 1989; Lade, 1989; Maciocia, 1989.)

Pontos do Pulmão (Tabela 38.1)

Trajeto do canal primário do Pulmão

O canal do Pulmão começa em P-1, no terceiro espaço intercostal. O trajeto arqueia-se sobre a axila e segue para baixo, pelo aspecto lateral do músculo bíceps, até a flexão do cotovelo. Então, segue sobre o aspecto radial anterior do antebraço até o pulso, sobre a eminência tênar da mão, e termina no aspecto radial do polegar. Conecta-se ao canal do Intestino Grosso em IG-4.

Tabela 38.1 Pontos do canal do Pulmão comumente usados.

Ponto-fonte *yuan*	P-9
Ponto *luo* de junção	P-7
Ponto de tonificação	P-9
Ponto de sedação	P-5
Ponto *shu* dorsal	B-13
Ponto *shu* dorsal externo	B-42
Ponto horário	P-8
Ponto *xi* em fenda (de acúmulo)	P-6
Ponto de Entrada	P-1
Ponto de Saída	P-7
Ponto Janela do Céu	P-3

P-1, *Zhong Fu*, Tesouraria Central: ponto de Entrada, ponto *mu* frontal do Pulmão

Profundidade da agulha: 0,3 a 0,5 *cun*; cones de moxa: 3 a 5

Todos os pontos do canal do Pulmão ajudam o paciente a receber *qi* e a se conectar com o Céu, uma vez que os Pulmões são o "Receptador do *Qi* dos Céus". Esse ponto do Pulmão, em particular, tem a capacidade de tonificar não apenas o *qi* do Pulmão, mas também o *qi* de todo o tórax (*zong qi*).

O Baço e os Pulmões se conectam nesse ponto e sua relação é particularmente estreita. O Baço é a "mãe" dos Pulmões no ciclo *sheng*. O nome *zhong*, que significa central, provavelmente se refere a essa conexão, já que *zhong qi* é o *qi* do Estômago e do Baço.

Fu significa tesouraria, cofre. *Fu* também pode ser um local onde as riquezas são armazenadas. O uso desse ponto pode revitalizar o *qi* do Pulmão deficiente e revigorar a mente e o espírito. Quando o *qi* do Pulmão fica esgotado, as pessoas podem ter dificuldade de receber inspiração do Céu. Pessoas cujos Pulmões se tornaram deficientes, com frequência sentem pesar e tristeza e facilmente se tornam melancólicas ou sem vida, ou perdem o senso de propósito. O fortalecimento do *qi* do Pulmão e do *qi* do tórax faz com que a pessoa recupere sua conexão com a inspiração do Céu e sinta um maior significado na vida.

Esse é o ponto de Entrada. Os bloqueios de Entrada-Saída entre o Fígado e o Pulmão são encontrados com frequência e, portanto, esse ponto é comumente usado nesse contexto.

Estudo de caso

Uma senhora idosa que era FC Madeira não estava progredindo com o tratamento nos canais do Elemento Madeira. Embora F-14 houvesse sido tratado, P-1 não havia sido usado. Apenas depois de remover um bloqueio de Entrada-Saída usando F-14 e P-1 é que ela começou a melhorar. Com o tempo, a conexão entre esses canais ficou obstruída mais duas vezes e a tonificação de P-1 em cada ocasião produziu uma melhora substancial.

P-2, *Yun Men*, Portão da Nuvem

Profundidade da agulha: 0,3 a 0,5 *cun*; cones de moxa: 3 a 5

A referência às nuvens no nome desse ponto provavelmente se dá pela importância dos Pulmões e pelo contato da pessoa com o Céu. Sugere que essa é uma passagem através das nuvens. As nuvens podem estar associadas a pesar, tristeza e depressão. Assim como em um dia cinzento e nublado, as pessoas precisam de uma passagem através das nuvens para encontrar inspiração e luz. A nuvem a que o ponto se refere também pode ser uma referência aos líquidos que estão presentes no Aquecedor Superior, os quais são considerados uma "névoa" (*Ling Shu*, Capítulo 30). O ponto é utilizado de maneira similar à de P-1, no que se refere a ajudar os pacientes a recuperarem a conexão com o Céu. É, entretanto, um pouco menos poderoso.

P-3, *Tian Fu*, Tesouraria Celestial Janela do Céu

Profundidade da agulha: 0,5 a 1 *cun*; sem moxa

À semelhança de P-1, esse ponto é uma tesouraria ou *fu*. Uma tesouraria é um local onde a pessoa pode ir para receber riquezas e qualidade ou aumentar as reservas, caso estejam baixas. Enquanto P-1 é uma Tesouraria Central, situado no tronco, essa é uma Tesouraria Celestial. É uma Janela do Céu, com frequência usada com IG-18, o ponto Janela do Céu no seu canal acoplado. Esse ponto é capaz de elevar o espírito e ajudar as pessoas que se desconectaram da inspiração fornecida pelo Céu como direito hereditário. É especialmente útil se as pessoas se tornaram incapazes de participar da vida ou ficaram bloqueadas internamente em decorrência de pesar e tristeza.

P-4, *Xia Bai*, Branco Guardião

Profundidade da agulha: 0,5 a 1 *cun*; cones de moxa: 3 a 5

Branco é a cor que ressoa com o Elemento Metal. Esse ponto é, às vezes, usado como um adjunto a P-1, P-2 e P-3. Entretanto, de um modo geral, não é considerado tão poderoso quanto esses outros pontos.

P-5, *Chi Ze*, Pântano do Pé: ponto Água, ponto de sedação

Profundidade da agulha: 0,5 a 1 *cun*; cones de moxa: 3 a 5

Esse é o ponto de sedação e ponto Água. Ele seca os líquidos se os Pulmões estiverem muito úmidos. É especialmente útil, se houver fleuma nos Pulmões. Nesse caso, normalmente é sedado. Como ponto de sedação, também pode enviar *qi* para os Rins ao longo do ciclo *sheng* e afetar o Aquecedor Inferior, se este estiver retendo líquidos. Esse ponto também é capaz de causar mais líquidos para os Pulmões se eles estiverem secos. Do ponto de vista físico, essa condição pode se manifestar como tosse seca, mas também como falta de fluidez da mente e do espírito. Isso em geral leva a uma rigidez mental ou espiritual. Esse ponto é com frequência combinado com IG-2, ponto Água e ponto de sedação do Intestino Grosso.

P-6, *Kong Zui*, Orifício Maior: ponto *xi* em fenda (de acúmulo)

Profundidade da agulha: 0,5 a 1 *cun*; cones de moxa: 3 a 5

O ponto *xi* em fenda (de acúmulo) é tonificado quando os Pulmões estão esgotados, e reduzido, quando estão plenos. É usado com frequência em condições agudas. Em termos físicos, pode ser uma infecção pulmonar aguda. Em termos mentais e espirituais, pode ser um episódio agudo de pesar e tristeza originado nos Pulmões. Pode ser decorrente de pesar quando a pessoa passa por um processo de luto ou sentimento agudo de dor em razão da perda de alguém ou de algo.

P-7, *Lie Que*, Sequência Quebrada: ponto de Saída, ponto *luo* de junção, ponto de abertura do Vaso da Concepção

Profundidade da agulha: 0,3 a 0,5 *cun*; cones de moxa: 3 a 5

Esse ponto é usado principalmente como ponto *luo* de junção para equilibrar os dois Órgãos no Elemento. É, portanto, com frequência combi-nado com IG-6 (ponto *luo* de junção) ou com IG-4 (ponto-fonte *yuan*). Também é utilizado por seu efeito poderoso no Órgão e efeito especial nos pulmões, garganta, nariz e cabeça. Ele acalma e acomoda o espírito, possibilitando que a pessoa que esteja com a respiração curta ou tensa respire de maneira mais profunda. Também alivia a tensão na garganta. Abrindo a garganta, possibilita que a pessoa chore, especialmente se o pesar e a tristeza foram reprimidos por um longo tempo.

P-8, *Jing Qu*, Vala do Canal (ou Meridiano): ponto Metal, ponto horário

Profundidade da agulha: 0,1 a 0,3 *cun*; cones de moxa: 3 a 5

Esse é o ponto Metal e, portanto, o ponto horário entre 3 e 5 h. Mesmo que não seja usado no período apropriado do dia, é um ponto poderoso para tonificar os Pulmões. Alguns acupunturistas o utilizam no outono como ponto horário "sazonal". O ponto Metal dentro do Elemento Metal remove a estagnação ou a negatividade da mente e do espírito da pessoa porque traz um *qi* limpo, claro e vital para os Pulmões. É interessante notar que a palavra *jing* significa "passar através" ou "coisas que correm longitudinalmente" (Hicks, 1999, p. 6). O nome desse ponto sugere que ele ajuda na purificação do Elemento.

P-9, *Tai Yuan*, Grande Abismo: ponto-fonte *yuan*, ponto de tonificação, ponto Terra, ponto especial para artérias e vasos sanguíneos

Profundidade da agulha: 0,2 a 0,3 *cun*; cones de moxa: 3 a 5

Este é um ponto fonte e geralmente é usado com IG-4, quando o acupunturista está "testando" se o paciente é um FC Metal. O nome desse ponto se refere à sua capacidade de elevar o *qi* da pessoa, a partir de uma fonte profunda. A palavra *yuan*, traduzida como abismo, também retrata uma nascente borbulhante vinda das profundezas (Allan, 1997, p. 76). Ele consegue fortalecer e recuperar as pessoas que estão esgotadas ou têm poucas reservas. Também ajuda a pessoa cuja mente e espírito se encontram metaforicamente presos em um abismo. Nesse caso, auxilia a erguer a pessoa das profundezas do desespero, e torna possível que ela tenha maior estabilidade e controle.

Esse ponto é tão dinâmico e confiável que é, com facilidade, o ponto mais usado no canal. Também é o ponto Terra e ponto de tonificação e, portanto, utilizado quando o pulso do Baço está mais forte do que o do Pulmão. Nesse caso, o Elemento Mãe, a Terra, nutre e estabiliza seu filho, o Elemento Metal.

P-10, *Yu Ji*, Margem do Peixe: ponto Fogo

Profundidade da agulha: 0,3 a 0,7 *cun*; sem moxa

Esse é o ponto Fogo e é principalmente usado para aquecer o *qi* do Pulmão quando este se encontra deficiente e frio. Pode ser empregado para aquecer uma pessoa que está desconectada e inerte e tem dificuldade de fazer contato com outras pessoas. Deve-se ter cuidado com a moxabustão nesse ponto. É importante não aquecer o Metal a ponto de ele ficar "derretido".

Esse ponto pode ser estimulado para transferir *qi* dos Órgãos *yin* do Elemento Fogo para os Pulmões.

Estudo de caso

Um homem de FC Metal muito recluso, com cerca de 30 anos de idade, estava passando a maior parte do tempo sozinho, principalmente no computador ou correndo. O aquecimento dos Pulmões com o uso desse ponto foi o tratamento mais eficaz que ele recebeu, tanto em termos de qualidade de mudança do pulso quanto em termos de mudança de comportamento e atitude.

P-11, *Shao Shang*, *Shang* Menor: ponto Madeira

Profundidade da agulha: 0,1 *cun*; sem moxa

Shang é a nota musical que ressoa com Metal. Exceto pelo uso ocasional como ponto Madeira no canal do Pulmão, esse ponto não é muito utilizado.

B-13, *Fei Shu*: ponto *shu* dorsal do Pulmão

Profundidade da agulha: 0,3 a 0,5 *cun*; cones de moxa: 7 a 15

Esse ponto é frequentemente usado para reforçar o *qi* do Pulmão. Pode ser empregado em muitas situações, por exemplo, quando o Pulmão está pleno ou deficiente e em condições agudas e crônicas. Tem efeito especial de fortalecimento e de nutrição quando uma pessoa apresenta Pulmões fracos em decorrência de pesar prolongado ou esgotamento do Órgão Pulmão. Esse é com frequência o ponto de escolha para problemas agudos nos Pulmões.

B-42, *Po Hu*, Porta do *Po*

Profundidade da agulha: 0,3 a 0,5 *cun*; cones de moxa: 7 a 15

Esse ponto é comumente usado para tratar o espírito porque abre a porta do *po*. (Ver mais detalhes sobre o *po* nos Capítulos 3 e 18.) Ele ajuda as pessoas a recuperarem a conexão com aspectos mais profundos do espírito do Elemento Metal e a receberem *qi* dos Céus. O uso desse ponto possibilita que as pessoas se desvencilhem dos sentimentos de pesar e tristeza que esgotaram seus espíritos. Também pode ser usado para fortalecer as pessoas que se sentem hipersensíveis aos outros ou vulneráveis a um ataque "mediúnico". Esse ponto é adjacente ao ponto *shu* dorsal do Pulmão e localiza-se sobre o Órgão Pulmão; é, às vezes, utilizado com B-13 para um efeito mais forte e mais profundo.

Outros pontos usados para tratar os Pulmões

Outros pontos usados para tratar os Pulmões são: VC-17, VC-18 a VC-22, B-43 e R-27.

Pontos do Intestino Grosso (Tabela 38.2)

Trajeto do canal primário do Intestino Grosso

O canal do Intestino Grosso começa no aspecto radial do dedo indicador, passa pelo aspecto radial do antebraço e chega até o cotovelo, de onde segue pelo aspecto lateral do braço. O trajeto continua até o ombro e o grande músculo do pescoço, atingindo a mandíbula e o maxilar superior, onde cruza o lábio superior, e termina em IG-20 ao lado do nariz. Aqui se une com o canal do Estômago em E-1.

Tabela 38.2 Pontos do canal do Intestino Grosso comumente usados.

Ponto-fonte *yuan*	IG-4
Ponto *luo* de junção	IG-6
Ponto de tonificação	IG-11
Ponto de sedação	IG-2
Ponto *shu* dorsal	B-25
Ponto *shu* dorsal externo	Nenhum
Ponto horário	IG-1
Ponto *xi* em fenda (de acúmulo)	IG-7
Ponto de Entrada	IG-4
Ponto de Saída	IG-20
Ponto Janela do Céu	IG-18

IG-1, *Shang Yang*, *Yang* do Metal: ponto Metal, ponto horário

Profundidade da agulha: 0,1 *cun*;
cones de moxa: 3 a 5
À semelhança de P-11, o ideograma *shang* é a nota musical que ressoa com Metal. *Yang* se refere ao fato de que o Intestino Grosso é o Órgão *yang* do Elemento Metal. Esse é o ponto horário e, portanto, comumente associado a P-8. Se usado entre 7 e 9 h, é um ponto poderoso para tonificar o Intestino Grosso. Ainda pode exercer um efeito poderoso, mesmo se não for utilizado durante esse período. Alguns acupunturistas também o usam no outono, como ponto horário "sazonal". O ponto Metal dentro do Elemento Metal estimula o Intestino Grosso a eliminar a estagnação da mente e do espírito, de modo que a pessoa consiga se desvencilhar da negatividade emocional.

IG-2, *Er Jian*, Segundo Intervalo: ponto Água, ponto de sedação

Profundidade da agulha: 0,2 a 0,3 *cun*;
cones de moxa: 3 a 5
Esse ponto é o ponto de sedação e pode ser usado com P-5, se os pulsos do Elemento Metal estiverem cheios. Também pode ser empregado para trazer umidade e maior teor de líquidos para esfriar o Intestino Grosso, caso ele esteja com muito calor.

IG-3, *San Jian*, Terceiro Intervalo: ponto Madeira

Profundidade da agulha: 0,3 a 0,7 *cun*;
cones de moxa: 3 a 5
Esse ponto é raramente usado, exceto quando o acupunturista deseja tratar a Madeira dentro do Metal.

IG-4, *He Gu*, Vale Contíguo: ponto-fonte *yuan*, ponto de Entrada

Profundidade da agulha: 0,5 a 0,8 *cun*;
cones de moxa: 5 a 7
O ponto fonte do Intestino Grosso é um ponto frequentemente usado com uma ampla variedade de aplicações. Como todos os pontos fonte, é utilizado para "testar" se a pessoa é um FC Metal. Nesse caso, é geralmente usado com P-9, o ponto fonte do Pulmão.

Também é empregado para reforçar o uso de outros pontos no canal, em especial pontos do corpo, como IG-15, IG-17, IG-18 ou IG-20, ou B-25, ponto *shu* dorsal, ou E-25, ponto *mu* frontal. Como todos os pontos fonte, também é utilizado, de um modo geral, para estimular ou sedar o *qi* do Intestino Grosso.

O Intestino Grosso é responsável por descartar os resíduos do corpo, da mente e do espírito. Se não conseguir eliminar o lixo, os Pulmões não conseguem receber o *qi* do Céu e o paciente não progride. Esse ponto é capaz de desempenhar um importante papel em ajudar no processo de se desapegar em todos os níveis. Se a tristeza e o pesar provocaram a deficiência do *qi*, muitas pessoas pensam que não conseguem se desligar da perda e da melancolia. Apenas quando a pessoa se "desapega" na fonte de seu sofrimento é que começa a voltar a sentir inspiração e prazer verdadeiro pela vida.

Esse é o ponto de entrada do canal do Intestino Grosso e pode ser usado com P-7 se houver suspeita de um bloqueio entre esses dois Órgãos. Combinado com B-59, é usado para desintoxicar o corpo de efeitos de medicamentos, drogas recreativas, álcool etc. Essa combinação é conhecida como o Grande Eliminador.

Sedado juntamente com F-3 (técnica conhecida como Os Quatro Portões), esse ponto exerce um efeito bastante relaxante sobre o corpo e pode eliminar espasmos e tensão. Também pode acalmar o espírito do paciente, possibilitando que uma pessoa agitada fique mais tranquila internamente. É um ponto importante para pacientes com problemas na face, como nos ouvidos, olhos, boca e nariz.

IG-4 pode ser massageado ou receber tratamento com moxa caso o paciente desmaie durante o tratamento, especialmente se tiver agulhas inseridas na parte inferior do corpo. (Ver mais detalhes a respeito dos pontos usados no tratamento de choque decorrente de inserção de agulhas no Capítulo 34 sobre técnica de inserção de agulhas.) Esse ponto é proibido durante a gravidez.

IG-5, *Yang Xi*, Riacho *Yang*: ponto Fogo

Profundidade da agulha: 0,3 a 0,5 *cun*; cones de moxa: 3 a 5

Esse é o ponto Fogo. Esse ponto pode ser sedado se o paciente estiver em estado maníaco. Os Órgãos do Elemento Metal são particularmente propensos a se tornarem frios e inertes, e esse ponto geralmente é mais usado para aquecer e nutrir.

IG-6, *Pian Li*, Passagem Inclinada: ponto *luo* de junção

Profundidade da agulha: 0,5 a 0,8 *cun*; cones de moxa: 3 a 5

Esse é o ponto *luo* de junção, comumente usado em conjunção com P-7 ou P-9. Quando empregados juntos, esses pontos criam maior equilíbrio entre o Pulmão e o Intestino Grosso. Isso faz com que a pessoa adquira mais harmonia e equilíbrio mental e espiritual. É particularmente usado para ajudar a pessoa que "transmite ao longo do caminho" (*chuan dao*) pensamentos e sentimentos que já não são mais pertinentes ao momento (Larre e Rochat de la Vallée, 1992b, p. 103).

IG-7, *Wen Liu*, Fluxo Aquecido: ponto *xi* em fenda (de acúmulo)

Profundidade da agulha: 0,5 a 1 *cun*; cones de moxa: 5 a 30

Esse é o ponto *xi* em fenda (ponto de acúmulo) e, portanto, é às vezes combinado com P-6 para auxiliar esses dois Órgãos em suas funções. Em virtude das implicações do nome, a moxabustão e a estimulação com agulha são métodos utilizados com frequência para aquecer e suavizar o Elemento Metal. Os FC Metal que se tornaram frios e inertes conseguem, assim, "seguir o fluxo" de suas vidas (Hicks, 1999, p. 7).

IG-8, *Xia Lian*, Crista Inferior

Profundidade da agulha: 0,5 a 1 *cun*; cones de moxa: 3 a 5

Esse ponto não é muito usado, embora, à semelhança de IG-5, seja eficaz para acalmar um paciente com comportamento maníaco (Deadman *et al.*, 1998, p. 118).

IG-9, *Shan Lian*, Crista Superior

Profundidade da agulha: 0,5 a 1 *cun*; cones de moxa: 5 a 10

Esse ponto se torna espontaneamente dolorido ao primeiro sinal de "fadiga cerebral" decorrente de excesso de trabalho mental.

IG-11, *Qu Chi*, Lago Tortuoso: ponto Terra, ponto de tonificação, ponto mar *He*

Profundidade da agulha: 0,8 a 1,2 *cun*; cones de moxa: 5 a 10

Como ponto de tonificação, é estimulado para fortalecer o *qi* do Intestino Grosso. Isso é particularmente benéfico quando o pulso do Estômago está mais forte que o do Intestino Grosso, quando une a mãe, o Estômago, ao filho, o Intestino Grosso. Em razão de sua conexão com o Elemento Terra, esse ponto é benéfico quando há necessidade de estabilidade no Intestino Grosso. Esse ponto é extremamente revigorante e pode tonificar intensamente o *qi* de um paciente. Em conjunto com IG-4, é um ponto importante para pacientes com problemas na face, como nos ouvidos, olhos, boca e garganta (Ellis *et al.*, 1988, p. 99).

IG-15, *Jian Yu*, Articulação do Ombro

Profundidade da agulha: 0,7 a 1,5 *cun*; cones de moxa: 5 a 7

Esse é o ponto mais usado para tratar problemas crônicos e agudos do ombro.

IG-17, *Tian Ding*, Vaso Celestial

Profundidade da agulha: 0,3 a 0,5 *cun*; cones de moxa: 3 a 5

Esse ponto localiza-se no pescoço e tem a palavra *tian* no nome; por isso é usado para tratar o espírito. O pescoço é a ponte da pessoa com o seu *qi* celestial e esse ponto pode ser particularmente usado quando o paciente está sofrendo de falta de clareza. Nesse caso, ele é capaz de clarear a mente e estimular as pessoas a se desapegarem de todas as emoções guardadas, em especial pesar e tristeza.

IG-18, *Fu Tu*, Apoio da Proeminência: ponto Janela do Céu

Profundidade da agulha: 0,3 a 0,5 *cun*; cones de moxa: 3 a 5

Esse é o ponto Janela do Céu no canal e, como tal, é um ponto muito importante para tratar a mente e o espírito do paciente. Ele traz luz e cla-

reza à pessoa. É basicamente usado para dar um estímulo à pessoa cujo espírito se tornou abatido e acabrunhado sob a influência da tristeza e do pesar. É especialmente indicado quando o *qi* se tornou enfraquecido e a pessoa ficou separada de seu espírito. Esse ponto pode ser usado para estimular o *qi*, de modo que a pessoa possa voltar a se conectar novamente com o *qi* do Céu.

Estudo de caso

Um paciente havia ficado incapaz de se relacionar novamente desde o término de uma relação, alguns anos antes. Depois do uso desse ponto e de P-3, ele disse que se sentia preparado para tentar novamente ter intimidade com alguém. Em 2 meses, ele começou um novo relacionamento.

IG-20, *Ying Xiang*, Fragrância Bem-vinda: ponto de Saída, ponto de encontro de Estômago e Intestino Grosso

Profundidade da agulha: 0,3 a 0,5 *cun*; sem moxa

Esse ponto localiza-se na entrada do nariz. É o ponto de Saída e liga-se ao canal do Estômago em E-1. Esses dois canais compreendem os dois canais do *yang ming*, descrito como "rico em *qi* e sangue". Se a conexão entre esses dois canais ficar bloqueada, a pessoa pode ter problemas no nariz, nos seios da face ou nos olhos. Também pode sofrer de ampla variedade de sintomas digestivos ou de disfunção de mente e espírito. O nome desse ponto também pode se referir à conexão entre o Intestino Grosso e o Estômago. Se houver acúmulo de lixo no Intestino Grosso, esse lixo é dispersado quando ocorre a ligação com o Estômago, onde há fragrância (Hicks, 1999, p. 9).

B-25: ponto *shu* dorsal do Intestino Grosso

Profundidade da agulha: 0,7 a 1,2 *cun*; cones de moxa: 7 a 15

Esse ponto é usado com frequência em combinação com B-13 para estimular o *qi* do Elemento Metal. Como ponto *shu* dorsal do Intestino

Grosso, ele exerce um grande efeito fortificante sobre o Órgão Intestino Grosso. Embora não seja especificamente um ponto do espírito, por meio do fortalecimento do Órgão, ele consegue revigorar e revitalizar a pessoa em todos os níveis. Também é utilizado com frequência para tratar problemas do *jiao* inferior, como constipação intestinal, diarreia e dor lombar.

Pontos do Estômago e do Baço

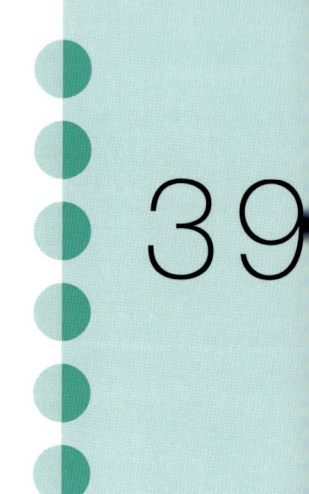

39

Pontos do Estômago (Tabela39.1)

Trajeto primário do canal do Estômago

O canal do Estômago começa abaixo do olho, segue pela bochecha, curva-se para trás ao longo do ângulo da mandíbula e ascende pela parte anterior do ouvido, indo até o canto superior da fronte. Da mandíbula, um trajeto segue para baixo pelo aspecto lateral da garganta e segue transversalmente ao longo da borda superior da clavícula; depois desce pela linha do mamilo, passando pela mama e lateralmente ao umbigo, até a virilha. Daí, o canal se move em sentido transversal, continua o trajeto para baixo pela parte anterior da coxa, pela borda lateral da patela e da tíbia e depois sobre a parte superior do pé até terminar no aspecto lateral do segundo dedo do pé. Então se une ao canal do Baço em BP-1.

E-1, *Cheng Qi*, Recebe as Lágrimas: ponto de Entrada

Profundidade da agulha: 0,3 a 0,5 *cun*; sem moxa
Esse é o ponto de Entrada que recebe *qi* do ponto IG-20, o ponto de Saída do Intestino Grosso. É mais usado geralmente para remover bloqueios de Entrada-Saída entre esses dois canais.

Os canais do Intestino Grosso e do Estômago, juntos, constituem o canal *yang ming*.

E-4, *Di Cang*, Celeiro da Terra: ponto de encontro de Estômago e Intestino Grosso

Profundidade da agulha: 0,3 a 0,5 *cun*; sem moxa
O nome desse ponto faz alusão ao Elemento Terra e a um celeiro, local onde as reservas de alimentos são armazenadas. O Capítulo 8 do *Su Wen* diz que o Estômago e o Baço são responsáveis pelos "depósitos e celeiros". Esse ponto localiza-se no canto da boca e é usado quando as pessoas têm problemas de digestão. Mais raramente, pode ser utilizado se as pessoas tiverem dificuldades com sua atitude em relação ao alimento.

E-8, *Tou Wei*, Canto da Cabeça: ponto de encontro de Estômago e Vesícula Biliar

Profundidade da agulha: 0,5 a 0,8 *cun*; sem moxa
Esse ponto é usado para clarear a cabeça se ela estiver aturdida ou congestionada. Também é empregado quando o excesso de pensamento (*si*) "amarra" (*jie*) o *qi* e as pessoas ficam "amarradas internamente" (Capítulo 5). Nesse caso, elas podem estar preocupadas ou se preocupam continuamente com seus problemas. Outra tradução do nome desse ponto é Cabeça Amarrada.

Tabela 39.1 Pontos comumente usados no canal do Estômago.	
Ponto-fonte *yuan*	E-42
Ponto *luo* de junção	E-40
Ponto de tonificação	E-41
Ponto de sedação	E-45
Ponto *shu* dorsal	B-21
Ponto *shu* dorsal externo	B-50
Ponto horário	E-36
Ponto *xi* em fenda (de acúmulo)	E-34
Ponto de Entrada	E-1
Ponto de Saída	E-42
Ponto Janela do Céu	E-9

E-9, *Ren Ying*, Boas-vindas do Povo: Janela do Céu, ponto do mar de *qi*

Profundidade da agulha 0,3 a 0,5 *cun*; sem moxa

Esse é um ponto poderosíssimo. O Capítulo 33 do *Ling Shu* designa-o um dos "mares de *qi*", e ele pode ser usado para fortalecer o *qi* da pessoa.

É o único ponto Janela do Céu nos canais do Elemento Terra. Uma tendência dos Fatores Constitucionais (FC) Terra ou de pessoas cujos Elementos Terra se tornaram desequilibrados é ter dificuldade de sentir um contato íntimo. Independentemente de quanto gostem da ideia de as pessoas mostrarem uma preocupação genuína em relação a eles, na prática, têm dificuldade de se enternecerem o suficiente para aceitar essa solidariedade. O ponto "Boas-vindas do Povo" pode ser usado para ajudar as pessoas a estabelecerem relações mais satisfatórias com aqueles que se preocupam com elas.

E-12, *Qu Pen*, Tigela Quebrada

Profundidade da agulha: 0,3 a 0,5 *cun*; cones de moxa: 3 a 5

Esse ponto localiza-se na fossa supraclavicular, que tem formato de tigela ou bacia. O nome desse ponto também evoca o ditado chinês "Minha tigela de arroz está quebrada", usado quando as pessoas não conseguem mais se sustentar ou se alimentar. Esse ponto pode ser utilizado quando um paciente está incapaz de nutrir e sustentar a si mesmo, no aspecto físico ou espiritual.

Um nome alternativo para esse ponto é *Tian Gai*, Cobertura do Céu. Isso evoca outra imagem. Antigamente, o Céu era visualizado como uma tigela invertida. Ele era sustentado pelas quatro principais montanhas da China. Diziam que se essa tigela se quebrasse, então o Céu se dividiria e o contato seria interrompido. A implicação é que esse ponto conecta as pessoas com os Céus e, subsequentemente, com seus espíritos (Hicks, 1999, p. 11).

E-14, *Ku Fang*, Depósito

Profundidade da agulha: 0,3 a 0,5 *cun*; cones de moxa: 3 a 5

Esse ponto extrai as reservas de *qi* as quais são mantidas nos "depósitos e celeiros".

E-19, *Bu Rong*, Não Contido

Profundidade da agulha: 0,5 a 0,8 *cun*; cones de moxa: 3 a 5

Esse ponto também foi chamado de "sem facilidade". Está localizado na região do Estômago e pode ser usado quando o *qi* do Estômago se rebela, de maneira que o paciente não consegue digerir o alimento. O resultado pode ser vômito, eructação ou náuseas. Pode ser decorrente de uma causa física, como excesso de alimento, ou por motivos emocionais, como ansiedade ou preocupação.

E-20, *Cheng Man*, Recebendo a Plenitude

Profundidade da agulha: 0,5 a 1 *cun*; cones de moxa: 3 a 5

O nome desse ponto tem implicações sobre a tendência de pessoas, cujo Elemento Terra se encontra desequilibrado, de se sentirem insatisfeitas e carentes. O uso desse ponto pode ajudar a preencher o vazio que elas sentem no centro.

E-21, *Liang Men*, Portão do Raio

Profundidade da agulha: 0,5 a 1 *cun*;
cones de moxa: 5 a 15
Esse ponto fica no nível de VC-12 e é importante para a digestão. A abertura desse portão faz com que as pessoas digiram e assimilem pensamentos, como também os alimentos, especialmente se seus pensamentos forem fixos ou obsessivos.

E-22, *Guan Men*, Portão da Borda

Profundidade de agulha: 0,8 a 1 *cun*;
cones de moxa: 5 a 15
Esse ponto é semelhante ao ponto anterior e estimula a digestão física, mental e espiritual.

E-23, *Tai Yi*, Unidade Suprema

Profundidade da agulha: 0,7 a 1 *cun*;
cones de moxa: 5 a 15
O nome *Tai Yi* se refere ao estado de unidade não diferenciada que existia antes do surgimento de *yin* e *yang* e da divisão do Céu e da Terra. Localizado no meio do tronco, o nome se refere à antiga divisão do corpo entre a parte superior, ressoante com o Céu, e a inferior, ressoante com a Terra.[1]

Esse ponto tem uma longa história registrada de ser usado para tratar problemas que surgem no espírito de uma pessoa (Chan, 1963, p. 281). É especialmente útil para os FC Terra que se encontram excessivamente "fixados" no mundo material ou "sem chão" e internamente instáveis, tendo dificuldade de lidar com o dia a dia da vida. Esse ponto consegue equilibrar esses aspectos e trazer estabilidade e harmonia internas para as pessoas.

E-25, *Tian Shu*, Pivô Celestial: ponto *mu* frontal do Intestino Grosso, ponto para libertar os Dragões Internos

Profundidade da agulha: 0,7 a 1,2 *cun*;
cones de moxa: 5 a 15
Tian Shu é o nome da estrela central da Ursa Maior, ao redor da qual as outras seis estrelas giram. Esse ponto fica na intersecção do Céu e da Terra no corpo:

> Assim como o corpo se parece com o Céu e a Terra, a cintura serve como faixa... O que fica acima da faixa é tudo *yang* e o que fica abaixo da faixa é tudo *yin*, cada um com sua função.
>
> O *yang* é a força material do Céu, e o *yin* é a força material da Terra.
>
> (Tung Chung-Shu; Chan, 1963, p. 281)

Pelo nome, fica óbvio que esse é um ponto de especial importância, e poucos pontos têm tantos nomes alternativos. Está localizado no *dan tian* inferior e faz com que a pessoa consiga ter estabilidade e conexão com a Terra, bem como a capacidade de entrar em contato com os Céus e reconectar o espírito. É especialmente útil quando as pessoas se encontram mentalmente instáveis e propensas a mudanças emocionais.

Esse ponto é particularmente útil para os FC Terra que se sentem inseguros e instáveis. É com frequência combinado com BP-15, Grande Horizontal, ponto do Baço que fica ao seu lado. Isso implica que a conexão vertical entre o Céu e a Terra é complementada pelo movimento horizontal provocado pelo BP-15.

Esse é um dos pontos utilizados para libertar os "Dragões Internos".

Estudo de caso

Uma mulher com quase 60 anos era uma pessoa muito preocupada e tinha dificuldade de se sentir segura e estável. O extremo esgotamento do Elemento Terra era a causa básica dessa característica. O tratamento nos "pontos de comando" e nos pontos *shu* dorsais trouxe certa melhora dos sintomas, dos pulsos e da cor, mas parecia que ela não mudava consigo mesma. A tonificação de E-25 e de BP-15 juntos iniciou uma mudança muito mais profunda em seu estado de mente e de humor do que todas as outras combinações de pontos que haviam sido usadas.

---

[1] É típico da natureza sincrética da medicina chinesa o conceito de que o corpo pode ser dividido em dois (Céu e Terra) ou em três (Céu-Homem-Terra).

E-27, *Da Ju*, Grande Plenitude

Profundidade da agulha: 0,7 a 1,2 *cun*;
cones de moxa: 5 a 10

Esse ponto é usado principalmente pelo seu efeito local, especialmente quando o Órgão Estômago provoca sintomas na parte baixa do trato digestivo. Também é utilizado às vezes para preencher um vazio interno, de modo semelhante a E-20.

E-28, *Shui Dao*, Trajeto da Água

Profundidade da agulha: 0,7 a 1,2 *cun*;
cones de moxa: 5 a 10

Esse ponto é empregado para problemas com líquidos no Aquecedor Inferior. É com frequência combinado com VC-4 e, às vezes, com BP-13.

E-29, *Gui Lai*, O Retorno

Profundidade da agulha: 0,7 a 1,2 *cun*;
cones de moxa: 5 a 10

O nome desse ponto provavelmente se refere ao ciclo menstrual. A regulação do ciclo menstrual é um dos principais efeitos desse ponto.

E-30, *Qi Chong*, Impulsionando o *Qi*

Profundidade da agulha: 0,5 a 1 *cun*;
cones de moxa: 7

Esse é um ponto poderosíssimo, como o nome implica. Pode ser usado para tratar o *jing* através do *Chong mai* (um dos Oito Canais Extraordinários) e o *qi* da Terra por meio de sua conexão com o Estômago e o Mar da Nutrição (*Ling Shu*, Capítulo 33). O uso desse ponto pode, portanto, revigorar fortemente o *qi* da pessoa e melhorar o Estômago e o Baço. Esse ponto é pouco utilizado em virtude de sua localização na virilha.

E-32, *Fu Tu*, Lebre Prostrada: ponto para libertar os Dragões Internos

Profundidade da agulha: 1 a 1,5 *cun*;
cones de moxa: 3 a 5

Esse ponto é um dos pontos usados para libertar os "Dragões Internos".

E-36, *Zu San Li*, Três *Li* da Perna: ponto Terra, ponto horário, ponto do Mar da Nutrição

Profundidade da agulha: 0,5 a 1 *cun*;
cones de moxa: 7 a 20

O nome desse ponto sugere que, se for tratado, as pessoas conseguirão andar outras três *li*, cerca de 1,5 quilômetro.

Esse é um ponto importantíssimo para nutrir o Estômago. Metaforicamente, é como canja de galinha, um dos pratos mais nutritivos da culinária chinesa. É um ponto tão fortificante que tem um efeito muito potente, especialmente se for empregado entre 7 e 9 h, o período associado. Alguns acupunturistas também usam esse ponto como ponto horário sazonal no final do verão. (Tomar cuidado nas regiões que adotam o Horário de Verão.)

Como ponto Terra dentro do Elemento Terra, ele beneficia os pacientes que têm qualquer tipo de desequilíbrio nesse Elemento, possibilitando que assimilem em todos os níveis. No nível físico, é capaz de melhorar o sistema imunológico e fortalecer a resistência às doenças. Nos níveis mental e espiritual, é capaz de provocar maior estabilidade às pessoas que se sentem emocionalmente instáveis ou inseguras. Ele ajuda a acalmar a mente e o espírito, se os pacientes estiverem preocupados, ansiosos ou obsessivos. Também consegue clarear a mente, quando as pessoas passaram por uma intensa atividade estudando ou pensando em excesso.

E-36 pode ser usado no caso de um paciente desmaiar durante o tratamento, especialmente se ele estiver com agulhas na parte superior do corpo. (Ver no Capítulo 34 mais detalhes sobre os pontos para tratar choque decorrente de inserção de agulhas.)

E-37, *Shang Ju Xu*, Grande Vazio Superior

Profundidade da agulha: 0,3 a 0,5 *cun*;
cones de moxa: 3 a 5

Esse ponto é às vezes usado como ponto mar *He* superior do Intestino Grosso, no caso de problemas agudos no Órgão, como constipação intestinal ou diarreia. É raramente empregado para tratar o Estômago.

E-39, *Xia Ju Xu*, Grande Vazio Inferior

Profundidade da agulha: 0,5 a 1 *cun*;
cones de moxa: 3 a 5

Esse ponto é utilizado algumas vezes como ponto mar *He* inferior do Intestino Delgado para tratar problemas agudos nesse órgão. À semelhança de E-37, é raramente usado para tratar o Estômago.

E-40, *Feng Long*, Prosperidade Abundante: ponto *luo* de junção

Profundidade da agulha: 0,5 a 1 *cun*;
cones de moxa: 3 a 5

O nome do ponto dá uma ideia da riqueza, abundância e prosperidade que podem ser acessadas pelo seu uso. Esse é o ponto *luo* de junção, comumente usado para tratar sintomas do corpo e do espírito. É geralmente combinado com BP-4 ou BP-3. Os efeitos estabilizantes do ponto de junção podem ajudar a promover maior equilíbrio e harmonia e a recuperar a conexão com a Terra.

E-41, *Jie Xi*, Corrente Desatada: ponto Fogo, ponto de tonificação, ponto para libertar os Dragões Internos

Profundidade da agulha: 0,5 a 0,7 *cun*;
cones de moxa: 3 a 5

Esse é o ponto Fogo e o ponto de tonificação. É, portanto, comumente usado se os pulsos do Intestino Delgado e do Triplo Aquecedor estiverem mais fortes do que os do Estômago. Nesse caso, ele reconecta o Elemento Mãe, o Fogo, com a Terra. Mesmo que não haja uma discrepância óbvia na força dos pulsos, os pontos de tonificação são com frequência empregados para ajudar o trabalho natural do ciclo *sheng* e criar uma passagem livre entre os Elementos.

Esse é um dos pontos usados para libertar os "Dragões Internos".

Estudo de caso

Uma jovem com pouco mais de 30 anos tinha uma longa história de distúrbios alimentares e anorexia. Era FC Fogo. Seus pulsos estavam muito deficientes e, por muitos anos, seu Elemento Fogo não nutriu seu Elemento Terra, o próximo Elemento no ciclo *sheng*. Os pontos de tonificação da Terra, E-41 e BP-2, evocaram uma resposta melhor sobre seus pulsos Terra do que outros pontos de comando, como E-42, E-36, E-40 e BP-3, BP-4 e BP-6.

E-42, *Chong Yang*, Impulso *Yang*: ponto de Saída, ponto-fonte *yuan*

Profundidade da agulha: 0,3 a 0,5 *cun*;
cones de moxa: 3 a 5

Esse é o ponto-fonte *yuan* e, portanto, é usado com muita frequência. É geralmente sedado quando a pessoa se encontra agitada, perturbada e o pulso do Estômago estiver cheio (Impulso *Yang*). É um ponto utilizado com muita frequência quando um paciente flutua entre mania e depressão. O mais comum é ser tonificado para fortalecer e revitalizar o *qi* do Estômago.

E-42 também é o ponto de Saída do canal do Estômago e se une com BP-1, o ponto de Entrada do Baço.

E-43, *Xian Gu*, Vale Profundo: ponto *shu* riacho, ponto Madeira

Profundidade da agulha: 0,3 a 0,5 *cun*;
cones de moxa: 3 a 5

Esse é o ponto Madeira, e raramente usado. É ocasionalmente empregado com BP-1, embora por ser um canal *yang* não possa transferir *qi* do Elemento Madeira. (Ver nos Capítulos 34 e 36 explicação a respeito de transferência de *qi* pelo ciclo *ke*.)

E-44, *Nei Ting*, Pátio Interno: ponto Água

Profundidade da agulha: 0,3 a 0,5 *cun*;
cones de moxa: 3 a 5

Esse é o ponto Água e, portanto, pode ser usado com BP-9 para influenciar o equilíbrio da Água na Terra. É especialmente útil quando há muito Calor no Estômago, fazendo com que o paciente se sinta agitado e inquieto.

A inserção da agulha com método de sedação ajuda a acalmar o paciente.

E-45, *Li Du*, Troca Áspera/Boca Rigorosa: ponto Metal, ponto de sedação

Profundidade da agulha: 0,1 *cun*;
cones de moxa: 3 a 5

Esse nome é muito difícil de traduzir e também pode significar "Elevação Rápida do Espírito" (Hicks, 1999, p. 15). É o ponto Metal e, portanto, usado como ponto de sedação. Se usado dessa maneira, pode transmitir *qi* para o Intestino Grosso quando o pulso do Estômago está cheio.

B-21, *Wei Shu*: ponto *shu* dorsal do Estômago

Profundidade da agulha: 0,5 a 0,7 *cun*;
cones de moxa: 7 a 15

Esse ponto é comumente usado para tonificar o Estômago e tem conexão direta com o próprio órgão. Tem um efeito fortemente estimulante sobre o órgão e com frequência é empregado para melhorar a função de "decomposição e maturação" do Estômago. Como outros pontos *shu* dorsais, esse ponto também tem o efeito de fortalecer a mente e o espírito do paciente porque aumenta o *qi* do Órgão Estômago.

Esse ponto pode ajudar a revitalizar as pessoas que estão cansadas e letárgicas, fazendo com que consigam assimilar e digerir os alimentos, os pensamentos e as informações. Também pode ajudar aquelas que se sentem sem centro, fazendo com que se sintam mais estáveis e assentadas. Em geral, é usado em combinação com o ponto *shu* dorsal do Baço.

B-50, *Wei Cang*, Celeiro do Estômago

Profundidade da agulha: 0,3 a 0,5 *cun*;
cones de moxa: 5 a 10

Esse ponto *shu* dorsal externo é provavelmente menos usado do que se deveria, em grande parte porque os nomes dos pontos *shu* dorsais externos dos órgãos *yang* não são tão evocativos quanto os dos órgãos *yin*. Esse é um ponto poderoso para ajudar o Estômago em seu papel de ser responsável pelos "depósitos e celeiros". Também possibilita que a pessoa digira pensamentos e ideias. Pode ser utilizado de maneira isolada ou com B-51, o ponto *shu* dorsal externo do Baço, ou com B-21, o ponto *shu* dorsal do Estômago.

Outros pontos usados para tratar o Estômago

Outro ponto usado para tratar o Estômago é VC-12.

Pontos do Baço (Tabela 39.2)

Trajeto primário do canal do Baço

O canal do Baço começa no aspecto medial do dedo grande do pé, segue ao longo da borda medial do pé, passa anteriormente ao maléolo no

Tabela 39.2 Pontos comumente usados no canal do Baço.

Ponto-fonte *yuan*	BP-3
Ponto *luo* de junção	BP-4
Ponto de tonificação	BP-2
Ponto de sedação	BP-5
Ponto *shu* dorsal	B-20
Ponto *shu* dorsal externo	B-49
Ponto horário	BP-3
Ponto *xi* em fenda (de acúmulo)	BP-8
Ponto de Entrada	BP-1
Ponto de Saída	BP-21
Ponto Janela do Céu	Nenhum

osso do tornozelo e sobe pela parte interna da perna, na borda posterior da tíbia. Então continua subindo pelo aspecto medial do joelho e da coxa, chegando ao abdome, passando pelos órgãos Estômago e Baço. A partir do Baço e do Estômago, segue pelo diafragma para se unir com BP-17, BP-18, BP-19, BP-20 e BP-21. Em seguida, faz conexão com o canal do Coração em C-1.

BP-1, *Yin Bai*, Branco Escondido: ponto Madeira, ponto de Entrada

Profundidade da agulha: 0,3 a 0,5 *cun*; cones de moxa: 3 a 5

A presença de "branco" no nome desse ponto provavelmente se refere à íntima conexão entre o Baço e os Pulmões do Elemento Metal. O Baço constitui o *tai yin* do pé, e os Pulmões constituem o *tai yin* da mão. (Para uma relação das conexões dos canais, como *tai yang* etc., ver Cheng, 1987, p. 19.)

Esse é o ponto de Entrada e ponto Madeira do canal. Portanto, pode ser empregado para transferir *qi* do Fígado por meio do ciclo *ke*. Esse ponto também é usado quando os pacientes têm sintomas de mania ou agitação mental. Nesse caso, a sedação do ponto consegue acalmar a pessoa.

Estudo de caso

Um paciente com 40 e poucos anos apresentava uma longa história de síndrome do cólon irritável. Seus sintomas incluíam constipação intestinal alternando com diarreia, flatulência, desconforto na parte inferior do abdome e sensação geral de mal-estar e fadiga. Era um FC Terra, com pulsos Terra muito deficientes e pulsos Madeira cheios. (O diagnóstico da Medicina Tradicional Chinesa – MTC – era de estagnação do *qi* do Fígado invadindo o Baço.) A tonificação do Elemento Terra produziu certa melhora e a redução da Madeira também produziu um sucesso moderado. A transferência de *qi* do Fígado para o Baço por meio da tonificação de BP-1 realizou um grande avanço em seu tratamento.

BP-2, *Da Du*, Grande Capital: ponto Fogo, ponto de tonificação

Profundidade da agulha: 0,1 a 0,3 *cun*; cones de moxa: 3 a 5

Como ponto Fogo e ponto de tonificação, é comumente usado combinado com E-41. Pode ser empregado para transferir *qi* do Coração e do Pericárdio, a fim de melhorar a conexão entre esses Órgãos por meio do ciclo *sheng* e para unir a mãe ao filho. Esse ponto também pode ser usado para aquecer a pessoa com Baço frio e deficiente. Seu uso pode trazer de volta calor e vitalidade para o espírito.

BP-3, *Tai Bai*, Branco Supremo: ponto Terra, ponto horário, ponto-fonte *yuan*

Profundidade da agulha: 0,3 a 0,5 *cun*; cones de moxa: 3 a 5

Tai Bai é o nome do planeta Vênus, que está associado ao Elemento Metal. À semelhança de BP-1, essa é provavelmente uma referência à conexão com os Pulmões por meio do *tai yin* ou da conexão mãe-filho.

Esse ponto é importantíssimo para trazer vitalidade e estabilidade ao Baço. É o ponto Terra, o ponto horário entre 9 e 11 h e também o ponto-fonte *yuan*. Essa combinação de empregos significa que é o ponto do canal do Baço mais frequentemente usado. É comum ser combinado com E-42 (*yuan* fonte) ou com E-36 (horário).

Quando utilizado como ponto horário entre 9 e 11 h, estimula fortemente o *qi* do Baço. Ao contrário de alguns pontos horários, pode ser usado durante as horas sociáveis, possibilitando que os acupunturistas o empreguem em muitos de seus pacientes com FC Terra. Como ponto Terra dentro do Elemento Terra, BP-3 também revigora o Baço em outras horas do dia e consegue trazer estabilidade e equilíbrio aos pacientes com desequilíbrio da Terra. Esse ponto também é usado como ponto horário sazonal por alguns acupunturistas, no final do verão. Se um paciente se sentir atordoado na cabeça em decorrência da função deficiente de transformação do Baço, esse ponto consegue mover o *qi*, criando maior clareza mental.

BP-4, *Gong Sun*, Avô e Neto: ponto *luo* de junção, ponto de abertura do *Chong Mai* (canal de Penetração)

Profundidade da agulha: 0,3 a 0,5 *cun*; cones de moxa: 3 a 5

Gong Sun é o nome de família de Huang Di, o Imperador Amarelo. Ele foi um lendário imperador durante uma dinastia associada ao Elemento Terra (Hicks, 1999, p. 16).

Esse é o ponto *luo* de junção, comumente usado junto com E-40 ou E-42. A promoção de equilíbrio entre esses dois Órgãos pode ser especialmente benéfica aos pacientes que apresentam instabilidade no Elemento Terra. BP-4 também é o ponto de Abertura do *Chong Mai* (um dos Oito Canais Extraordinários; para mais detalhes sobre esse assunto, ver Maciocia, 1989, pp. 360-361). Isso faz com que esse ponto seja extremamente poderoso e especialmente benéfico quando as pessoas apresentam lassitude decorrente do esgotamento do *qi*. Também é útil para queixas digestivas, especialmente náuseas ou pouco apetite.

BP-5, *Shang Qiu*, Colina *Shang*: ponto Metal, ponto de sedação

Profundidade da agulha: 0,3 a 0,5 *cun*; cones de moxa: 3 a 5

Shang é a nota musical que ressoa com o Metal, e esse é o ponto Metal do canal. Pode ser estimulado para tonificar o Metal dentro da Terra. É o ponto de sedação, normalmente reduzido quando o Baço se encontra pleno, transmitindo *qi* ao longo do ciclo *sheng* para o Pulmão, seu filho.

BP-6, *San Yin Jiao*, Cruzamento dos Três *Yin*: ponto de encontro dos três *yin* da perna

Profundidade da agulha: 0,5 a 1 *cun*; cones de moxa: 3 a 5

Esse é um ponto extremamente poderoso que pode ser usado para tratar o Baço, o Rim e o Fígado. Não deve ser empregado se o acupunturista ainda estiver "testando" o FC, uma vez que não conseguirá uma resposta sobre qual Órgão está trazendo as mudanças do pulso. Os acupunturistas devem tomar cuidado para que todos os

três Órgãos tenham aproximadamente o mesmo nível de *qi*, se quiserem estimular ou reduzir usando esse ponto. Se indicado, esse ponto pode exercer um profundo efeito sobre a psique de uma pessoa, com uma forte ação de "acalmar o espírito". Ele é com frequência útil para insônia e ansiedade, bem como para deixar a pessoa mais calma e com maior clareza mental.

Esse ponto afeta diretamente o útero e consegue estimular o trabalho de parto. Portanto, está proibido na gravidez.

BP-8, *Di Ji*, Pivô da Terra: ponto *xi* em fenda (ponto de acúmulo)

Profundidade da agulha: 0,5 a 1 *cun*; cones de moxa: 3 a 5

Esse é o ponto *xi* em fenda (ponto de acúmulo). Em *Ode to Elucidate Mysteries*, está escrito:

> O ser humano consiste em partes superior, média e inferior. Os principais pontos para essas três áreas são: o Grande Envoltório (BP-21), o Pivô Celestial (E-25) e o Pivô da Terra (BP-8).
>
> (Deadman *et al.*, 1998, p. 194)

Nessa citação, "parte superior, média e inferior" é uma maneira de descrever o Céu, o Homem e a Terra.

O Pivô da Terra é um ponto crucial para melhorar o *qi* do Baço, particularmente por seu efeito sobre as funções do Aquecedor Médio e Inferior. Como ponto de Acúmulo, também é usado para problemas agudos, especialmente dor aguda durante o período menstrual. Também pode ser utilizado quando um paciente se encontra preguiçoso, cansado e esgotado, além disso, melhora a capacidade do Baço em transformar e transportar em todos os níveis.

BP-9, *Yin Ling Quan*, Nascente *Yin* da Colina: ponto Água

Profundidade da agulha: 0,5 a 1,2 *cun*; cones de moxa: 3 a 5

Esse é o ponto Água do canal. Pode ser usado se o acupunturista deseja regular o equilíbrio da Água na Terra e ser empregado especialmente quando a Terra se encontra inundada, caso em que o ponto é sedado. (O uso desse ponto pelos acupunturistas da MTC para eliminar Umidade é fundamentado no emprego segundo os Cinco Elementos.)

BP-10, *Xue Hai*, Mar de Sangue

Profundidade da agulha: 0,5 a 1,2 *cun*; cones de moxa: 3 a 5
Como o nome sugere, esse ponto é usado principalmente para influenciar o Sangue do paciente.

BP-12, *Chong Men*, Portão do Impulso: ponto de encontro do Baço com o Fígado

Profundidade da agulha: 0,5 a 1 *cun*; cones de moxa: 3 a 5
Esse ponto tem uma conexão com o canal do Fígado e é, às vezes, usado para tratar problemas no Aquecedor Inferior causados pelo Baço e pelo Fígado.

BP-13, *Fu She*, Residência da Tesouraria

Profundidade da agulha: 0,5 a 1 *cun*; cones de moxa: 5 a 10
Esse ponto é, às vezes, usado com outros pontos da parte inferior do abdome, como VC-3, VC-4 ou VC-5, R-12 ou R-13, ou E-27, E-28 ou E-29, para tratar sintomas no Aquecedor Inferior. Também pode ser utilizado com bons resultados para melhorar o *qi* do Baço de um modo geral.

BP-15, *Da Heng*, Grande Horizontal

Profundidade da agulha: 0,7 a 1,2 *cun*; cones de moxa: 5 a 10
Esse ponto é com frequência combinado com E-25, que fica ao lado. Fisicamente, exerce um efeito sobre a parte inferior do abdome, em especial os intestinos. Também centraliza a mente e o espírito, em especial se o paciente se sente internamente instável e inseguro. Está indicado

se a pessoa tiver propensão à tristeza, ao choro e ao suspiro (Deadman *et al.*, 1998, p. 200). Seu principal efeito é estabilizar o *qi* do Baço.

BP-16, *Fu Ai*, Sofrimento do Abdome

Profundidade da agulha: 0,5 a 1 *cun*; cones de moxa: 5 a 10
Esse ponto pode ser usado para elevar o espírito de pacientes cuja vida emocional se tornou instável em razão do desequilíbrio do Elemento Terra, especialmente se isso estiver provocando sintomas no abdome.

BP-18, *Tian Xi*, Corrente Celestial

Profundidade da agulha 0,3 a 0,5 *cun*; cones de moxa 3 a 5
Tian no nome desse ponto refere-se à sua localização na parte superior do corpo e também à capacidade do ponto em ajudar o paciente a se reconectar com o *qi* do Céu. Localizado sobre o *dan tian* médio, esse ponto é capaz de trazer grande vitalidade e nutrição ao paciente. É possível que seja subestimada sua capacidade de tratar os FC Terra no nível do espírito.

BP-20, *Zhou Rong*, Glória Envolvente

Profundidade da agulha: 0,3 a 0,5 *cun*; cones de moxa: 3 a 5
Esse ponto é usado geralmente para tratar o espírito dos FC Terra. O nome sugere a nutrição e o apoio ao paciente. É especialmente útil para estimular o *qi* que ficou "amarrado" e fez com que o paciente ficasse preocupado e deprimido. Esse ponto está próximo a P-1 e pode ser usado para ajudar o Baço a auxiliar os Pulmões, no caso de problemas pulmonares.

Esse ponto tem o nome alternativo de *zhou ying*. Refere-se ao *ying qi*, ou "*qi* nutritivo", que é um componente do *zhen qi* ou "*qi* verdadeiro", o qual se origina nos Pulmões. Também é uma alusão à íntima relação entre esse ponto e os Pulmões.

BP-21, *Da Bao*, Grande Envoltório: ponto de Saída, ponto *luo* de junção geral

Profundidade da agulha: 0,3 a 0,5 *cun*; cones de moxa: 5 a 10

Esse é o ponto de Saída que estabelece conexão com o canal do Coração em C-1. É com frequência usado por isso e, de um modo geral, para regular o *qi* e o Sangue no tórax.

Preocupação, excesso de atividade intelectual, instabilidade e incerteza nas circunstâncias da vida de uma pessoa, além de falta de relacionamentos de apoio e de cuidado, tudo isso pode fazer com que a pessoa se torne cada vez mais atormentada na mente e no espírito. Esse é um ponto poderoso para elevar o espírito de quem se tornou abatido e oprimido em decorrência da disfunção do Baço.

Estudo de caso

Uma paciente com quase 50 anos de idade tinha dificuldades de se ajustar às mudanças em sua vida. Era uma paciente com FC Terra, cujos filhos sempre foram um foco excessivo em sua vida. Os filhos eram, agora, adolescentes e ela se preocupava muito com eles. Seu marido havia se separado, deixando-a sozinha em termos de companheirismo, e ansiosa sobre o seu futuro. Ela contou que não conseguia se concentrar e que estava constantemente cansada e deprimida. O tratamento na Terra só havia apresentado um resultado moderado até BP-21 ser tonificado. Depois disso, houve melhora acentuada em seu espírito e ela deu início a várias mudanças positivas em sua vida. Essas mudanças incluíram a volta de sua atividade como enfermeira e a procura de outros interesses e amizades que a ajudaram a se concentrar menos nos filhos.

B-20, *Pi Shu*: ponto *shu* dorsal do Baço

Profundidade da agulha: 0,5 a 0,7 *cun*; cones de moxa: 7 a 15

Como todos os pontos *shu* dorsais, esse ponto é usado com frequência e pode ter um efeito poderoso sobre o bem-estar geral do paciente. Por meio do fortalecimento do Órgão Baço, o paciente pode ser fortalecido em todos os níveis. Esse ponto está particularmente indicado quando o *qi* do Baço se encontra gravemente esgotado e lento.

B-49, *Yi She*, Habitação do *Yi*

Profundidade da agulha: 0,3 a 0,5 *cun*; cones de moxa: 5 a 10

Esse ponto fica ao lado do ponto *shu* dorsal do Baço e pode ser combinado a ele. É especialmente utilizado para tratar o *yi*, faculdade para os processos cognitivos, reflexivos e organizacionais da mente. *Si*, a preocupação ou o "excesso de pensamento" "amarra" o *qi*, fazendo com que o *yi* perca sua "residência". Quando o *yi* está afetado, os pacientes podem ruminar e se preocupar a respeito de problemas e serem incapazes de pensar com clareza. Também podem se sentir confusos e atordoados. Esse ponto pode ter um profundo efeito, além de acalmar o paciente, tornando possível o assentamento do *yi*. Um *yi* saudável possibilita que os pacientes acessem sua intenção e mantenham a percepção concentrada.

Outros pontos usados para tratar o Baço

Outros pontos usados para tratar o Baço são VC-4 e VC-10.

Pontos do Coração e do Intestino Delgado

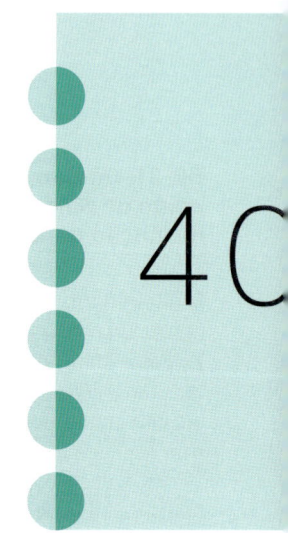

4C

Pontos do Coração (Tabela 40.1)

Trajeto primário do canal do Coração

O trajeto profundo do Coração se origina no órgão coração e ascende ao longo da aorta através dos pulmões até a axila, onde se torna superficial. Em seguida, passa pelo aspecto medial do braço, indo da axila até o dedo mínimo. Aí, conecta-se ao canal do Intestino Delgado em ID-1.

C-1, *Ji Quan*, Nascente Suprema: ponto de Entrada

Profundidade da agulha: 0,5 a 1 *cun*;
cones de moxa: 3 a 5

A palavra "suprema" no nome refere-se à importância depositada no Coração entre os órgãos. "O Coração tem o cargo de senhor e soberano. A radiação do *shen* se origina dele" (Larre e Rochat de la Vallée, 1992b, p. 33). Esse ponto é como uma nascente de *qi*, o qual pode ser extraído para nutrir o Coração em todos os níveis, em especial quando um paciente se encontra nervoso, ansioso ou angustiado. Pode ser usado no início do tratamento, caso os pontos de comando não tenham afetado o espírito do paciente. Quando utilizado, pode exercer um efeito direto e imediato sobre o Coração, possibilitando que o paciente readquira o equilíbrio e a calma. Também pode ser utilizado quando a tristeza enfraquece o *qi* e pode ajudar a forçar o *qi* a retornar ao seu movimento normal. Torna possível

que o paciente abra o Coração e se conecte com o espírito. É um ponto muito confiável e eficaz para fortalecer e nutrir o Coração.

Também é muito usado como ponto de Entrada, e está ligado ao ponto de Saída do Baço, BP-21. É interessante observar que os adeptos de *qi gong* e meditação mantêm essa área relaxada e aberta durante suas práticas. Assim, eles possibilitam que o *qi* flua livremente do Coração para os braços e as mãos. Isso possibilita que as mãos se mantenham aquecidas e o Coração fique relaxado e assentado.

Estudo de caso

Um homem com 40 e poucos anos começou a ter palpitações intensas. Ele atribuía o início dos sintomas ao seu conflito interno sobre se permanecia ou não casado. Era um Fator Constitucional (FC) Fogo e o tratamento em todos os quatro órgãos Fogo o ajudou a assentar o Coração em certo grau. C-1 foi usado na terceira sessão e produziu uma mudança substancial no pulso. Seus sintomas melhoraram muito depois do tratamento. De qualquer maneira, ele se separou da esposa alguns meses depois.

C-2, *Qing Ling*, Espírito Azul-esverdeado

Profundidade da agulha: 0,3 a 0,5 *cun*;
cones de moxa: 3 a 5

Qing (traduzido de maneira inadequada como azul-esverdeado) é a cor da vegetação nova e está intimamente relacionado à palavra *sheng* ou criação (como no ciclo *sheng*). Sucedendo-se à Nascente Suprema, esse ponto dá vida e vitalidade ao Coração, especificamente o *ling*.

Lamentavelmente, não é muito confiável, e em geral provoca pouca mudança. Está localizado no mesmo nível de outros pontos que afetam o *dan tian* médio e, às vezes, dizem que é proibido de ser agulhado.

Tabela 40.1 Pontos do canal do Coração comumente usados.

Ponto-fonte *yuan*	C-7
Ponto *luo* de junção	C-5
Ponto de tonificação	C-9
Ponto de sedação	C-7
Ponto *shu* dorsal	B-15
Ponto *shu* dorsal externo	B-44
Ponto horário	C-8
Ponto *xi* em fenda (de acúmulo)	C-6
Ponto de Entrada	C-1
Ponto de Saída	C-9
Ponto Janela do Céu	Nenhum

C-3, *Shao Hai*, Mar Inferior: ponto Água

Profundidade da agulha: 0,5 a 1 *cun*; cones de moxa: 3 a 5

Esse é o ponto Água do Coração. A Água controla o Fogo e esse ponto esfria e acalma o Coração, caso o paciente esteja agitado, inquieto ou tenha muito calor. Esse ponto também pode ser usado para transferir *qi* dos Rins ao Coração pelo ciclo *ke*.

C-4, *Ling Dao*, Trajeto do Espírito: ponto Metal

Profundidade da agulha: 0,3 a 0,5 *cun*; cones de moxa: 3 a 5

Outro ponto no canal do Coração com *ling* no nome. *Dao* significa caminho. Nesse contexto, *dao* pode ser traduzido como "o trajeto do canal do Coração" ou, em um sentido mais profundo, como "o caminho do *dao*". Está especialmente indicado quando o espírito se encontra agitado em decorrência de uma deficiência ou quando o paciente se sente miserável e triste e precisa se reconectar com seu caminho.

Também é indicado quando as pessoas perdem subitamente a voz ou ficam mudas de repente – especialmente se houver uma causa emocional como choque súbito, susto ou agitação. Esse ponto é algumas vezes empregado em combinação com C-7.

C-5, *Tong Li*, Penetrando no Interior: ponto *luo* de junção

Profundidade da agulha: 0,3 a 0,5 *cun*; cones de moxa: 3 a 5

Esse é o ponto *luo* de conexão e seu nome pode ser em parte decorrente disso, já que *tong* também significa conexão. Esse ponto tem uma longa história de uso no tratamento do espírito. O *Ode to the Jade Dragon* diz o seguinte a respeito desse ponto: "*Tong Li* trata um Coração assustado" (Deadman *et al.*, 1998, p. 214). É especialmente utilizado quando o Coração fica perturbado por choque e trauma, e pode trazer estabilidade e força ao *shen*. Também pode ser usado quando o paciente fica facilmente assustado e perturbado emocionalmente. O uso desse ponto possibilita que o *qi* penetre em camadas mais profundas e atinja o espírito do paciente.

Esse ponto também consegue equilibrar os Órgãos Coração e Intestino Delgado, quando empregado como ponto *luo* de conexão. Nesse caso, é usado com frequência com ID-4 ou ID-7. Sua combinação com pontos do Intestino Delgado traz estabilidade ao Elemento, especialmente quando os dois Órgãos acoplados estão em desarmonia.

O ponto também é poderoso fisicamente, com um especial efeito sobre a língua e o discurso. Pode ser utilizado para tratar gagueira e muitos outros distúrbios de linguagem que surgem do Coração.

C-6, *Yin Xi Yin*, Fendido: ponto *xi* em fenda (de acúmulo)

Profundidade da agulha: 0,3 a 0,5 *cun*; cones de moxa: 3 a 5

O nome refere-se em parte ao fato de o ponto ser o ponto *xi* em fenda (de acúmulo). Em geral, é usado para tratar condições mais agudas que afetam o Coração, especialmente quando o paciente se encontra inquieto, ansioso ou agitado em decorrência da flutuação do *qi* para a superfície. O uso desse ponto ajuda o *qi* a se assentar e a se acalmar. Esse ponto também tem o nome alternativo de *shi gong* – Palácio de Pedra. Os chineses utilizam o termo "casa de pedra" para indicar algo firme e resistente. Isso também pode indicar que o ponto está onde algo firme e resistente pode ser encontrado (Hicks, 1999, p. 21).

C-7, *Shen Men*, Portão do Espírito: ponto *shu* riacho, ponto Terra, ponto-fonte *yuan*, ponto de sedação

Profundidade da agulha: 0,3 a 0,5 *cun*; cones de moxa: 5 a 7

Esse é o ponto mais utilizado do canal do Coração. É um ponto muito flexível, com uma ampla variedade de usos para qualquer condição do Coração. Seu nome, Portão do Espírito, serve para dar uma visão sobre sua capacidade de afetar fortemente o espírito do Coração. *Shen Men* também foi o nome que muitos taoístas deram aos olhos (Hicks, 1999, p. 21), e é pelos olhos que o acupunturista pode perceber a vitalidade e o brilho do espírito de uma pessoa.

Esse é o ponto-fonte *yuan* e também o ponto de sedação. É excelente para sedar quando o pulso do Coração está cheio ou muito agitado. Seu principal uso, entretanto, é fortalecer o Coração e, para isso, é um ponto extraordinário, com frequência exercendo efeito imediato durante o tratamento. Como ponto-fonte *yuan*, é usado com frequência com ID-4 quando o acupunturista está "testando" se o paciente é ou não um Fator Constitucional (FC) Fogo.

O poder desse ponto geralmente pode ser visto de modo impressionante quando a pessoa está se tratando em decorrência de um choque. Conforme o *Su Wen* declara:

Quando há susto com o *jing*, o Coração não consegue mais um lugar para se alojar. O *shen* não consegue mais um lugar de referência, o pensamento planejado não consegue mais um lugar para se assentar. É dessa maneira que o *qi* fica em desordem (*luan*).

(Larre e Rochat de la Vallée, 1996, p. 61)

Estudo de caso

Uma enfermeira com quase 30 anos ligou para um acupunturista para uma consulta de emergência. Pelo interrogatório, o acupunturista descobriu que, no dia anterior, ela havia se envolvido em um acidente de carro moderadamente grave, e quase não conseguia falar. Depois da tonificação de *shen men*, a paciente voltou a falar normalmente e, em seguida, contou que se sentia completamente de volta ao seu eu normal. O único ponto usado foi C-7.

C-8, *Shao Fu*, Tesouraria Inferior: ponto Fogo, ponto horário

Profundidade da agulha: 0,3 a 0,5 *cun*; cones de moxa: 3 a 5

À semelhança de C-3 e C-9, esse ponto tem *shao* no nome. Isso ocorre porque o canal do Coração também é o canal *shao yin* da mão. Esse é o ponto horário (11 às 13 h) e é usado com frequência nesse contexto, especialmente quando o *qi* do Coração está deficiente. Também é o ponto Fogo dentro do Elemento Fogo e está indicado quando o paciente está triste, preocupado e com medo, em particular com medo de outras pessoas (Deadman *et al.*, 1998, p. 221). É um ponto que aquece muito, de forma que é preciso ter cuidado se o paciente tende a ter muito calor.

C-9, *Shao Chong*, Influxo Inferior: ponto Madeira, ponto de tonificação, ponto de Saída

Profundidade da agulha: 0,1 *cun*; cones de moxa: 3 a 5

Esse é o ponto Madeira e ponto de tonificação. Considerando a tendência dos pulsos Madeira a serem mais cheios do que os pulsos Fogo, esse ponto é tonificado com muita frequência e faz a conexão do Elemento Mãe, a Madeira, com o filho, o Fogo. Como o nome implica, seu uso produz um impulso de vitalidade e força ao Coração. É o ponto de Saída, ligando-se a ID-1.

B-15; *Xin Shu*: ponto *shu* dorsal do Coração

Profundidade da agulha: 0,5 a 0,7 *cun*; cones de moxa: 3 a 5

Esse ponto é usado com frequência, embora seja necessário ter certo cuidado com pessoas cujo Coração se encontra muito frágil. O acupunturista deve assegurar-se de que a tonificação do Coração é um princípio de tratamento eficaz pelo uso dos pontos de comando antes de usar esse ponto. Empregado no contexto certo, ele terá um efeito direto no Órgão Coração propriamente dito e pode, assim, fortalecê-lo fisicamente ou em nível do espírito. Pode ser utilizado em muitos contextos, por exemplo, quando um paciente se encontra emocionalmente perturbado, ansioso, triste e miserável, e também para tratar um paciente que esteja sofrendo em decorrência do término de um relacionamento.

B-44, *Shen Tang*, Sala do Espírito

Profundidade da agulha: 0,3 a 0,5 *cun*; cones de moxa: 3 a 5

O ponto *shu* dorsal externo do Coração pode ser usado para afetar o *shen* e propiciar-lhe "residência". O ponto tem uma ação poderosa e basicamente fortalece e estabiliza o espírito do Coração.

Outros pontos usados para tratar o Coração

Outros pontos para tratar o Coração incluem: R-23, R-24, R-25, VC-14, VC-16, VC-17, VG-10, VG-11 e VG-14.

Pontos do Intestino Delgado

(Tabela 40.2)

Trajeto primário do canal do Intestino Delgado

O canal do Intestino Delgado sai do aspecto ulnar do dedo mínimo e segue pelo aspecto ulnar do antebraço, passando, em seguida, pelo aspecto posterior do braço e do ombro. Em seguida, faz um movimento de zigue-zague sobre a escápula, antes de atingir a base do pescoço. Segue então pela lateral do pescoço até a mandíbula e a bochecha, e depois se volta completamente para trás da orelha, onde termina em ID-19. Nesse local, une-se ao canal da Bexiga em B-1.

Tabela 40.2 Pontos do canal do Intestino Delgado comumente usados.	
Ponto-fonte *yuan*	ID-4
Ponto *luo* de junção	ID-7
Ponto de tonificação	ID-3
Ponto de sedação	ID-8
Ponto *shu* dorsal	B-27
Ponto *shu* dorsal externo	Nenhum
Ponto horário	ID-5
Ponto *xi* em fenda (de acúmulo)	ID-6
Ponto de Entrada	ID-1
Ponto de Saída	ID-19
Ponto Janela do Céu	ID-16 e 17

ID-1, *Shou Ze*, Pântano Inferior: ponto Metal, ponto de Entrada

Profundidade da agulha: 0,1 *cun*; cones de moxa: 3 a 5

Esse é o ponto de Entrada e ponto Metal. É usado ocasionalmente para regular o Metal dentro do Intestino Delgado. É usado com mais frequência como ponto de Entrada.

ID-2, *Qian Qu*; Vale Dianteiro: ponto Água

Profundidade da agulha: 0,3 a 0,5 *cun*; cones de moxa: 3 a 7

Esse é o ponto Água e pode ser usado para umedecer o Intestino Delgado.

Estudo de caso

Um adolescente tinha eczema avermelhado grave nas mãos. Era um FC Fogo e foi tratado principalmente no Intestino Delgado. O tratamento em diferentes pontos do Intestino Delgado foi útil, mas sem haver mais o que fazer, o acupunturista estimulou ID-2 e C-3 para umedecer e esfriar os dois órgãos. A pele do paciente melhorou de maneira acentuada e o tratamento repetido nesses pontos (e em outros) produziu o desaparecimento quase completo dos sintomas. Com o tempo, o paciente também ficou consideravelmente mais confiante em si mesmo.

ID-3, *Hou Xi*, Riacho (Corrente) Posterior: ponto Madeira, ponto de tonificação, ponto de abertura do Vaso Governador

Profundidade da agulha: 0,3 a 0,7 *cun*; cones de moxa: 3 a 7

Esse é o ponto Madeira e ponto de tonificação, com frequência associado a C-9. O uso desse ponto cria equilíbrio entre a Madeira e o Fogo ao longo do ciclo *sheng*. É utilizado se o Elemento Madeira estiver mais cheio do que o filho, o Fogo. Como essa é uma situação comum, é um ponto empregado com muita frequência. Esse ponto também é conhecido por seu efeito sobre a mente e o espírito, e pode ser usado para estabilizar as oscilações emocionais.

Como ponto Madeira dentro do Intestino Delgado, ele também faz com que as pessoas tomem decisões quando estão com dificuldade de escolher a direção futura na vida. Essa função também pode ser decorrente da conexão do ponto com o Vaso Governador (*Du mai*), que afeta o cérebro e, portanto, ajuda a clarificar o pensamento da pessoa.

ID-4, *Wang Gu*, Osso do Pulso: ponto-fonte *yuan*

Profundidade da agulha: 0,3 a 0,5 *cun*; cones de moxa: 3 a 7

Como ponto-fonte *yuan* do Intestino Delgado, esse ponto é excelente para fortalecer e acalmar o Intestino Delgado. À semelhança de todos os pontos-fonte *yuan*, é o ponto preferido para usar quando o acupunturista está avaliando se um paciente é um FC do Intestino Delgado. Esse ponto é frequentemente utilizado pelos acupunturistas da Acupuntura Constitucional dos Cinco Elementos e pode ter um profundo efeito sobre o bem-estar e a capacidade do paciente em separar o puro do impuro em todos os níveis.

ID-5, *Yang Gu*, Vale *Yang*: ponto Fogo, ponto horário

Profundidade da agulha: 0,3 a 0,5 *cun*; cones de moxa: 3 a 7

Esse é o ponto Fogo e o ponto horário entre 13 e 15 h. É usado com frequência como ponto horário, uma vez que seu período fica na metade do dia. É poderoso e pode ser utilizado para sacudir e revigorar o Intestino Delgado e fazer com que as pessoas adquiram maior clareza mental e calma. O ponto promove clareza mental e capacidade de tomar decisões, ajudando o Intestino Delgado a separar o puro do impuro (Deadman *et al.*, 1998, p. 405).

ID-6, *Yang Lao*, Nutrindo o Antigo: ponto *xi* em fenda (de acúmulo)

Profundidade da agulha: 0,3 a 0,5 *cun*; cones de moxa: 3 a 5

Esse é o ponto *xi* em fenda (ponto de acúmulo). O nome do ponto significa que ele foi usado ao longo dos tempos para tratar pessoas que sofrem de problemas associados à velhice.

ID-7, *Zhi Zheng*: ramo do canal do Coração, ponto *luo* de junção

Profundidade da agulha: 0,3 a 0,7 *cun*; cones de moxa: 3 a 7

Os especialistas parecem estar certos de que, nesse contexto, *zheng*, que pode ser traduzido como "correto", "endireitar" ou "regular", diz respeito ao canal do Coração. Eles podem estar certos porque, como ponto *luo*, esse ponto conecta-se ao canal do Coração por meio de C-7 ou C-5. O nome também pode se referir ao papel do Intestino Delgado em "separar o puro do impuro", e, portanto, corrigir e regular. De qualquer maneira, o seu uso para ajudar o Intestino Delgado nesse papel é geralmente subestimado. Esse é um ponto poderoso para a mente e o espírito, particularmente porque ajuda a pessoa a resolver ambivalências e confusões. O capítulo "Métodos de acupuntura e moxabustão", extraído do *Golden Mirror of Medicine*, recomenda-o para tratar "depressão e nó das sete emoções" (Deadman *et al.*, 1998, p. 238).

ID-8, *Xiao Hai*, Mar Pequeno: ponto Terra, ponto de sedação

Profundidade da agulha: 0,3 a 0,5 *cun*; cones de moxa: 3 a 5

Esse é o ponto Terra e, portanto, o ponto de sedação. É ocasionalmente usado para regular a Terra dentro do Intestino Delgado, mas é utilizado principalmente por seu efeito local no cotovelo.

ID-11, *Tian Zong*, Ancestral Celestial

Profundidade da agulha: 0,3 a 0,8 *cun*; cones de moxa: 3 a 7

Esse ponto localiza-se na parte superior do corpo, como todos os pontos com *tian* no nome. É um dos pontos do espírito mais importantes do canal do Intestino Delgado. Existe uma história chinesa que fala a respeito de um mítico Ancestral Celestial, que teve a tarefa de separar *yin* (Terra) e *yang* (Céu) de seu estado primitivo de caos (Hicks, 1999, p. 23). Esse ponto é utilizado para ajudar a limpar o caos mental e espiritual interno de alguém que tenha perdido a clareza e a certeza.

ID-16, *Tian Chuang*, Janela Celestial: ponto Janela do Céu

Profundidade da agulha: 0,3 a 0,7 *cun*; cones de moxa: 5 a 10

Esse é um dos dois pontos Janelas do Céu que tem "janela" no nome. *Chuang* é uma pequena janela destinada a possibilitar a circulação e o escapamento da fumaça e do vapor (e, por extensão, do *qi*). Esse ponto é excelente para dar às pessoas uma luz quando não conseguem encontrar uma solução para suas dificuldades. Quando a capacidade de separar o "puro do impuro" se torna seriamente prejudicada e a pessoa não consegue ver com clareza o caminho à frente, esse ponto com frequência consegue ser de enorme benefício.

ID-17, *Tian Rong*, Aparência Celestial: ponto Janela do Céu

Profundidade da agulha: 0,3 a 0,7 *cun*; cones de moxa: 3 a 5

Independentemente de ser um ponto Janela do Céu, seu efeito é basicamente sobre o espírito (ver a seção a respeito de Janelas do Céu, no Capítulo 37). Parece não ser um ponto tão poderoso quanto o ponto anterior, mas ainda tem o efeito de elevar o espírito e purificar a mente. Também é eficaz para tratar problemas de audição.

ID-19, *Ting Gong*, Palácio da Audição: ponto de Saída

Profundidade da agulha: 0,5 a 0,8 *cun*; sem moxa

Esse é o ponto de Saída do canal, ligando-se ao canal da Bexiga em B-1. O bloqueio entre os canais do Intestino Delgado e da Bexiga é um bloqueio de Saída e de Entrada bastante comum. Sua aplicação para tratar muitos problemas de audição tem sido bem documentada. Menos conhecido é seu emprego para tratar pessoas que não conseguem discriminar ou compreender o sentido daquilo que ouvem, em decorrência de um desequilíbrio do Intestino Delgado.

Estudo de caso

Paciente com 50 e poucos anos, de FC Fogo. Sua falta geral de clareza indicava que um dos órgãos afetados era o Intestino Delgado. Um dos seus problemas era a audição deficiente. O acupunturista pensou sobre a causa dessa condição quando o paciente mencionou que sua esposa falava incessantemente e isso o deixava muito nervoso. Um ponto importante utilizado durante seu tratamento foi ID-19. Sua saúde melhorou de uma maneira geral a partir do tratamento e sua relação com a esposa também ficou mais fácil. Embora sua audição não tivesse chegado a melhorar de maneira substancial, sua capacidade de assimilar as coisas melhorou bastante. Durante uma sessão, ele mencionou que estava sendo mais fácil escutar a esposa porque se sentia muito melhor consigo mesmo.

B-27, *Xiao Chang Shu*: ponto *shu* dorsal do Intestino Delgado

Profundidade da agulha: 0,7 a 1,2 *cun*; cones de moxa: 7 a 15

Localizado no sacro, esse ponto é usado para tratar problemas na região lombar, mas seu principal uso é fortalecer o Intestino Delgado. Embora não seja um ponto para o espírito, ele pode fortalecer um paciente em todos os níveis porque beneficia o Órgão Intestino Delgado. Geralmente é combinado com B-15.

Outro ponto usado para tratar o Intestino Delgado

VC-4 também pode ser usado para tratar o Intestino Delgado.

Pontos da Bexiga e do Rim

41

Os empregos dos pontos *shu* dorsais e *shu* dorsais externos do canal da Bexiga que afetam os vários Órgãos são apresentados na seção do respectivo Órgão.

Pontos da Bexiga (Tabela 41.1)

Trajeto primário do canal da Bexiga

Esse trajeto começa no canto interno do olho. Ascende até a fronte e passa sobre a cabeça, indo até a nuca. Divide-se em seguida em dois trajetos. O primeiro é a linha interna da Bexiga, que desce pelas costas a 1,5 *cun* de distância da linha média. Em seguida, passa sobre a nádega e segue pela parte posterior da coxa, indo até a prega do joelho. Durante o trajeto descendente, penetra nos rins e depois na bexiga. O segundo trajeto é a linha externa da Bexiga. Desce pelas costas a 3 *cun* de distância da linha média e passa sobre a nádega, indo até a parte posterior da panturrilha. As duas linhas se unem na prega do joelho, em B-40. O canal segue então sobre o músculo gastrocnêmio, passa posteriormente ao maléolo externo, sobre o calcâneo e ao longo da borda externa do quinto metatársico, até terminar no ponto B-67. Faz então a conexão com o canal do Rim em R-1.

B-1, *Jing Ming*, Olhos Brilhantes: ponto de encontro de Bexiga, Intestino Delgado e Estômago; ponto de Entrada

Profundidade da agulha: 0,3 a 0,5 *cun*; sem moxa

Ming é a mesma palavra que na expressão *shen ming* é traduzida como "radiação do espírito". Os olhos são considerados com frequência o melhor indicador do estado do espírito de uma pessoa. Quando os olhos brilham, o espírito está florescendo. Esse é o primeiro ponto no canal da Bexiga, usado com ID-19, se o paciente tiver um bloqueio de Entrada-Saída entre os dois canais.

Também é um ponto importante para trazer dinamismo e vitalidade aos pacientes que estão com o *qi* do Elemento Água deficiente e esgotado. Além disso, pode ter um profundo efeito sobre o espírito da pessoa e promover lubrificação a quem esteja com baixo teor de líquidos e falta de flexibilidade nesse nível. Esse ponto pode ser benéfico para os pacientes que se apegam a velhos hábitos porque têm medo de mudanças. Também pode ter um importante efeito local e é utilizado para tratar muitos problemas oculares.

Tabela 41.1 Pontos comumente usados no canal da Bexiga.	
Ponto-fonte *yuan*	B-64
Ponto *luo* de junção	B-58
Ponto de tonificação	B-67
Ponto de sedação	B-65
Ponto *shu* dorsal	B-28
Ponto *shu* dorsal externo	Nenhum
Ponto horário	B-66
Ponto *xi* em fenda (de acúmulo)	B-63
Ponto de Entrada	B-1
Ponto de Saída	B-67
Ponto Janela do Céu	B-10

B-10, *Tian Zhu*, Pilar Celestial: Janela do Céu, ponto do mar de *qi*

Profundidade da agulha: 0,5 a 0,8 *cun*; cones de moxa: 3 a 5

O pilar a que o nome se refere talvez seja o músculo trapézio, mas *tian zhu* também é o nome de uma estrela. Sua localização na parte superior da coluna também pode indicar sua importância em ajudar as pessoas a ficarem eretas e a "encararem" o que esteja acontecendo com elas (Hicks, 1999, p. 25).

Esse ponto é poderosíssimo, sendo um ponto Janela do Céu e um mar de *qi*. Na ausência de muitos outros pontos que tratam o espírito da pessoa no canal da Bexiga, existe a tendência a se utilizar esse ponto com frequência. Ele também ajuda as pessoas a adquirirem novas perspectivas em áreas de suas vidas.

B-11, *Da Zhu*, Grande Lançadeira

Profundidade da agulha: 0,5 a 0,7 *cun*; cones de moxa: 3 a 7

Esse é um dos pontos usados na combinação dos Dragões Externos.

B-12, *Feng Men*, Portão do Vento

Profundidade da agulha: 0,5 a 0,7 *cun*; cones de moxa: 5 a 10

Esse ponto pode ser reduzido ou tonificado para tratar problemas nos Pulmões.

B-17, *Ge Shu*, ponto *shu* do Diafragma

Profundidade da agulha: 0,5 a 0,7 *cun*; cones de moxa: 7 a 15

Embora a Acupuntura Constitucional dos Cinco Elementos não dê muita ênfase ao Sangue (*xue*), esse ponto é, às vezes, usado se a pessoa estiver sofrendo de distúrbios do Sangue.

B-28, *Pang Guang Shu*: ponto *shu* dorsal da Bexiga

Profundidade da agulha: 0,7 a 1,2 *cun*; cones de moxa: 7 a 15

Um ponto muito valioso para tratar problemas da bexiga, condições dolorosas no sacro e fortalecer a Bexiga de um modo geral. Como outros pontos *shu* dorsais, ele fortalece o órgão diretamente. Fazendo isso, fortalece a pessoa em qualquer nível do corpo, da mente e do espírito. Esse é um dos pontos de escolha quando o Elemento Água ou o *jiao* inferior é afetado pelo frio. A moxabustão deve ser utilizada nesse caso.

B-40, *Wei Zhong*, Apoiando o Centro:[1] ponto Terra

Profundidade da agulha: 0,5 a 1 *cun*; cones de moxa: 3 a 5

Esse ponto também é chamado de "meio do equilíbrio". Esse é o ponto Terra e, como o nome implica, também tem a capacidade de estabilizar e trazer equilíbrio ao Órgão. Embora seja muito útil para tratar problemas locais e problemas na região lombar, não é muito usado pelos acupunturistas da Acupuntura Constitucional dos Cinco Elementos.

---

[1] J. R. Worsley usava o sistema de numeração de Wu Wei-ping para o canal da Bexiga. Esse sistema é responsável por números diferentes para B-40 a B-54. B-40, no sistema de numeração chinesa, corresponde a B-54 no sistema de Wu Wei-ping (ver Worsley, 1982, para verificar o sistema de numeração que ele usava).

B-45, *Yi Xi*, Grito de Dor

Profundidade da agulha: 0,3 a 0,5 *cun*;
cones de moxa: 5 a 10

Dizem que *Yi* e *Xi* denotam os tipos de sons suspirados que o paciente murmura quando esse ponto é palpado. Isso provavelmente é decorrente da liberação de *qi* na área do diafragma. Alguns acupunturistas utilizam esse ponto para dar apoio aos espíritos das pessoas quando elas precisam de força interna. Seu efeito revigorante talvez seja resultado de ser efetivamente o ponto *shu* dorsal externo do Vaso Governador.

B-58, *Fei Yang*, Voar e Dispersar: ponto *luo* de junção

Profundidade da agulha: 0,7 a 1 *cun*;
cones de moxa: 3 a 7

A tonificação desse ponto pode trazer vitalidade e energia ao paciente que se sente indolente e esgotado. É o ponto *luo* de junção, portanto, é com frequência associado a R-4 e R-3. A combinação desses pontos da Bexiga e do Rim traz estabilidade ao Elemento, especialmente se os dois Órgãos acoplados estiverem sem harmonia.

B-59, *Fu Yang*, *Yang* do Peito do Pé

Profundidade da agulha: 0,5 a 1 *cun*;
cones de moxa: 3 a 7

Esse ponto é às vezes combinado com IG-4 para eliminar toxinas do corpo, em uma combinação conhecida como o Grande Eliminador.

B-60, *Kun Lun*, Montanha: ponto Fogo

Profundidade da agulha: 0,3 a 0,7 *cun*;
cones de moxa: 3 a 7

Em uma famosa lenda da mitologia chinesa, a montanha *Kun Lun* é uma montanha mítica no extremo Ocidente da China (encontrado no *Huainanzi*, Capítulo 4, e em outros textos). Considerada inatingível, é rodeada por um lago vermelho (esse é o ponto Fogo) e é a fonte do Rio Amarelo. Considera-se que essa montanha tenha um *qi* poderoso e propicie renovação espiritual e física (Lade, 1989, p. 171).

Embora o nome possa se referir em parte ao maléolo externo, localizado bem próximo, essa história indica que esse é um ponto poderoso do canal. É geralmente usado no tratamento de dor crônica nas costas, em qualquer parte ao longo da coluna, especialmente se a condição estiver associada a uma deficiência nos canais da Bexiga e do Rim. Grande parte da força desse ponto vem de sua capacidade de aquecer a Bexiga e evitar que a Água se esfrie. A Água fria faz com que as pessoas fiquem rígidas e contraídas nos movimentos e no espírito. Também pode provocar dor. O aquecimento da Água deixa as pessoas mais livres, de maneira que conseguem se mover com maior flexibilidade. A moxa deve ser usada com cuidado se o paciente apresentar sinais de calor, porém se estiver indicada, a moxa pode ser utilizada com um ótimo resultado. Esse ponto não deve ser usado na gravidez.

Estudo de caso

Uma mulher com 50 e poucos anos, que era Fator Constitucional (FC) Água, queixava-se de cansaço e ansiedade crescente. Ela percebia que, com frequência, esses sintomas eram completamente inadequados. A tonificação da Água propiciou bons resultados, e as mudanças do pulso a partir da moxabustão foram mais significativas do que as originadas pela inserção de agulhas. Em três ocasiões B-60 foi usado em conjunto com R-2, o ponto Fogo dos Rins. O uso desse ponto provocou uma melhora nítida no cansaço e na ansiedade.

B-61, *Pu Can*, Respeito do Servente: ponto para libertar os Dragões Externos

Profundidade da agulha: 0,3 a 0,5 *cun*;
cones de moxa: 3 a 7

Esse ponto é usado na combinação dos Dragões Externos.

B-62, *Shen Mai*, Vaso Estendido

Profundidade da agulha: 0,3 a 0,5 *cun*;
cones de moxa: 3 a 5

Esse é o poderoso ponto de abertura do Vaso *Yang* do Calcanhar. Ele cria mudanças dinâmicas quando as pessoas estão com pouca energia em decorrência de deficiência do Elemento Água. Também pode ter um efeito de fazer o *qi* descender da cabeça e acalmar o espírito quando a pessoa apresenta medo extremo e terror, insônia, mania ou hiperatividade.

B-63, *Jin Men*, Portão de Ouro: ponto *xi* em fenda (de acúmulo)

Profundidade da agulha: 0,3 a 0,5 *cun*;
cones de moxa: 3 a 5

O ouro é quase puro *yang* por natureza e é um símbolo taoísta de incorruptibilidade (Lade, 1989, p. 175). Como outros pontos *xi* em fenda (de acúmulo), ele pode ser usado em situações agudas e em especial para tratar medo agudo ou ansiedade em decorrência de um desequilíbrio do Elemento Água. Também pode ser empregado para aquecer uma Bexiga fria e deficiente.

B-64, *Jing Gu*, Osso Capital: ponto-fonte *yuan*

Profundidade da agulha: 0,3 a 0,5 *cun*;
cones de moxa: 3 a 7

Como ponto-fonte *yuan*, é muito confiável para fortalecer a Bexiga. Como outros pontos-fonte *yuan*, é com frequência utilizado quando se está testando o Fator Constitucional (FC). Nesse caso, é comum ser combinado com R-3, o ponto-fonte *yuan* do Rim. Também tem efeito fortalecedor geral e pode promover calma aos pacientes que apresentam medo. É um excelente ponto distal quando outros pontos mais altos no canal são usados.

B-65, *Shu Gu*, Atador do Osso: ponto *shu* riacho, ponto Madeira, ponto de sedação

Profundidade da agulha: 0,3 a 0,5 *cun*;
cones de moxa: 3 a 5

Esse é o ponto de sedação, mas raramente usado, uma vez que o pulso desse Órgão raramente está cheio. É o ponto Madeira.

B-66, *Zu Tong Gu*, Vale da Passagem: ponto Água, ponto horário

Profundidade da agulha: 0,2 a 0,3 *cun*;
cones de moxa: 3 a 5

Esse é o ponto Água e ponto horário entre 15 e 17 h. É comum ser usado combinado com R-10, e pode ser empregado para sacudir e revigorar a Bexiga, especialmente no final da tarde. Pelo fato de ser o ponto Água dentro do Elemento Água, ele também tem um efeito poderoso em outros momentos do dia e pode trazer umidade e lubrificação para a Bexiga. Alguns acupunturistas o utilizam como ponto horário "sazonal" durante o inverno.

B-67, *Zhi Yin*, Extremidade do *Yin*: ponto Metal, ponto de tonificação, ponto de Saída

Profundidade da agulha: 0,1 *cun*;
cones de moxa: 3 a 5

Esse é o ponto Metal e ponto de tonificação. Como ponto de tonificação, pode reconectar o Elemento Mãe, o Metal, ao filho, a Água, ao longo do ciclo *sheng*. É comum os pulsos Metal estarem significativamente mais fortes do que os pulsos Água, de maneira que é um ponto utilizado com frequência.

Esse ponto também é usado no tratamento de desequilíbrios Marido-Esposa.

Outros pontos usados para tratar a Bexiga

Vários pontos na parte inferior do abdome são, às vezes, usados para tratar problemas específicos da bexiga, como exemplo, VC-2, VC-3, VC-6, B-31 e B-32, mas nenhum outro ponto no canal da Bexiga é em geral utilizado como parte de um tratamento a longo prazo de um FC Água.

Pontos do Rim (Tabela 41.2)

Trajeto primário do canal do Rim

O trajeto primário do canal do Rim começa na planta do pé em R-1. Em seguida, sobe pelo osso navicular e passa por trás do maléolo medial antes de subir pelo aspecto medial da perna, chegando à virilha. Na perna, cruza com o canal do Baço em BP-6. O canal, então, ascende pelo abdome e passa sobre o tórax, seguindo ao longo da garganta e terminando na raiz da língua. O canal termina em R-22 onde se une com o canal do Pericárdio em PC-1.

Tabela 41.2 Pontos comumente usados no canal do Rim.

Ponto-fonte *yuan*	R-1
Ponto *luo* de junção	R-4
Ponto de tonificação	R-7
Ponto de sedação	R-1
Ponto *shu* dorsal	B-23
Ponto *shu* dorsal externo	B-52
Ponto horário	R-10
Ponto *xi* em fenda (de acúmulo)	R-5
Ponto de Entrada	R-1
Ponto de Saída	R-22
Ponto Janela do Céu	Nenhum

R-1, *Yong Quan*, Nascente Borbulhante: ponto Madeira, ponto de sedação, ponto de Entrada

Profundidade da agulha: 0,3 a 0,5 *cun*; cones de moxa: 3 a 5

Esse é único ponto na planta do pé. Como primeiro ponto e ponto de Entrada no canal do Rim, é comparado a uma nascente onde o *qi* borbulha da Terra. O nome transmite uma imagem de água pura, fresca e revigorante reabastecendo a pessoa, de maneira que, compreensivelmente, esse ponto pode revitalizar de maneira intensa o *qi* do Rim, quando tonificado. É comum ser usado junto com B-1, o ponto de Entrada da Bexiga, que também pode ter um efeito revigorante.

Esse ponto também provoca a descendência do *qi*, que ascendeu para a parte superior do corpo. Por exemplo, se a pessoa apresenta calor ascendendo para a cabeça ou sente-se agitada em decorrência de um desequilíbrio do *qi* do Rim, esse ponto consegue fazer o *qi* voltar para os pés. Em virtude dessa ação, esse ponto tem um efeito bastante calmante.

É o ponto Madeira e ponto de sedação, mas é raramente usado nesse contexto porque a Água dos pacientes raramente fica mais plena do que a Madeira.

Os praticantes do *qi gong* fazem contato com o *qi* da Terra nesse ponto. O contato com esse ponto quando se está em pé possibilita que os praticantes fixem e descendam o *qi* ou absorvam o *qi* revigorante da Terra pelos pés, levando-o para o *dan tian*.

R-2, *Run Gu*, Vale Flamejante: ponto Fogo

Profundidade da agulha: 0,3 a 0,5 *cun*; cones de moxa: 3 a 5

Nesse ponto, a nascente se torna um vale. A palavra "flamejante" refere-se ao fato de esse ser o ponto Fogo. Esse ponto consegue aquecer as pessoas que estão com frio e letárgicas porque a Água está muito fria. Deve-se tomar cuidado com a moxa, uma vez que esse ponto tem um efeito aquecedor poderosíssimo. O R-2 também consegue esfriar as pessoas que ficam ruborizadas com facilidade e se tornam inquietas em decorrência de a Água estar muito quente. Quando empregado nesse contexto, esse ponto geralmente é sedado.

R-3, *Tai Xi*, Riacho Maior da Montanha: ponto-fonte *yuan*, ponto Terra

Profundidade da agulha: 0,3 a 0,5 *cun*; cones de moxa: 3 a 5

Esse é o ponto-fonte *yuan* e ponto Terra. Como ponto-fonte *yuan* dos Rins, tem um significado especial em razão de o *yuan qi* estar armazenado entre os dois Rins e pelo papel do Rim em armazenar o *jing*. O *yuan qi* é "*jing* na forma de *qi*".

Esse ponto é comumente usado para qualquer problema que surja dos Rins e seu efeito é poderoso. Como outros pontos-fonte *yuan*, é usado com frequência quando se testa o FC. Nesse caso, é geralmente combinado com B-64, o ponto-fonte *yuan* da Bexiga. Também é um dos pontos empregados no tratamento dos desequilíbrios Marido-Esposa, uma vez que consegue transferir *qi* pelo ciclo *ke*, a partir do Baço.

R-4, *Da Zhong*, Grande Taça: ponto *luo* de junção

Profundidade da agulha: 0,3 a 0,5 *cun*; cones de moxa: 3 a 5

Uma taça é um receptáculo para armazenar líquido e o nome pode ser uma referência ao papel principal dos Rins e da Bexiga de controlar e armazenar os líquidos do corpo. Esse ponto liga os Rins à Bexiga, já que é o ponto *luo* de junção e usado com frequência em combinação com B-58 ou B-64. Se esses dois órgãos estiverem desequilibrados, essa combinação de pontos pode ter um efeito extremamente estabilizador sobre o Elemento.

Esse ponto também tem um forte efeito sobre as emoções da pessoa e é particularmente bem conhecido pelo seu efeito poderoso em acalmar o medo do paciente, especialmente quando os Rins se encontram esgotados, provocando a fraqueza da vontade da pessoa (Deadman *et al.*, 1998, p. 342). Isso pode resultar em sintomas como falta de confiança ou isolamento e incapacidade de deixar a segurança da casa.

R-5, *Shui Quan*, Nascente de Água: ponto *xi* em fenda (de acúmulo)

Profundidade da agulha: 0,3 a 0,5 *cun*; cones de moxa: 3 a 5

Esse ponto é chamado de Nascente de Água, um lugar onde a água se encontra sempre disponível. Esse é o ponto *xi* em fenda (de acúmulo) e pode ser usado para apoio geral dos Rins e também quando se tratam condições agudas.

R-6, *Zhao Hai*, Mar Brilhante: ponto de abertura do *Yin Qiao Mai* (Vaso *Yin* do Calcanhar)

Profundidade da agulha: 0,3 a 0,5 *cun*; cones de moxa: 3 a 5

A imagem de "Mar Brilhante" é fornecida pelo fogo do "Vale Flamejante", que fica perto, brilhando na água (Ellis *et al.*, 1989, p. 201). Como um mar, ele também pode ser visto como um enorme reservatório de água. Esse é um ponto bastante umectante e pode ser usado quando o Elemento Água da pessoa se torna muito seco ou quente. De modo geral, é um ponto bastante dinâmico e revigorante. É especialmente poderoso em decorrência de seu papel como ponto de abertura do Vaso *Yin* do Calcanhar, um dos Oito Canais Extraordinários (para mais detalhes sobre o Vaso *Yin* do Calcanhar ver Maciocia, 1989, p. 362).

R-7, *Fu Liu*, Corrente que Retorna: ponto *jing* rio, ponto Metal, ponto de tonificação

Profundidade da agulha: 0,3 a 0,5 *cun*; cones de moxa: 3 a 5

O nome desse ponto ainda mantém a imagem da água encontrada nos pontos do Rim de R-1 a R-6. Tem o nome alternativo de *Fui Bai*, Branco de Apoio, uma alusão à sua função como ponto Metal do canal. Como ponto Metal é, portanto, o ponto de tonificação e muito usado para fortalecer os Rins porque faz a conexão da mãe, o Metal, com seu filho, a Água. É um dos quatro pontos utilizados para tratar desequilíbrios Marido-Esposa.

R-9, *Zhu Bin*, Construindo a Encosta do Rio

Profundidade da agulha: 0,5 a 0,7 *cun*; cones de moxa: 3 a 5

Zhu Bin pode ser traduzido de várias maneiras; por exemplo, além do nome anteriormente mencionado, também pode ser chamado de "Casa do Hóspede". Consequentemente, é difícil saber com exatidão o que quiseram dizer quando nomearam esse ponto (Hicks, 1999, p. 33). O nome "Construindo a Encosta do Rio" lembra o fato de que as águas descontroladas originadas das inundações eram uma grande preocupação em muitas partes da China. Na construção de canais na Inglaterra, a encosta interna com frequência recebe uma demão de argamassa impermeabilizante, um processo que a torna menos porosa. Existem muitas referências históricas ao tratamento de distúrbios psicológicos, como loucura, mania, fúria e praguejamento, por meio do uso desse ponto (Deadman *et al.*, 1998, p. 349).

Esse ponto é utilizado com frequência no terceiro, sexto e nono meses de gravidez para fortalecer os Rins e melhorar a saúde do bebê depois de nascer.

R-10, *Yin Gu*, Vale *Yin*: ponto Água, ponto horário

Profundidade da agulha: 0,7 a 1 *cun*; cones de moxa: 3 a 5

O nome do ponto dá outra referência à passagem de água. Esse é o ponto Água e ponto horário entre 17 e 19 h. É um ponto bastante usado, capaz de produzir um poderoso efeito durante o período associado, quando consegue impulsionar e revitalizar o *qi* do Rim. Também consegue revigorar o *qi* do paciente se for utilizado como ponto Água dentro do Elemento Água. Alguns acupunturistas também o empregam como ponto "horário sazonal" durante o inverno.

R-12, *Da He*, Grande Brilho

Profundidade da agulha: 0,5 a 1 *cun*; cones de moxa: 5 a 10

Localizado ao lado de VC-3, esse ponto afeta o centro do *qi*, que se encontra nessa área. Pode ser usado com grandes resultados para tratar problemas nessa área e também para revigorar uma pessoa cujo Elemento Água se encontra esgotado.

R-13, *Qi Xue*, Caverna do *Qi*

Profundidade da agulha: 0,5 a 1 *cun*; cones de moxa: 5 a 10

Esse ponto tem dois nomes alternativos, *Bao Men*, Portão do Útero, e *Zi Hu*, Porta dos Bebês. Esses nomes indicam que esse ponto, localizado ao lado do importante ponto VC-4, é usado principalmente para tratar o útero e questões de fertilidade. Existem muitas evidências relatadas de que ele ajuda as mulheres a conceberem.

R-16, *Huang Shu*, Órgãos Vitais: ponto *shu*

Profundidade da agulha: 0,5 a 1 *cun*; cones de moxa: 7 a 10

Esse é um dos pontos do grupo de pontos que circundam o *dan tian* inferior e pode ser usado para reforçar o *qi* armazenado nessa área. A palavra *huang* nesse contexto faz alusão ao *dan tian*. Esse ponto é particularmente usado para auxiliar a restaurar a vitalidade exaurida, no corpo ou no espírito. É especialmente útil para acalmar o espírito, caso o *qi* do Coração e do Rim tenha perdido sua conexão e o espírito tenha se tornado inquieto.

R-21, *You Men*, Portão Escuro

Profundidade da agulha: 0,3 a 0,7 *cun*; cones de moxa: 3 a 5

Esse ponto pode ser usado com bons resultados quando um paciente sofre de fobias ou está sendo dominado pelo medo.

R-22, *Bu Lang*, Andando na Varanda: ponto de Saída

Profundidade da agulha: 0,3 a 0,7 *cun*; cones de moxa: 3 a 5

Esse é o primeiro dos pontos do Rim localizados no tórax. (Ver Capítulo 37, Uso dos Pontos para Tratar o Espírito.) Também é o ponto de Saída do canal do Rim, ligando-se a PC-1, o ponto de

Entrada do Pericárdio. As varandas são os primeiros locais onde as pessoas andam quando saem dos limites do interior de suas casas. Podem ser locais seguros para pessoas medrosas chegarem, quando se aventuram pela primeira vez pelo mundo, ou para os asmáticos que acordam à noite para se sentar (Hicks, 1999, p. 35). Esse ponto também pode ser traduzido como Passeio pelo Corredor, uma referência aos pontos do canal do Rim que seguem em direção ascendente pela caixa torácica (Ellis *et al.*, 1989, p. 218).

R-23, *Shen Feng*, Sinete do *Shen*

Profundidade da agulha: 0,3 a 0,5 *cun*; cones de moxa: 3 a 5

Um sinete é uma maneira tradicional de as pessoas assegurarem sua identidade em um documento. Como os outros pontos do Rim localizados no tórax, esse ponto é usado não apenas para tratar os FC Água, mas também para dar apoio aos FC Fogo ou Metal. Isso se dá em parte em razão de sua localização no tórax. Tem o efeito de fortalecer e nutrir o espírito, e dar à pessoa um melhor sentido de sua própria identidade. É especialmente útil quando o sentido do próprio eu da pessoa está fraco porque o Coração e o Pericárdio estão perturbados por intensas emoções, como tristeza e choque.

R-24, *Ling Xu Ling*, Cemitério

Profundidade da agulha: 0,3 a 0,5 *cun*; cones de moxa: 3 a 5

O *ling* é o aspecto *yin* do espírito do Coração e a palavra *xu* também tem conotações *yin*, ou seja, escondido, escuro ou obscuro. Esse é um importante ponto para ressuscitar o espírito. É usado quando a pessoa se tornou resignada e esgotada pelas vicissitudes da vida. Pode ajudar o acesso a alguns dos recessos mais escuros do espírito, a fim de ajudar as pessoas a se preocuparem mais completamente com a vida, especialmente se perderam o propósito e a direção.

R-25, *Shen Cang*, Depósito do Espírito

Profundidade da agulha: 0,3 a 0,5 *cun*; cones de moxa: 3 a 5

Depósito, *cang*, é um dos papéis do Elemento Água, uma vez que o inverno é a época de armazenagem. Esse ponto se refere à armazenagem do *shen*. É usado quando a pessoa precisa apelar para as reservas ao nível do espírito. É o último dos três pontos do Rim localizados no tórax que se referem especificamente ao espírito. Todos esses pontos estão situados no *dan tian* médio. Esse ponto pode ser utilizado em situações semelhantes às de R-23 e R-24 e é muito empregado em associação com o tratamento no Coração e no Pericárdio. É talvez o ponto de escolha em condições em que a intensidade dos sentimentos de rejeição e solidão devasta a estabilidade e a força do *shen* de uma pessoa.

R-26, *Yu Zhong*, Centro Elegante

Profundidade da agulha: 0,3 a 0,5 *cun*; cones de moxa: 3 a 5

Zhong refere-se ao antigo nome para o centro do *qi* que reside no tórax (ver VC-17). Como esse ponto e o ponto seguinte ficam ligeiramente distantes do *dan tian* médio, não são tão poderosos para o espírito como precedentes. É muito usado, entretanto, para fortalecer o espírito da pessoa, em conjunto com o tratamento nos Rins.

R-27, *Shu Fu*, Tesouraria *Shu*

Profundidade da agulha: 0,3 a 0,5 *cun*; cones de moxa: 3 a 5

Esse é o último ponto do canal do Rim e o ponto do Rim localizado no tórax menos poderoso para tratar em nível do espírito. É um *fu*, ou tesouraria, que é o local onde se pode ter acesso às reservas de *qi* para que sejam retiradas.

B-23, *Shen Shu*: ponto *shu* dorsal do Rim, ponto para libertar os Dragões Externos

Profundidade da agulha: 0,5 a 1,2 *cun*; cones de moxa: 3 a 15

Um entre os pontos ao redor da área do *dan tian* inferior, esse ponto é comumente usado para estimular, fortalecer e aquecer os Rins. O Rim pode ser fortalecido em todos os níveis porque esse ponto trata o Órgão diretamente.

B-52, *Zhi Shi*, Residência do *Zhi*

Profundidade da agulha: 0,5 a 1 *cun*; cones de moxa: 7 a 15

Como Residência do *zhi* ou da força de vontade, esse ponto é usado para fortalecer o espírito dos Rins. Quando o espírito de um FC Água se torna desequilibrado, pode se manifestar como ambição e força de vontade desmedidas ou, ao contrário, como falta de motivação necessária para provocar mudanças ou para seguir com a vida. Esse ponto equilibra qualquer um desses extremos.

O estado do *zhi* também é importante em relação ao *shen*, uma vez que de muitas maneiras a relação Água/Fogo é central ao equilíbrio *yin/yang* de uma pessoa. O *Huainanzi* expressa a íntima relação desses dois aspectos do espírito humano:

> O *shen* é o reservatório inesgotável de *zhi*; quando esse reservatório inesgotável está claro e puro, o *zhi* resplandece. *Zhi* é o depósito do Coração. Por meio de um *zhi* perfeito, o Coração fica equilibrado.
>
> (citado em Larre e Rochat de la Vallée, 1995, p. 66)

Outros pontos usados para tratar os Rins

Os pontos VC-1, VC-4, VC-8, VG-1 e VG-4 também podem ser usados para complementar o tratamento nos Rins.

Pontos do Pericárdio e do Triplo Aquecedor

42

Pontos do Pericárdio

(Tabela 42.1)

Trajeto primário do canal do Pericárdio

O trajeto primário do Pericárdio começa bem ao lado do mamilo, em PC-1. Em seguida, arqueia-se sobre a axila e segue pelo aspecto medial do braço e do antebraço, pelo meio do pulso e da palma da mão, terminando na ponta do dedo médio. Nesse local, une-se ao canal do Triplo Aquecedor em TA-1.

PC-1, *Tian Chi*, Lago Celestial: Janela do Céu, ponto de Entrada

Profundidade da agulha: 0,2 a 0,4 *cun*; cones de moxa: 3 a 5. Em mulheres, não se deve usar moxa nem agulhas

Um antigo nome do Pericárdio era *Dan Zhong*, que é difícil de traduzir, mas significa o tórax como o centro de *qi* no corpo (Larre e Rochat de la Vallée, 1992b, pp. 81-97). O canal profundo do Pericárdio começa no meio do tórax, no *dan tian* médio, e chega à superfície no Lago Celestial. A palavra *tian* no nome denota a capacidade desse ponto em afetar o espírito. *Chi*, um lago, é um local onde o *qi* se acumula antes de fluir para o canal do Pericárdio (Ellis *et al.*, 1989, p. 223). Esse é um ponto poderoso para afetar o nível do espírito do Pericárdio.

Embora esse ponto seja uma Janela do Céu, ele (como P-3) não se localiza no pescoço. Quando a tristeza e o desgosto consomem o espírito de uma pessoa, o efeito desse ponto é incomparável a qualquer outro ponto no Pericárdio. A tristeza afeta o *qi* do Coração e faz o *qi* descender. Esse ponto consegue ascender o *qi* novamente, permitindo que a pessoa recupere a força e a vitalidade do Protetor do Coração. Isso, por sua vez, significa que ela fica mais capaz de deixar outras pessoas entrarem ou de mantê-las afastadas de maneira adequada sem se sentir vulnerável. Infelizmente, em decorrência da sua localização, em geral não é possível usar esse ponto em mulheres.

Além disto, esse é o ponto de entrada do canal. Se a conexão entre R-22 e PC-1 for bloqueada, a pessoa pode se sentir incapaz de se relacionar com os outros.

PC-2, *Tian Quan*, Nascente Celestial

Profundidade da agulha: 0,5 a 0,7 *cun*; cones de moxa: 3 a 5

Embora esse ponto esteja no braço, ele faz parte do grupo de pontos que circunda o *dan tian* médio no nível do coração. À semelhança de C-1, que fica próximo, esse ponto tem *quan* ou nascente no nome. Os dois pontos têm o efeito de estimular o *qi* no canal e conseguem dar ao paciente vitalidade e força, assim como capacidade de conexão com o seu espírito.

O ponto PC-2 é a melhor alternativa ao PC-1 para mulheres, ou seja, como janela ou como ponto de entrada.

Tabela 42.1 Pontos comumente usados no canal do Pericárdio

Ponto-fonte *yuan*	PC-7
Ponto *luo* de junção	PC-6
Ponto de tonificação	PC-9
Ponto de sedação	PC-7
Ponto *shu* dorsal	B-14
Ponto *shu* dorsal externo	B-43
Ponto horário	PC-8
Ponto *xi* em fenda (de acúmulo)	PC-4
Ponto de Entrada	PC-1
Ponto de Saída	PC-8
Ponto Janela do Céu	PC-1

Tian quan não é tão eficaz para tratar os sintomas físicos quanto é para tratar os sintomas emocionais. Se o paciente tiver problemas cardíacos, como palpitações ou arritmia em decorrência de problemas no Pericárdio, os pontos de comando ou o ponto *shu* dorsal exercem um efeito melhor. Por outro lado, se os pacientes apresentarem dificuldades na vida emocional, então PC-1 e PC-2 são mais claramente indicados.

PC-3, *Qu Ze*, Pântano Tortuoso: ponto Água

Profundidade da agulha: 0,5 a 0,7 *cun*; cones de moxa: 3 a 5

A água a que o ponto PC-1 se refere é um lago, onde seu poder é contido. No ponto PC-2, é ativa e vem em um crescente. Nesse ponto, o fluxo se torna mais lento e se combina à terra para formar um pântano, considerado pelos chineses como um lugar fértil.

Como ponto Água, ele pode ser usado para transferir *qi* pelo ciclo *ke* dos Rins ou para regular a Água dentro do Pericárdio. Colocar Água no Fogo acalma e esfria um paciente que se encontra inquieto, agitado e ansioso em decorrência de muito Calor no Pericárdio.

PC-4, *Xi Men*, Portão da Divisão: ponto *xi* em fenda (de acúmulo)

Profundidade da agulha: 0,5 a 0,7 *cun*; cones de moxa: 3 a 5

Esse é o ponto *xi* em fenda (de acúmulo) e é comumente usado para fortalecer o *qi* do Pericárdio. É especialmente útil em situações agudas. Sob o aspecto físico, consegue acalmar o Pericárdio se o paciente apresentar dores no peito. Também tem um forte efeito emocional e pode ser utilizado para acalmar uma pessoa que esteja ansiosa, com medo ou assustada (Deadman *et al.*, 1998, p. 374) ou teve um distúrbio emocional súbito que esteja afetando o Pericárdio. Pode ser associado a TA-7.

PC-5, *Jian Shi*, O Intermediário: ponto Metal, encontro dos três *yin* do braço

Profundidade da agulha: 0,5 a 0,7 *cun*; cones de moxa: 3 a 5

O nome desse ponto é uma alusão à função do Pericárdio de ajudar o Coração e ser responsável pela comunicação do Coração com os outros órgãos. Esse é o ponto Metal, embora seja raramente usado nesse contexto.

PC-6, *Nei Guan*, Portão Interno: ponto *luo* de junção

Profundidade da agulha: 0,5 a 0,7 *cun*; cones de moxa: 3 a 5

Esse potente ponto, geralmente usado, é o ponto *luo* de conexão do Pericárdio. Fica no braço, no lado oposto ao ponto *luo* de conexão do Triplo Aquecedor, o Portão Externo. O uso de PC-6 e TA-5 juntos traz harmonia e estabilidade ao Elemento Fogo quando esses dois órgãos estão desequilibrados.

O nome Portão Interno descreve a capacidade do ponto em alcançar o aspecto interno de uma pessoa. Ele tem a capacidade de fortalecer o *qi* do Pericárdio e, subsequentemente, o *qi* de todos os órgãos do Aquecedor Superior, especialmente quando a pessoa se torna oprimida por tristeza ou falta de alegria. A abertura desse portão suaviza um tórax constrito e fortalece o *qi* do Aquecedor Superior, caso esteja esgotado. Isso possibilita que os pacientes animem e acalmem a mente e o espírito.

Esse ponto exerce um potente efeito sobre os sintomas de náuseas e enjoo; nos últimos anos, muito já foi pesquisado a esse respeito.

PC-7, *Da Ling*, Grande Colina: ponto-fonte *yuan*, ponto Terra, ponto de sedação

Profundidade da agulha: 0,3 a 0,5 *cun*; cones de moxa: 3 a 5

Esse é o ponto-fonte *yuan* e ponto Terra. Fica ao lado do ponto-fonte *yuan* dos Pulmões, que também tem "grande" no nome.[1] Esse ponto, à semelhança de P-6, é inestimável para o tratamento do Pericárdio quando o espírito da pessoa está banhado em tristeza, sentimentos de rejeição, abandono e falta de alegria. Como outros pontos-fonte *yuan*, é comumente usado para testar o Fator Constitucional (FC). Nesse caso, é com frequência usado em conjunto com TA-4, o ponto-fonte *yuan* do Triplo Aquecedor.

PC-8, *Lao Gong*, Palácio da Fadiga: ponto Fogo, ponto horário, ponto de Saída

Profundidade da agulha: 0,3 a 0,5 *cun*; cones de moxa: 3 a 5

Esse é o ponto Fogo e ponto horário entre 19 e 21 h, quando pode ser usado para reestruturar e estimular o *qi* do Pericárdio. Também é empregado por alguns acupunturistas como ponto horário "sazonal" no verão. Também é ponto de Saída e une-se ao canal do Triplo Aquecedor em TA-1.

Como ponto Fogo dentro do Elemento Fogo, é muito potente. Quando o Pericárdio está sem calor, fica incapaz de cumprir o papel de ser a fonte do "entusiasmo e da alegria" (*Su Wen*, Capítulo 8; Larre e Rochat de la Vallée, 1992b, p. 81). A falta de alegria (*bu le*) é a consequência

---

[1] Os pontos-fonte *yuan* dos órgãos *yin* têm, todos, nomes que denotam grande poder. Todos os três pontos-fonte *yuan* dos canais *yin* do pé possuem *tai* em seus nomes, que normalmente é traduzido como "maior" ou "grande".

de um Pericárdio que se tornou frio e sem vida. Desde que não haja risco de superaquecimento do órgão, a moxabustão pode ser muito eficaz para reavivar o Protetor do Coração.

Estudo de caso

Um paciente com 40 e poucos anos tinha uma constituição aparentemente muito robusta. Ele apresentava dor musculoesquelética, mas também disse, na primeira consulta, que era impotente há alguns anos. Era obsessivo com fantasias sexuais e não tinha relações sexuais há alguns anos. Além disso, era muito sensível ao frio. Era um FC Fogo e a acupuntura e a moxabustão no PC e TA fizeram com que sua sexualidade se tornasse mais equilibrada. O Palácio da Fadiga, em especial, fez diferença para sua impotência física.

PC-9, *Zhong Chong*, Afluência para o Meio: ponto Madeira, ponto de tonificação

Profundidade da agulha: 0,3 a 0,5 *cun*; cones de moxa: 3 a 5

Esse é o último ponto do canal do Pericárdio. Seu nome é semelhante a *dan zhong*, a área no outro extremo do canal, no meio do tórax. Esse é o ponto de tonificação e ponto Madeira. Seu uso une a Madeira, a mãe, ao Fogo, o filho, ao longo do ciclo *sheng*. É comum que a Madeira tenha um *qi* mais abundante do que o Fogo e, portanto, esse ponto é utilizado com frequência. Ele reforça e revigora o Pericárdio, e é comum ser usado em combinação com TA-3.

B-14, *Jue Yin Shu*: ponto *shu* dorsal do Pericárdio

Profundidade da agulha: 0,5 a 0,7 *cun*; cones de moxa: 3 a 7

Há aqui uma referência ao Pericárdio no nome *jue yin* da mão. O *jue yin* (Fígado e Pericárdio) é responsável pelo Sangue (*xue*) e pelos vasos (*mai*), que são os "trajetos da animação" (Larre e Rochat de la Vallée, 1995, p. 5). Esse ponto particularmente estabiliza e fortalece o Pericárdio. Tem um efeito direto sobre o órgão/função do Pericárdio propriamente dito e pode, assim, fortalecer a pessoa em qualquer nível.

B-43, *Gao Huang Shu*, ponto *shu* dorsal do *Gao Huang*

Profundidade da agulha: 0,3 a 0,5 *cun*; cones de moxa: 7 a 50

O *Gao Huang* é uma área do corpo que forma a borda entre o Aquecedor Superior e o Aquecedor Médio, entre o *dan tian* médio e o abdome. Quando uma pessoa está extremamente esgotada e apresenta doenças crônicas e quase incuráveis, estas podem ter se alojado nesse espaço. Dizem que essa região é muito difícil de ser influenciada pela acupuntura. Uma das melhores maneiras de afetá-la é por meio de moxabustão nesse ponto que, segundo consta, tonifica o *qi* do corpo todo. No *The Thousand Ducat Formulas*, Sun Si-miao fala o seguinte sobre esse ponto: "Não há doença que ele não possa tratar" (Deadman *et al.*, 1998, p. 304).

Também é usado como um adjuvante ao tratamento no Pericárdio. Ele aquece, fortalece e nutre o *qi* do tórax, em especial em pacientes cujo FC esteja no Pericárdio ou no Coração. Esse ponto pode receber um grande número de cones de moxa. Às vezes, até 50 são utilizados. Pode ser um ponto útil para aquecer um FC Fogo que esteja internamente frio. A moxa nesse ponto também consegue normalizar o hemograma de pacientes com anemia.

Outros pontos usados para tratar o Pericárdio

Outros pontos para tratar o Pericárdio incluem R-23, R-24, R-25, VC-15, VC-16 e VC-17.

Pontos do Triplo Aquecedor

(Tabela 42.2)

Trajeto primário do canal do Triplo Aquecedor

O canal do Triplo Aquecedor começa no ponto do aspecto ulnar da unha do dedo anelar e passa sobre a parte posterior da mão e superfície posterior do antebraço, chegando até a parte posterior do cotovelo. Ascende então pelo braço até o ombro e depois até o pescoço, rodeia a orelha e, em seguida, cruza sobre a têmpora, terminando na extremidade externa da sobrancelha. Aqui se une ao canal da Vesícula Biliar em VB-1.

TA-1, *Guan Chong*, Portão da Afluência à Fronteira: ponto Metal, ponto de Entrada

Profundidade da agulha: 0,1 *cun*; cones de moxa: 3 a 5

Esse é o ponto Metal e o ponto de Entrada do Triplo Aquecedor, em sequência ao ponto de Saída do Pericárdio, PC-8.

TA-2, *Ye Men*, Portão dos Líquidos: ponto Água

Profundidade da agulha: 0,3 a 0,5 *cun*; cones de moxa: 3 a 5

À semelhança do ponto anterior, esse ponto também é um portão. Dessa vez, é o Portão dos Líquidos. Uma das principais funções do Triplo Aquecedor é a "regulação dos líquidos". Esse é o ponto Água e, quando estimulado, consegue aumentar as secreções de líquidos. Os líquidos aqui referidos são *ye*, líquidos encontrados profundamente nos órgãos e estruturas do corpo como as articulações, coluna vertebral, medula óssea e cérebro. Esses líquidos são viscosos e não se movem rapidamente.

Tabela 42.2 Pontos comumente usados no canal do Triplo Aquecedor.

Ponto-fonte *yuan*	TA-4
Ponto *luo* de junção	TA-5
Ponto de tonificação	TA-3
Ponto de sedação	TA-10
Ponto *shu* dorsal	B-22
Ponto *shu* dorsal externo	B-51
Ponto horário	TA-6
Ponto *xi* em fenda (de acúmulo)	TA-7
Ponto de Entrada	TA-1
Ponto de Saída	TA-22
Ponto Janela do Céu	TA-16

TA-3, *Zhong Zhu*, Ilhota Média: ponto Madeira, ponto de tonificação

Profundidade da agulha: 0,3 a 0,5 *cun*; cones de moxa: 3 a 5

Aqui há outra referência a *zhong*, mas dessa vez com relação ao canal do Triplo Aquecedor (ver PC-9 e C-9 sobre outros pontos com *zhong* no nome). Um antigo nome para *yuan* era *zhong*, e esse ponto provavelmente se refere à função do Triplo Aquecedor de distribuir o *yuan qi* pelo corpo. É interessante notar que o *Ling Shu* refere-se ao Triplo Aquecedor como *zhong du*, o "rio central" (Ellis *et al.*, 1989, p. 238).

Esse é o ponto Madeira e ponto de tonificação. Por meio de seu uso, o Elemento Mãe, a Madeira, conecta-se ao filho, o Fogo. Esse é um ponto utilizado com frequência porque o Elemento Madeira em geral está mais cheio do que o Fogo. Esse ponto consegue tonificar fortemente o Triplo Aquecedor e também tem o efeito de elevar o espírito da pessoa (Maciocia, 1989, p. 439).

Estudo de caso

Uma paciente com 50 e poucos anos se queixava de depressão e enxaqueca. Era FC Madeira com pulsos Madeira muito cheios, porém ela não tinha alegria e cheirava a queimado. Estava também com os pulsos do Pericárdio e do Triplo Aquecedor muito deficientes. A sedação de vários pontos nos canais do Fígado e da Vesícula Biliar, incluindo os pontos de sedação, permitiu que ela se sentisse substancialmente melhor. O uso dos pontos de tonificação do Pericárdio e do Triplo Aquecedor (PC-9 e TA-3), entretanto, para transferir *qi* da Madeira, criou um maior equilíbrio entre esses Elementos. Isso não havia sido conseguido pelo tratamento isolado no Elemento Madeira.

TA-4, *Yang Chi*, Lago *Yang*: ponto-fonte *yuan*

Profundidade da agulha: 0,3 a 0,5 *cun*; cones de moxa: 3 a 5

Esse é um importante ponto revigorante. É o ponto-fonte *yuan* do canal do Triplo Aquecedor, e uma função do Triplo Aquecedor é distribuir *yuan qi*. Como ponto-fonte *yuan*, é muito usado para testar se a pessoa é um FC Fogo. Nesse caso, é empregado com PC-7, o ponto-fonte *yuan* do Pericárdio.

Os acupunturistas de algumas linhagens japonesas tonificam esse ponto em cada sessão de acupuntura para tonificar o *yang* (College of Traditional Acupuncture, 2000). Isso acontece em parte porque, de um modo geral, os acupunturistas japoneses são inclinados a se concentrar no papel do Triplo Aquecedor de ajudar o *ming men* na criação do calor do corpo e na regulação da temperatura (Mole, 1994).

TA-5, *Wai Guan*, Portão Externo: ponto *luo* de junção, ponto de abertura do *Yang Wei Mai* (Vaso de Ligação *Yang*)

Profundidade da agulha: 0,5 a 0,8 *cun*; cones de moxa: 3 a 5

Esse é o ponto *luo* de junção, geralmente usado. É comum ser combinado com PC-6 ou PC-7. A combinação desses pontos pode criar uma grande estabilidade no Elemento Fogo, se o Pericárdio e o Triplo Aquecedor estiverem desequilibrados.

O Portão Interno (PC-6) e o Portão Externo geralmente são utilizados juntos e são complementares. Como os nomes indicam, eles permitem que as pessoas encontrem um equilíbrio entre se abrir e fechar para o mundo externo, para outras pessoas e para si mesmos.

As febres submetem o Pericárdio e o Triplo Aquecedor a um grande esforço. O Pericárdio tem que proteger o Coração do calor e o Triplo Aquecedor tem que harmonizar a temperatura e os líquidos do corpo. Depois que uma pessoa tem febre, é muito comum os pulsos do Pericárdio e do Triplo Aquecedor estarem esgotados e a pessoa ficar pálida e sem alegria, vitalidade e vigor. Esse ponto é especialmente eficaz nessa situação.

TA-6, *Zhi Gou*, Fosso da Divisão: ponto Fogo, ponto horário

Profundidade da agulha: 0,5 a 0,8 *cun*; cones de moxa: 5 a 7

Esse é o ponto Fogo e ponto horário entre 21 e 23 h. Por ser ativo como ponto horário durante horas impróprias, é raramente usado nesse contexto. Como ponto Fogo dentro do Elemento Fogo, também é utilizado com frequência com

PC-8 para aquecer Pericárdio e Triplo Aquecedor frios e lentos. Uma grande quantidade de moxa nesse ponto pode superaquecer o Triplo Aquecedor e consumir os líquidos, de maneira que a moxa só deverá ser empregada se ficou provado que ela foi eficaz em outros pontos do Triplo Aquecedor.

TA-7, *Hui Zong*, Assembleia dos Ancestrais, ponto *xi* em fenda (de acúmulo)

Profundidade da agulha: 0,5 a 0,8 *cun*; cones de moxa: 5 a 7

Esse é o ponto *xi* em fenda. Há certo desacordo sobre a tradução do nome, mas a palavra *zong* é a mesma da usada para o *qi* que ativa o tórax. Como outros pontos *xi* em fenda (de acúmulo), esse ponto age como um reservatório de *qi*. Pode ser utilizado quando há necessidade de um *qi* extra no tratamento, por exemplo, quando as condições agudas afetam o Triplo Aquecedor.

TA-10, *Tian Jing*, Poço Celestial: ponto Terra, ponto de sedação

Profundidade da agulha: 0,3 a 0,5 *cun*; cones de moxa: 3 a 5

A palavra *jing* ou "poço" provavelmente se refere à enorme depressão na qual esse ponto é encontrado. A palavra *tian* indica que ele pode influenciar a relação da pessoa com o Céu. Pode parecer incomum nomear um ponto que fica em uma parte relativamente baixa do corpo com a palavra *tian*, mas quando o braço está abaixado, ele fica no mesmo nível de E-25, o *Tian Shu*. Marca o limite entre a metade inferior do corpo, que ressoa com a Terra, com a parte superior do corpo, que ressoa com o Céu. O nome *tian* indica que esse ponto pode afetar o espírito da pessoa. Não é, entretanto, muito utilizado.

Esse é o ponto Terra e ponto de sedação. É pouco usado como ponto de sedação, uma vez que o pulso do Triplo Aquecedor raramente se encontra cheio. É, às vezes, usado para regular a Terra dentro do Triplo Aquecedor.

TA-11, *Qing Leng Yuan*, Abismo Frio e Claro

Profundidade da agulha: 0,3 a 0,5 *cun*; cones de moxa: 3 a 5

O principal uso desse ponto é aquecer o Triplo Aquecedor, caso esteja frio e sem vida, ou esfriá-lo e acalmá-lo, se estiver quente demais.

TA-15, *Tian Liao*, Orifício Celestial

Profundidade da agulha: 0,3 a 0,5 *cun*; cones de moxa: 5 a 7

Esse é o ponto mais alto do Triplo Aquecedor no tronco, por isso tem *tian* no nome. É um ponto poderoso para tratar as pessoas que se sentem oprimidas no tórax, Coração ou no Aquecedor Superior, especialmente se isso for causado pelo esgotamento do Triplo Aquecedor.

TA-16, *Tian You*, Janela Celestial: Janela do Céu

Profundidade da agulha: 0,3 a 0,5 *cun*; sem moxa

Esse ponto Janela do Céu pode ter um efeito impressionante. A palavra *you* ou janela também pode ser traduzida como "iluminação", além disso, as janelas também são os "ouvidos" e os "olhos" da cabeça. Esse ponto tem uma capacidade incomparável de trazer luz e elevação a uma pessoa cujo espírito se tornou acabrunhado pela tristeza e falta de alegria.

TA-22, *He Liao*, Orifício da Harmonia: ponto de Saída

Profundidade da agulha: 0,1 a 0,3 *cun*; cones de moxa: 3 a 5

Esse é o ponto de Saída que se une ao canal da Vesícula Biliar em VB-1. Deve-se sempre considerar um bloqueio de Entrada-Saída desses dois canais, caso haja problemas locais em uma têmpora.

TA-23, *Si Zhu Kong*, Orifício do Bambu de Seda

Profundidade da agulha: 0,3 a 0,5 *cun*; sem moxa

A sobrancelha é com frequência comparada a uma folha de bambu (Ellis *et al.*, 1989, p. 250). O bambu é famoso por formar suas flores dentro do caule oco. Esse nome implica que uma qualidade oculta reside nesse ponto. Pode ser usado para regular o Triplo Aquecedor quando há instabilidade, por exemplo, se uma pessoa estiver lutando para manter a estabilidade da temperatura ou do humor.

B-22, *San Jiao Shu*, ponto *shu* dorsal do Triplo Aquecedor

Profundidade da agulha: 0,5 a 1 *cun*; cones de moxa: 7 a 15

Já se debateu muito a respeito de o Triplo Aquecedor ter realmente ou não uma "forma". Não há dúvida, entretanto, que seu centro energético fica no "espaço entre os dois Rins" ou *ming men* (Capítulo 12). O ponto *shu* dorsal está localizado próximo a essa área. Sua estimulação com agulha ou moxabustão é eficaz para estimular a vitalidade e o calor interno de uma pessoa cujo Fogo Ministro se tornou deficiente. Embora não seja um ponto para o espírito, pode ser utilizado para fortalecer o Órgão/função do Triplo Aquecedor. Isso pode beneficiar um paciente em todos os níveis.

Estudo de caso

Uma paciente com 60 e poucos anos havia sido acometida gravemente com gripe seguida de bronquite. Um longo período de convalescença não conseguiu fazer com que ela recuperasse seu nível de vitalidade anterior. Era FC Fogo e o tratamento com uso dos pontos *shu* dorsais do Pericárdio e do Triplo Aquecedor, em conjunto com B-43 e VG-4, teve um efeito extremamente benéfico.

B-51, *Huang Men*, Portão dos Órgãos Vitais

Profundidade da agulha: 0,3 a 0,5 *cun*; cones de moxa: 7 a 15

Esse não é o *gao huang* a que B-43 se refere, o ponto *shu* dorsal externo do Pericárdio. A palavra *huang* está associada ao *dan tian* inferior. Localizado acima do "espaço entre os dois Rins", esse ponto fortifica o Triplo Aquecedor, em particular, e o *dan tian* inferior, de um modo geral.

Outros pontos usados para tratar o Triplo Aquecedor

Outros pontos usados para tratar o Triplo Aquecedor são VC-5, VC-7, VC-12 e VC-17.

Pontos da Vesícula Biliar e do Fígado

43

Pontos da Vesícula Biliar

(Tabela 43.1)

Trajeto primário do canal da Vesícula Biliar

O canal da Vesícula Biliar começa no canto externo do olho. Então, segue pela têmpora e sobe anteriormente à orelha até o canto da fronte. Em seguida, volta e desce por trás da orelha, fazendo novamente um movimento de zigue-zague sobre a lateral da cabeça até a fronte e retorna para a parte posterior da cabeça. Prossegue então descendo pelo pescoço e cruza a parte anterior do ombro e, em seguida, chega até a axila. Faz, então, um movimento de zigue-zague para a frente e para baixo pela lateral do tórax e, em seguida, para trás e para baixo pelo aspecto lateral do corpo no nível da cintura. Move-se então para a frente e para baixo novamente até a parte anterior da crista ilíaca anterior do osso do quadril, e para trás e para baixo até o quadril. Em seguida, continua para baixo pelo aspecto lateral da coxa, do joelho e da perna, passando pelo aspecto anterior do maléolo lateral do tornozelo e sobre a parte superior do pé. Termina no aspecto lateral do quarto dedo do pé em VB-41, onde se conecta a F-1.

VB-1, *Tong Zi Liao*, Orifício da Pupila: ponto de Entrada

Profundidade da agulha: 0,3 a 0,5 *cun*; cones de moxa: 3 a 5

Esse é o ponto de Entrada, que está ligado ao ponto de Saída do canal do Triplo Aquecedor em TA-22. Um bloqueio entre esses dois canais pode provocar problemas locais, como dores de cabeça temporais, neuralgia e problemas oculares. A desobstrução desse bloqueio pode transformar as mentes e os espíritos dos pacientes e proporcionar-lhes maior discernimento e visão, bem como acalmar a raiva e a irritabilidade.

VB-9, *Tian Chong*, Impulso Celestial

Profundidade da agulha: 0,3 a 0,5 *cun*; cones de moxa: 3 a 5

Ma Shi, médico da dinastia Ming, considerava que havia um erro no Capítulo 2 do *Ling Shu*, o qual afirma que ID-17 é um ponto Janela do Céu. Isso porque ID-17 era dado como um ponto no *shao yang* ou canal da Vesícula Biliar. Como esse ponto tem *tian* no nome, algumas pessoas admitem que realmente é o Janela do Céu descrito no *Ling Shu*. Independentemente de isso ser ou não verdadeiro, o nome Impulso Celestial o caracteriza como um ponto para o espírito. Ao contrário, os pontos vizinhos no canal, de uma maneira geral, têm nomes topográficos.

Tabela 43.1 Pontos comumente usados no canal da Vesícula Biliar.

Ponto-fonte *yuan*	VB-40
Ponto *luo* de junção	VB-37
Ponto de tonificação	VB-43
Ponto de sedação	VB-38
Ponto *shu* dorsal	B-19
Ponto *shu* dorsal externo	B-48
Ponto horário	VB-41
Ponto *xi* em fenda (de acúmulo)	VB-36
Ponto de Entrada	VB-1
Ponto de Saída	VB-41
Ponto Janela do Céu	Nenhum

Localizado na cabeça, esse ponto tem um poderoso efeito sobre a mente e o espírito quando a Vesícula Biliar está plena ou deficiente. Ele ajuda os pacientes a terem maior clareza da mente e do espírito e melhora a capacidade de tomar decisões. Também está indicado se um paciente é medroso e tímido, caso isso seja decorrente de uma deficiência da Vesícula Biliar.

VB-12, *Wan Gu*, Processo Mastoide

Profundidade da agulha: 0,3 a 0,5 *cun*; cones de moxa: 3 a 5
Esse ponto pode ser usado para tratar insônia originada da Vesícula Biliar e do Fígado, em especial se combinado com B-18 e B-19 (Maciocia, 1989, p. 445).

VB-13, *Ben Shen*, Raiz do Espírito

Profundidade da agulha: 0,3 a 0,5 *cun*; cones de moxa: 3 a 5
Ben Shen é o nome do Capítulo 8 do *Ling Shu* com a discussão mais completa sobre o espírito do *Nei Jing*. O *shen* é considerado a "raiz" da pessoa, de modo que também é essencial que

ele esteja adequadamente enraizado na pessoa. Esse ponto, em conjunto com VB-15 e VB-16, tem um poderoso efeito sobre a mente e o espírito. Como se localiza sobre o *dan tian* superior, ele pode ser reduzido para acalmar a pessoa, se o *shen* estiver agitado. Esse procedimento é especialmente eficaz quando a raiva provoca a "ascensão" do *qi*, criando muito calor ou pensamentos recorrentes de raiva. É também indicado quando um paciente apresenta ciúme persistente e irracional, ansiedade ou preocupação (Maciocia, 1989, p. 446).

Ben Shen também consegue fazer com que a pessoa fique mais assertiva, criativa ou decidida, no caso da Vesícula Biliar estar deficiente.

VB-15, *Tou Lin Qi*, Cabeça acima das Lágrimas

Profundidade da agulha: 0,3 a 0,5 *cun*; cones de moxa: 3 a 5
Esse ponto é usado para estabilizar a mente e o espírito, quando o paciente apresenta oscilações emocionais. Também pode ser tonificado para fortalecer o espírito quando a Vesícula Biliar está deficiente.

É, às vezes, combinado com VB-41, *Zu Lin Qi*, Pé acima das Lágrimas.

VB-16, *Mu Chuang*, Janela do Olho

Profundidade da agulha: 0,3 a 0,5 *cun*; cones de moxa: 3 a 5
Além de ser usado para tratar problemas oculares, esse ponto também pode ser utilizado para expandir o discernimento e a visão da pessoa.

Estudo de caso

Um paciente idoso sofria de enxaquecas intensas havia vários anos, que estavam afetando sua visão. Tinha temperamento irascível e considerava que suas enxaquecas eram, em grande parte, o resultado de seus intensos sentimentos de frustração. O uso desse ponto em duas ocasiões consecutivas fez uma enorme diferença em relação a intensidade, duração e frequência das enxaquecas, e ele se tornou menos raivoso durante o mesmo período de tempo.

VB-17, *Zheng Ying*, Vida Correta

Profundidade da agulha: 0,3 a 0,5 *cun*;
cones de moxa: 3 a 5
Zheng Ying pode significar medo ou solidão e
isso pode ser um indicador para o uso desse ponto, no intuito de acalmar o espírito (Ellis *et al.*,
1989, p. 267).

VB-18, *Cheng Ling*, Recebendo o Espírito

Profundidade da agulha: 0,3 a 0,5 *cun*;
cones de moxa: 3 a 5
Esse ponto afeta o *ling* da pessoa, a contraparte *yin* do *shen*. É um dos melhores pontos para
tratar o espírito, em especial se a pessoa estiver
perturbada por pensamentos obsessivos ou por
demência. Também se considera que esse ponto conecta o espírito da pessoa ao *qi* universal
(College of Traditional Acupuncture, 2000).
Localiza-se lateralmente ao ponto VG-20, o
ponto mais alto no topo da cabeça.

VB-20, *Feng Chi*, Lago do Vento

Profundidade da agulha: 0,5 a 0,8 *cun*;
cones de moxa: 7 a 10
Esse é um ponto poderoso que pode ser usado
em virtude de seu efeito local, bem como para
tratar problemas na cabeça e nos olhos.

VB-24, *Ri Yu*, Sol e Lua: ponto *mu* frontal da Vesícula Biliar

Profundidade da agulha: 0,3 a 0,5 *cun*;
cones de moxa: 5 a 7
O nome refere-se à expressão "claro como o sol
e a lua", que indica uma mente clara e decidida.
Os caracteres combinados para "sol" e "lua" formam a palavra *ming*, que significa "inteligente",
"claro" ou "compreender". Essas são as qualidades que as pessoas tentam obter quando sua
Vesícula Biliar está deficiente.
    Esse ponto é mencionado no *Su Wen* (junto
com o ponto *shu* dorsal) para o tratamento de
indecisão decorrente da deficiência da Vesícula
Biliar. Como o sol representa o *yang* e a lua, o
yin, o nome do ponto implica um balanceamen-
to de *yin* e *yang* na Vesícula Biliar. É provavelmente o ponto mais importante para as pessoas
que estão sofrendo de indecisão, confusão ou
rigidez excessiva em razão de um desequilíbrio
na Vesícula Biliar.
    Também pode haver ligação do nome com
os olhos, órgão do sentido associado ao Elemento Madeira, uma vez que o olho esquerdo é conhecido como o sol e o olho direito, como a lua.
Também é o ponto *mu* frontal.

VB-25, *Jing Men*, Portão Capital: ponto *mu* frontal dos Rins

Profundidade da agulha: 0,3 a 0,5 *cun*;
cones de moxa: 7 a 10
Esse é o ponto *mu* frontal dos Rins, mas é com
frequência usado para tratar a Vesícula Biliar.
Esse ponto localiza-se no aspecto lateral do corpo, na região da Vesícula Biliar, e é capaz de
mover fortemente o *qi* que está preso dentro do
órgão Vesícula Biliar ou ao redor dele.

VB-30, *Huan Tiao*, Círculo do Salto

Profundidade da agulha: 1,5 a 2,5 *cun*;
cones de moxa: 7 a 20
Esse ponto exerce um forte efeito local no quadril e na região lombar.

VB-34, *Yang Ling Quan*, Nascente Yang da Colina: ponto Terra, ponto especial para os tendões

Profundidade da agulha: 0,5 a 1 *cun*;
cones de moxa: 7 a 10
Esse é o ponto Terra, e por isso é com frequência combinado a F-3. É um ponto poderoso e
normalmente usado para regular a Terra dentro
da Madeira, podendo estabilizar o Elemento de
um modo geral.
    Também é o ponto *hui* de reunião para os
tendões. É utilizado com frequência quando
os músculos e/ou os tendões estão inflexíveis
ou rígidos, ou para estimular o corpo a curar
tendões machucados.

Esse ponto também é usado quando as pessoas são tímidas e têm medo de gente, "como se estivessem prestes a ser presas" (Deadman *et al.*, 1998, p. 452).

VB-36, *Wai Qiu*, Colina Externa

Profundidade da agulha: 0,5 a 0,8 *cun*;
cones de moxa: 3 a 5
Esse é o ponto *xi* em fenda (de acúmulo) e pode ser usado para tratar problemas agudos da Vesícula Biliar.

VB-37, *Guang Ming*, Brilhante e Claro: ponto *luo* de junção

Profundidade da agulha: 0,7 a 1 *cun*;
cones de moxa: 5 a 7
O nome "brilhante e claro", sem dúvida, refere-se em parte ao potente efeito desse ponto sobre os olhos e a visão. A falta de brilho e luminosidade, entretanto, também é um sintoma comum quando a Vesícula Biliar da pessoa está disfuncional. Esse ponto é comumente usado para ajudar o paciente a se tornar mais decidido e a ter o pensamento mais claro.

VB-37 também é o ponto *luo* de junção. É com frequência utilizado em combinação com F-5, embora possa ser combinado com F-3. O uso desses pontos juntos consegue trazer estabilidade aos dois Órgãos dentro do Elemento, caso estejam desequilibrados.

VB-38, *Yang Fu*, Apoio *Yang*: ponto Fogo, ponto de sedação

Profundidade da agulha: 0,5 a 0,7 *cun*;
cones de moxa: 5 a 7
Esse é o ponto Fogo e ponto de sedação. O uso desse ponto une a Madeira ao Fogo, ao longo do ciclo *sheng*. É com frequência combinado com F-2 quando o Elemento Madeira se encontra pleno, e o Fogo, deficiente. Como essa é uma situação comum, esse ponto é frequentemente usado.

VB-39, *Xuan Zhong*, Taça Pendente: ponto especial para a medula óssea

Profundidade da agulha: 0,3 a 0,5 *cun*;
cones de moxa: 5 a 7
Esse ponto é principalmente usado para fortalecer os ossos e a medula óssea, em especial quando as pessoas também apresentam fraqueza dos Rins.

VB-40, *Qiu Xu*, Colina do Deserto: ponto-fonte *yuan*

Profundidade da agulha: 0,3 a 0,7 *cun*;
cones de moxa: 3 a 5
Esse é o ponto-fonte *yuan*, normalmente combinado com F-3. Enquanto F-3 em geral é combinado com VB-34 para tratar sintomas mais físicos, VB-40 é preferido quando a prioridade é trazer uma mudança no espírito do paciente. Por serem pontos-fonte *yuan*, os pontos VB-40 e F-3 juntos são geralmente os primeiros a ser utilizados para testar se a pessoa é um Fator Constitucional (FC) Madeira.

VB-41, *Zu Lin Qi*, Pé acima das Lágrimas: ponto Madeira, ponto horário, ponto de Saída, ponto de abertura do *Dai mai*

Profundidade da agulha: 0,3 a 0,5 *cun*;
cones de moxa: 3 a 5
Esse é o ponto Madeira e ponto horário entre 23 e 1 h. É, portanto, normalmente combinado com F-1. Por ser à noite o horário da Vesícula Biliar, esse ponto é pouco utilizado como ponto horário. Pode, entretanto, ser empregado para acalmar uma Vesícula Biliar hiperativa entre 11 e 13 h, período de menor atividade da Vesícula Biliar. Alguns acupunturistas o utilizam como ponto "horário sazonal" durante a primavera, especialmente se o Elemento Madeira estiver deficiente.

Esse também é o ponto Madeira dentro do Elemento Madeira e pode tratar a essência do Elemento, possibilitando que as pessoas cresçam e se desenvolvam quando elas têm dificuldade de seguir em frente. Pode ser usado para acalmar a raiva e a impaciência ou possibilitar que a pessoa tenha mais coragem e poder de decisão. É um ponto muito poderoso e igualmente eficaz, se sedado ou tonificado. É particularmente eficaz para tratar problemas da Vesícula Biliar na parte superior do corpo, incluindo condições oculares, das mamas ou do pescoço.

Também é o ponto de Saída e faz conexão com F-1, os dois sendo pontos Madeira e pontos de Entrada-Saída. VB-41 também é o ponto de abertura do *Dai mai* (Vaso da Cintura), um dos Oito Canais Extraordinários. (Para mais detalhes sobre os Canais Extraordinários, ver Maciocia, 1989, p. 361.)

VB-43, *Xia Xi*, Desfiladeiro Estreito: ponto Água, ponto de tonificação

Profundidade da agulha: 0,3 a 0,5 *cun*; cones de moxa: 3 a 5
Esse é um ponto essencial para tonificar a Vesícula Biliar. É o ponto de tonificação e ponto Água e, portanto, com frequência combinado com F-8. Como o Elemento Água raramente está mais pleno do que o Elemento Madeira, é pouco utilizado como ponto de tonificação. No entanto, é usado para trazer umidade ao Elemento Madeira. A tendência de alguns FC Madeira em se tornarem rígidos no corpo ou no espírito pode ser neutralizada pela estimulação da Água dentro da Madeira.

Se a Vesícula Biliar estiver muito quente, provocando raiva, frustração e instabilidade emocional, esse ponto pode ser sedado para esfriar a pessoa.

VB-44, *Zu Qiao Yin*, Buraco do Pé: ponto Metal *yin*

Profundidade da agulha: 0,1 *cun*; cones de moxa: 3 a 5
Esse é o ponto Metal e usado somente se o acupunturista deseja afetar o equilíbrio do Metal dentro da Madeira.

B-19, *Dan Shu*: ponto *shu* dorsal da Vesícula Biliar

Profundidade da agulha: 0,5 a 0,7 *cun*; cones de moxa: 3 a 7
Esse é um ponto essencial e muito usado para tonificar ou sedar a Vesícula Biliar. Esse ponto pode influenciar uma pessoa em todos os níveis do corpo, da mente e do espírito porque afeta o órgão de maneira direta. A moxabustão é utilizada com frequência no caso de a Vesícula Biliar estar deficiente.

B-48, *Yang Gang*, Rede *Yang*

Profundidade da agulha: 0,3 a 0,5 *cun*; cones de moxa: 3 a 5
Esse é um ponto eficaz para tratar os aspectos mental e espiritual da Vesícula Biliar, em especial para fazer com que a pessoa consiga ter mais clareza para tomar decisões e fazer julgamentos.

Pontos do Fígado (Tabela 43.2)

Trajeto primário do canal do Fígado

O canal do Fígado começa no aspecto lateral do dedo grande do pé e segue sobre a parte superior deste até o aspecto medial da parte inferior da perna, onde encontra o canal do Baço em BP-6. Próximo ao ponto médio da tíbia, cruza o canal do Baço, chegando atrás da superfície medial da perna.

Continua ascendendo pela superfície medial da coxa até a virilha, rodeia os genitais e se move para cima até a extremidade da décima primeira costela. Contorna então o estômago e penetra nos órgãos Fígado e Vesícula Biliar. O trajeto, então, segue pelo abdome até a parte inferior da caixa torácica e termina nas costelas, abaixo da mama, em F-14. Aqui se une com o canal do Pulmão em P-1.

Tabela 43.2 Pontos comumente usados no canal do Fígado.

Ponto-fonte *yuan*	F-3
Ponto *luo* de junção	F-5
Ponto de tonificação	F-8
Ponto de sedação	F-2
Ponto *shu* dorsal	B-18
Ponto *shu* dorsal externo	B-47
Ponto horário	F-1
Ponto *xi* em fenda (de acúmulo)	F-6
Ponto de Entrada	F-1
Ponto de Saída	F-14
Ponto Janela do Céu	Nenhum

F-1, *Da Dun*, Grande Colina: ponto Madeira, ponto horário, ponto de Entrada

Profundidade da agulha: 0,1 a 0,2 *cun*; cones de moxa: 3 a 7

Esse é o ponto de Entrada, ponto Madeira e ponto horário entre 1 e 3 h. Entretanto, é usado de maneira semelhante à do ponto horário da Vesícula Biliar, ou seja, durante a hora de menor atividade do Fígado (entre 13 e 15 h), para acalmar um Fígado hiperativo. Às vezes, também é utilizado como ponto "horário sazonal" durante a primavera, especialmente se o Elemento Madeira estiver deficiente.

Como ponto Madeira no Elemento Madeira, esse ponto propicia um poderoso impulso de vitalidade para o Fígado quando tonificado. Também pode ter um forte efeito calmante quando reduzido. A moxabustão é usada com frequência.

F-2, *Xing Jian*, Movendo-se Entre: ponto Fogo, ponto de sedação

Profundidade da agulha: 0,3 a 0,5 *cun*; cones de moxa: 3 a 7

Esse é o ponto Fogo e ponto de sedação. Como os pulsos do Elemento Madeira estão comumente cheios, os pontos de sedação são usados com frequência. O uso desse ponto melhora a conexão entre o Elemento Madeira e o Elemento Fogo ao longo do ciclo *sheng*.

O Fígado pode facilmente se tornar agitado e superaquecido em decorrência de frustração ou substâncias tóxicas, como certos alimentos, substâncias recreativas ou alguns medicamentos. Pode haver, portanto, muito Fogo dentro da Madeira. Os pacientes podem sentir raiva, calor interno ou ficar com a face avermelhada. Como a raiva provoca a "ascensão" do *qi*, os pacientes podem literalmente ficar com a "cabeça quente" e ter tendência a sofrer de dores de cabeça e enxaquecas. Esse ponto pode ser muito eficaz para esfriar e acalmar o Fígado nessa situação.

F-3, *Tai Chong*, Grande Influxo: ponto-fonte *yuan*, ponto Terra

Profundidade da agulha: 0,3 a 0,5 *cun*; cones de moxa: 3 a 7

Esse é o ponto mais usado no canal do Fígado. É bastante eficaz quando tonificado ou sedado e pode literalmente propiciar um grande fluxo de *qi* ao Fígado. É o ponto-fonte *yuan* e, como outros pontos-fonte *yuan*, é comumente utilizado quando se testa o FC. Nesse caso, é usado em conjunto com VB-40, o ponto-fonte *yuan* da Vesícula Biliar.

Esse é um ponto extremamente calmante. Também é muito eficaz se o *qi* do Fígado não consegue se mover de modo livre e sem impedimento em decorrência de raiva reprimida. Isso pode provocar depressão ou oscilações do humor e pode se manifestar em uma infinidade de sintomas físicos, como opressão no peito, problemas digestivos, suspiro, tensão pré-menstrual, problemas oculares ou dores de cabeça. Também pode ser sedado com IG-4 para criar uma ação mais relaxante e calmante, e também para eliminar espasmos e tensão.

Esse também é o ponto Terra e ajuda a dar maior estabilidade no Fígado.

F-4, *Zhong Feng*, Sinete Médio: ponto Metal

Profundidade da agulha: 0,3 a 0,5 *cun*; cones de moxa: 3 a 7

O principal uso desse ponto é transferir *qi* através do ciclo *ke*, quando o paciente tem um desequilíbrio Marido-Esposa. A tonificação desse ponto move o *qi* do pulmão para o Fígado.

F-5, *Li Gou*, Canal de Absinto: ponto *luo* de junção

Profundidade da agulha: 0,3 a 0,5 *cun*; cones de moxa: 3 a 7

Como ponto *luo* de junção do canal, é geralmente combinado a VB-37, embora possa ser combinado a VB-40. A combinação desses pontos do Fígado e da Vesícula Biliar traz estabilidade ao Elemento, especialmente se os dois Órgãos acoplados estiverem sem harmonia. O nome do ponto pode ser uma referência à sua capacidade de conectar os dois Órgãos do Elemento Madeira.

Esse ponto consegue acalmar uma pessoa deprimida ou oprimida por conta do desequilíbrio do *qi* do Fígado. Pode ser especialmente útil se a pessoa sente aperto na garganta em razão de dificuldades emocionais e tensão. Também faz conexão com os genitais. A moxabustão é comumente utilizada, se o Fígado estiver deficiente.

F-6, *Zhong Du*, Capital Média: ponto *xi* em fenda (de acúmulo)

Profundidade da agulha: 0,3 a 0,8 *cun*; cones de moxa: 3 a 5

Esse é o ponto *xi* em fenda (de acúmulo) e está especialmente indicado quando o *qi* do Fígado não está se movendo livremente. Tem um efeito específico sobre a área genital.

F-8, *Qu Quan*, Nascente Tortuosa: ponto Água, ponto de tonificação

Profundidade da agulha: 0,5 a 0,8 *cun*; cones de moxa: 3 a 5

Esse é o ponto de tonificação e ponto Água. O uso desse ponto conecta os Rins, o filho, ao Fígado, a mãe. Embora o pulso dos Rins seja raramente mais cheio do que o pulso do Fígado, esse ponto consegue de maneira muito eficaz unir esses dois Órgãos ao longo do ciclo *sheng* e é usado com frequência para tonificar o Fígado. Também pode trazer flexibilidade à pessoa, caso o Elemento Madeira tenha se tornado rígido, seco e inflexível, fazendo com que ela tenha dificuldade de responder às mudanças que ocorrem em sua vida.

F-13, *Zhang Men*, Portão do Capítulo: ponto *mu* frontal do Baço, ponto especial para os cinco órgãos *yin*

Profundidade da agulha: 0,5 a 0,8 *cun*; cones de moxa: 3 a 7

A palavra *zhang* foi originalmente usada para designar o canforeiro e, portanto, por extensão, qualquer madeira nobre (Ellis *et al.*, 1989, p. 301).

Todos os pontos do corpo com *men* no nome são poderosos. Um "portão" tem a capacidade de abrir e fechar e serve como transição entre dois locais diferentes. Esse portão tem um efeito poderoso sobre o *jiao* médio e também está situado próximo ao órgão Fígado propriamente dito. Ele consegue influenciar de maneira poderosa o corpo e o espírito. Sob o aspecto físico, esse ponto pode ser utilizado para muitos distúrbios digestivos originados do Fígado. Como um ponto para o espírito, pode ser empregado para apoiar as pessoas que estão tendo dificuldade em passar por fases de transição de suas vidas ou em planejar o futuro.

Esse é o ponto *mu* frontal do Baço e pode ser usado para harmonizar a relação entre o Baço e o Fígado.

F-14, *Qi Men*, Portão da Esperança: ponto *mu* frontal do Fígado, ponto de Saída, ponto de encontro do Baço com o Fígado

Profundidade da agulha: 0,3 a 0,5 *cun*; cones de moxa: 3 a 7

Qi Men era um título dado para o comandante da Guarda Real (Hicks, 1999, p. 49). É uma referência ao papel do Fígado de "general das forças armadas", mencionado no Capítulo 8 do *Su Wen* (Larre e Rochat de la Vallée, 1992b, p. 151). A responsabilidade do Fígado pela "concepção dos planos" na mesma passagem também está indicada pelo nome desse ponto.

Esse é um ponto importante do canal do Fígado porque trata a mente e o espírito. À semelhança de F-13, localiza-se próximo ao Órgão Fígado propriamente dito. Pode ser utilizado se o *qi* do Fígado não está se movendo livremente, fazendo com que a pessoa tenha dificuldade de ser assertiva ou de iniciar mudanças. Isso pode levar à falta de criatividade e à tendência de não ter uma visão clara sobre o futuro. As pessoas precisam de esperança para enfrentar o futuro e é isso geralmente que elas perdem quando o Fígado está sofrendo. Essa falta de qualquer entusiasmo pelo futuro é a marca registrada da depressão a qual se origina no Fígado. Não existem pontos Janela do Céu no canal do Fígado, mas esse ponto tem a capacidade de trazer luz e esperança a uma pessoa que se encontra desanimada e deprimida e cujos horizontes se tornaram limitados.

É o ponto de Saída do canal do Fígado que liga o canal ao canal do Pulmão em P-1.

B-18, *Gan Shu*: ponto *shu* dorsal do Fígado

Profundidade da agulha: 0,5 a 0,7 *cun*; cones de moxa: 7 a 15

Como todos os outros pontos *shu* dorsais, esse ponto é frequentemente usado, em especial para tonificar o Fígado. Seu efeito direto sobre o Órgão Fígado pode ajudar a pessoa sob os aspectos físico, mental e espiritual.

Estudo de caso

Uma paciente com quase 40 anos tinha uma longa história de dependência de heroína, metadona e maconha, embora tivesse um importante cargo em uma editora. Era uma pessoa bem-sucedida no trabalho, mas sua vida pessoal e sua visão do futuro eram sombrias. Era uma pessoa assertiva no trabalho e, por outro lado, quase completamente não assertiva nos relacionamentos pessoais. O tratamento levou um período considerável de tempo sem haver avanços surpreendentes em nenhum estágio. Era FC Fogo, mas o tratamento na Madeira era crucial para sua recuperação. O "Portão da Esperança" foi usado várias vezes e, sempre depois do uso desse ponto, ela relatava uma elevação no espírito e, em duas ocasiões, expressou maior determinação e motivação para mudar.

B-47, *Hun Men*, Portão do *Hun*

Profundidade da agulha: 0,3 a 0,5 *cun*; cones de moxa: 3 a 7

Dizem que o *hun* vem e vai quando a pessoa dorme. O *men*, que indica um grande portão, ajuda a governar esse aspecto do *hun*. Esse ponto tem um profundo efeito sobre o espírito da pessoa e, em especial, sobre o *hun*, o aspecto espiritual do Fígado.

Ele pode provocar uma elevação do espírito, aumento da clareza da mente e alívio da opressão e da aflição provocadas por sentimentos não resolvidos de raiva. Também "ancora" o *hun*, caso a pessoa esteja com dificuldade de fazer planos, não consiga encontrar uma direção ou um propósito na vida ou estiver, de um modo geral, intranquila em decorrência de um desequilíbrio no Fígado. Esse ponto também possibilita que as pessoas durmam bem à noite, se o *hun* estiver desancorado e provocando sentimentos vagos de medo à noite ou sonambulismo (Maciocia, 1989, p. 421).

Outros pontos usados para tratar o Fígado

Outros pontos usados para tratar o Fígado são VC-4, VG-8, VG-20 e BP-6.

Pontos dos Canais *Ren* e *Du*

44

Introdução

Os acupunturistas da Acupuntura Constitucional dos Cinco Elementos usam os canais *Ren* e *Du* por três principais razões:

- Pelo efeito que esses vasos têm sobre os trajetos profundos dos canais por meio dos *jiaohui*, que podem ser traduzidos como pontos de "reunião" ou de "intersecção"
- Pela correspondência "segmentar" que esses vasos têm, por exemplo, *Du*-8 fica no mesmo nível do ponto *shu* dorsal do Fígado e afeta o Fígado
- Pelo uso desses pontos no tratamento de problemas locais dos canais.

(Esses canais são, às vezes, traduzidos como Vaso da Concepção – VC [*Ren*] e Vaso Governador – VG [*Du*]. Vaso da "Concepção" não é, entretanto, uma tradução exata, sendo Vaso Diretor mais correto. Em razão da tradução inexata, decidimos usar os nomes em chinês *Ren* e *Du*.)

Pontos do *Ren*

Trajeto primário do canal *Ren*

O canal *Ren* começa no períneo, sobe pela linha média do abdome, tórax e garganta e termina no centro do queixo.

Ren-1, Hui Yin, Encontro do *Yin*: ponto de Entrada do *Ren mai, Du mai* e *Chong mai,* ponto *luo* de junção do *Ren mai*

Profundidade da agulha: 0,8 a 1,2 *cun;* sem moxa

Esse ponto é um foco importante de algumas técnicas taoístas de meditação. É a extremidade *yin* do circuito de *qi*, às vezes conhecido como "pequena circulação" ou órbita "microcósmica". Esse circuito ascende pelo canal *Du* por meio de *Du*-20 e descende pelo canal *Ren*. *Ren*-1 é o ponto mais *yin* do corpo, localizando-se em um local escuro e escondido. *Du*-20, que fica na extremidade oposta na cabeça, em seu polo mais elevado, é o mais *yang*. Em razão de sua localização, esse ponto não é tão utilizado. É o ponto de encontro do *yin qi* no corpo. Um de seus nomes alternativos é "Fundo do Mar", uma alusão à sua posição na parte inferior do tronco e também à sua extrema natureza *yin* (Hicks, 1999, p. 50).

Esse é um ponto poderoso para evocar uma mudança, quando o tratamento nos 12 canais falha em fortalecer o paciente. Esse ponto acalma e ancora o espírito. Pode ser usado para tratar o espírito quando as pessoas estão lutando para superar algo ou quando chegam ao seu limite.

Esse é o ponto de Entrada para o *Ren mai* e é empregado quando o acupunturista está tratando um bloqueio *Ren/Du* (ver Capítulo 33 para discussão desse tratamento).

Ren-3, *Zhong Ji*, Médio Máximo: ponto *mu* frontal da Bexiga, ponto de encontro de *Ren*, Baço, Fígado e Rim

Profundidade da agulha: 0,5 a 1 *cun*; cones de moxa: 5 a 15

Nos textos antigos sobre aperfeiçoamento sexual, nos quais existe uma grande parte de sobreposição com a medicina chinesa, *zhong ji* é o nome dado ao centro de *qi* nessa área. Também é um antigo nome para útero (Lo, 2001, p. 45). Esse ponto é principalmente usado para tratar problemas agudos e crônicos da bexiga. Também é um ponto de reunião que conecta os canais do Fígado, Baço e Rim. Pode ser utilizado para tratar problemas no Aquecedor Inferior, em especial quando qualquer um desses três Órgãos está implicado.

Ren-4, *Guan Yuan*, Portão para o *Yuan Qi*: ponto *mu* frontal do Intestino Delgado, ponto de encontro de *Ren*, Baço, Fígado e Rim

Profundidade da agulha: 0,5 a 1 *cun*; cones de moxa: 5 a 15

Esse ponto é um portão para o *yuan qi*. Portanto, pode ser usado para aumentar essa forma fundamental de *qi*. Esse ponto afeta o *qi* dos Rins (ver Capítulo 12 para uma discussão a respeito do *qi* entre os dois Rins) e estimula o *dan tian* inferior, que também é chamado de campo de cinabre. O cinabre é um mineral considerado possuidor de um equilíbrio quase perfeito de *yin* e de *yang*. Era altamente apreciado pelos alquimistas taoístas. *Ren*-4, *Ren*-5 e *Ren*-6 são, todos, pontos localizados no "campo de cinabre". Por meio da concentração nessa área, os praticantes de *qi gong* transformam, fixam e armazenam o *yuan qi*. (Para mais detalhes sobre o campo de cinabre ver Lade, 1989, p. 255.)

A moxabustão é com frequência utilizada nesse ponto, se o útero estiver frio e a mulher tiver problemas menstruais ou relacionados à fertilidade. É, às vezes, empregado para tratar impotência masculina ou problemas com o esperma. Também pode ser tonificado para "ancorar" o espírito, se o paciente estiver ansioso ou inquieto. Também é um ponto de reunião dos canais do Fígado, Baço e Rim, de modo que é usado para afetar esses órgãos, especialmente quando eles estão provocando sintomas no Aquecedor Inferior.

Ren-5, *Shi Men*, Portão da Pedra: ponto *mu* frontal do Triplo Aquecedor

Profundidade da agulha: 0,5 a 1 *cun*; cones de moxa: 5 a 15

O nome *Shi Men* é traduzido como "mulher de pedra", ou seja, uma mulher estéril. Alguns textos alertam os acupunturistas de que a inserção de agulha nesse ponto pode tornar uma mulher estéril.

Esse é o ponto *mu* frontal ou ponto de alarme do Triplo Aquecedor, utilizado para influenciar o *qi* do Triplo Aquecedor. À semelhança de *Ren*-4, também é uma parte do campo de cinabre. Em razão de sua localização e ligação com o Triplo Aquecedor, esse ponto afeta particularmente o *yuan qi*. À semelhança de *Ren*-4, esse é um "portão" de *qi* e um ponto poderoso para reanimar uma pessoa que se tornou esgotada quanto à vitalidade do corpo e/ou do espírito. A moxabustão é comumente usada, se essa área estiver fria.

Ren-6, *Qi Hai*, Mar do *Qi*

Profundidade da agulha: 0,5 a 1 *cun*; cones de moxa: 5 a 15

Esse ponto é um grande centro de energia e, como *Ren*-4 e *Ren*-5, afeta o *dan tian* inferior e o campo de cinabre. Esse é um dos pontos mais poderosos para afetar o *qi* do Rim e, assim, a vitalidade mais profunda de uma pessoa. A moxabustão é comumente usada, se essa área estiver fria.

Ren-7, *Yin Jiao*, Cruzamento *Yin*

Profundidade da agulha: 0,5 a 1 *cun*; cones de moxa: 5 a 15

Esse é um ponto de reunião do Triplo Aquecedor, Pericárdio e Rim. É ocasionalmente usado para tratar problemas decorrentes de desequilíbrios na temperatura ou nos líquidos do Aquecedor Inferior. É menos utilizado para tratar o *dan tian* inferior do que os pontos anteriormente mencionados.

Ren-8, *Shen Que*, Portão do Palácio do Espírito

Inserção de agulha proibida; cones de moxa: 3 a 30

Esse ponto fica no umbigo e é por esse local que o *qi* entra no embrião. Esse ponto foi consequentemente considerado um portão vital no corpo. Alguns antigos taoístas consideravam o umbigo o local do *Tai Yi*, a Unidade Suprema, e, por isso, esse ponto tem forte conexão com o espírito. É um ponto poderoso para levantar o paciente que se encontra esgotado e consumido em um nível profundo, e que não tem vitalidade no espírito. Apenas a moxabustão pode ser utilizada nesse ponto e a moxa é colocada sobre um punhado de sal.

Ren-9, *Shui Fen*, Divisão da Água

Profundidade da agulha: 0,5 a 1 *cun*; cones de moxa: 5 a 15

Como o nome sugere, esse ponto é usado para regular os líquidos nos Aquecedores Inferior e Médio.

Ren-10, *Xia Wan*, Epigástrio Inferior: ponto de encontro do *Ren* e do Baço

Profundidade da agulha: 0,5 a 1 *cun*; cones de moxa: 5 a 15

Por meio de seu encontro com o canal do Baço, esse ponto é, às vezes, usado para ajudar o Baço, em especial se a pessoa estiver tendo problemas no Aquecedor Médio.

Ren-12, *Zhong Wan*, Meio do Epigástrio: ponto *mu* frontal do Estômago, ponto especial para os Órgãos *yang*, ponto *mu* frontal do Aquecedor Médio

Profundidade da agulha: 0,5 a 1,2 *cun*; cones de moxa: 5 a 15

Um nome alternativo para esse ponto é *Tai Cang*, Celeiro Supremo, que é uma referência ao seu principal papel de afetar o Estômago.

É comumente usado em adição aos pontos de comando, quando se trata o canal do Estômago. Ele pode ter um profundo efeito sobre o estômago, se a pessoa estiver com náuseas.

Ren-14, *Ju Que*, Portão do Palácio Maior: ponto *mu* frontal do Coração

Profundidade da agulha: 0,3 a 0,8 *cun*; cones de moxa: 5 a 15

Esse é o palácio do imperador, que é o Coração. É o ponto *mu* frontal ou ponto de alarme do Coração, e afeta o Coração de maneira direta, uma vez que fica em seu trajeto profundo. É um dos pontos mais usados para tratar o espírito do Coração ou *shen*. É geralmente tonificado quando a pessoa está esgotada e com o espírito fraco. Seu uso pode, às vezes, ter um efeito imediato para elevar os espíritos das pessoas quando elas estão se sentindo infelizes ou sem alegria. Também pode ser sedado para acalmar as pessoas que estão fora de controle e com os espíritos agitados.

Ren-15, *Jiu Wei*, Cauda do Pombo: ponto *luo* de junção do *Ren mai*, ponto-fonte *yuan* dos cinco Órgãos *yin*, ponto para libertar os Dragões Internos

Profundidade da agulha: 0,3 a 0,5 *cun*; cones de moxa: 3 a 5

O nome obviamente se refere à sua localização física. É encontrado no final do processo xifoide do esterno, que se parece com uma pomba. Um nome alternativo é *Shen Fu*, Depósito do Espírito. Esse é o ponto *mu* frontal para o Pericárdio, com frequência dolorido à palpação. É usado geralmente para tratar o Pericárdio, da mesma maneira que *Ren-14* é utilizado para tratar o Coração. Esses dois pontos podem, algumas vezes, ser usados em combinação quando os espíritos do Coração e do Protetor do Coração estão precisando de apoio.

Esse ponto (ou, para ser preciso, um ponto extra que fica ligeiramente abaixo) é um dos pontos usados para libertar os Dragões Internos.

Ren-16, Zhong Ting, Sala Média

Profundidade da agulha: 0,3 a 0,5 *cun*; cones de moxa: 3 a 5

Embora não seja muito usado, esse ponto pode ser empregado para tratar o Coração e o Pericárdio, particularmente quando eles se encontram gravemente esgotados.

Ren-17, Tan Zhong, Meio do Tórax: ponto *mu* frontal do Pericárdio e do Aquecedor Superior, ponto especial para o *qi*, ponto do mar de *qi*

Profundidade da agulha: 0,3 a 0,5 *cun*; cones de moxa: 3 a 5

Tan Zhong era um antigo nome para o Pericárdio e esse ponto pode ser usado para tratar o Pericárdio e também os outros Órgãos do Aquecedor Superior. Outro nome para esse ponto é *Shang Qi Hai*, o Mar Superior de *Qi*. É o ponto *mu* frontal do Aquecedor Superior e esse nome reflete sua importância para regular o *qi* dessa área. Esse ponto é comumente utilizado com moxabustão para aquecer os Órgãos do Aquecedor Superior, quando eles estão deficientes e frios.

Ren-20, Hua Gai, Cobertura da Flor

Profundidade da agulha: 0,3 a 0,5 *cun*; cones de moxa: 3 a 5

Hua Gai era o nome do dossel sobre a carruagem do Imperador. Os Pulmões podem ser comparados a um dossel sobre o Coração, que é o imperador do corpo. Esse ponto é raramente usado, mas pode ser eficaz para tratar distúrbios que afetam a parte superior dos Pulmões.

Ren-22, Tian Tu, Chaminé Celestial: Janela do Céu

Profundidade da agulha: 0,5 a 1 *cun*; cones de moxa: 3 a 7

Esse é um ponto Janela do Céu. É usado com menos frequência do que os pontos Janelas do Céu localizados nos principais canais. Pode ser utilizado para incrementar o tratamento no Fator Constitucional (FC) ou em outros Elementos, especialmente quando a garganta ou o discurso foram afetados de modo que a pessoa passa a ter dificuldade de se comunicar com os outros. É, às vezes, agulhado em combinação com *Du*-16, o ponto Janela do Céu do canal *Du*.

Ren-24, Cheng Jian, Recebendo os Líquidos: ponto de Saída

Profundidade da agulha: 0,2 a 0,3 *cun*; cones de moxa: 3 a 7

Esse é o ponto de Saída do canal *Ren* e pode ser usado para remover um bloqueio de Entrada-Saída entre os canais *Ren* e *Du*.

Pontos do *Du*

Trajeto primário do canal *Du*

O canal *Du* começa na base da coluna, ascende pela linha média da parte posterior do corpo até a nuca, segue até o topo da cabeça, desce pela fronte e pelo nariz, passa pelo lábio superior e termina na gengiva superior.

Du-1, Chang Qiang, Força Longa: ponto de Entrada, ponto *luo* de junção do *Du*

Profundidade da agulha: 0,5 a 1 *cun*; cones de moxa: 5 a 15

Esse ponto não é muito usado em razão de sua localização. É o ponto de Entrada do *Du mai* e é utilizado quando há um bloqueio de Entrada-Saída entre os canais *Ren* e *Du*. Pode ser empregado para fortalecer o *Du mai* e a coluna. A respeito desse ponto, Zhou Mei-sheng disse: "Esse canal, em conjunto com a coluna vertebral, forma um forte pilar do corpo humano e manifesta a resistência do *qi* do Rim" (citado em Hicks, 1999, p. 54).

Du-4, Ming Men, Portão da Vida

Profundidade da agulha: 0,3 a 0,8 *cun*; cones de moxa: 5 a 15

Esse é um ponto muito importante em virtude de sua localização diretamente sobre o *ming men* ou "espaço entre os dois Rins". É onde a essência do Rim ou *jing* é armazenada, sendo também o centro do calor vital do corpo. Está localizado no mesmo nível dos pontos *shu* dorsais interno e externo dos Rins.

O nome *ming men* pode ser traduzido como o "Portão da Vida" ou "Portão do Destino". Se esse portão estiver fechado, as pessoas podem ter dificuldade de cumprir seu destino, uma vez que não terão acesso ao seu *jing* ou Essência. Esse ponto é especialmente indicado para aquecer, tonificar e revitalizar o *qi* do Rim, caso ele esteja frio e esgotado. Pode ser utilizado no caso de as pessoas estarem com falta intensa de vitalidade física e/ou do espírito. Um nome alternativo é *Jing Gong* ou Palácio do *Jing*. A moxabustão é usada com frequência quando a pessoa tem frio, mas deve-se ter cuidado para não aplicar moxa nesse ponto, caso a pessoa tenha calor, já que pode provocar um superaquecimento. Também é empregado para problemas locais nas costas.

Du-8, *Jin Suo*, Tendão Contraído

Profundidade da agulha: 0,3 a 0,8 *cun*; cones de moxa: 3 a 5

Esse ponto está localizado na área do ponto *shu* dorsal do Fígado. É usado para ajudar o Fígado e a Vesícula Biliar na função de regular os tendões e os músculos do corpo. Como o nome indica, o ponto geralmente é sedado e não tonificado para relaxar a contração e o espasmo da musculatura, especialmente quando os músculos das costas estão tensos.

Du-10, *Ling Tai,* Torre do Espírito

Profundidade da agulha: 0,3 a 0,8 *cun*; cones de moxa: 3 a 5

Ling Tai era um nome usado para o Coração em alguns textos taoístas antigos. O imperador Wen Wang tinha construído uma torre bem alta, denominada *ling tai*, da qual podia inspecionar seu reino e seus súditos (Hicks, 1999, p. 55). Esse ponto localiza-se logo abaixo do ponto *shu* dorsal do Coração. Ele fortalece o espírito da pessoa em um nível profundo. Pode ser utilizado após os pacientes terem feito certo progresso com o tratamento e pode despertar o espírito quando a pessoa precisa avaliar e se preparar para o próximo estágio de seu crescimento e desenvolvimento.

Du-11, *Shen Dao*, Trajeto do Espírito

Profundidade da agulha: 0,3 a 0,8 *cun*; cones de moxa: 3 a 5

Esse ponto localiza-se no mesmo nível dos pontos *shu* dorsais do Coração. É usado com frequência para fortalecer o espírito da pessoa. Pode ser utilizado com *Du*-10 porque, uma vez o espírito desperto, ele, então, precisa se mover adiante ao longo do seu caminho. Esses dois pontos juntos podem ter um profundo efeito sobre o desenvolvimento espiritual da pessoa. É interessante notar que, à semelhança dos pontos do Rim que estão no mesmo nível da parte anterior do corpo (R-24 e 25), um ponto que basicamente afeta o *ling* é seguido por um ponto que nutre o *shen*.

Du-12, *Shen Zhu*, Pilar do Corpo

Profundidade da agulha: 0,3 a 0,8 *cun*; cones de moxa: 5 a 30

Esse ponto encontra-se entre os pontos *shu* dorsais dos Pulmões. É usado principalmente para auxiliar o tratamento nos Pulmões. O nome se refere à coluna e ao *Du mai*, e esse ponto também é utilizado para beneficiar a parte superior da coluna e das costas. Alguns acupunturistas também o empregam para ajudar um paciente que tenha sofrido um "colapso" no corpo ou no espírito.

Du-13, *Tao Dao*, Trajeto do Forno

Profundidade da agulha: 0,3 a 0,8 *cun*; cones de moxa: 3 a 7

Esse ponto é usado principalmente para tratar problemas locais, embora Zhou Mei-sheng tenha escrito: "O ponto pode dar conforto, tornar a pessoa feliz e contente" (citado em Hicks, 1999, p. 56).

Du-14, *Da Zhui*, Grande Martelo

Profundidade da agulha: 0,3 a 0,8 *cun*; cones de moxa: 5 a 15

Esse poderoso ponto é usado para estimular e revigorar o *qi* da pessoa, especialmente se outros pontos não conseguirem provocar uma mudança nessa pessoa. Sendo o "ponto de influência para o *yang*", com conexões para todos os canais *yang*, ele tonifica o *yang qi* e, portanto, o calor e a vitalidade do paciente.

Du-16, *Feng Fu*, Tesouraria do Vento: Janela do Céu, ponto do Mar da Medula

Profundidade da agulha: 0,3 a 0,7 *cun*; cones de moxa: 5 a 30

Esse ponto é menos usado do que as Janelas localizadas nos principais canais. Ele consegue, entretanto, ser um ponto importante porque essa área é facilmente bloqueada ou fechada por tensão muscular do pescoço e pela má postura provocada por estresse. Seu uso pode clarear a cabeça, possibilitando que a pessoa veja e ouça de maneira mais clara e tenha maior perspectiva sobre as possibilidades para o futuro. Também pode estimular melhor conexão e integração do corpo com a mente e o espírito.

Du-19, *Hou Ding*, Cume Posterior: ponto do Mar da Medula

Profundidade da agulha: 0,3 a 0,5 *cun*; cones de moxa: 3 a 7

Esse ponto é comumente sedado em conjunto com *Du*-20. Acalma a mente e o espírito e é especialmente usado em situações agudas, por exemplo, quando um paciente está muito agitado e perturbado. Nesse caso, ele acalma e tranquiliza a mente. É, às vezes, empregado para acalmar um paciente agitado antes de o acupunturista tonificar a deficiência de base.

Du-20, *Bai Hui*, Cem Encontros: ponto de encontro de todos os canais *yang*, ponto do Mar da Medula, ponto para libertar os Dragões Externos

Profundidade da agulha: 0,3 a 0,5 *cun*; cones de moxa: 3 a 7

O texto taoísta *Daoist Storehouse* (Depósito Taoísta) diz que a cabeça é o local de encontro dos cem espíritos (College of Traditional Acupuncture, 2000). Esse ponto fica no topo da cabeça, em uma grande fontanela amolecida. Foi, então, percebido como o ponto no qual as influências do Céu entravam com mais facilidade no corpo. É utilizado com frequência com *Du*-19 (ver anteriormente).

Esse ponto também faz conexão com o trajeto profundo do Fígado. Pode ser usado para tratar o espírito, em especial quando o Fígado está afetado. Nesse caso, o paciente pode estar agitado em decorrência de raiva ou frustração ou estar com o espírito sem vitalidade em virtude de uma deficiência. Também pode ser empregado para elevar o espírito quando o paciente se encontra deprimido ou desanimado.

Esse ponto é usado para libertar os Dragões Externos.

Du-24, *Shen Ting*, Pátio do Espírito

Profundidade da agulha: 0,3 a 0,5 *cun*; cones de moxa: 3 a 5

Ting ou pátio refere-se ao *dan tian* superior (Bertschinger, 1991, p. 142). Esse ponto é usado para acalmar a mente e o espírito, do mesmo modo que *Du*-19 e *Du*-20. É, às vezes, utilizado em conjunto com esses pontos e também com *Yin Tang* ou Vestíbulo do Sinete, que fica entre as sobrancelhas. (*Yin Tang* fica na linha do *Du mai*, mas não é um de seus pontos. É um ponto muito calmante e relaxante.)

Du-26, *Ren Zhong*, Meio do Homem: ponto de Saída

Profundidade da agulha: 0,3 a 0,5 *cun*; sem moxa

Esse ponto fica no sulco, abaixo do nariz. O nome desse ponto surgiu porque o nariz recebe "os cinco *qi* do Céu" e a boca "recebe os cinco *qi* da Terra" (Hicks, 1999, p. 57). O homem fica entre o Céu e a Terra e, por isso, esse ponto é "o meio do homem". É eficaz quando empregado para acalmar um paciente cuja mente e o espírito estão agitados. Também consegue restaurar a consciência. A inconsciência pode surgir de uma causa física, como concussão, convulsões ou desmaio, ou da mente e do espírito, se o *shen* estiver perturbado ou obstruído. Em *Ode of Xi-hong* está escrito que "a capacidade de *Ren Zhong* tratar mania é suprema" (citado em Deadman *et al.*, 1998, p. 560).

Du-28, *Yin Jiao*, Cruzamento da Boca

Profundidade da agulha: 0,1 a 0,2 *cun*; sem moxa

Esse é o ponto de Saída do *Du mai*, utilizado para remover bloqueio de Entrada-Saída entre *Du mai* e *Ren mai*.

Seção 7

Tratamento

Plano de Tratamento

45

Introdução

Após tomar a história do paciente e firmar um diagnóstico, o acupunturista está pronto para planejar o tratamento. A primeira sessão descreve os três principais estágios do plano de tratamento. A segunda sessão aprofunda o assunto e apresenta algumas diretrizes para o plano de tratamento. A terceira sessão, então, apresenta a maneira de lidar com pacientes que não estão progredindo o suficiente.

Três principais estágios do plano de tratamento

São eles:

1. Resumir o diagnóstico.
2. Formar uma estratégia geral de tratamento.
3. Planejar os tratamentos individuais.

Resumir o diagnóstico

Ao fazer um diagnóstico, o acupunturista seleciona os achados significativos da história e responde a algumas perguntas básicas, por exemplo:

- Qual é o Fator Constitucional (FC) do paciente?
- Quais outros Elementos estão desequilibrados?
- Existem bloqueios importantes ao tratamento?
- O nível primário é do corpo, da mente ou do espírito?

A história deve ser detalhada e, se possível, escrita com as próprias palavras do paciente. Deve conter a queixa ou queixas específicas e também as informações sobre os principais sistemas, como sono, apetite, intestinos etc. Deve, além disso, conter detalhes da saúde do paciente, da história pessoal e familiar, seus relacionamentos e situação atual, bem como um exame físico (ver Capítulo 24; ver também a lista de controle para um diagnóstico tradicional no Apêndice F).

Nesse estágio do plano de tratamento, é útil ter um resumo das respostas às perguntas apresentadas anteriormente. Um exemplo disso é apresentado a seguir. Podem ocorrer variações nesses tópicos, mas a maioria deles é essencial. O exemplo a seguir está escrito com certa profundidade e muitos acupunturistas escrevem isso de maneira mais resumida.

Folha de diagnóstico

Nome: Josephine Bloggs, 46 anos

Queixa principal: sono ruim, ansiedade, insegurança.

Queixas secundárias: dores de cabeça antes da menstruação. Dor ocasional nas costas.

Fator Constitucional (FC): Fogo. Josephine apresenta falta de vermelho ao lado dos olhos. Embora parecesse gostar de interagir comigo, ela só ficava animada se eu mantivesse contato com ela. O resto do tempo parecia cair em um estado triste e monótono, com um tom de voz sem alegria. Ocasionalmente, um esplêndido sorriso iluminava toda sua face, mas logo desaparecia e o resto do tempo era difícil sorrir. Ao realizar o exame físico, senti um cheiro de queimado.

Pulsos: terceira posição e pulsos de Coração (C) e Intestino Delgado (ID) muito deficientes.

Lado esquerdo		Lado direito	
ID –2	C –2	P –1	IG –1
VB +0,5	F +0,5	BP –1	E –1
B –2	R –2	PC –2	TA –2

FC seguinte mais provável: Madeira. Ela apresenta uma cor esverdeada ao redor da boca. Às vezes, parece bastante assertiva. Em outras ocasiões, sua capacidade de ser assertiva parece normal. Expressa uma grande frustração na vida pessoal. A Madeira pode precisar de uma ajuda adicional mais tarde no tratamento. Os pulsos de Fígado (F) e Vesícula Biliar (VB) estavam ligeiramente cheios.

Outros Elementos: Terra. Ela aceitou bem a solidariedade e não observei nenhuma cor amarelada, nem ouvi nenhum som em canto. Água. Ela fica ansiosa, mas isso parece ter mais a ver com o coração. Mostrou um medo apropriado quando indagada sobre o futuro. Nenhuma cor azulada. Metal. Ela pareceu aceitar bem o respeito. Posso voltar e fazer mais testes sobre o Metal.

Bloqueios

Marido-Esposa: nenhuma razão para suspeitar.

Energia Agressiva: possível, necessário testar.

Possessão: _Interna_: possível; olhos vidrados e tem muitos "sonhos fantasmagóricos". _Externa:_ improvável.

Entrada-Saída: possivelmente entre Madeira e Metal, reavaliar após as primeiras sessões de tratamento.

Nível

Corpo: sem razão aparente para pensar nessa possibilidade. Os problemas parecem surgir do interior e não do exterior ou de causas variadas.

Mente: Josephine com frequência não pensa com clareza, mas há muitas ocasiões no trabalho e quando conversa no consultório em que sua mente funciona bem.

Espírito: Josephine apresenta abatimento e dor bem fundo em seu olhar. Não está sempre dessa maneira, mas fica evidente quando não está sendo atendida e a observo sem que ela perceba. Nível primário é o espírito.

Exame físico: Aquecedores Superior e Inferior estão frios. O ponto _mu_ frontal do Coração – VC-14 – está dolorido. Akabane: Coração 15/7; Baço 5/10.

Qualquer incerteza sobre o diagnóstico deve ser registrada na folha. Por exemplo, se o acupunturista não consegue decidir entre dois FC, ele pode escrever qual é o _mais_ provável e dar um caso para os dois. De fato, no texto completo da história, toda informação obtida de cada Elemento deve ser anotada. Isso pode incluir cor, som, emoção, odor, "chaves de ouro" ou qualquer outra informação diagnóstica secundária.

Formar uma estratégia geral de tratamento

Quando o resumo do diagnóstico estiver completo, o acupunturista pode planejar a estratégia de tratamento. O diagnóstico indica a direção geral do tratamento. A estratégia de tratamento, então, especifica a maneira geral em que esse pode ser realizado.

Planejar uma estratégia de tratamento

O planejamento de uma estratégia de tratamento eficaz envolve a discussão das seguintes questões:

1. Quais princípios de tratamento usar e qual a ordem de prioridade?

2. Quais são os pontos apropriados para usar?

3. Qual é o número apropriado de pontos a usar?

4. A moxa é apropriada? Em caso afirmativo, qual a quantidade e em quais pontos?

5. Pode haver variações no paciente? Por exemplo, uma paciente pode ser particularmente irritável e apresentar outros sinais pré-menstruais.

6. Existem mudanças no estilo de vida que o paciente precisa fazer?

7. Qual a mudança que o acupunturista espera ver quando o paciente melhorar?

Princípios de tratamento

Os princípios de tratamento descrevem o tratamento que será realizado e ajudam o acupunturista a escolher quais pontos usar. Ele formula esses princípios a partir das áreas relacionadas na folha de diagnóstico e da história do paciente. Cada princípio será diferente, de acordo com os diagnósticos dos pacientes. Eis aqui alguns exemplos:

- Fortalecer e aquecer o FC Terra
- Equilibrar desequilíbrio Marido-Esposa
- Remover Energia Agressiva
- Fortalecer FC Metal no nível do Espírito.

A seguir, um exemplo de uma estratégia de tratamento feita pelo acupunturista de Josephine antes que o tratamento dela começasse. Assim que os principais princípios de tratamento são formados, eles também devem ser priorizados e relacionados na ordem a qual o tratamento será realizado.

Estratégia de tratamento para Josephine

Princípios de tratamento e ordem de prioridade

- Libertar os Dragões Internos
- Verificar se há Energia Agressiva
- Equilibrar Akabane
- Fortalecer e aquecer o FC Fogo no nível do espírito
- Tratar o Elemento Madeira, se necessário.

Exemplos de pontos apropriados a usar

1. **Libertar os Dragões Internos:** ponto abaixo de *Ren*-15, E-25, E-32, E-41
2. **Remover Energia Agressiva:** B-13, B-4, B-18, B-20 e B-23
3. **Equilibrar Akabane:** C-5 do lado direito
4. **Aquecer FC Fogo:** os exemplos podem ser TA-4 e PC-7, TA-3 e PC-9, TA-5 e PC-6, B-14 e 22 com moxa e agulha. Se for preciso tratar o lado do Coração e do Intestino Delgado do Fogo, usar ID-4 e C-7, ID-3 e C-9, ID-5 e C-8, B-27 e 15 etc. Mais tarde, pontos para o espírito como B-43, *Ren*-15, PC-2 etc., ou C-1, ID-11, *Ren*-14 etc., podem ser incluídos

5. **Tratar Madeira:** F-3, VB-40 e outros pontos dos canais Madeira.

Número apropriado de pontos a usar

Pequeno número de pontos, já que o tratamento é direcionado para o nível do espírito.

Moxa, se apropriada, qual a quantidade e em quais pontos?

Se o paciente tem frio e os *jiao* superior e inferior estiverem frios, a moxa é apropriada. Usar nos pontos do Elemento Fogo.

Variações da paciente

Pode ser necessário tratar seu Elemento Madeira antes da menstruação.

Mudanças no estilo de vida que a paciente pode precisar fazer

Sugerir que, depois do trabalho, fique algum tempo em silêncio antes de ir dormir para ajudar o sono. Sugerir que ela faça uma dieta saudável e coma sem pressa.

Como avaliar se a paciente está melhorando

O olhar profundo de sofrimento deve ser atenuado. Ela conseguirá rir mais. Será capaz de considerar ter um relacionamento. Seu sono irá melhorar. Sua menstruação será menos dolorosa. Ela ficará mais calma e menos ansiosa. Seus pulsos ficarão mais fortes e mais tranquilos.

Planejar os tratamentos individuais

Depois de criar uma estratégia de tratamento, o acupunturista pode, então, planejar o que fará no dia do tratamento.

Planejar a primeira sessão do tratamento

A primeira sessão de tratamento é diferente das sessões subsequentes. Isso acontece porque o acupunturista ainda não está certo sobre o diagnóstico e ainda está no estágio de testar o FC. Também pode ser necessário remover alguns bloqueios antes de o tratamento prosseguir.

Planejar os tratamentos subsequentes

No início de todos os tratamentos subsequentes, os acupunturistas obtêm um *feedback* dos pacientes sobre como se sentiram. Tendo como base esse *feedback*, o acupunturista, então, planeja a sessão de tratamento seguinte. De acordo com o progresso do paciente, os princípios de tratamento podem ser reavaliados e modificados ou, então, mantidos. A habilidade de, por meio do *feedback* do paciente, avaliar essa resposta a um tratamento individual é uma parte crucial do processo de planejamento. Se isso não for feito, poderá resultar em tratamentos irrelevantes e ineficazes. Quanto mais cuidadosamente as opções são consideradas, mais rápido a experiência do acupunturista se acumula. Esse processo também possibilita que os acupunturistas encarem cada sessão sob um novo ponto de vista, garantindo que não fiquem viciados ou habituados depois de ver um paciente durante certo tempo. Assim que o FC é estabelecido, o acupunturista Constitucional dos Cinco Elementos pode mudar os pontos usados no tratamento. Eles irão variar de acordo com o estado do paciente.

Algumas diretrizes para o plano de tratamento

Ao decidir qual tratamento será realizado, o acupunturista deve seguir várias diretrizes. Algumas delas podem ser irrelevantes para um tratamento em particular, mas o acupunturista deve considerar todas e ser guiado por elas nas circunstâncias corretas. Algumas diferentes áreas que são consideradas são:

- Remover bloqueios em primeiro lugar
- Tratar o FC
- Corrigir desequilíbrios entre o lado esquerdo e o direito (Akabane)
- Quantos pontos usar em uma sessão de tratamento
- A frequência das sessões de tratamento
- Se o tratamento não for suficientemente eficaz, quais são as possibilidades?
- Responder à falta de progresso do paciente
- Prognóstico.

Remover os bloqueios em primeiro lugar

Processo de remover e fortalecer

Se qualquer um dos quatro bloqueios ao tratamento, discutidos nos Capítulos 29 a 33, estiver presente, ele deve ser removido antes de tudo. Sem remover um ou mais dos quatro bloqueios, os tratamentos normais de fortalecimento ou de equilíbrio têm menos probabilidade de serem eficazes. Os "bloqueios" são:

- Possessão
- Energia Agressiva
- Desequilíbrio Marido-Esposa
- Bloqueios de Entrada-Saída.

O processo para remover um bloqueio é apresentado nos capítulos a respeito de bloqueios ao tratamento (Capítulos 29 a 33).

Se houver mais de um bloqueio, eles devem ser removidos na ordem apresentada anteriormente. A ordem de prioridade implica que alguns bloqueios são mais penetrantes do que outros. Por exemplo, pode ser difícil remover a Energia Agressiva, se o paciente estiver possuído.

Bloqueios são removidos em apenas uma sessão de tratamento?

Em geral, um bloqueio é removido com apenas uma sessão de tratamento. Por outro lado, alguns bloqueios, como o desequilíbrio Marido-Esposa, podem precisar de mais de uma sessão de tratamento para serem completamente removidos.

Às vezes, os bloqueios podem voltar depois de terem sido removidos e o acupunturista deve, então, estar preparado para repetir o tratamento. Ao mesmo tempo, ele precisa tentar compreender o porquê de o bloqueio ter voltado. Por exemplo, um bloqueio entre F-14 e P-1 pode reaparecer por várias razões. Uma razão pode ser uma condição grave, como tumor nos pulmões. Ou, então, pode ser porque a pessoa frequentemente se deixa dominar por ressentimento em virtude de alguma situação que esteja vivendo.

O reaparecimento de um bloqueio pode suscitar outras questões sobre o estado de saúde do paciente. No caso de possessão, uma sessão de tratamento geralmente é suficiente, mas há casos em que o tratamento é repetido com um ótimo resultado. Os pacientes cujos espíritos estão fracos e que permanecem na mesma situação que provocou a possessão podem se tornar possuídos novamente. Se isso ocorrer, o tratamento é repetido. Quando o paciente estiver livre novamente, há uma nova urgência em começar o processo de fortalecimento para evitar outra regressão.

Remover bloqueios durante o tratamento

Normalmente, os acupunturistas removem os bloqueios que consideram presentes antes de continuarem o tratamento no FC do paciente. Existem duas situações, entretanto, quando um bloqueio pode precisar ser tratado em um estágio posterior do tratamento do paciente.

Na primeira delas, o bloqueio já poderia estar presente quando o tratamento foi iniciado, mas não estava aparente ao acupunturista. Só mais tarde é que fica evidente que existe um bloqueio que impede o progresso normal do tratamento. A remoção do bloqueio, então, permite que o tratamento progrida normalmente.

Na segunda delas, menos frequente, o bloqueio pode surgir após o tratamento ter começado. Nesse caso, a causa normalmente é a saúde física ou psicológica do paciente que piorou de maneira significativa. Por exemplo, se o paciente contrai uma doença importante, pode ser interessante voltar a verificar se existe Energia Agressiva. Se o paciente se torna traumatizado psicologicamente em um grau extremo, a Possessão deve ser considerada. Um desequilíbrio Marido-Esposa pode surgir se o paciente ficar muito angustiado, especialmente se essa angústia diz respeito a um relacionamento íntimo. Os desequilíbrios Marido-Esposa também podem surgir se a saúde do paciente piora a tal ponto que ele começa a perder o apego à vida.

Os bloqueios de Entrada-Saída são a exceção a essa regra. Em geral, eles não são aparentes no começo do tratamento e tornam-se evidentes, à medida que o tratamento progride. Isso, às vezes, ocorre quando o paciente já estava fazendo um bom progresso. À medida que um *qi* extra é gerado a partir do tratamento, uma conexão de Entrada ou de Saída, que já estava antes parcialmente bloqueada, pode ficar seriamente bloqueada em virtude de uma maior quantidade de *qi* que passa pelo canal. Nesse caso, o tratamento pode parar de progredir até o bloqueio ser removido.

Corrigir desequilíbrios entre os lados esquerdo e direito

Se o paciente apresenta um desequilíbrio entre o canal do lado esquerdo e o canal do lado direito (desequilíbrio de Akabane), isso pode ser corrigido com o tratamento do lado que está mais fraco. Esse desequilíbrio é diagnosticado por meio do aquecimento dos pontos das unhas dos canais. Sua presença está indicada quando há disparidade entre o tempo que leva para aquecer o ponto da unha do lado esquerdo do canal e o tempo que leva para aquecer o ponto do lado direito. Por exemplo, se o número de passadas no ponto da unha do Baço for 10 do lado esquerdo e cinco do lado direito, então o lado esquerdo está mais fraco. Isso é anotado como 10/5. Para tratar o desequilíbrio mencionado, o ponto *luo* de junção do Baço (BP-4) é tonificado do lado esquerdo. O teste é, então, realizado novamente e o acupunturista observa se ficou equilibrado. Se ainda estiver desequilibrado, então o ponto-fonte *yuan* do lado afetado também é tratado (ver no Capítulo 28 mais detalhes sobre o teste de Akabane).

Se o paciente tiver vários desequilíbrios de Akabane, então o primeiro a ser tratado deve ser aquele associado ao FC, caso esteja desequilibrado. Isso na maior parte das vezes equilibra os outros desequilíbrios da esquerda e direita. Se os outros canais permanecerem desequilibrados, o acupunturista deve tratar o primeiro canal ao longo do ciclo *sheng*.

Isso em geral equilibra os canais seguintes. Nem sempre é necessário tratar esses desequilíbrios de esquerda e direita, uma vez que com frequência eles se equilibram automaticamente quando o FC é tratado.

Tratar o Fator Constitucional

Principal prioridade

Assim que os bloqueios são removidos, a principal prioridade é tratar o FC (ver Capítulos 29 a 33 para as técnicas de inserção de agulha utilizadas). Em razão da natureza extremamente crônica e fundamental do FC, ele está inevitavelmente em desarmonia com os outros Elementos. Tratando o FC, o acupunturista tenta harmonizá-lo com os outros Elementos.

O mais frequente é o Elemento de o FC ser tonificado. Os pulsos determinam a escolha da técnica de inserção de agulhas. Às vezes, o Elemento Madeira e ocasionalmente o Elemento Terra requerem sedação. A escolha de pontos é um pouco diferente, caso a opção seja tonificar ou sedar, de maneira que esses procedimentos serão tratados de modo separado.[1]

Testar e verificar o Fator Constitucional

Ao tratar o FC, as primeiras sessões de tratamentos servem basicamente para testar a exatidão do diagnóstico. É importante que o acupunturista descubra e trate o FC, uma vez que ele é a espinha dorsal do tratamento e o fator que nutre a causa básica da condição do paciente. Seja qual for o diagnóstico fundamentado na cor, no som, na emoção e no odor, é a resposta do paciente que propicia a verificação final. A principal evidência para um FC correto é se:

- A mente e o espírito do paciente mudam. Essa mudança em geral se manifesta pelo paciente dizendo que se sente "melhor consigo mesmo"

- Os pulsos se tornam mais harmônicos e a força geral, bem como a qualidade de todas as posições dos pulsos, melhora
- O terapeuta percebe melhora nos sinais do paciente, como cor, som, emoção e odor ou no brilho dos olhos
- A queixa do paciente melhora.

Mudança do pulso do Fator Constitucional

É comum vir a confirmação do FC durante o tratamento, quando os pulsos mudam e ficam mais harmônicos. Harmonia significa que os pulsos se tornam mais semelhantes e uniformes. Esse tipo de melhora geral nos pulsos, a partir do tratamento de um Elemento, é, às vezes, conhecida como uma "mudança do pulso do FC". É interpretada como se "todos os Oficiais ou órgãos trabalhassem juntos", e é uma boa indicação de que o FC foi tratado. Não é necessário que o acupunturista sinta um aumento na força do órgão que foi tratado.

Os acupunturistas Constitucionais dos Cinco Elementos aprendem a avaliar a eficácia do tratamento durante a sessão. Eles avaliam a mudança para um equilíbrio geral e harmonia entre os pulsos. Se a primeira agulha obtiver um equilíbrio notável, pode ser sensato parar, já que o equilíbrio é geralmente mais importante do que o fortalecimento.

O grau de mudança dos pulsos durante uma sessão de tratamento depende de várias questões, incluindo a natureza da queixa do paciente e o quanto ele estava doente no início do tratamento. Alguns pacientes apresentam mudanças mais óbvias do pulso do que outros. Com a experiência, o acupunturista se torna mais capaz de saber o que é uma expectativa razoável de mudança para um paciente em particular, embora mesmo com a experiência isso ainda possa ser uma questão difícil.

Tonificação

Ao tonificar o *qi* de um paciente, o acupunturista usa a técnica de inserção de agulhas descrita no Capítulo 34. De um modo geral, a tonificação leva alguns segundos para ser realizada, uma vez que as agulhas não ficam retidas. Quando um

---

[1] Esta é uma área em que a falta de conhecimento da teoria dos Cinco Elementos leva à confusão. A teoria da Medicina Tradicional Chinesa (MTC) ajuda a explicar a diferença entre plenitude (excesso) e deficiência (vazio). Esse assunto é explicado com mais detalhes no capítulo final deste livro (Capítulo 48) sobre a integração da MTC com a teoria dos Cinco Elementos. Por exemplo, a principal razão dos Elementos Madeira e Terra serem sedados é a presença de estagnação do *qi* do Fígado e de Umidade (fator patogênico não abordado na teoria dos Cinco Elementos). Essas situações criam uma condição de plenitude que requer eliminação.

paciente está agitado, as agulhas podem ficar retidas por um período mais longo, entretanto, já que a retenção provavelmente propiciará um efeito mais calmante.

Quando o FC está sendo testado, os melhores pontos a serem usados em primeiro lugar são os pontos fonte. No exemplo anterior, o acupunturista pensa que o FC é Fogo, mas sabe que pode ser Madeira. Os pontos que o acupunturista Constitucional dos Cinco Elementos utiliza no primeiro tratamento serão os pontos fonte do Elemento Fogo. Nesse caso, um tratamento do FC consistiria em agulhar, em sequência, TA-4 e PC-7 ou ID-4 e C-7, ou possivelmente, todos esses pontos (ver Dois lados do Fogo, adiante).

Depois que os pontos fonte foram usados, há vários outros pontos no canal do Elemento do FC que podem ser considerados. São eles:

* Pontos de tonificação
* Pontos de junção
* Pontos horários
* Pontos Elementos
* Pontos *shu* dorsais
* Pontos apropriados ao nível, por exemplo, Janelas do Céu, pontos *shu* dorsais externos ou pontos para o espírito.

Sedação

Ao sedar o *qi* de um paciente, o princípio é muito semelhante ao de tonificação. A técnica de sedação é descrita no Capítulo 34.

O acupunturista precisa estar consciente de que, em algum estágio futuro do tratamento, pode ser apropriado mudar a técnica para tonificação do FC em vez de sedar. A chave está em saber quando mudar. O contrário, ou seja, mudar de tonificação para sedação, não é algo que ocorra em um estágio mais tardio do tratamento. Pode acontecer, entretanto, em uma situação excepcional em uma sessão de tratamento, ou haver um momento durante a mudança de sedar para tonificar em que o acupunturista fique inseguro sobre a técnica adequada a ser feita.

Embora a maioria dos pacientes com pulsos cheios tenha uma deficiência de base, existem alguns poucos que sempre precisam de uma

sedação do *qi*. Geralmente, são FC Madeira. Embora alguns FC Madeira comecem o tratamento com um Fígado pleno, sua deficiência de base pode ficar aparente somente mais tarde. Para outros pacientes, o Fígado sempre permanece pleno.

Quanto à técnica de tonificação, os pontos fonte são com frequência os primeiros a serem usados quando o acupunturista seda o *qi* do paciente. Outros pontos que podem ser usados são:

* Pontos de sedação
* Pontos de junção
* Pontos *shu* dorsais
* Pontos Elementos
* Pontos apropriados para o nível, como os pontos para o espírito.

Uso dos pontos do corpo e dos pontos de comando de modo conjunto

É comum os pontos do corpo e os pontos de comando serem usados em conjunto na mesma sessão de tratamento. Nesse caso, a mesma técnica de inserção de agulhas é empregada para os dois grupos de pontos. Por exemplo, se o pulso Madeira estiver cheio e os pontos-fonte *yuan*, F-3 e VB-40, forem sedados, então os pontos do corpo F-14 e VB-24 também devem ser sedados, caso sejam usados no mesmo tratamento. Se, por outro lado, os pulsos Metal estiverem deficientes e IG-11 e P-9 forem utilizados como pontos de tonificação, então, se os pontos *shu* dorsais, B-25 e B-13, também forem usados, eles também devem ser tonificados.

Dois lados do Fogo

Os Elementos Madeira, Terra, Metal e Água têm, cada um, dois órgãos associados – um órgão *yin* e um *yang*. O Elemento Fogo tem quatro – dois órgãos *yin* e dois *yang*. Os acupunturistas Constitucionais dos Cinco Elementos normalmente consideram que existem "dois lados do Fogo". Alguns pacientes têm seu FC no lado do Pericárdio e do Triplo Aquecedor do Fogo, ao passo que outros têm seu FC no lado do Intestino Delgado e do Coração do Fogo. Ao testar o FC, o acupunturista parte do pressuposto de que o FC do paciente está em um par ou em outro. O processo do teste é, portanto, um pouco mais complexo do que para os outros quatro Elementos.

Ao testar o FC de um paciente diagnosticado como FC Fogo, o acupunturista Constitucional dos Cinco Elementos em geral começa testando o lado do Pericárdio e do Triplo Aquecedor do Fogo. Se o tratamento provocar mudanças semelhantes às descritas anteriormente na seção "Testar e verificar o Fator Constitucional", o acupunturista não realiza outro tratamento. Se, entretanto, isso criar pouca ou nenhuma mudança no paciente ou em seus pulsos, então o acupunturista pode decidir também tratar o Coração e o Intestino Delgado. Ele, então, avalia qual lado do Fogo cria a melhor mudança e continua tratando esses órgãos durante as outras sessões de tratamento.

Depois de tratar muitos FC Fogo, os acupunturistas se tornam mais capazes de determinar em qual lado do Fogo eles devem concentrar o tratamento antes de tratar o paciente. Geralmente fazem isso prestando atenção às características do paciente ou dos pulsos. Se os pulsos de um dos pares do Elemento Fogo estiverem significativamente mais fracos do que os outros, então é uma boa indicação, embora não conclusiva, de que os órgãos principais são aqueles. A cor, o som, a emoção e o odor podem levar os acupunturistas ao Fogo, porém essas características não dizem quais são os órgãos envolvidos (ver Capítulo 12 sobre os órgãos do Elemento Fogo).

De vez em quando, um paciente responde bem ao tratamento de dois dos órgãos do Fogo sem que sejam os órgãos acoplados. Em geral, são o Coração e o Pericárdio, mas podem ser outras combinações. Se esse for o caso, o acupunturista deve continuar o tratamento nesses dois órgãos, mas ter em mente que isso pode mudar. No caso de ser, por exemplo, o Coração e o Pericárdio, o Coração pode ter sido traumatizado e apenas precisa de ajuda temporária até ficar forte o suficiente para permitir que o Pericárdio o mantenha bem protegido.

Passar do "teste do Fator Constitucional" para o "tratamento do Fator Constitucional"

Não há regras estabelecidas a respeito de quanto tempo leva para os acupunturistas confirmarem o diagnóstico do FC de seus pacientes. Às vezes,

o acupunturista sabe que o FC correto foi tratado depois de apenas uma sessão de tratamento. Por exemplo, ele pode sentir uma maior harmonia entre os pulsos no momento do tratamento. O paciente também pode mudar de algum outro modo, como na cor facial, estado emocional ou brilho dos olhos. O paciente pode, então, retornar para a próxima sessão de tratamento sentindo-se melhor consigo mesmo e dizendo que alguns sintomas melhoraram. Esse *feedback* é simples e direto. O acupunturista, então, passa do teste ao tratamento do FC.

É comum o tratamento não ser tão direto, entretanto. Por exemplo, o acupunturista pode perceber uma *ligeira* melhora nos pulsos ou no paciente, e pensar que *pode* ser o FC, mas não ter certeza. Nesse caso, é necessário realizar mais de um tratamento para poder dizer com absoluta certeza que o tratamento está sendo feito no FC do paciente.

Nas primeiras sessões de tratamento, é melhor tratar apenas os pontos conectados com o Elemento considerado o FC e evitar tratar outros Elementos. Isso garante um *feedback* claro e que aconteceu somente a partir das mudanças do Elemento do FC.

Por quanto tempo o acupunturista deve continuar "testando" o Fator Constitucional

Normalmente, é melhor tratar um Elemento pelo menos três vezes antes de decidir abandoná-lo. Em geral, depois desse tempo, os acupunturistas estão certos de que o tratamento está sendo realizado no FC ou não. Eles, então, podem passar do "teste" para o "tratamento do FC" ou testar outro FC.

Algumas vezes, surgem bons resultados a partir do tratamento em um Elemento, o qual *parece* ser o FC do paciente. Mais tarde, entretanto, esses bons resultados "desaparecem" e não há mais o efeito benéfico do início. Isso pode ser decorrente do surgimento de um bloqueio, como de Entrada-Saída, ou porque aquele Elemento está significativamente desequilibrado, mas não é o FC. Nessa situação, o acupunturista precisa voltar e reavaliar qual Elemento precisa ser tratado. Como os bloqueios de Entrada-Saída são encontrados com mais frequência precedendo o FC, às vezes é melhor tratar isso antes de desistir do diagnóstico. Se esse procedimento não surtir um efeito benéfico, o acupunturista testa outro Elemento.

Alguns acupunturistas tendem a mudar o diagnóstico do FC muito precocemente. Alguns tendem a persistir de maneira obstinada em um Elemento, quando esse Elemento visivelmente já não está rendendo uma mudança suficiente. A arte está em encontrar o caminho do meio entre esses dois extremos.

Quantos pontos usar em uma sessão de tratamento?

Tratamentos devem ser simples

De um modo geral, os acupunturistas Constitucionais dos Cinco Elementos mantêm os tratamentos simplificados e utilizam apenas um pequeno número de pontos. Por exemplo, ao testar o FC nas primeiras sessões de tratamentos, é sensato manter o tratamento apenas nos pontos-fonte *yuan* ou nos outros pontos relacionados nas sessões sobre tonificação ou sedação.

Quando o paciente está progredindo e o FC é estabelecido, os pontos *shu* dorsais podem ser usados em conjunto com os pontos fonte. Esse é um tratamento mais forte, porém ainda é simples. Se, por outro lado, o acupunturista decide concentrar o tratamento no espírito do paciente, então, possivelmente os pontos Janelas do Céu, por exemplo, PC-1 (Lago Celestial) e TA-16 (Janela Celestial), podem ser usados, novamente talvez em conjunto com os pontos fonte ou com outros pontos de comando.

Não é possível especificar o número de pontos a ser utilizado em cada sessão de tratamento, mas um ou dois em cada canal é o procedimento normal. Cada ponto é em geral tratado bilateralmente. Também é uma prática comum tratar cada par de Órgãos de um Elemento, a não ser que o acupunturista detecte uma acentuada diferença na resposta do pulso aos órgãos. Por exemplo, um FC Água com frequência responde bem ao tratamento dos Rins e da Bexiga. Se, entretanto, o tratamento com o uso dos pontos no canal do Rim apresentar um efeito benéfico sobre os pulsos, ao passo que os pontos da Bexiga apresentarem pouco ou nenhum efeito, então o acupunturista pode decidir tratar apenas os Rins.

Mudanças do pulso

O acupunturista deve monitorar as mudanças do pulso obtidas durante o tratamento. Embora não haja uma escala para medir o grau de harmonização, se houver um bom grau de mudança, então é sensato parar. Mesmo que outros pontos tenham sido planejados, muitas vezes é melhor terminar se os pulsos melhoraram de maneira significativa no geral. Portanto, o critério real para um bom tratamento não é o número de pontos usados, mas a qualidade da mudança dos pulsos. Com a experiência, o acupunturista sabe melhor quando parar. Essa também é uma habilidade essencial para o acupunturista desenvolver.

Intervenção mínima

Na prática, os novos acupunturistas geralmente são tentados a fazer muita coisa. É fácil pensar que, se houve apenas uma pequena mudança no pulso, o acréscimo de mais pontos será a solução. A chave para tratamentos bem-sucedidos está principalmente na exatidão do diagnóstico, e não em acreditar que mais pontos irão provocar mais mudanças. Se os acupunturistas realmente não estiverem certos do diagnóstico, então é melhor se limitarem a apenas dois pontos. A ênfase, nesse caso, é voltar para o básico e realmente descobrir se os princípios do tratamento estão corretos, em vez de usar mais pontos.

Usar os pulsos para avaliar o tratamento

A noção de usar as mudanças do pulso para testar se um tratamento é eficaz tem outra aplicação, além de testar e verificar o FC. A "mudança do pulso do FC", embora não seja o árbitro final, pode indicar que um Elemento é o FC. De modo semelhante, pode ser utilizada em cada tratamento para testar várias opções.

Por exemplo, no final de um tratamento, o acupunturista pode perceber que, embora quase todos os pulsos respondam bem ao tratamento do FC, o Elemento Água não responde de maneira consistente. Pode haver outras razões

(p. ex., um bloqueio de Entrada-Saída), mas o acupunturista pode suspeitar que o tratamento do Elemento Água seja um bom complemento ao tratamento do FC.

Nessa situação, é melhor tratar o Elemento Água em algum estágio futuro. Ao tratar outro Elemento, é melhor tratá-lo antes do FC. Isso dá ao acupunturista uma oportunidade de comparar a mudança resultante do pulso ao tratar o FC com as mudanças anteriores ao tratamento do FC. Se os pontos do Elemento Água criarem uma mudança geral no pulso (uma questão de grau), pode-se supor que a inclusão de mais pontos nesses canais pode ser eficaz.

Os tratamentos também são testes porque o acupunturista pode usá-los para obter informações sobre se o paciente responde bem a:

- Principalmente aos pontos de "comando"
- Pontos do nível do "espírito"
- Pontos do corpo e de comando combinados
- Tratamentos de tonificação e de sedação
- Tratamento em outros Elementos que não o do FC
- Pontos particulares ou combinação de pontos
- Moxabustão.

Frequência do tratamento

Uma das questões mais difíceis para os acupunturistas é saber a frequência dos tratamentos. Será que é melhor tratar um determinado paciente todos os dias, 1 vez por semana ou 1 vez por mês? Será que os tratamentos mais frequentes são mais eficazes? Existe um intervalo ideal entre um e outro tratamento?

A medicina chinesa tem algumas diretrizes gerais a respeito da frequência do tratamento. Quanto mais agudo o problema, mais frequente o tratamento deve ser. Os tratamentos devem ser menos frequentes se o problema for mais crônico. "Frequente" significa diariamente ou até 2 vezes ao dia. "Menos frequente", como no caso de uma condição crônica, significa aproximadamente 1 vez por semana no início do tratamento.

Como a Acupuntura Constitucional dos Cinco Elementos é normalmente usada para tratar condições crônicas, há o consenso de que

o tratamento deve em geral começar com sessões semanais. O ideal, entretanto, seria que o acupunturista pudesse monitorar as mudanças dos pulsos do paciente com mais frequência. Por exemplo, se os acupunturistas pudessem tomar os pulsos dos pacientes 1 vez ao dia, descobririam que a mudança inicial nos pulsos com frequência diminui de modo gradual nos dias subsequentes ao tratamento. Quando o paciente volta, é possível que os pulsos estejam melhores do que na consulta anterior, mas não tão bons quanto estavam logo após o tratamento anterior.

Isso com frequência se reflete no que os pacientes dizem. Por exemplo, no início, eles podem dizer coisas como: "Eu fiquei muito melhor nos quatro ou cinco primeiros dias, mas depois a melhora inicial começou a declinar". Se fosse possível, a melhor opção seria que o acupunturista pudesse monitorar os pulsos do paciente e realizar o próximo tratamento assim que este começasse a declinar.

Os acupunturistas às vezes podem seguir essa condição ideal. Os pacientes com condições crônicas graves e condições de deficiência podem ser tratados 2 ou até 3 vezes por semana no início, e depois passar para tratamentos semanais. É importante lembrar, entretanto, que algumas das melhores mudanças podem ocorrer entre 24 e 48 h após o tratamento, de maneira que o acupunturista deve ter muito cuidado, caso trate novamente antes desse intervalo de tempo.

É comum no início as sessões de tratamentos serem semanais. Depois de algumas sessões de tratamento, quando os pacientes retornam semanalmente e dizem que ainda se sentem bem, o acupunturista em geral passa a fazer sessões quinzenais. À medida que o paciente melhora, esse intervalo é ampliado de modo gradual, de quinzenal para a cada 3 semanas, depois 1 vez por mês, depois a cada 2 meses e, finalmente, tratamentos sazonais.

Alguns pacientes continuam fazendo tratamentos semanais por um longo período de tempo, ao passo que outros passam para tratamentos quinzenais rapidamente. Isso depende do estado inicial da saúde do paciente e também da velocidade do progresso. Às vezes, os pacientes podem voltar para o tratamento semanal e dizer que se sentem bem. Eles também podem ter pulsos que permaneceram os mesmos que estavam no tratamento anterior. Nessa situação, a opção correta pode ser não tratar o paciente durante aquela sessão.

Como lidar com pacientes que não estão progredindo o suficiente

Se o tratamento não estiver sendo suficientemente eficaz, quais são as possibilidades? (Tabela 45.1)

Os acupunturistas esperam que o tratamento que se segue ao diagnóstico produza bons resultados. Algumas vezes, entretanto, esse não é o caso. Pode não haver absolutamente nenhum progresso, pode haver certo progresso ou, às vezes, um progresso espetacular seguido por um período estável ou até por um retorno dos sintomas. Independentemente do estágio em que isso ocorra, é necessário considerar outras opções. Até acupunturistas experientes consideram ser de utilidade uma lista de opções possíveis.

Em primeiro lugar, o acupunturista revê a ficha do paciente à qual relaciona os tratamentos efetuados e a resposta ao tratamento subsequente. Isso pode dar ao acupunturista algumas pistas a respeito de quais tratamentos foram eficazes e quais não foram. As principais razões pelas quais o tratamento não progride são discutidas a seguir.

Fator Constitucional errado

Existem muitas razões pelas quais os acupunturistas diagnosticam o FC de maneira incorreta, mas em geral é porque interpretaram mal ou não foram capazes de discernir a cor, o som, a emoção e o odor corretos. Às vezes, essas indicações não são consistentes. Por exemplo, um paciente que usou medicamentos ou drogas ilícitas pode ter prejudicado o Fígado o suficiente para surgir uma cor esverdeada na face. Também é difícil obter uma imagem clara das

predisposições emocionais normais dos pacientes quando eles tiveram recentemente alguma experiência, como uma perda, que criou uma perturbação emocional intensa.

Não perceber um bloqueio

Qualquer um ou mais dos quatro bloqueios pode não ter sido removido ou foi removido e voltou. O acupunturista precisa reavaliar se o paciente tem algum desses bloqueios. O diagnóstico pelo pulso é crucial para o diagnóstico de bloqueios de Entrada-Saída e de desequilíbrios Marido-Esposa. A compreensão do mundo interno do paciente possibilita que o acupunturista diagnostique possessão. Se houver suspeita de Energia Agressiva, é melhor realizar o tratamento, já que não é invasivo.

Nível incorreto

O paciente pode ter progredido um pouco, mas o tratamento não atingiu o nível do corpo, da mente ou do espírito de maneira suficiente. Nesse caso, o paciente pode ter progredido razoavelmente bem no início, mas não está mais se beneficiando com os tratamentos subsequentes. Os acupunturistas podem reconhecer a situação quando os pacientes parecem ter obtido tudo (ou quase tudo) que originalmente procuravam quando buscaram o tratamento, mas, de maneira curiosa, continuam indiferentes. Por exemplo, um FC Água tinha um problema grave nas costas. A despeito de estar mais uma vez completamente funcional, o paciente perguntou ao acupunturista: "Quando vou estar *realmente* melhor?".

Às vezes, o corpo se beneficia mais do que a mente e o espírito. Outras vezes, é o contrário. Nessas situações, o acupunturista precisa variar alguns dos pontos usados para iniciar a mudança no nível apropriado.

Outro Elemento está muito desequilibrado

Em algumas situações, o tratamento centrado do FC não é bem-sucedido porque outro Elemento está tão desequilibrado que obstrui a melhora. Por exemplo, um paciente pode ser um FC

Tabela 45.1 Será que o tratamento está no Fator Constitucional (FC) correto?

	Sinais de tratamento no FC	Sinais de que o tratamento não está no FC
Mudanças nos pulsos	Há uma mudança geral nos pulsos	Somente o pulso do Elemento tratado muda
	Os pulsos dos Órgãos do FC mudam menos do que os outros pulsos ou não mudam absolutamente	Não há harmonização dos pulsos como um todo
	Se houve plenitude, essa condição fica mais forte antes de se estabilizar para um pulso mais harmônico	Se houve uma condição de plenitude no pulso, essa condição simplesmente desaparece e o pulso fica fraco
Mudanças no paciente	O paciente fica mais cheio de vida – mudança na cor, som, emoção e odor	Não há mudança na cor, som, emoção ou odor
	O paciente sente-se "melhor consigo mesmo"	O paciente não se sente melhor consigo mesmo
	O paciente sente-se melhor em relação ao futuro	Não há evidências de que o paciente esteja avançando e progredindo
	Pode haver uma exacerbação após a sessão de tratamento. Essa exacerbação se acomoda e depois o paciente se sente melhor	Pode haver uma agravação (em vez de uma exacerbação) depois da sessão do tratamento. Depois que essa agravação se acomoda, o paciente não se sente melhor
	O paciente lida melhor com a vida	O tratamento não se mantém. O paciente pode se sentir melhor por algum tempo, mas essa melhora acaba
	Há uma mudança na relação do paciente com a saúde em um nível fundamental	O paciente às vezes se sente melhor, mas às vezes não
	O paciente fica mais capaz de estabelecer mudanças em seu estilo de vida	O paciente considera difícil fazer mudanças em seu estilo de vida
	O paciente não percebe mais nenhum sintoma ou vários sintomas simplesmente desaparecem	Os sintomas do paciente mudam, mas aparentemente cada sintoma tem que ser cuidado individualmente
	Os olhos ficam mais brilhantes	Não há mudança nos olhos do paciente
	A consciência do paciente muda do sintoma para o *self* (eu interior)	O paciente só percebe mudanças em seus sintomas
	O paciente parece mais robusto, com mais vigor	Não há nenhuma mudança no vigor geral do paciente

Água, mas o Coração ou o Pericárdio foi afetado pelo término recente de um relacionamento, ou um paciente que é FC Madeira teve esgotamento da Água por causa de excesso de trabalho. O diagnóstico pelo pulso, pela cor, som, emoção, odor ou as indicações secundárias são os instrumentos que podem revelar ao acupunturista qual Elemento precisa ser tratado diretamente.

Tratamento inconsistente e irregular

Um paciente pode ter começado a melhorar e o acupunturista e o paciente ficam bastante esperançosos. Então, depois de algum tempo, o paciente percebe que o progresso não está continuando. É comum, nesse caso, o problema estar na falta de consistência do tratamento. Uma semana foi perdida em razão de um feriado, depois um funeral. Às vezes, o paciente e o acupunturista concordaram em diminuir o número de tratamentos e a frequência não é mais suficiente. Embora a melhora tenha ocorrido, o tratamento do paciente não foi consistente o suficiente para que essa melhora se mantivesse e o paciente melhorasse. Ainda não é momento para o paciente vir com menos frequência.

Tratamento não é forte o suficiente

Muitos pacientes se beneficiam enormemente por tratamentos simples com o uso de apenas um ponto de cada um dos canais do FC. É melhor começar o tratamento de um paciente novo com poucos pontos, uma vez que a intervenção mínima sempre é a ideal. Alguns pacientes, entretanto, podem precisar de pontos mais fortes ou mais pontos em cada sessão de tratamento. Por exemplo, eles podem precisar dos pontos *shu* dorsais e mais moxa para se beneficiarem o suficiente.

Técnica de inserção incorreta ou localização imprecisa do ponto

A técnica incorreta de inserção de agulha é mais comum no Elemento Madeira. O acupunturista seda, quando deveria tonificar, ou vice-versa. A localização imprecisa também é, logicamente, uma razão para muitos tratamentos ineficazes.

Questões de estilo de vida

Um paciente pode ter um estilo de vida que esteja interferindo no tratamento. Por exemplo, uma paciente de FC Fogo que fica facilmente perturbada e entra em estados emocionais extremos e com frequência discute com seu parceiro. Isso faz com que o seu Coração fique agitado. A paciente precisa de várias semanas de tranquilidade para que seu *shen* se estabilize, mas isso parece impossível. Outro exemplo é um paciente com FC Terra com padrões de alimentação que agem sistematicamente contra o progresso obtido pelo tratamento.

Estudo de caso

Uma paciente de FC Fogo sentia-se imediatamente melhor após a sessão de tratamento, mas invariavelmente ao chegar em casa discutia com seu marido e o efeito do tratamento se perdia. Finalmente, o terapeuta perguntou-lhe se ela conseguiria não discutir após a sessão de tratamento e ela decidiu ir visitar sua irmã que morava na outra parte do país e ficar lá por 6 semanas. O acupunturista a encaminhou para um colega naquela cidade para tratá-la e, assim, ela ficou estável. Ao voltar, ela estava forte o suficiente para dizer ao marido que eles tinham que resolver os problemas da relação, sem nenhuma necessidade de discutir. Depois disso, teve início o progresso no tratamento.

Quando o estilo de vida do paciente é um problema, o terapeuta precisa discutir a questão com ele e ajudá-lo a encontrar uma maneira de mudar. Alguns acupunturistas são tentados a culpar o estilo de vida do paciente pelo fracasso do tratamento. Embora isso às vezes seja verdade, também pode ser um modo de ignorar outras questões, como a precisão do diagnóstico.

Relação terapeuta-paciente

Alguns pacientes não melhoram por não haver um relacionamento com o acupunturista. Obviamente que não existem soluções fáceis para isso, mas o acupunturista deve se empenhar para quebrar as barreiras existentes.

Respostas à falta de progresso do paciente

Se o progresso de um paciente é lento ou não há nenhum progresso, os acupunturistas devem refletir quais, entre as opções anteriormente citadas, explicariam o fato. Eles, então, podem decidir qual a melhor maneira de agir em seguida, por exemplo:

1. Fazer investigações mais detalhadas, por exemplo, sobre o estilo de vida do paciente.

2. Retornar à fase do diagnóstico e rever cuidadosamente a cor, o som, a emoção e o odor.

3. Observar a frequência dos tratamentos e a seleção de pontos.

À medida que adquirem mais experiência, os acupunturistas consideram as opções anteriormente citadas quase constantemente. Todas as sugestões anteriores pressupõem, entretanto, que o acupunturista esteja tendo um *feedback* correto e que sabe se o paciente está melhorando ou não. Os acupunturistas precisam considerar como fazem esse julgamento e como assimilam o *feedback* do paciente.

Prognóstico

O prognóstico é a arte de prever o curso de uma doença e como ela responde se abordada por uma maneira específica de tratamento. Quando os pacientes perguntam: "Quanto tempo vai levar para eu melhorar?", eles estão pedindo ao acupunturista um prognóstico. É uma pergunta natural e impossível de ser respondida pelos acupunturistas com qualquer certeza, já que existem muitas variações no modo como cada indivíduo reage. Existem, entretanto, generalizações que os acupunturistas podem fazer as quais podem ser úteis.

Quanto mais tempo o paciente tem um problema, mais tempo levará para resolvê-lo

Um problema nas costas que surgiu nos últimos 3 meses geralmente responde melhor do que um problema que surgiu há 15 anos.

Quanto mais complicados os problemas do paciente, mais tempo levará para melhorar

Obviamente que alguns pacientes se encontram muito doentes em algum nível e a recuperação da saúde se torna difícil. Entretanto, "complicado" pode ter vários significados. Um paciente pode, por exemplo, ter tido um problema para o qual tomou uma medicação. Essa medicação pode ter causado um efeito colateral que está sendo tratado por outra medicação. Isso pode levar tempo para ser desemaranhado com o tratamento. Quando os pacientes estão tomando muitos medicamentos, a melhora também pode demorar mais, especialmente se a medicação está sendo tomada por muito tempo ou se exercer um profundo efeito sobre o corpo, a mente e o espírito do paciente.

Quanto mais a situação de vida da pessoa exacerbar o problema, mais tempo ela levará para melhorar

Algumas pessoas se encontram em situações que melhoram sua saúde física, mental e espiritual, e outras não. Por exemplo, os FC Fogo que têm relacionamentos que engrandecem sua capacidade de dar e receber amor, bem como a cordialidade, geralmente andam melhor do que aqueles que têm relacionamentos menos nutridores. As necessidades das pessoas são diferentes e suas necessidades profundas são formadas,

em grande parte, pelos desequilíbrios de base de seus Elementos. Se os pacientes estão em situações que nutrem seus Elementos na vida diária, eles têm maior probabilidade de adquirir melhor saúde do que os que não estão. Assim, muitos pacientes que estão em circunstâncias difíceis percebem que o tratamento os capacita a fazer mudanças para melhorar suas vidas. Muitos se tornam mais satisfeitos com seu "quinhão" depois do tratamento. Nessas circunstâncias, os pacientes podem melhorar rapidamente.

Quanto mais profunda a fonte da doença, mais tempo levará o tratamento

Não se pode esperar que uma pessoa, cujo espírito foi profundamente afetado pelo pesar durante 40 anos, se cure tão rápido quanto uma pessoa que esteve afetada pelo pesar por apenas 1 ano. Essa diretriz pode ser fácil de ser aplicada em alguns pacientes e mais difícil em outros. Ao tomar a história de um paciente, o acupunturista deve ter por objetivo entender o grau de profundidade em que o espírito foi afetado e por quanto tempo.

Efeito dos hábitos do estilo de vida

Aqueles com hábitos de estilo de vida antagônicos à saúde levam mais tempo para melhorar. Hábitos errados de alimentação, pouco sono, excesso de trabalho, excesso de exercícios físicos, falta de exercícios, vivenciar um relacionamento agressivo, tomar substâncias recreativas e muitos outros fatores agem contra o tratamento e prolongam o processo de melhora.

Juntando tudo

A lista anteriormente descrita apresenta algumas das principais circunstâncias que afetam o prognóstico do paciente. Por meio da experiência, os acupunturistas obtêm uma melhor compreensão do tempo que as diferentes pessoas levam para melhorar. Então, podem aplicar as considerações anteriormente citadas em casos individuais. "Quanto tempo leva?" não é uma pergunta fácil. Acupunturistas experientes se dão melhor quando fazem essa estimativa, mas a maioria também tem experiências de pacientes aparentemente fáceis que levaram muito tempo para melhorar e pacientes aparentemente difíceis que melhoraram com duas ou três sessões de tratamento.

A avaliação do prognóstico do paciente permite que os acupunturistas tenham maior clareza quanto à velocidade com que os pacientes podem melhorar durante os primeiros tratamentos e também mais tarde, quando o diagnóstico é confirmado. Para alguns pacientes, mudanças lentas podem ser contadas como um bom progresso. Para outros, pode-se esperar mudanças mais rápidas.

Feedback do paciente ao tratamento

Dois tipos de feedback

O *feedback* do paciente ao tratamento é essencial para o acupunturista planejar o tratamento seguinte. O acupunturista colhe informações detalhadas em cada tratamento, a respeito da maneira que o paciente progrediu depois da última sessão. Isso tem dois aspectos. Há, por um lado, o que o paciente diz ao acupunturista e, por outro lado, o que este pode observar sobre o paciente. Os dois aspectos são importantes.

É fundamental que o acupunturista tenha uma descrição clara e detalhada das queixas do paciente. Uma parte disso surge da resposta do paciente à pergunta: "Como você saberá que está melhorando?". Outra parte vem do interrogatório dos sistemas e do monitoramento da melhora de áreas como sono, apetite, intestinos etc. Mais informações ainda surgem de áreas sobre as quais o paciente não se queixou, mas que o acupunturista observou. Por exemplo, o paciente pode ter problemas de respiração ou pele muito seca, mas não ter se queixado disso. O monitoramento dessas mudanças serão confirmações adicionais para o acupunturista de que o paciente está fazendo progresso.

Os sinais não verbais do paciente podem ser:

- Pulsos
- Aparência geral
- Cor
- Som
- Emoção
- Odor
- Postura
- Gestos e movimentos
- Expressão facial
- Brilho dos olhos
- Outras áreas percebidas.

O acupunturista com frequência olha primeiro para a aparência geral do paciente e, depois, examina detalhadamente os outros componentes. Os pulsos são um sinal significativo e os acupunturistas com frequência consideram se as mudanças que neles ocorreram no tratamento anterior ainda se mantêm ou se eles retornaram ao estado anterior.

Para testar se o plano de tratamento está funcionando, é essencial ter um *feedback* preciso e objetivo do paciente.

Lembrar o que mudou

Pelo fato de os acupunturistas Constitucionais dos Cinco Elementos contarem imensamente com um *feedback* sensorial, é essencial que monitorem como os sinais não verbais do paciente mudam durante o tratamento. Por exemplo, em relação à cor, o paciente pode estar menos esverdeado ao lado dos olhos, ou os pulsos podem estar mais harmônicos. Esses julgamentos pressupõem que o acupunturista é capaz de se lembrar do que viu e comparar isso ao estado atual do paciente. Comparar o olhar do paciente ou o brilho dos seus olhos antes e depois do tratamento pode ser essencial para saber se o tratamento foi eficaz.

Os pacientes não ficam necessariamente conscientes de como estão mudando a partir do tratamento, e os acupunturistas não podem contar sempre com o relato verbal do paciente. Os pacientes, às vezes, podem ter uma melhora geral do bem-estar ou da vitalidade, mas não têm consciência disso até que seus sintomas específicos melhorem. O acupunturista pode ter, entretanto, percebido que a melhor aparência do paciente, a cor e os pulsos indicam que ele está melhorando.

Os acupunturistas não possuem a mesma capacidade de observar e registrar a resposta do paciente ao tratamento. Alguns acupunturistas consideram isso difícil enquanto outros consideram isso fácil. Essa capacidade é raramente apontada ou ensinada. O registro das impressões sensoriais pode ajudar o processo do aprendizado. A prática é importante.

Resumo

- Os três principais estágios do plano de tratamento são:
  - Resumir o diagnóstico
  - Formar uma estratégia geral para o tratamento
  - Planejar os tratamentos individuais
- Ao decidir qual tratamento realizar:
  - Os bloqueios são removidos em primeiro lugar
  - A principal prioridade é, em seguida, tratar o FC

- O FC é confirmado:
  - Se o paciente mudar no nível do espírito. Essa mudança, em geral, se manifesta com o paciente expressando que, de certa maneira, "se sente melhor consigo mesmo"
  - Se os pulsos ficarem mais harmônicos e a força de todos os pulsos melhorar
  - Se o acupunturista perceber melhora nos sinais da pessoa ou em como ela está consigo mesma
  - Se as queixas da pessoa melhorarem
- A escolha da técnica de inserção de agulha é determinada pelos pulsos
- A frequência do tratamento é importante
- As mudanças do pulso são significativas quando se avalia o tratamento
- Quando o tratamento não está funcionando, as possibilidades devem ser investigadas sistematicamente.

Tratamento – Juntando Tudo

Introdução

O objetivo de um diagnóstico é entender a natureza dos desequilíbrios físicos, mentais e espirituais de um paciente o mais claramente possível. O diagnóstico deve responder a quatro perguntas:

- Qual é o Fator Constitucional (FC) da pessoa?
- Quais outros Elementos/órgãos estão desequilibrados?
- Existem "bloqueios" para que o tratamento seja eficaz?
- Qual é o nível primário do tratamento – corpo, mente ou espírito?

O capítulo anterior apresentou vários métodos, os quais os acupunturistas podem usar para responder a essas perguntas e, com isso, formar um diagnóstico. Assim que essas perguntas são respondidas, os acupunturistas passam para o primeiro estágio do tratamento que é "testar" o diagnóstico. Quando os acupunturistas estão certos do FC e têm certeza de que todos os bloqueios foram removidos, precisam então descobrir qual a melhor maneira de tratar cada paciente individual. Algumas perguntas úteis são:

- O paciente precisa basicamente de um tratamento com o uso de pontos de comando?
- O paciente precisa ser tratado com pontos destinados ao espírito?
- O paciente precisa ser tratado em algum outro Elemento, além do FC?

- O paciente progride com um pequeno número de pontos ou é preferível um número maior?
- O paciente se beneficiará da moxa?

No restante deste capítulo, apresentamos dois casos clínicos mais longos, seguidos por outros seis mais curtos. Esses casos clínicos ilustram alguns dos vários tipos de diagnóstico e tratamento que os acupunturistas podem realizar. Os nomes dos pacientes e alguns aspectos das histórias foram mudados por motivos confidenciais.

Paciente 1 – Andrew

Andrew tinha 45 anos e era solteiro. Parecia sociável, mas ficou um pouco distante em seu primeiro encontro com a acupunturista. Contou que trabalhava como programador de dados e estava nesse trabalho há 4 anos.

Queixa principal

Andrew vinha tendo insônia nos últimos 3 anos. Disse: "Eu me mexo, fico agitado, sinto muito frio e, às vezes, levo até 2 horas para pegar no sono. Mesmo quando vou dormir cansado, é difícil". Não sabia como havia começado, "é uma dessas coisas", mas agora a coisa ia mal 80% do tempo. (*Sua acupunturista testou a Terra nesse ponto, mostrando solidariedade, a qual ele aceitou e passou por ela facilmente.*) Ele disse que não costumava acordar depois que dormia, embora ocasionalmente acordasse por volta das 3 h da manhã. A insônia era pior quando estava estressado ou nervoso.

Queixa secundária

Sua queixa secundária era asma. Desde os 10 anos de idade. Surgiu aos poucos e, no momento, não lhe causava muito problema, embora piorasse quando ele se exercitava. A asma havia sido um problema sério na adolescência, mas no momento não o incomodava muito, desde que usasse um inalante diariamente.

Situação atual

Andrew trabalhava muito como programador e dava sinais de que adorava o *status* e os bons ganhos financeiros que obtinha com essa atividade. O trabalho agora era "muito fácil". No passado, havia mudado de emprego com frequência e pensava que podia buscar outro em breve. Também tinha dificuldade com o seu chefe, algumas vezes: "O chefe às vezes é autoritário e exigente, nem sempre entende as coisas tão bem quanto eu. Como ontem, ele estava me pressionando para terminar o trabalho que eu estava fazendo, sem saber exatamente o que eu precisava fazer" (*a acupunturista testou a Madeira nesse ponto e sugeriu que aquilo deveria ser frustrante. Andrew concordou e ficou um pouco bravo – a acupunturista julgou o fato como apropriado*).

Andrew tinha pouquíssima vida social, embora esporadicamente tivesse um relacionamento sexual com uma colega. Teve poucos relacionamentos no passado, mas todos haviam durado pouco tempo. Teve um relacionamento mais importante durante 2 anos, aos 30 e poucos anos, mas a moça o abandonara por outro homem. Ele admitiu que o fato havia deixado um grande vazio em sua vida (ele engasgou um pouco ao falar sobre isso – indicando que ainda sentia a perda).

Interrogatório sobre os outros sistemas

O apetite de Andrew era bom. Ele adorava comer e cozinhar, e falou sobre algumas aulas de culinária de que havia gostado (*a acupunturista considerou que a alegria veio e foi normalmente, mas ainda parecia um pouco monótono*). Cerca de 2 vezes/semana apresentava indigestão, quando sentia muita dor, em especial depois de uma refeição pesada. Comprimidos de antiácidos melhoravam. Andrew também mencionou que seus níveis de energia estavam baixos em relação ao que costumavam ser e havia piorado de 3 anos para cá, desde que não dormia bem. Disse que os intestinos eram normais e evacuava até 2 vezes ao dia, com fezes ligeiramente soltas. Teve uma crise de apendicite vários anos antes. No momento, isso não era nenhum problema. A acupunturista perguntou a Andrew se esse problema poderia voltar e ele respondeu que acreditava que não (*a acupunturista considerou essa uma resposta apropriada e que ele tinha capacidade de se tranquilizar*). Era mais friorento do que calorento. Urina, transpiração e outros sistemas eram todos normais.

Pulsos

Lado esquerdo		Lado direito	
ID –1	C –1	P –2	IG –2
VB –0,5	F –0,5	BP –1	E –1
B –2	R –2	PC –2	TA –2

Os pulsos de Andrew eram todos muito deficientes e o Fígado e a Vesícula Biliar eram os pulsos mais fortes.

História familiar

Sua relação com o pai sempre havia sido distante. Seu pai era um empresário bem-sucedido que tinha pouco tempo para o filho e sua aprovação fora inextricavelmente ligada em nível de realização acadêmica e desportiva do filho. Era mais próximo da mãe, a qual havia morrido alguns anos atrás. Ele mostrou pouca emoção sobre o fato e disse que não teve dificuldade de aceitar sua morte. Agora via o pai "esporadicamente".

Diagnóstico

Andrew parecia ser FC Metal. A acupunturista considerou sua cor branca, o tom de voz em choro e o odor podre. O pesar parecia ser sua emoção mais inapropriada. Às vezes, parecia ser extremamente inerte com pouco sentido de perda, quando era de se esperar que tivesse. Outras vezes, engasgava e parecia estar sentindo muito pesar. Quando a acupunturista demonstrou respeito e apreciação por suas realizações, ele foi incapaz de aceitá-los.

Evidências que confirmavam o diagnóstico também estavam presentes na sua relação com o pai e no modo como ele foi conduzido a encontrar maneiras de se sentir melhor sobre si mesmo, em relação ao seu *status* financeiro e profissional. A acupunturista também percebeu que, embora Andrew dissesse que não havia sido afetado pela morte da mãe, o início da insônia coincidiu com esse fato. Ele também, às vezes, acordava às 3 h, que é o horário do Pulmão.

Também ficava um pouco irritado às vezes e apresentava uma coloração esverdeada ao redor dos olhos. Duas coisas que indicavam que o Elemento Madeira estava desequilibrado. A acupunturista considerou que havia a possibilidade de um bloqueio de Entrada-Saída entre o Fígado e o Pulmão, especialmente porque o pulso do Fígado era consideravelmente mais cheio do que o do Pulmão.

A acupunturista também esperava ver uma melhora no seu Elemento Fogo, uma vez que ele quase não tinha alegria.

A folha do diagnóstico ficou como segue.

Folha de diagnóstico

Nome: Andrew, 45 anos.

Queixa principal: insônia – fica agitado e inquieto e não consegue pegar no sono.

Queixas secundárias: asma.

Fator Constitucional (FC): Metal. Andrew parece branco, tem tom de voz choroso e odor podre. Seu pesar parece ser sua emoção mais inapropriada e ele oscila entre pesar e falta de pesar.

FC seguinte mais provável: Fogo. Ele parece ter dificuldade de demonstrar muita alegria.

Outros Elementos: Madeira. Ele parece ser um pouco irritável e tem cor esverdeada ao redor dos olhos. Terra. Ele aceita a solidariedade sem problemas e não parece ter tom de voz cantada ou ter cor amarelada. Água. Parece conseguir tranquilizar a si mesmo. Mostra medo apropriado quando indagado sobre o futuro. Não tem cor azulada. Metal.

Bloqueios:

Marido-Esposa: aparentemente não há.

Energia Agressiva: possível, é preciso testar.

Possessão: tanto Interna quanto Externa, improváveis.

Entrada-Saída: pulsos, cor e emoção indicam que é possível um bloqueio entre Madeira e Metal.

Nível

Corpo: sem razão aparente para considerar isso.

Mente: Andrew parece conseguir pensar de maneira bastante clara.

Espírito: penso que esse é o nível primário, já que ele parece inerte e incapaz de responder.

Exame físico: Aquecedor Superior está frio.

Akabane: BP 5/16

A estratégia de tratamento foi a que segue.

Estratégia de tratamento para Andrew

Princípios de tratamento e ordem de prioridade

- Verificar se há Energia Agressiva
- Fortalecer e aquecer o FC Metal no nível do espírito
- Tratar o Elemento Fogo, se necessário
- Remover bloqueio Fígado/Pulmão.

Exemplos de pontos apropriados a usar

1. Remover Energia Agressiva: B-13, B-14, B-18, B-20 e B-23
2. Equilibrar Akabane: BP-4
3. Tratar FC Metal: exemplos podem ser P-9, IG-4, P-8, IG-1, IG-11, B-13, B-25
4. Tratar FC Fogo: TA-4, PC-7, ID-4, C-7 e outros pontos.

Número apropriado de pontos a usar

É possível que apenas um pequeno número de pontos seja necessário, já que o tratamento está voltado para o nível do espírito.

Moxa: se apropriada, qual a quantidade e em quais pontos?

Moxa será apropriada, já que o paciente tem frio e o *jiao* superior está frio.

Mudanças no estilo de vida que o paciente pode precisar fazer

Passar algum tempo relaxando antes de ir dormir, já que fica trabalhando até tarde no computador. Pode precisar considerar fazer sua refeição mais cedo, uma vez que no momento se alimenta muito tarde da noite.

Como avaliar se o paciente está melhorando

Pode ficar menos inerte e conseguir expressar emoções. Talvez precise ter maior interação com os outros no trabalho e criar uma vida mais social. Espera-se que o sono, a asma e a indigestão melhorem. Espera-se que os pulsos fiquem mais fortes e mais harmoniosos.

Tratamento 1

No primeiro tratamento, a acupunturista fez teste para Energia Agressiva em B-13, B-14, B-18, B-20 e B-23. Não houve vermelhidão ao redor das agulhas e os pulsos não mudaram, de maneira que o resultado foi negativo.

A acupunturista, então, decidiu corrigir o desequilíbrio de Akabane no Baço e tratou o ponto *luo* de junção BP-4 do lado direito. Isso corrigiu o desequilíbrio e fortaleceu o pulso do Baço, mas não os outros pulsos.

A acupunturista, então, passou para o "teste" do FC e tratou os pontos-fonte *yuan* do Elemento Metal, P-9 e IG-4. Eles foram tonificados sem retenção. Isso produziu excelente mudança do pulso. Os pulsos dos Pulmões e do Intestino Grosso quase não mudaram, mas todos os outros pulsos ficaram mais fortes e harmônicos a um grau similar. As posições traseiras permaneceram mais deficientes. A moxabustão foi, então, acrescentada aos mesmos pontos. Isso fez com que todos os pulsos ficassem ligeiramente mais fortes. Em geral, os cones de moxa são usados *antes* da inserção das agulhas. Nesse caso, foram acrescentados *depois* das agulhas para complementar o efeito das agulhas.

Tratamento 2

Andrew contou que se sentiu mais bem disposto durante alguns dias, mas depois ficou igual ao que era antes. Os pulsos haviam voltado para a forma que estavam no início do tratamento. A acupunturista decidiu verificar se havia pre-sença de um bloqueio de Entrada-Saída entre o Fígado e o Pulmão. Essa decisão foi baseada na discrepância entre os pulsos desses dois órgãos, na cor esverdeada, na irritabilidade e na presença de asma – um sintoma localizado entre o ponto de Saída do Fígado e o ponto de entrada do Pulmão.

F-14 e P-1 foram ambos tonificados, uma vez que os dois Órgãos estavam deficientes. A mudança nos pulsos foi impressionante.

Lado esquerdo		Lado direito	
ID –1	C –1	P –1	IG –1
VB –1	F –1	BP –1	E –1
B –1	R –1	PC –1	TA –1

Todos os pulsos mudaram e estavam agora harmônicos em termos de força e de qualidade. Mesmo sendo tonificados, os pulsos Madeira estavam mais deficientes e, assim, mais em harmonia com os outros pulsos.

Os pontos-fonte *yuan* do Metal foram, então, tonificados novamente. Isso criou um ligeiro fortalecimento em todos os pulsos.

Tratamento 3

Andrew relatou melhora substancial no sono e agora conseguia adormecer com mais facilidade a maior parte das noites. Sua asma e indigestão também melhoraram e disse que se sentiu "muito bem toda a semana, bem alegre e com mais disposição". A cor esverdeada do rosto havia desaparecido. Os pulsos estavam ligeiramente mais fracos do que no final do tratamento anterior, mas o aumento na harmonia havia sido mantido.

A acupunturista usou moxabustão e método de tonificação nos pontos de tonificação do Metal – P-9 e IG-11. Todos os pulsos ficaram mais fortes no final do tratamento.

Tratamento 4

Andrew contou que o progresso havia se mantido. Estava dormindo melhor e também havia reduzido o uso do inalante. Contou que ficou surpreso por precisar usar o inalante apenas 1 vez ao dia, em vez das 2 vezes habituais. Também havia reduzido drasticamente o consumo de antiácido. Disse que se sentia "muito bem". A acupunturista não tratou o paciente nessa semana.

Tratamento 5

Andrew tinha tido uma avaliação desconcertante no trabalho. Seu supervisor obviamente não havia lhe conferido o respeito que ele pensava que merecia. Seu sono e os sintomas do peito pioraram, assim como seu humor. A digestão estava ótima. Ao exame, seus pulsos estavam da seguinte maneira:

Lado esquerdo		Lado direito	
ID –1	C –1	P –2	IG –2
VB –1	F –15	BP –1	E –1
B –1	R –1	PC –1	TA –1

A acupunturista considerou necessário o fortalecimento dos pulsos. Os pontos *shu* dorsais dos Pulmões e do Intestino Grosso – B-13 e B-25 – foram tonificados com aplicação de moxa. Os pulsos ficaram mais fortes depois desse tratamento. A acupunturista também considerou o uso dos pontos-fonte *yuan*, caso a mudança fosse moderada, mas não precisou utilizá-los.

Tratamento 6

Duas semanas se passaram em virtude de um feriado, mas o paciente contou que se sentiu muito melhor depois do tratamento anterior. Comentou que se sentiu desanimado durante 24 h, mas depois ficou muito bem consigo mesmo (ver Apêndice E sobre reações ao tratamento). O sono e a energia geral haviam melhorado. Também estava seguindo o conselho da acupunturista para não comer tão tarde à noite.

A acupunturista tonificou os pontos *luo* de junção P-7 e IG-6 com moxa. Todos os pulsos melhoraram.

Outros tratamentos

O paciente continuou a se beneficiar com o tratamento. Quase todos os tratamentos foram voltados ao Elemento Metal. Outras combinações de pontos usadas foram as Janelas do Céu, P-3 e IG-18, B-42 com os pontos de tonificação e *Du*-12 com os pontos-fonte *yuan*.

Depois do sexto tratamento, as sessões de Andrew foram espaçadas para a cada 2 semanas e rapidamente passaram para 1 vez por mês. Ele continuou o tratamento mesmo com a melhora dos sintomas físicos porque percebeu que surtia um efeito positivo no seu bem-estar. Foi capaz de consolidar o relacionamento antes casual com sua colega de trabalho e até começaram a falar em morar juntos. Uma ocasião, a acupunturista teve que sedar a Madeira porque ele ficou furioso com a namorada e o pulso ficou muito cheio. No geral, a Madeira permaneceu bem melhor do que antes do tratamento de Entrada-Saída. A indigestão nunca mais voltou e ele se tornou menos irritável. A asma também quase não o incomodava mais, precisando do inalante apenas ocasionalmente. Ainda tinha episódios ocasionais de insônia, mas eram menos prolongados. Também de modo geral se sentia mais aquecido.

Em duas ocasiões, a acupunturista tonificou o Pericárdio e o Triplo Aquecedor. Embora Andrew estivesse mais alegre do que antes, os pulsos tinham tendência a permanecer débeis e a acupunturista considerou que essa área poderia melhorar. O tratamento produziu apenas uma ligeira mudança do pulso, e a acupunturista não persistiu com essa linha de raciocínio.

Paciente 2 – Bernice

Bernice tinha 56 anos e era casada. Tinha um filho de 28 anos do casamento anterior. Aparentava ser mais jovem do que era e se vestia muito bem, sendo pálida e fechada.

Queixa principal

Bernice contou que se sentia muito ansiosa e deprimida desde que havia se separado do marido, 9 meses antes. "Ainda estamos nos vendo e tentando resolver o assunto, mas o fato de ele ter desejado se separar foi um choque completo." Embora fosse ansiosa antes, havia perdido completamente sua estabilidade emocional desde o término do casamento. Tinha oscilações de humor e estava totalmente fora de si. Admitiu que ele sempre havia sido um mulherengo, mas ela o amava. Pensava nele de maneira obsessiva. Um médico havia sugerido que tomasse antidepressivos, mas ela se recusou (*Bernice contou isso com tom de voz monótono e sem alegria, e também chorou. Aceitou e pareceu apreciar a solidariedade da acupunturista. A acupunturista percebeu que seus olhos estavam embotados e sem vida*).

Queixas secundárias

Ela estava desanimada e sem vitalidade desde que o marido havia partido. Também tinha dificuldade para dormir à noite e acordava a todo o momento pensando nele e naquela situação, e não conseguia pegar no sono novamente. Também se queixou de um pouco de dor no ombro esquerdo, que estava sentindo havia 6 meses. Essa dor não restringia seus movimentos e piorava quando estava cansada.

Situação atual

Bernice dirigia o departamento administrativo de uma grande empresa em sua cidade natal. Contou que adorava seu trabalho e apreciava a organização e o fato de supervisionar sua equipe de seis pessoas. Ao falar nesse assunto, ficou animada e alegre. Vinha faltando muito ao trabalho recentemente por causa do rompimento do relacionamento e, embora a empresa houvesse sido solidária com ela, pressionavam-na para trabalhar de modo mais regular de novo. Contou que se sentiu frustrada com isso, mas compreendia suas razões (*a acupunturista considerou sua resposta apropriada*). Indagada sobre a possibilidade de perder o emprego, pareceu um pouco hesitante, mas disse que pensava que isso não seria um problema (*a acupunturista não considerou que isso fosse suficiente para verificar a resposta ao medo e decidiu testar futuramente*).

Bernice contou que morava sozinha, mas seu marido ocasionalmente a visitava nos finais de semana. A casa estava à venda, já que ela não seria capaz de pagar o financiamento.

História familiar e pessoal

Ela havia sido um "bebê da guerra". Sua mãe era mentalmente doente e o pai era do exército americano. O pai abandonou a família quando ela tinha alguns meses de idade, e ela foi afastada da mãe aos 7 anos e enviada para um internato. "Eu adorava a escola porque me deu estabilidade e tive uma amiga muito próxima." Contou que ainda tinha contato com a mãe. Descreveu-se como uma "criança introvertida" e disse que só na adolescência começou a se abrir mais. "Agora tenho problemas com o abandono." (*Ela contou isso algumas vezes rindo e, em outras, com tom de voz monótono. Quando a acupunturista lhe deu respeito pela maneira como sobreviveu a essas experiências penosas, ela concordou e disse que pensava que havia sobrevivido bem. A acupunturista também lhe disse como parecia jovem – o que fez com ela se iluminasse, bem como toda a sua face.*)

Sistemas

O apetite estava ruim desde o término da relação, embora fosse bom antes. Havia emagrecido 6 Kg e estava se forçando a comer. Os intestinos e a urina eram normais. Havia se submetido a uma histerectomia com 40 e poucos anos. Antes disso, a menstruação era intensa, com coágulos. Sentia frio com frequência. Adorava o verão e odiava o inverno e o tempo úmido e nublado. Às vezes, sentia calor e transpirava durante a noite.

Pulsos

Lado esquerdo		Lado direito	
ID –2	C –2	P –0,5	IG –0,5
VB –1	F –1	BP –0,5	E –0,5
B –2	R –2	PC –1	TA –1

Diagnóstico

A acupunturista considerou Bernice como FC Fogo. Tinha falta de vermelho no rosto e o tom de voz era normalmente sem riso, embora risse também em momentos inapropriados. Suas emoções pareciam oscilar entre alegria e falta de alegria, e ficava insípida e sem alegria ou animada e vivaz. A acupunturista não tinha certeza quanto ao odor, mas parecia queimado. Bernice também pareceu gostar da solidariedade que recebera. A relação terapeuta-paciente havia sido boa. A acupunturista considerou esse fato importante, uma vez que Bernice precisava se abrir e falar sobre seus sentimentos.

As informações diagnósticas secundárias também indicavam Fogo como seu FC. Sua vulnerabilidade e a falta de "proteção do coração" sempre haviam sido um aspecto notável de sua personalidade. Os relacionamentos eram importantíssimos para ela e, em decorrência das experiências da infância, ficava aterrorizada de ser abandonada. Alguns outros sintomas, como o sono interrompido e a ansiedade, também apontavam para o Fogo. A acupunturista pensou na possibilidade da dor no ombro esquerdo ter sua origem na fraqueza do Coração e do Protetor do Coração.

Outros sintomas indicavam Terra como uma possibilidade; por exemplo, a falta de apetite, alguns fatores diagnósticos secundários, como sensibilidade extrema no ponto *mu* frontal do Baço e frio no *jiao* médio. A acupunturista também considerou a possibilidade da presença de um desequilíbrio Marido-Esposa, tendo como base a diferença nos pulsos entre os lados esquerdo e direito e também sua confusão, os pensamentos obsessivos e o fato de não se sentir "ela mesma" desde que o marido havia partido. A acupunturista, entretanto, não tinha certeza desse diagnóstico. A seguir, a folha de diagnóstico da acupunturista.

Folha de diagnóstico

Nome: Bernice, 56 anos.

Queixa principal: ansiedade e depressão desde o fim do casamento, há 9 meses.

Queixas secundárias: falta de sono, dor no ombro esquerdo.

Fator Constitucional (FC): Fogo. Bernice tinha falta de vermelho, tom de voz que oscilava entre monótono e excessivamente alegre. Penso que tem odor de queimado. A alegria parece ser sua emoção mais desequilibrada.

FC seguinte mais provável: Terra. Ela gosta de solidariedade e também tem pensamentos obsessivos sobre o ex-marido. Tem falta de apetite e *jiao* médio frio.

Outros Elementos: Madeira. Ela diz que tem "oscilações de humor", o que pode ser por conta da raiva reprimida, mas penso que tem a ver com alegria e tristeza. Água. Ela é bem medrosa, em especial de

ser abandonada, mas novamente penso que isso tem mais a ver com o Elemento Fogo. Necessário testar isso mais uma vez. Metal. Vários problemas em seu passado sobre as quais poderia ter mágoa, mas aparentemente ela lidou bem com esses problemas.

Bloqueios:

Marido-Esposa: é uma possibilidade, mas não é certeza.

Energia Agressiva: Uma possibilidade que precisa ser testada.

Possessão: Interna ou Externa: possível, mas não creio.

Entrada-Saída: pode ser um bloqueio entre Baço e Coração.

Nível

Corpo: não há muitos sintomas físicos.

Mente: tem pensamentos obsessivos, mas penso que isso vem do nível do espírito.

Espírito: penso que os problemas se originam desse nível. Seus olhos parecem embotados e sem espírito e sua postura é curvada. Ela sente que não consegue seguir em frente em sua vida e precisa de força interna para ter estabilidade interna.

Exame físico: Aquecedor Médio está frio. Ombro esquerdo também está frio. Ponto *mu* frontal do Baço dolorido.

A estratégia de tratamento foi a que segue.

Estratégia de tratamento para Bernice

Princípios de tratamento e ordem de prioridade

- Verificar presença de Energia Agressiva
- Fortalecer e aquecer o FC Fogo no nível do espírito
- Equilibrar desequilíbrio Marido-Esposa, se necessário
- Tratar o Elemento Terra, se necessário.

Exemplos de pontos apropriados a usar

1. Eliminar Energia Agressiva: B-13, B-14, B-18, B-20 e B-23
2. Tratar FC Fogo: Exemplos podem ser TA-4, PC-7, TA-3, PC-9, TA-5, PC-6, B-14, B-22, B-43, VC-15, TA-16, PC-2 ou ID-4, C-7, ID-3, C-9, B-15, B-44, B-28, VC-14 etc.

Número apropriado de pontos a usar

Pequeno número de pontos, já que o tratamento é voltado para o nível do espírito. Se for tratar desequilíbrio Marido-Esposa, mais pontos podem ser necessários.

Moxa: se apropriada, qual a quantidade
e em quais pontos?

Moxa pode ser apropriada. A paciente sente frio e o *jiao* médio está frio. Às vezes, entretanto, acorda com calor e, por isso, a moxa deve ser usada com cuidado.

Mudanças no estilo de vida que a paciente
pode precisar fazer

A principal questão de Bernice é a situação com o marido. Espero ver alguma mudança no modo como ela lida com essa situação. Espero que ela seja capaz de comer mais, à medida que ficar mais equilibrada.

Como avaliar se a paciente está melhorando

Seus olhos podem ficar mais brilhantes e sua postura mais ereta. Ela pode ficar forte o suficiente para ter controle sobre sua vida e mais estabilidade emocional. Deve melhorar quanto ao sono, aos pensamentos obsessivos e aos níveis de ansiedade e ser capaz de trabalhar de maneira mais regular.

Tratamento 1

A acupunturista fez o teste para Energia Agressiva primeiramente. O resultado foi negativo. Em seguida, passou para o "teste" do FC e tonificou os pontos-fonte *yuan* do Elemento Fogo, TA-4 e PC-7. Houve alguma mudança nos pulsos. Embora essa mudança tenha sido pequena, foi suficiente para a acupunturista pensar que o PC e o TA pudessem ser o lado do Fogo do FC, portanto ela decidiu interromper o tratamento nesse ponto.

Pulsos antes do tratamento				Pulsos depois do tratamento			
Lado esquerdo		Lado direito		Lado esquerdo		Lado direito	
ID –2	C –2	P –0,5	IG –0,5	ID –1	C –1	P –0,5	IG –0,5
VB –1	F –1	BP –0,5	E –0,5	VB –1	F –1	BP ✓	E ✓
B –2	R –2	PC –1	TA –1	B –1	R –1	PC –1	TA –1

Tratamento 2

A acupunturista pediu a Bernice que voltasse em 4 dias. Bernice contou que se sentiu muito emotiva depois do tratamento, chorando com muita facilidade. Ela disse: "Foi assustador, senti como se estivesse mais vulnerável". A paciente contou que ainda "não estava muito bem". A acupunturista ficou surpresa pela reação intensa, já que esperava uma mudança mais positiva nos sintomas da paciente.

A acupunturista considerou duas opções para o tratamento. Uma foi tratar o lado do Intestino Delgado e do Coração do Fogo e a outra supor que ela tivesse um desequilíbrio Marido-Esposa e começar a reequilibrar isso. Ela suspeitou que a reação inexplicavelmente ruim de Bernice apontasse para um desequilíbrio Marido-Esposa. O tratamento anterior havia afetado os pulsos do lado direito e a imagem do pulso ainda revelava substancialmente mais força no lado "esposa" do que no lado "marido", o lado esquerdo. A acupunturista decidiu mover o *qi* do lado direito para o lado esquerdo, a fim de criar um equilíbrio entre os dois lados.

A combinação de pontos para Marido-Esposa foi usada. Os pontos foram B-67, R-7, R-3 e F-4, os quais foram tonificados (Capítulo 32). A seguir, ela tratou os pontos-fonte *yuan* do coração e do Intestino Delgado. Isso é feito geralmente para ajudar o Coração a recuperar o controle de uma situação caótica, mas, nesse caso, esses pontos também foram utilizados porque a acupunturista suspeitava que Bernice se beneficiaria do tratamento nesse lado do Elemento Fogo. No final do tratamento, os pulsos dos dois lados estavam aproximadamente iguais em força.

Tratamento 3

A acupunturista pediu a Bernice para voltar 3 dias depois do tratamento, no intuito de verificar se o desequilíbrio não havia voltado. A paciente contou que seu humor havia melhorado durante uns 2 dias e que se sentia mais estável. Agora, entretanto, havia voltado ao "ponto de partida". Os pulsos estavam os mesmos do começo do tratamento.

A acupunturista repetiu o tratamento para Marido-Esposa, sabendo que pode ser difícil mudar. Pelo fato de ter se sentido melhor consigo mesma durante um tempo depois do tratamento anterior, a paciente estava mais confiante na acupunturista e mais esperançosa de que uma mudança pudesse ocorrer.

No final da sessão de tratamento, a acupunturista percebeu que a paciente estava diferente, em especial os olhos, que estavam mais brilhantes.

Também parecia mais animada. Os pulsos na ocasião tinham mais equilíbrio e harmonia entre os lados esquerdo e direito.

Lado esquerdo		Lado direito	
ID –1,5	C –1,5	P –1	IG –1
VB –1	F –1	BP –1	E –1
B –1	R –1	PC –1	TA –1

Tratamento 4

Bernice voltou dizendo que se sentia muito diferente. Embora ainda um pouco desanimada e ansiosa, quase não pensava no ex-marido. Quando pensava, não tinha mais as intensas sensações físicas ou emocionais que vinha sentindo. Também contou que já não tinha mais pensamentos obsessivos sobre ele.

Nessa sessão de tratamento, a acupunturista decidiu novamente testar o Elemento Fogo como FC e, dessa vez, tratou os pontos-fonte *yuan* C-7 e ID-4. A mudança no pulso foi excelente e todos os pulsos ficaram muito mais harmônicos no final da sessão. Estavam menos finos, bem como mais relaxados e suaves. A mudança pareceu confirmar que o FC era Fogo e que o Coração e o Intestino Delgado eram os Órgãos principais. A acupunturista sabia que precisava monitorar de perto os pulsos para garantir que o desequilíbrio Marido-Esposa não voltasse.

Tratamento 5

Bernice voltou dizendo que estava se sentindo muito melhor consigo mesma e forte o suficiente para ter o controle da situação. Havia conversado com o marido, o qual admitiu que estava com outra pessoa e só agora estava conseguindo lhe contar. Embora tivesse ficado arrasada ao ouvir aquilo, também se sentiu capaz de seguir em frente e deixar aquele relacionamento para trás. Disse que queria conseguir ser capaz de ter relacionamentos mais satisfatórios do que aquele que havia criado para si mesma. "Sei que tenho um longo caminho a percorrer."

A acupunturista decidiu concentrar o tratamento para o *shen* de Bernice, usando pontos para o espírito no Coração e no Intestino Delgado e ao

redor do tórax. O desafio era levantar seu espírito, equilibrar suas emoções e acalmar a ansiedade. Nessa sessão de tratamento, os pulsos estavam em corda, finos e tensos. Estavam significativamente mais fracos do que no tratamento anterior. A acupunturista tonificou R-25 (Depósito do Espírito), seguido por C-7 e ID-4 novamente. Esse tratamento produziu uma melhor mudança no pulso do que o tratamento anterior, de modo que o pulso ficou mais equilibrado.

Outros tratamentos

Bernice continuou melhorando, embora tenha ocorrido uma ligeira recorrência no oitavo tratamento, depois que viu o marido novamente. Os pulsos não regrediram entretanto, e sua acupunturista ficou satisfeita porque o desequilíbrio Marido-Esposa não reapareceu. Com o tempo, conseguiu trabalhar de maneira mais regular. O apetite também melhorou e os outros sintomas, como a dor no ombro, sensação de calor ao acordar e dificuldade de dormir, foram desaparecendo, à medida que foi se sentindo cada vez mais independente do marido e melhor consigo mesma.

A acupunturista com frequência usava pontos dirigidos para o nível do espírito, como C-1, VC-14, B-44, ID-11, ID-16 e ID-17 (ver Capítulo 40 para mais detalhes sobre esses pontos). Ela combinava esses pontos com pontos de comando e outros pontos, como B-15 e B-27, os pontos *shu* dorsais. A acupunturista utilizou moxa com cautela, à medida que os sintomas de calor de Bernice diminuíram e esse método provou ser benéfico. Seus pulsos ficaram menos finos e menos em corda e Bernice gradualmente foi ficando mais estável consigo mesma. Os pontos do Rim localizados no tórax também foram usados extensivamente, assim como VG-10, VG-11 e VG-12. A acupunturista também tratou alguns pontos de comando do Pericárdio e do Triplo Aquecedor com bom efeito, mas nunca tão bons quanto os do tratamento no Coração e no Intestino Delgado.

Os pontos de comando do Estômago e do Baço, como os pontos-fonte *yuan*, pontos Elementos e pontos de tonificação, também foram usados mais adiante no tratamento com bons efeitos, e aparentemente lhe deram uma estabilidade adicional.

A remoção do desequilíbrio Marido-Esposa moveu seu *qi* de volta para um estado de equilíbrio interno. O fortalecimento do seu Elemento Fogo também foi bastante benéfico, em especial o tratamento no nível do espírito. Ela ficou mais forte consigo mesma e estimulada por uma atitude de encorajamento de sua acupunturista; ela se tornou muito mais sociável e dentro de 1 ano começou um novo relacionamento.

Paciente 3 – Caroline

Caroline contou que não havia recuperado seu senso normal de bem-estar depois de uma infecção respiratória grave 2 meses antes. Contou com satisfação quais eram os seus sintomas, relatando com prazer todas as circunstâncias de sua história pessoal. Sua emoção era a solidariedade, odor perfumado, cor facial amarelada com tom esverdeado. O acupunturista não teve certeza sobre o tom de voz.

As informações secundárias também confirmavam, em grande parte, um diagnóstico de FC Terra. Era uma comilona compulsiva e ficava extremamente infeliz de ficar longe de casa por qualquer período de tempo. Também era muito insegura, tornando-se muito emocional e ficando facilmente "nervosa por coisinhas à toa".

A cor esverdeada e outros sinais indicavam que seu Elemento Madeira estava sob tensão. Os pulsos estavam cheios, ela planejava a vida de maneira excessiva e tinha uma grande tendência a não conseguir dormir no período de máxima atividade do Fígado, entre 1 e 3 h. Ela disse: "Deito e fico pensando em todas as coisas que preciso fazer". Ela descobriu que se fizesse uma lista dessas coisas ficava mais tranquila e conseguia pegar no sono de novo. Os problemas do Elemento Madeira ficavam exacerbados porque bebia pelo menos meia garrafa de vinho todas as noites.

Os pulsos estavam do seguinte modo:

Lado esquerdo		Lado direito	
ID 0,5	C 0,5	P –2	IG –2
VB +1	F +1	BP –2	E –2
B –1	R –1	PC –1,5	TA –1,5

Todos os pulsos de Caroline eram finos. Os pulsos Metal estavam muito moles e vazios. Um dos aspectos mais evidentes dos pulsos era a falta de harmonia. Os pulsos Madeira estavam cheios e os outros pulsos mostravam discrepâncias acentuadas entre si em termos de força. É mais comum usar a transferência de *qi* com esses tipos de imagens de pulsos do que com pulsos que se encontram razoavelmente uniformes nas diferentes posições.

Tratamento 1

O acupunturista fez teste para Energia Agressiva, com resultado negativo. A seguir, tonificou os pontos-fonte *yuan* da Terra – E-42 e BP-3. Os pulsos depois do tratamento ficaram assim:

Lado esquerdo		Lado direito	
ID –0,5	C –0,5	P –2	IG –2
VB +1	F +1	BP –1,5	E –1,5
B –1	R –1	PC –1	TA –1

Foi uma mudança de pulso desapontadora, uma vez que, na verdade, só iniciou uma mudança em alguns dos pulsos incluindo o Elemento Terra, o qual foi trabalhado. Esse tipo de mudança lança dúvidas na mente do acupunturista a respeito do diagnóstico do FC.

Em virtude do pulso cheio do Fígado e fraco dos Pulmões, o acupunturista, então, tentou remover um bloqueio de Entrada-Saída entre Fígado e Pulmão – F-14 e P-1. Esse bloqueio poderia ser responsável pela pouca mudança no pulso, mas o tratamento não criou nenhuma mudança adicional nos pulsos. O acupunturista decidiu interromper o tratamento nesse estágio, rever a história e reavaliar o diagnóstico.

Tratamento 2

Para surpresa do acupunturista, a paciente contou ter se sentido melhor durante a semana. A melhora que ocorrera nos pulsos havia se mantido. Como eram 10 h, o acupunturista decidiu usar os pontos horários da Terra, E-36 e BP-3. Também utilizou moxabustão, já que a paciente estava com frio.

Essa técnica produziu uma maior mudança no pulso do que o primeiro tratamento e o acupunturista decidiu que não era necessário mais tratamento naquele dia.

Tratamento 3

A paciente contou que se sentiu mais disposta e comentou que estava comendo menos do que o habitual. A insônia continuava, entretanto.

O acupunturista ficou mais tranquilo, considerando que provavelmente o FC estava correto, tendo como base a mudança do pulso obtida no tratamento anterior e na mudança da paciente consigo mesma. Os pontos usados foram:

- BP-1: esse ponto foi tonificado para transferir *qi* por meio do ciclo *ke*, do Fígado para o Baço
- E-40 (Esplendor Abundante) e BP-4 (Neto do Príncipe), os pontos *luo* de junção, empregados para reforçar a condição da Terra. Foi usada moxabustão.

Os pulsos de Caroline começavam, agora, a ficar mais fortes e mais vitais. A mudança no Elemento Metal a partir do tratamento da Terra foi particularmente digna de nota. Metal segue Terra no ciclo *sheng*, de maneira que isso indicava que o Elemento Terra estava nutrindo seu "filho". A plenitude nos pulsos Madeira ainda era uma causa de preocupação, uma vez que estavam muito desarmônicos em relação a todos os outros pulsos.

Tratamento 4

Caroline continuou melhor e contou que ficou surpresa por não se aborrecer em uma situação em que geralmente se aborreceria. Ela contou que tivera apenas uma pequena mudança na irritabilidade e na insônia. O acupunturista decidiu tratar o Elemento Madeira além do Elemento Terra e escolheu os seguintes pontos:

- F-3 e VB-40, pontos-fonte *yuan* da Madeira. Foram sedados para estabilizar mais a harmonia entre todos os pulsos. O acupunturista também teve uma conversa com ela sobre como

seu Elemento Madeira estava lhe causando problemas e como seu consumo de álcool estava piorando as coisas. Depois de 20 min, os pulsos Madeira não estavam mais cheios

- E-41 e BP-2, pontos de tonificação, foram tonificados. Também foi usada moxabustão.

Os pulsos depois do tratamento ficaram do seguinte modo:

Lado esquerdo		Lado direito	
ID −0,5	C −0,5	P −1	IG −1
VB ✓	F ✓	BP −1,5	E −1,5
B −1	R −1	PC −1	TA −1

Tratamento 5

A paciente contou que continuava a se sentir disposta e bem e relatou uma melhora substancial na insônia e na irritabilidade. Contou que havia ficado bastante aborrecida durante a semana e estava tentando beber menos vinho. O acupunturista ficou satisfeito em notar que os pulsos do Elemento Madeira haviam melhorado e decidiu que o momento era o certo para direcionar o tratamento para o espírito. Os princípios de tratamento foram sedar a Madeira e tonificar o Elemento Terra no nível do espírito. Os pontos foram:

- F-2 e VB-38, pontos de sedação, que tiveram efeito de acalmar o Elemento Madeira e de transferir gentilmente o *qi* ao longo do ciclo *sheng* para o Elemento Fogo
- E-25 e BP-15, Pivô Celestial e o Grande Horizontal. Esses pontos tiveram o efeito de melhorar a estabilidade do espírito no Elemento Terra
- E-42 e BP-3, pontos-fonte *yuan*, foram tonificados para reforçar o efeito de E-25 e BP-15.

Outros tratamentos

O acupunturista fez mais dois tratamentos semanais e depois diminuiu a frequência para sessões quinzenais. O tratamento se concentrou em dois princípios de tratamento. O primeiro foi sedar o Elemento Madeira. Isso surtiu um bom efeito e foi mantido. Pontos como *yuan* fonte, de sedação, *luo* de junção, *shu* dorsais e vários pontos fundamentados em seus nomes, como por exemplo, VB-9, VB-16 e VB-24, F-13 e F-14, foram usados.

O segundo princípio de tratamento foi tonificar o Elemento Terra. A tonificação do Elemento Terra foi o foco dominante do tratamento de Caroline. Depois da quinta sessão de tratamento, a paciente ficou mais segura e gradualmente foi diminuindo o uso de álcool. Os pontos no corpo para afetar a mente e o espírito foram usados ocasionalmente, sendo a maior parte dos tratamentos feita usando os pontos de comando ou pontos *shu* dorsais.

A paciente foi um exemplo de alguém que se beneficiou do tratamento muito mais do que originalmente supôs que pudesse.

Paciente 4 – David

David estava possuído. O contato do olhar era quase inexistente e seus pontos de vista a respeito de todos os tipos de assuntos, incluindo, por exemplo, seus pais, mulheres, negros e seus colegas de trabalho eram caóticos e negativos. A acupunturista estava convencida sobre essa parte do diagnóstico, mas não tinha nenhuma certeza quanto a seu FC. Os outros indicadores diagnósticos, em especial a emoção, eram difíceis de serem lidos porque ela achava difícil compreender ou ter empatia por seu mundo interno. A cor facial de David era esverdeada ou amarelada e sua emoção provavelmente era a raiva.

Depois do tratamento para possessão usando os Dragões Internos, ficou mais fácil o contato com David e a acupunturista decidiu começar o tratamento no Elemento Terra porque chegou à conclusão de que o odor, o qual não tinha certeza, era perfumado, e a emoção era provavelmente a rejeição à solidariedade, em vez de raiva. A cor ainda não estava precisa e a acupunturista não sabia o tom da voz.

O grau de transformação nos pulsos a partir do tratamento dos pontos-fonte *yuan* da Terra retiraram todas as dúvidas remanescentes sobre o diagnóstico do FC.

Paciente 5 – Elisabeth

Elisabeth era FC Metal ou Madeira. Sua queixa principal era enxaqueca, originada de um desequilíbrio do Fígado. Era desencadeada por uso de álcool ou por claridade e melhorava quando ela se deitava. Sua emoção era pesar ou falta de raiva, sua cor era branca e esverdeada, o tom da voz tinha falta de grito e seu odor era podre.

As indicações secundárias também não eram precisas. Por exemplo, ela planejava muita coisa e parecia apreciar o processo. Seu relacionamento com o pai havia sido bom e ela não parecia estar muito preocupada com seus sentimentos de valor interno.

Quando a acupunturista começou o tratamento testando presença de Energia Agressiva, a paciente mostrou um acentuado eritema nos pontos do Metal e da Madeira, o que implicava que Metal era provavelmente o fator primário, conforme a progressão da Energia Agressiva pelo ciclo *ke*.

Depois de a Energia Agressiva ter sido removida, a cor, o som, a emoção e o odor ficaram mais claros. A falta de raiva e o tom esverdeado ficaram menos acentuados. A falta de grito ainda era um pouco evidente, mas a direção havia se desviado de maneira definitiva para o Elemento Metal como sendo o FC, e o tratamento confirmou isso.

Paciente 6 – Felicity

A queixa principal de Felicity era fadiga e depressão branda. Seu FC era Fogo e a cor, o som, a emoção e o odor apontavam, todos, para esse Elemento, embora também se irritasse com frequência e fosse impaciente, em especial antes da menstruação. Ela tinha cólicas menstruais moderadamente intensas.

Com base nas indicações secundárias, seu acupunturista decidiu começar o tratamento no par composto por Coração e Intestino Delgado, em vez de Pericárdio e Triplo Aquecedor. Isso foi fundamentado em parte pelo modo vago e impreciso com que ela respondia às perguntas. Seu acupunturista considerou que ela tinha dificuldade de separar o puro do impuro, no nível mental e espiritual. Seus relacionamentos nunca haviam sido um problema em sua vida, indicando que o Pericárdio não era o órgão primário envolvido. Havia pouca diferença em quantidade entre os pulsos do Coração e do Intestino Delgado e os do Pericárdio e do Triplo Aquecedor.

Tratamento 1

O acupunturista registrou os pulsos de Felicity.

Lado esquerdo		Lado direito	
ID –2	C –2	P –1,5	IG –1,5
VB ✓	F ✓	BP –1	E –1
B –1,5	R –1,5	PC –2	TA –2

O acupunturista de Felicity decidiu que usaria os seguintes princípios de tratamento e pontos no primeiro tratamento:

- Verificar EA – negativa
- Tratar Elemento Fogo, C-7 e ID-4, pontos-fonte *yuan*.

Os pulsos ficaram assim:

Lado esquerdo		Lado direito	
ID –2	C –2	P –0,5	IG –0,5
VB ✓	F ✓	BP –0,5	E –0,5
B –2	R –2	PC –1	TA –1

A mudança nos pulsos do Elemento Fogo indicou que o Coração e o Intestino Delgado eram o FC porque os pulsos do Coração e do Intestino Delgado não mudaram, ao passo que os dos outros Órgãos mudaram. A falta de mudança nos pulsos da Madeira foi digna de nota, entretanto. Embora registrado com o símbolo ✓, que designa que os Órgãos estavam com boa saúde, esse não foi realmente o caso. A irritabilidade de Felicity indicava que o Elemento Madeira estava desequilibrado. Isso foi confirmado pelo fato de que, em relação à força e à qualidade, os pulsos Madeira não estavam em harmonia com os outros pulsos.

Tratamento 2

Os pulsos tiveram apenas um pequeno recuo em relação a como estavam no final do tratamento anterior, e Felicity contou que havia se sentido melhor durante a semana. O acupunturista usou C-9 e ID-3 como pontos de tonificação. Os pontos de tonificação foram escolhidos na tentativa de harmonizar a grande diferença entre os pulsos Madeira e os pulsos do FC, já que transferem *qi* do Elemento Madeira.

Depois do tratamento, os pulsos ficaram da seguinte maneira:

Lado esquerdo		Lado direito	
ID –1,5	C –1,5	P –0,5	IG –0,5
VB ✓	F ✓	BP –0,5	E –0,5
B –1	R –1	PC –1	TA –1

Foi obtida uma boa mudança do pulso. Usando esses pontos, o acupunturista utilizou a intervenção mínima ao mesmo tempo que deu a Felicity a oportunidade de melhorar. Nessa sessão, nenhum outro ponto foi empregado.

Tratamento 3

Felicity havia tido uma boa semana, mas agora estava no período pré-menstrual e contou que estava se sentindo irritável e de mau humor. De um modo geral, todos os pulsos estavam mais fortes do que quando ela havia iniciado o tratamento. Os pulsos Madeira estavam muito duros outra vez, entretanto, e relativamente mais cheios do que os outros pulsos.

O acupunturista sedou VB-40 e F-3, os pontos-fonte *yuan*. O acupunturista poderia ter usado os pontos de sedação do Fígado e da Vesícula Biliar em vez dos pontos fonte, uma vez que esses pontos criariam maior harmonia entre os pulsos do Elemento Madeira e os do Coração e do Intestino Delgado. Como era a primeira vez que o acupunturista tratava a Madeira, os pontos-fonte *yuan* foram escolhidos porque a resposta aos pontos-fonte *yuan* transmite uma imagem mais clara do tipo de mudança que pode ser iniciada pelo tratamento de um Elemento. O Fígado e a Vesícula Biliar foram tratados primeiro para que o acupunturista pudesse terminar o tratamento no FC. Para tratar o FC, o acupunturista tonificou B-15 e B-27, os pontos *shu* dorsais do Coração e do Intestino Delgado.

No final do tratamento, todos os pulsos estavam com mais harmonia. A maioria dos pulsos estava mais forte, com exceção dos pulsos Madeira, que estavam mais moles e menos fortes.

Tratamento 4

Felicity contou que esteve muito bem e que não havia tido cólicas menstruais. A discrepância na força e na qualidade entre os pulsos estava agora muito menos acentuada do que antes, particularmente Madeira e os outros pulsos. O principal objetivo do acupunturista era revigorar o Fogo e melhorar o espírito. Seus pulsos estavam assim:

Lado esquerdo		Lado direito	
ID –1,5	C –1,5	P –0,5	IG –0,5
VB –0,5	F –0,5	BP –1	E –1
B –1	R –1	PC –1	TA –1

O acupunturista tonificou dois pontos para tratar o espírito de Felicity: C-1 (Nascente Suprema) e ID-11 (Ancestral Celestial). Em seguida, tonificou C-7 e ID-4 para ajudar os pontos do espírito. Depois do tratamento, os pulsos ficaram do seguinte modo:

Lado esquerdo		Lado direito	
ID –1	C –1	P –0,5	IG –0,5
VB –0,5	F –0,5	BP ✓	E ✓
B –1	R –1	PC –0,5	TA –0,5

Outros tratamentos

O principal foco do acupunturista foi tonificar o Coração e o Intestino Delgado, particularmente com o uso de pontos para fortalecer o espírito. Durante o curso dos 6 meses seguintes, os seguintes pontos foram usados em diferentes ocasiões: C-2, C-4, C-5, C-6, C-7, C-8, C-9; ID-3, ID-4, ID-5, ID-6, ID-7, ID-12, ID-16, ID-17; B-15, B-27, B-44; VC-14; VG-10, VG-11; R-24,

R-25 e R-26. Felicity teve uma melhora progressiva na energia e no bem-estar geral e continuou o tratamento porque a fazia se sentir "melhor do que nunca em toda a sua vida".

O acupunturista continuou a sedar o Elemento Madeira de Felicity no seu período prémenstrual e também uma vez quando estava sob muita pressão no trabalho. Com o tempo, Felicity foi tendo menos sintomas pré-menstruais. O acupunturista observou que, embora os pulsos pudessem ficar um pouco mais cheios antes da menstruação, nunca ficaram tão cheios como antes do tratamento.

O acupunturista tratou o Pericárdio e o Triplo Aquecedor de Felicity algumas ocasiões. Esses tratamentos não trouxeram uma mudança significativa no pulso, de maneira que ele não continuou com esses tratamentos.

Paciente 7 – Gordon

Gordon tinha 7 anos de idade. Sua queixa principal era eczema e enurese noturna como queixa secundária. O acupunturista achou difícil diagnosticar sua emoção predominante. Às vezes, acontece com crianças porque há pouca história pessoal para se discutir e essa é a área que com frequência evoca a maioria das emoções nos adultos. A cor de Gordon era azulada, o odor era pútrido e o tom de voz era em gemido ou com falta de riso.

A enurese noturna, seu desejo por alimentos salgados e o gosto por atividades excitantes e perigosas forneceram confirmações secundárias, embora de má qualidade, para um diagnóstico de Água como FC. O tratamento confirmou que Água era seu FC. Tanto a enurese noturna quanto o eczema melhoraram com o tratamento. Algumas mudanças na dieta também ajudaram substancialmente a melhora do eczema.

Paciente 8 – Holly

Holly contou que pensava estar tendo um "colapso nervoso". Era agitadíssima e tinha problemas para dormir. Recentemente havia rompido com um companheiro agressivo e estava com medo de que ele pudesse ir onde ela estivesse e agredi-la. Tinha uma história de relacionamentos infelizes: "Parece que atraio o tipo errado de homens". Seu pai havia sido um beberrão compulsivo e, durante sua infância, ele oscilava entre ser amoroso e violento com ela. Parecia que tinha pouca capacidade de proteger o Coração e sua alegria era bastante errática. A cor apresentava falta de vermelho e também mostrava um pouco de tom azulado, a voz variava entre falta de riso e riso excessivo. O acupunturista não sabia o odor. O acupunturista diagnosticou seu FC como Fogo, mas também havia certa fraqueza dos Rins.

Tratamento 1

O acupunturista registrou os pulsos de Holly da seguinte maneira:

Lado esquerdo		Lado direito	
ID –1,5	C –1,5	P –2	IG –2
VB –1	F –1	BP –2	E –2
B –2,5	R –2,5	PC –3	TA –3

O acupunturista inicialmente testou Energia Agressiva. Surgiu um pouco de eritema ao redor dos pontos do Rim e do Pericárdio. Em razão disso, ele também testou os pontos *shu* dorsais do Coração. Não houve, entretanto, qualquer mudança no pulso, além de um suave efeito calmante e, por isso, o acupunturista concluiu que não havia presença de Energia Agressiva.

Em seguida, o acupunturista tonificou PC-7 e TA-4 para "testar" se esse lado do Fogo era o FC. Isso não produziu nenhuma mudança significativa, portanto o acupunturista optou por tonificar C-7 e ID-4. Isso provocou uma ligeira mudança no pulso. O acupunturista não ficou muito feliz com a resposta, mas decidiu deixar assim para monitorar a resposta da paciente.

Tratamento 2

A paciente não reportou nenhuma mudança. Na verdade havia estado até mais medrosa. Isso em parte era decorrente de o antigo companheiro estar ligando cada vez mais para ela.

Em virtude dessas circunstâncias, era difícil ter certeza da resposta da paciente ao tratamento. Os pulsos estavam os mesmos de antes.

Os próximos pontos usados foram C-9 e ID-3. Pelo fato de os pontos do Coração e do Intestino Delgado terem produzido uma mudança mais evidente nos pulsos do que o Pericárdio e o Triplo Aquecedor, o acupunturista escolheu esses órgãos como foco. Foi sentida pouca mudança nos pulsos, de modo que o acupunturista voltou a tonificar o Pericárdio e o Triplo Aquecedor novamente utilizando PC-6 e TA-5 – os pontos *luo* de junção. Mais uma vez houve pouca mudança nos pulsos.

O acupunturista, então, decidiu parar por aí e rever a história. O acupunturista se perguntou qual seria a razão para que o tratamento não iniciasse nenhuma mudança significativa. Era possível que o FC estivesse errado. Em certo ponto, ele pensou ter sentido um odor pútrido. Era improvável que a paciente estivesse possuída ou tivesse um desequilíbrio Marido-Esposa, mas também não podia excluir essas possibilidades. Holly estava, afinal de contas, com o espírito muito perturbado. O acupunturista resolveu testar a presença de um bloqueio de Entrada-Saída no próximo tratamento e testar o Coração ou o Pericárdio.

Tratamento 3

Holly não havia tido nenhuma mudança em sua condição. O acupunturista tratou os pontos de Entrada e de Saída do Coração e do Baço, C-1 e BP-21. Não houve nenhuma mudança no pulso, de maneira que ele passou para os Rins e Pericárdio e tonificou R-22 e PC-1. Houve uma pequena melhora nos pulsos de um modo geral, mas não muita. Finalmente, o acupunturista utilizou os pontos *shu* dorsais do Coração e do Pericárdio, B-14 e B-15, para tratar esses Órgãos de maneira mais intensa. Houve apenas uma pequena mudança nos pulsos.

Tratamento 4

Holly passou um pouco melhor naquela semana, e o antigo namorado estava deixando-a em paz, o que certamente contribuíra para sua melhora.

O acupunturista resolveu testar o Elemento Água para ver ser era o FC. Se não houvesse nenhuma mudança no tratamento da Água, ele planejava voltar a tonificar os pontos do Elemento Fogo, uma vez que eles ajudariam o espírito mais diretamente.

O acupunturista tonificou os pontos-fonte *yuan* da Bexiga e dos Rins, B-64 e R-3. Isso produziu uma mudança muito boa no pulso.

Lado esquerdo		Lado direito	
ID –1	C –1	P –0,5	IG –0,5
VB –0,5	F –0,5	BP –1,5	E –1,5
B –2	R –2	PC –2	TA –2

A paciente disse ter se sentido diferente imediatamente após esse tratamento e pareceu mais tranquila. O acupunturista decidiu não fazer mais nenhum tratamento, no intuito de avaliar o efeito do tratamento do Elemento Água como FC.

Tratamento 5

Holly voltou dizendo que se sentia um pouco melhor. Estava dormindo melhor e embora ainda se sentisse ansiosa, disse que "os sentimentos não estão mais me dominando".

O acupunturista decidiu persistir com o tratamento da Água como FC e tonificou R-24 – Cemitério do Espírito – para fortalecer e acalmar o espírito. Ele reforçou o tratamento com os pontos de tonificação, B-67 e R-7.

Outros tratamentos

Holly foi melhorando lentamente, mas de maneira estável com o tratamento do Elemento Água. O ideal é que o acupunturista sempre faça um diagnóstico correto do FC, mas isso, obviamente, nem sempre acontece. A chave para encontrar o FC é usar tratamentos simples que testem o diagnóstico. Nesse caso, o acupunturista percebeu logo que o Fogo não era o FC. O uso de tratamentos simples apenas possibilita a detecção disso. Se ele houvesse acrescentado mais princípios de tratamento e pontos, na tentativa de provocar algum tipo de mudança em Holly, então o *feedback* recebido seria menos informativo. Quando o acupunturista resolveu mudar o diagnóstico para FC Água, ele havia persistido com seu diagnóstico original de Fogo por um tempo suficiente para estar razoavelmente certo de que não era o FC.

O acupunturista concentrou o tratamento quase exclusivamente no Elemento Água. Alguns dos pontos que ele usou foram: B-67, B-66, B-64, B-63, B-60, B-58, B-10, B-1; R-1, R-2, R-3, R-4, R-5, R-6, R-7, R-9, R-10, R-16, R-23, R-24, R-25, R-27; pontos *shu* dorsais e B-52; VC-4, VC-6, VC-8; e VG-4 e VG-16.

Conclusão

Quando se exerce a acupuntura, o diagnóstico sempre vem primeiro e o tratamento em seguida. O acupunturista precisa ter certeza, entretanto, se o diagnóstico está correto. Os tratamentos mínimos têm a vantagem de dar o melhor *feedbac*k para confirmar se o diagnóstico está correto. Também dão ao paciente a oportunidade de evoluir, tendo como base a intervenção mínima. A intervenção mínima possibilita que o *qi* do paciente fique mais harmônico, fazendo com que o paciente cure a si mesmo. Segundo a experiência de muitos acupunturistas da Acupuntura Constitucional dos Cinco Elementos, as mudanças mais profundas normalmente ocorrem quando o tratamento é fundamentado em um ou talvez dois princípios de tratamento.

O acupunturista precisa descobrir o que faz cada paciente individual evoluir. Por exemplo, o paciente evolui com:

- Tratamentos simples com pontos de comando?
- Tratamentos usando pontos que afetam principalmente o espírito?
- Tratamentos usando pontos para o espírito auxiliados com pontos de comando?
- Moxabustão?
- Outros Elementos também sendo tratados juntamente com o FC?
- Tratamentos baseados em harmonizar os Elementos usando transferências de *qi*?

Uma vez confirmado o diagnóstico, o acupunturista precisa descobrir a melhor forma de tratar cada paciente individualmente, já que isso tem um enorme impacto sobre a eficácia do tratamento.

O mais importante, talvez, seja o fato de o diagnóstico não terminar com a história clínica. Em cada sessão de tratamento, o acupunturista deve ficar atento para o equilíbrio dos Elementos e a presença de bloqueios. Também precisa ter uma estratégia a longo prazo a respeito de como abordar os desequilíbrios crônicos. Além disso, deve estar preparado para responder a todas as necessidades imediatas do paciente, caso surjam. Por exemplo, um Elemento ou órgão pode precisar de tratamento em razão de um problema agudo físico ou emocional.

A profundidade do diagnóstico sempre é baseada na qualidade das informações diagnósticas as quais o acupunturista identificou. O ideal é que a cor, o som, a emoção e o odor do paciente sejam todos detectados nos estágios iniciais do diagnóstico e que todos indiquem o mesmo Elemento como o FC. Será até melhor se as indicações diagnósticas secundárias também confirmarem o diagnóstico. Obviamente, esse nem sempre é o caso, como se pôde observar em alguns dos exemplos anteriores.

O acupunturista deve basear o diagnóstico em toda informação que tenha e, durante os tratamentos subsequentes, deve se esforçar para preencher os vazios do diagnóstico. Por exemplo, se um odor não foi detectado, ele pode se concentrar em tentar discernir isso nos tratamentos subsequentes.

O acupunturista também precisa compreender que um diagnóstico é apenas uma hipótese de trabalho. Mesmo que ele esteja certo do FC, isso ainda precisa ser confirmado pela resposta do paciente ao tratamento. Apenas quando os pacientes se sentem melhor consigo e há uma melhora geral nos pulsos, como também nos sintomas, é que o acupunturista pode estar certo de que o diagnóstico do FC está correto. Conforme Francis Bacon escreveu:

Se um homem começa com certezas, terminará com dúvidas; mas se ficar satisfeito de começar com dúvidas, terminará com certezas.

(*The Advancement of Learning*
[O Avanço do Aprendizado], 1605)

Seção **8**

Integração

Integração com a Medicina Tradicional Chinesa – Breve Introdução à Maneira como um Acupunturista Pode Integrar os Dois Estilos

47

Introdução

Este capítulo é basicamente escrito para os acupunturistas e estudantes que têm uma base de formação em Medicina Tradicional Chinesa (MTC) e desejam integrá-la à Acupuntura Constitucional dos Cinco Elementos. Também se destina aos acupunturistas que estudaram os dois estilos de tratamento e atualmente não os estão integrando.

Alguns acupunturistas escolhem tratar os pacientes usando apenas a Acupuntura Constitucional dos Cinco Elementos. Para estes, não há necessidade de ler este capítulo – a não ser logicamente que estejam um pouco curiosos! Como acupunturistas, passamos muitos anos utilizando de maneira exclusiva esse estilo de tratamento, de modo que sabemos quais são os seus pontos fortes. Subsequentemente, utilizamos a MTC e o tratamento dos Cinco Elementos em conjunto e acreditamos que existem benefícios significativos obtidos pelo uso dos dois sistemas combinados.

A integração de diferentes estilos de tratamento está longe de não ter precedente. Os acupunturistas da medicina chinesa sempre integraram ou aproximaram linhagens diferentes de tratamento. O livro *In the Footsteps of the Yellow Emperor* (Nos Passos do Imperador Amarelo) descreve como a Acupuntura Constitucional dos Cinco Elementos evoluiu a partir de muitos estilos de acupuntura originados tanto do Oriente quanto do Ocidente (Eckman, 1996). O que atualmente é chamado de MTC foi criado a partir dos clássicos de medicina chinesa e de milhares de anos de prática clínica. Foi amplamente reformulado durante a década de 1950 e ainda está mudando hoje em dia (Fruehauf, 1999; Scheid, 2002). Toda medicina precisa se adaptar ao ambiente, à cultura e às necessidades do povo que serve.

Por que integrar?

Os principais benefícios de combinar os dois estilos de tratamento são os seguintes:

- Os acupunturistas ficam com maior variedade de métodos diagnósticos e de paradigmas para usar. Isso lança mais luz sobre a natureza do sofrimento do paciente e consequentemente possibilita que os acupunturistas tratem uma gama maior de pacientes
- Os dois estilos juntos formam um todo. Os dois usam a mesma teoria de base e não se sobrepõem de nenhuma maneira incoerente
- Os padrões quando usados em combinação são pertinentes a pacientes típicos no Ocidente.

A integração dos dois métodos possibilita que o acupunturista trate uma ampla variedade de pacientes cujas condições se originaram de qualquer uma das causas de doenças. Essas condições podem variar entre problemas agudos e crônicos, problemas que afetam os canais e/ou os órgãos e também condições que afetam as pessoas fisicamente como também psicologicamente.

Pelo fato de os profissionais da Acupuntura Constitucional dos Cinco Elementos terem por objetivo o tratamento da raiz dos problemas dos pacientes, eles podem ajudar as pessoas que não apresentam sintomas, mas querem melhorar o modo como se sentem. Também são competentes para tratar pacientes com uma infinidade de sintomas diferentes que não se enquadram facilmente em nenhum padrão. Os dois estilos de tratamento propiciam algo muito especial para o bem-estar dos pacientes de que tratam.

Este capítulo apresenta alguns aspectos importantes da integração dos dois estilos de tratamento. O capítulo seguinte (Capítulo 48) mostra casos clínicos para ilustrar como uma integração do diagnóstico e do tratamento pode ser realizada.

Semelhanças e diferenças entre os estilos de tratamento dos Cinco Elementos e da Medicina Tradicional Chinesa

Esses dois sistemas usam o mesmo termo de "acupuntura" e logicamente têm muitas áreas de teoria e de prática em comum. As partes sobrepostas dos dois sistemas podem ser óbvias para muitos acupunturistas, mas é importante especificá-las. Depois disso, as diferenças de cada estilo são esclarecidas. Essa apresentação propicia uma base para discussão a respeito dos benefícios de cada estilo e como os dois estilos podem ser integrados.

O que os dois estilos têm em comum?

A Tabela 47.1 resume as semelhanças de ênfase entre o diagnóstico e tratamento da Acupuntura dos Cinco Elementos e da MTC.

Qual a diferença entre os dois estilos?

A Tabela 47.2 resume as diferentes ênfases colocadas no diagnóstico e no tratamento pelos acupunturistas das duas tradições.

Tabela 47.1 Semelhanças de ênfase entre o diagnóstico e o tratamento da Acupuntura dos Cinco Elementos e da MTC.

Principal área de ênfase	Áreas em que os dois estilos se sobrepõem
Diagnóstico tradicional	A estrutura do diagnóstico realizada pelos acupunturistas dos dois estilos de tratamento é baseada em ver, sentir, perguntar e ouvir.[a] Os acupunturistas das duas tradições fazem perguntas semelhantes às "dez perguntas". Elas abrangem áreas como alimentação e tipo de líquidos ingeridos, fezes e micção e sono – áreas, todas, que são tão importantes para um paciente de hoje quanto o eram há 400 anos
Observação	Os acupunturistas das duas tradições observam sinais como postura, gestos, cor facial e tom de voz. O grau da ênfase varia de acordo com a tradição
Teoria dos Órgãos/Oficiais	A MTC descreve "as funções dos Órgãos" e a Acupuntura Constitucional dos Cinco Elementos descreve "as funções dos Oficiais". Pelo uso desses termos, os dois sistemas deixam claro que os "Órgãos" da medicina chinesa são diferentes dos órgãos descritos por um médico que usa um diagnóstico baseado na medicina ocidental
Tomada do pulso	Tanto os acupunturistas dos Cinco Elementos quanto os da MTC usam os pulsos como parte de seu diagnóstico. Todos os acupunturistas sentem os pulsos em seis posições diferentes e em mais de uma profundidade nos punhos e todos usam os três primeiros dedos das mãos para sentir os pulsos. As posições dos pulsos têm designações ligeiramente diferentes, de acordo com diferentes linhagens da medicina chinesa, mas há um consenso sobre a maioria das posições [b]
Localizações dos pontos	As posições básicas dos pontos e dos canais são as mesmas para os acupunturistas dos dois estilos

[a] Esses quatro antigos métodos de diagnóstico foram descritos pela primeira vez nos "Anais" de Su Ma Qian, na dinastia Han, entre 206 e 220 e.C. (Eckman, 1996, p. 144).

[b] Maciocia, 2005, p. 355.

Tabela 47.2 Diferenças de ênfase entre diagnóstico e tratamento dos Cinco Elementos e da Medicina Tradicional Chinesa.

Principais áreas de ênfase	Cinco Elementos	MTC
Teoria organizadora	Teoria dos Cinco Elementos	Teoria do *yin/yang*
Substâncias	A prática dos Cinco Elementos se refere principalmente ao *qi* e ao espírito (*shen*), mas não inclui *jing*, líquidos corporais ou sangue	Na prática e no diagnóstico baseados na MTC, usa-se a total variedade das Substâncias – *jing*, líquidos corporais, *qi*, sangue e *shen*. São usadas no diagnóstico e nas funções dos pontos
Etiologia	Causas internas ou emocionais são enfatizadas	Causas climáticas, externas e causas variadas de estilo de vida são enfatizadas
Causas externas	A ênfase está no efeito das estações	A ênfase está no efeito do clima
Relação com a natureza	A observação da natureza é considerada como um caminho importante para compreender as pessoas e a doença	Não há ênfase em se observar o aspecto *yin/yang* e os Cinco Elementos na natureza
Ben (raiz) ou *biao* (manifestação)	Dá-se mais ênfase ao *ben* (raiz) por meio do tratamento do FC ou constituição e dos Oficiais. O FC é considerado o desequilíbrio mais fundamental	A ênfase está em *ben* (raiz) e em *biao* (manifestação). O tratamento dos Fatores Patogênicos, *yin/yang*, Substâncias e Órgãos, "síndromes" ou "padrões" incluem tanto o *ben* quanto o *biao*, de acordo com o contexto
Tratamento de condição crônica *versus* aguda	A ênfase está no tratamento de condições crônicas, especialmente as resultantes de predisposições constitucionais e das emoções. Também é realizado tratamento preventivo	A ênfase está tanto nas doenças crônicas quanto nas agudas. Problemas de canais e problemas articulares são comumente tratados, mas muitos outros problemas também são tratados
Nível de tratamento	Ênfase na mente e no espírito	A ênfase está nos padrões, sem nenhuma referência ao nível. "Nutrir o Sangue", por exemplo, pode influenciar a mente e o espírito
Diagnóstico usando sinais ou sintomas	Como os padrões do FC são diagnosticados principalmente por meio de sinais (cor, som, emoção e odor), há forte ênfase nos sinais e na acuidade sensorial do acupunturista	A MTC dá uma ênfase mista aos sinais e aos sintomas, com frequência dando maior crédito aos sintomas
Diagnóstico pelo pulso	Dá-se ênfase à força e à harmonia dos pulsos e às mudanças obtidas durante o processo de tratamento	Ênfase nas 28 qualidades dos pulsos e nas combinações de profundidade, largura, força, forma, ritmo, velocidade e comprimento. De modo geral, não se toma o pulso depois da sessão de tratamento
Método de interrogatório	A relação terapeuta-paciente e a avaliação das emoções são enfatizadas. Dá-se ênfase aos pacientes e à maneira como descrevem suas experiências. A informação sobre os sistemas é usada para avaliar o progresso do tratamento	A ênfase está na coleta factual de informações. Essas informações são usadas para fazer um diagnóstico dos padrões gerais de desarmonia do paciente
Relações	Ênfase na relação entre os Elementos por meio dos ciclos *sheng* e *ke*	Ênfase nas relações entre as síndromes e como uma leva à outra
Equilíbrio do *qi*	Ênfase em harmonizar os Cinco Elementos	O objetivo é nutrir o *yin* e aquecer o *yang*
Bloqueios ao tratamento	Energia Agressiva, desequilíbrio Marido-Esposa, possessão, bloqueio de Entrada-Saída	Fatores Patogênicos – Vento, Frio, Umidade, Secura, Calor, Fogo, Fleuma, Estagnação do Sangue e Estagnação do *qi*

(*continua*)

Tabela 47.2 Diferenças de ênfase entre diagnóstico e tratamento dos Cinco Elementos e da Medicina Tradicional Chinesa. (*continuação*)

Principais áreas de ênfase	Cinco Elementos	MTC
Número de pontos usados em cada sessão de tratamento	Número menor – 2 a 6 por sessão.	Número maior – 4 a 12 por sessão.
Técnica de inserção da agulha	Técnicas suaves de inserção. Retirada imediata da agulha para tonificar (fortalecer). Técnica suave ao sedar. (A sedação é mais parecida com a técnica de "harmonizar".)	Técnicas mais vigorosas de inserção de agulhas são usadas para dispersar os Fatores Patogênicos. A agulha é retida para reforçar (tonificar). A técnica para harmonizar é usada quando se quer sedar, havendo deficiência de base do *qi*
Largura das agulhas	Agulhas mais finas são usadas porque a ênfase está no espírito	Agulhas mais grossas são usadas, especialmente quando a ênfase é dispersar fatores patogênicos
Moxabustão	A moxa é com frequência empregada usando pequenos cones diretamente na pele	A moxa é com frequência usada indiretamente com bastão de moxa ou sobre a agulha
Uso dos pontos	Ênfase na categoria do ponto, para o "espírito" e/ou no nome do ponto. Ênfase também nos pontos de comando	Ênfase na "função" ou ação dos pontos
Resultado do tratamento	Ênfase principal em fortalecer o *qi* de base do paciente para lidar com as queixas principais e evitar outras doenças em potencial	Ênfase principal em lidar com a condição que o paciente apresenta no momento
Outras áreas de diagnóstico e de tratamento específicas da tradição	1. Uso de pontos horários e da lei Meio-dia – Meia-noite. 2. Uso de transferência de *qi* para movimentar o *qi* entre os Órgãos	1. Uso dos oito canais extraordinários para tratar níveis profundos de desequilíbrio 2. Uso de aconselhamento sobre estilo de vida, por exemplo, alimentação, proteção dos fatores climáticos para que o paciente fique mais saudável 3. Emprego do diagnóstico pela língua 4. Uso dos Oito Princípios para classificar a doença

Integração dos pontos fortes dos dois estilos

Benefícios da integração

O bem-estar do paciente é o centro de todo tratamento. A integração da Acupuntura Constitucional dos Cinco Elementos e da MTC possibilita que o acupunturista tenha maior variedade de opções ao decidir qual tratamento escolher. Assim como a medicina chinesa complementa os pontos fracos da medicina ocidental, também esses dois estilos de acupuntura complementam-se entre si de maneira excelente. A integração cria amplitude e profundidade ao tratamento do paciente. A integração desses dois estilos de tratamento expande a gama de possibilidades de tratamento do acupunturista e cria um estilo que é tanto flexível quanto pragmático. Alguns dos pontos fortes de cada estilo estão especificados a seguir. Eles ajudam o acupunturista a determinar as qualidades desejáveis que podem ser usadas em uma integração dos dois estilos de tratamento.

Principais pontos fortes dos tratamentos fundamentados na Acupuntura Constitucional dos Cinco Elementos e na Medicina Tradicional Chinesa

Principais pontos fortes da Acupuntura Constitucional dos Cinco Elementos

- Foco do tratamento no FC (Fator Constitucional), que é a fraqueza de base do paciente
- Atenção à capacidade em criar uma relação terapeuta-paciente. Isso traz confiança e compromisso do paciente e leva a um acesso mais interno ao diagnosticá-lo e compreendê-lo
- Noção de "Oficiais" e não de órgãos, e a noção de que a função do órgão se aplica ao corpo, à mente e ao espírito. Por exemplo, o Intestino Delgado "separa o puro do impuro" sob o aspecto mental e espiritual, além do físico. A incapacidade de "discriminar" mentalmente pode fazer com que o paciente se sinta sem foco e atordoado e não tenha discriminação em muitas áreas da sua vida, incluindo os relacionamentos, o trabalho e as amizades
- Noção de que o tratamento pode ser mais direcionado para um nível específico da pessoa, por meio da seleção do ponto e da intenção
- Reconhecimento da emoção como um indicador importante e causa de doença. A capacidade de "testar" a emoção para encontrar qual é a emoção menos fluente e mais inadequada
- Capacidade de fortalecer o desequilíbrio de base da pessoa para aliviar sintomas e evitar doenças
- Compreensão dos principais bloqueios (Energia Agressiva, Marido-Esposa, possessão e Entrada-Saída) e como corrigi-los
- Importância de verificar os pulsos para avaliar a mudança no paciente durante e depois de um tratamento. Importância do equilíbrio geral e harmonia dos pulsos
- Intervenção mínima, contando com os ciclos *sheng* e *ke* para criar uma mudança nos Elementos não tratados diretamente.

Principais pontos fortes da MTC

- Compreensão da importância de diagnosticar e tratar o equilíbrio *yin/yang* do paciente
- Uso da teoria das Substâncias (*qi*, Sangue, *jing*, líquidos corporais e *shen*) no diagnóstico. O uso dessas Substâncias permite que o acupunturista identifique sinais e sintomas que são agrupados para formar padrões de desarmonia. Por exemplo, um paciente pode ter o diagnóstico de Deficiência do Sangue do Coração, caso apresente vários sinais e sintomas, entre os quais ansiedade, facilidade de se assustar, sono de má qualidade, falta de concentração e tontura postural
- Compreensão dos Fatores Patogênicos e sua importância como bloqueios ao tratamento e também como removê-los e compreender suas causas. Isso leva à compreensão de como tratar uma doença aguda e o processo associado de diagnosticar, inserir as agulhas e a frequência do tratamento
- Percepção de como a patologia de *yin/yang*, dos órgãos, das Substâncias e dos Fatores Patogênicos se agrupa na forma de síndromes. Isso conduz a uma maior compreensão da razão pela qual a patologia de um paciente pode levar à manifestação de certos sinais e sintomas
- Reconhecimento do estilo de vida e da alimentação como uma causa de doença (e ligada às síndromes), propiciando, assim, uma base para orientar os pacientes
- Reconhecimento de que um problema pode, às vezes, originar-se em um canal em vez de em um órgão. Os "problemas do Canal" com frequência provocam condições articulares e também infecções agudas
- Importância da tomada do pulso usando as 28 qualidades. Isso está concatenado com o reconhecimento da desarmonia do *yin/yang*, das funções dos órgãos, das Substâncias e dos Fatores Patogênicos
- Compreensão do diagnóstico pela língua e que isso também está ligado ao reconhecimento da desarmonia de *yin/yang*, das funções dos órgãos, das Substâncias e dos Fatores Patogênicos.

Padrões de integração

Em um método integrado de diagnóstico e tratamento, os padrões do FC e as síndromes da MTC formam uma hierarquia de quatro níveis.

Em nível mais profundo estão os cinco padrões do FC, que são diagnosticados principalmente pelos sinais de cor, som, emoção e odor. O FC afeta os valores essenciais e crenças das pessoas, os quais, por sua vez, influenciam suas emoções e comportamento.

No nível seguinte estão as deficiências básicas e as estagnações associadas aos vários órgãos. Elas geralmente surgem diretamente do desequilíbrio constitucional de base ou FC, embora também possam surgir de outros órgãos que estão sob tensão. Alguns exemplos incluem deficiência do *yang* do Baço, deficiência do *yin* do Rim, deficiência do Sangue do Coração e estagnação do *qi* do Fígado. O diagnóstico das síndromes básicas envolve a cor, o pulso, a língua e vários sintomas físicos.

O terceiro nível, que chamamos de síndromes secundárias, envolve os Fatores Patogênicos. Alguns exemplos são Umidade-Calor no Intestino Grosso ou Frio invadindo o Estômago. O diagnóstico dessas síndromes baseia-se principalmente nos sintomas e, até certo ponto, nos sinais da língua e do pulso.

O último nível é um problema de canal em que há um bloqueio em um nível superficial de um canal e que não afeta o órgão propriamente dito. Os principais sintomas que surgem de problemas do canal são musculoesqueléticos e algumas infecções agudas, as quais não penetraram em camadas mais profundas do corpo.

A Tabela 47.3 ilustra essa hierarquia dos padrões do FC e das síndromes. O Capítulo 48 descreve como os dois estilos são integrados com exemplos de casos clínicos.

Tabela 47.3 Comparação dos padrões dentro do estilo integrado.

Padrão	Base teórica	Reconhecimento: sinais e sintomas	Nível
FC (Madeira, Fogo, Terra, Metal ou Água)	Elemento e Oficiais	Cor Som Emoção Odor	Afeta a pessoa em nível da identidade, valores essenciais e crenças, os quais, por sua vez, afetam o espírito, a mente, as emoções e o comportamento e leva a síndromes
Síndromes básicas (deficiência de *qi*, Sangue, *yin* ou *yang* ou estagnação de *qi*)	Função dos Órgãos em termos de Substâncias e de *yin/yang*	Pulso Língua Cor Sintomas	Afeta a pessoa e as funções corporais
Síndromes secundárias (Vento, Frio, Umidade, Calor ou Secura ou Fleuma ou estagnação de Sangue)	Função dos Órgãos e Fatores Patogênicos	Sintomas Pulso Cor Língua	Afeta as funções corporais
Problemas dos canais (problemas agudos ou crônicos que penetraram no canal, mas não no Órgão)	Conhecimento dos canais e possível sintomatologia	Sintomas variados	Corpo/canais

Resumo

- A Acupuntura Constitucional dos Cinco Elementos pode ser usada com eficácia como um estilo próprio de tratamento
- Existem muitas semelhanças entre a MTC e a Acupuntura Constitucional dos Cinco Elementos, uma vez que ambas se originam de uma raiz comum e de uma mesma tradição

- A integração dos dois estilos possibilita que os dois paradigmas profundos, *yin/yang* e os Cinco Elementos, sejam usados juntos
- A integração dá ao acupunturista uma ampla variedade de possibilidades terapêuticas para tratar condições tanto agudas quanto crônicas, bem como para enaltecer o bem-estar geral do paciente.

Casos Clínicos Ilustrando Diagnóstico e Tratamento Integrados

48

Introdução

O capítulo anterior apresentou as semelhanças e as diferenças entre a Acupuntura Constitucional dos Cinco Elementos e a Medicina Tradicional Chinesa (MTC) e os pontos fortes e fracos de cada sistema. Este capítulo levará o acupunturista aos principais estágios de um diagnóstico e tratamento integrados. O propósito do tratamento integrado é dar aos pacientes uma chance de progredirem com um tratamento de intervenção mínima. Alguns princípios gerais para o acupunturista seguir ao integrar os dois estilos de tratamento estão listados abaixo:

- Usar os primeiros tratamentos para confirmar o Fator Constitucional (FC). O diagnóstico é apenas uma hipótese de trabalho, até que seja confirmado pela resposta do paciente ao tratamento. Pelo fato de o tratamento no FC afetar muitos outros princípios de tratamento, o acupunturista com frequência se concentra em usar os primeiros tratamentos para resolver todas as áreas de incerteza sobre o FC. Nesse estágio, portanto, é menos provável que o acupunturista trate outras doenças óbvias, como deficiência de Sangue, *yin* ou *qi*
- Remover todos os bloqueios ao tratamento, se forem graves o suficiente para impedir o progresso. Energia Agressiva, Possessão, bloqueios do tipo Marido-Esposa e de Entrada-Saída devem sempre ser removidos em primeiro lugar
- Remover todas as condições de excesso causadas por Fatores Patogênicos, Fleuma e Estagnação de Sangue, se forem graves o suficiente para impedir a eficácia do tratamento no FC. Se a condição for de excesso extremo, por exemplo, uma infecção aguda, o FC não deve ser tratado de modo algum. O acupunturista deve encontrar um equilíbrio entre remover e tonificar, quando um paciente apresentar uma condição mista, por exemplo, condições de excesso (plenitude) com deficiências acentuadas de base. Como a presença de Fatores Patogênicos com frequência é diagnosticada com mais facilidade do que o FC e outras deficiências, existe uma tendência de alguns acupunturistas a se concentrarem na dispersão dos patógenos em detrimento da tonificação
- Se o tratamento no FC não estiver apresentando melhora suficiente em certos sinais e sintomas, outros princípios de tratamento podem ser acrescentados. A intervenção mínima permanece um princípio-guia
- Se necessário, considerar os princípios de tratamento que diferenciam se o FC tem mais deficiência de *yin* ou de *yang* ou se tem alguma doença de Substância, como deficiência ou estagnação de *qi* ou de Sangue.

Esses princípios de integração serão demonstrados com casos clínicos de alguns pacientes que se beneficiaram do tratamento.

Os estágios para se fazer a integração do diagnóstico e do tratamento são os seguintes:

- Tomar a história do paciente – fazer a relação, fazer perguntas específicas e avaliar as emoções

- Fazer um diagnóstico
- Traçar um diagrama do diagnóstico
- Formular princípios de tratamento
- Simplificar e priorizar os princípios de tratamento
- Formar uma estratégia de tratamento
- Decidir os pontos
- Realizar o tratamento.

Caso Clínico 1 – Howard

Introdução e criação da relação terapeuta-paciente

Caso clínico

Howard tinha 58 anos, era casado e tinha dois filhos. A filha mais velha era de um casamento anterior. A primeira impressão que a acupunturista teve dele foi a de ser uma pessoa simpática e amiga. Tinha altura mediana e estava ligeiramente acima do peso. Howard ficou sem fôlego por ter subido um lance de escadas até à sala de tratamento. Ele comentou, ao se sentar, que estava sentindo seu coração bater pelo esforço. Sua queixa principal era asma.

A acupunturista inicialmente pediu a Howard para dizer algo sobre si mesmo – a fim de conhecê-lo e criar uma relação terapeuta-paciente. Howard contou que há 25 anos era zelador de uma escola e que adorava seu trabalho.

Ele era conversador, além de ser muito cordial e de rir muito. Fazia piada com frequência, às vezes sobre si mesmo. (*A acupunturista percebeu que quando mostrava respeito ou falava sobre algum tratamento malfeito que ele havia recebido para asma, ele ria em vez de expressar pesar, raiva ou outras emoções. Em outras ocasiões, sua alegria desaparecia, especialmente quando a acupunturista parava de conversar e fazia algumas anotações. Nesses momentos, ele ficava momentaneamente triste e vulnerável. Sua alegria, então, voltava quando a conversa recomeçava.*)

Queixa principal

O diagnóstico continuou com a acupunturista desejando saber mais detalhes específicos sobre sua queixa principal. A asma começara 20 anos atrás. Teve uma crise de bronquite com muita tosse e então decidiu parar de fumar. Alguns dias depois desenvolveu asma brônquica e nunca mais se livrara dela. "Talvez devesse voltar a fumar!", gracejou ele.

Ele contou que tinha a sensação de que tinha um "tijolo" no peito. Parecia que não conseguia colocar mais ar nos pulmões de tão cheios e congestionados estavam. Ocasionalmente, expelia um muco branco e espesso. Também contou que o peito piorava quando se deitava e, por isso, dormia com pelo menos três travesseiros na maior parte do tempo.

A asma era controlada com inalantes, mas, se tivesse resfriado ou gripe, atacava logo o peito e na maior parte das vezes ocorria uma crise asmática franca. A última havia ocorrido 2 meses antes, quando foi parar no hospital e precisou tomar corticoides. Admitiu que tinha medo de que isso acontecesse de novo e, por essa razão, havia procurado o tratamento com acupuntura. (*A acupunturista julgou que, considerando a gravidade da situação, a maneira como o paciente expressara seu medo era apropriada.*)

Interrogatório dos sistemas

Howard contou que seu sono era horrível. Era leve e um mínimo ruído o acordava, até o canto dos pássaros. Pegava no sono facilmente, mas acordava por volta das 2 a 3 h da manhã e não conseguia voltar a dormir. Demorava a pegar no sono de novo e acordava com a cabeça atordoada. (*Quando a acupunturista demonstrou solidariedade pela dificuldade de dormir, Howard aceitou-a bem.*)

Ele contou que seu apetite era "muito bom" e adorava comer. Consumia laticínios com frequência e tomava um copo de leite quente antes de dormir, "para ajudar no sono". Costumava ficar com o abdome distendido depois de comer e apresentava fezes soltas que não tinham odor forte.

Howard também contou que tinha falta de energia e se sentia "totalmente esgotado". Adorava seu trabalho, mas o que antigamente era fácil de fazer agora o esgotava e, por isso, se perguntava se não seria hora de se aposentar.

A acupunturista continuou a fazer perguntas específicas sobre sua saúde, como sede, micção e transpiração e escreveu todas as respostas de Howard. Ao mesmo tempo, avaliava como ele respondia emocionalmente às suas perguntas.

História pessoal

Ela também perguntou ao paciente sobre a história patológica pregressa, sua história patológica familiar e sua história pessoal. Isso incluiu perguntas a respeito de áreas como sua infância, tensões emocionais, fases difíceis na vida e relacionamentos, assim como quais eram as áreas mais problemáticas de sua vida. Essas perguntas eram importantes para conhecer Howard como pessoa. As perguntas também são importantes para se ter uma noção do equilíbrio das emoções do paciente. Isso fica mais fácil quando eles estão falando sobre questões difíceis da vida e quando descrevem seus tópicos problemáticos como transpiração, micção etc.

Howard contou que sua infância havia sido feliz: "Sempre tive muitos amigos e sempre os fazia rir". Também contou que, de um modo geral, estava feliz com sua vida atual, mas achava que sofria de distúrbio afetivo sazonal (do inglês, *seasonal affective disorder*, SAD) e ficava muito deprimido no inverno. "Vamos mudar para a Itália durante os meses do inverno." Contou que isso havia piorado com a idade. Quando a acupunturista quis saber mais a respeito disso, ele disse que as coisas estavam boas de um modo geral e que não gostava de falar muito sobre suas dificuldades. Mencionou, entretanto, por alto, que sua filha mais velha do primeiro casamento era dependente de heroína e isso lhe causava grande sofrimento e tristeza. Ele já havia tentado ajudá-la, mas parecia que ela não queria ajudar a si mesma. (*Ele ficou muito triste ao falar sobre isso. A acupunturista considerou que poderia voltar a esse assunto posteriormente.*) Com relação à mulher atual, ele riu e disse que tudo estava "ótimo", mas seus olhos e sua expressão facial não corresponderam a isso.

Pulsos de Howard

Os pulsos de Howard estavam todos deficientes e a acupunturista registrou a imagem desses pulsos:

Lado esquerdo		Lado direito	
ID –1	C –1 (Flutuante)	P –0,5	IG –0,5 (Flutuante)
VB –0,5	F –0,5	BP –1,5	E –0,5 (Deslizante)
B –0,5	R –1,5 (Profundo)	PC –1,5	TA –1,5 (Profundo)

Diagnóstico pela língua

Howard tinha língua pálida e aumentada, com fissura na linha média que chegava até a ponta. Na parte posterior, a saburra era branca e pegajosa. A ponta da língua estava mais vermelha do que o corpo principal.

Exame físico

Depois de tomar os pulsos de Howard e analisar sua língua, a acupunturista realizou outras partes do diagnóstico físico, como sentir os três *jiao*, palpar os pontos *shu* dorsais e *mu* frontais, o teste de Akabane e observar a cor, o som e o odor. Depois de feito o processo diagnóstico e de Howard ter partido, a acupunturista revisou todas as informações que havia escrito. Então, escreveu o diagnóstico, incluindo o registro do diagrama do diagnóstico.

Diagnóstico

Formar um diagnóstico

A acupunturista sabia que precisava diagnosticar a condição de Howard como um todo, para que houvesse melhora da raiz e da manifestação de seu problema. Isso significava que ela deveria identificar todos os padrões presentes. Isso incluía o FC e também todas as síndromes que estivessem presentes.

Ela reuniu todas as informações e traçou um diagrama. O propósito do diagrama era dar uma visão geral do diagnóstico. O diagrama poderia conectar os "padrões" de Howard do ponto de vista etiológico e esclarecer as causas específicas internas, externas e variadas de vários padrões. A acupunturista também incluiu os sinais e os sintomas que confirmavam cada padrão. Isso possibilitava um melhor monitoramento do progresso de Howard.

FC de Howard

A acupunturista optou pelo FC Fogo porque ele ria de maneira inadequada e mostrava excesso de alegria em situações nas quais o mais apropriado seria ficar com raiva ou extremamente pesaroso. Também mostrou um medo apropriado e aceitou a solidariedade de maneira adequada. Ao mesmo tempo, caía em tristeza e parecia vulnerável e incerto quando a acupunturista parava de conversar.

Howard não quis falar sobre suas dificuldades, quando indagado. Embora admitisse ter SAD nos meses frios, não quis falar a respeito disso. Também mencionara por alto o fato de a filha ser dependente em heroína, novamente não querendo se aprofundar no assunto. Preferia rir, conversar e fazer piada. Manter sua taça "meio cheia" era provavelmente um modo positivo de lidar com suas dificuldades – mas isso em detrimento de olhar para sua situação como um todo, atitude que provavelmente estava contribuindo para a sua depressão de base. Confirmando o diagnóstico de Fogo, a acupunturista observou uma falta de vermelho ao lado dos olhos de Howard e sentiu cheiro de queimado.

A acupunturista considerou que parte do tratamento de Howard precisaria ser dirigida para o nível do espírito. Ela esperava que quando ele se sentisse mais forte e confiasse mais nela, ele conseguisse se abrir mais e falar de maneira mais aberta sobre si mesmo.

A acupunturista também considerou a possibilidade de Howard estar sofrendo de Possessão, de ter um desequilíbrio Marido-Esposa ou um bloqueio de Entrada-Saída. Do seu ponto de vista, não estava ocorrendo nenhum desses bloqueios.

Fazer um diagrama

A Figura 48.1 mostra o diagrama feito pela acupunturista. As caixas retangulares indicam os padrões principais. As caixas ovais indicam a

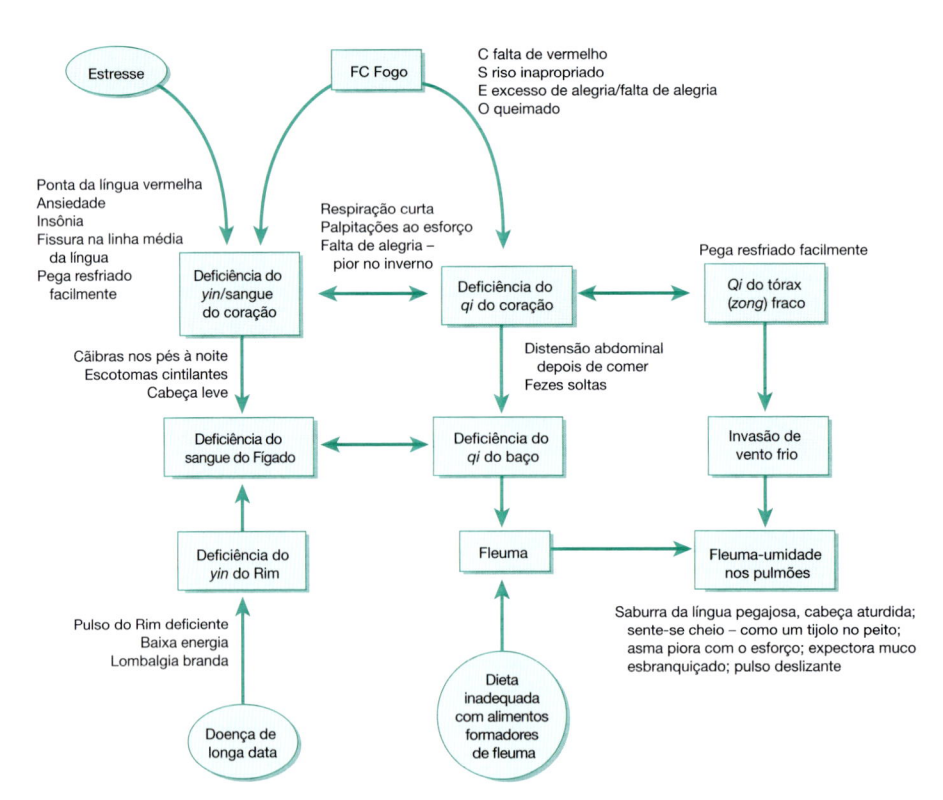

Figura 48.1 Diagrama do diagnóstico para Howard.

etiologia e os principais sinais ou sintomas estão escritos próximos a elas. As caixas são ligadas por setas que indicam em qual direção os padrões provavelmente afetam-se entre si – às vezes, a seta segue nas duas direções, indicando que os padrões estão se afetando mutuamente.

O diagrama mostra todos os padrões de Howard, incluindo o FC. Pelo fato de o FC estar subjacente a todos os outros padrões, ele é colocado no topo do diagrama. Em geral (mas nem sempre), o FC e os outros padrões envolvem alguns dos mesmos Órgãos. Nesse caso, o desequilíbrio constitucional no Fogo de Howard causou uma deficiência do *qi* do Coração e do *yin* do Coração. O diagrama também mostra como provavelmente a Fleuma-Umidade se formou. A causa é provavelmente decorrente de uma combinação de vários fatores, que são:

1. O desequilíbrio constitucional do Fogo que provocou fraqueza do tórax e do *zong qi*.

2. Dieta inadequada contendo muitos alimentos formadores de Fleuma.

3. Resfriados (invasões de Vento-Frio) que facilmente se alojam no tórax.

Plano de tratamento

Formação dos princípios de tratamento

O próximo estágio do diagnóstico é estabelecer os princípios de tratamento. Eles informam ao acupunturista a escolha dos pontos. Os principais princípios de tratamento envolvidos em um diagnóstico fundamentado nos Cinco Elementos seriam tratar o FC ou tratar um bloqueio como Energia Agressiva, Possessão, desequilíbrio Marido-Esposa ou bloqueio de Entrada-Saída.

Um acupunturista da MTC usaria os princípios de tratamento para decidir se tonificaria os padrões de deficiência e se sedaria os padrões de excesso.

O conjunto de tudo isso em um diagnóstico integrado possibilita que o acupunturista tenha uma visão geral de todas as prioridades do tratamento – portanto, o primeiro estágio do plano de tratamento é relacionar todos os princípios de tratamento possíveis:

- Tratar o FC Fogo
- Tonificar o *qi* do Coração
- Nutrir o *yin* do Coração
- Tonificar o *zong qi*
- Dispersar Vento-Frio quando presente
- Nutrir o Sangue do Fígado
- Tonificar o *qi* do Baço
- Dispersar Fleuma
- Dispersar Fleuma-Umidade dos Pulmões.

Se a acupunturista utilizasse todos os padrões anteriormente citados, o resultado seria confuso. Haveria muitos princípios de tratamento. Então, o próximo estágio é simplificar e priorizar esses princípios.

Simplificar os princípios de tratamento

Para simplificar os princípios de tratamento, a acupunturista eliminou todos os princípios de tratamento os quais considerou desnecessários. A maioria deles era os que ela esperava que fossem resolvidos com outros princípios de tratamento.

Alguns dos princípios de tratamento poderiam ser facilmente simplificados. Por exemplo, a "nutrição do sangue do Fígado" poderia ser eliminada, uma vez que a deficiência do Sangue provavelmente se originou da deficiência do sangue do Coração (provavelmente pelo FC ser Fogo) combinada a uma deficiência do *qi* do Baço. O Vento-Frio só surgia ocasionalmente, portanto não era preciso estar relacionado como um princípio de tratamento importante. O tratamento do FC Fogo e os princípios de tratamento relacionados às síndromes do Coração poderiam ser fundidos. Muitas vezes, o paciente tem síndromes que estão no mesmo Órgão do FC e o acupunturista pode com frequência selecionar um ou mais pontos que podem tratar as duas coisas ao mesmo tempo.

A acupunturista ficou, então, com um menor número de princípios de tratamento. Assim, ficava menos confuso e mais fácil planejar um tratamento e escolher os pontos. Os princípios de tratamento ficaram da seguinte maneira:

- Tratar o FC Fogo tonificando o *qi* do Coração e o *yin* do Coração
- Tonificar o *qi* do Baço
- Dispersar Fleuma-Umidade dos Pulmões
- Tonificar o *zong qi*.

Priorizar os princípios de tratamento

O próximo estágio era priorizar os princípios de tratamento. Para priorizar, a acupunturista avaliou em quais, dentre os princípios de tratamento remanescentes, ela deveria se concentrar e qual ordem usar. Para isso, ela relacionou dois princípios de tratamento que considerou prioridades principais, colocando-os como os primeiros da lista. Outros três princípios de tratamento foram colocados entre parênteses, já que não seriam usados imediatamente, mas talvez sim mais adiante. A lista ficou da seguinte maneira:

- Tratar FC Fogo (tonificando o *qi* do Coração e nutrindo o *yin* do Coração)
- Dispersar Fleuma-Umidade
- (Tonificar *zong qi*)
- (Tonificar *qi* do Baço).

Ela também acrescentou:

- (Dispersar Vento-Frio quando necessário.)

Estratégia de tratamento

A acupunturista agora já tem formada uma estratégia de tratamento. Dos cinco princípios de tratamento finais, ela decidiu que as principais prioridades eram tonificar o FC Fogo e dispersar Fleuma-Umidade dos Pulmões. A Fleuma-Umidade estava causando tanta congestão, que era necessário ser dispersada logo no início do tratamento. Ela reconheceu, ao tratar o Elemento Fogo de Howard, era provável que fosse necessário tratar no nível do espírito.

Ainda não sabia quais dos quatro "Oficiais" Fogo eram os principais associados ao suposto FC de Howard. Poderia ser o Pericárdio e o Triplo Aquecedor ou o Coração e o Intestino Delgado. Ela decidiu descobrir isso tratando o Pericárdio e o Triplo Aquecedor primeiramente e monitorando a resposta. Se a resposta não fosse boa, ela passaria para o Coração e o Intestino Delgado. Embora as síndromes associadas ao FC Fogo fossem síndromes do Coração, isso não queria dizer que o Coração era o Órgão do FC, uma vez que essas síndromes também incluem o Pericárdio.

A acupunturista quis acrescentar mais um princípio de tratamento. Era o teste para Energia Agressiva antes de começar. Isso é realizado de rotina, no início do primeiro tratamento. A Energia Agressiva poderia estar presente porque o paciente já havia tomado muitos medicamentos para a asma e também apresentava alguns sinais de calor, como ponta da língua vermelha – de modo que o calor poderia estar preso nos órgãos (ver Capítulo 30 para mais detalhes sobre esse assunto). A acupunturista decidiu não usar moxa, já que o paciente tinha muitos sinais de calor.

Howard foi orientado para que, na hipótese de apresentar qualquer sinal de invasão de Vento-Frio, ligasse e marcasse uma sessão de tratamento imediatamente para que a acupunturista pudesse dispersar o patógeno antes que ele afetasse o tórax e causasse mais problemas com sua asma.

Tratamento

Estágios do tratamento

Para o primeiro tratamento, a acupunturista tinha três principais princípios de tratamento, que eram:

- Testar Energia Agressiva
- Tratar o FC Fogo
- Dispersar Fleuma-Umidade.

Se não houvesse Energia Agressiva, a acupunturista havia decidido tratar o Fogo para assegurar-se de que era o FC. A remoção da Fleuma-Umidade não seria incluída nesse primeiro momento. A simplicidade do tratamento não confundiria a imagem e a acupunturista poderia ter uma noção mais exata sobre como os pontos haviam afetado o paciente.

Escolhendo os pontos

Pontos para testar Energia Agressiva

Os pontos para testar Energia Agressiva são B-13 (Pulmão), B-14 (Pericárdio), B-18 (Fígado), B-20 (Baço) e B-23 (Rim) + agulhas de controle em pontos falsos em cada um dos *jiao*. As agulhas são retidas em um nível bem superficial, observando-se se há formação de eritema ao seu redor.

Pontos para testar o FC

Os pontos para testar o FC seriam TA-4 e PC-7, os quais são tonificados, sem retenção. Se a resposta do pulso a esses pontos for fraca, então a acupunturista pode passar para o tratamento do Coração e do Intestino Delgado. Nesse caso, ela tonificaria C-7 e ID-4. Outros pontos nos canais do FC seriam usados em tratamentos posteriores.

Pontos para dispersar Fleuma-Umidade

Os pontos para dispersar Fleuma-Umidade poderiam ser P-5 e E-40, e a técnica de inserção de agulha seria a de "harmonização". A acupunturista não usaria técnica de redução, uma vez que Howard tinha uma deficiência de base.

Tratamento 1

No primeiro tratamento, a resposta para Energia Agressiva foi negativa. A acupunturista, então, empregou TA-4, usando técnica de tonificação sem retenção. Houve uma pequena mudança no pulso e os pulsos ficaram marginalmente menos deficientes.

O segundo ponto tonificado foi PC-7. Depois disso, as primeiras posições ficaram menos flutuantes. O pulso do Estômago/Baço ainda estava ligeiramente deslizante, mas de um modo geral todos os pulsos ficaram mais harmônicos e fortes. A acupunturista ficou satisfeita com essa mudança e decidiu que o tratamento já havia sido suficiente.

Lado esquerdo		Lado direito	
ID –1	C –1	P –1	IG –1
VB –0,5	F –0,5	BP –0,5	E –0,5 (Deslizante)
B –1	R –1 (Profundo)	PC –1	TA –1 (Profundo)

Tratamento 2

Howard contou que havia se sentido muito melhor depois do tratamento. Estava mais disposto, especialmente no final do dia. Também havia dormido melhor nas primeiras três noites e o tempo de recuperação depois de exercícios físicos estava muito melhor. O peito, entretanto, não havia melhorado muito e ainda sentia aquele peso. Ainda estava expectorando um pouco de muco.

Pelo fato de o peito não ter respondido ao tratamento, a acupunturista decidiu acrescentar mais um princípio de tratamento e:

- Dispersar Fleuma-Umidade do tórax
- Continuar o teste do FC.

Os primeiros pontos que ela usou foram P-5 e E-40, com método de "harmonização". Depois disso, todos os pulsos ficaram ligeiramente mais equilibrados e a qualidade de deslizante do pulso do Estômago e do Baço ficou reduzida. Em seguida, ela tonificou PC-9 e TA-3. São os pontos de tonificação que levam a energia um pouco mais cheia do Elemento Madeira para o Fogo. Os pulsos de Howard ficaram muito mais harmônicos depois do tratamento.

Lado esquerdo		Lado direito	
ID –0,5	C –0,5	P –0,5	IG –0,5
VB –0,5	F –0,5	BP –0,5	E –0,5
B –1	R –1 (Profundo)	PC –1	TA –1 (Profundo)

Outros tratamentos

Nos meses seguintes, o tratamento de Howard progrediu bem. Durante esse tempo, a acupunturista dispersou Fleuma-Umidade em cinco ocasiões. Ela usou P-5 e E-40 e também pontos como *Ren*-17 e P-1, todos com técnica de "harmonização". Howard gradualmente deixou de usar os inalantes e também manteve seu terapeuta assistente informado sobre sua evolução. Depois de 11 sessões de tratamentos, havia reduzido os medicamentos dipropionato de beclometasona e ipratrópio de três para uma bombeada por dia. Também ficou sem tomar salbutamol por "semanas". Howard também eliminou da dieta os alimentos "formadores de Fleuma", especificamente laticínios e alimentos gordurosos. Isso também ajudou o peito a ficar menos congestionado. Howard foi tratado semanalmente no início, mas à medida que foi melhorando a acupunturista espaçou os tratamentos para a cada 2 semanas, depois a cada 3 semanas e depois a cada 4 semanas.

Na sexta sessão de tratamento, Howard apareceu com sintomas de resfriado, com garganta inflamada, nariz escorrendo e uma leve dor de cabeça. A acupunturista "libertou o exterior" e "dispersou o Vento-Frio" com ventosas nas costas do paciente sobre B-12 e B-13, e usando P-7 e IG-4 com técnica de redução branda. O resfriado de Howard não atingiu o peito, indicando que ele estava provavelmente mais forte do que antes.

À medida que a asma de Howard melhorava, ele também apresentava outras mudanças profundas. Por volta do oitavo tratamento, ele já estava dormindo muito melhor e apenas ocasionalmente apresentava más noites de sono. Também demonstrava mais energia e contou que sentia mais facilidade para subir escadas. Ainda se sentia um pouco empanturrado depois de comer, mas havia melhorado quanto às fezes amolecidas. Embora esses fossem sintomas de deficiência do *qi* do Baço, a acupunturista não precisou tonificar o Baço porque tratando a mãe (Pericárdio), o filho (Baço) respondeu.

Após 10 sessões de tratamentos, Howard contou à acupunturista que se sentia muito mais feliz do que antes. Disse que não fazia ideia de quão deprimido e ansioso estava. Era de sua natureza ser positivo, mas por trás daquela positividade exterior estava muito infeliz. Agora podia ser positivo sem ter que se forçar a isso. A acupunturista notou que Howard não parecia estar tão "pra cima" na maior parte do tempo, mas mais equilibrado e calmo.

Com o passar o tempo e a melhora do Protetor do Coração, Howard passou a se sentir mais capaz de falar a respeito de seus assuntos pessoais e foi encorajado a falar abertamente com sua esposa sobre sua tristeza com relação à filha do primeiro casamento. Ele disse à acupunturista que "um problema dividido é um problema reduzido". Embora não pudesse mudar a situação, ele descobriu que a profissional estava aberta a ouvir suas histórias. "Eu sempre acreditei que não deveria falar sobre meus problemas. Agora sei que sou querido por quem eu sou, e não pelo fato de estar feliz ou não".

Mais tarde, no tratamento, a acupunturista testou os pontos do Coração e do Intestino Delgado, mas a melhor mudança partiu do Pericárdio e do Triplo Aquecedor, portanto o tratamento foi focado predominantemente nesse lado do Fogo.

Um dos princípios de tratamento listados foi fortalecer o *zong qi*. A acupunturista não precisou usar pontos do Pulmão de Howard, uma vez que ele progrediu muito bem com o tratamento no Pericárdio e no Triplo Aquecedor, tratamento que por si só fortaleceu o *zong qi*.

Alguns dos pontos os quais a acupunturista utilizou para tratar o FC de Howard foram:

- PC-7 e TA-4 (pontos fonte)
- PC-9 e TA-3 (pontos de tonificação)
- B-14 e B-22 (pontos *shu* dorsais)
- PC-6 e TA-5 (Portão Interno e Externo da Fronteira)
- *Ren*-15 (para tratar o espírito)
- PC-2 (Lagoa Celestial para tratar o espírito)
- B-43 (para fortalecer a deficiência e tratar o espírito).

A seguir, algumas das combinações de pontos usadas nos tratamentos de Howard:

- P-5, *Ren*-17, E-40 (harmonização); PC-6 e TA-5 (tonificação)
- P-5, E-40, P-1 (harmonização); *Ren*-15 e *Ren*-4, PC-7 e TA-4 (tonificação)
- *Ren*-17 e P-1 (harmonização); B-43 e B-22 (tonificação)
- E-40, P-5 (harmonização); PC-9, TA-3 e PC-2 (tonificação).

Tratamento integrado

O acupunturista que integra os dois estilos trata o FC e as síndromes. Se Howard tivesse seu FC tratado, sem tratar a Fleuma-Umidade, poderia ter melhorado consigo mesmo, mas o peito poderia não ter melhorado porque seria difícil remover o patógeno sem um tratamento direto. Por outro lado, se a Fleuma-Umidade houvesse sido tratada, bem como a deficiência de base do baço e do pulmão, sem tratar o FC, a asma poderia ter melhorado, mas ele provavelmente teria sentido menos mudança na maneira como "se sentia consigo mesmo".

Outros exemplos de diagnóstico integrado

Os dois casos clínicos seguintes com diagramas são mais resumidos do que o exposto anteriormente e são outros exemplos de integração de diagnóstico e tratamento.

Caso Clínico 2 – Patrícia

Caso clínico

Patrícia procurou tratamento por recomendação de um amigo. Tinha 43 anos e dois filhos crescidos. Trabalhava meio período como professora. A acupunturista, ao confirmar o endereço de Patrícia, percebeu que tinha errado. Quando Patrícia percebeu isso, falou sem pensar: "Se você errou o endereço, pode errar meu tratamento". A acupunturista não se ofendeu pelo fato, mas usou o episódio para fins diagnósticos – percebeu que Patrícia estava aterrorizada. A resposta poderia ter sido tomada como raiva, já que havia sido dita com rispidez, mas seus olhos e o movimento agitado do corpo indicavam que o medo era a emoção. A acupunturista também percebeu que precisaria ganhar a confiança de Patrícia para que ela pudesse ficar à vontade para ser tratada.

Durante o processo do diagnóstico, a acupunturista percebeu que Patrícia parecia desconfiada. Com o tempo, o problema inicial sobre o endereço já havia sido esquecido, mas era difícil Patrícia se acalmar. Às vezes, quando indagada sobre um aspecto pessoal, os olhos de Patrícia iam de um lado a outro. Outras vezes, só parecia tensa e não à vontade. A acupunturista também observou que a voz de Patrícia tinha uma qualidade de gemido e que a cor ao lado dos olhos era negro-azulada.

Queixa principal

Patrícia contou que tinha enxaquecas e ataques de pânico que haviam começado 3 anos antes. Percebia a aproximação de um ataque de pânico porque ficava tonta, quase desmaiava e sentia calor. O coração batia forte e os sons ficavam abafados. Sentia uma necessidade de ir para o ar livre para sentir o ar fresco. Os ataques de pânico haviam começado no meio de um processo de divórcio e continuaram depois do processo concluído. Não sabia o que os desencadeava: "Posso estar muito bem e, de repente, tenho um ataque de pânico sem saber por quê". Quando apresentava um desses ataques, tomava propranolol e os sintomas melhoravam.

Patrícia também contou que tinha enxaquecas e dores de cabeça centradas ao redor dos olhos e sobre as sobrancelhas, e "não eram muito intensas". Tinha isso quase o tempo todo. As enxaquecas eram desencadeadas por cansaço ou estresse. Quando tinha enxaqueca, seus olhos ficavam sensíveis à luz, sua visão ficava turva e toda a sua cabeça latejava. Também ficava irritada e às vezes sentia enjoo. Ficava com mais calor nessas ocasiões e colocava uma compressa fria sobre os olhos.

Diagnóstico pelo pulso

Abaixo, a imagem do pulso de Patrícia no dia de sua primeira consulta.

Lado esquerdo		Lado direito	
ID –1	C –1	IG –1	P –1 (todo o lado direito fino e flutuante)
VB –1	F –1 (em corda)	BP –1	E –1
B –2	R –2	PC –2	TA –2

Diagnóstico pela língua

A língua estava pálida e ligeiramente aumentada, com saburra branca fina e pontos vermelhos na ponta.

Diagnóstico

A acupunturista de Patrícia concluiu que provavelmente seu FC fosse o Elemento Água. Isso precisava ser central ao tratamento para chegar à raiz do problema. A acupunturista já havia notado como Patrícia respondia à alegria, à solidariedade, à raiva e ao pesar, e chegara à conclusão de que essas respostas não eram significativamente inapropriadas. Nenhuma delas induziu mudanças em sua voz, nos olhos, na linguagem corporal etc. O medo estava presente o tempo todo, entretanto. Era quase palpável. Quando ela estava particularmente assustada, a acupunturista podia ver os movimentos desarmônicos do *qi* afetando sua expressão facial, seus olhos e sua postura. A acupunturista percebeu que ela precisava demonstrar confiança e ser firme ao tratar Patrícia, a fim de garantir que ela se sentisse segura durante o tratamento.

A Figura 48.2 mostra o diagnóstico integrado de Patrícia e inclui outros sintomas.

A partir do diagnóstico, a acupunturista priorizou os princípios de tratamento tentando mantê-lo o mais simples possível (ver caso clínico anterior). A intervenção mínima é sempre o objetivo. Os principais princípios de tratamento que decidiu usar foram:

- Tratar o FC Água nutrindo o *yin* do Rim
- Controlar o *yang* do Fígado.

Tratamento 1

No início do tratamento, a acupunturista decidiu concentrar o tratamento totalmente no FC Água. Isso se baseava no fato de que as duas queixas principais de Patrícia eram originadas do Elemento Água, apesar de haver outros Elementos envolvidos. Os ataques de pânico eram decorrentes da deficiência do *yin* do Rim e do Coração e, as enxaquecas, da deficiência do *yin* do Rim que provocava deficiência do *yin* do Fígado e ascensão do *yang* do Fígado.

O resultado para Energia Agressiva foi negativo, portanto, o próximo estágio do tratamento foi tratar o FC Água. Os pontos tonificados foram os pontos-fonte *yuan*, B-64 e R-3. Os pulsos mudaram depois disso e se tornaram menos flutuantes e também a qualidade em corda do pulso do Fígado diminuiu.

Lado esquerdo		Lado direito	
ID –1	C –1	IG –1	P –1 (mais assentado)
VB –1	F –1 (menos em corda)	BP –1	E –1
B –2	R –2	PC –1,5	TA –1,5

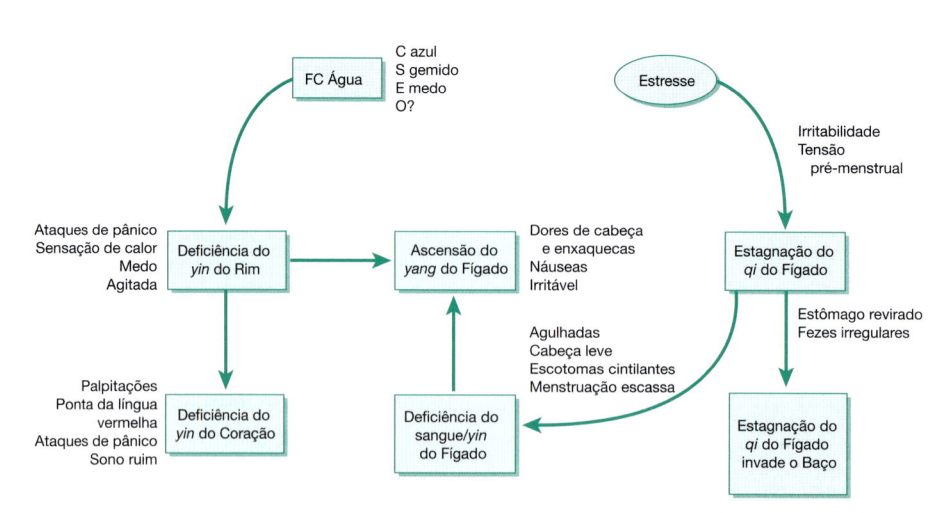

Figura 48.2 Diagrama do diagnóstico de Patrícia.

Tratamento 2

Patrícia voltou para o próximo tratamento com um enorme sorriso na face. Parecia mais relaxada e menos tensa. Não havia tido dor de cabeça desde a última menstruação. Apenas sinais leves dos ataques de pânico, mas que foram muito menos intensos. Estava mais disposta de um modo geral, mesmo não tendo percebido que estava cansada antes. A acupunturista tratou o FC Água tonificando a Água com B-23 e 28 – os pontos *shu* dorsais – e em seguida usou os pontos de tonificação B-67 e R-7.

Tratamento 3

Patrícia continuou melhorando. A acupunturista continuou a tratar a Água e nessa sessão decidiu usar os pontos para influenciar o espírito de maneira mais direta. Para esse tratamento, utilizou R-25, Depósito do Espírito. Embora Patrícia estivesse melhor consigo mesma, ela ainda precisava que seu espírito e suas reservas fossem auxiliados em um nível profundo. Sem esse apoio, o tratamento provavelmente não se manteria. Como era no fim da tarde, a acupunturista também acrescentou B-66 e R-10, os pontos horários, para a deficiência do *yin* do Rim.

Tratamento 4

A menstruação de Patrícia chegou e ela acordou às 6 h com enxaqueca. Teve náuseas e ânsia de vômito. A acupunturista, então, decidiu tratar o Fígado e a Vesícula Biliar diretamente e controlou o *yang* do Fígado com F-2 e VB-38. Em seguida, tratou o FC tonificando B-23 e 52 e B-64 e R-3.

Outros tratamentos

Patrícia continuou a progredir, aparentemente menos desconfiada, à medida que sentia os benefícios do tratamento, que continuou voltado para o FC Água e para o espírito. A acupunturista ainda precisava controlar o Fígado quando a menstruação vinha. Não foi necessário fazer a nutrição do Sangue do Fígado porque o tratamento do Rim alimentou o Fígado pelo ciclo *sheng*.

Por volta do quinto tratamento, Patrícia não tomou mais o propranolol e não teve mais ataques de pânico – embora apresentasse espo-radicamente uma tontura que desaparecia de maneira espontânea. Estava muito mais relaxada e, em uma ocasião, chegou a rir lembrando de sua reação extrema no início do tratamento. Contou à acupunturista que se sentia muito mais forte e mais relaxada na vida de um modo geral e que sua relação com o marido havia melhorado bastante.

Por volta do décimo tratamento, ficou sem dor de cabeça durante a semana e teve apenas suaves dores de cabeça em vez de enxaquecas antes da menstruação. O tratamento continuou e foi gradualmente espaçado para uma vez a cada 2 semanas e depois para uma vez por mês. Ela continua com sessões mensais. Seus sintomas melhoraram muito, além de se sentir mais tranquila e menos estressada.

Caso Clínico 3 – Ellena

Caso clínico

Ellena tinha 60 anos e era solteira. Vivia sozinha, mas perto de seu sobrinho e de sua irmã. A primeira impressão que o acupunturista teve dela foi a de uma pessoa gentil e suave, mas um pouco estranha. Ela conversava sozinha na recepção e depois, quando foi ao banheiro, deixou a porta entreaberta. Durante a entrevista, o acupunturista ficou sabendo que Ellena se formara enfermeira aos 19 anos e tinha recebido um diagnóstico de esquizofrenia. Não tomava remédio para essa condição e parecia ser capaz de falar com certa clareza, embora sem fazer nenhum contato real com o acupunturista.

Queixa principal

Sua queixa principal era uma dor de cabeça frontal causada por um acidente de carro 30 anos atrás. O acidente havia provocado um traumatismo no lado esquerdo da cabeça, e ela apontou para o canal da Vesícula Biliar. A dor havia se movido de maneira gradual das laterais para a parte anterior da cabeça. Atualmente, tinha dores de cabeça a cada 2 a 3 semanas; era uma dor "irritante e incômoda". Ela contou que o tempo quente e queijo fresco pioravam a dor de cabeça. Não tinha certeza se o movimento influenciava na dor de cabeça. Mais tarde, ela disse: "Não consigo me concentrar e parece que não penso direito. Não consigo assistir à televisão por muito tempo – depois de meia hora ou uma hora fico com sono. Isso faz com que eu não me interesse por nada".

Diagnóstico pelo pulso

Lado esquerdo			Lado direito		
ID –1	C –1	P –1	IG –1 (em corda no geral)		
VB +1	F +1 (em corda)	E –1	BP –1 (em corda/ deslizante)		
B –1,5	R –1,5	PC –1	TA –1		

Os pulsos estavam fracos com exceção da posição média da mão esquerda, que estava cheia. A posição média da mão direita estava deslizante. Havia uma qualidade geral de corda nos pulsos.

Diagnóstico pela língua

A língua estava vermelho-arroxeada na parte anterior e vermelho-pálida na parte posterior. Tinha saburra branca e espessa na parte média e na parte posterior e estava aumentada nas laterais, com marcas de dentes.

Diagnóstico

O acupunturista diagnosticou o FC de Ellena como Terra. Tinha um tom amarelado na face e o odor era perfumado. Sua voz, entretanto, era bastante entrecortada. Ellena falou incessantemente sobre alimentos durante toda a entrevista, e se preocupou muito com sua saúde – e também com a saúde do pai, da irmã e do irmão. Queixava-se muito e com frequência repetia os problemas, como se sempre quisesse solidariedade e apoio. Adorava quando recebia solidariedade e isso, com frequência, fazia com que contasse ao acupunturista com grandes detalhes os seus outros problemas. Ellena, entretanto, tinha uma voz entrecortada e também muitas frustrações na vida.

O acupunturista pensou na possibilidade de Ellena ser FC Madeira. Os pulsos Madeira estavam cheios e em corda e ela ficava zangada com facilidade, em especial se sua irmã se intrometesse em sua vida e tentasse impedi-la de fazer o que quisesse. O diagrama na Figura 48.3 mostra o diagnóstico integrado de Ellena e inclui os outros sintomas os quais ela contou durante o processo de diagnóstico.

A partir do diagnóstico integrado, o acupunturista simplificou e em seguida priorizou os princípios de tratamento. Os principais princípios de tratamento que ele decidiu usar foram:

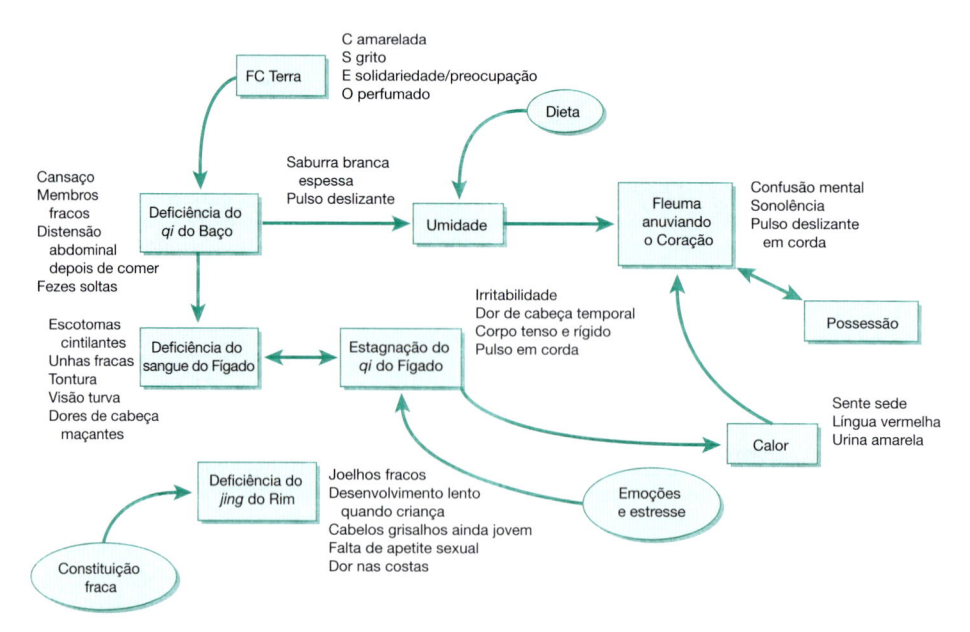

Figura 48.3 Diagrama do diagnóstico de Ellena.

- Libertar Dragões Internos
- Dispersar Fleuma
- Tratar FC Terra
- Mover o *qi* do Fígado.

Tratamento 1

No primeiro tratamento, o acupunturista decidiu remover a Possessão usando o tratamento dos Dragões Internos. Os sintomas da paciente de falar sozinha e sua falta de percepção do ambiente indicavam que esse tratamento era apropriado. O acupunturista não conseguiu fazer contato com seu espírito por meio dos olhos. As "luzes estavam acesas, mas não havia ninguém em casa".

Tratamento 2

Depois do primeiro tratamento, a paciente contou que se sentiu um pouco melhor e ficou mais disposta na manhã seguinte. Ela também mencionou que várias pessoas comentaram que ela parecia melhor. Os princípios para o próximo tratamento foram:

- Verificar presença de Energia Agressiva
- Dispersar Fleuma
- Testar o FC Terra.

O teste para Energia Agressiva foi negativo. O acupunturista, então, dispersou a Fleuma usando PC-5 e E-40 (harmonização). A terceira parte do tratamento foi testar o FC Terra, tonificando os pontos fonte E-42 e BP-3. Depois do tratamento, os pulsos ficaram mais macios e menos em corda. A mudança de pulso mais impressionante foi depois do tratamento do FC. Como o tratamento na Terra teve um efeito muito positivo nos pulsos Madeira, era uma forte indicação de que a Terra era seu desequilíbrio primário e não o contrário.

Lado esquerdo		Lado direito	
ID –1	C –1	P –1	IG –1 (todos os pulsos mais macios e harmônicos)
VB ✓	F ✓	E –1	BP –1
B –1	R –1	PC –1	TA –1

Tratamento 3

Ao retornar do tratamento anterior, Ellena contou ao acupunturista que havia dormido muito bem e estava um pouco mais disposta. Havia tido um pouco de mal-estar no estômago pela manhã. Teve dor de cabeça, que havia durado 1 dia com a dor indo e vindo. A dor, entretanto, não havia sido tão forte como antes.

Os princípios para o terceiro tratamento foram destinados a continuar com:

- Dispersar a Fleuma
- Tratar o FC Terra.

Para esse tratamento, o acupunturista usou os pontos PC-5 e E-40 novamente. Ele, então, tratou o FC com E-36 e BP-6 (tonificação).

Depois desse tratamento, Ellena contou que seu apetite estava melhor e agora gostava mais de comer do que antes. Sua disposição também estava melhor. Não tivera dor de cabeça durante a semana. O acupunturista também percebeu que a paciente o havia chamado pelo nome pela primeira vez, e pareceu estar mais consciente dele como pessoa.

Outros tratamentos

Os três princípios de tratamento abaixo foram os principais usados para os cinco tratamentos seguintes:

- Dispersar Fleuma
- Mover o *qi* do Fígado
- Tratar o FC Terra.

O acupunturista decidiu acrescentar o princípio de tratamento de mover o *qi* do Fígado, uma vez que ela tinha muitas frustrações sobre sua situação atual. A ativação do *qi* do Fígado também ajudou a mover a Fleuma. Durante esse tempo, Ellena continuou a melhorar e até começou a procurar um emprego. Sua irmã, percebendo que ela estava muito melhor, não ficou tomando conta dela o tempo todo. Consequentemente, ela se sentiu mais relaxada. As maiores mudanças ocorriam sempre que o FC era tratado. Alguns pontos para o espírito foram usados mais tarde no tratamento. Esses pontos incluíram:

- E-25 Pivô Celestial
- B-49 Habitação do *Yin* – ponto *shu* dorsal externo do Baço
- BP-20 Glória Envolvente
- BP-18 Corrente Celestial
- E-9 Boa Acolhida das Pessoas – Janela do Céu.

Ellena interrompeu o tratamento depois de 12 sessões, quando se mudou para outra parte do país. Ela considerava que estava bem o suficiente para ficar sem mais tratamentos. O acupunturista acreditava que ela se beneficiaria de outros tratamentos e sugeriu que procurasse um acupunturista perto de onde ia morar. Ainda não sabemos se ela acatou a sugestão.

Conclusão

A razão para integrar esses dois estilos de tratamento é que eles se complementam de muitas maneiras. A integração propicia que o acupunturista tenha uma gama maior de possibilidades, em termos de profundidade e amplitude, para o tratamento. Isso inclui uma expansão em áreas práticas, como técnica de inserção de agulhas, tomada do pulso e observação, além de áreas teóricas, como os bloqueios ao tratamento ou as funções dos pontos ensinadas por cada estilo. O uso desses dois estilos juntos possibilita que o acupunturista trate todos os níveis do corpo, da mente e do espírito do paciente, bem como os problemas agudos e crônicos ou que surgem de causas externas, internas e mistas.

A MTC concentra o tratamento principalmente nas patologias, em como elas afetam o *qi* do corpo. Dessa maneira, ela oferece muita coisa ao acupunturista Constitucional dos Cinco Elementos. Howard, por exemplo, tinha uma Fleuma intensa, que foi diagnosticada pelo pulso, língua e natureza da asma. O tratamento apenas do FC que nutre a raiz poderia ter removido a Fleuma com o tempo, mas o protocolo de tratamento da MTC de dispersar a Fleuma provocou uma melhora rápida. Ao mesmo tempo, o diagnóstico do desequilíbrio constitucional, o FC, e o tratamentos

simples podem afetar os pacientes em um nível profundo e influenciar profundamente a maneira como eles se sentem consigo mesmos. Os tratamentos simples no FC também podem eliminar a necessidade de um maior número de princípios de tratamento e, assim, reduzir o número de pontos usados.

A MTC oferece um método mais analítico para compreender a patologia do que o método fundamentado nos Cinco Elementos, e isso é um ponto fortíssimo. A Acupuntura Constitucional dos Cinco Elementos é um estilo mais intuitivo que se concentra mais na natureza da pessoa e não na natureza da doença. Uma integração dos dois estilos possibilita que o acupunturista combine os dois métodos e forme a base da prática clínica, da ciência e da arte. Conforme o grande médico Xu Dachun disse:

> As doenças podem ser idênticas, mas as pessoas que sofrem das doenças são diferentes.
>
> (Unschuld, 1990, p. 17)

Resumo

- O propósito do tratamento integrado é dar aos pacientes uma chance de evoluírem com tratamentos de intervenção mínima
- Usar as primeiras sessões de tratamentos para confirmar o FC
- Remover todos os bloqueios ao tratamento se forem graves o suficiente para impedirem o progresso
- Dispersar todas as condições de excesso causadas por Fatores Patogênicos, Fleuma e estagnação de Sangue, se forem graves o suficiente para impedir que o tratamento no FC seja eficaz
- Se o tratamento no FC não estiver trazendo melhora suficiente em certos sinais e sintomas, mais princípios de tratamento podem ser acrescentados
- O uso desses dois estilos de acupuntura juntos torna possível que o acupunturista trate todos os níveis do corpo, da mente e do espírito do paciente, bem como os problemas agudos e crônicos ou os problemas que surgem de causas externas, internas ou mistas.

Apêndice A: Diferentes Termos Usados para Descrever o Espírito

É útil considerarmos alguns termos usados para descrever o espírito na medicina chinesa. *Shen* é o mais comumente usado e, dependendo do contexto, significa o espírito do Coração ou o espírito da pessoa em um sentido mais generalizado. *Shen, po, hun, yi* e *zhi* são os espíritos dos cinco principais órgãos *yin*. Eles são descritos nos capítulos sobre os órgãos com os quais estão associados. Existem dois outros termos que também são usados – *jing-shen* e *ling*.

Jing-shen

Jing-shen é o termo na medicina chinesa que mais se aproxima do significado da palavra "espírito", na maneira usada pelos acupunturistas da Acupuntura Constitucional dos Cinco Elementos. A seguinte descrição extraída de um texto antigo descreve *jing-shen* assim:

> O *jing-shen* mora no corpo como a chama arde na vela.
>
> (Loewe, 1993, p. 154-155)

À semelhança do *shen*, *jing-shen* tem diversos significados em diferentes contextos. Todos os termos chineses modernos utilizados para traduzir as palavras com o prefixo "psico" começam com *jing-shen*. Por exemplo, doença mental é *jing-shen bing* e psiquiatria é *jing-shen bing xue*. Também pode significar o "vigor" ou a "vitalidade" que uma pessoa demonstra quando o corpo e o espírito estão saudáveis.

Antigamente, *jing-shen* significava a combinação do temperamento herdado com a individualidade humana que constitui o espírito humano.

A combinação de sangue e *qi*, a associação das essências e dos espíritos (*jing-shen*), isso é o que faz a vida, preenchendo perfeitamente o destino natural (*xing ming*) de cada um.

> (Ling Shu, Capítulo 47; Lu, 1972)

Em um importante artigo sobre antigos conceitos taoístas sobre o espírito, o *jing-shen* é definido como "um modo rarefeito de *jing* e a manifestação do *shen* transcendente dentro do sistema fisiológico" (Roth, 1986).

Os darwinistas atribuem uma parte significativa do comportamento humano ao instinto inerente do ser humano de garantir a sobrevivência da espécie (p. ex., *The Selfish Gene* (O Gene Egoísta), de Richard Dawkins). Aquilo que muitos consideram como a força propulsora mais poderosa animal ou humana, o instinto de sobrevivência diante de uma ameaça, é conduzida no *jing* e nos Rins. O medo, a emoção mais básica de todas, é a emoção que ressoa com os Rins.

O conceito de *jing-shen* transmite a natureza dual do ser humano, parte animal, parte espírito. Os animais possuem *jing*, mas não possuem *shen*. É o *shen* que dá às pessoas sua glória, o milagre da consciência humana. Apenas os seres humanos, estando entre o Céu e a Terra, possuem *jing-shen* (ver Jarret, 1998, p. 83).

> *Jing* representa qualquer substância cheia de vida, ao passo que *shen* representa a inspiração celestial de cada pessoa. *Jing-shen* expressa a origem e a revelação do Céu e da Terra no ser humano.
>
> (Unschuld, 1989, p. 70)

Ling

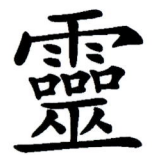

Ling é de crucial importância na acupuntura. É esse ideograma que dá o nome ao grande clássico de acupuntura, o *Ling Shu*, normalmente traduzido como Eixo Espiritual. Normalmente, *ling* também é traduzido como "espírito" quando aparece nos nomes de cinco pontos de acupuntura (C-2, C-4, R-24, VB-18 e *Du*-10; *shen* também aparece em seis nomes de pontos – C-7, *Du*-11, *Ren*-8, B-44 e R-23 e R-25).

O ideograma mostra uma chuva caindo do Céu sobre três bocas e, logo abaixo, duas mulheres xamãs dançando. O papel do xamã era cultivar seu *ling* para atrair os benefícios do Céu sobre a comunidade.

Ling se refere a uma calma capacidade interna de receptividade. Isso é necessário para uma pessoa ser capaz de viver em harmonia com o Céu. O *ling* era percebido como a contraparte *yin* do *shen*, mais *yang*. O *shen* se "irradia" dos olhos da pessoa, ao passo que o *ling*, que é mais *yin*, não pode ser percebido tão facilmente por quem está do lado de fora. A radiação do *shen* depende do estado do *ling* da pessoa, assim como seu *yang* sempre depende de seu *yin*. (Ver Jarret, 1998, pp. 51-56. Mais detalhes sobre *ling* podem ser encontrados em Yang, 1997, p. 28.) O texto *Ta Tai Li* de aproximadamente 200 a.C., diz:

> O *jing qi* do *yang* é chamado de *shen*. O *jing qi* do *yin* é chamado de *ling*. O *shen* e o *ling* são a raiz de todas as criaturas vivas.

> (Needham, 1956, p. 269)

À semelhança do *shen*, o *ling* apenas existe nos seres humanos e não existe nos animais inferiores.

Os livros médicos chineses contemporâneos não mencionam o *ling*, provavelmente em razão de suas conotações xamanistas.

Apêndice B: Causas Externas e Variadas de Doença

Causas externas de doença

As causas externas de doenças são as condições climáticas. São elas: Vento, Frio, Umidade, Secura, Calor do Verão e Fogo. Esses fatores podem afetar o corpo de maneira isolada ou em combinação de dois ou mais patógenos. Em circunstâncias normais, a maioria das pessoas consegue facilmente "enfrentar com bravura os elementos", sem ser afetada adversamente por eles. Existem duas situações comuns em que os fatores climáticos podem ter um efeito nocivo. A primeira é quando o *qi* da pessoa não está forte. Essa situação faz com que a pessoa fique suscetível a certas condições climáticas. A segunda é quando a influência climática é extrema ou prolongada e, por isso, as pessoas não conseguem resistir a ela. As pessoas tendem a ser afetadas pelo clima ao qual são mais suscetíveis. Por exemplo, as pessoas que sentem frio facilmente são mais suscetíveis às condições de "Frio", ao passo que aquelas de constituição mais quente serão mais facilmente afetadas pelo "Calor". Algumas pessoas são mais suscetíveis ao tempo Úmido, enquanto outras são mais afetadas pelo Vento ou pela Secura.

Vento

O Vento (*feng*) alojado no corpo é uma situação muito parecida com a que os chineses observavam no ambiente. O Vento é algo que surge de repente e passa por muitas mudanças rápidas. Geralmente se localiza no lado externo do cor-po e se move em direção ascendente. O Vento também pode fazer o corpo tremer. Qualquer sintoma com essas qualidades é chamado de Vento. Por exemplo, o resfriado comum ou a gripe têm muitas dessas qualidades, assim como as dores articulares que migram de uma parte do corpo para outra. O Vento pode incluir o tempo ventoso, as correntes de ar, os ventiladores ou o ar condicionado, bem como a mudança súbita da temperatura, como sair de um local quente para um frio. A exposição prolongada a esse clima pode provocar Vento, mas o diagnóstico é feito pela presença de sintomas de Vento e não pelo conhecimento da causa.

Frio

O Frio (*han*) interrompe o movimento normal e o calor, e provoca contração dos tecidos. Essa contração provoca dor. A dor decorrente do frio é intensa e "cortante", e melhora pela aplicação de calor. As geladuras ou ulcerações produzidas pela friagem são dois dos resultados mais óbvios do Frio. O Frio consegue penetrar nos tendões e fazer com que as articulações fiquem dolorosas, brancas e contraídas. Também pode provocar dor abdominal, causando cólicas menstruais, diarreia, dor epigástrica ou incapacidade de digerir os alimentos. O Frio impõe uma carga extra aos órgãos que já estão enfraquecidos, em especial nas pessoas idosas e frágeis. Assim como o Vento, o Frio é diagnosticado pela presença de sintomas de Frio e não pelo conhecimento de que o paciente esteve em condições frias.

Umidade

A Umidade é uma causa comum de doença para muitas pessoas da Inglaterra e de outros países que são úmidos. Morar em uma casa úmida, permanecer muito tempo próximo da água ou na água, o uso prolongado de roupas molhadas ou o fato de sentar-se na grama úmida podem afetar as pessoas que são vulneráveis a essa condição. A Umidade é pesada e faz com que as pessoas fiquem indolentes e rígidas. Afeta principalmente a metade inferior do corpo. Ao contrário do Vento, que vem e vai rapidamente, a Umidade é "viscosa e lenta", e por isso é mais difícil de ser removida. Os sintomas de Umidade incluem opressão no peito, distensão do estômago ou do abdome, sensação de peso na cabeça ou falta de concentração. Na parte inferior do corpo, pode causar problemas no intestino, retenção líquida, secreções ou sensação de peso nas pernas. A Umidade com frequência cria o desejo de se deitar. À semelhança do Vento e do Frio, a Umidade é diagnosticada pela presença de sintomas.

Secura

A Secura é mais comum em áreas quentes e secas, como o Arizona. Ou, então, pode ser decorrente de ambientes com aquecimento central ou durante voos de avião. É raramente encontrada em países úmidos como a Inglaterra. A Secura pode criar qualquer sintoma de "secura", por exemplo, no nariz, na garganta, nos pulmões ou na pele. A presença de sintomas de secura no corpo é suficiente para fazer um diagnóstico e os pacientes podem não ter consciência de terem estado em uma atmosfera seca.

Calor do Verão e Fogo

O Calor do Verão e o Fogo são semelhantes, embora não sejam idênticos. O Calor do Verão geralmente surge do ambiente externo, por exemplo, de uma exposição prolongada ao sol ou em locais como cozinhas quentes ou lavanderias. O Fogo, por outro lado, surge do interior e é ligeiramente mais "sólido" do que o Calor do Verão. Pode ser causado se os outros fatores patogênicos de Vento, Frio, Umidade ou Secura ficarem presos no corpo por algum tempo. Nesse caso, podem se juntar e começar a provocar Calor. Nessa seção, o Calor do Verão e o Fogo serão chamados conjuntamente de "Calor".

O Calor se move em direção ascendente e pode tornar as pessoas inquietas. Pode perturbar a mente e o espírito, causando ansiedade e agitação. Pode se manifestar em apenas uma área, como uma articulação que se encontra dolorida e avermelhada. Também pode surgir em todo o corpo, provocando calor nas pessoas. A insolação é um sintoma óbvio que surge do calor, mas existem muitos outros. Por exemplo, o Calor pode se combinar à Umidade causando inflamação. Quando as pessoas têm uma infecção com febre alta, elas estão afetadas por uma combinação de Vento e Calor.

Causas variadas de doença

As causas variadas de doenças incluem áreas como alimentação, excesso de trabalho, de exercícios e de sexo. (A constituição e o *jing* também são causas variadas de doença; ver Capítulo 3 para mais detalhes sobre *jing*.) A maioria dessas causas tem a ver com o estilo de vida do paciente. No século 21, as pessoas nunca estiveram tão longe do contato com os ritmos naturais da natureza e com as estações do que em qualquer outro período da história. Também estão trabalhando mais e por mais tempo, respirando mais ar poluído e com frequência com hábitos inadequados de alimentação. Por essas razões, as causas variadas são um fator comum de doença na maioria das sociedades ocidentais.

Alimentação

Os chineses compreendiam que uma alimentação inadequada é uma causa importante de doença e que isso afeta especialmente o Estômago e o Baço. Em resposta a essa situação, criaram muitas "regras" dietéticas que foram passadas por incontáveis gerações. Essas regras são flexíveis porque cada um é um pouco diferente no que se refere às necessidades alimentares. De um modo geral, uma refeição bem balanceada ajuda a manter o funcionamento eficaz do sistema digestivo. Uma alimentação variada, em horários regulares e não muito tarde da noite também são fatores importantes, assim como a temperatura do alimento, a velocidade ao comer e o ambiente no qual a refeição é feita. Atualmente, é comum as pessoas comerem de maneira apressada por falta de tempo. Esse costume não dá o tempo suficiente para o alimento ser digerido e para que esse alimento nutra o corpo. Uma alimentação inadequada pode, por sua vez, diminuir a resistência contra doenças e provocar cansaço e depressão. Uma refeição equilibrada consiste em aproximadamente 40% a 45% de vegetais e 40% a 45% de grãos. Alimentos mais nutritivos, como carne ou laticínios, são mais ricos e devem representar 10% a 15% no máximo.

Trabalho e descanso

A medicina chinesa dá grande ênfase ao equilíbrio entre a atividade e o repouso. Na China, as pessoas descansam após o almoço antes de começarem a trabalhar novamente. No Reino Unido e nos EUA, as pessoas seguem trabalhando durante o intervalo do almoço e à tarde – com frequência comendo sanduíches e outros alimentos frios. O excesso de trabalho pode afetar negativamente os Rins e, os alimentos frios, o estômago e o baço. Os tempos "modernos" têm ditado que as pessoas trabalhem mais e por mais tempo, sem dar o tempo necessário para reabastecer o *qi*. Além disso, as pessoas não descansam o tempo necessário para se recuperarem do risco de uma infecção, enfraquecendo-se de modo grave. Seus corpos podem se tornar muito fracos e não ser capazes de expulsar uma infecção, o que é uma causa importante de doença pós-viral. Outras questões como a satisfação obtida pelo trabalho e a quantidade de tempo que se gasta relaxando também são fatores importantíssimos para quem quer manter a saúde.

Exercício

O equilíbrio correto entre o excesso e a falta de exercícios varia de indivíduo para indivíduo e é importante que as pessoas tenham consciência das necessidades do próprio corpo. Algumas pessoas são famosas por estimularem excessivamente a si mesmas a ponto de entrarem em colapso em virtude da obsessão pelo condicionamento físico. Isso em geral enfraquece o *qi* e especificamente os rins e o baço. Pouca atividade também é igualmente ruim. Estudos demonstraram que as crianças estão fazendo agora um terço a menos de exercícios do que as crianças da década de 1930 faziam. Nos dias de hoje, com o maior uso do carro, da televisão e de jogos eletrônicos, as crianças facilmente deixam de se exercitar.

Sexo

Os chineses reconheciam que o excesso de sexo pode ser uma causa de doença. Eles alertam que isso é especialmente importante para os homens, mais do que para as mulheres. Os homens podem gastar o *jing* do Rim se ejacularem com muita frequência, podendo resultar em problemas na região lombar, cansaço e envelhecimento precoce. A questão do que exatamente significa sexo em excesso tem sido bastante debatida em muitos textos ao longo de toda a história chinesa. Existe um equilíbrio natural entre sexo demais e sexo de menos. Sexo de menos pode levar à frustração e ao ressentimento, possivelmente também causando doença. De um modo geral, pode se dizer que a quantidade "certa" de sexo é aquela que satisfaz cada casal e faz parte de uma relação satisfatória para as duas partes.

A doença nos ronda constantemente, suas sementes lançadas pelo vento, mas elas não se assentam no terreno a não ser que o terreno esteja pronto para recebê-las.

(Claud Bernard)

Bernard está certo; o patógeno não é nada, o terreno é tudo.

(Louis Pasteur, o descobridor da bactéria, no seu leito de morte)

Apêndice C: Técnica das Quatro Agulhas

A técnica das Quatro Agulhas é usada na Acupuntura Constitucional dos Cinco Elementos para transferir *qi* de um órgão para outro. Foi desenvolvida pela primeira vez pelo monge coreano Sa Am, no século 17. A técnica (ou variantes dela) é empregada com frequência por acupunturistas coreanos e japoneses para tratar a raiz da doença de uma pessoa. (Por exemplo, é usada pelos eminentes acupunturistas Kuon Kowon da Coreia e Nanagiya do Japão; ver Eckman, 1996.)

A técnica das Quatro Agulhas é baseada na teoria dos Cinco Elementos de que o *qi* pode ser transferido de um Elemento para outro ao longo dos ciclos *sheng* e *ke*. Isso está de acordo com o princípio expresso no Capítulo 5 do *Su Wen*:

> Se houver deficiência de *qi* em um determinado local ou canal, o *qi* pode ser conduzido ou guiado de outros canais para complementar a fraqueza.
>
> (Ni, 1995)

A técnica das Quatro Agulhas usa pontos "de comando" para transferir *qi* e faz isso tratando o Elemento que "controla" o Elemento, o qual está sendo tratado primariamente. Na Acupuntura Constitucional dos Cinco Elementos, essa técnica é utilizada apenas se o acupunturista não conseguir harmonizar o *qi* de dois Elementos ao longo do ciclo *sheng*. Esse é particularmente o caso quando se trata desequilíbrio Marido-Esposa (Capítulo 32).

Pode ser usada para tonificar um órgão ou sedá-lo, embora a tonificação seja de longe a prática mais comum.

Tonificação

O princípio de tonificação é tonificar o ponto horário no órgão "mãe" para lhe dar um impulso e tonificar o ponto de tonificação do órgão deficiente para transferir o *qi* da "mãe". Ao mesmo tempo, o ponto Elemento do Elemento "controlador" é sedado no órgão deficiente, bem como o ponto horário/Elemento no órgão que controla o órgão deficiente. Esse procedimento diminui o "controle" do órgão e torna a transferência mais eficaz.

No caso dos Rins, portanto, os seguintes pontos são tonificados:

- P-8: ponto horário/Elemento
- R-7: ponto de tonificação.

Ao mesmo tempo, os seguintes pontos são sedados:

- R-3 – ponto Terra (Terra controla Água)
- BP-3 – ponto horário/Elemento.

Na prática, a não ser que os acupunturistas utilizem a técnica das Quatro Agulhas com frequência, eles podem ver a combinação de pontos a partir da Tabela C.1.

Sedação

A técnica das Quatro Agulhas também pode ser usada para sedar um órgão, embora esse procedimento seja empregado com menos frequência do que a técnica de tonificação. O princípio, nesse caso, é sedar o ponto de sedação no Órgão afetado, em conjunto com o ponto horário/Elemento do Órgão "filho". O ponto ressoante com o Elemento que controla o Órgão é simultaneamente tonificado juntamente com o ponto horário do Órgão controlador.

Os pontos são fornecidos na Tabela C.2.

Tabela C.1 Técnica das Quatro Agulhas – pontos usados para tonificar um Órgão.

Órgão	Tonificar	Tonificar	Sedar	Sedar
Pulmão	P-9	BP-3	P-10	C-8
Intestino Grosso	IG-11	E-36	IG-5	ID-5
Estômago	E-41	ID-5	E-43	VB-41
Baço	BP-2	C-8	BP-1	F-1
Coração	C-9	F-1	C-3	R-10
Intestino Delgado	ID-3	VB-41	ID-2	B-66
Bexiga	B-67	IG-1	B-40	E-36
Rim	R-7	P-8	R-3	BP-3
Pericárdio	PC-9	F-1	PC-3	R-10
Triplo Aquecedor	TA-3	VB-41	TA-2	B-66
Vesícula Biliar	VB-43	B-66	VB-44	IG-1
Fígado	F-8	R-10	F-4	P-8

Tabela C-2 Técnica das Quatro Agulhas – pontos usados para sedar um Órgão.

Órgão	Sedar	Sedar	Tonificar	Tonificar
Pulmão	P-5	R-10	P-10	C-8
Intestino Grosso	IG-2	B-66	IG-5	ID-5
Estômago	E-45	IG-1	E-43	VB-41
Baço	BP-5	P-8	BP-1	F-1
Coração	C-7	BP-3	C-3	R-10
Intestino Delgado	ID-8	E-36	ID-2	B-66
Bexiga	B-65	VB-41	B-40	E-36
Rim	R-1	F-1	R-3	BP-3
Pericárdio	PC-7	BP-3	PC-3	R-10
Triplo Aquecedor	TA-10	E-36	TA-2	B-66
Vesícula Biliar	VB-38	ID-5	VB-44	IG-1
Fígado	F-2	C-8	F-4	P-8

Apêndice D: Bloqueios Decorrentes de Cicatrizes

Ocasionalmente, uma cicatriz que fica em sentido transversal ou ao longo de um canal pode obstruir o *qi* do paciente. A cicatriz pode ser de uma operação ou traumatismo. Conforme a cura normal ocorre, o *qi* que foi afetado em geral volta a se unir. Nesse caso, não há efeitos colaterais provenientes do trauma inicial.

Sinais e sintomas de um bloqueio decorrente de cicatriz

Se a cicatriz está causando um bloqueio, pode provocar desconforto ou dor ao redor da área, mesmo depois que cicatrizou superficialmente. O paciente também pode dizer que o traumatismo demorou a cicatrizar. Às vezes, embora nem sempre, isso pode ser provocado por uma infecção no local da cicatriz. O bloqueio pela cicatriz pode impedir o progresso do tratamento conforme esperado.

Tratamento de uma cicatriz

Para remover um bloqueio proveniente de uma cicatriz, insira agulhas em pontos no canal bloqueado de cada lado da cicatriz.

Por exemplo, um local comum de cicatriz é ao longo do canal *Ren* depois de uma cirurgia abdominal. Nesse caso, escolha pontos acima e abaixo da cicatriz, como *Ren*-2 e *Ren*-7. Tonifique os pontos e deixe as agulhas inseridas por pelo menos 5 a 10 min, para possibilitar que o *qi* se una novamente. Quando uma cicatriz cruza vários canais, trate os pontos acima e abaixo da cicatriz de cada canal. O tratamento pode precisar ser repetido algumas vezes para que o *qi* seja totalmente reconectado.

Apêndice E: Reações ao Tratamento

"Lei de Cura"

Origens

Constantine Hering (1800-1880), aluno de Samuel Hahnemann (criador da homeopatia), foi quem descobriu a "Lei de Cura". Embora a maior parte de suas raízes não seja encontrada na medicina chinesa, essa lei ainda é um instrumento útil que possibilita ao acupunturista entender o curso do processo de tratamento.

A lei

A Lei de Cura afirma que durante o curso do tratamento alguns pacientes sentem seus sintomas:

(i) *Movendo-se de dentro para fora*. Por exemplo, um paciente pode expectorar muco conforme este é removido do sistema. Os pacientes com frequência se sentem bem "consigo mesmos" antes de os sintomas começarem a ser removidos.

(ii) *Movendo-se de cima para baixo*. Por exemplo, uma dor pode ir descendo pela perna, conforme vai melhorando, até chegar na extremidade da perna e desaparecer.

(iii) *Retornarem na ordem inversa da qual surgiram*. Por exemplo, um paciente pode ter *brevemente* uma recorrência de alguma emoção ou sintoma de um trauma passado antes de se sentir melhor. Esses sintomas só devem ocorrer nas primeiras 24 a 48 h depois do tratamento e, após isso, ele deve se sentir melhor do que antes do tratamento.

Crise de cura

A Lei de Cura não se origina da teoria da medicina chinesa. A maioria dos acupunturistas da medicina chinesa, entretanto, compreende que os pacientes podem apresentar uma "crise de cura" depois de uma sessão de tratamento. Uma crise de cura é semelhante à questão (iii) anterior, no fato de que os pacientes com frequência se sentem temporariamente piores nas primeiras 12 a 48 h após o tratamento e, em seguida, ficam melhores do que antes do tratamento. Uma crise de cura pode ser uma parte importante do processo de cura de um paciente. Algumas características típicas de uma crise de cura são as seguintes:

- Normalmente tem início rápido
- Embora os sintomas possam ser graves, o paciente não se abate por causa deles, continuando a manter uma sensação de bem-estar durante a reação.

É útil prevenir os pacientes sobre a possibilidade de ocorrer essa reação positiva ao tratamento, embora seja rara. É essencial tranquilizar o paciente caso ocorra uma reação.

Agravação pelo tratamento

Se um paciente tiver uma reação ao tratamento *sem* que o sintoma tenha sido removido do sistema, então a condição é chamada de "agravação" e não de crise de cura. Se um paciente apresenta uma agravação, ele pode *não* se sentir melhor por até 48 h depois da sessão de tratamento e seus sintomas podem retornar ao ponto em que estavam antes do tratamento. Nesse caso, pode ser necessário reavaliar a estratégia de tratamento antes de tratá-lo novamente. Alguns acupunturistas acham mais fácil se esconder por trás da Lei de Cura ou da crise de cura quando o paciente tem uma agravação. É importante, entretanto, que o acupunturista reconheça a diferença entre essas duas reações para avaliar o verdadeiro efeito do tratamento.

Apêndice F: Lista de Controle para um Diagnóstico Tradicional

Nome, idade, endereço, telefone, *e-mail*, estado civil, filhos, ocupação

Queixa principal

Qual a queixa? Quando começou e o que estava acontecendo na época? Onde se localiza? Qual sua qualidade e intensidade? Se contínua ou intermitente e, se intermitente, qual a frequência? O que piora e o que melhora? O que a pessoa pode e o que não pode fazer como resultado do problema? Sintomas associados? Quais outros tratamentos que o paciente já tentou? Está tomando ou tomou alguma medicação?

Queixa(s) secundária(s)

Mesmas perguntas relacionadas anteriormente.

História da saúde

- Nascimento: prematuro, saudável no nascimento
- Início da infância: foi ou não amamentado, erupções, digestão, doenças (caxumba, escarlatina, febre reumática, coqueluche etc.)
- Outras doenças: acidentes, traumatismos ou visitas ao hospital
- Drogas usadas: medicamentos ou recreativas, incluindo álcool

- É tabagista?
- Saúde dos pais
- Doenças familiares: saúde dos irmãos.

História pessoal

Relacionamento com os pais e irmãos e outros parentes importantes. Amigos na escola. Amigos importantes. Professores, mentores ou figuras de autoridade que foram importantes. Casamentos e relacionamentos sexuais. Filhos. Períodos difíceis da vida do paciente. Carreira. Religião. Esperanças para o futuro.

Situação atual

Casado ou morando com um(a) companheiro(a). Casa (acomodações do ambiente em que vive). Empregos. Amizades, filhos. Crenças religiosas ou espirituais. Passatempos e interesses. Esperanças para o futuro.

Perguntar: sobre os sistemas

1. Sono
2. Apetite, alimentos e paladar
3. Sede e bebidas
4. Intestinos
5. Urina
6. Preferência de temperatura e transpiração
7. Questões das mulheres:

- Menstruação
- Secreções
- Gravidez e parto
- Menopausa
8. Cabeça e corpo
9. Olhos e ouvidos
10. Tórax e abdome
11. Dor
12. Clima e estação.

Sentir

Diagnóstico pelo pulso. Três *jiao*. Pontos *mu* frontais e *shu* dorsais. Diagnóstico abdominal. Palpação dos canais. Palpação de áreas musculoesqueléticas. Diagnóstico estrutural das articulações. Pele: temperatura, umidade, textura. Unhas: força, sulcos. Teste de Akabane. Avaliar moxabustão.

Apêndice G: Benefícios do Tratamento

Julgar se um tratamento está ou não agindo em geral tem como base a sensibilidade e depende dos critérios usados para julgar. Para ter clareza desses critérios, são necessários tempo e esforço, mas primeiro o acupunturista precisa reconhecer que existem dois juízes.

Diferentes pontos de vista

Ao decidir se o paciente está melhorando, tanto o paciente quanto o acupunturista têm um ponto de vista. O paciente traz o problema em primeiro lugar e, portanto, deve, certamente, saber se está melhorando. O acupunturista já tratou muitos pacientes e já os viu melhorar de diversas maneiras, de modo que também tem um ponto de vista.

Além disso, a Acupuntura Constitucional dos Cinco Elementos não é como tomar um ácido acetilsalicílico para dor de cabeça. O ácido acetilsalicílico é eficaz se agir diretamente sobre a dor de cabeça e eliminá-la. Não precisa fazer mais nada. A Acupuntura Constitucional dos Cinco Elementos, ao contrário, remove bloqueios e se volta para o desequilíbrio constitucional do paciente. É um método que não aborda especificamente o desaparecimento do sintoma da dor de cabeça. Em vez disso, trata a *causa* de base da dor de cabeça para que ela possa melhorar. Esses diferentes pontos de vista são examinados a seguir.

Ponto de vista do paciente

Parece óbvio que os pacientes julguem o tratamento de acordo com seu efeito sobre os sintomas dos quais se queixaram inicialmente. Eles com frequência querem melhorar alguma coisa. Pode ser uma dor ou alguma incapacidade, alguma coisa que dói ou algo que o corpo não consegue fazer direito. Entretanto, não é sempre que querem que algo seja removido. O que os pacientes pedem está fortemente condicionado por aquilo que normalmente pediriam ao seu médico.

À medida que o tratamento progride e as melhoras vão ocorrendo, os pacientes com frequência compreendem que é possível pedir algo mais. Por exemplo, eles podem começar a ter mais vitalidade e a se sentir mais parecidos a como eram quando mais jovens. Como resultado, é comum mudarem as expectativas dos benefícios que podem obter com o tratamento. O modo como estão mudando como pessoa pode se tornar uma prioridade maior do que a maneira como seus sintomas estão melhorando. Por exemplo, eles podem ficar mais voltados ao seu crescimento e desenvolvimento interno, à medida que percebem que o tratamento os ajuda nesse aspecto. Nesse caso, estão seguindo mais *em direção* ao fato de se sentir melhores e *mais longe* dos sintomas. É importante monitorar essas mudanças para que o paciente receba o máximo de benefícios do tratamento. Esse processo é com frequência chamado de "dos sintomas para o eu interior".

Ponto de vista negociado

No fim da história do caso, o acupunturista pode perguntar ao paciente: "Como você vai saber se está melhorando?" ou "Como você vai saber se o tratamento está valendo a pena?". Essa pergunta equivale à pergunta: "Quais são seus critérios de melhora e de julgamento para saber se houve benefícios com o tratamento?". A resposta a essa pergunta propicia ao acupunturista marcos fundamentais do caminho do paciente em direção à saúde. Se o paciente passa por essas etapas, o diagnóstico está sendo confirmado e assegura a confiança no tratamento tanto da parte do paciente quanto do acupunturista.

Às vezes, a resposta a essa pergunta é óbvia, já que está diretamente relacionada à queixa do paciente. Outras vezes, entretanto, os acupunturistas ficam surpresos. Qualquer que seja a resposta, é assim que o paciente está propondo julgar os resultados do tratamento. Por essa razão, quando os acupunturistas sabem os critérios de melhora do paciente, é útil que se façam as seguintes perguntas:

- *O paciente tem algum critério de melhora?* Ocasionalmente, os pacientes dizem algo como: "Eu só quero tentar acupuntura e ver no que vai dar". Se for esse o caso, o acupunturista deve encorajar o paciente a pensar com mais seriedade sobre o tratamento e sugerir algumas melhoras desejáveis para sua saúde
- *O paciente está pedindo apenas resultados antagonistas, ou seja, coisas que quer excluir de sua vida?* Se for assim, o acupunturista pode tentar encorajá-lo a também ter algumas expectativas positivas, ou seja, de benefício. Por exemplo, mudar de "Eu não quero mais me sentir cansado e desanimado" para "Eu quero me sentir mais do jeito que eu me sentia quando tinha 20 anos e quero acordar pensando no que vou fazer". Uma razão para isso é que uma conversa sobre expectativas negativas pode deprimir mais o paciente, esgotando-o e também o acupunturista. As conversas sobre expectativas positivas tendem a elevar as pessoas e especificar uma direção, aumentando as probabilidades de os resultados ocorrerem

- *Existem partes dos critérios do paciente que não são realistas?* Se existirem, é melhor informá-los no início do tratamento. Por exemplo, um paciente pode pensar que o tratamento pode curar completamente uma doença degenerativa. Se esse for o caso, o acupunturista e o paciente precisam discutir o assunto e encontrarem resultados mais realistas. Esses resultados podem incluir uma ajuda ao paciente sobre como lidar melhor com a doença, criar alguma melhora (mas não necessariamente uma "cura") e, se possível, impedir a progressão da doença
- *Os critérios do paciente são elevados o suficiente?* Se o paciente só está pedindo por maior mobilidade na articulação do ombro e o acupunturista pensa que ele também pode obter mais energia, conseguir respirar melhor e se sentir melhor consigo mesmo, então deve lhe falar sobre essas possibilidades. Uma razão para isso é que quando essas áreas melhoram, o paciente pode não perceber que foi a acupuntura que o ajudou. Dando essas informações, o acupunturista está ajudando o paciente a compreender os benefícios gerais da acupuntura e, no final, isso é melhor tanto para o paciente quanto para o acupunturista.

Vale a pena fazer um esforço para esclarecer as expectativas do acupunturista e do paciente com o tratamento. Fazendo isso, o acupunturista normalmente o ajuda a evitar desapontamentos, torna o tratamento mais agradável e amplia sua compreensão sobre o que a acupuntura pode fazer. Por sua vez, é provável que o paciente continue o tratamento por mais tempo e obtenha mais benefícios.

Apêndice H: Diagnóstico e Tratamento de Elemento Dentro de Elemento

Mencionamos no Capítulo 4 que, às vezes, o diagnóstico do Fator Constitucional (FC) vai um passo além; ou seja, ao Elemento dentro do Elemento. Se uma pessoa é FC Fogo, por exemplo, um diagnóstico mais profundo é determinar qual Elemento está desequilibrado dentro do Fogo. Será Fogo, Terra, Metal, Água ou Madeira? Para fazer este diagnóstico, como ocorre com todos os diagnósticos fundamentados nos Cinco Elementos, a base é a cor, o som, a emoção e o odor. É um nível sutil de diagnóstico e normalmente só é realizado depois de muitos anos de prática e, portanto, depois de muitos anos observando a cor, o som, a emoção e o odor.

O estudante acaba percebendo que há muitos tons de cada cor. O mesmo é verdade para os sons, as emoções e os odores. Portanto, inicialmente, o julgamento quando se classifica esses indicadores é com frequência dizer, por exemplo, que essa cor parece mais esverdeada do que com qualquer outra cor. Isso torna possível que o diagnóstico do FC prossiga.

Uma sobreposição comum de cores está entre o amarelo e o verde. O acupunturista pode ficar na dúvida se uma determinada cor está mais para verde ou mais para amarela. Um processo similar pode ocorrer com os sons, as emoções e os odores. Sem dúvida, é melhor se concentrar em classificar a cor predominante, o som predominante ou o odor predominante quando se começa a exercer a acupuntura. Essa é uma tarefa suficiente por si só.

Entretanto, em algum momento, depois de trabalhar com o FC com resultados positivos, o acupunturista pode começar a querer saber so-

bre o Elemento dentro do Elemento de um paciente. Quando refina o diagnóstico dessa maneira, as sobreposições de cores, sons, emoções e odores se tornam importantes. O FC Metal que também parece ligeiramente azulado dentro do branco, que tende a gemer e que geralmente responde às situações difíceis com medo, pode bem ter o Elemento Água desequilibrado dentro do Elemento Metal.

Como o acupunturista pode responder a isso? Em primeiro lugar, é útil manter em mente a frase contida no juramento hipocrático de "não fazer nenhum mal". O acupunturista pode se perguntar se há pontos que tenham um Elemento dentro do Elemento que possam ser prejudiciais. Por exemplo, para um FC Fogo, pode haver evidências de que ele esteja com Secura e muito Calor. Nesse caso, o fortalecimento dos pontos Fogo do Elemento Fogo (C-8 ou PC-8) pode parecer inapropriado, mesmo que o Fogo dentro do Fogo esteja indicado pela cor, pelo som, pela emoção e pelo odor. Entretanto, esses outros indicadores podem estar apontando para a Água dentro do Fogo. Assim, é mais seguro o tratamento da Água dentro do Fogo (usando C-3 ou PC-3). A pergunta é como fazer esse procedimento.

O primeiro passo é fortalecer a Água propriamente dita usando os pontos fonte do Rim e da Bexiga. Se o Elemento dentro do Elemento é Água dentro do Fogo, então, o simples fortalecimento da Água propriamente dita teria, por sua vez, certo impacto na Água dentro do Fogo. Determinar a eficácia de um segundo Elemento pode dar alguma confirmação para um diagnóstico baseado primariamente na cor, no som, na emoção e no odor. O acupunturista também pode avaliar o efeito geral nos pulsos resultante de fortalecer a Água e ter uma noção se esse efeito é semelhante à mudança "normal", que ocorre com o tratamento do FC (ver Capítulo 28).

O próximo passo, e esses passos podem ocorrer durante mais de uma sessão de tratamento, seria tratar o Elemento proposto dentro do FC. Novamente, os resultados são avaliados pela qualidade da mudança do pulso, pela resposta do paciente no momento e pelo *feedback* que o paciente traz na sessão seguinte de tratamento.

A experiência sugere que, embora muito sutil, o aprofundamento do diagnóstico e do tratamento dessa maneira pode trazer resultados excelentes. (Para se ter um exemplo de um caso clínico mais detalhado, ver Shifrin, Shouting for Sympathy, p. 169 em McPherson e Kaptchuk, 1997.)

Glossário

Ben: a raiz do desequilíbrio de uma pessoa.

Biao: a manifestação do desequilíbrio de uma pessoa.

Canais: os trajetos ou "meridianos" do *qi*. Existem 12 canais principais que estão ligados a cada órgão, além dos canais *Ren* e *Du*, que passam pela parte anterior e posterior do corpo. Outros canais, menos usados na Acupuntura Constitucional dos Cinco Elementos, são os Oito Canais Extraordinários, os canais *luo*, os canais divergentes, os canais *luo* de conexão e os canais musculares e cutâneos.

Canal *Du*: o canal do *Du mai* (Vaso Governador, um dos vasos extraordinários). Passa pela coluna e sobre a cabeça, terminando na boca.

Canal *Ren*: o canal do *Ren mai* (Vaso da Concepção, Vaso Diretor, um dos vasos extraordinários). Passa pela parte anterior do corpo.

Ciclo *ke*: o ciclo de "controle" entre os Elementos.

Ciclo *sheng*: o ciclo de "criação" ou "geração" entre os Elementos.

Cinco Elementos/Fases: as cinco diferentes qualidades do *qi* que se formam assim que o *Dao* se divide. Melhor exemplificado pela sucessão cíclica das estações.

Cun: medida usada para localizar um ponto. Por exemplo, há 12 *cun* entre as pregas do punho e do cotovelo.

Dan tian: três centros de *qi* no corpo. O *dan tian* inferior, localizado logo abaixo do umbigo, é normalmente considerado o mais importante.

Dao: o "caminho" ou "princípio" que está subjacente e que organiza toda a criação.

Diagnóstico pelo pulso: um método tradicional de sentir o pulso em diferentes posições no punho, para diagnosticar a condição dos órgãos, do *qi* e do Sangue.

Dong qi: *qi* "estimulante", praticamente um sinônimo de *yuan qi*.

Dragões: as combinações de pontos usados para tratar "Possessão".

Energia Agressiva: forma de *qi* "perverso" (*xie*) ou "poluído", que pode ocorrer nos órgãos *yin*.

Fatores Patogênicos: as causas "externas" de doença, ou seja, fatores climáticos que podem "invadir" o *qi* de uma pessoa.

FC (Fator Constitucional): o Elemento constitucionalmente mais fraco de uma pessoa. O principal foco do tratamento na Acupuntura Constitucional dos Cinco Elementos.

Fleuma: a Fleuma normalmente surge da condensação dos líquidos corporais. Pode ter o mesmo significado do termo usado no Ocidente (muco), mas também pode ter um significado mais amplo. Por exemplo, a Fleuma pode "obstruir" o Coração causando problemas psicológicos, bem como atordoamento da cabeça, nódulos e protuberâncias ósseas.

Huang: um pequeno centro de *qi* no corpo, com frequência traduzido como "órgãos vitais" ou "vitais".

Hun: o espírito "etéreo" do Fígado.

Jing: um dos "três tesouros" da humanidade. Armazenado nos Rins; é nossa Essência ou herança genética.

Jing-shen: o espírito humano. Uma união da nossa herança genética com o que o Céu nos concede.

Jingyan: normalmente traduzido como "experiência", mas implica um nível de excelência que só pode ser alcançado com a experiência.

Ling: o aspecto *yin* do espírito do Coração. Nos dias de hoje, geralmente é excluído da medicina chinesa.

Ming men: localizado entre os Rins, provoca o calor do corpo.

Oficial: descrição de um órgão conforme mencionado no Capítulo 8 do *Su Wen*.

Oito Vasos Extraordinários: os oito vasos que agem como reservatórios de *qi* para os canais. Cada vaso tem suas próprias funções (ver Maciocia, 2005, pp. 819-887).

Órgão: um sistema complexo que compreende uma ampla variedade de funções e não apenas a estrutura anatômica.

Po: o espírito "corpóreo" dos Pulmões.

Pontos: os locais nos canais do corpo em que o *qi* pode ser mais facilmente influenciado.

Pontos *shu* dorsais: os pontos *shu* dorsais ficam no canal da Bexiga lateralmente à coluna.

Há um ponto para cada órgão e esses pontos têm um poderoso efeito porque fazem contato direto com o órgão.

Possessão: um termo usado para descrever quando a pessoa não está mais com o controle total da sua mente ou do seu espírito.

Qi: normalmente traduzido como "energia", embora o conceito chinês também inclua a "matéria". Está presente em todos os fenômenos.

Qi gong: exercícios destinados a mover e harmonizar o *qi* de uma pessoa.

Relação terapeuta-paciente: o vínculo de confiança e intimidade que existe entre as pessoas (no caso entre o terapeuta e o paciente).

Ren: "benevolência" ou "compaixão".

Ressonâncias: as "associações" ou "correspondências" entre os Elementos, estações, emoções, odores, climas etc.

Sangue: sangue é raramente mencionado na Acupuntura Constitucional dos Cinco Elementos. Ele umedece e nutre o corpo e aloja o *shen*.

Shen: em alguns contextos, o "espírito" do coração; em outros, o espírito da pessoa em sua totalidade.

Síndrome: padrão de desarmonia em um órgão e que é definido pela patologia de *yin/yang*, pelas Substâncias e pelos Fatores Patogênicos.

Substâncias: as várias manifestações do *qi* em vários graus de densidade. São elas: líquidos corporais, Sangue, *jing*, *qi* e *shen*.

Tai chi: exercícios destinados a mover e harmonizar o *qi* do corpo.

Wei qi: o *qi* defensivo ou protetor do corpo que é governado pelos Pulmões.

Xie qi: *qi* "perverso" ou "poluído". *Qi* doentio.

Yi: pensamento e intenção. O espírito do Baço.

Yin/yang: quando o *Dao* se divide em dois; *yin*, o princípio passivo, e *yang*, o princípio ativo, manifestam-se.

Yuan qi: *jing* na forma de *qi*.

Zheng qi: *qi* "correto" ou saudável.

Zhi: a vontade humana. O espírito dos Rins.

Zong qi: o *qi* do tórax.

Bibliografia

Academy of Traditional Chinese Medicine: *An Outline of Chinese Acupuncture*, Beijing, 1975, Foreign Languages Press.

Allan S: *The Way of Water and Sprouts of Virtue*, Albany, 1997, State University of New York Press.

Anonymous: *Discussions of Kidney Diseases*, Hebei, 1979a, People's Publishing House.

Anonymous: *Chinese Medical Classics (Nei Ching and Nan Ching)*, Miami, FL, 1979b, Occidental Institute of Chinese Studies Alumni Association.

Anonymous: *The Essentials of Chinese Acupuncture*, Beijing, 1993, Foreign Languages Press.

Auden WH, Kronenberger L: *The Faber Book of Aphorisms*, London, 1962, Faber & Faber.

Austin M: *Acupuncture Therapy*, New York, 1983, ASI.

Auteroche B, Gervais G, Auteroche M, Navailalh P, Toui-Kan E: *Acupuncture and Moxibustion: a Guide to Clinical Practice*, Edinburgh, 1992, Churchill Livingstone.

Becker E: *The Denial of Death*, New York, 1975, The Free Press.

Beinfield H, Korngold E: *Between Heaven and Earth*, New York, 1991, Ballantine Books.

Bensky D, Barolet R: *Formulas and Strategies*, Washington, 2009, Eastland Press.

Bergson H: *Creative Evolution*, London, 1988, Dover.

Bertschinger R: *The Golden Needle*, Edinburgh, 1991, Churchill Livingstone.

Birch S: Naming the Unnameable: a Historical Study of Radial Pulse Six Position Diagnosis, *Journal of the Traditional Acupuncture Society* 12:2–13, 1992.

Birch S: What is the Sanjiao, Triple Burner? An Exploration, *European Journal of Oriental Medicine* 4(2):49–57, 2003.

Birch S, Felt R: *Understanding Acupuncture*, Edinburgh, 1998, Churchill Livingstone.

Brooks M: *Instant Rapport*, New York, 1989, Warner Books.

Bynner W: *The Way of Life According to Lao Tzu*, New York, 1962, Capricorn Books.

Carrithers M: *The Category of the Person*, Cambridge, 1985, Cambridge University Press.

Chan W: *Sources of Chinese Tradition*, New York, 1960, Columbia University Press.

Chan W: *A Source Book in Chinese Philosophy*, Princeton, 1963, Princeton University Press.

Chen EM: *Tao Te Ching*, New York, 1989, Paragon House.

Cheng X, editor: *Chinese Acupuncture and Moxibustion*, Beijing, 1999, Foreign Languages Press.

Chia M: *Transform Stress into Vitality*, Huntington, NY, 1985, Healing Tao Books.

Chuang YM: *The Historical Development of Acupuncture*, Los Angeles, CA, 1991, Oriental Healing Arts Institute.

Chung IK: *Shen Nung Ben Tsao (Shen Nong Ben Cao)*, Beijing, 1982, Chih Chu Ban She.

Cialdini RB: *Influence – Science and Practice*, Boston, MA, 2001, Allyn & Bacon.

Cleary T: *The Human Element*, Boston, MA, 1996, Shambhala.

Cleary T: *The Essential Confucius*, Edison, NJ, 1998, Castle Books.

Cleary T: *The Spirit of Tao*, Boston, MA, 2000, Shambhala.

Cleary T: *The Inner Teachings of Daoism*, Boston, MA, 2001, Shambhala.

Clearly T, translator: *Sun Tzu: The Art of War*, Boston, MA, 2002, Shambhala.

Cleary T: *The Taoist I Ching*, Boston, MA, 2005, Shambhala.

College of Traditional *Acupuncture: Acupuncture Point Compendium*, Leamington Spa, 2000, College of Traditional Acupuncture.

Connelly D: *Traditional Acupuncture: the Law of the Five Elements*, Columbia, MD, 1994, The Centre for Traditional Acupuncture.

Dale J: Diversity Amidst Unity? Responses to a Survey of Acupuncture Practitioners, *European Journal of Oriental Medicine* 2(1):48–54, 1996.

Davis S: The Cosmobiological Balance of the Emotional and Spiritual Worlds: Phenomenological Structuralism in Traditional Chinese Medicine, Thought, Culture, *Medicine and Psychiatry* 20:83–123, 1996.

Dawkins R: *The Selfish Gene*, Oxford Paperbacks, 2009, Oxford.

De Bary WT, Watson B, Chan WT: *Sources of Chinese Tradition*, New York, 1960, Columbia University Press.

Deadman P, Al-Khafaji M, Baker K: *A Manual of Acupuncture*, Hove, 2005, *Journal of Chinese Medicine Publications*.

Denmei S: *Introduction to Meridian Therapy*, Seattle, WA, 1990, Eastland Press.

Dey T: *Soothing the Troubled Mind*, Brookline, MA, 2000, Paradigm Publications.

Eckman P: *In the Footsteps of the Yellow Emperor*, San Francisco, CA, 1996, Cypress Book Company.

Ekman P: *Emotions Revealed*, New York, 2007, Times Books.

Ekman P, Friesen WV: *Unmasking the Face*, Englewood Cliffs, NJ, 2003, Prentice-Hall.

Ellis A, Wiseman N, Boss K: *The Fundamentals of Chinese Acupuncture*, Brookline, MA, 1988, Paradigm Publications.

Ellis A, Wiseman N, Boss K: *Grasping the Wind*, Brookline, MA, 1993, Paradigm Publications.

Evans D: *Emotion, the Science of Sentiment*, Oxford, 2002, Oxford University Press.

Felt R, Zmiewski P: *Acumoxa Therapy*, vol 1, Brookline, MA, 1993, Paradigm Publications.

Flaws B: Four LA Blocks to Treatment, *Traditional Acupuncture Society Journal* 6:5–8, 1989.

Flaws B: Keeping up With the Jones's, *Journal of Chinese Medicine* 35:27–29, 1991.

Flaws B, Lake J: *Chinese Medical Psychiatry*, Boulder, CO, 2000, Blue Poppy Press.

Frantzis BK: *Opening the Energy Gates of Your Body*, Berkeley, CA, 2006, North Atlantic Books.

Fruehauf H: *The Five Organ Networks of Chinese Medicine*, Portland, OR, 1998, Institute for Traditional Medicine.

Fruehauf H: Chinese Medicine in Crisis, *Journal of Chinese Medicine* 61:6–14, 1999.

Gascoigne S: *The Manual of Conventional Medicine for Alternative Practitioners*, Richmond, VA, 1993, Jigme Press.

Gauquelin M: *How Atmospheric Conditions Affect Your Health*, New York, 1980, ASI.

Goleman D: *Emotional Intelligence*, London, 2005, Bloomsbury.

Hammer L: *Chinese Pulse Diagnosis*, Seattle, WA, 2001, Eastland Press.

Harlow H, Harlow M: Social Deprivation in Monkeys, *Sci Am* 207(5):136–146, 1962.

Hicks A: 77 *Ways to Improve Your Wellbeing*, Oxford, 2009, How To Books.

Hicks A, Hicks J: *Healing Your Emotions*, London, 1999, Thorsons.

Hicks S: *Acupuncture Point Names*. Privately published, 1999. Available from info@cicm.org. uk.

Hill S: *Reclaiming the Wisdom of the Body*, London, 2000, Constable.

Holford P: *Optimum Nutrition for the Mind*, London, 2003, Piatkus.

Housheng L, Peiyu L: *Three Hundred Questions on Qigong Exercises*, Guanzhai China, 1994, Guangdong Science and Technology Press.

Hsu E: *The Transmission of Chinese Medicine*, Cambridge, 1999, Cambridge University Press.

Hsu E, editor: *Innovation in Chinese Medicine*, Cambridge, 2001, Cambridge University Press.

Jarrett L: *Nourishing Destiny*, Stockport, MA, 1998, Spirit Path Press.

Kaptchuk T: *The Web that has no Weaver*, Chicago, 2000, Contemporary Publishing Group.

Kornfield J: *A Path With Heart*, London, 2002, Rider.

Lade A: *Acupuncture Points: Images and Functions*, Seattle, WA, 2005, Eastland Press.

Larre C: *The Way of Heaven*, Cambridge, 1996, Monkey Press.

Larre C, Rochat de la Vallée E: *The Secret Treatise of the Spiritual orchid*, Cambridge, 1992, Monkey Press.

Larre C, Rochat de la Vallée E: *Rooted in Spirit*, New York, 1995, Station Hill Press.

Larre C, Rochat de la Vallée E: *The Seven Emotions*, Cambridge, 1996, Monkey Press.

Larre C, Rochat de la Vallée E: *Heart Master and Triple Burner*, Cambridge, 1998, Monkey Press.

Larre C, Rochat de la Vallée E: *The Liver, Cambridge*, 1999, Monkey Press.

Larre C, Rochat de la Vallée E: *The Lung*, Cambridge, 2001, Monkey Press.

Larre C, Rochat de la Vallée E: *Spleen and Stomach*, Cambridge, 2004, Monkey Press.

Larre C, Schatz J, Rochat de la Vallée E: *Survey of Traditional Chinese Medicine*, Paris, 1986, Institut Ricci.

Lavier J: *Histoire, Doctrine et Practique de l'Acupuncture Chinoise*, Paris, 1966, Tchou.

Lawson-Wood D, Lawson-Wood J: *Five Elements of Acupuncture and Chinese Massage*, Bradford, 1965, Health Science Press.

Liu Y: *The Essential Book of Traditional Chinese Medicine*, Beijing and San Francisco, 1988, People's Medical Publishing House and the United States–China Educational Institute.

Lo V: Crossing the Neiguan, 'Inner Pass': a *Nei/Wai* 'Inner/Outer' Distinction in Early Chinese Medicine, *International Society for the History of East Asian Science, Technology and Medicine*, 17:15–65, 2000.

Lo V: The Influence of Nurturing Life Culture on the Develoment of Western Han Acumoxa Therapy. In Hsu E, editor: *Innovation in Chinese Medicine*, Cambridge, 2001, Cambridge University Press, pp 19–51.

Lo V: Translation of *Yinshu* Given at a Seminar at University College, London, 25 February 2003, 2003.

Loewe M, editor: *Early Chinese Texts*: a Bibliographical Guide, Berkeley, CA, 1993, SSEC and Institute of East Asian Studies, University of California.

Lu GD, Needham J: *Celestial Lancets: a History and Rationale of Acupuncture and Moxibustion*, Cambridge, 1980, Cambridge University Press.

Lu H: *A Complete Translation of the Yellow Emperor's Classic of Internal Medicine (Nei Jing and Nan Jing)*, Vancouver, 1972, Academy of Oriental Heritage.

Maciocia G: The Psyche in Chinese Medicine, *The European Journal* 1(1):10–18, 1993.

Maciocia G: *The Foundations of Chinese Medicine*, Edinburgh, 2005, Churchill Livingstone.

Maciocia G: *The Practice of Chinese Medicine*, Edinburgh, 2008, Churchill Livingstone.

McDonald J: Curtains for the Windows of the Sky, *Pacific Journal of Oriental Medicine* 14:11–18, 1992.

MacPherson H, Kaptchuk T: *Acupuncture in Practice*, Edinburgh, 1997, Churchill Livingstone.

Major J: *Heaven and Earth in Early Han Thought*, New York, 1993, State University of New York.

Manaka Y, Itaya K, Birch S: *Chasing the Dragon's Tail*, Brookline MA, 1995, Paradigm Publications.

Mann F: *The Treatment of Disease by Acupuncture*, London, 1963, Heinemann.

Mann F: *Acupuncture: The Ancient Chinese art of Healing*, London, 1971, Heinemann.

Martin P: *The Sickening Mind*, London, 1997, Harper Collins.

Matsumoto K, Birch S: *Five Elements and Ten Stems*, Brookline, MA, 1993a, Paradigm Publications.

Matsumoto K, Birch S: *Hara Diagnosis, Reflections on the Sea*, Brookline, MA, 1993b, Paradigm Publications.

Merton T: (trans) *The Way of Chuang Tzu*, London, 1970, George Allen & Unwin.

Mole P: The Triple Burner, *European Journal of Oriental Medicine* 1(3):42–46, 1994.

Mole P: Give me that Old Time Religion, *European Journal of Oriental Medicine* 2(5):27–33, 1998.

Moody R: *Life after life*, Covington, GA, 2001, Bantam Books.

Morgan LH: *Ancient Society, or Researches in the Lines of Human progress from Savagery through Barbarism to Civilisation*, New York, 1877, Holt.

Needham J: *Science and Civilisation in China*, vol 2, Cambridge, 1956, Cambridge University Press.

Ni M: *The Yellow Emperor's Classic of Medicine*, Boston, MA, 1995, Shambhala.

O'Connor J, Seymour J: *Introducing Neuro-linguistic Programming*, London, 2003, Thorsons.

Patel A, Knapp M: *The Cost of Mental Health in England. Mental Health Research Review 5*, 1998, Centre for the Economics of Mental Health.

Pert C: *The Molecules of Emotion. Why We Feel what We Feel*, New York, 1999, Scribner.

Porkert M: *The Theoretical Foundations of Chinese Medicine*, Cambridge, MA, 1982, MIT Press.

Reber A, Reber E: *The Penguin Dictionary of Psychology*, London, 1985, Penguin.

Requena Y: *Character and Health. The relationship of Acupuncture and psychology*, Brookline, MA, 1989, Paradigm Publications.

Richardson J: *The Magic of Rapport*, Capitola, CA, 2000, Meta Publications.

Ronan C, Needham J: *The Shorter Science and Civilisation in China*, vol 1, Cambridge, 1993, Cambridge University Press.

Rose K, Zhang YH: *A Brief History of qi*, Brookline, MA, 2001, Paradigm Publications.

Rossi E: Shen: *Psycho-emotional Aspects of Chinese Medicine*, Edinburgh, 2007, Elsevier.

Roth H: The Early Taoist Concept of *Shen*: a Ghost in the Machine. In *Sagehood and Systematizing thought in Warring States and Han China*, 1986, Asian Studies Programme, Bowdoin College, pp 47–56.

Scheid V: *Yin/yang* and the Five Phases, *Traditional Acupuncture Society Journal* 3:14–22, 1988.

Scheid V: *Chinese Medicine in Contemporary China*, Durham, NC, 2002, Duke University Press.

Scheid V, Bensky D: Medicine as Signification – Moving Towards Healing Power in the Chinese Medical Tradition, *European Journal of Oriental Medicine* 2(6):32–41, 1998.

Schipper K: *The Taoist Body*, Berkeley, CA, 1993, University of California Press.

Schmidt H: Constitutional Acupuncture Therapy, *Traditional Acupuncture Society Journal* 8:10–16, 1990.

Scott J: Pulse Diagnosis, *Journal of Chinese Medicine* 14:2–14, 1984.

Sivin N: *Traditional Medicine in Contemporary China*, 1987, University of Michigan: Center for Chinese Studies.

Soulié de Morant G: *Chinese Acupuncture*, Brookline, MA, 1994, Paradigm Publications.

Stationery Office : *Department of Health Statistics of Prescriptions Dispensed in FHSA's England 1985–1996*, London, 1996, Stationery Office.

Sun SM: *Supplemental Wings to the Thousand Ducat Prescriptions, Qian Jin Fang*, Beijing, 1982, People's Press.

Sunu K: *The Canon of Acupuncture*, Los Angeles, CA, 1985, Yuin University Press.

Thibodeau G, Patton K: *The Human Body in Health and Disease*, London, 1992, Mosby.

Tzu S: *The Art of War*, Boston, MA, 1991, Shambhala.

Unschuld P: *Nan Ching*, Berkeley, CA, 1986, University of California Press.

Unschuld P: *Introductory Readings in Chinese Medicine*, Dordrecht, 1988, Kluwer Academic.

Unschuld P: *Approaches to Chinese Medical Literature*, Dordrecht, 1989, Kluwer.

Unschuld P: *Forgotten Traditions of Ancient Chinese Medicine*, Brookline, MA, 1990, Paradigm Publications.

Unschuld P: *Medicine in China. A History of Ideas*, Berkeley, CA, 1992, University of California Press.

Veith I: *The Yellow Emperor's Classic of Internal Medicine*, Berkeley, CA, 1972, University of California Press.

Waley A: *The Way and its Power*, London, 1965, George Allen & Unwin.

Wang W, translator: *I Hsien*, Shanghai, 1990, Shanghai san lien shen tien.

Watson B: *Chuang Tzu Basic Writings*, New York, 1964, Columbia University Press.

Weiger L: *Chinese Characters*, New York, 1965, Dover.

Wilhelm R: *I Ching or Book of Changes*, London, 1951, Routledge & Kegan Paul.

Willmont D: *Energetic Physiology of Acupuncture Point Names*, Roslindale, 2001, Will Mountain Press.

Wiseman N: *Glossary of Chinese Medical Terms and Acupuncture Points*, Brookline, MA, 1993, Paradigm Publications.

Wiseman N, Ellis A, Zmienski P: *The Fundamentals of Chinese Medicine*, Brookline, MA, 1995, Paradigm Publications.

Worsley JR: *Traditional Chinese Acupuncture*, vol 1, Meridians and Points, Tisbury, 1982, Element Books.

Worsley J: Professor J. R. Worsley. A profile, *Traditional Acupuncture Society Journal* 1:1–2, 1987.

Worsley JR: *Traditional Acupuncture*, vol II, Traditional Diagnosis, Leamington Spa, 1990, College of Traditional Acupuncture.

Worsley JR: *The Five Elements and the Officials*, vol III, 1998, JR & JB Worsley.

Wu JN: Ling *Shu or the Spiritual Pivot*, Washington, DC, 1993, Taoist Center.

Xinghua B, Baron RB: Flood Control and the Origins of Acupuncture in Ancient China, *Journal of Chinese Medicine* no. 67, 2001.

Yang JM: *The Root of Chinese Chi Kung*, Roslindale, 1997, Yang's Martial Arts Association Publication Centre.

Yang S, Chace C: *Huang Fu Mi: The Systematic Classic of Acupuncture and Moxibustion*, Boulder, CO, 1994, Blue Poppy Press.

Young P: *Understanding NLP*, Carmarthen, 2004, Crown House Publishing.

Zhang YH, Rose K: *Who can Ride the Dragon?*, Brookline, MA, 2000, Paradigm Publications.

Zhen J: *Da Cheng*, Hong Kong, 1996, Guang Publishing Company.

Zhou Y: *Discussions on the Character of Medicine by Famous physicians of Past Dynasties*, Changsha, 1983, People's Publishing Company.

Índice Alfabético

- - pontos *shu* dorsais externos, 334
- - repertório de pontos do acupunturista, 329
- - uso de pontos de acordo com seus nomes, 327
- - uso dos pontos pela localização, 328
Essência, 4
Estado interno do terapeuta, 41
Estágios de relacionamento, 114
Estômago, 12
- pontos do
- - E-1, *Cheng Qi*, Recebe as Lágrimas: ponto de Entrada, 344
- - E-4, *Di Cang*, Celeiro da Terra: ponto de encontro de Estômago e Intestino Grosso, 344
- - E-8, *Tou Wei*, Canto da Cabeça: ponto de encontro de Estômago e Vesícula Biliar, 344
- - E-9, *Ren Ying*, Boas-vindas do Povo: Janela do Céu, ponto do mar de *qi*, 345
- - E-12, *Qu Pen*, Tigela Quebrada, 345
- - E-14, *Ku Fang*, Depósito, 345
- - E-19, *Bu Rong*, Não Contido, 345
- - E-20, *Cheng Man*, Recebendo a Plenitude, 345
- - E-21, *Liang Men*, Portão do Raio, 346
- - E-22, *Guan Men*, Portão da Borda, 346
- - E-23, *Tai Yi*, Unidade Suprema, 346
- - E-25, *Tian Shu*, Pivô Celestial: ponto *mu* frontal do Intestino Grosso, ponto para libertar os Dragões Internos, 346
- - E-27, *Da Ju*, Grande Plenitude, 347
- - E-28, *Shui Dao*, Trajeto da Água, 347
- - E-29, *Gui Lai*, O Retorno, 347
- - E-30, *Qi Chong*, Impulsionando o *qi*, 347
- - E-32, *Fu Tu*, Lebre Prostrada: ponto para libertar os Dragões Internos, 347
- - E-36, *Zu San Li*, Três *Li* da Perna: ponto Terra, ponto horário, ponto do Mar da Nutrição, 347
- - E-37, *Shang Ju Xu*, Grande Vazio Superior, 347
- - E-39, *Xia Ju Xu*, Grande Vazio Inferior Estômago, 348
- - E-40, *Feng Long*, Prosperidade Abundante: ponto *luo* de junção, 348
- - E-41, *Jie Xi*, Corrente Desatada: ponto Fogo, ponto de tonificação, ponto para libertar os Dragões Internos, 347
- - E-42, *Chong Yang*, Impulso *yang*: ponto de Saída, ponto-fonte *yuan*, 347
- - E-43, *Xian Gu*, Vale Profundo: ponto *shu* riacho, ponto Madeira, 347
- - E-44, *Nei Ting*, Pátio Interno: ponto Água, 349
- - E-45, *Li Du*, Troca Áspera/Boca Rigorosa: ponto Metal, ponto de sedação, 349
- - B-21, *Wei Shu*: ponto *shu* dorsal do Estômago, 349
- - B-50, *Wei Cang*, Celeiro do Estômago, 349
Estratégias para lidar com a desorganização, 85
Excesso
- de cautela, 195
- de pensamentos, 34
- - preocupação e/ou solidariedade, emoção da Terra, 124
Exercícios, 451
Exposição a fatores climáticos rigorosos, 279
Exposto e desprotegido, 117

F

Falta
- de confiança, 196
- de dinamismo, apático, 199
- de estabilidade e incerteza, 146
- de qualidade, 172
- de riso, 92
Fantasias aterrorizantes ou malignas, 281
Fator Constitucional (FC), 20
- características positivas que surgem do, 25
- comportamento típico de cada, 55
- confirmação do diagnóstico do, 23
- diagnóstico pela avaliação da emoção, 22
- efeito sobre as emoções, 25
- elementos dentro de elementos, 24
- importância do diagnóstico pelos sinais, 22
- melhora na saúde geral e no bem-estar do paciente, 24
- melhora nos sinais do paciente, 24
- quatro sinais diagnósticos, 21
- tratamento, 26
- - alcançando nosso potencial, 27
- - harmonizando nosso *qi*, 28
- - importância da intervenção mínima, 26
- - nutrir a raiz, 26
- - preventivo, 27
Fatores patogênicos, 463
Fígado, 12
- pontos do
- - F-1, *Da Dun*, Grande Colina: ponto Madeira, ponto horário, ponto de Entrada, 382
- - F-2, *Xing Jian*, Movendo-se Entre: ponto Fogo, ponto de sedação, 382
- - F-3, *Tai Chong*, Grande Influxo: ponto-fonte *yuan*, ponto Terra, 382
- - F-4, *Zhong Feng*, Sinete Médio: ponto Metal, 383
- - F-5, *Li Gou*, Canal de Absinto: ponto *luo* de junção, 383
- - F-6, *Zhong Du*, Capital Média: ponto *xi* em fenda (de acúmulo), 383
- - F-8, *Qu Quan*, Nascente Tortuosa: ponto Água, ponto de tonificação, 383
- - F-13, *Zhang Men*, Portão do Capítulo: ponto *mu* frontal do Baço, ponto especial para os cinco Órgãos *yin*, 383
- - F-14, *Qi Men*, Portão da Esperança: ponto *mu* frontal do Fígado, ponto de Saída, ponto de encontro do Baço com o Fígado, 384
- - B-18, *Gan Shu*: ponto *shu* dorsal do Fígado, 384
- - B-47, *Hun Men*, Portão do *Hun*, 384
Fleuma, 463
Fogo, 6
- como símbolo, 89
- dentro da pessoa, 89
- em relação aos outros elementos
- - Água controla, 90
- - controla Metal, 90
- - é mãe da Terra, 90
- - Madeira é mãe, 90
- ideograma de, 89
- na vida, 89
- no mundo, 89
- Órgãos, 100
- - como se relacionam, 109
- - coração, Controlador Supremo, 100
- - espírito do Coração, 101
- - funções do *shen*, 102
- - Intestino Delgado, separador de puro do impuro, 105
- - Pericárdio, protetor do coração, 103, 104
- - período do dia para os, 108
- - Triplo Aquecedor, oficial do equilíbrio e da harmonia, 106
- padrões de comportamento dos fatores constitucionais, 110
- - aberto e excessivamente sociável, 114
- - compulsivamente alegre, 112
- - constante, 118
- - elemento equilibrado, 110
- - eventos de formação,111
- - excessivamente protegido, 117
- - fechado e isolado, 114, 115
- - instável, passional, 118
- - principais questões, 111
- - respostas às questões, 112
- - sentimento profundo de tristeza, miserável, 112
- - sério, 116
- - tendência em fazer brincadeiras, 116
- - vulnerável, 117
- ressonâncias principais, 89, 90
- - clima, calor, 96
- - cor, vermelho, 90
- - de confirmação, 95
- - emoção, alegria, 93
- - emoções que agridem, 94
- - gera cabelo, 98
- - odor, queimado, 92
- - órgão do sentido, discurso, 97
- - orifício, língua, 97
- - poder, maturidade, 96
- - sabor, amargo, 98
- - som, riso, 91
- - tecidos e as partes do corpo, sangue e os vasos sanguíneos, 97, 98
Frio, 36, 449
- clima da Água, 183
Frustração, 64
- resposta normal à, 64
- por não haver mudança, 79
Funções do *shen*, 102

G

Gemido, som da Água, 177
Gordura, Terra gera, 131
Grito
- em um contexto, 63
- som da madeira, 62

W

X

Y

Z